Differential Diagnosis in Neuroimaging: Brain and Meninges

神经影像鉴别诊断：脑和脑膜

主编
Steven P. Meyers

主译
黎　元　尹　波　孙国平

主审
耿道颖

上海科学技术出版社

图书在版编目（CIP）数据

神经影像鉴别诊断. 脑和脑膜 / (美) 史蒂文·P. 迈耶斯 (Steven P. Meyers) 著 ; 黎元, 尹波, 孙国平主译. -- 上海 : 上海科学技术出版社, 2021.5
ISBN 978-7-5478-4751-0

Ⅰ. ①神… Ⅱ. ①史… ②黎… ③尹… ④孙… Ⅲ. ①脑病—影像诊断 Ⅳ. ①R445②R742.04

中国版本图书馆CIP数据核字(2021)第070490号

Original title: *Differential Diagnosis in Neuroimaging: Brain and Meninges* by Steven P. Meyers
上海市版权局著作权合同登记号 图字:09-2017-1086号

神经影像鉴别诊断：脑和脑膜
主编 Steven P. Meyers
主译 黎 元 尹 波 孙国平

上海世纪出版(集团)有限公司
上 海 科 学 技 术 出 版 社 出版、发行
(上海钦州南路71号 邮政编码200235 www.sstp.cn)
浙江新华印刷技术有限公司印刷
开本 889×1194 1/16 印张 32.75
字数：600千字
2021年5月第1版 2021年5月第1次印刷
ISBN 978-7-5478-4751-0/R·2005
定价：268.00元

感谢我的父母，感谢他们坚定不移的鼓励和支持，伴随我走过漫长的求学旅程。

感谢我的妻子 Barbara 和儿子 Noah，感谢他们持续不断的爱、支持和耐心。

Steven P. Meyers

内容提要

本书图文对照(1 952 幅图),按照解剖部位(包括**脑内**、**脑室和脑池**、**脑外**、**脑膜**、**脑血管**),以表格的形式介绍了这些脑和脑膜部位各种病变的影像学诊断与鉴别诊断,表格中列出的每个征象都有相对应的影像学图像加以说明,并对关键临床要点进行点评。这种独特的编排形式可以提高学习效率,方便读者记忆,不仅能为放射科、神经内科、神经外科、耳鼻喉科医学生和临床医生的考试提供指导,同时也有利于培养读者的临床思维能力。

译者名单

主　译

黎　元　尹　波　孙国平

主　审

耿道颖

副主译

姜兴岳　于向荣　陆逸平　陈　惟

译　者

（姓氏拼音为序）

陈　惟　深圳市坪山区人民医院
房俊芳　滨州医学院附属医院
杲霄源　滨州医学院附属医院
黎　元　复旦大学附属华山医院
李璇璇　复旦大学附属华山医院
梁和月　复旦大学附属华山医院
鹿　蓉　复旦大学附属华山医院
陆逸平　复旦大学附属华山医院
姜兴岳　滨州医学院附属医院
阮卓颖　复旦大学附属华山医院
佘德君　复旦大学附属华山医院
孙　玮　复旦大学附属华山医院
孙国平　深圳市坪山区人民医院
王东东　复旦大学附属华山医院
王燕萍　暨南大学附属珠海医院
文剑波　复旦大学附属华山医院
尹　波　复旦大学附属华山医院

于向荣　暨南大学附属珠海医院
赵亚婧　复旦大学附属华山医院
郑颖彦　复旦大学附属华山医院
周国锋　复旦大学附属中山医院
周金亮　滨州医学院附属医院
祝玉琦　复旦大学附属华山医院

译者序

随着现代物理学，特别是计算机科学的发展，医学影像学日新月异。磁共振作为医学影像学的标志性检查手段在临床上发挥着重要作用。神经系统器官位置相对固定、组织成分相对均一、受呼吸或运动影响较小，是天然的磁共振检查及其新技术的“试验田”，因此多数磁共振新技术都是基于神经系统研发的。进入 21 世纪以来，全球对大脑这一人体的“指挥官”高度关注，自美国前总统奥巴马宣布“脑科学计划”以来，欧盟、日本等发达国家和地区迅速跟进，我国也提出了中国“脑计划”。人类脑的发育、功能研究及病变的诊治与研究都需要影像学提供支撑。神经系统疾病多无特异性临床表现及实验室检查指标，而影像学也常出现“同病异征”或“异病同征”，临床诊断困难，因此亟需一本简要、明了的图书给医生提供帮助。Steven P. Meyers 博士用 10 年的心血，将自己 30 年的临床与研究经验写成本书。译者通篇阅读后，发现其内容直入主题、知识结构脉络清楚，特别是多以表格的形式展现内容，没有一般教材的冗长文字，要点突出。本书的内容翔实而简要，基本涵盖了神经系统的各类疾病，把疾病的关键性病因、形成机制、影像学特点罗列，并配上清晰图像，使读者有理论联系实践的体会。本书的图片清晰、示意图标注清楚，特别是少见病、罕见病的影像学图像更是弥足珍贵。因此，译者团队有种使命感，感到有责任把这本好书译成中文，推介给广大的中国读者。

译者团队成员均为中青年神经影像专业医生，多数译者有海外学习经历。我们更是有幸地邀请到耿道颖教授对本书进行校审，为本书润色添彩。译者团队立足复旦大学附属华山医院神经影像科的优势平台，联合深圳市坪山区人民医院、暨南大学附珠海医院、滨州医学院附属医院，翻译时将个人的临床经验与原文反复比较，查阅大量文献，力求尊重原文，避免错误。在翻译的过程中，我们被原著作者细致入微的治学精神折服，也借机向国际同行学习并获益良多。

本书蕴含丰富的知识点，有望成为放射科、神经内外科医生的好助手。同时，本次翻译不仅是学习知识的契机，也是“华山弟子”及同道凝心聚力的过程。由于我们知识水平有限，可能翻译内容欠准确，请读者批评指正。

黎　元　尹　波　孙国平

2020 年 10 月

英文版序

作为一名有幸在一所大学医疗中心任职了25年的神经放射学专家，我持续不断地学习，并参与医学生、住院医师及主治医师的教育工作，涉足放射科、神经外科、神经内科、耳鼻咽喉科和骨科等诸多领域。在工作期间，我很荣幸能与杰出的教授们共事，他们作为医学教研的楷模，让我明白优秀的教学在这些领域实属无价之宝。在过去的30年中，我收集并整理了大量的教育资源供授课和工作站使用，从中迸发了灵感，因而在10年前开始了神经放射学三卷教材的创作。

编写本教材的初衷是用大量的图片来阐述神经放射学中的异常特征。本系列的第一卷为《神经影像鉴别诊断：脑和脑膜》，它涵盖了儿童和成人的大脑、脑室、脑膜及神经血管系统。

本系列的第二卷为《神经影像鉴别诊断：头颈部》。此卷阐释的病变位于颅骨、颞骨、眼眶、副鼻窦和鼻腔、舌骨水平上颈部、舌骨水平下颈部以及臂丛。

本系列的第三卷为《神经影像鉴别诊断：脊柱》。此卷含有许多鉴别诊断表，所含内容有先天及发育异常、硬膜下髓内病变(脊髓病变)、硬膜及髓外硬膜下病变、硬膜外病变、脊柱单发骨病变、脊柱多灶性病变和/或边界模糊的信号异常、脊柱创伤性病变以及累及骶骨的病变。

本书借助表格的形式，根据解剖学位置依次列举鉴别诊断疾病。我会在大部分章节的开头列出相关内容的简要概述，随后附上表格。对每个病变，表中都有一列来总结其影像学表现(并附上相关图片)、一列来总结重要的临床资料。为了增加阅读体验，某些诊断会重复出现在多张表里，从而避免了读者为寻找信息而不停地来回翻页。

本书的编排匠心独具，能让读者高效快速地获取信息。相比于以文字为主的图书，本书着重展示图像，深入浅出，可以当作一部指南，高效地依据病变位置和影像学表现来缩小病变的鉴别诊断范围。

我衷心地希望本书能成为从事放射科、神经外科、神经内科、耳鼻喉科和脊柱骨科医师的和璧隋珠，有朝一日成为PACS工作站及临床工作中的经典工具书。它还可成为放射科、神经外科、神经内科、骨科、耳鼻咽喉科和其他专业正在准备执业考试的学员有用的复习资料和教学指南。

Steven P. Meyers, MD, PhD, FACR
罗彻斯特大学医学和牙科学学院放射学/影像学、神经外科学和耳鼻喉科学教授
放射学住院医生培训项目主任

致谢

我由衷地感谢 Thieme 出版公司的全体工作人员，尤其是 J. Owen Zurhellen IV、Judith Tomat、William Lamsback 和 Kenny Chumbley 的大力支持，他们尽职尽责，精益求精。感谢秘书 Colleen Cottrell 女士为这个项目做出的杰出贡献。我还要感谢 Nadezhda D. Kiriyak 和 Katie Tower，他们卓越的才能创造了这本书美轮美奂的插图。感谢 Sarah Klingenberger 和 Margaret Kowaluk 为我优化了本书的 MRI 和 CT 图像。

此外，我想感谢以下人士对本书案例的贡献：Jeevak Almast, MBBS; Allan Bernstein, MD; Gary M. Hollenberg, MD; Edward Lin, MD, BBA; Michael Potchen, MD; Peter Rosella, MD; David Shrier, MD; Eric P. Weinberg, MD, Andrea Zynda-Weiss, MD。

我还想感谢在罗切斯特大学门诊影像诊断科的同事（Bernstein, Hollenberg, Rosella, Shrier, Weinberg 和 Zynda-Weiss），感谢他们为教学和临床服务提供了理想的合作环境。

最后，我要感谢我的老师及导师们的指导、鼓励，致谢我们的友谊。

插图：

Katie Tower：插图 1.1，1.2，1.3，1.4，1.5，1.408，4.1，5.3，5.6，5.9，5.10，5.12，5.13，5.19

Nadezhda D. Kiriyak：插图 1.6，5.1

注：本书参考文献和索引见上海科学技术出版社官网。

常用术语缩略词英汉对照

缩写	英文全称	中文名称
ACA	Anterior cerebral artery	大脑前动脉
ACOM	Anterior communicating artery	前交通动脉
ADC	Apparent diffusion coefficient	表观弥散系数
ADEM	Acute disseminated encephalomyelitis	急性播散性脑脊髓炎
AML	Acute myelogenous leukemia	急性髓系白血病
ANA	Antinuclear antibodies	抗核抗体
AP	Anteroposterior	前后位的
AS	Ankylosing spondylitis	强直性脊柱炎
AT/RT	Atypical teratoid/rhabdoid tumor	非典型畸胎瘤/横纹肌样肿瘤
AVF	Arteriovenous fistula	动静脉瘘
AVM	Arteriovenous malformation	动静脉畸形
Ca	Calcium/calcification	钙/钙化
CADASIL	Cerebral autosomal dominant arteriopathy with subcortical infarcts and leukoencephalopathy	伴有皮质下梗死和白质脑病的常染色体显性遗传性脑动脉病
CARASIL	Cerebral autosomal recessive arteriopathy with subcortical infarcts and leukoencephalopathy	伴有皮质下梗死和白质脑病的常染色体隐性遗传性脑动脉病
Cho	Choline	胆碱
CISS	Constructive interference steady state	稳态干扰序列
CLL	Chronic lymphocytic leukemia	慢性淋巴细胞性白血病
CML	Chronic myelogenous leukemia	慢性髓细胞性白血病
CMV	Human cytomegalovirus	人类巨细胞病毒
CNS	Central nervous system	中枢神经系统
CPPD	Calcium pyrophosphate dihydrate deposition	双水焦磷酸钙
CSF	Cerebrospinal fluid	脑脊液
CT	Computed tomography	计算机断层扫描
DISH	Diffuse idiopathic skeletal hyperostosis	弥漫性特发性骨肥厚症
DNET	Dysembryoplastic neuroectodermal tumor	胚胎发育不良性神经上皮瘤
DTI	Diffusion tensor imaging	弥散张量成像
DWI	Diffusion weighted imaging	弥散加权成像

缩写	英文全称	中文名称
EG	Eosinophilic granuloma	嗜酸性肉芽肿
EMA	Epithelial membrane antigen	上皮膜抗原
FIESTA	Fast imaging employing steady state acquisition	稳态进动快速成像
FLAIR	Fluid attenuation inversion recovery	液体衰减反转恢复
FS	Frequency selective fat signal suppression	频率选择性脂肪抑制
FSE	Fast spin echo	快速自旋回波
FS-PDWI	Fat-suppressed proton density weighted imaging	脂肪抑制质子加权成像
FSPGR	Fast spoiled gradient echo Imaging	快速扰相梯度回波成像
FS-T1WI	Fat-suppressed T1-weighted imaging	脂肪抑制 T1 加权成像
FS-T2WI	Fat-suppressed T2-weighted imaging	脂肪抑制 T2 加权成像
Gd-contrast	Gadolinium-chelate contrast	钆螯合物对比剂
GRE	Gradient echo imaging	梯度回波成像
HIV	Human immunodeficiency virus	人类免疫缺陷病毒
HMB-45	Human melanoma black monoclonal antibody	人黑素瘤黑色单克隆抗体
HPF	High power field	高倍视野
HPV	Human papilloma virus	人乳头状瘤病毒
HSV	Herpes simplex virus	单纯疱疹病毒
HU	Hounsfield unit	亨氏单位
ICA	Internal carotid artery	颈内动脉
IRIS	Immune reconstitution inflammatory syndrome	免疫重建炎性综合征
JIA	Juvenile idiopathic arthritis	幼年特发性关节炎
LCH	Langerhans cell histiocytosis	朗格汉斯细胞组织细胞增生症
MCA	Middle cerebral artery	大脑中动脉
MDS	Myelodysplastic syndrome	骨髓增生异常综合征
MELAS	Mitochondrial encephalopathy，lactic acidosis，and stroke-like events	线粒体脑肌病伴高乳酸血症及卒中样发作
MERRF	Myoclonic epilepsy with ragged red fibers	肌阵挛性癫痫伴破碎红纤维综合征
MIP	Maximum intensity projection	最大密度投影
MPNST	Malignant peripheral nerve sheath tumor	恶性外周神经鞘瘤
MRA	MR angiography	磁共振血管成像
MRV	MR venography	磁共振静脉成像
MRS	MR spectroscopy	磁共振波谱分析
MS	Multiple Sclerosis	多发性硬化
NAA	N-acetylaspartate	N-乙酰天冬氨酸
NF1	Neurofibromatosis Type 1	神经纤维瘤病 1 型
NF2	Neurofibromatosis Type 2	神经纤维瘤病 2 型
NSAID	Non-steroidal anti-inflammatory drug	非甾体类抗炎药
NSE	Neuron specific enloase	神经元特异性烯醇化酶
PC	Phase contrast	相位对比

缩写	英文全称	中文名称
PCA	Posterior cerebral artery	大脑后动脉
PCV	Polycythemia vera	真性红细胞增多症
PCOM	Posterior communicating artery	后交通动脉
PDWI	Proton density weighted imaging	质子密度加权成像
PEDD	Proton-electron dipole-dipole interaction	质子-电子偶极-偶极相互作用
PML	Progressive multifocalleukoencephalopathy	进行性多灶性脑白质病
PNET	Primitive neuroectodermal tumor	原发性神经外胚层肿瘤
PRES	Posterior reversible encephalopathy syndrome	可逆性后部脑病综合征
PVNS	Pigmented villondular synovitis	色素绒毛结节性滑膜炎
RF	Radiofrequency	射频
SLE	Systemic lupus erythematosus	系统性红斑狼疮
SMA	Smooth muscle actin antibodies	平滑肌肌动蛋白抗体
STIR	Short TI inversion recovery imaging	短时反转恢复序列
SWI	Susceptibility weighted imaging	磁敏感加权成像
S-100	Cellular calcium binding protein in cytoplasm and/or nuceus	S-100 蛋白，细胞质和/或细胞核的细胞钙结合蛋白
T1	Spin-lattice or longitudinal relaxation time (coefficient)	自旋-晶格或纵向弛豫时间(系数)
T2	Spin-spin or transverse relaxation time (coefficient)	自旋-自旋或横向弛豫时间(系数)
T2*	Effective spin-spin relaxation time using GRE pulse sequence	基于 GRE 脉冲序列的有效自旋-自旋弛豫时间
T2-PRE	T2-proton relaxation enhancement	T2 质子弛豫增强
T1WI	T1-weighted imaging	T1 加权成像
T2WI	T2-weighted imaging	T2 加权成像
TE	Time to echo	回波时间
TR	Pulse repetition time interval	脉冲重复时间间隔
TOF	Time of flight	时间飞跃
2D	2 Dimensional	二维
3D	3 Dimensional	三维
WHO	World Health Organization	世界卫生组织

目录

概论

磁共振成像(MRI)具有出色的软组织对比度、多平面成像、动态快速数据采集以及可应用对比剂等重要优势。MRI已被证明是一种强大的成像方法,可用于评估先天性大脑发育异常、组织生成障碍、中枢神经系统、脑神经、脑垂体、脑膜和颅底的肿瘤、创伤性病变、颅内出血、缺血及梗死、传染性及非传染性疾病、代谢障碍、髓鞘发育不良和脱髓鞘疾病。

计算机断层扫描(CT)已被用于评估中枢神经系统、脑膜、颅顶和颅底的肿瘤、创伤性病变、颅内出血、缺血及梗死(尤其是使用CT灌注)、传染性及非传染性疾病和代谢性疾病。由于其使用广泛、成像迅速,CT在急诊评估急性损伤患者中起重要作用。多排螺旋CT是评估颅底、眼眶、鼻咽、口咽、口底的极佳成像模式。CT是显示颅底骨性病变程度和位置的有效成像方法,如转移性肿瘤、骨髓瘤、脊索瘤和软骨肉瘤。

MRI和CT数据也可用于生成类似于传统血管造影的动脉和静脉图像(MR血管成像和CT血管成像)。MRI扫描的其他临床应用包括获取波谱数据反映大脑中选定的感兴趣区域的生化特性(磁共振波谱分析)、脑和脑膜中水质子弥散的检测(弥散加权成像和表观弥散系数图),以及评估大脑激活部位脱氧血红蛋白与氧合血红蛋白的比例(磁共振功能成像)。

正常脑组织在CT和MRI上的表现

正常脑组织的影像表现取决于所使用的CT技术、MRI脉冲序列以及患者年龄。大脑的髓鞘形成始于胎儿第5个月,并在2岁内迅速发展。髓鞘化程度影响着脑实质在MRI和CT上的表现。成年人的大脑皮质在T1加权成像中呈中等信号,但较正常白质低,在T2加权成像上也呈中等信号,但高于白质。6个月以下的婴儿髓鞘形成未成熟,MRI上脑组织的特征则是相反的。脑组织的成熟或髓鞘形成以不同的速度进行,可以从T1加权与T2加权图像上看到。髓鞘形成过程在不同部位及不同时间点具有一定特征,可以预测。T1加权图像上的变化在出生后的前6个月最明显,而T2加权图像的变化在6～18个月最明显。在大约6月龄时,成人大脑灰质和白质的MRI信号特征开始逐渐出现。18个月后,大脑具有成熟的灰质和白质MRI表现。

脑组织的CT表现取决于所用电流(mAs)和峰值电压(kVp)。新生儿未成熟髓鞘的密度低于年龄较大儿童的髓鞘。在成人中,大脑皮质具有中等密度,略高于正常白质。MRI上髓鞘成熟导致的显像变化较CT更为显著。

评估脑实质除了常用的快速自旋回波序列,其他常用MRI序列包括反转恢复序列[短时反转恢复序列(STIR)用于脂肪抑制,T1加权或T2加权液体衰减反转恢复序列(FLAIR)等]、梯度回波T2*加权成像、扰相梯度双回波T1加权成像、稳态自由进动成像、磁化转移、弥散/灌注MRI和频率选择性化学饱和。关于这些序列及如何选择会在本书其他章节中详细讨论。

大脑实质病变的MRI和CT表现

大部分病理过程降低了相关组织的CT密度,并增高了 MRI T1 和 T2 的弛豫系数，导致相对于相邻正常组织，病变在 T1 加权成像上信号降低，在 T2 加权成像上信号升高。这些过程包括缺血、梗死、炎症、感染、脱髓鞘、髓鞘形成、代谢或中毒性脑病、创伤、肿瘤、神经胶质增生、放射损伤以及与脑软化症相关的变化。其他可导致 CT 上出现低密度区的改变包括皮样囊肿（完整或破裂）、畸胎瘤、脂肪瘤和蛋白质、胆固醇或碘苯十一（烷）酸乙酯含量高的囊性结构。

发生血脑屏障破坏的区域可通过静脉注射碘对比剂在 CT 上进行评估，也可静脉注射钆对比剂在 MRI 上进行评估。对比剂通过渗漏的血脑屏障造成 CT 密度增高（对比度增强）和 T1 加权成像上信号增高。注射对比剂后 MRI 上可见高信号，是由于通过血脑屏障漏出的对比剂旁脑组织内氢质子的 T1 和 T2 值降低。增强 CT 和 MR 图像是大部分脑影像学检查的重要部分。颅内除了发生病理变化的组织外，CT 和 MRI 增强通常还可以在静脉、脉络丛、垂体前叶、垂体漏斗、松果体和脑极后区看到强化。

颅内出血的 MRI 表现

脑实质内出血在 MRI 上表现多样，取决于出血所处阶段、血红蛋白中铁的氧化状态、血细胞比容、蛋白质浓度、血凝块形成和收缩、出血位置以及出血灶的大小。超急性血凝块中的氧合血红蛋白含有亚铁，具有抗磁性。氧合血红蛋白除了可能引起局部水肿之外，不会显著改变组织环境的 T1 和 T2 值。在血肿急性期后数小时，氧合血红蛋白失去氧气并形成脱氧血红蛋白。脱氧血红蛋白也有亚铁，但因具有不成对电子而为顺磁性。因此，脱氧血红蛋白缩短了急性血凝块的 T2 值，但没有显著改变 T1 值。在 MRI 上，血凝块中的脱氧血红蛋白在 T1 呈中等信号、在 T2 加权自旋回波或梯度回波序列上呈低信号。之后，在血肿亚急性期早期，脱氧血红蛋白被氧化为正价铁状态——高铁血红蛋白，有强烈的顺磁性。高铁血红蛋白缩短了氢质子的 T1 值，导致 T1 加权成像上呈高信号。而血凝块中的红细胞是完好的，细胞内含高铁血红蛋白，T2 值也会降低，因此在 T2 加权成像上呈低信号。在亚急性期后期，红细胞膜破裂使细胞外出现高铁血红蛋白，因而在 T1 和 T2 加权成像上均产生高信号。在慢性期，高铁血红蛋白进一步被氧化，并被巨噬细胞分解为含铁血黄素，在 T2 加权成像上呈显著低信号，在 T1 加权图像上呈低中信号。

硬膜下血肿的进展类似脑实质内血肿，但在 MRI 上的信号多变。慢性硬膜下血肿通常在 T1 加权成像上呈中低信号，在 T2 加权成像上呈高信号。蛛网膜下腔出血往往在 T1 和 T2 加权成像上很难看到，但有时可以在长 TR 和（或）短 TE（质子密度加权成像）或 FLAIR 图像上看到。

在颅内出血的鉴别诊断中，其他可能导致 T1 加权成像中高信号区域的成分包括脂肪、皮样囊肿（完整或破裂）、畸胎瘤、脂肪瘤和蛋白质、胆固醇或碘苯十一（烷）酸乙酯含量高的囊性结构。

颅内出血的 CT 表现

脑实质内出血在 CT 上的表现多样，取决于血肿所处阶段、血细胞比容、蛋白质浓度、凝块的形成和收缩、出血部位和出血灶的大小。在第一周，脑实质内血肿通常有很高的衰减值。

在亚急性期晚期（>7 天～6 周），脑内血肿的 CT 值每天减少 1.5 亨氏单位（HU），成为低密度或等密度。慢性血肿呈低密度合并局部脑组织软化。硬膜下血肿进展类似脑实质内出血，但 CT 表现不同。急性硬膜下血肿通常显示为高密度。CT 是诊断急性蛛网膜下腔出血的金标准，比 MRI 更可靠。此外，CT 因其应用广泛、图像获取迅速，可用于评估颅骨损伤和骨折，成为诊断急性硬膜外和硬膜下血肿的最佳检查。

1. 脑内病变

概述

神经板和神经管的形成

A. 神经板形成

a. 妊娠 5～15 天，胚胎背面的外胚层细胞分裂增生形成原条（**图 1.1**）。

b. 原条头端的一组细胞增生形成凹陷，称 Hensen 结/原结。

c. 妊娠 15～16 天，细胞进入 Hensen 结并向胚胎的头端移动，最终形成脊索。

d. 脊索诱导覆盖在背侧的外胚层形成神经外胚层，而神经外胚层形成神经板（这是神经胚形成的过程）。

e. 妊娠 17 天时，神经板两侧增厚形成神经褶。神经褶外侧隆起，在中心处相互融合形成神经沟。

B. 神经管形成

a. 妊娠 20 天，邻近神经褶的间充质不断延伸、逐渐相互靠拢并最终在背中线处融合成神经管（**图 1.2**），神经管的逐渐闭合始于 2～3 个点。

发育中神经管的神经外胚层被皮肤外胚层覆盖。在神经褶融合成神经管时，神经外胚层和皮肤外胚层分离。神经管形成中枢神经系统，皮肤外胚层成为皮肤。间充质在分离的皮肤外胚层和神经外胚层之间移行，并最终形成脑脊膜、脊椎和椎旁肌。

b. 妊娠 25 天，神经管的头端发生闭合（前神经孔）。

c. 妊娠 27～28 天，神经管的尾端发生闭合（后神经孔）。

d. 闭合神经管背外侧的神经外胚层细胞分离成神经嵴细胞。

神经管闭合异常包括脑膨出、脊髓膨出和 Chiari 畸形。

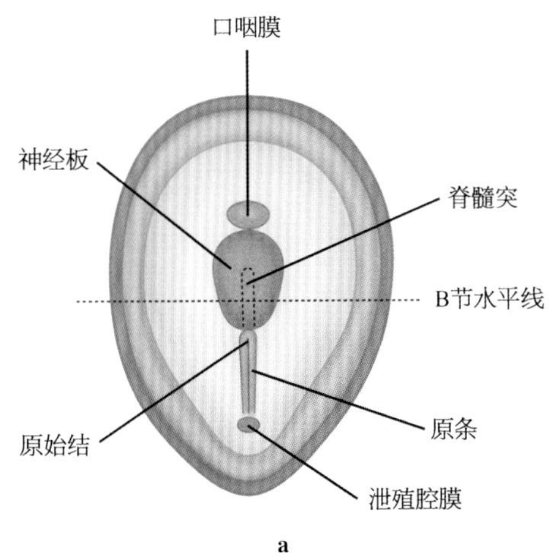

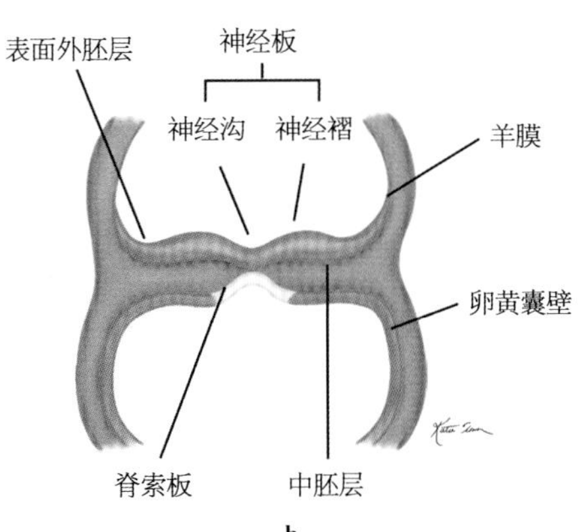

图 1.1 胚胎发育的背面图(**a**)和冠状位图(**b**)

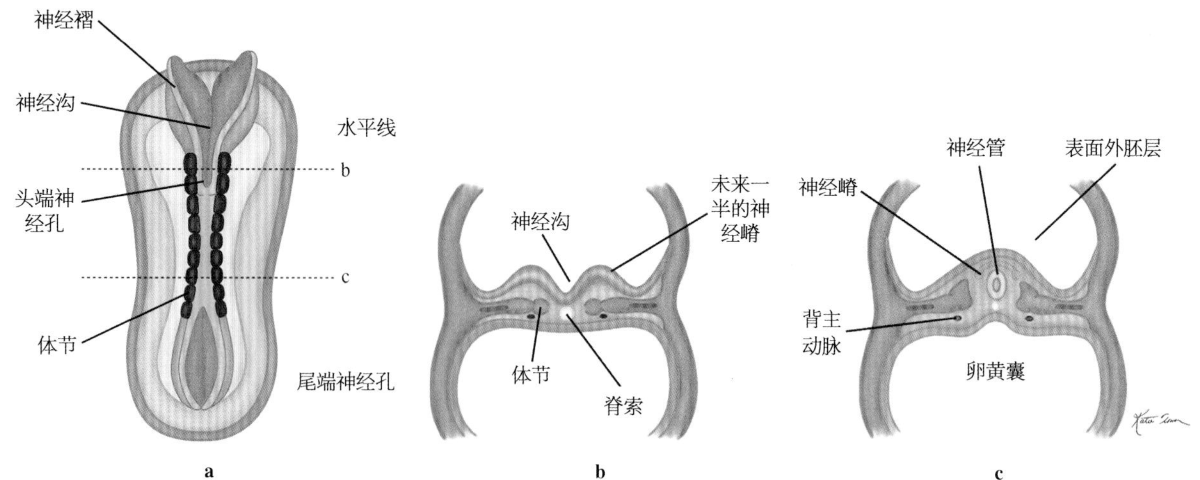

图 1.2 (a)胚胎背面图显示闭合的神经管,除外头端和尾端神经孔;(b)冠状位图显示神经沟处的神经褶内折,最终衔接形成神经管(c)

囊泡

a. 妊娠 35 天时,神经管的头端形成 3 个充满液体的初级扩张或囊泡:前脑、中脑和菱脑(**图 1.3**)。前脑卷曲并收缩形成端脑(大脑半球、基底节和侧脑室)和间脑(丘脑、下丘脑和第三脑室)。中脑形成中脑和中脑导水管;菱脑最终形成后脑(脑桥、小脑和第四脑室的上部)和末脑(延髓和第四脑室的下部)

b. 妊娠 42 天时,前脑侧突开始形成大脑半球(**图 1.4** 和**图 1.5**)。

囊泡的发育异常导致先天性卵裂异常,例如前脑无裂畸形(无叶型前脑无裂畸形、半叶型前脑无裂畸形、脑叶型前脑无裂畸形、端脑融合畸形)、视隔发育不良和无脑症。

神经元迁移

a. 妊娠 49 天～22 周时,神经祖细胞和干细胞出现在胎儿大脑半球的最里层,称为室层和/或胚带。于脑室区的基底部,基底节的神经元、一些丘脑神经元及氨基丁酸能皮质中间神经元形成室层的局部增厚区,称神经节生发带(神经节隆起)。该神经节隆起的区域称为皮质下层,神经节隆起的头端形成尾状核。皮质下层的内侧神经节隆起出现氨基丁酸能皮质中间神经元并沿横断位迁移。

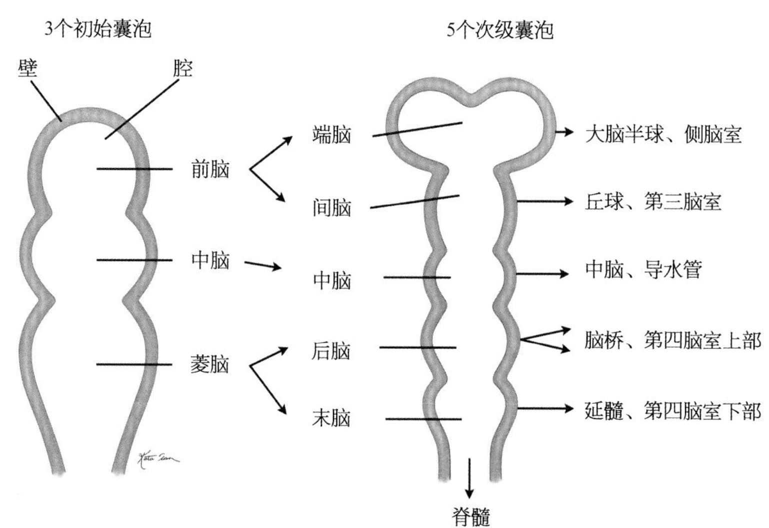

图 1.3 冠状位图显示神经管头端初级囊泡的初始形成,然后形成次级囊泡和相应的成熟神经结构

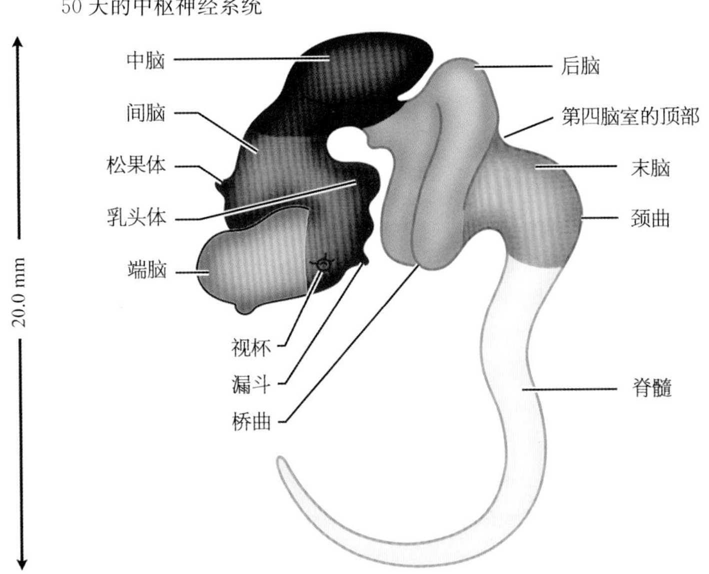

图 1.4 妊娠 50 天中枢神经系统的侧面观

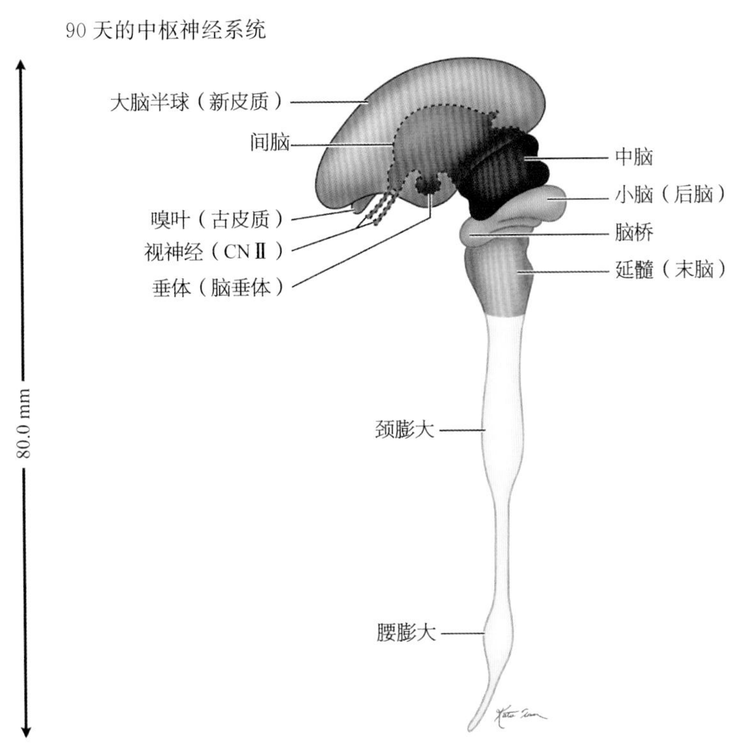

图 1.5 妊娠 3 个月中枢神经系统的侧面观

室层(VZ)的其他部分,锥体神经元发育成大脑皮质,而白质出现在生发层。闭合神经管的内侧壁,一组含分裂神经上皮细胞的生发层深入到大脑皮质,即邻近神经管的脑膜面,称为原始网状层/前板(PP)。PP 随后形成皮质板和大脑皮质。妊娠早期,VZ 包括神经节隆起和皮质板,T2WI 上呈低信号,T1WI 上呈高信号。

b. 妊娠 7~11 周时,室层的第一批神经元迁移到 PP 板并经核分裂形成大脑皮质第 6 层,这是皮质板的最里层。妊娠第 7 周结束时,PP 分为邻近脑膜表面的浅层边缘带(包含神经元和正链蛋白 Cajai-Retzius 细胞)和包含负链蛋白神经元的皮质下层或

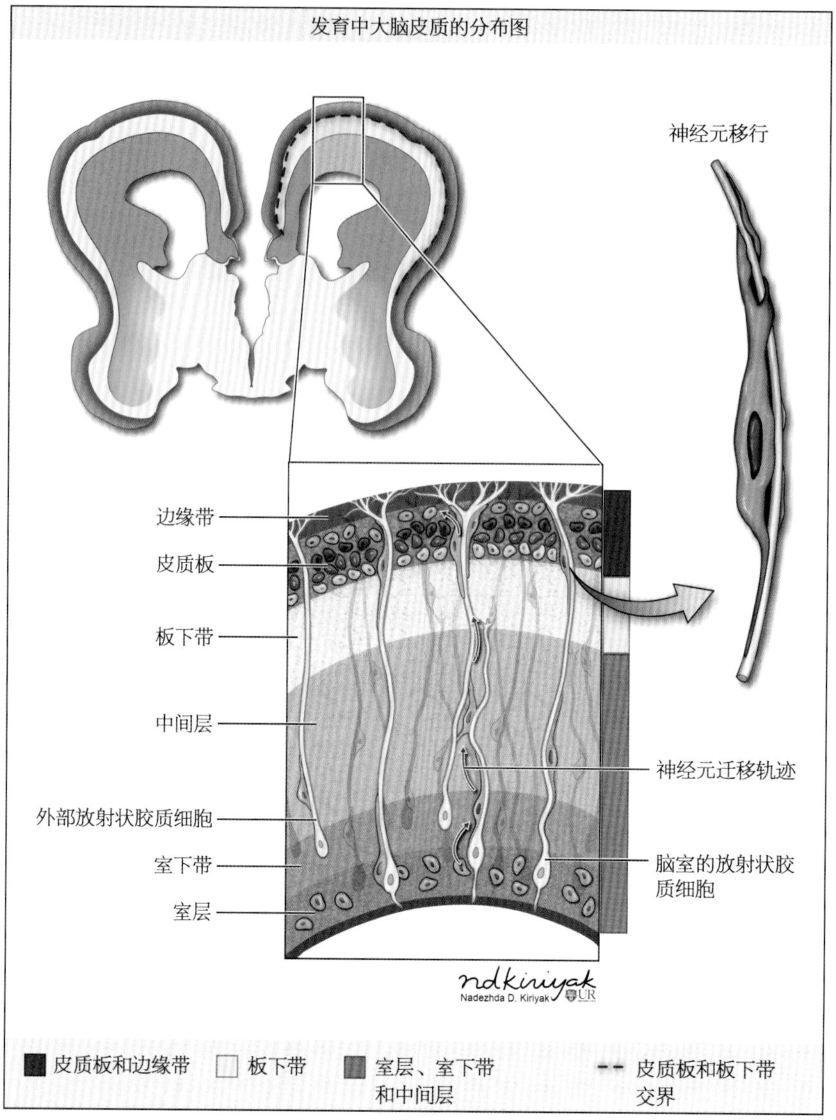

图 1.6 新皮质发育示意图

板下带。Cajai-Retzius 细胞参与调节从生发层到皮质板和发育中大脑皮质的神经元迁移。生发层到皮质板的神经元迁移是由特殊细胞引导的,被称为放射状胶质细胞,其不同于神经上皮细胞(**图 1.6**)。室下带(SVZ)与 VZ 区分离,产生氨基丁酸能神经元和短径神经前体细胞。

c. 妊娠 12～16 周,第二波神经元沿放射状神经胶质细胞从 VZ 区迁移,并形成大脑皮质第 5 和第 4 层。

d. 妊娠 16～22 周,第三波神经元迁移并形成大脑皮质第 1、2 和 3 层。大脑皮质第 1 层是最浅层。在妊娠期间,神经元向皮质板的迁移以“由内向外”的模式进行。

e. 妊娠 22～26 周,神经元的迁移完成。初级和次级脑沟形成。放射状神经胶质失去与脑室的接触并迁移到大脑皮质,形成星形胶质细胞。25 周时 VZ 退化,但 SVZ 仍存在且含有可延续到成年期的干细胞。皮质下神经节隆起的生发层作为生殖基质一直持续到妊娠末期。

神经元的迁移异常包括无脑回畸形和巨脑回畸形。

神经元和胶质细胞的增殖和凋亡

在妊娠第 28 周,神经元的数量达到峰值。细胞凋亡是一种大脑发育的重要调节机制,与半胱天冬酶级联激活有关,将导致细胞的程序性死亡。细胞凋亡主要发生在第 7～13 周的 VZ 区,以及第 19～23 周的皮质板。

小头畸形是指头围低于平均年龄和性别的3个标准差，可能是由于神经元祖细胞和放射状胶质细胞的发育和增殖不足和/或继发于基因突变的细胞凋亡增加，或是由于后天性（继发性）疾病，如缺氧缺血性脑病、产前感染（TORCH）以及出血性、创伤性或退行性疾病。罕见遗传、其他能加速脑细胞增殖或减慢正常细胞凋亡的疾病可导致脑异常增大，即大头畸形，是指头围超过年龄和性别均值的2～3个标准差。

与干细胞增殖减少或异常和/或细胞凋亡增加有关的畸形将导致头颅尺寸减小，例如小头畸形（单一脑回模式）、多微脑回畸形、常染色体隐性遗传性原发小头畸形、常染色体显性小头畸形和X连锁小头畸形。减慢细胞凋亡或加速细胞增殖将导致脑半球和脑尺寸增大，如半侧巨脑症、Sotos综合征和家族性脑肥大。

皮质组织

妊娠第22周，神经元增殖和迁移基本完成。妊娠22周后，神经元之间产生突触，诱导大脑皮质发育，形成脑沟和脑回，大脑皮质第6层的高级脑组织发育。白质发育与大脑皮质的形成有关，发生在皮质下区或亚板。每个神经元有一个轴突和许多树突，树突与其他轴突连接。轴突连接从深层（皮质脊髓束、皮质丘脑束、丘脑皮质束）到浅层（长联合和连合束，短联合束）。

皮质组织的畸形包括多小脑回畸形和局灶性皮质发育不良。

软脑膜基底膜层形成异常造成的畸形（糖代谢异常）

糖代谢障碍与先天性肌肉营养不良有关，由于编码糖基转移酶的基因突变，糖基化α-肌营养不良聚糖产生不足。α-肌营养不良聚糖缺如或缺陷可导致发育中大脑生发层的VZ神经元增殖减少，严重改变放射状胶质细胞的功能及对软脑膜基底膜层的吸附，导致异常神经元移行。

软脑膜基底膜层形成异常造成的畸形包括Walker-Warburg综合征、肌-眼-脑病（muscle-eye-brain disease，MEB）和福山型先天性肌营养不良。

小脑发育不良和畸形

妊娠第4周时，菱脑细分为后脑（形成小脑）和末脑（形成延髓）。同样在第4周，菱脑分为8个菱脑原节，调控着神经元的移行模式和后脑组织。第1节菱脑原节形成小脑，第2～8节菱脑原节形成后脑的其他部分。

桥曲

妊娠第5周，尖端鼻翼板、后脑背外侧最尖端的菱脑原节（第1菱脑原节）及发育中第四脑室的边缘出现细胞增殖。

鼻翼板中间异常隆起形成菱形唇。菱形唇背侧融合形成小脑原基或小脑结节，包括位于第四脑室顶部的小脑生殖基质（发生在妊娠6～15周）。

妊娠第7周时，小脑前神经元从融合的菱形唇迁移到小脑表面，并生成临时外颗粒层（其将形成外分子层）。祖神经元和浦肯野细胞从小脑生殖基质迁移并形成小脑深部核团和浦肯野细胞层。外部分子层的一些细胞将会在内部移行并形成内颗粒层。出生时小脑皮质共有三层结构：外分子层、中浦肯野细胞层和内颗粒层。颗粒细胞从外分子层继续移行到内颗粒层直到出生后20个月，小脑皮质的细胞分化会持续到出生后20个月。

绒球小结叶（原小脑） 妊娠2个月，最早出现，是由小脑结节发育而来。

小脑蚓部（前或旧小脑） 在妊娠4个月时形成。

第四脑室 妊娠第24周能观察到成熟的结构。

小脑半球（新小脑） 妊娠5～6个月时小脑半球开始出现并在出生后1年内继续发育。出生后7个月可以看到成熟的脑叶。

小脑发育的时间和阶段延长引起的畸形，包括小脑发育不良，Chiari畸形Ⅱ型合并小脑不发育，小脑半球发育不良，Dandy-Walker畸形和小脑蚓部发育不良（亦称Dandy-Walker变异型）。

小脑发育异常所致畸形

包括Joubert综合征、菱脑融合、小脑发育不良性节细胞瘤和局灶性小脑皮质发育不良。

脑沟和脑裂隙

妊娠 16～17 周,顶枕沟、胼胝体沟和脑裂隙开始出现,并在 24 周发育成熟。妊娠 24 周时中央沟出现,并在 35 周发育成熟。妊娠 26 周时中央前沟出现,并在 35 周发育成熟。妊娠 28 周中央后沟出现,并在 35 周发育成熟。

胎儿大脑 MRI

妊娠第 14 周时,MRI 可以显示胎儿大脑的 3 层结构。最里层(VZ)和最外层(皮质板)在 T2WI 上呈低信号,T1WI 上呈高信号。中间层在 T2WI 上呈高信号,T1WI 上呈低信号。

妊娠第 15～23 周时,MRI 可以显示胎儿大脑的 5 层结构。最内层是 VZ,包括生发基质,T1WI 上呈高信号,T2WI 上呈低信号。VZ 区和生殖基质表面是 T2WI 上呈高信号的室周区。室周区表层,T2WI 上呈低信号,代表脑室下和中间层。VZ 或生发基质和 SVZ 是脑细胞增殖最多的区域。SVZ 和中间层的表面是亚板,T1WI 上呈低信号,T2WI 上呈高信号。最浅层是皮质板,T2WI 上呈低信号,T1WI 上呈高信号,与 VZ 或生发基质相似。

1.1 脑部先天性和组织性发育畸形

- 神经管闭合障碍
  - -脑膨出(脑膜膨出或脑膜脑膨出)
  - -闭锁性脑膨出
  - - Chiari 畸形Ⅰ型
  - - Chiari 畸形Ⅱ型
  - - Chiari 畸形Ⅲ型
- 脑发育异常-大脑半球和脑室发育异常
  - -无叶型前脑无裂畸形
  - -半脑叶型前脑无裂畸形
  - -脑叶型前脑无裂畸形
  - -端脑融合畸形
  - -视隔发育不良(De-Morsier 综合征)
  - -无鼻/嗅脑畸形
- 神经元移行障碍
  - -无脑回畸形(无脑回或“光滑脑”)
  - -巨脑回畸形
  - -脑灰质异位
  - -脑裂畸形
  - -单侧巨脑畸形
  - -胼胝体发育不全
- 神经元和神经胶质异常增生、凋亡或新生儿缺血所致畸形
  - -小头畸形,即简化脑回模式
  - -新生儿缺血或感染所致的小头畸形
  - - Sotos 综合征(巨脑症/脑性巨人症)
  - -良性家族性巨脑症
- 皮质发育畸形
  - -多小脑回畸形
  - -无“气球样”细胞局灶性皮质发育不良
  - -伴“气球样”细胞穿通性皮质发育不良
  - -大脑半球发育不良
- 与软脑膜基底膜层形成异常相关的畸形(涉及肌肉、眼睛和大脑的发育异常)
  - - Walker-Warburg 综合征
  - -肌-眼-脑病(MEB)
  - -福山型先天性肌营养不良
- 小脑畸形:发育不全综合征
  - -小脑发育不良
  - - Chiari 畸形Ⅱ型并无小脑畸形
  - -小脑半球发育不良
  - - Dandy-Walker 畸形
  - -小脑蚓部发育不良,也称为 Dandy-Walker 变异型
- 小脑发育不良畸形
  - - Joubert 综合征
  - -菱脑融合
  - - Lhermitte-Duclos 病
  - -局灶性小脑皮质发育不良

表 1.1 脑部先天性和组织性发育畸形

疾病	影像学表现	点评
神经管闭合障碍		
脑膨出(脑膜膨出或脑膜脑膨出)(图 1.7、图 1.8 和图 1.9)	脑膜和脑脊液(脑膜膨出)或脑膜、脑脊液和脑组织通过缺损颅骨膨出形成疝	先天性畸形包括神经外胚层从表面外胚层的分离缺如,导致局部骨生成障碍。枕骨脑膨出最常见于西半球地区,额骨脑膨出最常见于东南亚地区。其他部位包括顶骨、蝶骨和鼻额骨间脑膨出。脑膨出也可以由创伤或手术引起
闭锁性脑膨出(图 1.10)	头皮下包块常含 T2 高信号及低信号的薄纤维束。伴颅骨缺损,可累及颅内硬脑膜静脉窦,致窦汇抬高及上矢状窦开窗	为颅骨(通常是顶骨)狭小的骨质缺损处局限性脑膨出,相应区域头皮隆起、无发。闭锁性脑膨出通过纤维束与颅内腔相连,也可能与其他异常有关(Dandy-Walker 畸形、胼胝体发育不全或其他)

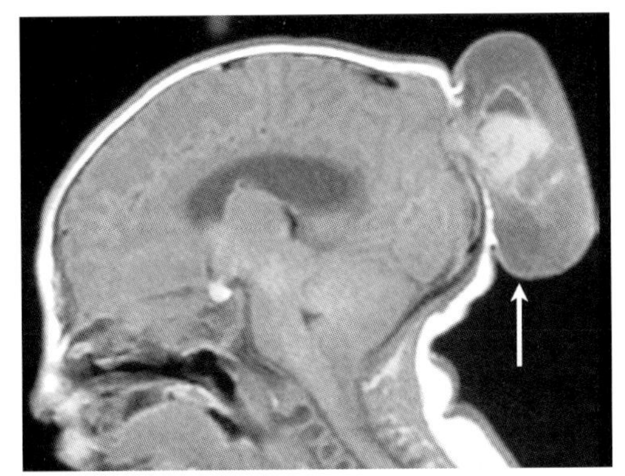

图 1.7 患者脑膜脑膨出。矢状位 T1WI 显示局部颅骨缺如,受损的脑和脑膜膨出

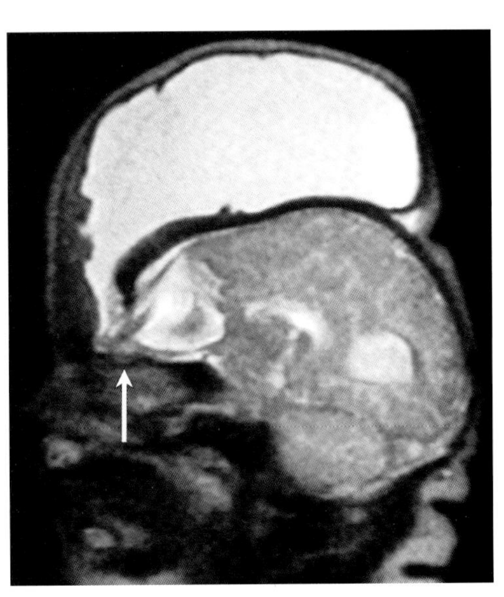

图 1.8 额部脑疝。矢状位 T2WI 示局部额骨缺失,脑组织和脑膜膨出,形成覆盖在颅骨上的巨大脑疝

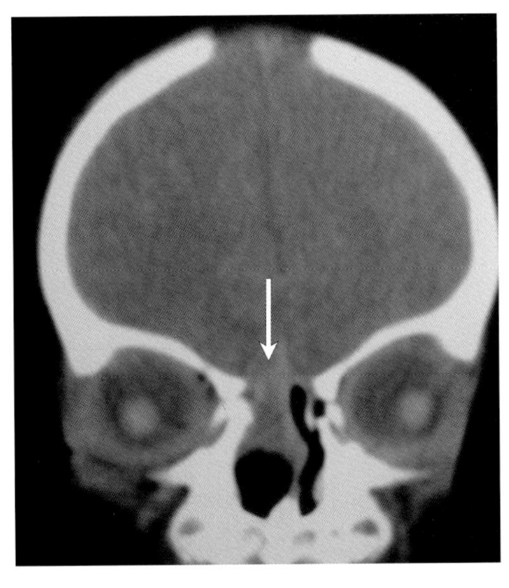

图 1.9 脑膨出。冠状位 CT 显示:脑及脑膜缺损,右侧筛骨板向下膨出(↑)

表 1.1(续) 脑部先天性和组织性发育畸形

疾病	影像学表现	点评
Chiari 畸形Ⅰ型(**图 1.11**)	成人小脑扁桃体超过枕骨大孔下缘 5 mm，10 岁以下儿童超过枕骨大孔下缘 6 mm，20%～40%伴有脊髓空洞，25%伴脑积水，25%伴颅底凹陷，少数伴发 Klippei-Feil 综合征、寰枕融合	小脑扁桃体异位，在中枢神经系统发育畸形中最常见，与脊膜膨出无关
Chiari 畸形Ⅱ型(又名 Arnold-Chiari 畸形)(**图 1.12**)	颅后窝狭小、低位小脑蚓跨巨大枕骨大孔与绞锁颈髓相连。鸟嘴状顶盖、几乎所有患者都有脊髓脊膜膨出，脑积水和脊髓空洞常见，侧脑室后角扩张(空洞脑)	复合异常包括大脑、小脑、脑干、脊髓、脑室、颅骨和硬脑膜等多个部位的发育异常。胎儿神经褶发育异常
Chiari 畸形Ⅲ型(**图 1.13**)	Chiari 畸形Ⅱ型伴低位枕部或上颈脑膨出	罕见畸形，高病死率

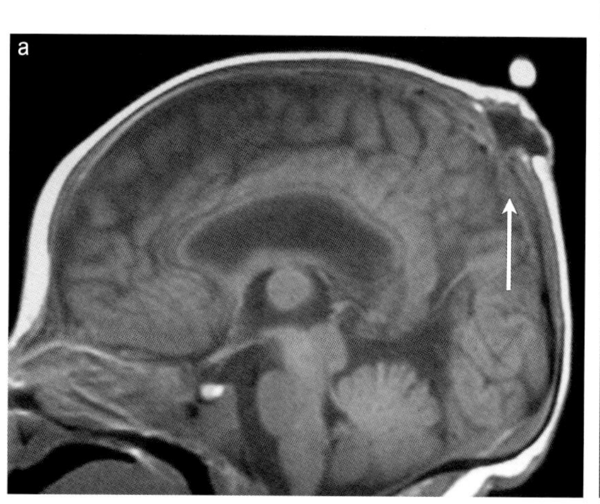

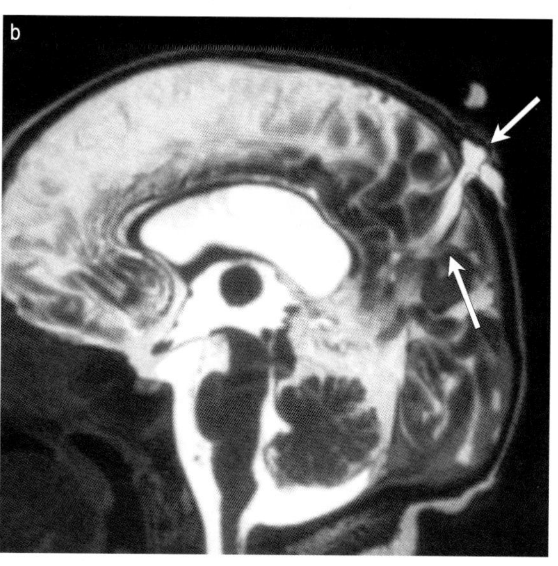

图 1.10 闭锁性脑膨出。矢状位 T1WI(**a**)和 T2WI(**b**)示：头皮下结节在 T1WI 上呈低信号(**a**，↑)，T2WI 上呈高信号(**b**，↑)。结节沿缺如的颅骨向颅内延伸，直达静脉窦

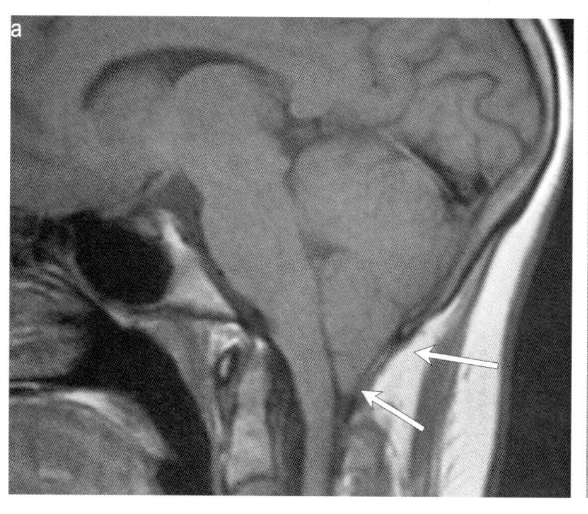

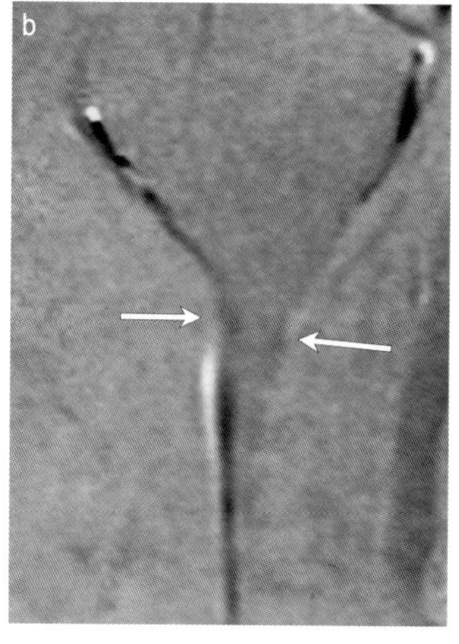

图 1.11 Chiari 畸形Ⅰ型。矢状位 T1WI(**a**)示小脑扁桃体跨枕骨大孔向下延伸到 C1 后弓水平(↑)；CSF 相位对比电影成像(**b**)显示通过枕骨大孔时脑脊液腹侧流动的中-重度阻力和继发于 Chiari 畸形Ⅰ型背侧流动的重度阻力(↑)

图 1. 12 Chiari 畸形Ⅱ型。**(a)**矢状位 T2WI 示腰骶区的脊髓膨出，未闭合的神经管(神经板)跨无皮肤覆盖的脊柱裂处向外延伸(↑)；**(b)**矢状位 T1WI 示颅后窝狭小、小脑蚓部跨扩张的枕骨大孔下移及第四脑室畸形(↑)；**(c)**另一位患者的矢状位 T1WI 和**(d)**冠状位 T2WI 示胼胝体发育不全、鸟嘴状顶盖、大脑镰开窗及双侧大脑半球内侧回相互靠拢(↑)；**(e)**另一位患者的矢状位 T2WI 显示颈髓绞锁(↑)

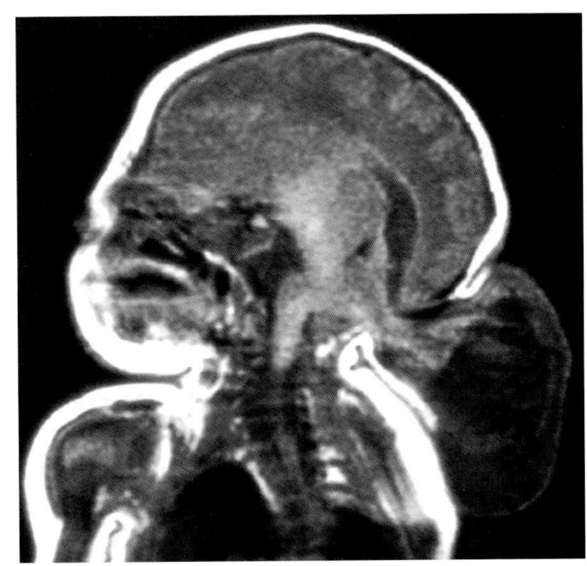

图 1. 13 Chiari 畸形Ⅲ型。矢状位 T1WI 示低位枕部脑膜脑膨出的患者，伴有腰骶脊髓脊膜突出和 Chiari 畸形Ⅱ型表现

表 1.1(续) 脑部先天性和组织性发育畸形

疾病	影像学表现	点评
大脑半球和脑室形成异常		
前脑无裂畸形 (图 1.14、图 1.15、图 1.16 和图 1.17)	**无叶型**:扩张的单一脑室,伴后中线囊肿、纵裂池缺如及大脑镰、胼胝体和透明隔缺如。融合脑室,可伴有面部发育异常(面裂、无鼻、间距缩窄、独眼畸形) **半叶型**:前部额叶跨中线融合,前部纵裂池缺如。后部的纵裂池、脑室的枕角和颞角部分存在,可见部分融合的丘脑。无胼胝体膝部,但有胼胝体压部。无透明隔,伴有轻微颅面部异常 **脑叶型**:纵裂池和脑室完全发育。额叶下部融合、胼胝体发育不良(有后段无前段)、侧脑室额角畸形、透明隔缺如、丘脑分离和神经元迁移障碍 **端脑融合畸形(大脑半球间变异)**:前、后部的纵裂池部分形成,即上部额叶和/或顶叶的部分融合,可见胼胝体膝部缺如和透明隔局限性缺如或胼胝体体部缺如、透明隔缺如	**前脑无裂畸形**:脑发育异常发生在妊娠第 4~6 周,以胚胎前脑缺如、部分卵裂和分裂为半球和脑叶为特征。病因包括母体糖尿病、致畸因素和胎儿遗传异常,如 16 号常染色体三体异常(Patau 综合征)和 18 号常染色体三体异常(Edwards 综合征)。 **家族性前脑无裂畸形**:21q22.3 染色体上 HPE1、2q21 染色体上 HPE2、7q36 染色体上 HPE3、18p 染色体上 HPE4、13q32 染色体上 HPE5、2q37 染色体上 HPE6、9q22.3 染色体上 HPE7、14q1 3 染色体上 HPE8、2q14 染色体上 HPE9 的突变与前脑无裂畸形的腹侧和背侧诱导异常有关。ZIC2 突变也与前脑无裂畸形有关 临床表现取决于畸形的严重程度,包括早期死亡、癫痫、智力迟钝、面部畸形和发育迟缓。端脑融合畸形的患者通常有轻度至中度认知功能障碍、痉挛和轻度视觉障碍
视隔发育不良(De-Morsier 综合征) (图 1.18)	透明隔发育不全、视神经发育不全、方额角,50%合并脑裂畸形。视神经管通常很小,可能与灰质异位和多小脑回有关	患者可能有眼球震颤、视力下降和下丘脑-垂体轴疾病(促甲状腺激素和/或生长激素下降)。临床检查可见小视神经盘,可能是散发性(来自宫内损坏)或在前脑形成期出现相关基因突变的异常表达(常染色体 3p21~3p21.2 的 *HESX*1 基因比例<1%)。一些症状与轻度脑叶型前脑无裂畸形相似

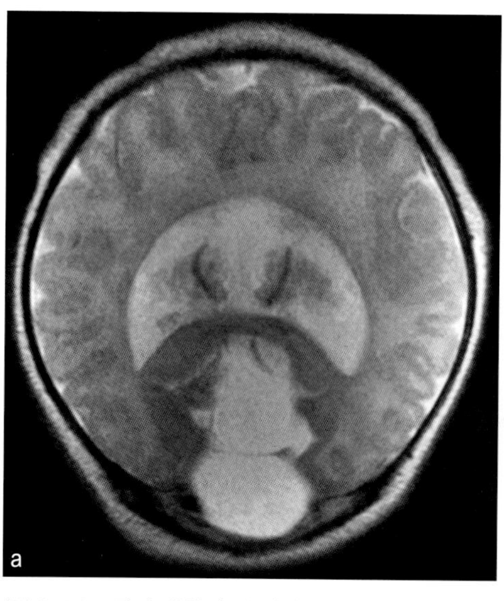

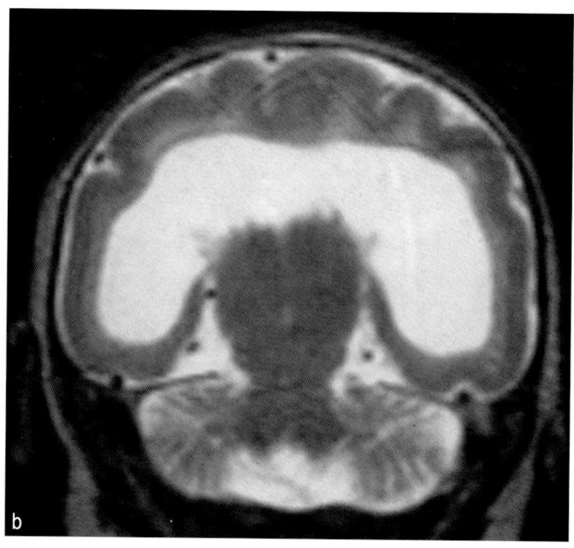

图 1.14 无叶型前脑无裂畸形。两位无叶型前脑裂畸形患者的矢状位(**a**)和冠状位 T2WI(**b**)示单一脑室、丘脑融合、无纵裂池和胼胝体及脑叶形成不全

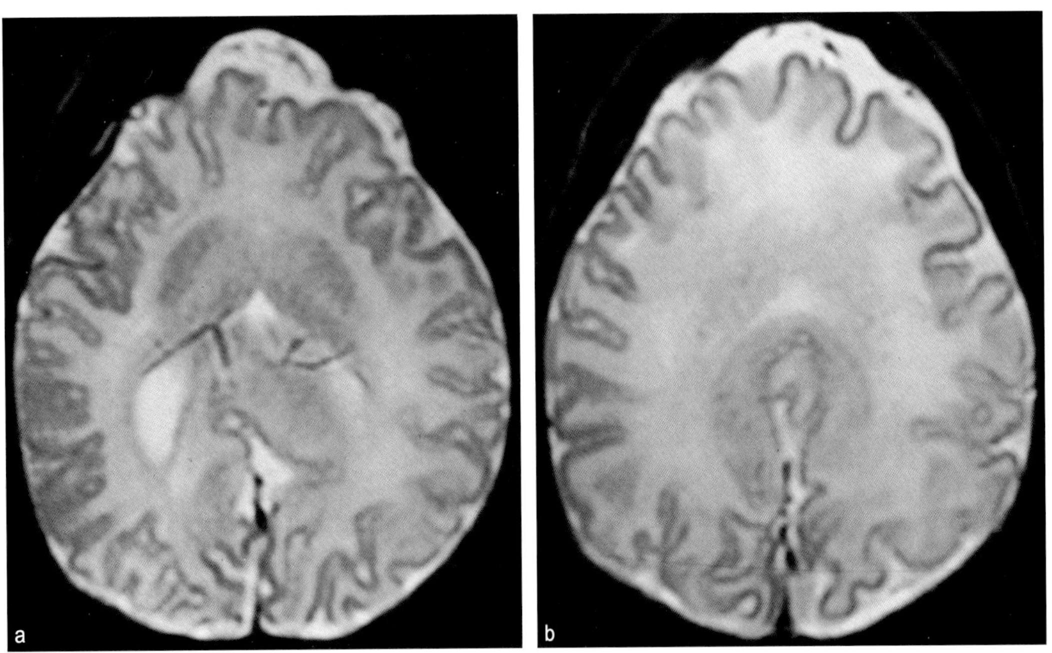

图 1.15 半叶型前脑无裂畸形。横断位 T2WI(**a**、**b**)示脑前部融合，可见纵裂池后部、胼胝体的中间部和后部存在，前部缺如

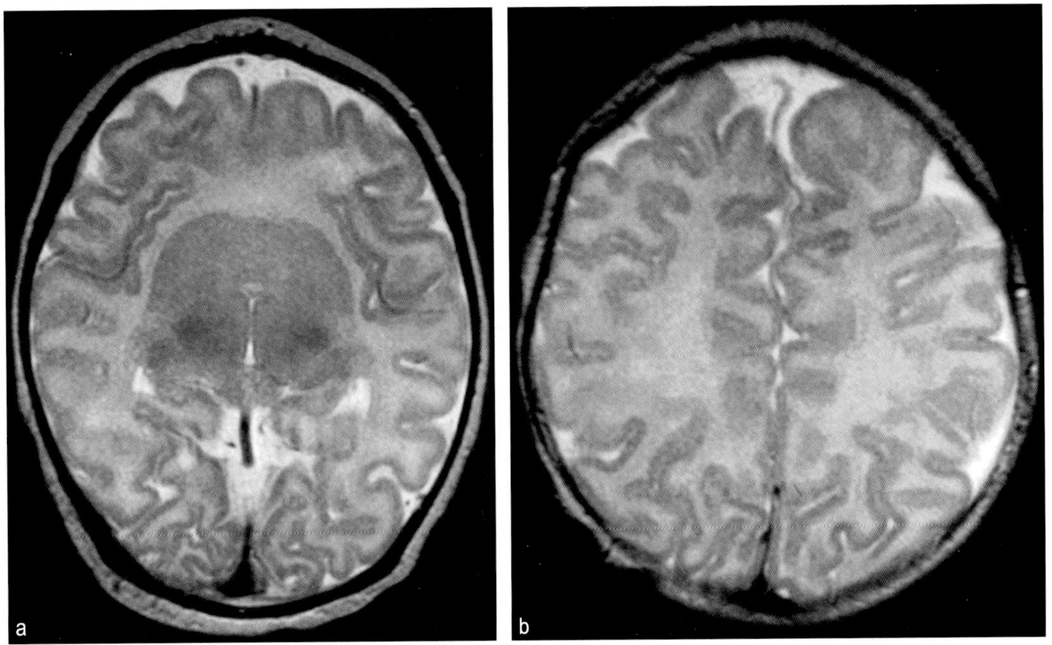

图 1.16 脑叶型前脑无裂畸形。横断位 T2WI(**a**、**b**)示额叶下部融合，其他部分分离，顶叶和枕叶亦是如此。胼胝体的中间部和压部存在，膝部缺如

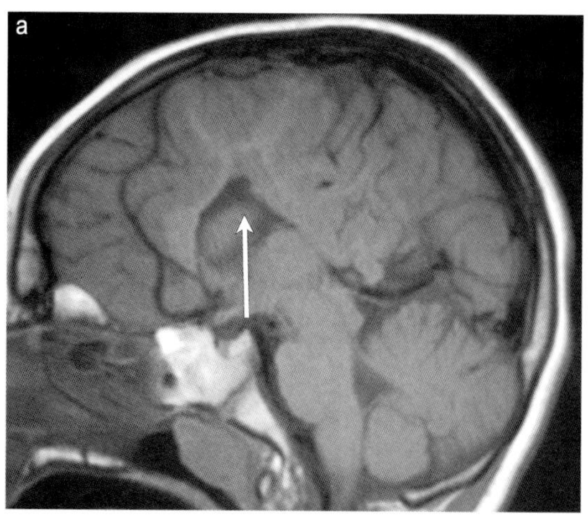

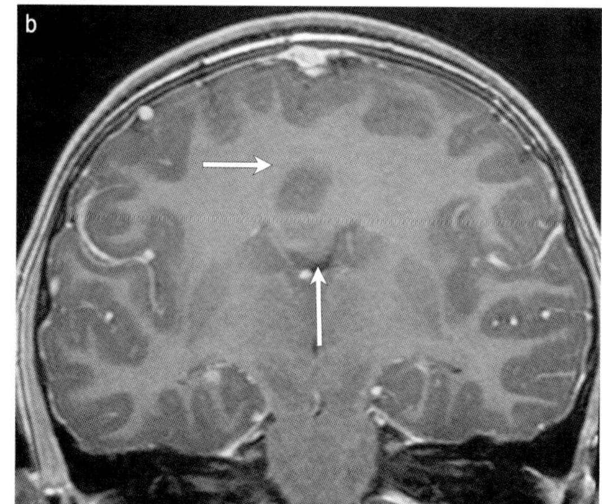

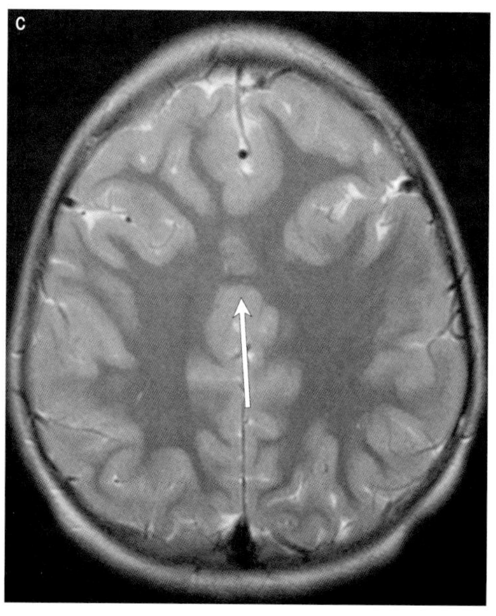

图 1.17 端脑融合畸形。矢状位 T1WI(**a**)、冠状位 T1WI(**b**)和横断位 T2WI(**c**)示胼胝体的中部体部缺如,纵裂池前、后部分存在,额叶上部局限性融合(↑)。在额叶上部融合的位置,可见小片灰质异位

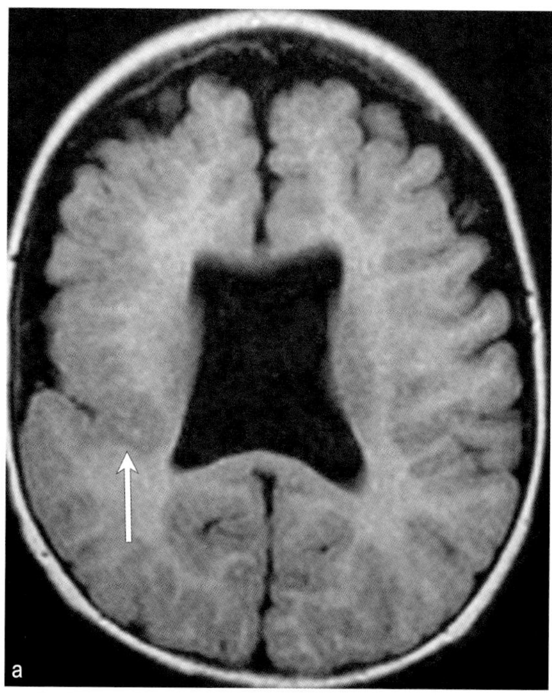

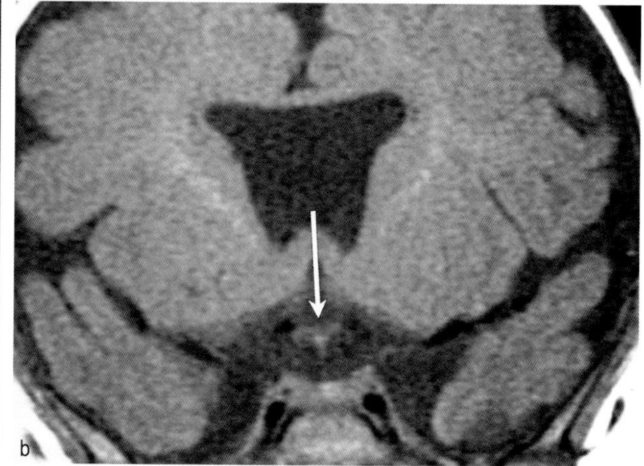

图 1.18 视隔发育异常。横断位 T1WI(**a**)和冠状位 T1WI(**b**)示透明隔发育不良、视神经发育不良、侧脑室方形额角、右外侧裂的多小脑回(↑)

表 1.1(续) 脑部先天性和组织性发育畸形

疾病	影像学表现	点评
无鼻/嗅脑畸形 (图 1.19)	冠状位 T1WI 或 T2WI 示无嗅叶、嗅沟和嗅球。胼胝体、下丘脑和垂体亦有异常	无鼻指没有鼻子,嗅脑畸形是指嗅叶先天性缺如。其他先天性颅面异常有关的表现,如颚裂/唇裂、眼距增宽和鼻腔发育不良。认为是由宫内损伤或基因突变引起,在妊娠42天影响了胚胎期前脑和脑室的形成有关
无脑回畸形(无脑回或"光滑脑") (图 1.20)	脑回和脑沟未形成或形成不全,大脑侧裂变浅,横断位示"8"字形脑外观,异常增厚的皮质、灰质异位及光滑的灰白质表面	严重的神经元移行障碍(发生在妊娠7~16周),脑回、脑沟和大脑侧裂未形成或形成不全。小头畸形的典型表现(定义为头围低于年龄和性别平均值的3个标准差):严重智力迟钝、发育迟缓、癫痫发作及过早死亡。其他相关的中枢神经系统异常包括胼胝体发育不良、丘脑发育不良和脑膨出。与17号常染色体上17p13.3的 *LIS* 基因(Miller-Dieker 综合征)、Xq22.3~q23的DCX基因和7q22的 *RELN* 基因突变相关

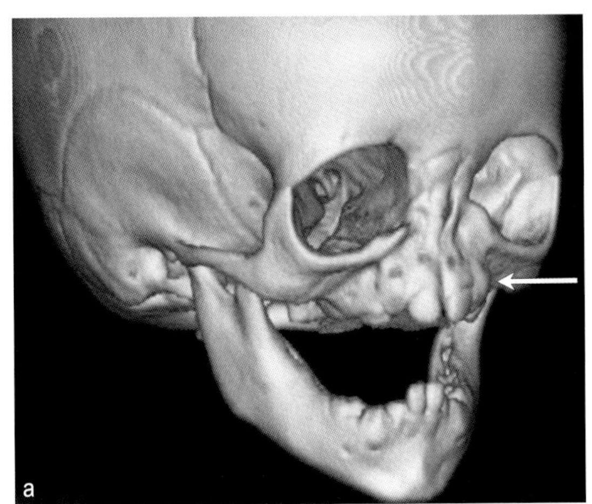

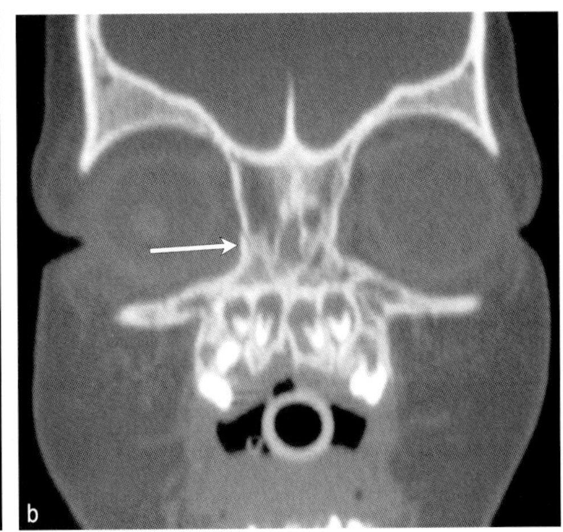

图 1.19 无鼻。CT 斜冠状位(**a**)的 VR 和冠状位 CT(**b**)示鼻骨和鼻腔缺如(↑)

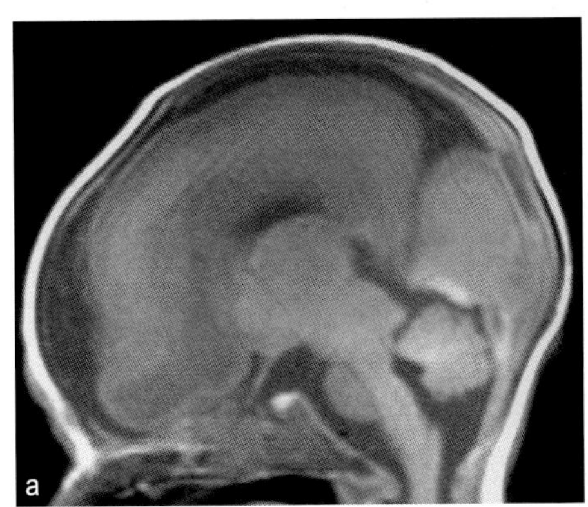

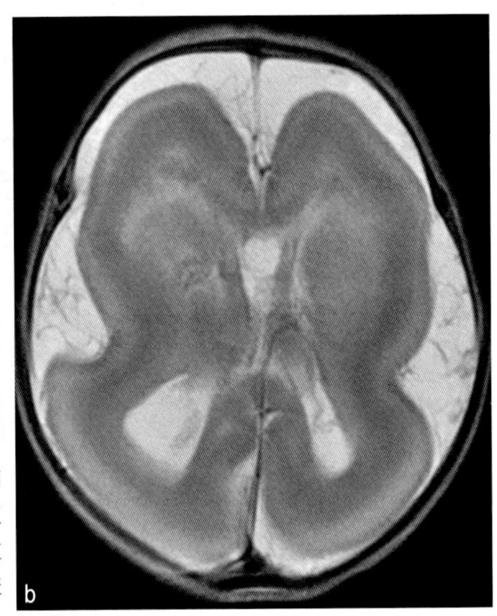

图 1.20 无脑回畸形。矢状位 T1WI(**a**)和横断位 T2WI(**b**)示无脑回,增厚的灰质异位于皮质下脑白质内(T2WI 上呈低信号)。大脑呈"8"字形,包括脑室扩张、白质缺乏及联合带变薄

表 1.1(续) 脑部先天性和组织性发育畸形

疾病	影像学表现	点评
巨脑回(不完全性脑回缺如) (**图 1.21**)	部分或全部脑回增厚,脑沟变浅。皮质增厚,灰白质交界区相对光滑;T2WI 部分白质(胶质增生)可以呈高信号	神经元迁移的严重障碍可能是巨脑回的病因。临床表现与畸形的范围与严重程度有关
灰质异位 (**图 1.22、图 1.23 和图 1.24**)	层状异位 **MRI** 表现为大脑白质内出现与灰质信号相似的条纹或条带状病灶(**图 1.22**) 结节状异位 **MRI** 表现为侧脑室旁或大脑白质内出现与灰质信号相似的单个或多发结节状病灶(**图 1.23**) 局灶性皮质下异位 **MRI** 表现为皮质下出现与灰质信号相似的不规则结节状或多结节状肿块样病灶(**图 1.24**)	在脑室和大脑皮质之间神经元集合或分层时出现神经元迁移障碍(胚胎 7~22 周) 可呈带状(层状)或结节状表现,典型 **MRI** 表现为与灰质等信号,可单侧或双侧发病。与癫痫发作和精神分裂症有关

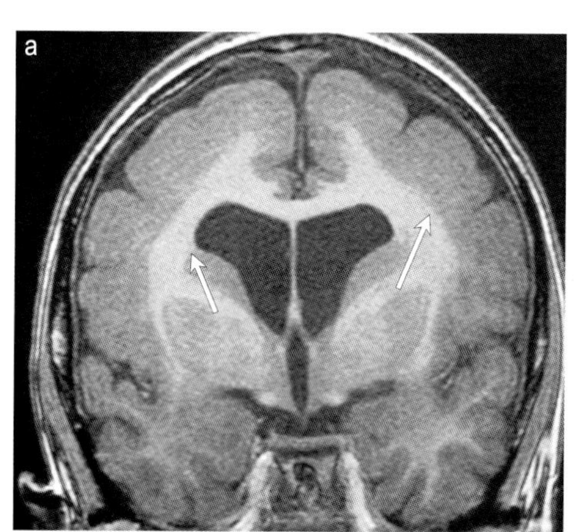

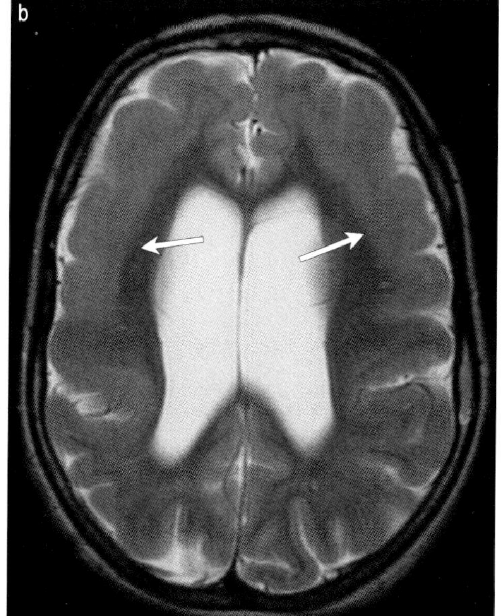

图 1.21 巨脑回。冠状位 T1WI(**a**)和横断位 T2WI(**b**)示额叶脑回增厚,脑沟变浅(↑)。增厚的皮质有光滑的灰白质界面

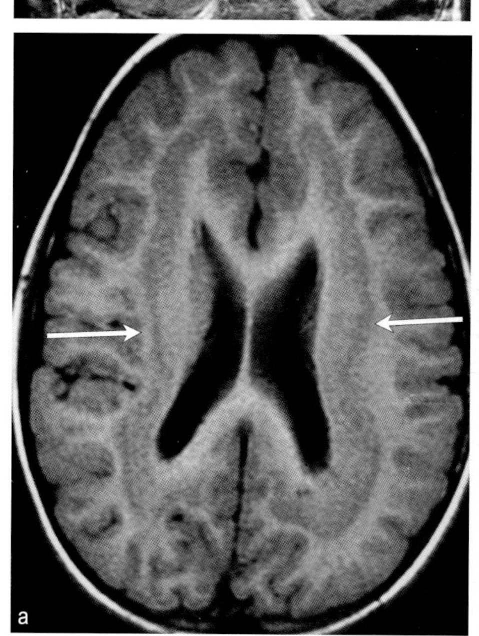

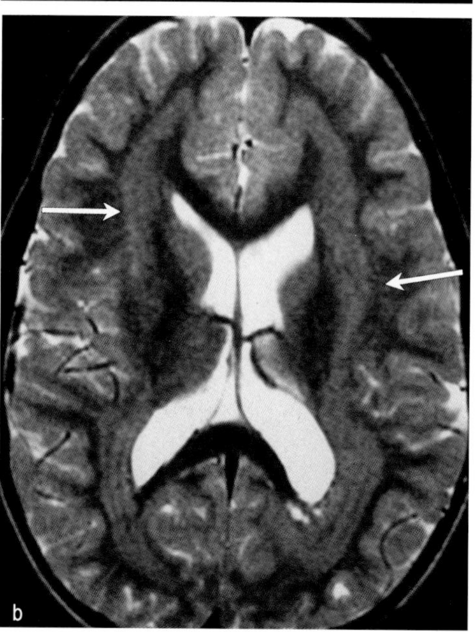

图 1.22 灰质异位,条带(板)型。横断位 T1WI(**a**)和横断位 T2WI(**b**)示大脑白质内带状中等信号,与外侧皮质信号相似(↑),代表灰质异位

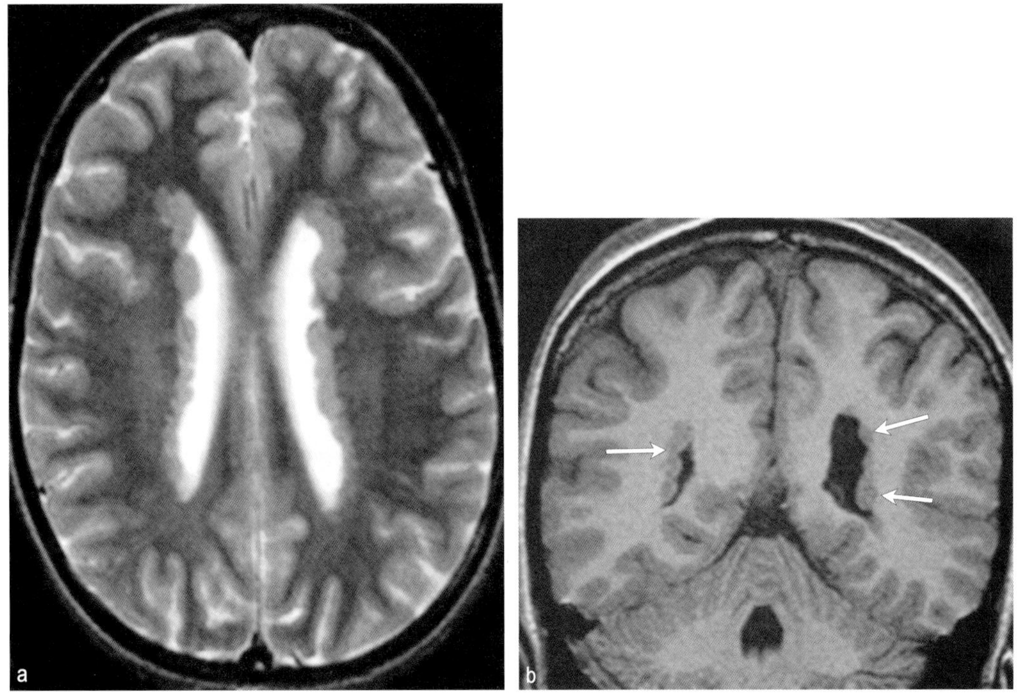

图 1.23 灰质异位，结节肿块型。横断位 T2WI(**a**)和冠状位 T1WI(**b**)示沿侧脑室边缘类似于灰质的等信号多发结节状区域(↑)

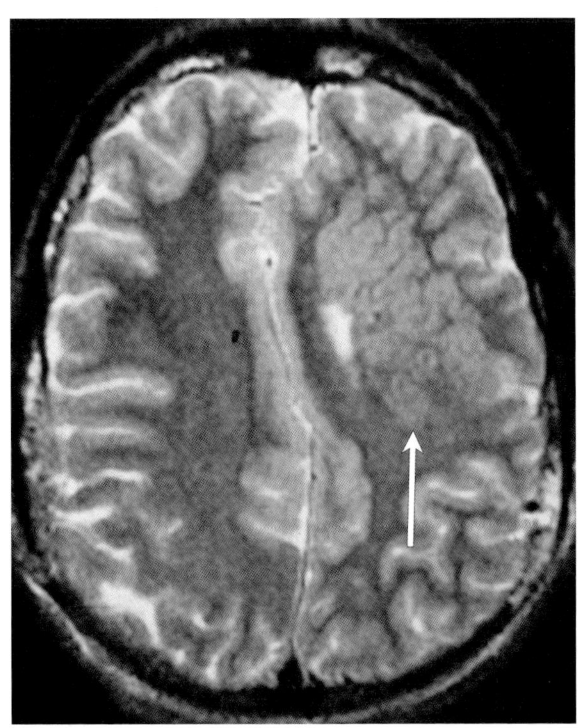

图 1.24 灰质异位，皮质下肿块型。横断位 T2WI 示左前额叶皮质下肿块样灰质信号区(↑)

表 1.1(续) 脑部先天性和组织性发育畸形

疾病	影像学表现	点评
脑裂畸形(脑裂) (**图 1.25** 和**图 1.26**)	单侧或双侧大脑裂隙,从脑室延伸至皮质表面并伴有灰质异位,这可能是由多小脑回所致。裂隙可以窄(闭合型裂隙,**图 1.25**)或宽(开放型裂隙,**图 1.26**)	与癫痫、失明、发育迟缓以及其他中枢神经系统异常(视隔发育不良等)有关。临床表现与畸形严重程度有关。病因是大脑半球形成之前宫内胎儿缺氧或损伤
半侧巨脑畸形 (**图 1.27** 和**图 1.28**)	复合肥厚型先天性畸形,包括一侧大脑半球全部或部分肥大、结节,或多发结节状灰质异位、皮质发育不良、同侧侧脑室扩张。T2WI 上白质可能出现高信号	神经元增殖、迁移和皮质结构障碍造成一侧大脑半球多样性、散发性错构瘤样过度生长。可能与单侧偏侧肥大和/或皮肤异常有关。各种组织过度生长能导致多系统紊乱,如由 AKT1 嵌合突变引起的变形杆菌属综合征,CLOVES 综合征(先天性脂肪过度生长、血管畸形、皮肤痣、脊柱侧弯和脊柱变形)和由 PIK3CA 基因体细胞突变引起的巨脑-脑毛细血管畸形(megalencephaly-capillary malformation syndrome, MCAP)

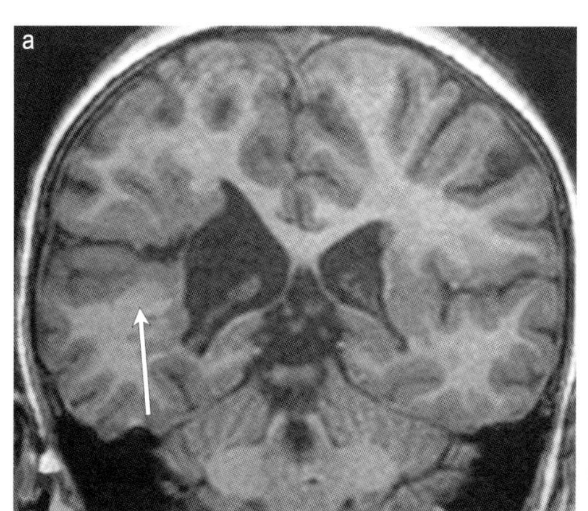

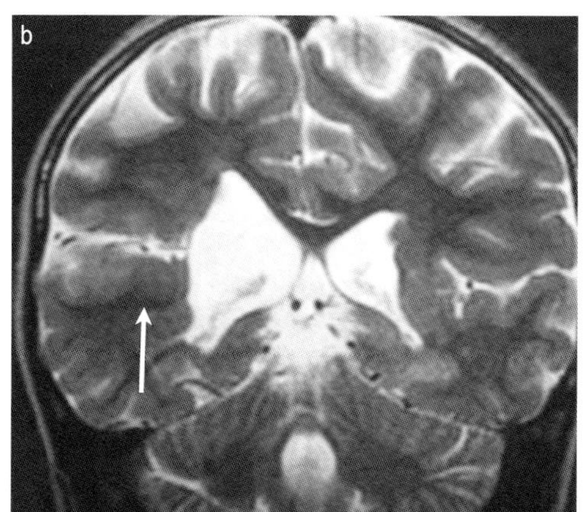

图 1.25 脑裂畸形,闭合型。冠状位 T1WI(**a**)和冠状位 T2WI(**b**)示从侧脑室延伸到软脑膜表面的裂隙,裂隙表面衬有灰质结构(↑);还存在沿侧脑室的双侧结节性灰质异位

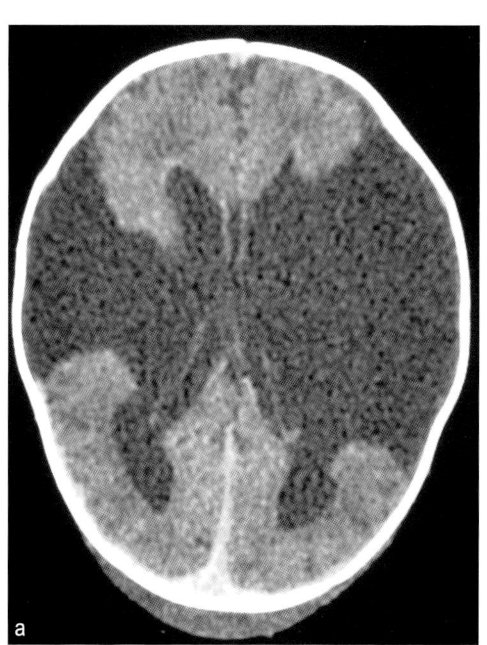

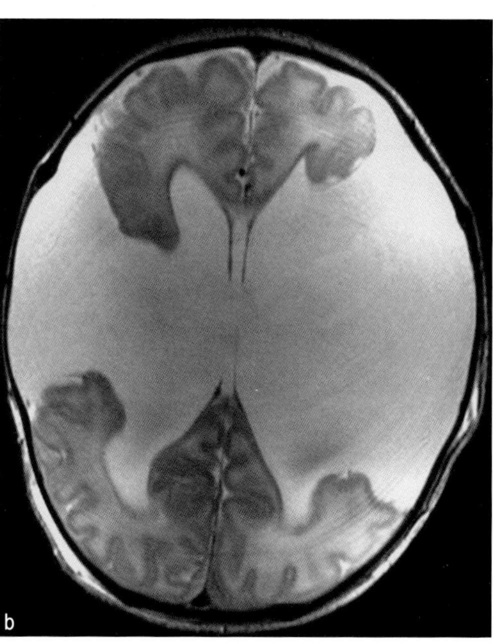

图 1.26 脑裂畸形,开放型。横断位 CT(**a**)和横断位 T2WI(**b**)示大脑双侧缺损,侧脑室和蛛网膜下腔之间有大范围的交通区域,内衬灰质

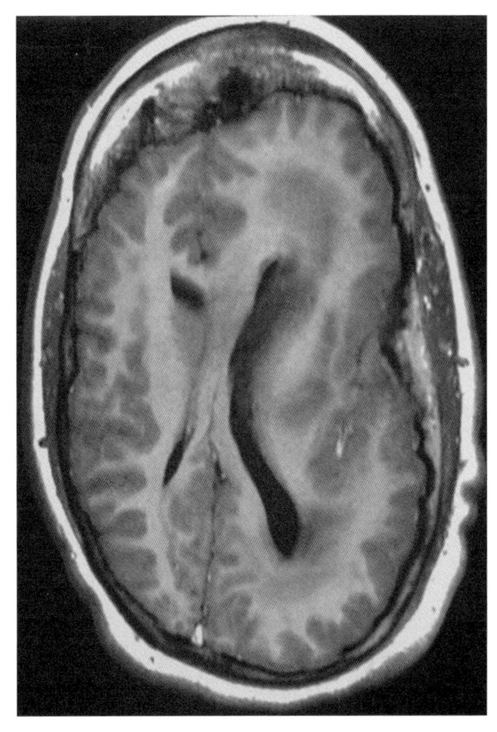

图 1.27 半侧巨脑畸形。横断位 T1WI 示左侧大脑半球增大，伴有皮质和脑回的异常增厚，左侧侧脑室轻度扩张

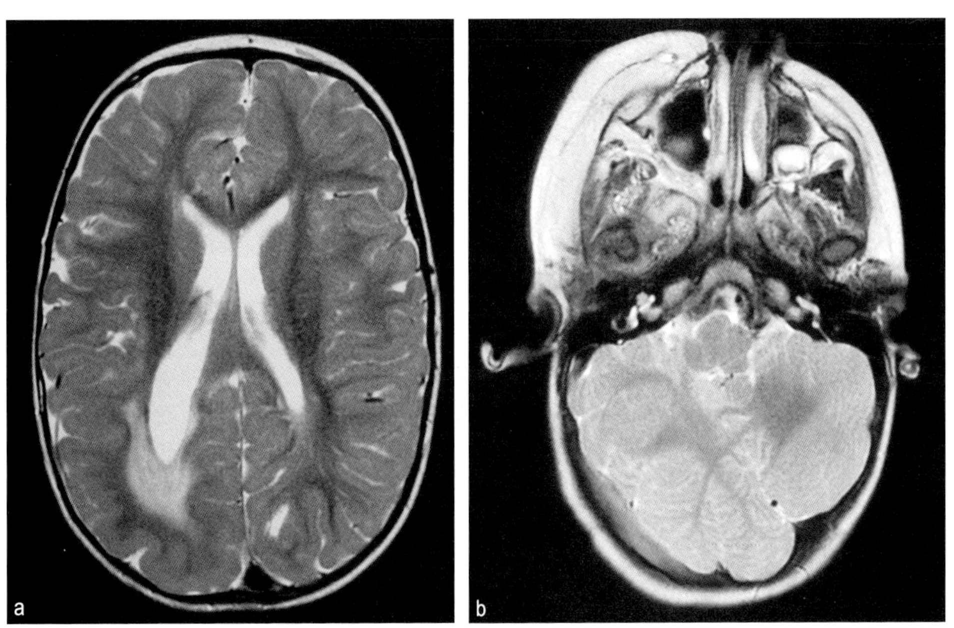

图 1.28 一名患有 CLOVES 综合征的 18 个月男性幼儿，半侧巨脑畸形。横断位 T2WI(**a**)示右侧大脑半球不对称性增大，大脑皮质和脑回不规则增厚，右侧脑室扩张，白质高信号为胶质增生；横断位 T2WI(**b**)示右小脑半球不对称性增大，脑回异常不规则增厚及右侧面部的脂肪异常过度生长

表 1.1(续) 脑部先天性和组织性发育畸形

疾病	影像学表现	点评
胼胝体发育不全 (**图 1.29 和图 1.30**)	异常表现包括胼胝体的完全或部分缺如，侧脑室前角和体部明显分离和平行排列，第三脑室相对于半球间裂和头颅的位置较高。与半球间囊肿、脂肪瘤、Chiari 畸形Ⅱ型、灰质异位、Dandy-Walker 畸形、前脑无裂畸形、大脑前动脉不成对、脑膨出等畸形有关	胼胝体形成不全或缺如(妊娠 7～18 周)。轴突通常从一个半球交叉到另一个半球，沿侧脑室内壁平行排列(成束的 Probst)

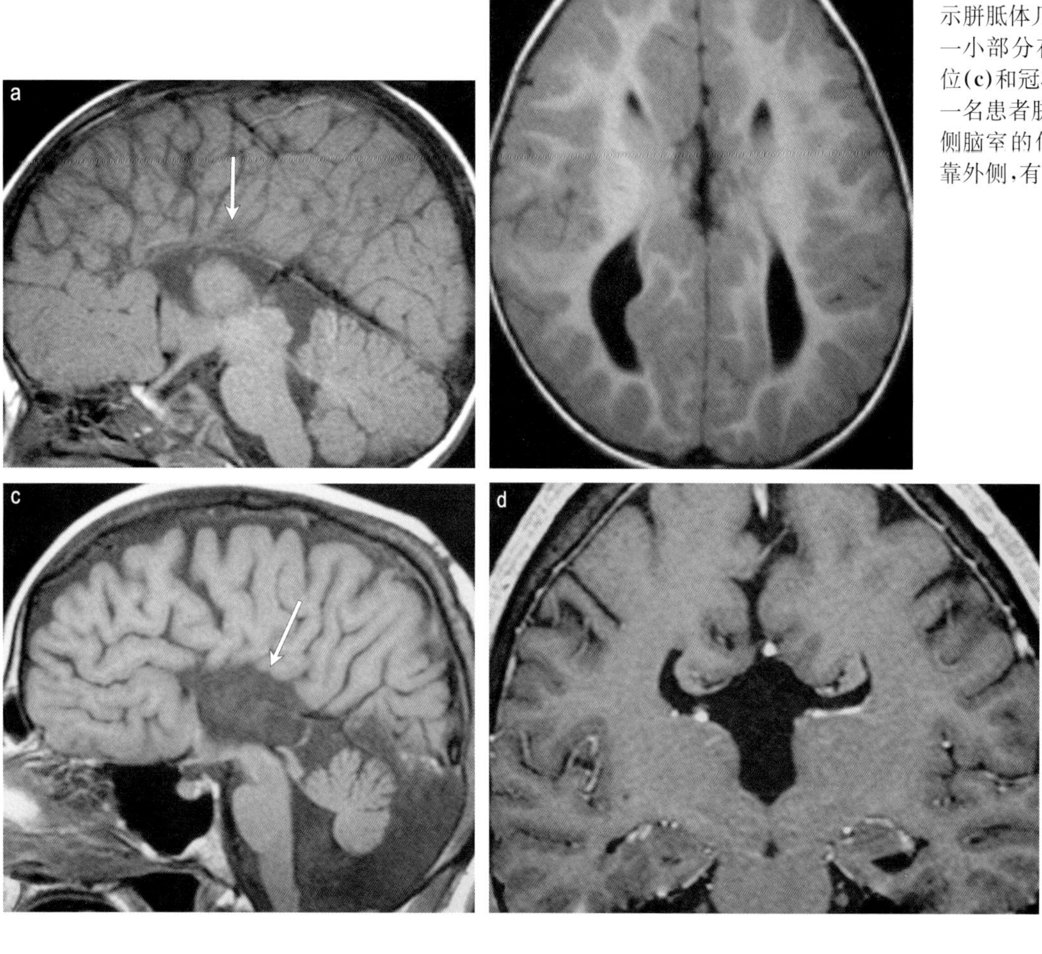

图 1.29 胼胝体发育不全。矢状位(**a**)和横断位 T1WI(**b**)示胼胝体几乎完全缺如，只有一小部分存在(**a**，↑)；矢状位(**c**)和冠状位 T1WI(**d**)示另一名患者胼胝体缺如(**c**，↑)。侧脑室的位置比正常位置更靠外侧，有时被称为公牛头征

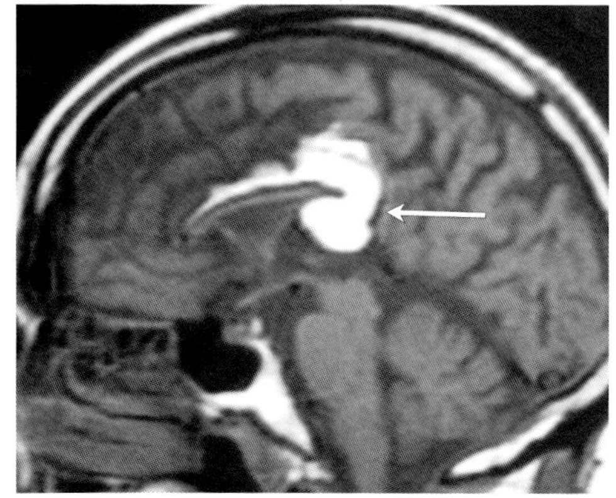

图 1.30 胼胝体发育不全。矢状位 T1WI 示胼胝体发育不全伴邻近上方背侧脂肪瘤(↑)

表 1.1(续) 脑部先天性和组织性发育畸形

疾病	影像学表现	点评
异常神经元和胶质细胞增殖,异常细胞凋亡或新生儿缺血引起的畸形		
小头畸形：少脑回型和无脑回型 (**图 1.31**)	脑体积小,脑回减少(通常每个半球少于7～8 个),脑沟浅,皮质薄,胼胝体可能变薄,变形或缺如	头围小于同龄、同性别者 3 个标准差,继发于神经元和神经胶质细胞增殖减少。小头畸形的严重程度与脑回减少程度和胼胝体异常的严重性有关。通常儿童临床症状严重,并且多数在出生后的第一年死亡
新生儿缺血或感染造成的小头畸形 (**图 1.32**)	脑小,头小。常可见神经胶质增生和脑软化	小头畸形症可由新生儿的损害过程引起,如缺氧缺血性脑病或感染(如TORCH)

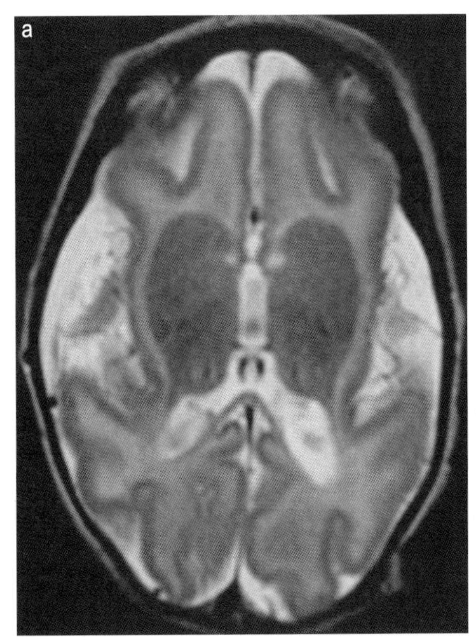
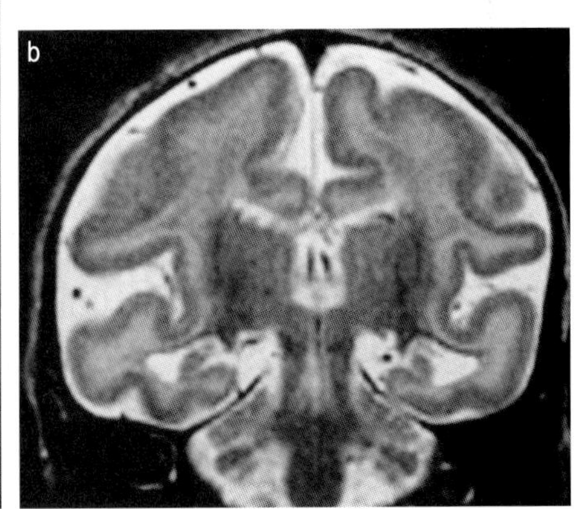

图 1.31 少脑回型的小头畸形。横断位(**a**)和冠状位 T2WI(**b**)示脑小,脑回少。胼胝体缺如

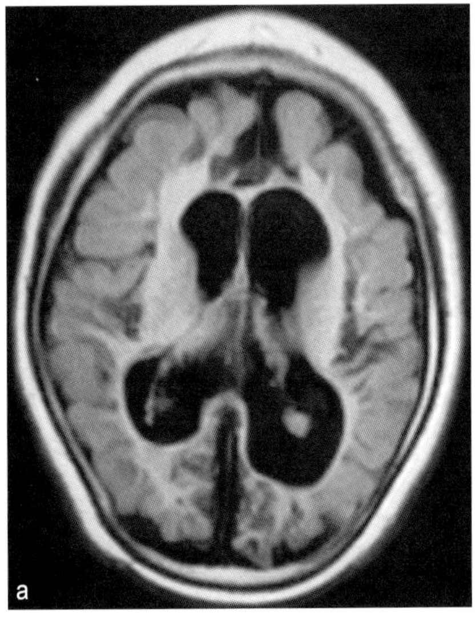
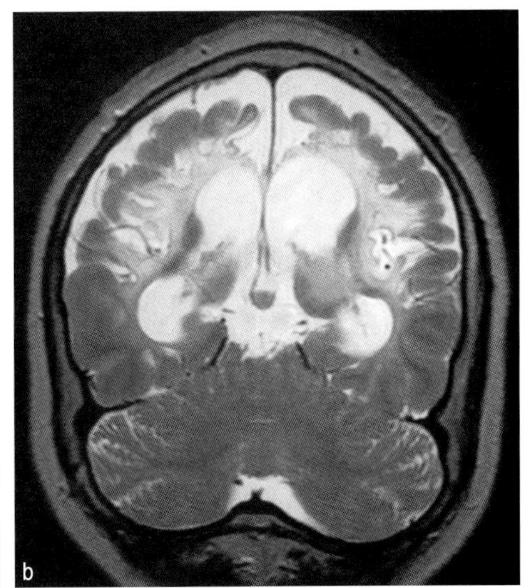

图 1.32 严重新生儿缺血导致的小头畸形,缺氧损伤 5 年后。横断位 FLAIR(**a**)和冠状位 T2WI(**b**)显示脑小伴神经胶质增生和脑软化,小脑不受累

表 1.1(续) 脑部先天性和组织性发育畸形

疾病	影像学表现	点评
Sotos 综合征(巨脑畸形)	脑变大,大脑半球不对称,侧脑室显著,胼胝体薄,透明隔间腔,Verga 室(第六脑室)和/或中间帆腔,伴或不伴 Chairi 畸形Ⅰ型	最常见的巨脑畸形类型。由染色体 5q35.3 上的 *NSD*1 基因突变引起,为常染色体显性遗传。患者通常身材高大、面部畸形、发育迟缓、骨龄老化。发生肿瘤的风险增加
良性家族性巨脑症	脑增大,脑回粗大,脑皮质和脑白质均增厚。小脑通常增大,常充满枕骨大孔,可能阻碍脑脊液流入椎管,导致脊髓空洞症	家族性综合征,脑细胞过度产生(细胞凋亡减少)导致头围超过正常年龄的 2～3 倍。无相关的神经认知功能障碍
皮质发育畸形		
多小脑回 **(图 1.33、图 1.34 和图 1.35)**	多个小脑回发生在单侧(40%)或双侧(60%),最常见于两个大脑侧裂,其次是单侧大脑半球和其他位置。**MRI**、**CT** 上可以见多个小脑回,小脑回可能表现为皮质增厚	神经元迁移晚期的畸形,导致大脑皮质神经元组织异常。受累部位缺乏正常的 6 层皮质并有多个小脑回和异常脑沟。患者可出现癫痫、发育迟缓和局灶性神经系统症状和体征,这些症状和体征取决于发育异常的程度和部位
局灶性皮质发育不良,无"气球样"细胞 **(图 1.36)**	**MRI** 显示脑局部和/或弥漫性皮质变薄,信号类似灰质,灰白质交界处欠清,有时白质 **MRI** T2WI 信号增高,**CT** 上类似灰质的衰减	大脑皮质组织畸形,伴有皮质分层异常和巨大和/或发育不良的神经元。可能与胚胎发育不良性神经上皮瘤(DNET)、神经节胶质瘤和颞叶内侧硬化有关

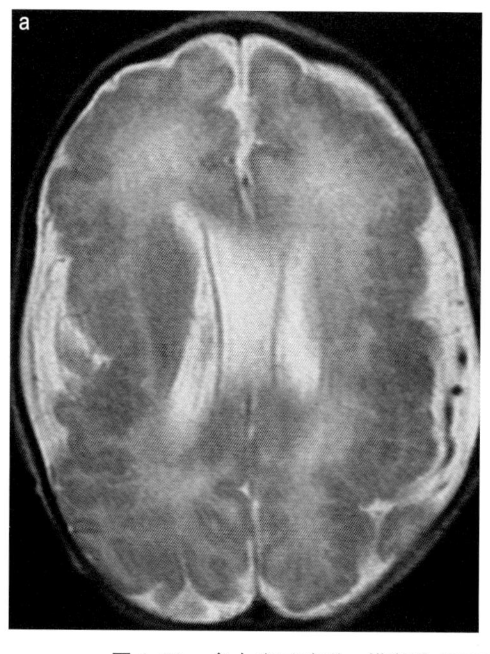

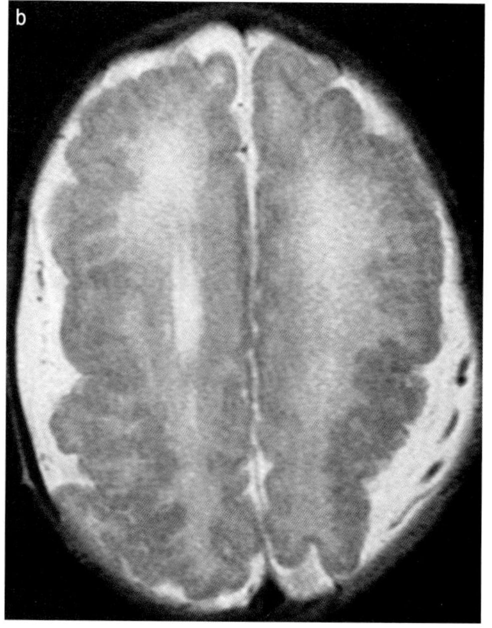

图 1.33 多小脑回畸形。横断位 T2WI(**a, b**)示双侧额叶和顶叶多发小脑回

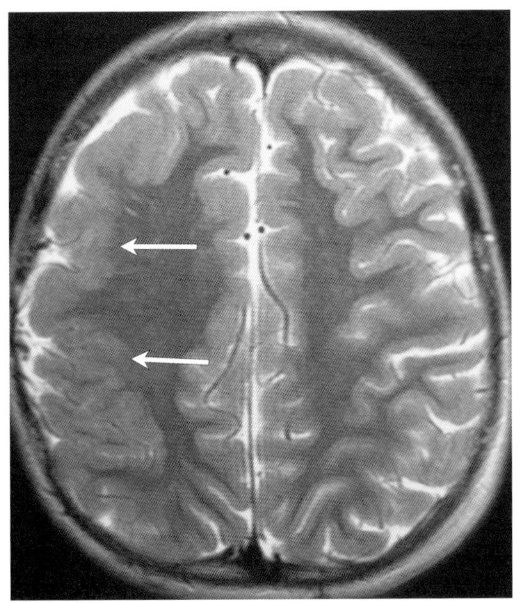

图 1.34 多小脑回畸形。横断位 T2WI 示右额叶“粗糙或增厚”的多发小脑回(↑)

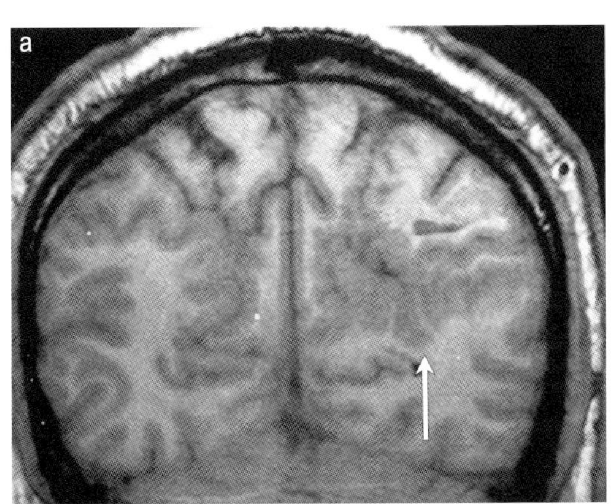

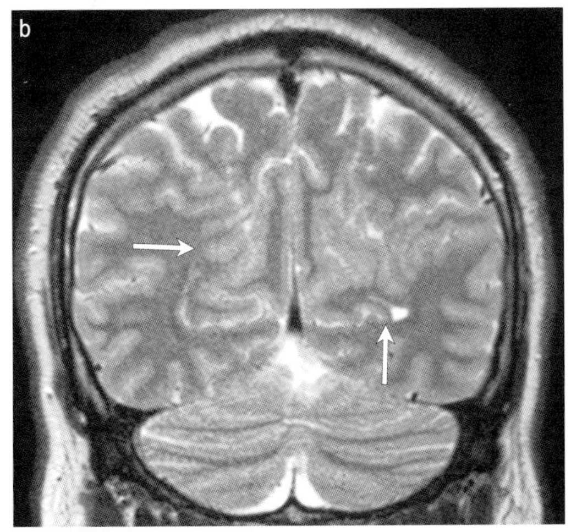

图 1.35 多小脑回畸形。冠状位 T1WI(**a**)和冠状位 T2WI(**b**)示顶叶和枕叶的多发小脑回(↑)

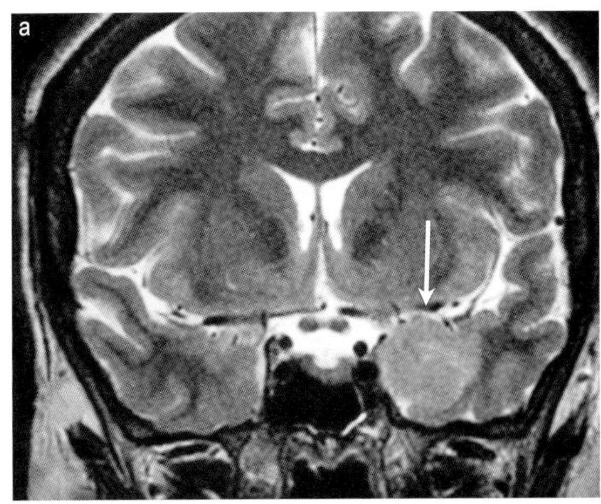

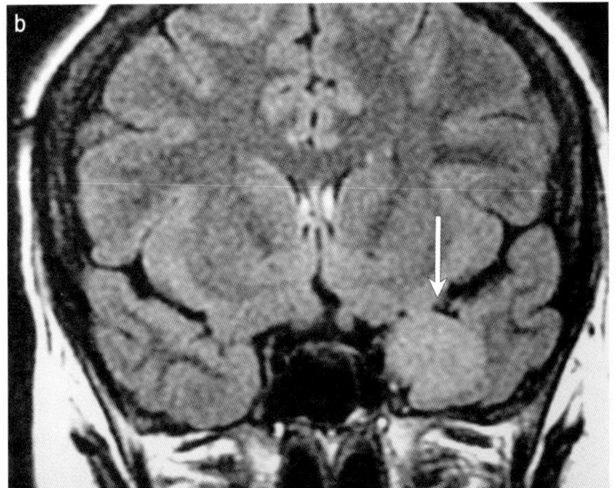

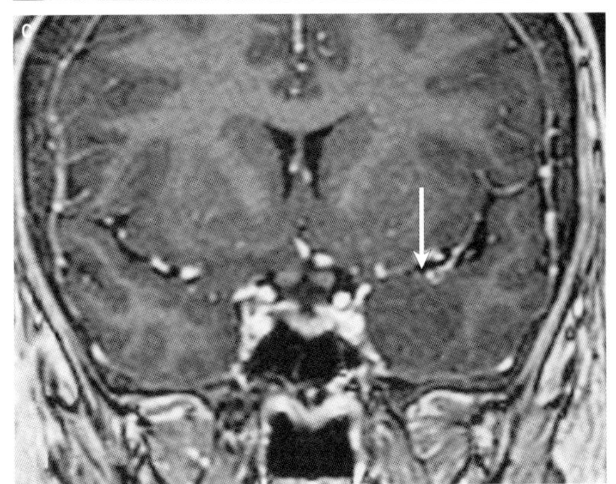

图 1.36 无“气球样”细胞的局灶性皮质发育不良。冠状位 T2WI(**a**)、冠状位 FLAIR(**b**)和冠状位 T1WI 增强(**c**)示左颞叶内侧皮质发育不良结节,信号类似灰质,无强化(↑)

表 1.1(续) 脑部先天性和组织性发育畸形

疾病	影像学表现	点评
伴有"气球样"细胞的穿通性皮质发育不良 (**图 1.37**)	脑回增厚,脑沟结构紊乱,灰白质交界模糊或缺如。**MRI** T2WI 表现为白质信号异常增高	由发育异常的神经元、不典型的胶质细胞和"气球样"细胞分层异常造成的从侧脑室延伸到外周的畸形,又称 Taylor 型皮质发育不良,通常与前十年的癫痫发作有关。病灶范围不同,大范围病灶与运动和/或感觉体征和症状有关
半球发育不良	通常累及一侧大脑半球,皮质脑回增厚,脑沟形态紊乱,灰白质连接模糊或缺如,灰质异位,多小脑回,同侧脑室增大,脑容量减少。后一项表现可与单侧半球巨型脑病鉴别,单侧半球巨型脑病通常比正常对侧大脑半球的脑容量增加。**MRI** T2WI 脑白质信号异常增高	大脑半球发育不良是大脑半球的一种复杂畸形,是由神经元迁移和迁移后大脑皮质发育异常引起。畸形包括合并灰质异位、皮质发育不良、巨脑回和多小脑回。组织病理学表现通常包括"气球样"细胞、灰质异位、脱髓鞘和胶质细胞增多。患者通常在出生后前几年出现癫痫发作和发育迟缓
软脑膜基膜形成异常相关的 CNS 畸形(累及肌肉、眼睛和脑的异常)		
Walker-Warburg 综合征 (**图 1.38**)	脑室扩张,皮质和白质菲薄,胼胝体和透明隔缺如,脑干发育不全伴后缘凹陷,小脑发育不全,大脑皮质有"鹅卵石"样发育不全表现和异位神经元	糖代谢障碍伴严重先天性肌营养不良、肌无力和胎儿大脑发育异常的疾病,这些疾病是由编码糖基转移酶的基因突变引起。缺乏糖基转移酶会降低糖基化,导致 α-抗肌萎缩相关糖蛋白与层粘连蛋白 α-2 缺乏连接,而这是胎儿大脑侧脑室区神经细胞迁移和大脑皮质组织的中枢神经胶质功能所必需的。目前已发现 6 个基因突变可导致 Walker-Warburg 畸形,这是最严重的糖代谢障碍,患儿通常在 3 岁之前死亡
肌-眼-脑病 (**图 1.39**)	大脑皮质可有无脑回、巨脑回和/或多小脑回的区域。**MRI** T2WI 显示脑白质信号异常增高,小脑发育不全和/或微囊改变	由于编码糖基转移酶的基因突变而导致的先天性严重肌营养不良和胎儿大脑发育异常的糖代谢障碍。糖基转移酶的缺乏会减少糖基化并导致 α-抗肌萎缩相关糖蛋白与层粘连蛋白 α-2 缺乏连接,而层粘连蛋白 α-2 是放射状胶质细胞功能所必需的,后者对于神经元从侧脑室区域迁移和皮质构成具有重要作用。*FKRP*、*FKTN*、*POMT1* 和 *POMT2* 基因突变被证实与该表型相关

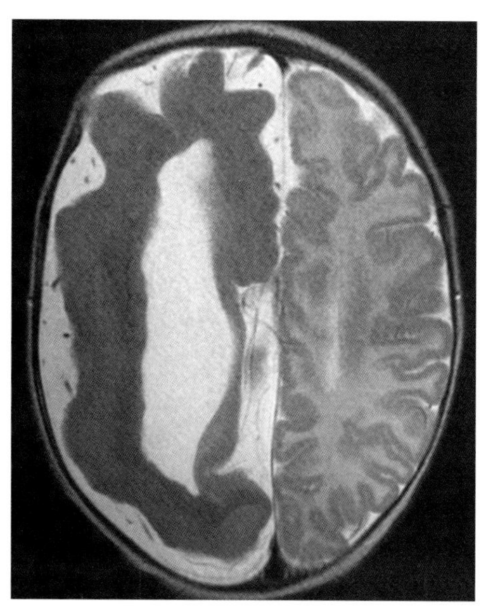

图 1.37 半球发育不良。横断位 T2WI 示右侧大脑半球发育不良,伴有异常增厚的大脑皮质和脑回,脑沟形态紊乱,正常的灰白质交界处模糊

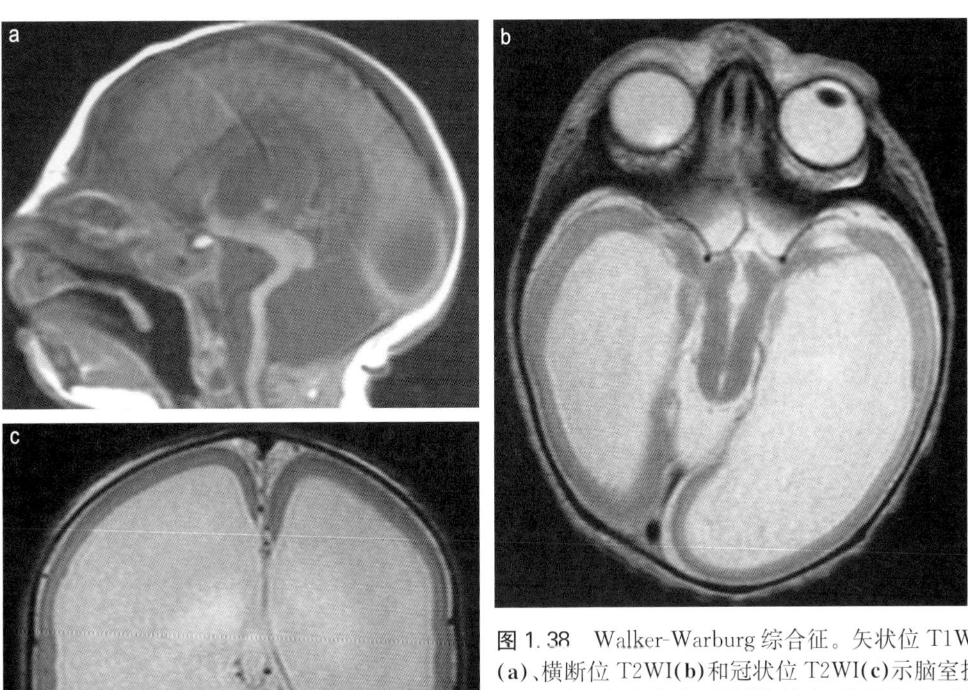

图 1.38　Walker-Warburg 综合征。矢状位 T1WI(a)、横断位 T2WI(b)和冠状位 T2WI(c)示脑室扩大，皮质和白质菲薄，胼胝体缺失，脑干发育不良伴后凹，小脑发育不良

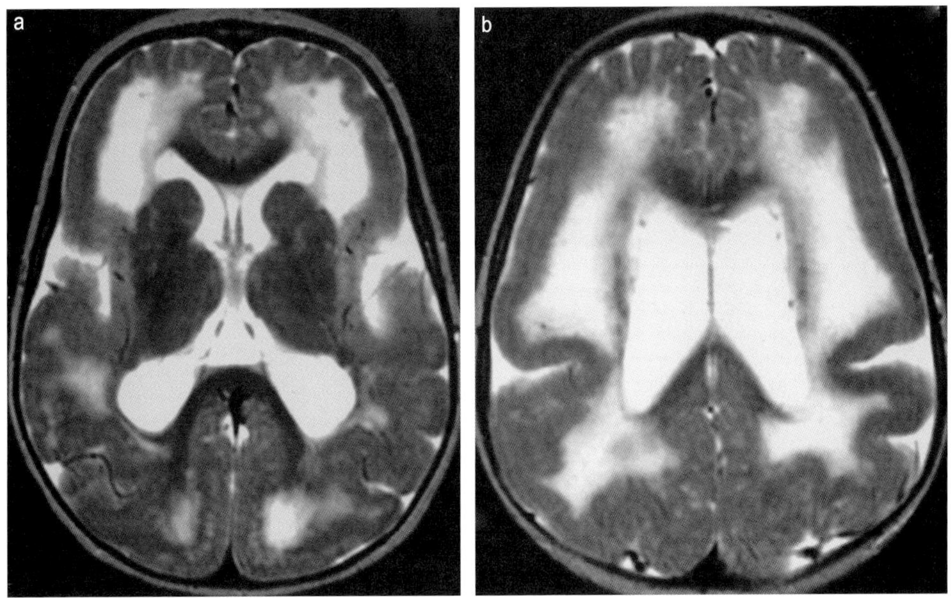

图 1.39　肌-眼-脑病。横断位 T2WI(a，b)示大脑皮质有无脑回、巨脑回和多小脑回。脑白质中可见广泛边界不清的信号增高区域

表 1.1(续) 脑部先天性和组织性发育畸形

疾病	影像学表现	点评
福山型先天性肌营养不良症表型	大脑和小脑多小脑回,皮质脊髓束发育不全,**MR** T2WI 上脑白质信号短暂异常增高,伴或不伴小脑和脑桥发育不全,伴或不伴小脑囊肿	多发生在日本人群中,由于编码糖基转移酶的 *FKTN* 基因突变导致的伴有严重先天性肌营养不良和胎儿大脑发育异常的糖代谢障碍。缺乏糖基转移酶会降低糖基化并引起 α-抗肌萎缩相关糖蛋白与层粘连蛋白 α-2 的连接缺陷,后者对于神经元从侧脑室区域迁移和皮质构成具有重要作用
小脑畸形:发育不全综合征		
小脑发育不全(**图 1.40**)	不伴 Chiari 畸形Ⅱ型,小脑完全或几乎完全缺如	先天性小脑缺如,罕见畸形
Chiari 畸形Ⅱ型伴小脑缺如	Chiari 畸形Ⅱ型伴小脑完全或几乎完全缺如	Chiari 畸形Ⅱ型中的脊髓膨出可能与宫内胎儿的小脑损伤无关
小脑半球发育不全(**图 1.41**)	小脑半球发育不全或缺如	宫内损伤,由于缺血或凋亡导致形成性小脑的细胞丢失

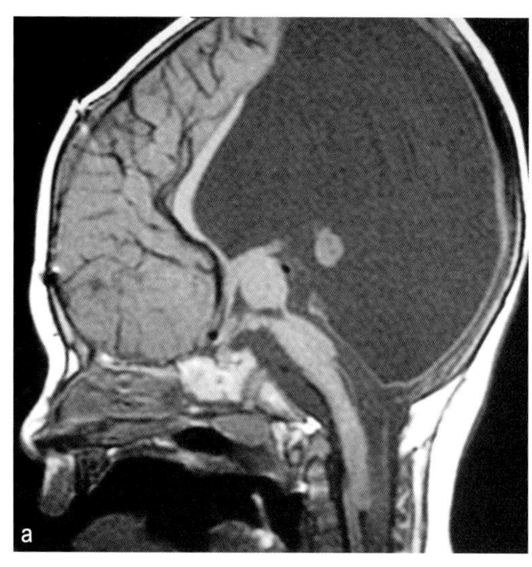

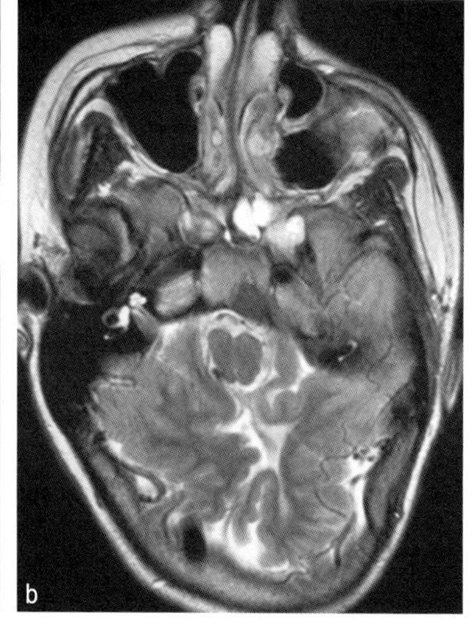

图 1.40 小脑发育不全。11 岁男孩,Chiari 畸形Ⅱ型。矢状位 T1WI (**a**)和横断位 T2WI(**b**)示脊髓脊膜膨出修复后,小脑发育不全。矢状位示颈髓绞锁,大脑半球后部的脑穿通畸形改变。在颅后窝双侧枕叶的中间部分接近闭合

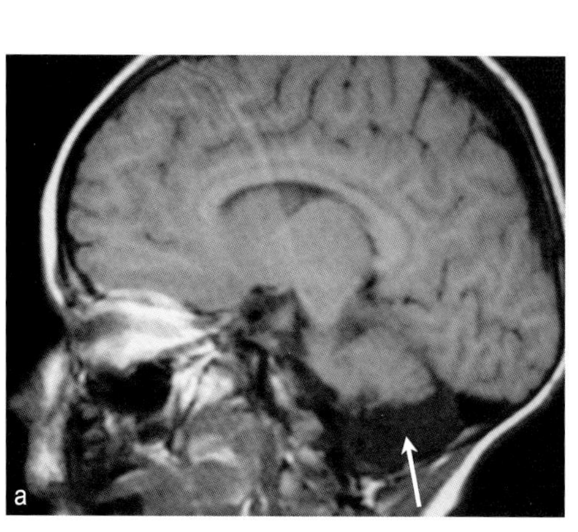

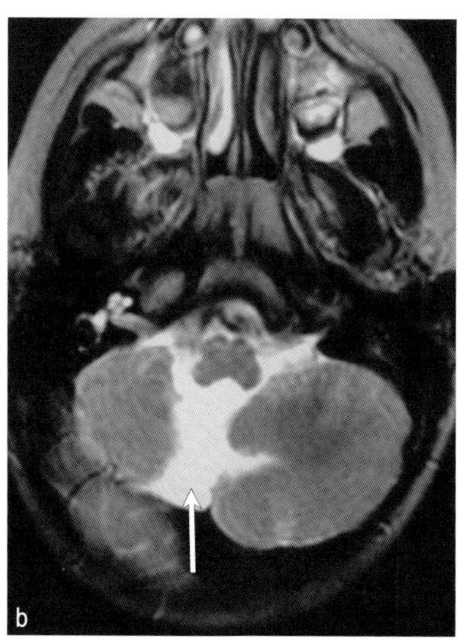

图 1.41 小脑半球发育不全。矢状位 T1WI(**a**)和 T2WI(**b**)示右侧小脑半球下内侧部分发育不全(↑)

表 1.1(续) 脑部先天性和组织性发育畸形

疾病	影像学表现	点评
Dandy-Walker 畸形 (**图 1.42**)	小脑蚓部发育不全或严重发育不全，第四脑室与小脑后囊肿相通，颅后窝增大，小脑幕和横窦高位。常见脑积水，伴其他异常，如胼胝体发育不全、灰质异位、脑裂畸形、前脑无裂畸形、脑膨出等	第四脑室顶形成异常，小脑蚓部缺如或发育不全
蚓部发育不全，也称为 Dandy-Walker 变异型 (**图 1.43**)	轻度蚓部发育不全，第四脑室后下部与枕大池相通。颅后窝无扩张	有时伴有脑积水、胼胝体发育不全、灰质异位和其他异常
小脑发育不良性畸形		
Joubert 综合征 (**图 1.44**)	小脑蚓部轻度发育不全，在小脑半球之间有中线裂隙，横断位示小的中脑和增厚的小脑上脚构成“臼齿征”	蚓部发育不全和小脑核异位畸形，小脑上脚缺乏交叉，几乎完全没有锥体束。临床表现包括共济失调、智力迟钝和眼球运动异常

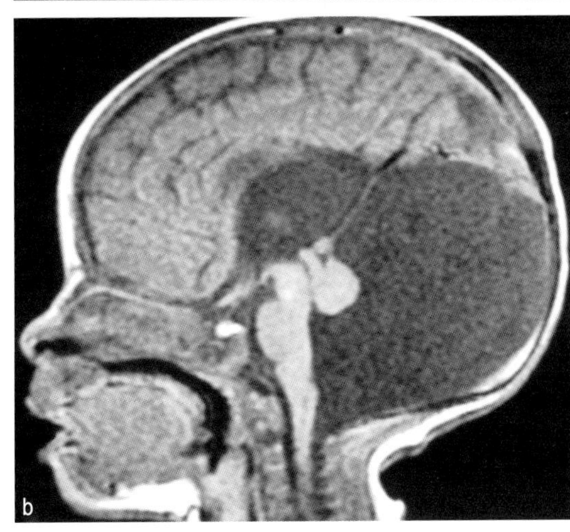

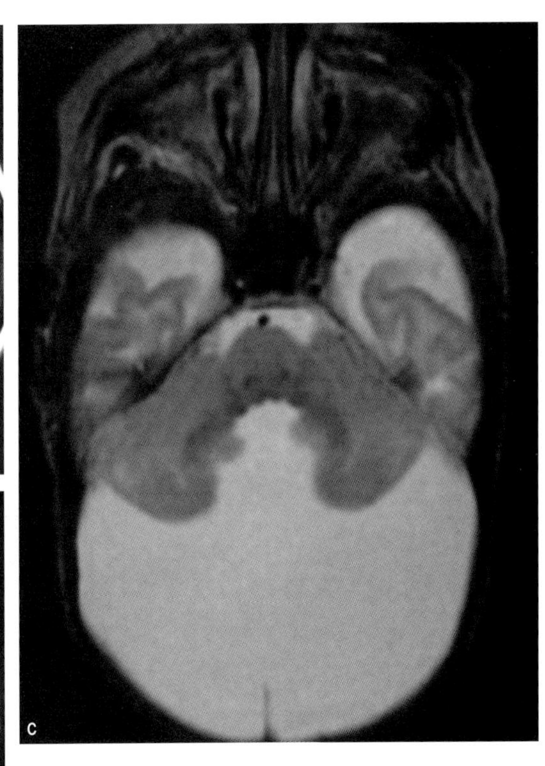

图 1.42 Dandy-Walker 畸形。两名患者矢状位 T1WI (**a, b**)示小脑蚓部缺如，第四脑室与小脑后囊肿相通，颅后窝扩张，小脑幕和横窦位置抬高；横断位 T2WI(**c**)示小脑半球发育不全

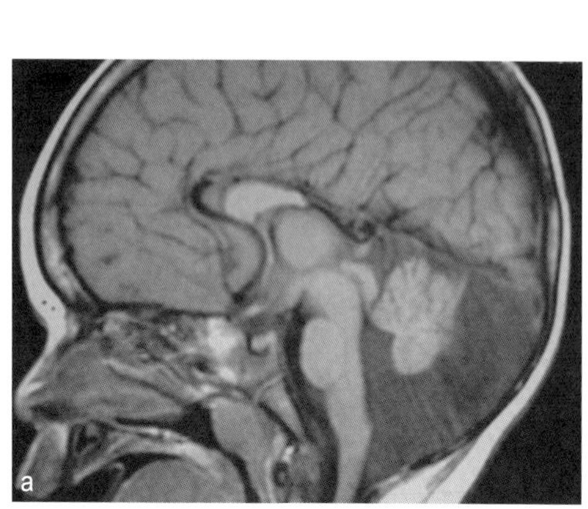
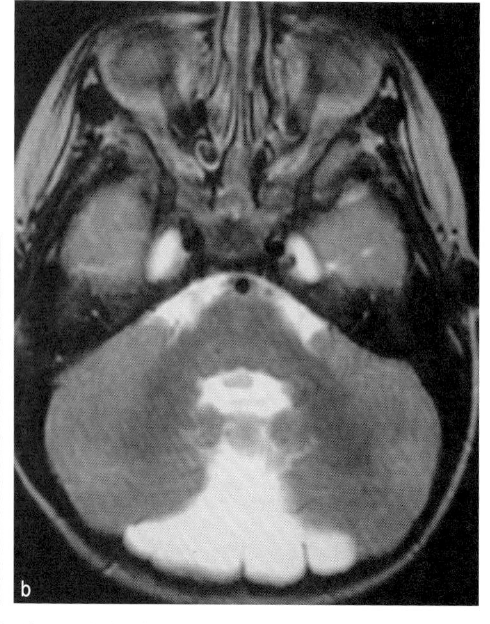

图 1.43 蚓部发育不全，也称为 Dandy-Walker 变异型。矢状位 T1WI(**a**)和横断位 T2WI(**b**)示蚓部发育不全，第四脑室后下部与枕大池相通，颅后窝无扩张

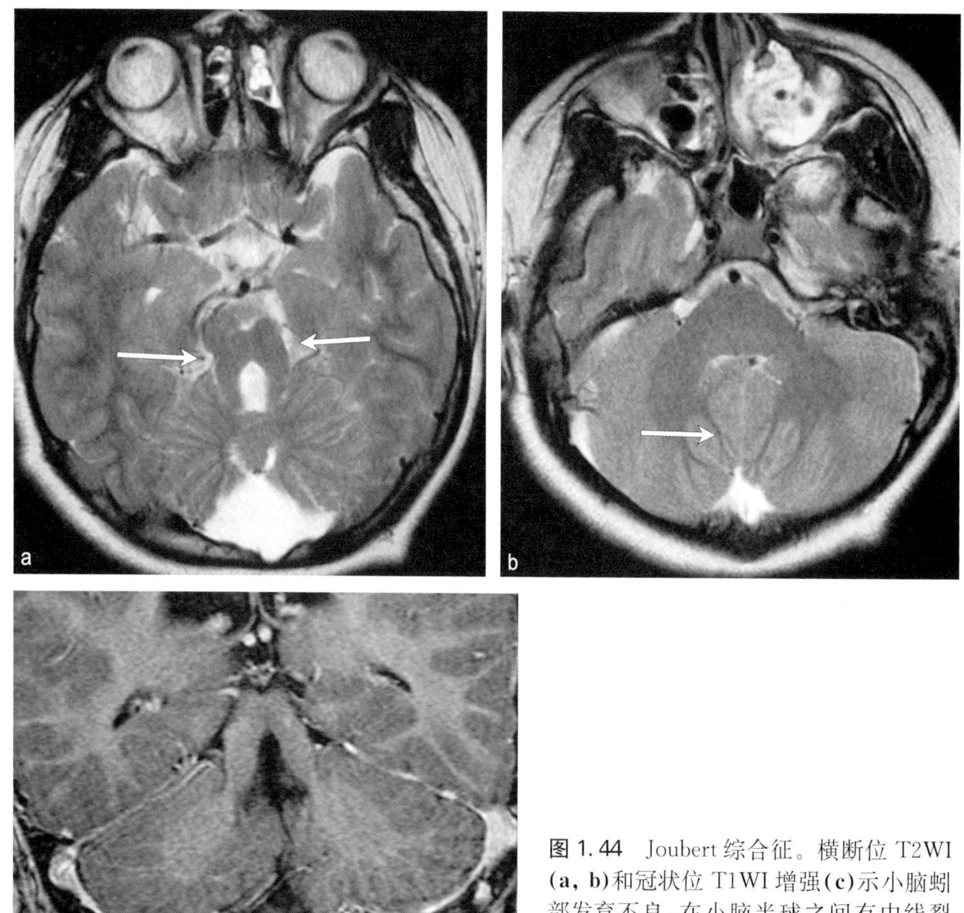

图 1.44 Joubert 综合征。横断位 T2WI (**a，b**)和冠状位 T1WI 增强(**c**)示小脑蚓部发育不良，在小脑半球之间有中线裂隙，横断位小的中脑和增厚的小脑上脚构成“臼齿征”(↑)

表 1.1(续) 脑部先天性和组织性发育畸形

疾病	影像学表现	点评
菱脑融合 (图 1.45)	小脑畸形,伴小脑半球未明显分离、小脑蚓部发育不全或严重发育不全	小脑半球、齿状核、小脑上脚融合畸形,蚓部缺如或发育不全。临床表现包括躯干共济失调、脑瘫、精神发育迟滞和癫痫发作
Lhermitte-Duclos 病,即小脑发育不良性神经节细胞瘤 (图 1.46)	**MR** T1WI 可见低信号和/或中等信号,边界不清的结节,T2WI 上呈分层状的高、中等混杂信号,小脑内存在局限性占位效应,增强后无强化	罕见的、生长缓慢的小脑发育不良(也称为小脑发育不良性神经节细胞瘤),小脑回增厚,细胞结构紊乱,被认为是一种复杂的错构瘤,其特征与神经节细胞瘤有些相似。可与 Cowden 综合征(多发错构瘤、甲状腺癌、乳腺导管癌)相关

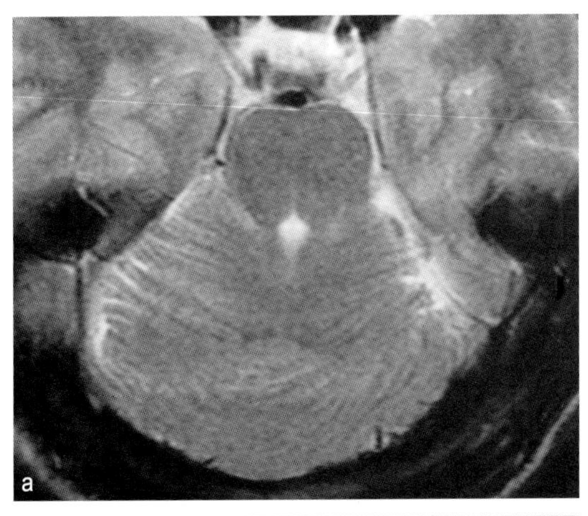

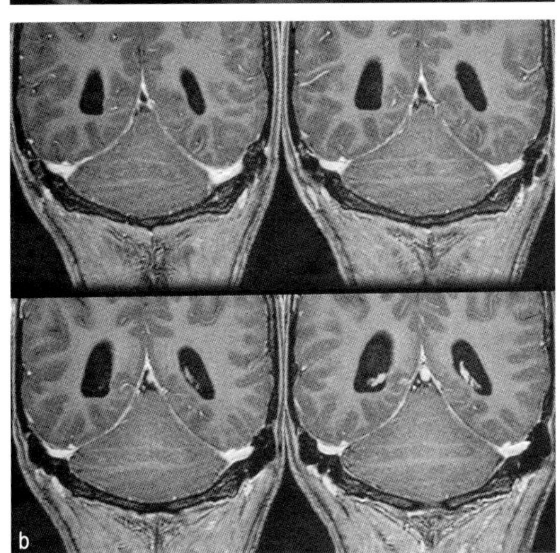

图 1.45 菱脑融合。横断位 T2WI(a)示小脑半球未分离的小脑畸形,小脑蚓部发育不全;冠状位 T1WI(b)示无明显异常强化

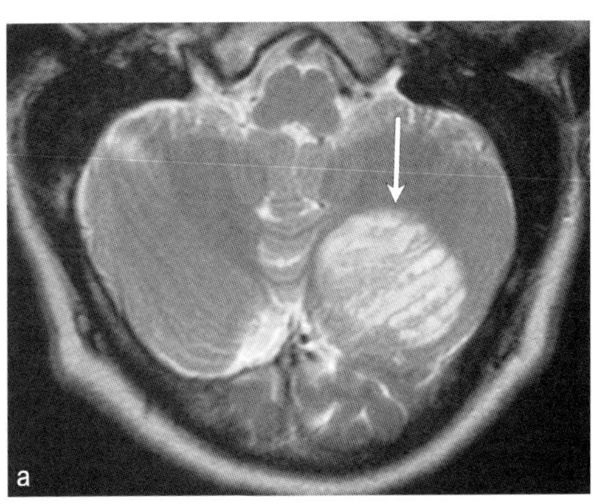

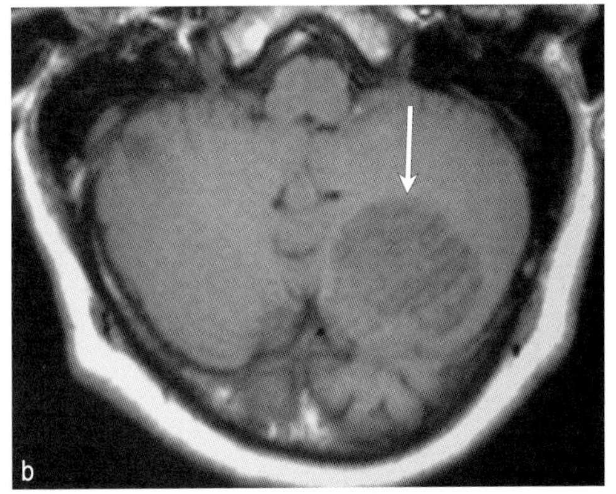

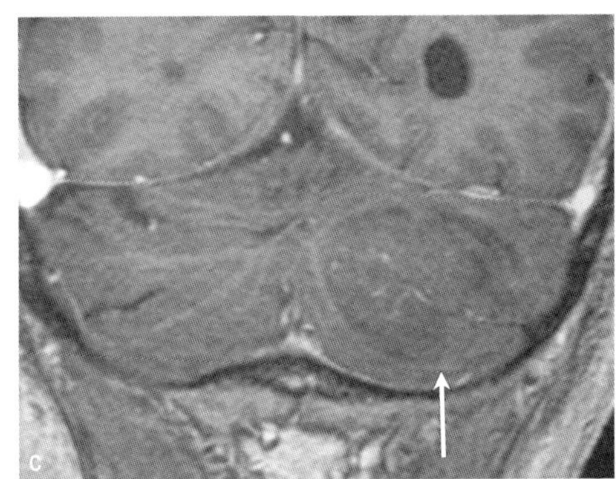

图 1.46 小脑发育不良性神经节细胞瘤。横断位 T2WI(a)示左侧小脑半球结节样病灶,呈不均匀稍高信号,内见条纹状等信号(↑);病灶在 T1WI(b)上呈中等信号;在冠状位 T1WI 增强(c)上可见细线状强化(↑)

表 1.1(续) 脑部先天性和组织性发育畸形

疾病	影像学表现	点评
局灶性小脑皮质发育不良(**图 1.47**)	局灶性或弥漫性多小脑回、小脑皮质发育不良和/或异常的脑回形态，毗邻增宽的蛛网膜下腔	小脑皮质和脑回的局灶性或弥漫性畸形，通常涉及小脑半球和/或小脑蚓部多小脑回。可能没有相关的临床症状

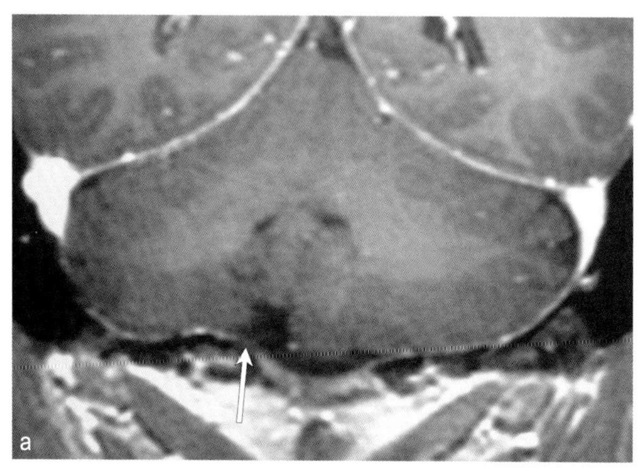

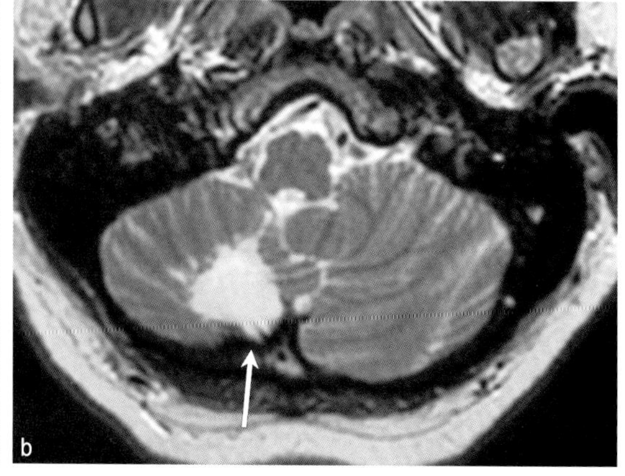

图 1.47 局灶性小脑皮质发育不良。冠状位 T1WI 增强(**a**)和横断位 T2WI(**b**)示局限性发育不良，累及右小脑半球的下内侧部分，以及右小脑扁桃体的发育不全(↑)。可见脑回变薄畸形，没有胶质增生或强化征象

1.2 幕上孤立性脑内病变

- 先天性
  - 灰质异位
  - 半侧巨脑畸形
- 肿瘤：星形细胞肿瘤
  - 毛细胞型星形细胞瘤
  - 室管膜下巨细胞星形细胞瘤
  - 毛细胞黏液样星形细胞瘤
  - 弥漫性星形细胞瘤
  - 多形性黄色星形细胞瘤
  - 大脑胶质瘤病
  - 间变性星形细胞瘤
  - 多形性胶质母细胞瘤
  - 巨细胞胶质母细胞瘤
  - 胶质肉瘤
  - 星形母细胞瘤
- 肿瘤：少突胶质细胞肿瘤
  - 少突胶质细胞瘤
  - 间变性少突胶质细胞瘤
- 肿瘤：少突星形细胞肿瘤
  - 少突星形细胞瘤
  - 间变性少突星形细胞瘤
- 肿瘤：室管膜肿瘤
  - 室管膜瘤
  - 室管膜下瘤
  - 间变性室管膜瘤
- 神经元和混合神经胶质肿瘤
  - 神经节细胞胶质瘤
  - 神经节细胞瘤
  - 间变性神经节细胞胶质瘤
  - 婴幼儿促纤维增生性星形细胞瘤(DIA)和神经节细胞胶质瘤(DIG)
  - 胚胎发育不良性神经上皮瘤
  - 中枢神经细胞瘤
  - 乳头状胶质神经元肿瘤
- 肿瘤：胚胎性肿瘤
  - 原始神经外胚层肿瘤
  - 不典型畸胎样/横纹肌样瘤

- 肿瘤：松果体肿瘤
  - -松果体细胞瘤
  - -中间分化型松果体实质肿瘤
  - -松果体区乳头状瘤
  - -松果体母细胞瘤
  - -生殖细胞肿瘤
- 其他肿瘤和肿瘤样病灶
  - -转移瘤
  - -淋巴瘤
  - -白血病(髓样肉瘤、粒细胞肉瘤、绿色瘤)
  - -错构瘤(结节性硬化)
  - -皮质-皮质下错构瘤(结节)
  - -室管膜下错构瘤
  - -下丘脑错构瘤
  - -神经中轴钙化性假瘤(CAPNON)
  - -脑膜血管瘤病
  - -神经皮肤黑变病
- 炎性病灶：感染
  - -脑炎
  - -化脓性脑脓肿
  - -真菌性脑感染
  - -脑炎/病毒感染
  - -单纯疱疹
  - -巨细胞病毒(CMV)
  - -乙型脑炎
  - -进行性多灶性脑白质病
  - -急性麻疹脑炎
  - -麻疹引起的亚急性硬化性全脑炎
  - -西尼罗病毒
  - -朊病毒病
  - -结核瘤
  - -弓形虫病
  - -囊虫病
  - -包虫病
  - -细粒棘球蚴病
  - -多房棘球蚴病
- 炎性病灶：非感染性
  - -脱髓鞘疾病：多发性硬化,急性播散性脑脊髓炎
  - -神经系统结节病
- 出血
  - -脑内出血
  - -超急性脑内血肿(0～6 小时)
  - -急性脑内血肿(6 小时至 2～3 天)
  - -亚急性早期脑内血肿(3～7 天)
  - -亚急性晚期脑内血肿(4 天～1 个月)
  - -慢性期脑内血肿(1 个月～几年)
  - -脑挫伤
  - -出血性转移灶
  - -动静脉畸形(AVM)
  - -动脉瘤破裂引起的脑内出血(囊状动脉瘤,梭形动脉瘤,夹层动脉瘤[壁内血肿])
  - -海绵状血管瘤出血
  - -静脉血管瘤/发育性静脉异常
- 脑缺血/梗死
- 其他病灶
  - -动脉闭塞性脑梗死
  - -超急性梗死(＜12 小时)
  - -急性梗死(12～24 小时)
  - -亚急性早期梗死(24 小时～3 天)
  - -亚急性晚期梗死(4 天～2 周)
  - -慢性期梗死(2 周～2 个月)
  - -脑梗死后遗改变(＞2 个月)
  - -静脉阻塞性脑梗死
  - -放射性坏死
  - -肿瘤放化疗结束 3 个月内假性进展
  - -淀粉样瘤
  - -脂肪瘤
  - -神经上皮/神经胶质囊肿
  - -脑穿通性囊肿

表 1.2 幕上孤立性脑内病变

疾病	影像学表现	点评
先天性疾病		
灰质异位 (**图 1.22**、**图 1.23** 和**图 1.24**)	层状灰质异位表现为脑白质内出现一条或多条与灰质信号和密度相等的异位灰质带(**图 1.22**)。结节状灰质异位表现为沿脑室分布(**图 1.23**)或脑白质内一个或多个结节状与灰质信号和密度相等的异位灰质灶。局灶性皮质下灰质异位在皮质下示不规则结节状或多结节状灰质带，密度和信号与灰质一致(**图 1.24**)	神经元迁移障碍(妊娠 7～22 周)，导致神经元在脑室和大脑皮质之间异常聚集或分层。与灰质密度及信号一致，可以呈带状(层状)或结节状分布，可以是单侧或双侧。与癫痫发作和精神分裂症有关
半侧巨脑畸形 (**图 1.27** 和**图 1.28**)	一个或多个灰质异位结节，可累及部分或整个大脑半球，同时伴增强可见病灶侧大脑半球肥大，侧脑室扩张	一侧大脑半球神经元移行或分布缺陷导致的错构瘤性过度生长
肿瘤：星形细胞肿瘤		
毛细胞型星形细胞瘤 (**图 1.48**)	**MRI**：实性/囊性局灶性病灶，T1WI 上中低信号，T2WI 上高信号，FLAIR 上高信号，增强可见强化。病灶通常位于小脑、下丘脑、视交叉，邻近第三或第四脑室和脑干。有些(30%)可具有侵袭性的特征，如不均匀强化、中心坏死和边缘欠规则 **DWI**：通常无明显的弥散受限 **DTI**：可以显示皮质脊髓束的移位 **MRS**：儿童低级别肿瘤，代谢物水平与侵袭性肿瘤相似：胆碱/*N*－乙酰天冬氨酸(NAA)和乳酸水平升高 **CT**：实性/囊性局灶性病灶，低密度，通常明显强化	儿童最常见的脑胶质瘤，占所有胶质瘤的 6%。生长缓慢，实性/囊性，WHO Ⅰ级星形细胞肿瘤，组织具有双相型，致密区含 Rosenthal 纤维的梭形细胞和疏松区多极细胞、微囊和嗜酸性颗粒小体 与涉及 MAPK 信号通路的 BRAF 突变相关，通常缺乏 IDH 突变。对胶质纤维酸性蛋白(glial fibrillary acidic protein，GFAP)和载脂蛋白 D 有免疫活性。可发生于大脑、小脑、脑干和视交叉。大多数(67%)发生在儿童小脑，如果完全切除，通常预后良好。神经纤维瘤病 1 型(NF1)患者发病率增加。很少发生软脑膜播散(<3%)
室管膜下巨细胞星形细胞瘤 (**图 1.49**)	**MRI**：位于孟氏孔附近的局限性病灶，T1WI 上等低混杂信号，T2WI 上混杂高信号，伴有囊肿和/或钙化，不均匀强化。 **DWI**：室管膜下巨细胞星形细胞瘤通常弥散不受限 **MRS**：室管膜下巨细胞细胞星形细胞瘤可能具有胆碱升高和 *N*－乙酰天冬氨酸(NAA)降低 **CT**：局限性病灶，等低混杂密度，伴有囊肿和/或钙化，不均匀强化	发生于孟氏孔附近的室管膜下巨细胞星形细胞瘤中 6%～18%的患者是结节性硬化症患者。患者通常小于 20 岁(平均年龄＝11 岁)，病灶生长缓慢，由大小不一的肿瘤性星形细胞组成，具有核多形性，Ki－67/MIB－1 肿瘤细胞增殖活性低，增殖指数在 1.5%～7.4%之间。对 GFAP、S－100 蛋白、神经丝蛋白以及乙型微管蛋白有免疫反应。病灶扩张可逐渐导致孟氏孔阻塞，脑脊液流通受阻。9q34 染色体 *TSC1* 基因和 16p13.3 染色体 *TSC2* 基因常染色体显性突变。新生儿多发性硬化症的患病率为 1/6 000。如果肿瘤切除，可长期存活

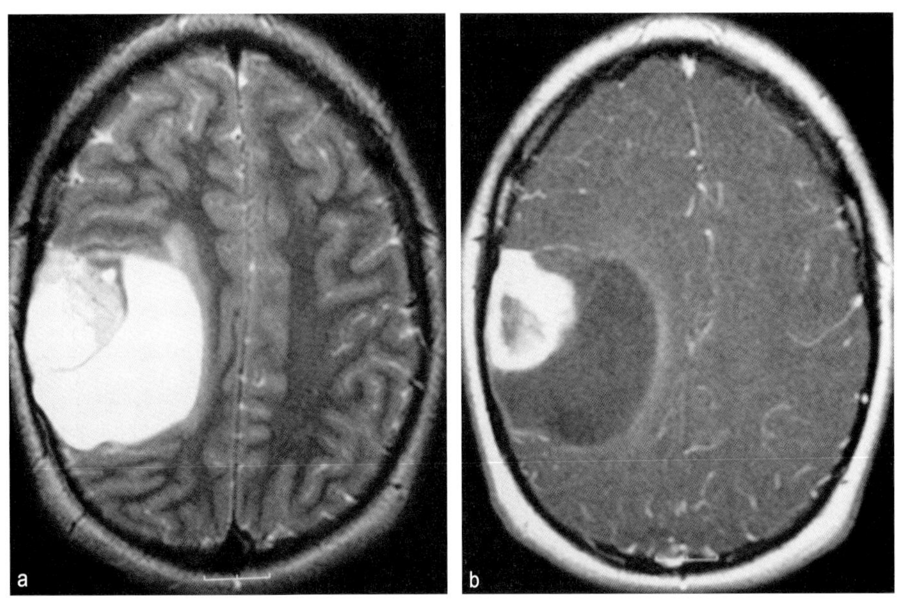

图 1.48 17 岁男性，右额叶毛细胞星形细胞瘤。横断位 T2WI(**a**)示囊实性局灶性病灶；横断位 T1WI 增强(**b**)示病灶实性部分明显强化

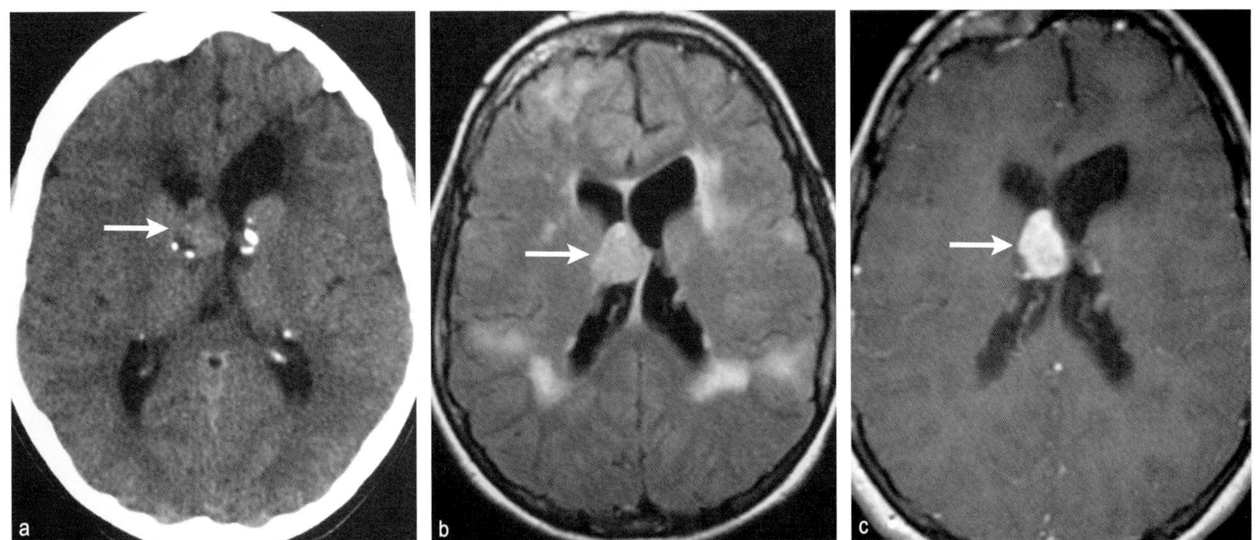

图 1.49 18 岁结节性硬化症患者，伴有室管膜下巨细胞星形细胞瘤。横断位 CT(**a**)示多发性室管膜错构瘤，伴有钙化，右侧孟氏孔(↑)附近有结节状病灶——巨细胞星形细胞瘤；FLAIR(**b**)(↑)呈稍高信号；横断位 T1WI 增强(**c**)，明显强化(↑)。结节性硬化相关的其他病灶：FLAIR 皮质和脑室周围白质区的稍高信号以及室管膜下错构瘤

表 1.2(续) 幕上孤立性脑内病变

疾病	影像学表现	点评
毛细胞黏液样星形细胞瘤 (**图 1.50**)	**MRI**：实性/囊性局灶性病灶，T1WI 上等低信号，T2WI 和 FLAIR 上高信号。肿瘤强化多样，一些实性部分可以轻度强化或无强化，也可以均匀一致强化或不均匀环形强化。肿瘤内出血发生率为 25%。病灶通常位于小脑、下丘脑、鞍上池和丘脑 **DWI**：肿瘤 ADC 值可增高 **CT**：等低密度，实性/囊性局灶性病灶，强化方式多样	毛细胞黏液样星形细胞瘤(WHO Ⅱ级)是一种罕见的肿瘤，主要含有黏液基质和血管中心型的双极性肿瘤星形细胞，缺少 Rosenthal 纤维。一般发生在儿童第一和第二个十年(9 个月～46 岁，平均年龄 7 岁)。常见部位包括下丘脑/鞍上池、丘脑、小脑、脑干、颞叶和脊髓。肿瘤比毛细胞星形细胞瘤更具有侵袭性，局部复发率较高。据报道，与毛细胞星形细胞瘤相比，软脑膜的播散率更高
弥漫性星形细胞瘤 (**图 1.51 和图 1.52**)	**MRI**：边缘稍模糊的脑内病灶或白质内弥漫性肿块，T1WI 上等低信号，T2WI 上高信号，轻度强化。相对脑血容量(rCBV)通常较低。肿块占位效应轻，通常无瘤周水肿和出血 **DWI**：肿瘤通常无弥散受限 **CT**：局灶性或弥漫性肿块病灶，通常位于白质，等低密度，轻度强化。占位效应轻微	低级别星形细胞瘤(WHO Ⅱ级)占星形细胞肿瘤的 10%～15%。通常发生在儿童和成人(20～40 岁)，也可发生在老年人。肿瘤由分化良好的纤维状或肥胖型星形细胞瘤组成。与 TP53、异柠檬酸脱氢酶-IDH1、IDH2、端粒维持蛋白-ATRX 突变相关 平均生存时间为 6～8 年，肿瘤可恶性进展为间变性星形细胞瘤或胶质母细胞瘤。IDH 突变型肿瘤比 IDH 野生型肿瘤预后更好

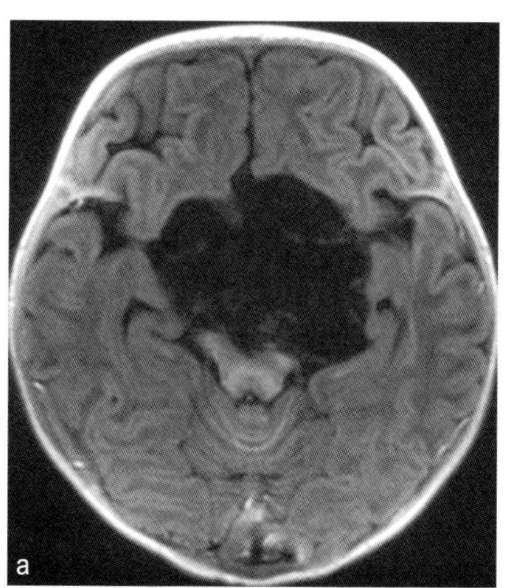

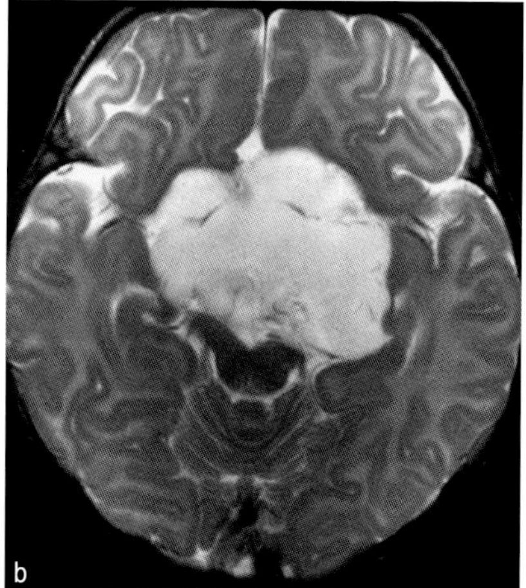

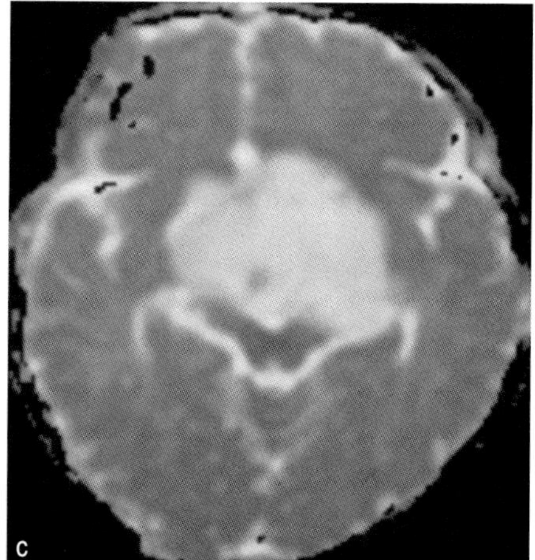

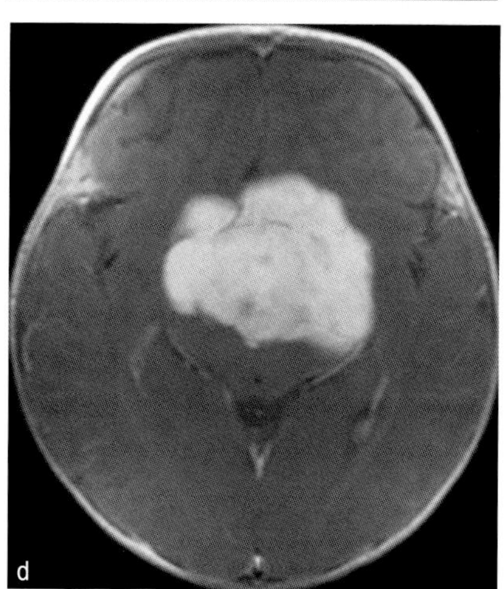

图 1.50 4 个月大女孩，鞍上池毛细胞黏液样星形细胞瘤。横断位 T1WI(**a**)上低信号；T2WI(**b**)和 ADC(**c**)图上呈高信号；(**d**)横断位 T1WI 增强，病灶明显强化

表 1.2(续) 幕上孤立性脑内病变

疾病	影像学表现	点评
多形性黄色星形细胞瘤 (**图 1.53**)	**MRI**：局限性和/或边界不清的病灶，累及大脑皮质和白质，延伸至软脑膜，T1WI 上等低信号，T2WI 上等高信号，伴或不伴囊变，伴或不伴出血，不均匀强化，伴或不伴强化的壁结节伴囊变 **DWI**：肿瘤通常无弥散受限 **CT**：局限性病灶累及大脑皮质和白质，等低密度，伴或不伴囊变，不均匀强化，伴或不伴强化的壁结节伴囊变	少见类型的星形细胞瘤(WHO Ⅱ级)，占星形细胞瘤的 1%以下。发生在年轻人和儿童中，与癫痫发作有关。肿瘤由大小不一的单核或多核巨星形胶质细胞、含脂质的黄色瘤细胞、粒状嗜酸性小体组成，偶尔由淋巴细胞组成。通常缺乏 *IDH* 基因的突变。对胶质纤维酸性蛋白(GFAP)、S-100 蛋白和 CD34 有免疫反应性。肿瘤位于幕上(颞叶和额叶是最常见的位置，其次是顶叶和枕叶)。肿瘤位于大脑的浅表部位，并侵及软脑膜。术后 5 年生存率为 81%，10 年生存率为 70%。肿瘤通常对化疗和放疗不敏感

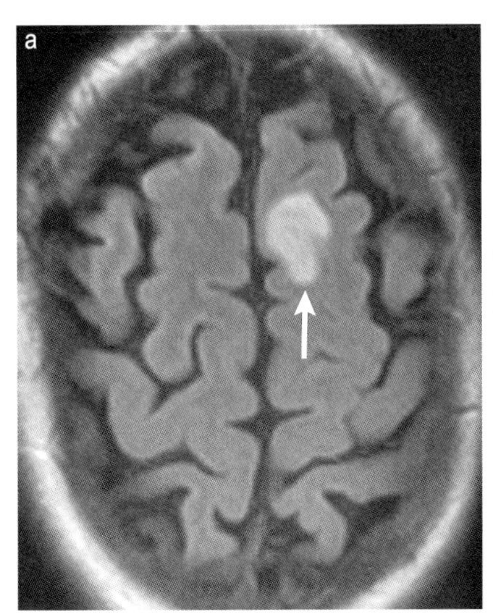
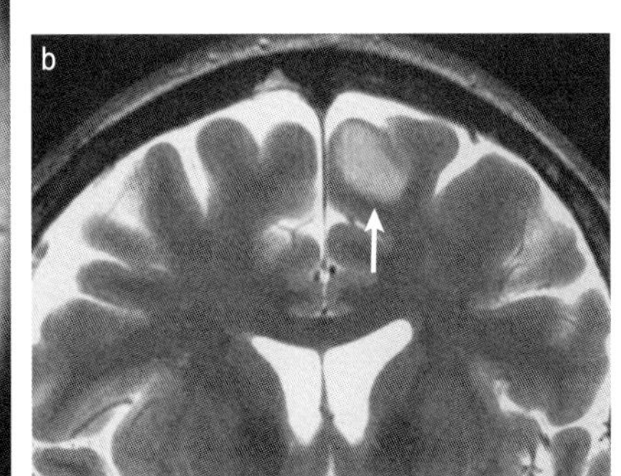
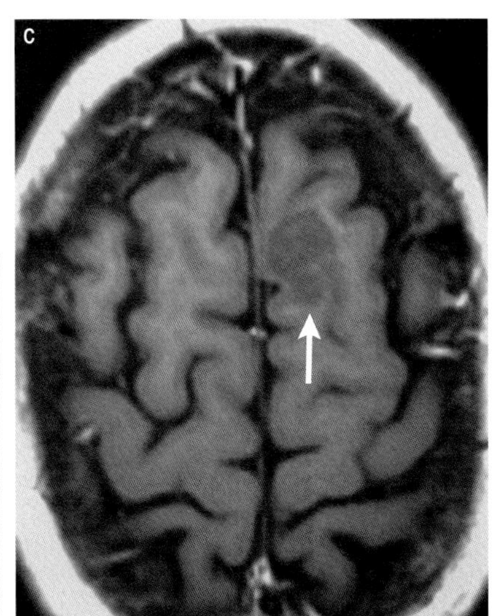

图 1.51 48 岁女性，左额叶弥漫型星形细胞瘤。横断位 FLAIR(**a**)(↑)和 T2WI(**b**)(↑)上高信号；横断位 T1WI(**c**)(↑)上无明显强化

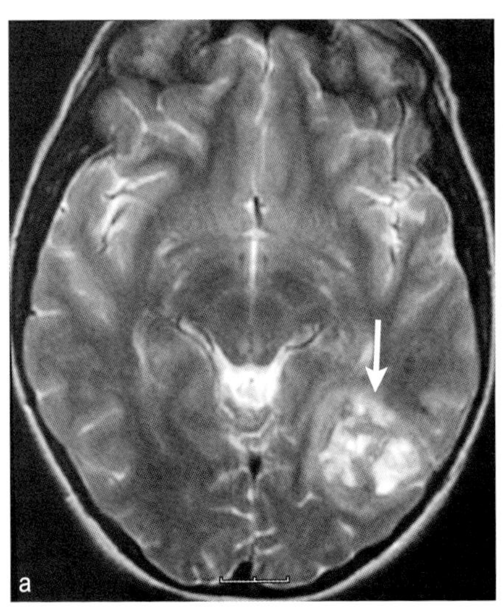
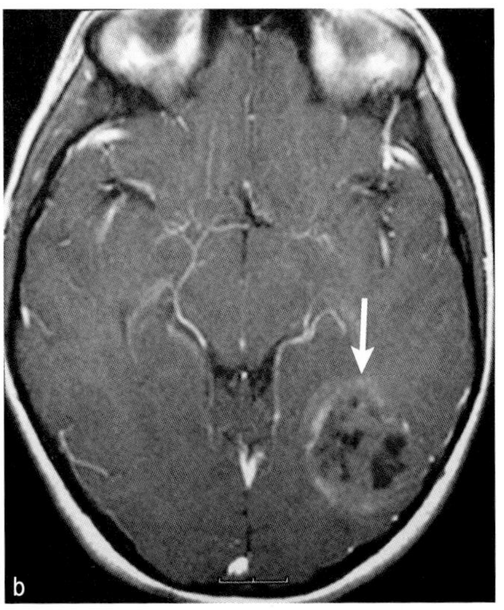

图 1.52 14 岁女性，左侧大脑半球弥漫性星形细胞瘤。横断位 T2WI(**a**)(↑)上等高混杂信号；横断位 T1WI(**b**)(↑)增强，轻度不均匀强化

表 1.2(续) 幕上孤立性脑内病变

疾病	影像学表现	点评
大脑胶质瘤病 (图 1.54)	**MRI**: 脑白质浸润性病灶,边界不清,T1WI 上低信号,T2WI 上高信号,FLAIR 上为高信号,强化很小或无强化,相对脑血容量(rCBV)降低 **DWI**: 肿瘤通常无弥散受限 **MRS**: T2WI 上高信号,胆碱/肌酸(Cho/Cr)和 Cho/NAA 比值升高 **CT**: 等低密度的浸润性病灶,通常在疾病晚期才强化	弥漫浸润性星形细胞瘤(WHO Ⅲ级),常累及至少 3 个脑叶,包括基底核。可累及小脑和脑干。发病高峰年龄在 40~50 岁之间。肿瘤由具有细长梭形核的浸润性小肿瘤胶质细胞和具有多形核的大肿瘤细胞组成。影像学表现可能比组织学分级更能预测预后,大约 2 年生存期
间变性星形细胞瘤 (图 1.55 和图 1.56)	**MRI**: 多为白质内病灶,边缘不规则,T1WI 上等低信号,T2WI 上高信号,伴或不伴钆对比强化。肿瘤相对脑血容量(rCBV)增加 **DWI**: 肿瘤通常弥散不受限 **MRS**: NAA 降低和胆碱水平升高 **CT**: 边缘不规则的肿块病灶,等低混杂密度,伴或不伴出血,明显不均匀强化,周围水肿明显。能跨越胼胝体生长	弥漫性星形细胞瘤和多形性胶质母细胞瘤之间的恶性星形细胞肿瘤(WHO Ⅲ级)。恶性星形胶质细胞具有核不典型性和有丝分裂活性。Ki-67/MIB-1 细胞增殖指数在 5%~10% 之间。可以进展为胶质母细胞瘤。大约 2 年生存期 MGMT 启动子甲基化使 DNA 修复酶的作用失活,从而能够改善肿瘤对烷基化化疗药物的反应。IDH 突变型以及 MGMT 启动子甲基化患者的化疗效较好

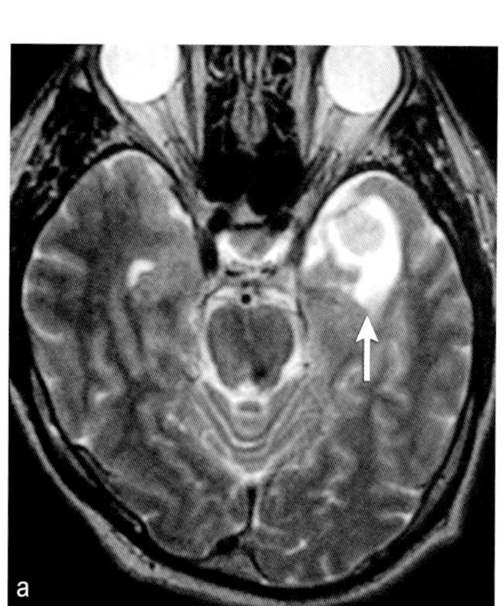
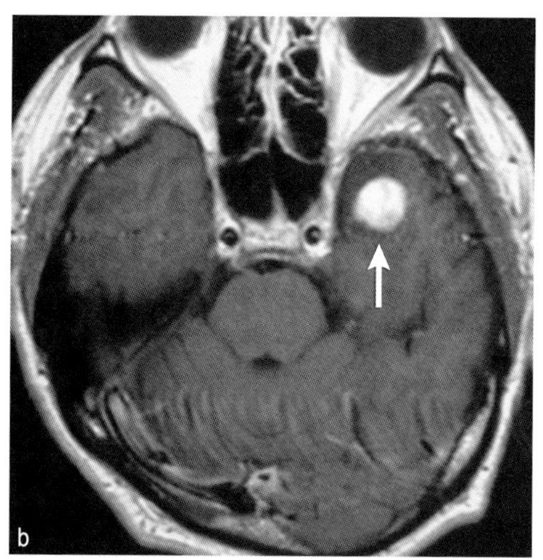

图 1.53 42 岁男性,左前颞叶多形性黄色星形细胞瘤。横断位 T2WI (**a**)示混合结节和囊性病灶(↑);横断位 T1WI(**b**)(↑)示肿瘤结节部分明显强化

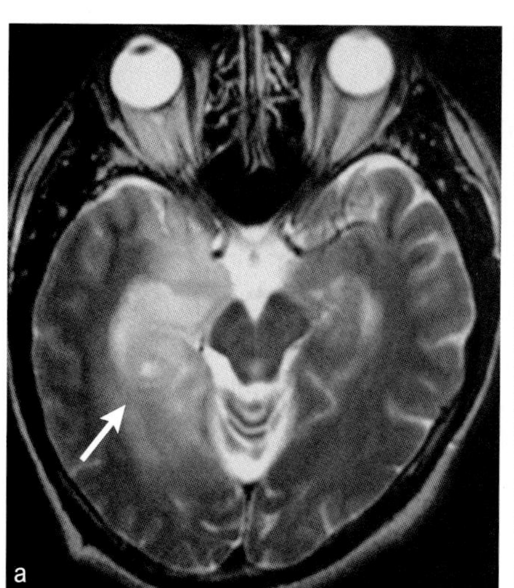
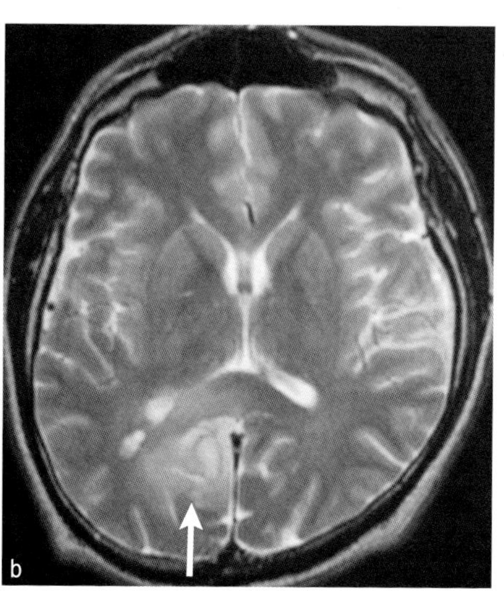

图 1.54 39 岁男性,大脑胶质瘤病。T2WI(**a, b**)示右颞叶和枕叶延伸到胼胝体压部(↑)的高信号病灶,边界不清

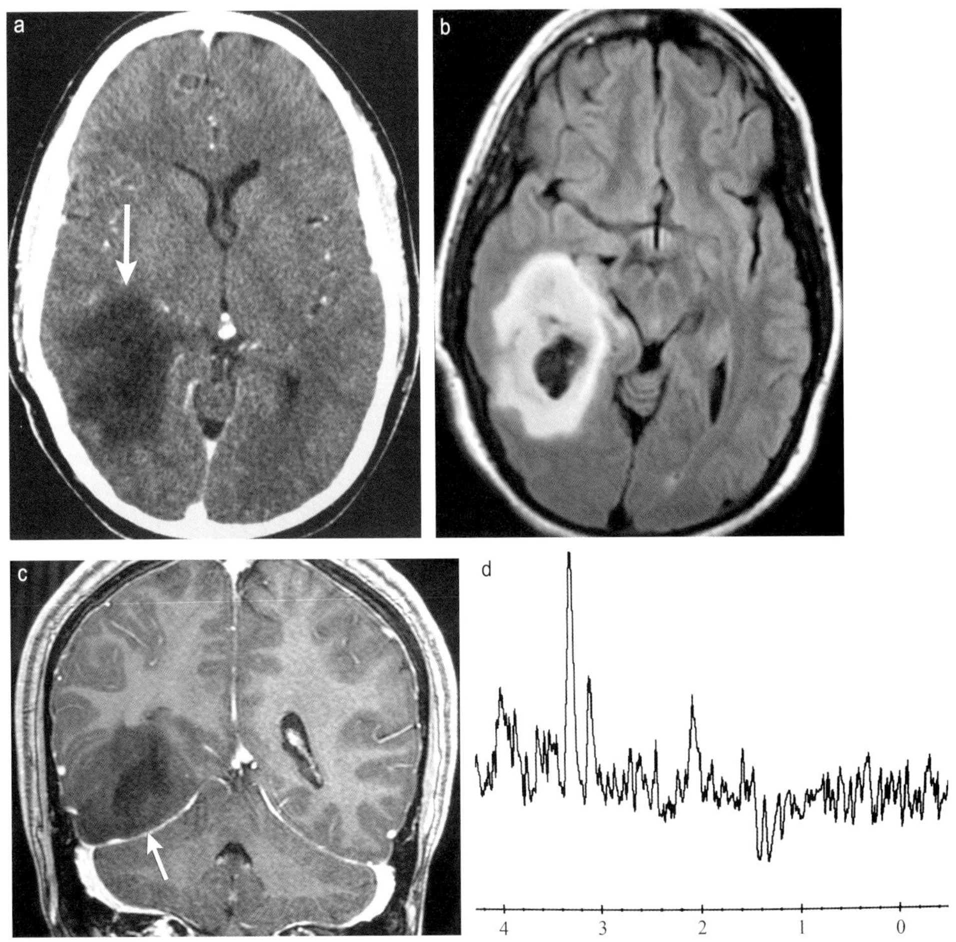

图 1.55 72 岁男性,右侧颞叶间变性星形细胞瘤。CT 增强(**a**)(↑)示边缘不规则,低密度影;横断位 FLAIR(**b**),病灶大部分呈不均匀高信号;冠状位 T1WI 增强(**c**),病灶无强化;MRS (TE=144 ms)(**d**):NAA 在 2 ppm 处明显降低,在 3.2 ppm 处胆碱异常升高,乳酸水平升高,在 1.44 ppm 出现双峰下降

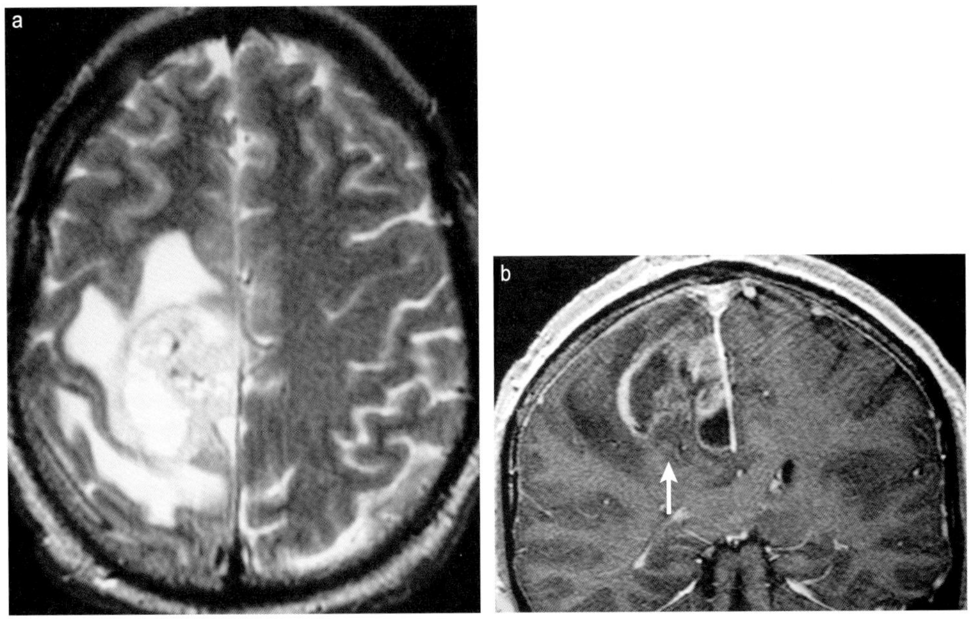

图 1.56 44 岁男子,右侧大脑半球间变性星形细胞瘤。横断位 T2WI(**a**)示边缘不规则,不均匀的高信号和冠状位 T1WI(**b**)(↑)不均匀强化

表 1.2(续)　幕上孤立性脑内病变

疾病	影像学表现	点评
多形性胶质母细胞瘤 (**图 1.57 和图 1.58**)	**MRI**：不规则、边界不清的肿块病灶伴坏死或囊变，T1WI 上混杂信号，T2WI 上高信号，伴或不伴出血，明显强化。相对脑血容量(rCBV)增加与高级别胶质瘤和肿瘤诱导的血管生成有关。其他表现包括周围水肿和肿瘤跨越胼胝体 **DWI**：肿瘤通常无弥散受限 **MRS**：NAA 降低和胆碱水平升高 **CT**：边缘不规则的肿块，病灶伴坏死或囊变，混杂性中低密度，伴或不伴出血，明显不均匀强化及周围水肿。可跨越胼胝体生长	最常见的原发性中枢神经系统肿瘤(WHO Ⅳ级)，占颅内肿瘤的 15%，占星形细胞肿瘤的 75%，发病率为 3/10 万。大多数患者超过 50 岁。这些高度恶性的星形细胞肿瘤具有核不典型性、有丝分裂活性、细胞多形性、坏死、微血管增生和侵袭性。Ki-67/MIB-1 细胞增殖指数在 15%～20%之间。与 RTK/磷酸酶-PTEN/PI3K 信号通路、TERT、p53 和 Rb1 肿瘤抑制基因的突变相关 MGMT 启动子甲基化导致 DNA 修复酶失活，使 IDH 野生型患者对化疗疗效更佳。MRI 可低估病灶范围。存活时间通常小于 1 年 IDH 突变型继发性胶质母细胞瘤患者对化疗疗效更佳，且预后优于 IDH 野生型患者
巨细胞胶质母细胞瘤 (**图 1.59**)	**MRI**：脑内肿块病灶伴坏死和/或囊变，T1WI 上混杂信号，T2WI 上不均匀稍高信号，FLAIR 上高信号，伴或不伴出血，明显不均匀强化和周围水肿 **CT**：边缘不规则的肿块病灶，伴坏死或囊变，等低混杂密度影，伴或不伴出血，明显不均匀强化及周围水肿。可跨越胼胝体	胶质母细胞瘤亚型(5%)，常累及额叶和颞叶。肿瘤可能有局限的边缘，可能包含具有多核巨细胞的网状结构，可能含有恶性星形胶质细胞，并可能具有高概率 *p*53 突变。尽管儿童略好于成人，预后很差
胶质肉瘤 (**图 1.60**)	**MRI**：边缘不规则肿块伴坏死或囊变，T1WI 上混杂信号，T2WI 上不均匀高信号，瘤周水肿，伴或不伴出血，明显的不均匀强化及周围水肿。可跨越胼胝体生长。MRS 显示胆碱升高，NAA 峰值降低 **CT**：等低混杂密度，伴或不伴出血，明显不均匀强化及周围水肿	胶质母细胞瘤的罕见亚群(2%～3%)(WHO Ⅳ级)，含有恶性胶质细胞和间充质细胞两种组织结构。高峰年龄 40～60 岁，平均年龄为 52～61 岁。通常在幕上位置(颞叶＞额叶＞顶叶、枕叶)，小脑仅占 3%。预后不良，与胶质母细胞瘤相似

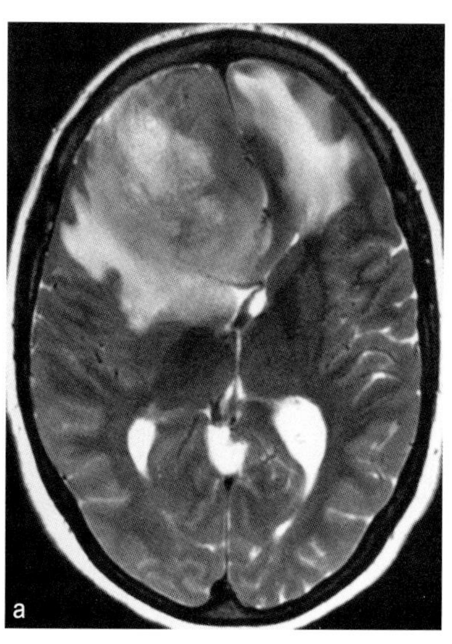

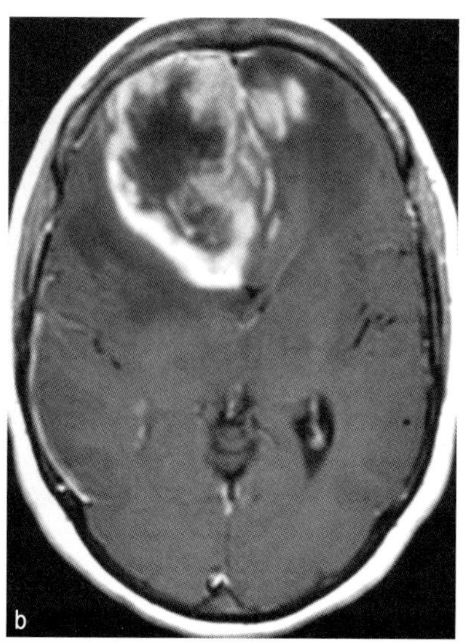

图 1.57　64 岁男性，右额叶多形性胶质母细胞瘤。横断位 T2WI(**a**)，边缘不规则，不均匀混杂高信号；横断位 T1WI 增强(**b**)呈边缘不规则的不均匀强化。肿瘤延伸到左额叶，具有明显的占位效应，导致左侧大脑镰下疝

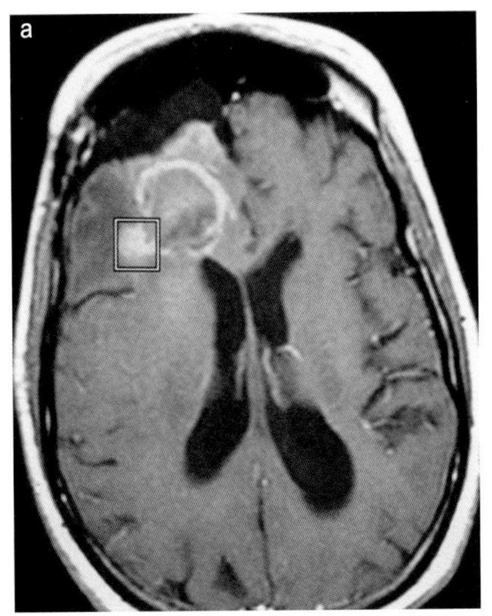

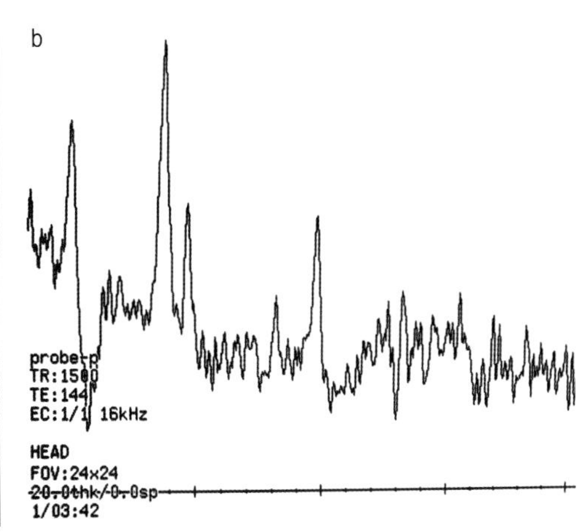

图 1.58 34 岁男性，右额叶多形性胶质母细胞瘤。横断位 T1WI 增强(**a**)，右额叶肿瘤强化；MRS(**b**)，NAA 在 2 ppm 处异常降低，胆碱在 3.2 ppm 处异常升高，与恶性肿瘤相一致

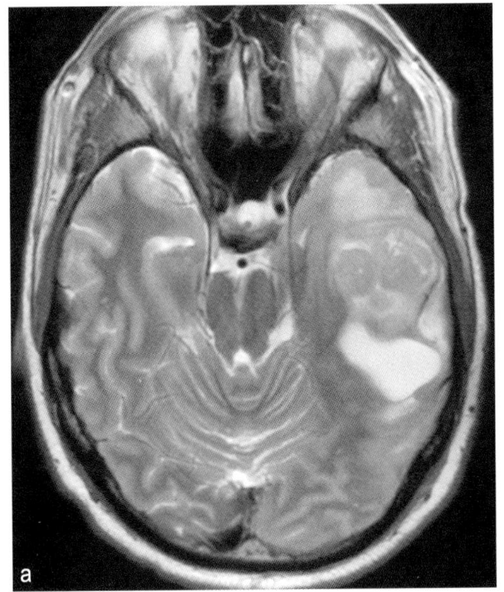

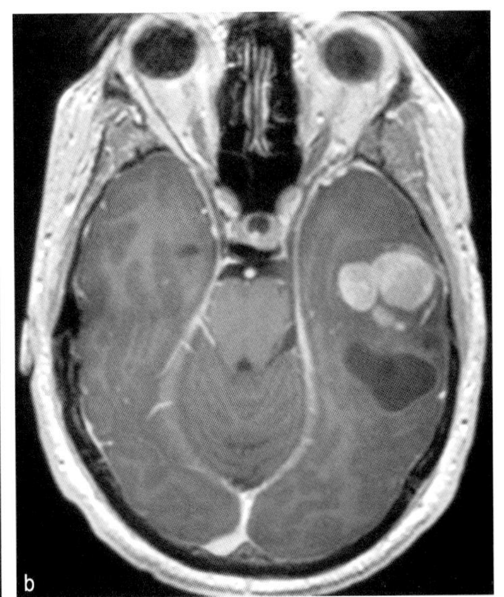

图 1.59 30 岁男性，左颞叶巨细胞胶质母细胞瘤。横断位 T2WI(**a**)示不均匀中高信号；横断位 T1WI 增强(**b**)上不均匀强化

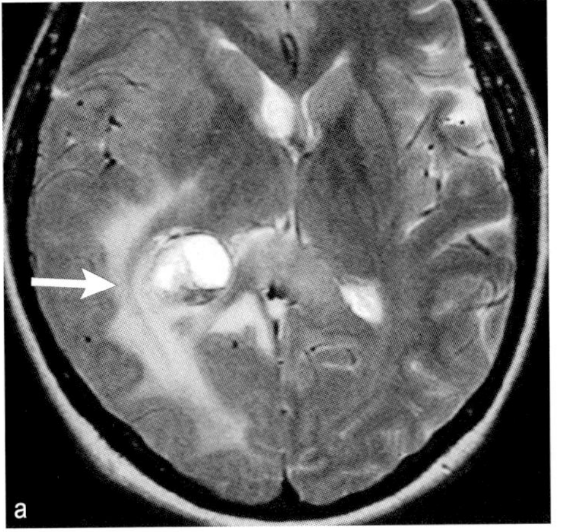

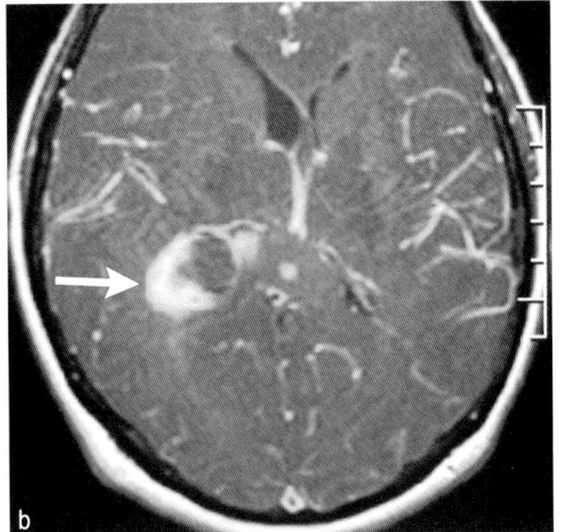

图 1.60 54 岁妇女，右侧大脑半球胶质肉瘤，并累及胼胝体压部。横断位 T2WI(**a**)上不均匀高信号(↑)；横断位 T1WI 增强(**b**)不均匀强化(↑)

表 1.2（续） 幕上孤立性脑内病变

疾病	影像学表现	点评
星形母细胞瘤 （图 1.61）	**MRI：** 局限性病灶，可有囊性成分，T1WI 上混杂信号，T2WI 上不均匀高信号，伴或不伴瘤周水肿、出血、纤维化或坏死。通常不均匀强化 **CT：** 局限性病灶，可有囊性成分和混杂密度，伴或不伴瘤周水肿、出血、纤维化或坏死，通常不均匀强化	罕见的胶质瘤，发生在 1～58 岁，中位年龄为 11～20 岁。肿瘤由胶质纤维酸性蛋白（GFAP）阳性的肿瘤细胞组成，具有向血管延伸的宽或锥形细胞突起，形成乳头状、带状或放射状血管中心构型。通常也对波形蛋白和 S－100 有免疫反应。通常发生在大脑半球（顶部和额叶最常见），可为低级别或高级别，预后不同
肿瘤：少突胶质细胞瘤		
少突胶质细胞瘤 （图 1.62）	**MRI：** 局限性病灶，T1WI 上等低混杂信号，T2WI 上等高混杂信号，块状钙化呈低信号，不均匀强化。脑白质和大脑皮质受累，相对脑血容量（rCBV）常升高，肿瘤可引起颅骨内板的慢性浸润 **DWI：** 常无弥散受限。 **MRS：** 可显示胆碱升高和 NAA 降低 **CT：** 局限性病灶，等低混杂密度，团块状钙化，不均匀强化。累及白质和大脑皮质，可引起颅骨内板的慢性浸润	少突胶质瘤占原发性脑肿瘤的 2.5%和神经胶质肿瘤的 6%，发病率为 0.3/10 万。通常发生在成人，高峰年龄在 40～45 岁 这些弥漫浸润、分化良好的胶质瘤（WHO Ⅱ级）由具有圆形核的肿瘤单形细胞组成，类似于少突胶质细胞。大多数（85%）是幕上的。与涉及染色体 1 和 19 的易位、[t(1,19)(q10; p10)]、染色体臂 1p 和 19q 的缺如以及 *IDH* 突变有关。少突胶质细胞瘤通常缺乏 *ATRX* 突变，从而与纤维状和弥漫性星形细胞瘤相区别 如果肿瘤为低度恶性，5 年生存率是 75%，高度恶性的肿瘤预后差
间变性少突胶质细胞瘤 （图 1.63）	**MRI：** 边缘不规则肿块伴坏死或囊变，T1WI 上混杂信号，T2WI 上不均匀高信号，伴或不伴出血，强化不均匀强化，周围水肿 **CT：** 边缘不规则的肿块病灶，伴有坏死或囊变，混杂低密度，伴或不伴出血，不均匀强化及周围水肿	含有 WHO Ⅲ级恶性细胞的少突胶质瘤。发病峰值年龄在 45～50 岁 常见于额叶和颞叶。与 1p 和 19q 完全丢失有关。存活时间 1～4 年

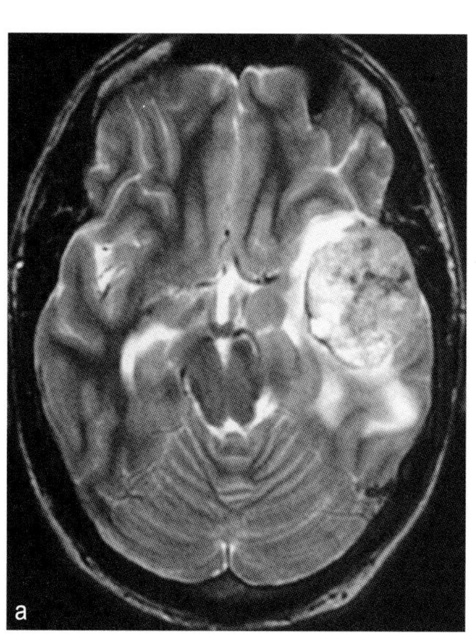

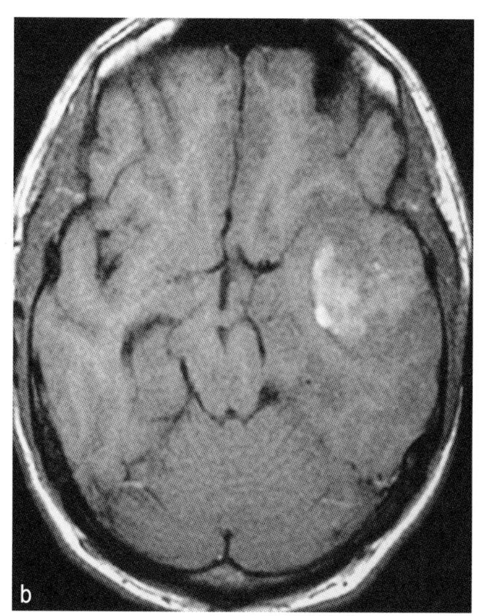

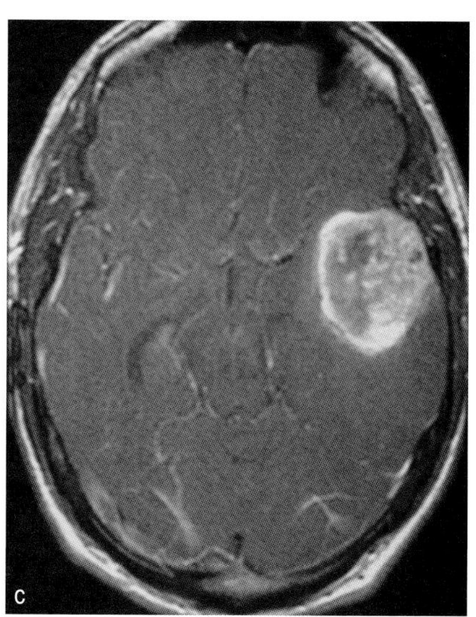

图 1.61 21 岁男性，左颞叶星形母细胞瘤。横断位 T2WI(**a**)上不均匀稍高和高信号；横断位 T1WI(**b**)见肿瘤内出血部位呈不规则高信号区；横断位 T1WI 增强(**c**)上病灶不均匀强化

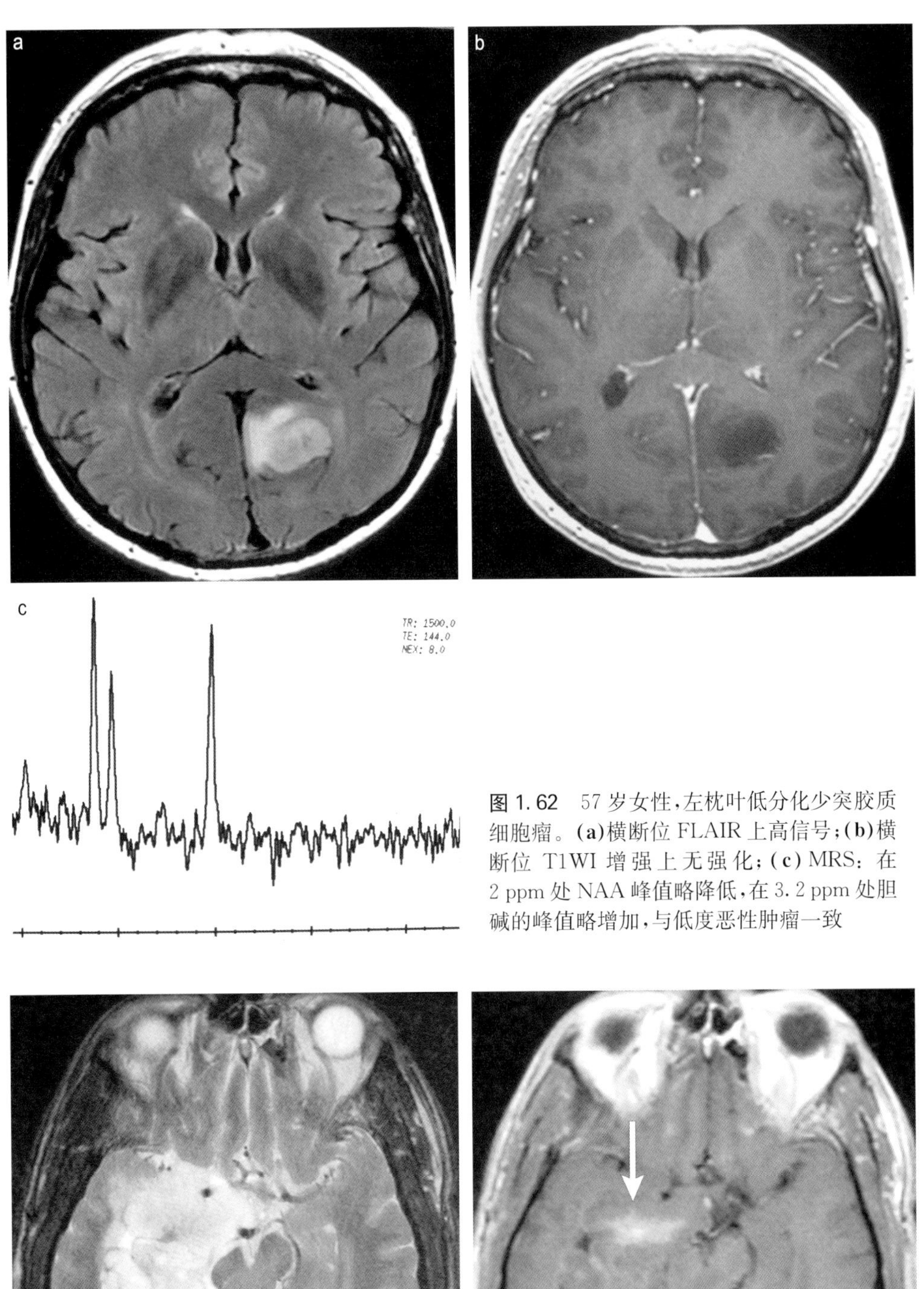

图 1.62　57 岁女性，左枕叶低分化少突胶质细胞瘤。(a)横断位 FLAIR 上高信号；(b)横断位 T1WI 增强上无强化；(c) MRS：在 2 ppm 处 NAA 峰值略降低，在 3.2 ppm 处胆碱的峰值略增加，与低度恶性肿瘤一致

图 1.63　51 岁男性，右颞叶间变性少突胶质细胞瘤。(a)横断位 T2WI 上不均匀高信号；(b)横断位 T1WI 增强见轻度不均匀强化(↑)

表 1.2(续) 幕上孤立性脑内病变

疾病	影像学表现	点评
肿瘤:少突星形细胞肿瘤		
少突星形细胞瘤 (**图 1.64**)	**MRI**:T1WI 显示边缘不规则肿块,中间低信号,T2WI 上不均匀高信号,半数病例不均匀强化 **CT**:半数病例表现为边缘不规则肿块,呈等低密度,不均匀强化	弥漫浸润性胶质瘤(WHO Ⅱ级),由肿瘤性星形胶质细胞和少突胶质细胞组成。最近研究表明,当存在 *IDH* 和 *ATRX* 突变时,少突胶质细胞瘤归为星形细胞瘤;有 IDH 突变伴 1p/19q 丢失时,少突星形细胞瘤归为少突胶质细胞瘤 发病中位年龄在 35~45 岁,肿瘤通常发生在大脑半球。年发病率为 0.1/10 万。中位生存期为 6.3 年,5 年生存率为 58%,10 年生存率为 32%
间变性少突星形细胞瘤 (**图 1.65**)	**MRI**:边缘不规则肿块伴坏死或囊变,T1WI 上混杂信号,T2WI 上不均匀高信号,伴或不伴出血,不均匀强化,周围水肿 **CT**:边缘不规则的肿块病灶,伴有坏死或囊变,混杂低密度,伴或不伴出血,不均匀强化及周围水肿	少突星形细胞瘤伴多形性细胞增加,核不典型,有丝分裂活性增加 患者平均年龄 44 岁 与 1p/19q 丢失和/或 TP53 相关。中位生存期 2.8 年,5 年生存率 36%,10 年生存率 9%

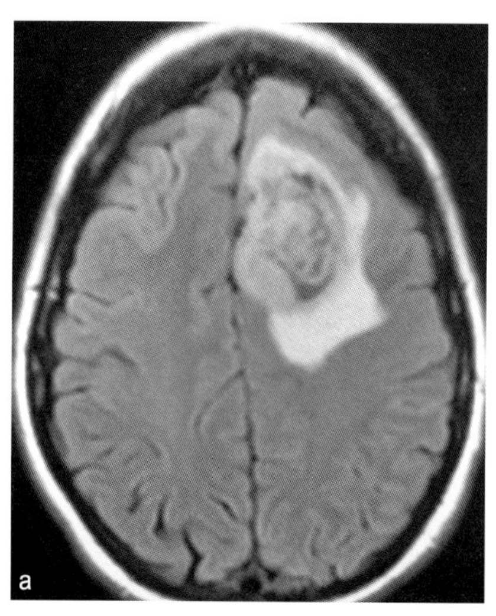

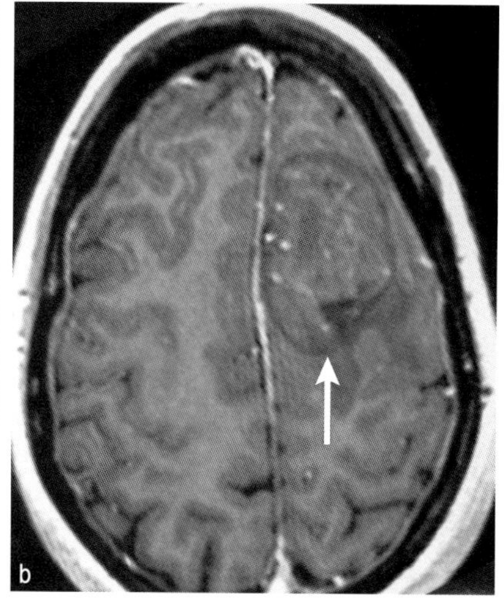

图 1.64 30 岁女性,左额叶少突星形细胞瘤。**(a)**横断位 FLAIR 上不均匀性稍高信号;**(b)**横断位 T1WI 增强见轻度不均匀强化(↑)

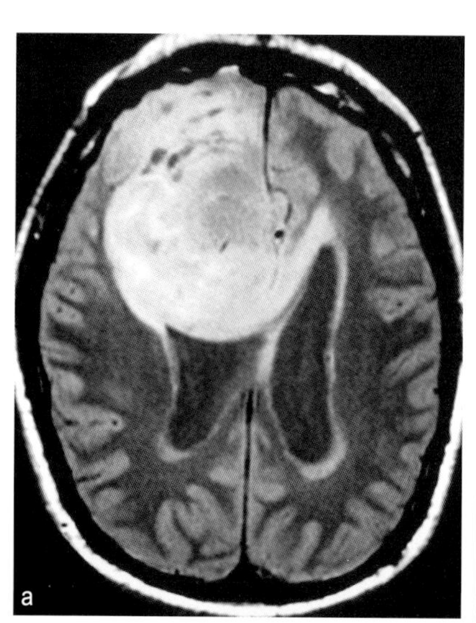

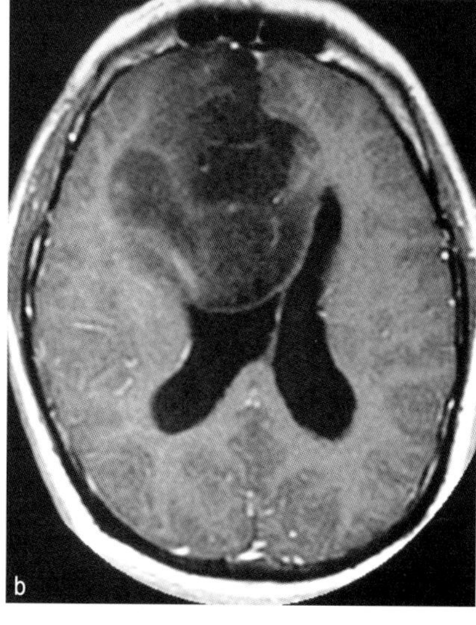

图 1.65 41 岁男性,右额叶间变性少突星形细胞瘤,沿胼胝体向左额叶延伸。**(a)**横断位 FLAIR 上不均匀高信号;**(b)**横断位 T1WI 增强见轻度强化

表 1.2(续) 幕上孤立性脑内病变

疾病	影像学表现	点评
肿瘤：室管膜肿瘤		
室管膜瘤 (**图 1.66**)	**MRI**：局限性的、分叶状幕上病灶，经常位于脑室外，伴或不伴囊变、钙化和/或出血。T1WI 上等低信号，T2WI 上等高信号，不均匀强化。肿瘤的相对脑血容量(rCBV)升高，以及肿瘤内网状血管导致对比剂滞留 **DWI**：通常弥散不受限 **MRS**：胆碱升高，NAA 降低，类似其他肿瘤 **CT**：局限性，分叶，幕上病灶，经常位于脑室外，伴或不伴囊变和/或钙化(高达50%)，等低密度，不均匀强化	肿瘤生长较慢(WHO Ⅱ级)，包括含斑点染色质、血管周围假菊形团和室管膜瘤菊形团的单形圆形/椭圆形肿瘤细胞。肿瘤可见黏液样变性、血管透明化、出血和钙化。室管膜瘤占颅内肿瘤的 6%～12%，发病率为(0.22～0.29)/10 万。儿童比成人更常见。1/3 的室管膜瘤位于幕上，2/3 位于幕下。幕下室管膜瘤患者年龄从 2 个月～16 岁(平均年龄 6.4 岁)。幕上室管膜瘤发生在儿童和成人，对胶质纤维酸性蛋白(GFAP)、S-100、波形蛋白和/或上皮膜抗原(EMA)具有免疫活性。与Ⅰ型神经纤维瘤病(NF2)和涉及染色体 22、9、6 和 3 的基因突变有关。通常为 IDH 野生型，5 年生存率为 57%，10 年生存率为 45%

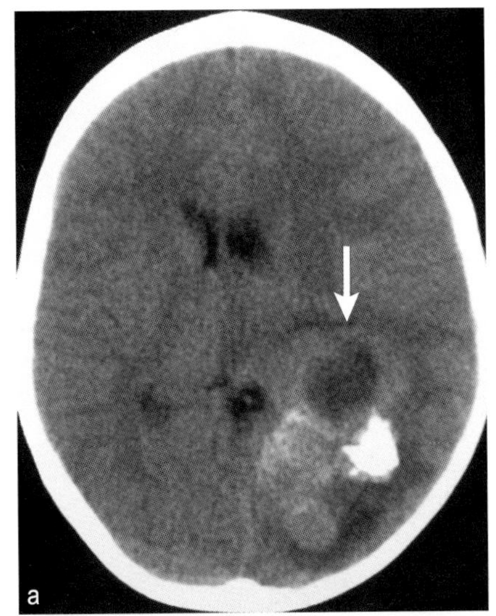

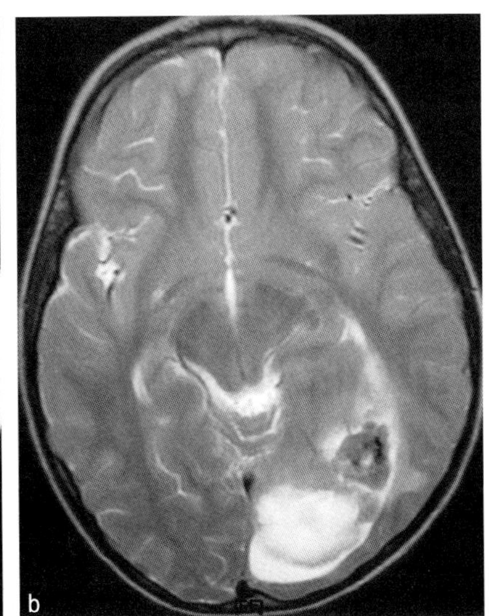

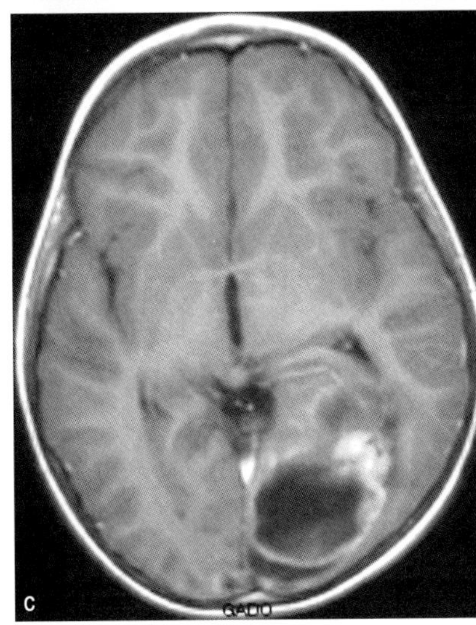

图 1.66 4 岁男童，左枕叶室管膜瘤。(**a**)横断位 CT(↑)有实性、囊性和钙化部分；(**b**)横断位 T2WI 上不均匀高、低和中等混杂信号；(**c**)横断位 T1WI 增强见不规则环形强化

表 1.2(续) 幕上孤立性脑内病变

疾病	影像学表现	点评
室管膜下瘤 (**图 1.67**)	**MRI:** 肿瘤通常附着于室壁(40%~50%位于第四脑室,30%~40%位于侧脑室,10%位于第三脑室)。病灶边缘清楚。T1WI 上等低信号,T2WI 上不均匀稍高-高信号。可能含有出血或钙化,不同程度的强化 **CT:** 病灶边缘清楚,中间密度低。可能含有出血或钙化。不同程度的强化	缓慢生长的低级别胶质瘤(WHO Ⅰ级),由具有同型核的肿瘤细胞簇组成,细胞突起密集 有丝分裂活性缺如或罕见。对胶质纤维酸性蛋白(GFAP)具有免疫反应性 占室管膜肿瘤的 8%。完全切除可治愈
间变性室管膜瘤 (**图 1.68**)	**MRI:** 边缘不规则肿块,伴坏死或囊变,T1WI 上混杂信号,T2WI 上不均匀高信号,伴或不伴出血,钙化,不均匀强化及周围水肿。可以沿脑脊液播散 **CT:** 边缘不规则的肿块,伴有坏死或囊变,混杂低密度,伴或不伴出血,钙化,不均匀强化及周围水肿。可以沿脑脊液播散	恶性胶质瘤(WHO Ⅲ级),具有室管膜分化、有丝分裂高活性、微血管增生和假栅栏状坏死 肿瘤间变性明显、脑脊液播散和不完全切除的患者预后不良

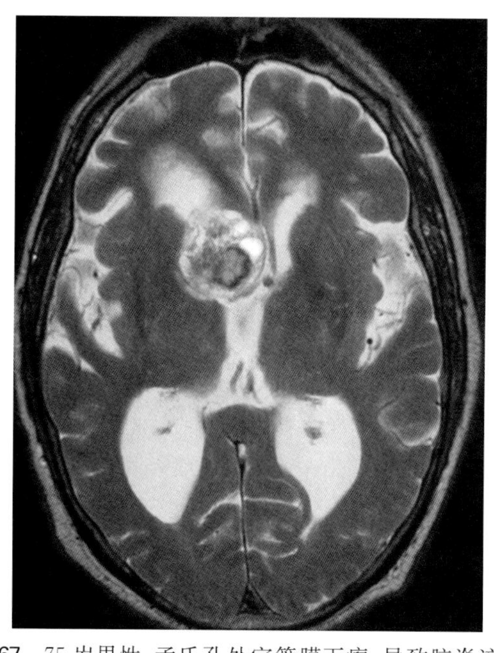

图 1.67 75 岁男性,孟氏孔处室管膜下瘤,导致脑脊液从右侧脑室流出受阻。横断位 T2WI 上不均匀混杂高、低和中等信号

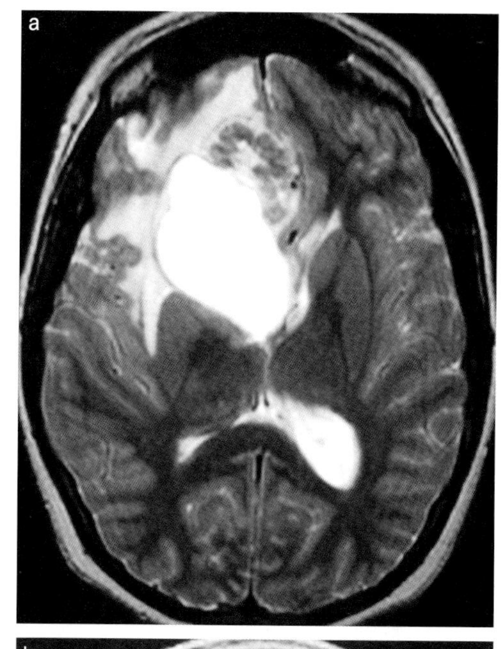

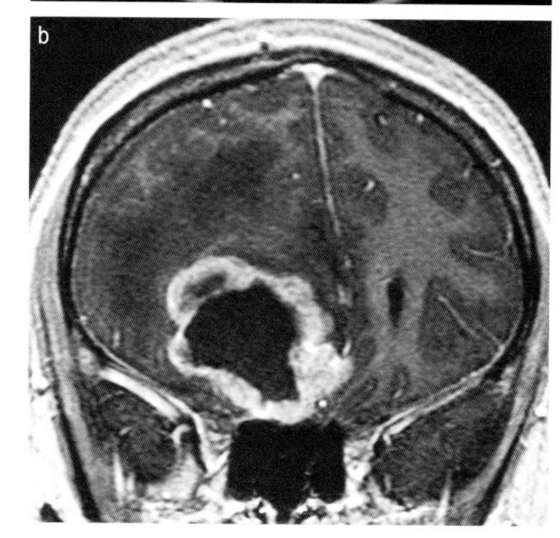

图 1.68 20 岁女性,右额叶间变性室管膜瘤,沿胼胝体向左额叶延伸。肿瘤有明显占位效应及左侧额叶大脑镰下疝。肿瘤包括实性部分和囊性/坏死部分。(**a**)横断位 T2WI 上不均匀的高、低和中等混杂信号;(**b**)冠状位 T1WI 增强呈不规则环形强化

表 1.2(续) 幕上孤立性脑内病变

疾病	影像学表现	点评
神经元和混合性神经元——神经胶质肿瘤		
神经节细胞胶质瘤 (**图 1.69**)	**MRI**：局限性肿块，通常位于幕上，颞叶或额叶多见，T1WI 上等低信号，T2WI 上等高信号，伴或不伴囊变(40%)、钙化(30%)，伴或不伴强化 **DWI**：通常弥散不受限 **CT**：病灶等低密度，伴或不伴囊变，伴或不伴钙化，伴或不伴强化	罕见，分化良好的神经上皮肿瘤(WHO Ⅰ级)发病平均年龄 8.5～26 岁。生长缓慢，占脑肿瘤的 1.3%。神经节细胞胶质瘤含有胶质和神经元成分，而神经节细胞瘤只含有神经节细胞 对神经丝、突触素、神经元核蛋白(NeuN)、MAP2 和 CD34 有免疫反应性 患者通常小于 30 岁，表现为癫痫发作。神经节细胞瘤仅含有肿瘤性神经节细胞和发育不良的脑组织 完全切除预后良好，若无复发生存期为 7.5 年

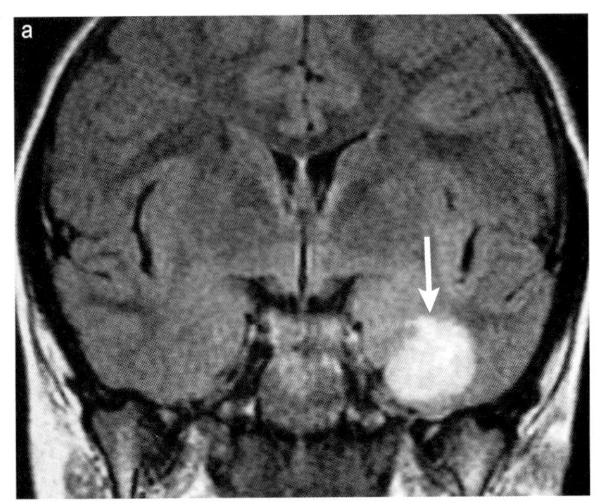

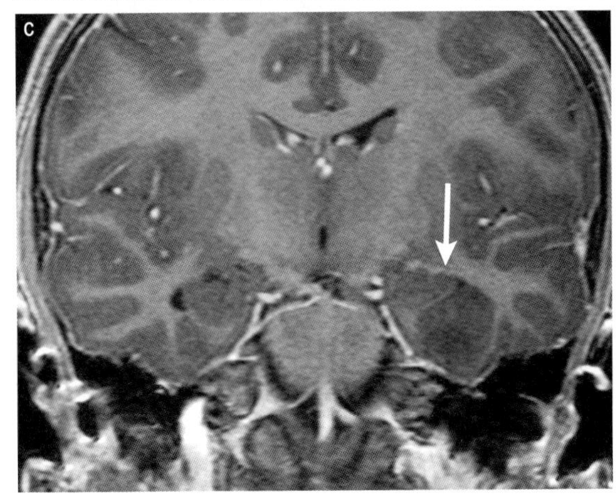

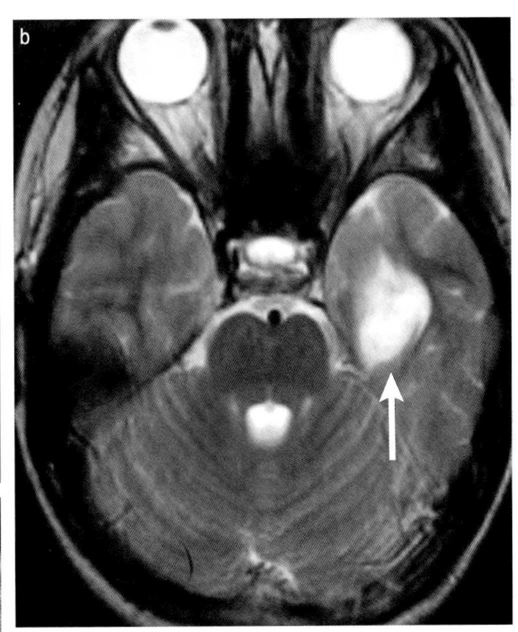

图 1.69 8 岁男孩，左颞叶下内侧部神经节细胞胶质瘤。冠状位 FLAIR(**a**)(↑)和横断位 T2WI(**b**)(↑)呈高信号；冠状位 T1WI(**c**)(↑)增强无强化

表 1.2(续) 幕上孤立性脑内病变

疾病	影像学表现	点评
神经节细胞瘤 (**图 1.70**)	**MRI**：局限性肿块，通常位于幕上，多见于颞叶或额叶，T1WI 上等低信号，T2WI 上等-高信号，伴或不伴囊变，伴或不伴强化 **CT**：病灶等低度密度，伴或不伴囊变，伴或不伴强化	罕见肿瘤。患者通常小于 30 岁，表现为癫痫发作 肿瘤生长缓慢，神经节细胞瘤只包含成熟的肿瘤神经节细胞和发育不良的脑组织 完全切除后预后良好
间变性神经节细胞胶质瘤 (**图 1.71**)	**MRI**：边缘不规则肿块伴坏死或囊变，T1WI 上混杂信号，T2WI 上不均匀高信号，伴或不伴出血，钙化，不均匀强化伴周围水肿 **CT**：边缘不规则的肿块病灶，伴有坏死或囊变，混合性密度减低，伴或不伴出血，钙化，不均匀强化及周围水肿	神经节细胞瘤，包含胶质成分的间变性改变，具有有丝分裂活性增加、微血管增生和坏死
婴幼儿促纤维增生性星形细胞瘤和神经节细胞瘤 (**图 1.72**)	**MRI**：巨大囊性和实性病灶，T1WI 和 T2WI 上混杂低、中和/或高信号，增强后实性部分强化，可累及大脑浅部并延伸至脑膜。通常相邻脑组织没有水肿。相对脑血容量(rCBV)轻度升高 **MRS**：可显示 NAA 降低，胆碱升高，肌醇无变化 **CT**：巨大病灶，等低密度并可强化，累及大脑浅部并延伸至脑膜	罕见的巨大囊性/实体肿瘤(WHO Ⅰ级)，累及婴儿大脑浅部和软脑膜(年龄范围 1～24 个月；男：女＝2：1)。病变由部分软脑膜区伴楔形、细长星形细胞或嗜酸性异质神经元成分的节细胞组成，排列成螺旋状或束状，围绕网状纤维。DIA 在脑内可见星形胶质细胞，DIG 中可见神经元分化，两者有丝分裂活性均较低。对胶质纤维酸性蛋白(GFAP)和Ⅳ型胶原具有免疫活性 完全切除后通常可长期存活

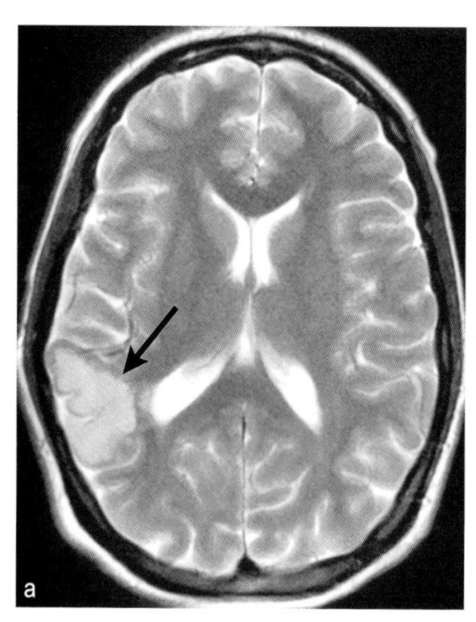

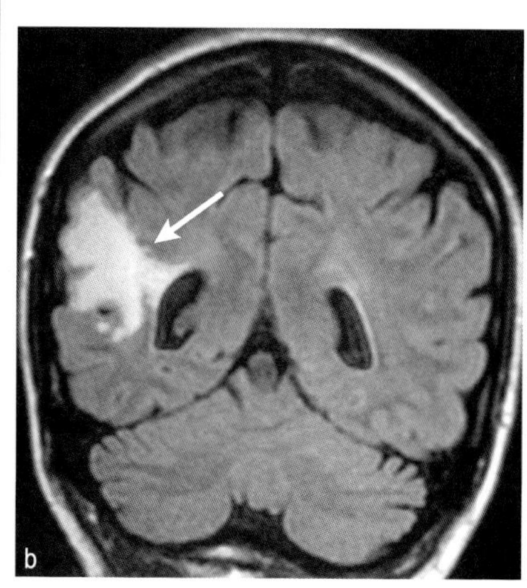

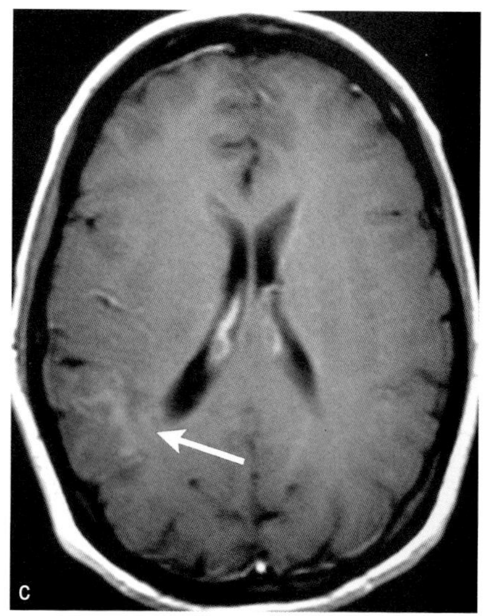

图 1.70 35 岁女性，右侧大脑半球神经节细胞瘤。**(a)**横断位 T2WI(↑)和**(b)**冠状位 FLAIR(↑)，病灶呈高信号；**(c)**横断位 T1WI(↑)增强显示轻度强化

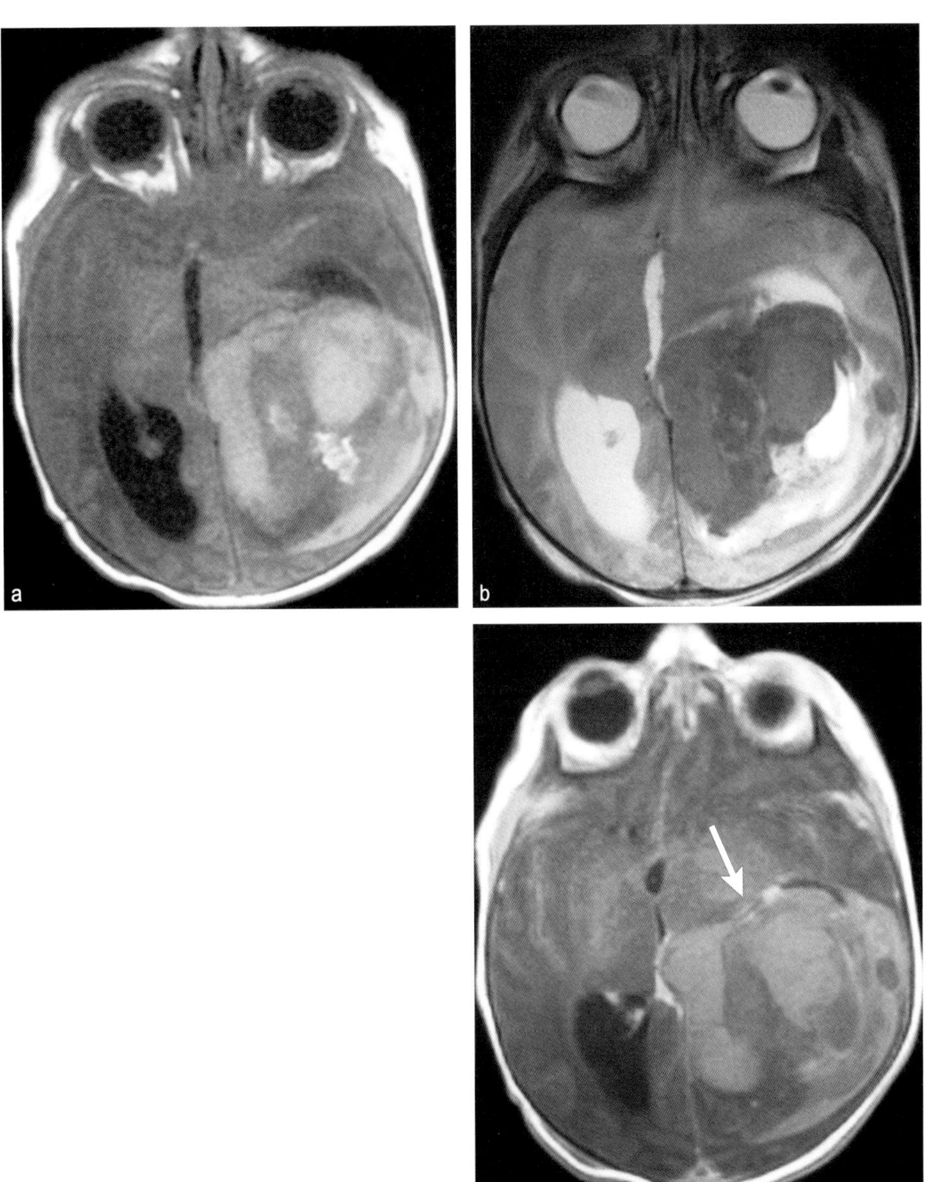

图 1.71 1天大的男婴，左侧大脑半球间变性神经节细胞胶质瘤。横断位 T1WI(**a**)和 T2WI(**b**)上混杂低、中和高信号，与肿瘤内出血有关；横断位 T1WI(**c**)(↑)增强，肿瘤非出血部位轻度不均匀强化

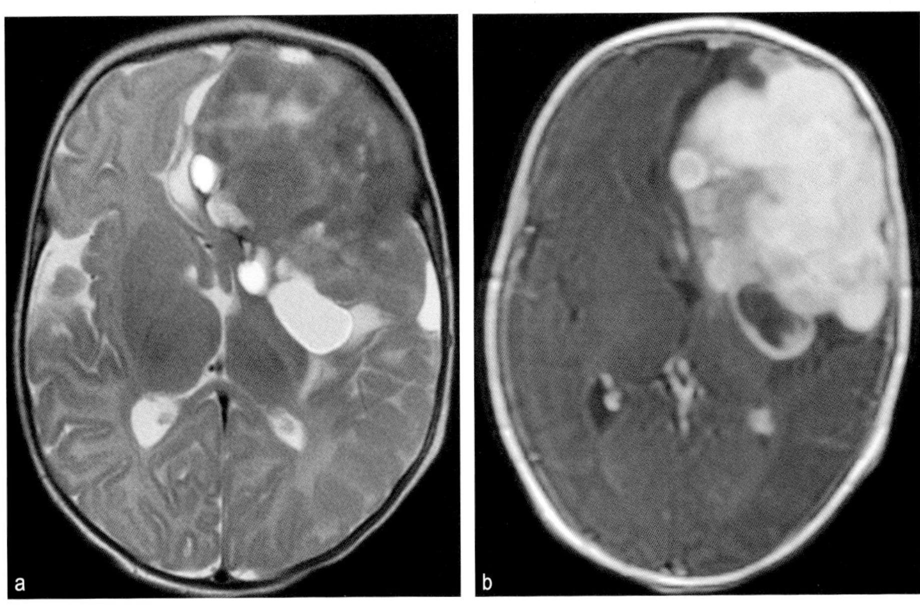

图 1.72 2月龄女婴，左额叶婴幼儿促纤维增生性星形细胞瘤。横断位 T2WI(**a**)上混杂低、中和高信号；横断位 T1WI 增强(**b**)见明显不均匀强化

表 1.2(续) 幕上孤立性脑内病变

疾病	影像学表现	点评
胚胎发育不良性神经上皮瘤 (**图 1.73**)	**MRI:** 局限性大病灶,常累及大脑皮质和皮质下白质,T1WI 上中低信号,T2WI 上高信号,FLAIR 边缘高信号,伴或不伴小囊变,通常无强化,相对脑血容量(rCBV)低。典型病灶无水肿,无或轻微占位效应 **DWI:** 通常具有较高的 ADC 值 **MRS:** 可以显示乳酸水平升高 **CT:** 局限性病灶累及大脑皮质和皮质下白质,等低密度,伴或不伴小囊变,通常无强化	良性、浅表性、生长缓慢的神经胶质瘤(WHO Ⅰ级),通常位于颞叶或额叶。肿瘤由轴突束和轴突柱组成,小少突胶质样细胞垂直于大脑皮质,并可见神经元和分散的星状胶质纤维酸性蛋白(GFAP)染色星形胶质细胞。80%的病例伴有皮质发育不良。通常发生在 10~30 岁,<20 岁的患者占颅内肿瘤的 1.2%,>20 岁的患者占 0.2%。男性多于女性。通常与年轻人的癫痫发作有关。术后预后良好。恶性转化极其罕见
中枢神经细胞瘤 (**图 1.74**)	**MRI:** 局限性病灶通常位于侧脑室或透明隔边缘,向脑室内突出,T1WI 上不均匀低、中信号,T2WI 上不均匀中、高信号,伴或不伴钙化和/或小囊变,不均匀强化 **DWI:** 病灶 ADC 值降低 **MRS:** 这些病灶中甘氨酸(3.55 ppm)、胆碱和丙氨酸水平升高,NAA 降低。已有报道额叶、顶叶和鞍区罕见的室外神经细胞瘤 **CT:** 局限性病灶,位于侧脑室边缘或透明隔,向脑室内突出,不均匀等低密度影,伴或不伴钙化和/或小囊变,不均匀强化	生长缓慢的罕见神经上皮瘤(WHO Ⅱ级),由具有神经元分化的均匀圆形细胞组成。对突触素和神经元核蛋白(NeuN)具有免疫反应性。占颅内肿瘤的 0.5%,患者年龄从 8 天~67 岁,平均年龄为 29 岁。与脑室内少突胶质细胞瘤的影像学表现相似。典型的良性肿瘤,术后预后良好
乳头状胶质神经元肿瘤	**MRI:** 大脑半球局限性病灶,T1WI 上不均匀等低信号,T2WI 上不均匀等高信号,呈不均匀强化 **CT:** 大脑半球局限性病灶,不均匀等、低密度,不均匀强化	罕见的低度恶性肿瘤(WHO Ⅰ级),由具有圆形核的假复层小立方体状神经胶质细胞、透明血管、神经细胞和神经节细胞组成。对胶质原纤维酸性蛋白(GFAP)、神经元核蛋白(NeuN)、突触素、NSE 及Ⅲ级β类微管蛋白有免疫反应性。患者年龄 4~75 岁,平均 27 岁。手术切除后可长期存活
恶性肿瘤:胚胎性肿瘤		
原始神经外胚层肿瘤 (**图 1.75**)	**MRI:** 局限性或侵袭性病灶,T1WI 上等低信号,T2WI 上等高信号;伴或不伴囊性或坏死,实性部分可有弥散受限,不均匀强化,通常相对脑血容量(rCBV)升高,软脑膜和/或脑室内强化是由肿瘤播散引起的 **DWI:** 实性部分可有弥散受限 **MRS:** 通常显示胆碱、脂质和牛磺酸峰升高,NAA 水平降低 **CT:** 局限性病灶或侵袭性病灶,等密度,不均匀强化,并经常沿软脑膜播散	高度恶性肿瘤(WHO Ⅳ级),位于大脑、松果体和小脑,经常沿脑脊液途径传播 肿瘤由低分化或未分化的细胞组成,并沿神经元、星形胶质细胞或室管膜线分化 发生于年龄范围 4 周~20 岁的患者。平均年龄为 5.5 岁。较髓母细胞瘤预后差

图 1.73 31 岁女性，右顶叶胚胎发育不良性神经上皮瘤，累及大脑皮质和皮质下白质。横断位 T2WI(**a**)上高信号；冠状位 T1WI 增强(**b**)，轻度强化

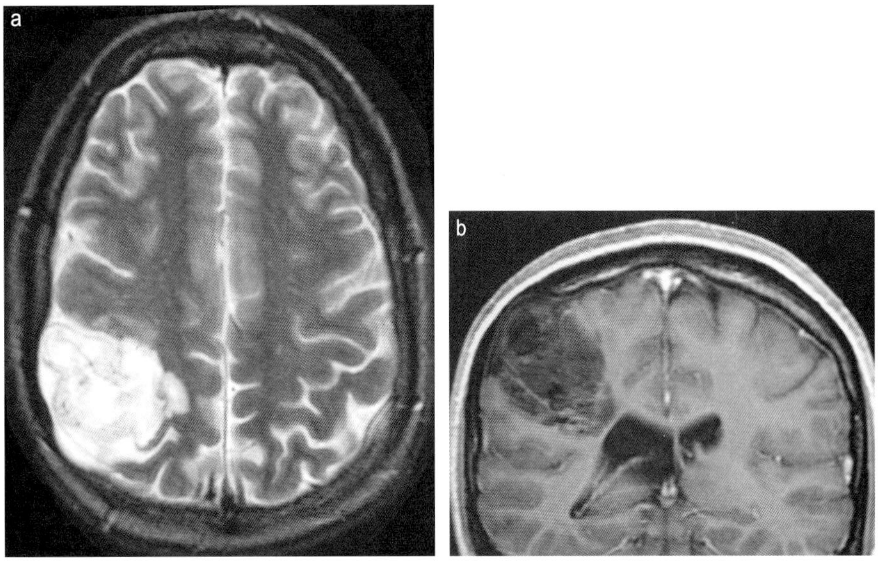

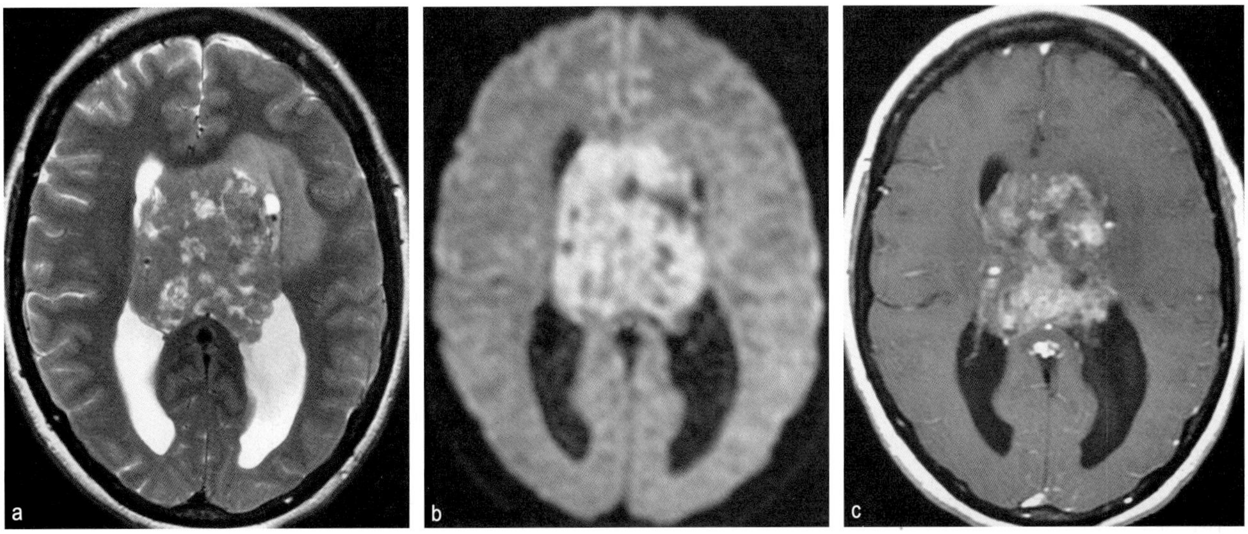

图 1.74 60 岁女性，中枢神经细胞瘤，位于透明隔。横断位 T2WI(**a**)和横断位 DWI(**b**)上混杂等信号和高信号；横断位 T1WI 增强(**c**)，不均匀强化

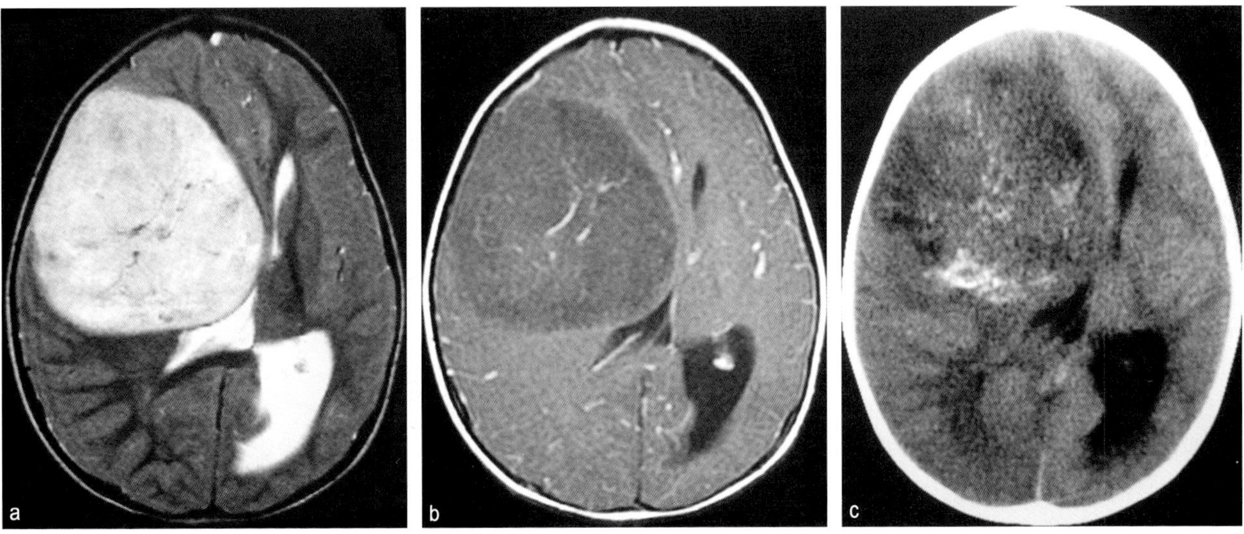

图 1.75 1 岁女性，右额叶原发性神经外胚层肿瘤。横断位 T2WI(**a**)，轻度不均匀高信号；横断位 T1WI 增强(**b**)，轻微的不规则强化；横断位 CT(**c**)，含有钙化并具有占位效应，导致大脑镰向左下疝

表 1.2(续) 幕上孤立性脑内病变

疾病	影像学表现	点评
不典型畸胎样/横纹肌样瘤 (**图 1.76**)	**MRI**: 局限性或侵袭性肿块性病灶,T1WI 上等信号,伴或不伴出血的高信号区;T2WI 上混杂低、中和高信号。实性部分弥散受限,通常明显强化。软脑膜和/或脑室内强化是由肿瘤播散引起 **DWI**: 实性部分可以有弥散受限 **MRS**: 通常显示胆碱、脂质和乳酸峰升高,NAA 水平降低 **CT**: 局限性肿块病灶,混合低度或等密度,伴或不伴出血、囊变和/或坏死,偶尔发生钙化,通常不均匀强化。软脑膜和/或脑室的强化由肿瘤的播散造成	罕见涉及中枢神经系统的恶性肿瘤,通常发生在出生后前十年,患者通常<3 岁。Ki-67/MIB-1 细胞增殖指数高,一般大于 50% 与染色体 22q11.2 上的 *INI1*(*hSNF5*/*SMARC81*)基因突变有关 组织学上表现为实体瘤,伴或不伴坏死区,与肾脏恶性横纹肌样瘤相似 预后极差
松果体肿瘤		
松果体细胞瘤 (**图 1.77**)	**MRI**: T1WI 上等低信号,T2WI 上稍高-高信号,并可显示强化 **CT**: 病灶等低密度影,伴或不伴周围钙化	松果体细胞瘤,边缘清,通常<3 cm。是罕见的、生长缓慢的松果体实质瘤(WHO Ⅰ级),由片状、小叶或松果体细胞瘤菊形团组成,细胞分化良好,在中等嗜酸性细胞胞质中具有圆形或卵圆形细胞核,有丝分裂活性极小或无。对突触素、NSE 和 NFP 有免疫活性。占颅内肿瘤不到 1% 多见于成人,平均年龄 38 岁。5 年生存率在 86%~100%

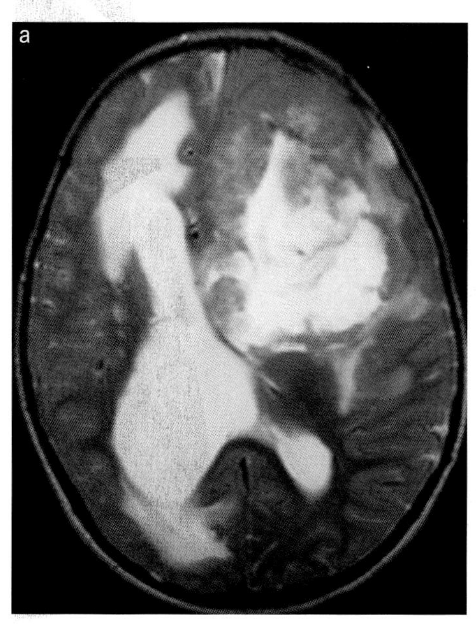

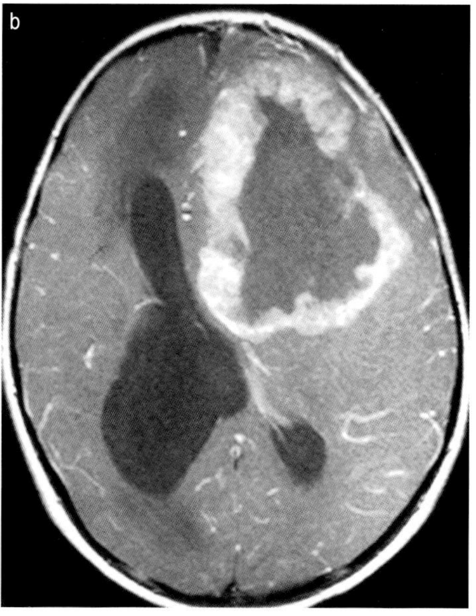

图 1.76 3 岁男性,左额叶有不典型畸胎样/横纹肌样瘤,肿瘤边缘不规则。横断位 T2WI(**a**),不均匀混杂中高信号;横断位 T1WI 增强(**b**),不规则、不均匀强化,肿瘤具有占位效应,导致大脑镰向右下疝

表 1.2(续) 幕上孤立性脑内病变

疾病	影像学表现	点评
中间分化型松果体实质肿瘤 (**图 1.78**)	**MRI**：T1WI 上等低信号，T2WI 上稍高-高信号，并显示强化 **CT**：肿瘤常呈等密度	中等分化的松果体实质肿瘤，体积通常 <3 cm。中等分化松果体肿瘤（WHO Ⅱ级或Ⅰ级），由均匀的肿瘤细胞组成，具有轻度-中度核不典型性，伴或不伴小菊形团和低中等有丝分裂活性。发病年龄 1～69 岁，平均年龄 38 岁。5 年生存率在 39%～74%

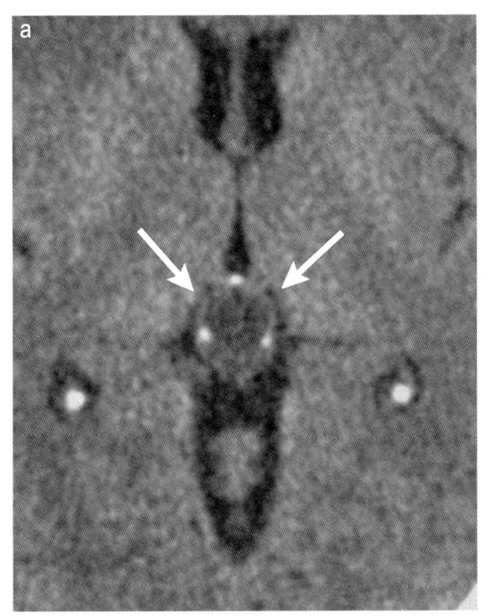

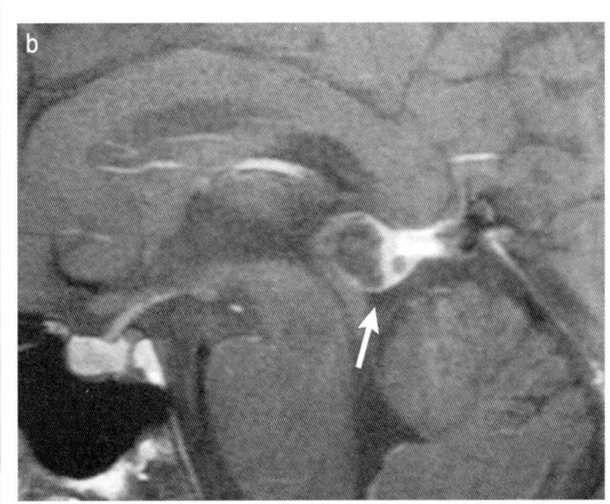

图 1.77 松果体细胞瘤。横断位 CT(**a**)，中央等低密度，伴有周围钙化(↑)；矢状位脂肪抑制 T1WI(↑)增强(**b**)不均匀强化

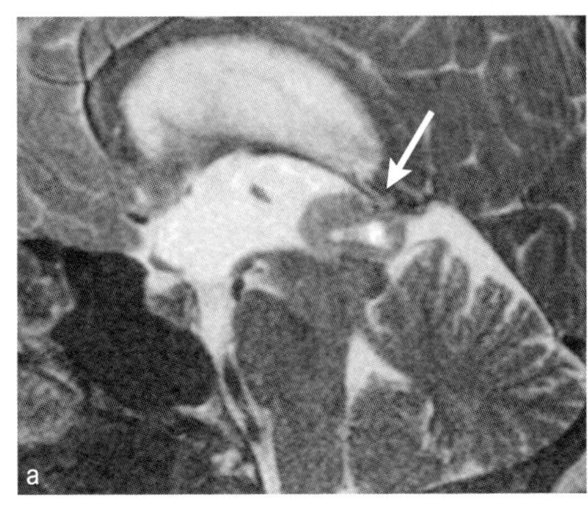

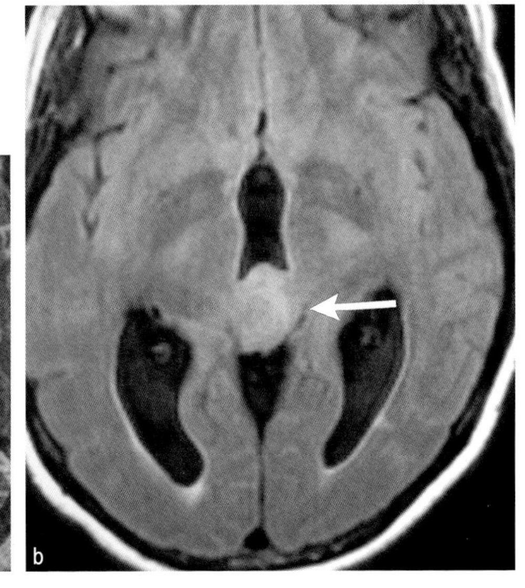

图 1.78 45 岁女性，中间分化松果体实质肿瘤。矢状位 T2WI(**a**)(↑)，混杂等高信号；横断位 FLAIR(**b**)(↑)，略高及高信号

表 1.2(续) 幕上孤立性脑内病变

疾病	影像学表现	点评
松果体区乳头状瘤 (**图 1.79**)	**MRI:** T1WI 上等信号,T2WI 上稍高-高信号,强化,伴或不伴囊变。T1WI 和 T2WI 上可具有混杂信号,继发于囊变、出血和/或钙化 **CT:** 局限性肿瘤,有轻度-中度强化	松果体罕见的神经上皮瘤(WHO Ⅱ级或Ⅰ级),由双乳头状区组成,两个乳头状区具有覆盖血管的大浅嗜酸性柱状细胞,以及具有空泡细胞质和圆形或椭圆形核的细胞区 细胞区域可能呈现类似室管膜瘤的菊形团状结构 肿瘤乳头状部分对角蛋白有免疫反应性 发生在儿童和成人中,平均年龄为 32 岁 肿瘤的有丝分裂率可变。5 年总体生存率为 73%,具有高有丝分裂活性的肿瘤预后差
松果体母细胞瘤 (**图 1.80**)	**MRI:** T1WI 上等低信号,T2WI 上等高信号和/或高信号,伴或不伴出血或坏死 肿瘤通常显著强化。可沿软脑膜和/或脑室内弥漫性转移、强化 **DWI:** 实性部分可有弥散受限 **CT:** 肿瘤有中等到稍高度密度降低,伴或不伴出血、坏死/囊变。软脑膜弥漫性转移、强化的肿瘤并不少见	松果体母细胞瘤体积较大(>3 cm),通常有分叶,边缘不规则。恶性胚胎性肿瘤(WHO Ⅳ级),由弥漫性致密细胞组成,细胞核为不规则圆形,胞质稀少,伴神经母细胞分化,出血和坏死 对突触素、NSE、NFP、Ⅲ类 β 微管蛋白和嗜铬粒蛋白 A 有免疫活性。肿瘤最常见于 20 岁以前,平均年龄为 18.5 岁。家族性双侧视网膜母细胞瘤,预后差。有文献报道当软脑膜中存在肿瘤播散时预后很差。5 年总体生存率为 58%
生殖细胞肿瘤 (**图 1.81**)	**MRI:** T1WI 上等信号,T2WI 上稍高-高信号,强化,伴或不伴囊变,伴或不伴弥漫性蛛网膜下腔和/或脑室内强化 T1WI 和 T2WI 上部分为混杂信号,继发于囊变、出血和/或钙化 **CT:** 局限性肿瘤,中等-轻度强化,伴或不伴弥漫性强化,软脑膜和/或脑室内播散	性腺外生殖细胞肿瘤包括生殖细胞瘤(最常见)、成熟畸胎瘤、恶性畸胎瘤、卵黄囊瘤、胚胎癌和绒毛膜癌。生殖细胞肿瘤占颅内原发肿瘤的 0.6%,发病率为 0.09/10 万。发病高峰在 10~14 岁,90% 发生在 25 岁以下的患者。男性多于女性 预后取决于组织学亚型,生殖细胞瘤 10 年总体生存率>85% 其他生殖细胞肿瘤的存活率较低,尤其是含有非生殖细胞瘤的恶性肿瘤

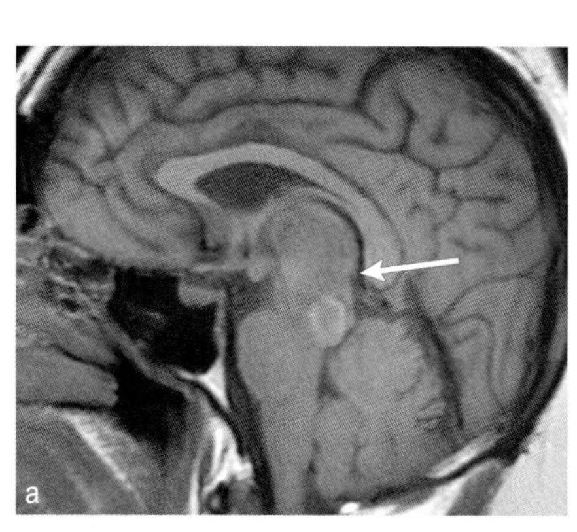
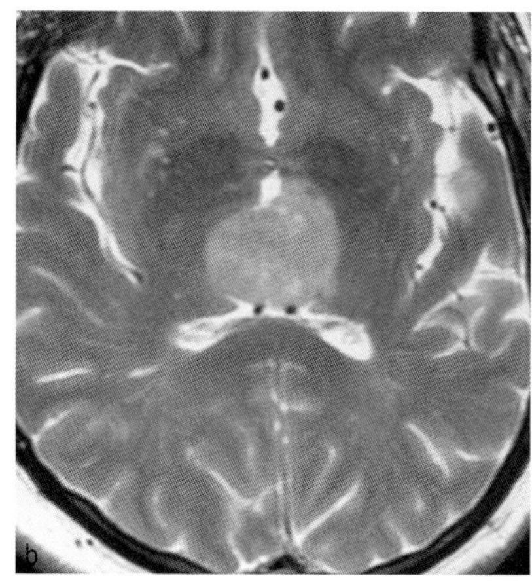
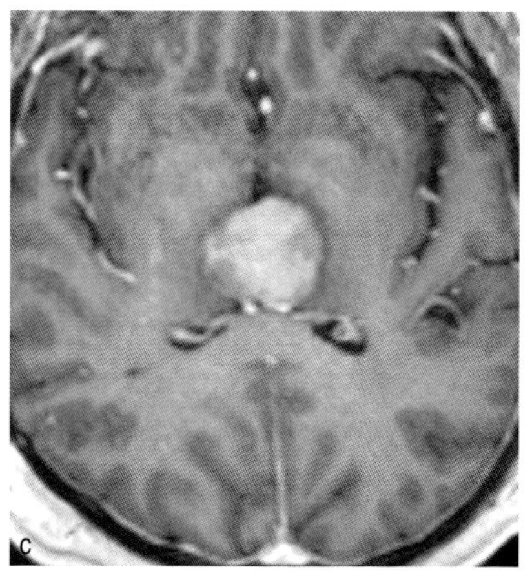

图 1.79　62 岁男性,松果体区乳头状瘤,边缘稍模糊。矢状位 T1WI(**a**)(↑),等信号以及高信号;横断位 T2WI(**b**),稍高信号;横断位 T1WI 增强(**c**)有强化

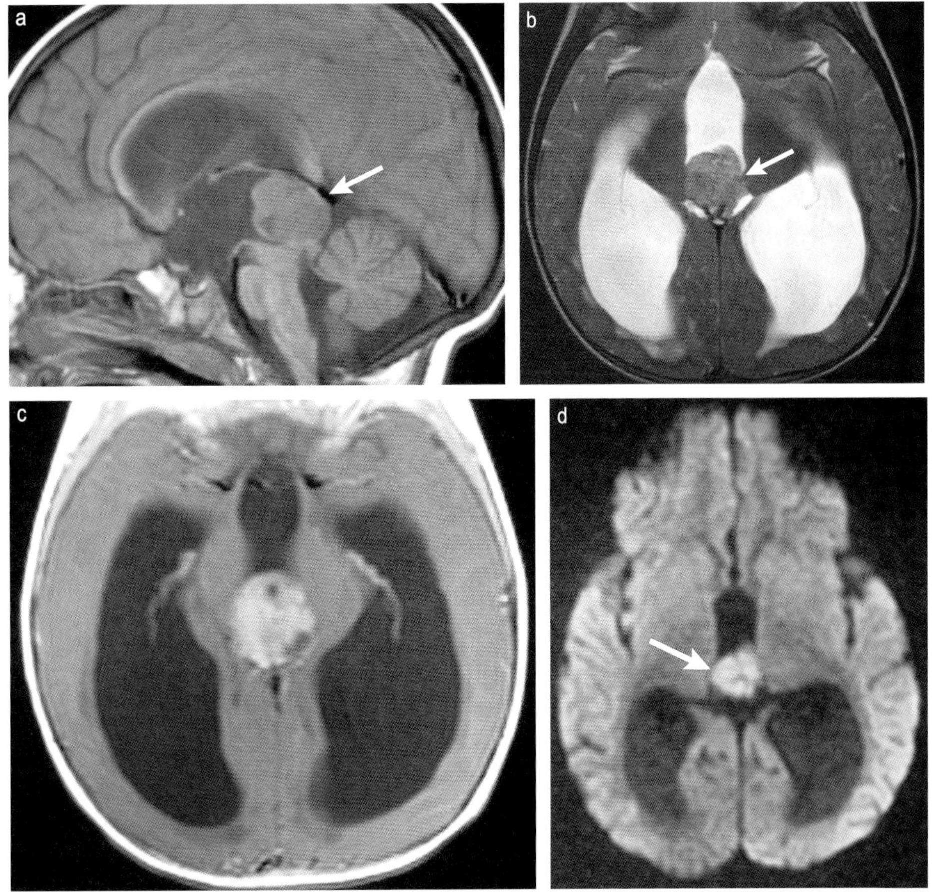

图 1.80 18 个月大男孩，松果体母细胞瘤。矢状位 T1WI(**a**)(↑)和横断位 T2WI(**b**)(↑)等信号；横断位 T1WI 增强(**c**)，有强化；横断位 DWI(**d**)弥散受限(↑)

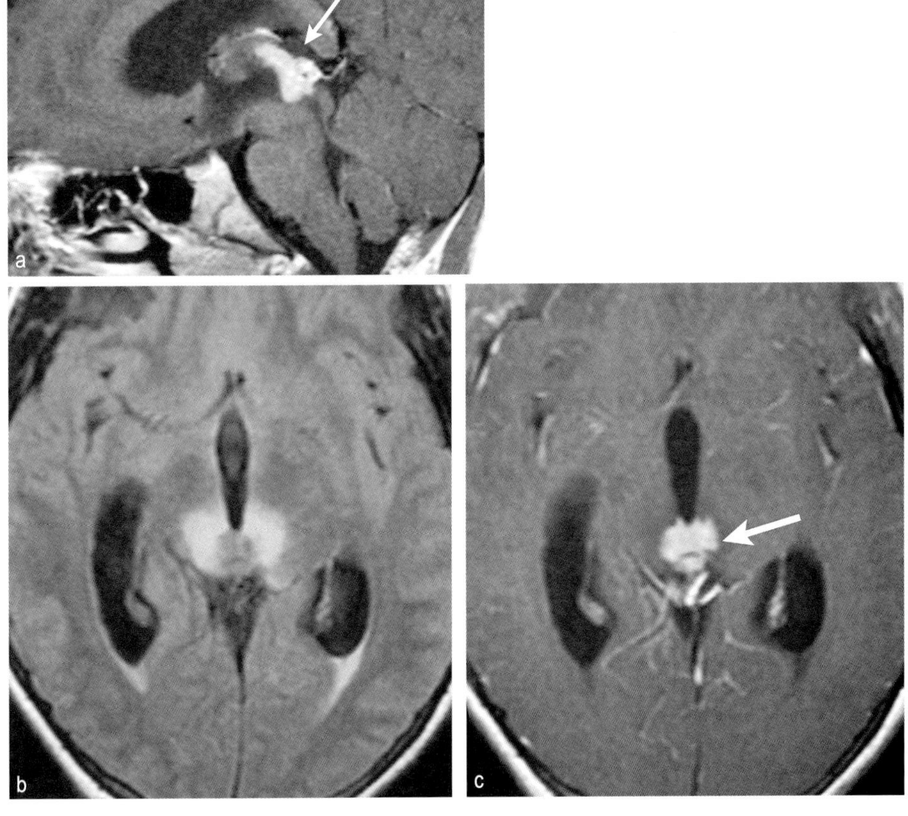

图 1.81 15 岁男性，松果体生殖细胞瘤(生殖细胞瘤)，边界不清。矢状位(**a**)和横断位 T1WI 增强(**c**)(↑)强化；横断位 FLAIR(**b**)呈等信号，邻近丘脑有肿瘤侵袭致高信号

表 1.2(续)　幕上孤立性脑内病变

疾病	影像学表现	点评
其他肿瘤及肿瘤样病灶		
转移瘤 (**图 1.82**)	**MRI**：脑内局限性球形病灶，可发生于颅内任何位置，常位于灰白质交界处，T1WI 上等低信号，T2WI 上等高信号，伴或不伴出血、钙化和囊变。强化方式多样，结节状强化灶周围水肿，在 T2WI 上高信号 **CT**：病灶通常有等低密度，伴或不伴出血、钙化和囊变，强化方式多样，通常与病灶周围水肿有关	转移瘤占颅内肿瘤的 33%，多发于成人颅外原发肿瘤，多发生在 40 岁以上的成人 原发肿瘤来源：肺＞乳腺＞胃肠道＞泌尿生殖系统＞黑色素瘤
淋巴瘤 (**图 1.83**)	**MRI**：免疫功能正常的原发性中枢神经系统淋巴瘤(PCNSL)，在 65%患者中是局灶性或浸润性孤立性病灶。PCNSL 位于大脑半球、基底神经节、丘脑、小脑和脑干，可累及胼胝体并跨胼胝体生长。PCNSL 在 35%免疫功能正常的患者中是多灶性的，在 60%免疫功能低下的患者中是多灶性的。T1WI 上等低信号，T2WI 上中高信号，伴或不伴病灶周围水肿，伴或不伴出血/坏死。在免疫功能低下患者或治疗后。免疫功能正常的 PCNSL 患者常表现为均匀强化，而免疫功能低下的患者常表现为不规则环形强化。弥漫性软脑膜和硬脑膜强化是颅内淋巴瘤较少见的表现 与高级别星形细胞瘤相比，典型 PCNSL 缺乏肿瘤新生血管，具有较低的脑灌注和相对脑血容量(rCBV)。PCNSL 弥散受限，PCNSL 的 ADC 值[(0.7～0.9)×10^{-3} mm^2/s]低于胶质母细胞瘤和高级别星形细胞瘤 **MRS**：NAA 降低，胆碱和脂质峰升高 **CT**：中枢神经系统淋巴瘤等密度，也可以是高密度，与免疫低下患者的高核/胞浆比、伴或不伴出血/坏死有关，可强化。弥漫性软脑膜强化是颅内淋巴瘤的另一种表现 **PET/CT**：可显示 PCNSL 中 FDG 摄取增加，可用于区分免疫功能低下的淋巴瘤患者和弓形虫病患者，弓形虫病 FDG 摄取降低	原发性中枢神经系统淋巴瘤较继发性更常见，多发生在 40 岁以上的成人 PCNSL 占原发性脑肿瘤的 5%，占原发性颅内肿瘤的 0.8%～1.5% 通过有效的抗病毒治疗，艾滋病患者发病率已经降低了 6% B 细胞淋巴瘤比 T 细胞淋巴瘤更常见 原发性和继发性脑淋巴瘤的 MRI 表现重叠 颅内淋巴瘤可累及脑膜，继发性淋巴瘤比原发性淋巴瘤多见
白血病(髓样肉瘤、粒细胞肉瘤、绿色瘤)	**MRI**：T1WI 上等信号，T2WI 和 FLAIR 上等-稍高信号。病灶内出血部位呈 GRE 低信号。病灶可弥散受限(ADC 值为 0.50×10^{-3} mm^2/s)。病灶常有强化 **MRS**：NAA 减少，胆碱峰显著升高 **CT**：病灶等低或稍高密度，并可强化	白血病是造血细胞的肿瘤性增殖。髓样肉瘤(也称为绿色瘤或粒细胞肉瘤)是由成髓细胞和肿瘤性粒细胞前体细胞组成的局灶性肿瘤，发生在 2%的急性髓性白血病患者中 病灶可累及硬脑膜、软脑膜和大脑 颅内病灶可以是单发或多发

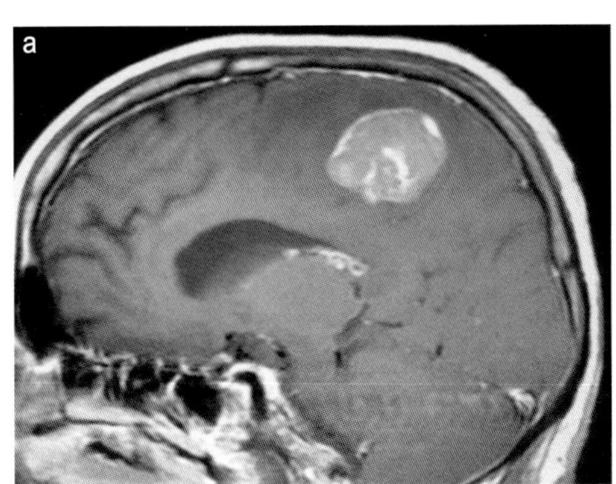

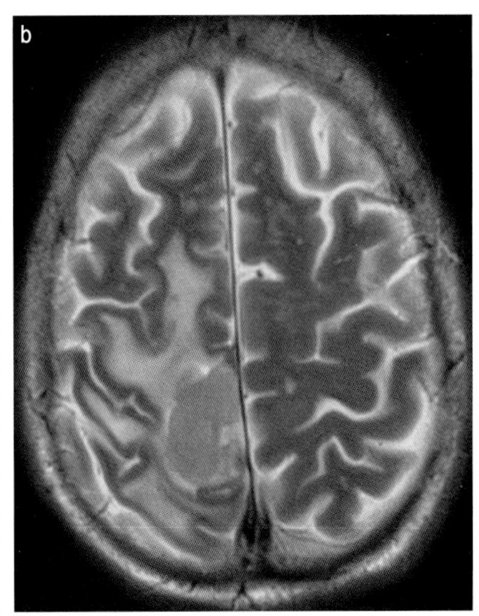

图 1.82 肺癌脑内孤立性转移。矢状位 T1WI 增强(**a**)，明显强化；横断位 T2WI(**b**)，稍高信号，周围见水肿高信号

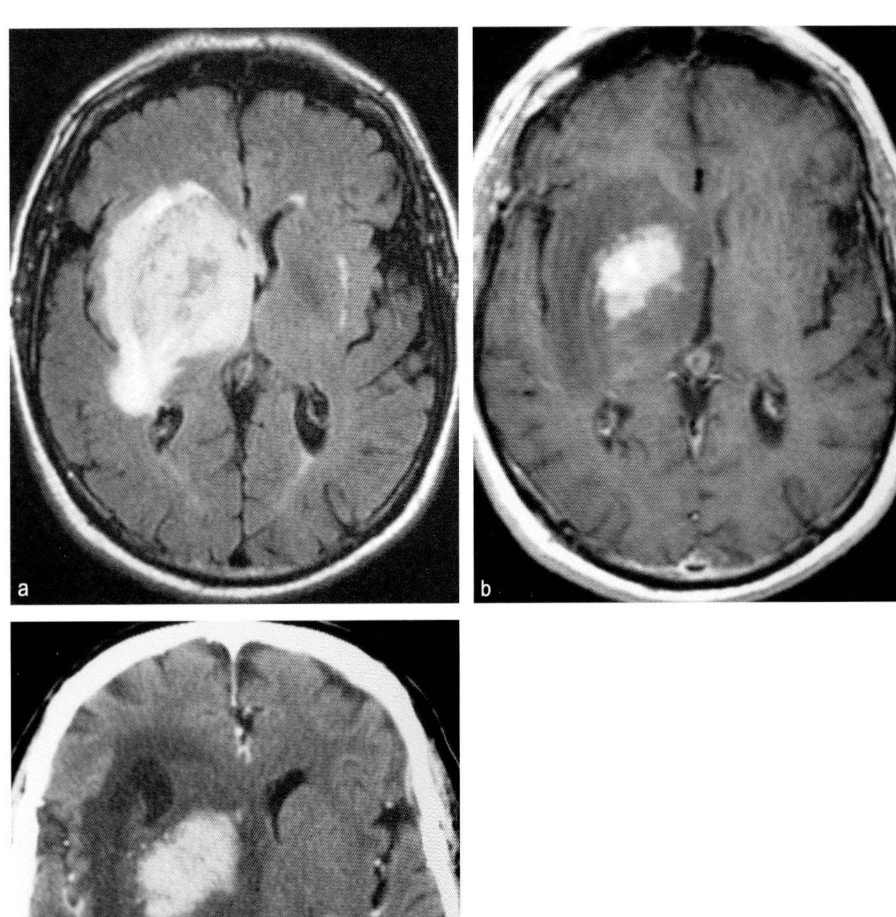

图 1.83 66 岁男性，右侧基底节和丘脑淋巴瘤。横断位 FLAIR 高信号(**a**)、横断位 T1WI(**b**)和横断位 CT(**c**)有强化

表 1.2(续) 幕上孤立性脑内病变

疾病	影像学表现	点评
错构瘤(结节性硬化)(**图 1.84**) 皮质-皮质下错构瘤(结节) 室管膜下错构瘤	**MRI:** 新生儿和婴儿皮质下病灶(结节),T1WI 上高信号,T2WI 上低信号;大龄儿童和成人 T1WI 变化为中低信号,T2WI 变化为高信号。50%的大龄儿童有钙化,强化并不常见 **DWI:** 皮质结节的 ADC 值可能升高 **CT:** 皮质-皮质下病灶(结节)密度不均匀。50%的大龄儿童有钙化,增强强化并不常见 **MRI:** 室管膜下错构瘤是位于侧脑室并突出到侧脑室的小结节 T1WI 和 T2WI 上信号与皮质结节相似。常伴钙化和强化 **CT:** 室管膜下错构瘤表现为小结节,位于侧脑室边缘并突入其内。结节钙化通常在儿童早期开始	皮质错构瘤(结节)、皮质下胶质神经错构瘤、室管膜下胶质错构瘤(结节)和室管膜下巨细胞星形细胞瘤是与结节性硬化相关的非恶性病灶 结节性硬化是多器官错构瘤的常染色体显性遗传病 室外病灶包括:皮肤血管纤维瘤(皮脂腺瘤)、甲下纤维瘤、内脏囊肿、肾血管平滑肌瘤、肠息肉、心脏横纹肌瘤和肺淋巴管平滑肌瘤 由 9q 上的 *TSC*1 基因或 16p 上的 *TSC*2 基因突变引起
下丘脑错构瘤(**图 1.85**)	**MRI:** 下丘脑灰结节处病灶,带蒂或无蒂,T1WI 和 T2WI 上信号通常与灰质相似,偶见 T2WI 上信号略高,通常无强化,很少含有囊性和/或脂肪成分。**FDG-PET** 和 **SPECT** 在癫痫发作时显示高摄取。**DWI** 弥散不受限。**MRS** 可以显示肌醇升高 **CT:** 病灶常呈等密度,与灰质相似,典型表现为无强化,很少有囊性和/或脂肪成分	罕见的,先天性或发育性异位错构瘤(非肿瘤性病灶),位于灰结节、下丘脑下部和/或乳头体,由嗜中性粒细胞样基质内的小(<12 μm)神经细胞簇和散在的纤维星形胶质细胞组成。对神经元特异性核蛋白(NeuN)和 GAD67 有免疫反应,对胶质原纤维酸性蛋白(GFAP)无免疫反应。通常在儿童 0~8 岁发生性早熟或在儿童的第二个 10 年里癫痫发作(痴笑发作或部分复杂发作)。可以通过手术或立体定向放射外科治疗

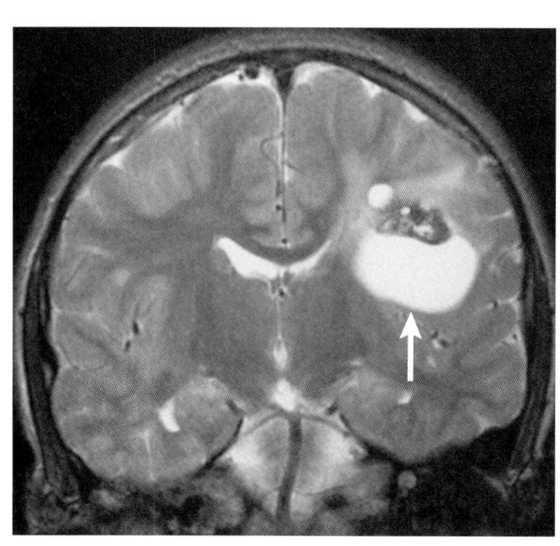

图 1.84 结节性硬化症患者。冠状位 T2WI 显示左侧大脑半球钙化错构瘤伴囊变(↑)

表 1.2(续) 幕上孤立性脑内病变

疾病	影像学表现	点评
神经中轴钙化性假瘤(CAPNON)(**图 1.86**)	**MRI**: 病灶在 T1WI 上呈低信号。在 T2WI 上,低信号代表 CT 上看到的钙化区域,周围软组织呈稍高信号,边缘强化 **CT**: 病灶有不同程度的钙化和软组织密度	CAPNON 是罕见的、生长缓慢的、非肿瘤性的钙化性病灶(也称为纤维骨性病灶),可以发生在中枢神经系统的任何部位,可以累及骨和/或硬脑膜。病灶包括不同数量的纤维基质、软骨黏液样基质、栅栏梭形细胞、上皮样细胞和/或多核细胞以及骨化

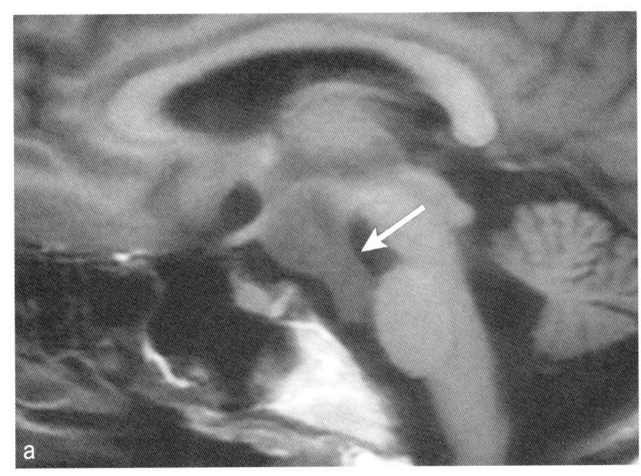
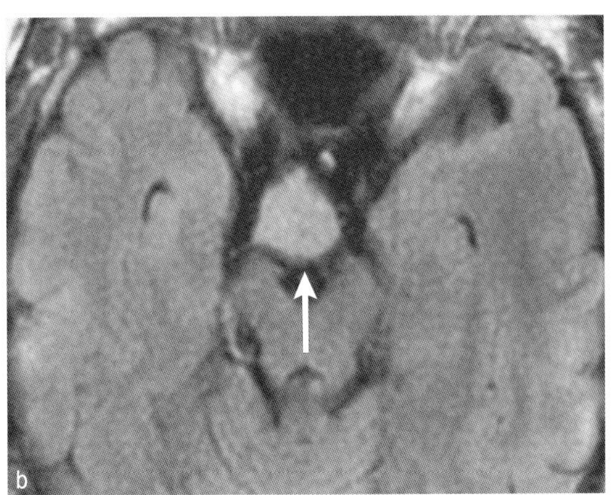

图 1.85 36 岁女性,下丘脑错构瘤引起的痴笑性癫痫发作。矢状位 T1WI(**a**)(↑)呈中低信号(↑);横断位 FLAIR(**b**)呈稍高信号(↑)

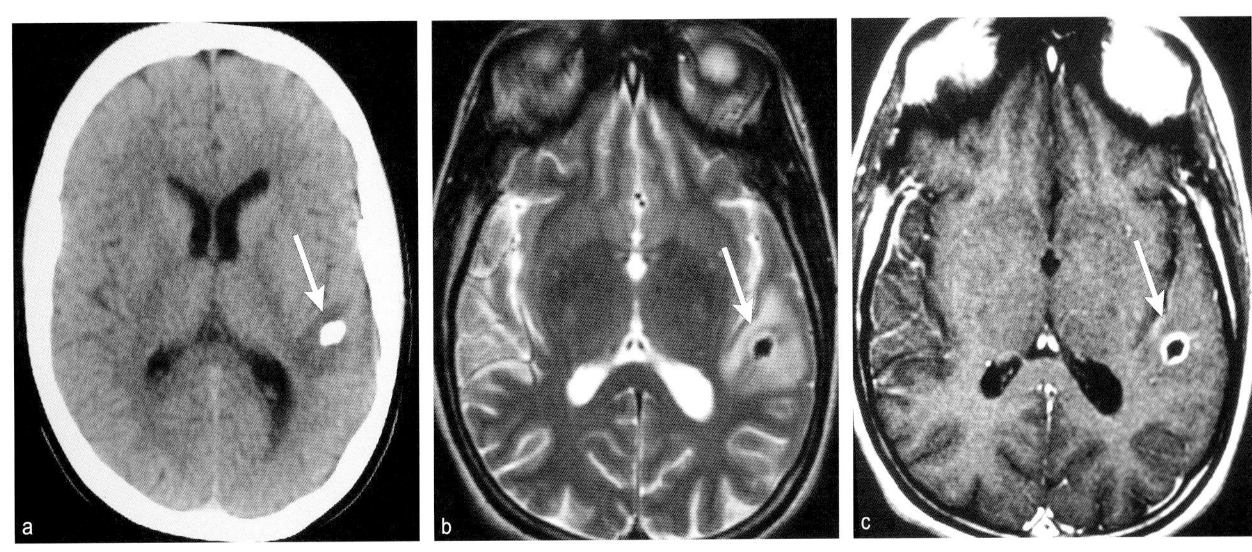

图 1.86 32 岁女性,左侧大脑半球的神经中轴钙化性假瘤。横断面 CT(**a**)上表现为结节状钙化,周围有低密度区(↑);横断位 T2WI(**b**)显示病灶(↑)呈中央低信号,周围高信号水肿区;横断位 T1WI(**c**)显示钙化灶(↑)周围可见边缘环形强化

表 1.2(续) 幕上孤立性脑内病变

疾病	影像学表现	点评
脑膜血管瘤病 (**图 1.87**)	**MRI:** 病灶通常累及浅表脑组织和脑膜,T1WI 上呈等低信号,T2WI 上呈高信号,在 FLAIR 上呈脑回样高信号,钙化呈低信号,增强后强化 **MRS:** 可见胆碱峰升高 **CT:** 中低密度的结节病灶,累及浅表脑组织,有或没有钙化,病灶周围可有水肿,增强后强化	罕见的良性错构瘤,累及软脑膜和邻近大脑皮质。病灶包含许多增厚的血管,周围是分化良好的脑膜上皮细胞和同心层状胶原纤维束,砂砾小体,MIB-1 增殖率较低(<1%)。平均发病年龄为 18 岁。最常见的发病部位是颞叶和额叶。在散发病例中病灶是孤立的,在神经纤维瘤病 2 型患者中病灶为多发
神经皮肤黑变病 (**图 1.88**) 	**MRI:** 脑实质/脑干(颞叶前部、小脑、丘脑、额叶下部)的脑内病灶通常小于 3 cm。在 T1WI 上,脑内病灶呈中等-稍高信号,继发于黑色素增加,T2WI 上呈低信号,伴或不伴强化。软脑膜病灶表现为边缘不规则,T1WI 上呈中低或高信号,T2WI 上呈中等-稍高信号,FLAIR 上呈高信号,增强后软脑膜强化。伴或不伴脑积水,伴或不伴小脑蚓部发育不全,伴或不伴蛛网膜囊肿,伴或不伴 Dandy-Walker 畸形 **CT:** 由于黑色素增加,可显示密度稍高,伴或不伴小脑蚓部发育不全,伴或不伴蛛网膜囊肿	神经外胚层发育不良和黑变病是一种罕见的非家族性疾病,伴有大的和/或大量的皮肤痣。好发于婴儿和幼儿时期。对 HMB-45、MART-1 和 S-100 有免疫反应。皮肤痣通常是良性的。40%~50%神经皮肤黑变病患者软脑膜中的黑色素细胞可转化为中枢神经系统黑色素瘤

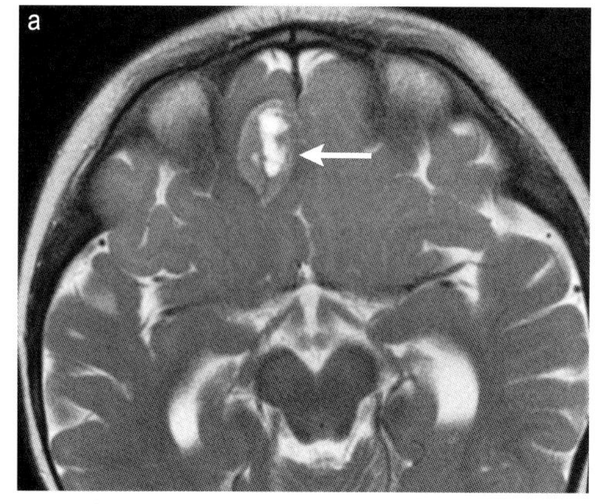

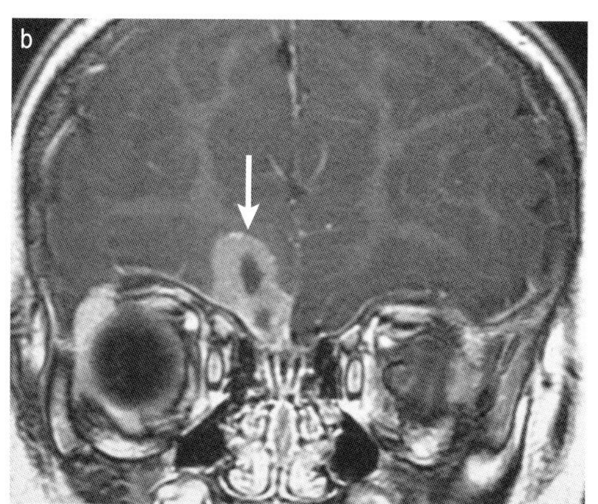

图 1.87 1 岁女性患儿,脑膜血管瘤病。横断位 T2WI(**a**)示右侧额叶下内侧脑回及邻近脑膜可见中、高混杂信号的病灶(↑);病灶(↑)在冠状位 T1WI 增强(**b**)显示为不均匀强化

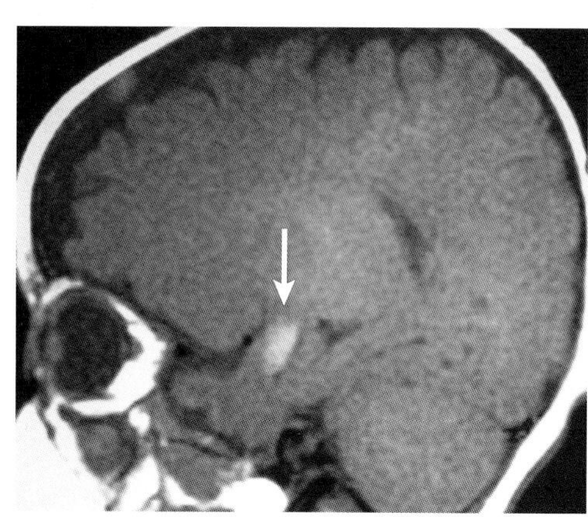

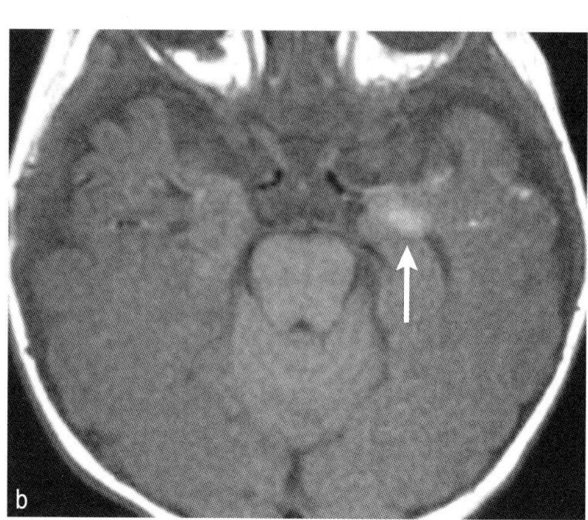

图 1.88 3 个月大的神经皮肤黑变病女性患儿。矢状位(**a**)和横断位 T1WI(**b**)示左侧海马(↑)局部高信号区

表 1.2(续) 幕上孤立性脑内病变

疾病	影像学表现	点评
炎性病灶：感染		
脑炎	**MRI**：T1WI 上呈中低信号或病灶显示不清，T2WI 和 FLAIR 上呈中高信号或病灶边界不清，弥散受限，增强后显示轻度或无强化。在细菌和真菌感染时，累及大脑皮质和白质 **CT**：病灶呈低密度或病灶边界不清，增强后呈轻度或无强化。在细菌和真菌感染时，累及大脑皮质和白质	由细菌或真菌引起的脑组织局部感染或炎症，常继发于鼻窦炎、脑膜炎、外科手术、血源(心脏和其他血管分流)和/或免疫功能低下。可进展为脑脓肿
化脓性脑脓肿 (**图 1.89**)	**MRI**：局限性病灶，T1WI 上呈稍低信号，T2WI 上呈中央高信号(伴或不伴气液平)，周围见线形中低信号环。增强后呈环状强化，有时环壁的侧面比内侧厚。T2WI 上周围边缘模糊的高信号区域代表水肿 **DWI**：脓肿内容物通常表现为弥散受限。脓肿的平均 ADC 值[(0.63～1.12)×10^{-3} mm^2/s]显著低于坏死或囊性肿瘤(2.45×10^{-3} mm^2/s) **MRS**：NAA 由于神经元的破坏而降低，乳酸峰在 1.44 ppm 处升高，氨基酸峰(缬氨酸、亮氨酸和异亮氨酸)在 0.9 ppm 处升高，由蛋白水解酶引起 **CT**：中央区域病灶呈低密度(伴或不伴气液平)，周围见低密度影环绕，周围低密度区代表水肿，增强后呈环形强化，有时侧面比内侧厚	脑炎后 2 周形成脑脓肿。中心出现液化和坏死，被包膜包围，周围出现水肿带。脓肿内容物弥散受限，与脓液、坏死碎片和细菌的高蛋白含量和黏度有关。可以多发，但超过 50% 是单个病灶。化脓性脑脓肿可能是脑膜炎和/或鼻窦炎、败血症、外伤、手术或心脏分流手术的并发症。在发达国家和发展中国家，脑内肿块病灶中脓肿分别占 2% 和 8%

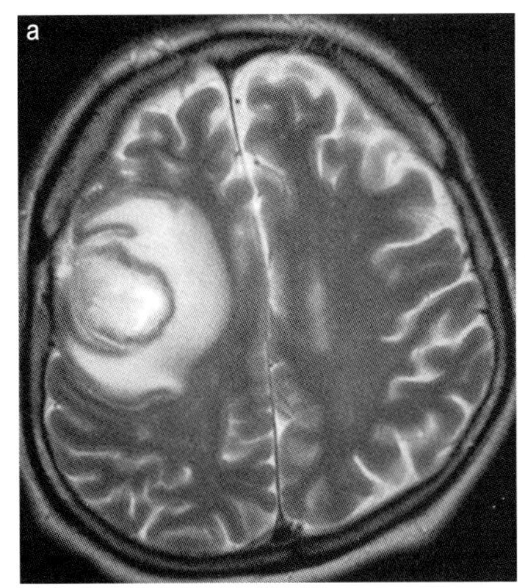

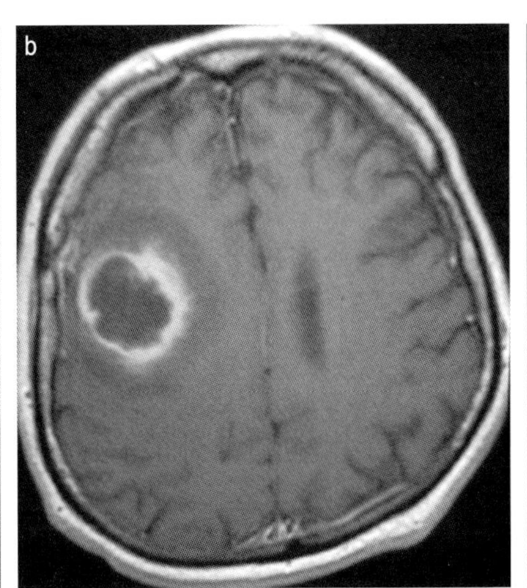

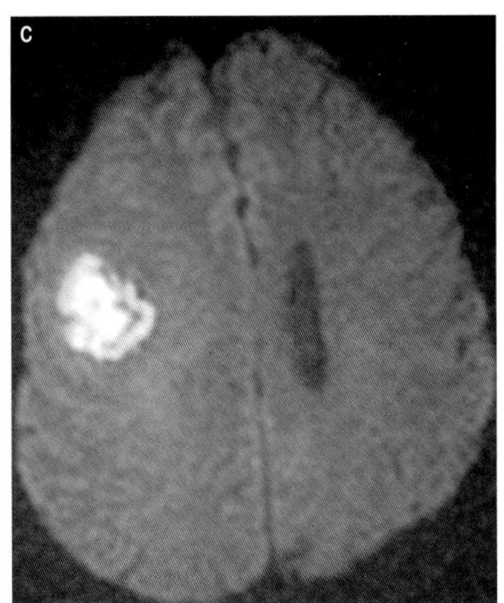

图 1.89 56 岁男性，右侧大脑半球化脓性脑脓肿。横断位 T2WI(**a**)中央区呈高信号(脓肿腔内容物)，周围环形中低信号(脓肿壁)和周围水肿高信号；脓肿壁在横断位 T1WI 增强(**b**)示不规则强化；脓肿内容物在横断位 DWI(**c**)示弥散受限；MRS(**d**)示乳酸峰在 1.44 ppm(TE 为 144 ms)呈倒置波峰

表 1.2(续) 幕上孤立性脑内病变

疾病	影像学表现	点评
脑内真菌感染 **(图 1.90)**	**MRI:** 表现因机体而异。感染可发生在脑膜和/或脑实质,病灶为实性或囊性,T1WI 上中低信号,T2WI 及 FLAIR 上为高信号,增强后呈结节状或环状强化,T2WI 上周围水肿呈高信号 **DWI:** 病灶壁弥散受限,而中央脓腔弥散不受限。真菌菌丝内顺磁性的铁和镁可能导致病灶壁在 T2WI 及 GRE 序列中呈低信号 **MRS:** 显示海藻糖的脂质、乳酸和氨基酸峰升高,从而在 3.6~3.8 ppm 之间出现多个波峰 **CT:** 感染可发生在脑膜和脑实质。病灶为实性或囊性低密度灶,增强后呈结节状或环状强化,周围水肿低密度环绕	脑内真菌感染发生在免疫缺陷或糖尿病患者中,并在脑膜和脑实质形成肉芽肿。隐球菌累及基底脑膜,沿血管周围空间延伸至基底神经节。曲霉和毛霉通过鼻窦或血源直接播散,侵入血管,导致出血性病灶和/或脑梗死。球孢子菌病通常累及基底部脑膜。念珠菌病通常是一种与手术和/或留置导管并发症有关的院内感染
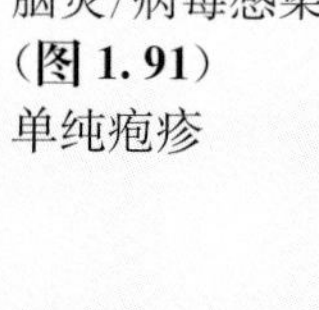 脑炎/病毒感染 **(图 1.91)** 单纯疱疹	**MRI:** 单纯疱疹性脑炎通常累及颞叶/边缘系统,伴或不伴出血,在 T1WI 上呈中低信号,边界不清,T2WI 和 FLAIR 上呈中高信号。在感染的早期阶段可表现为弥散受限,增强扫描无强化或轻微强化;感染累及大脑皮质和/或白质,占位效应不明显 **CT:** 表现为低密度影,边界不清,增强后呈轻度或无强化	在免疫缺陷患者中,脑炎是由单纯疱疹病毒、CMV、HIV 或 JC 多瘤病毒感染少突胶质细胞导致进行性多灶性白质脑病引起;在免疫功能强的患者中,可由圣路易斯脑炎病毒、东马脑炎病毒、麻疹(RNA 副黏病毒)、EB 病毒、日本脑炎(原病毒)、西尼罗病毒(原病毒)或狂犬病毒属(Lyssavirus)引起

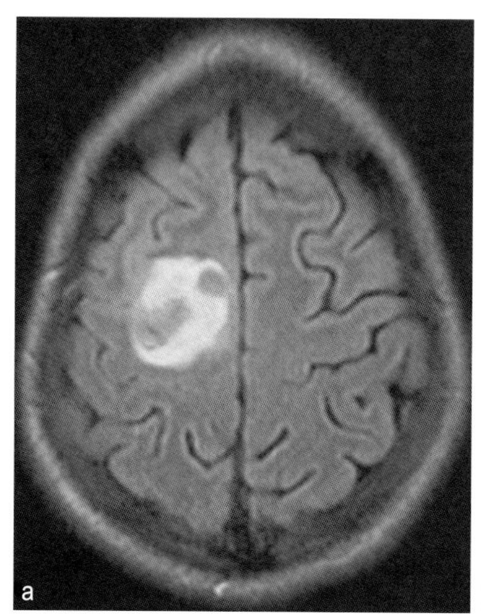

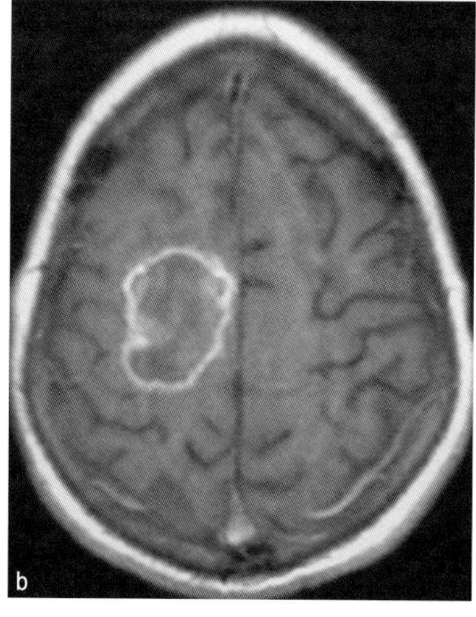

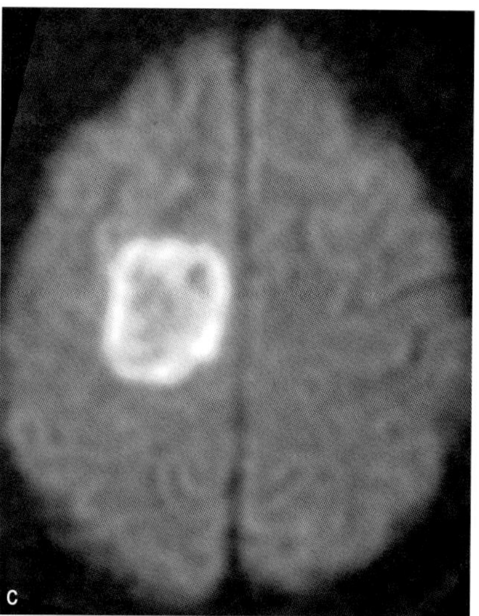

图 1.90 16 岁男性,右侧额叶毛霉菌病灶/脓肿。横断位 FLAIR(**a**)呈等高混杂信号;横断位 T1WI 增强(**b**)示病灶不规则强化;横断位 DWI(**c**)上表现为边缘区弥散不均匀受限

表 1.2(续) 幕上孤立性脑内病变

疾病	影像学表现	点评
巨细胞病毒(CMV) 日本脑炎 渐进多焦点脑白质病 狂犬病 麻疹急性脑炎 麻疹引起的亚急性硬化性全脑炎 西尼罗河病毒	**CMV** **MRI:** 室管膜下脑室周围,T2WI 及 FLAIR 呈高信号。HIV 通常累及脑室周围白质 **CT:** 新生儿 CMV 感染可导致局限性脑损伤伴营养不良性钙化 日本脑炎常累及丘脑、基底神经节、海马和黑质,较少累及大脑皮质、脑干和小脑。**MRI:** 脑白质区单个或多发病灶,累及弧形/U-纤维,T2WI 和 FLAIR 表现为高信号。伴或不伴累及脑皮质,伴或不伴轻微的局部占位效应,急性期表现为 ADC 值和各向异性分数(fractional anisotropy, FA)减低,在后期阶段表现为 ADC 值升高 **MRS** 显示 NAA 降低,胆碱和乳酸增加 **狂犬病** **MRI:** 脑白质、脑皮质、基底节区、脑干、下丘脑,T2WI 上呈高信号,边界不清,伴或不伴强化 **麻疹急性脑炎** **MRI:** T2WI 中可以表现为大脑白质、大脑皮质、基底神经节区的高信号灶,伴或不伴弥散受限,伴或不伴瘀点,伴或不伴脑皮质和软脑膜强化 **亚急性硬化性全脑炎** **MRI:** 小脑白质和脑干 T2WI 见异常高信号区。ADC 值增加,增强后无强化 **西尼罗病毒** **MRI:** 在大脑、小脑白质和脑干可见 T2WI 和 FLAIR 上异常高信号区。通常情况下,无明显强化	
朊病毒病	**MRI:** 基底节区(尾状核、壳核和/或两侧丘脑)和/或大脑皮质 T2WI 和 FLAIR 上呈高信号,弥散受限。通常情况下,这些异常信号无明显强化	传染性海绵状脑病由朊病毒引起,可导致进行性神经退行性变。克雅病是最常见的朊病毒病,有四种形式(散发型占 85%,遗传型占 10%~15%,其余为医源性和新的变异型)

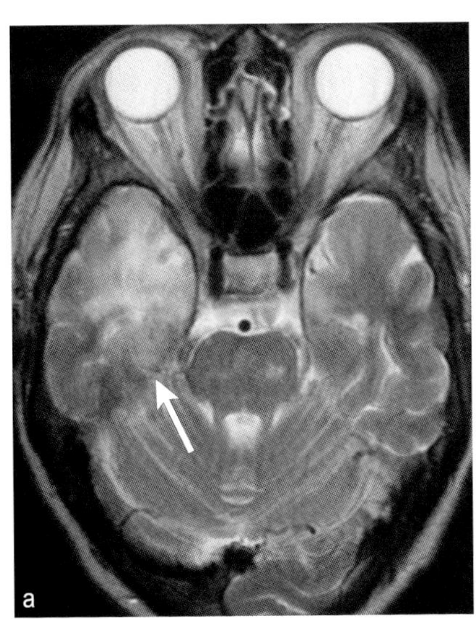
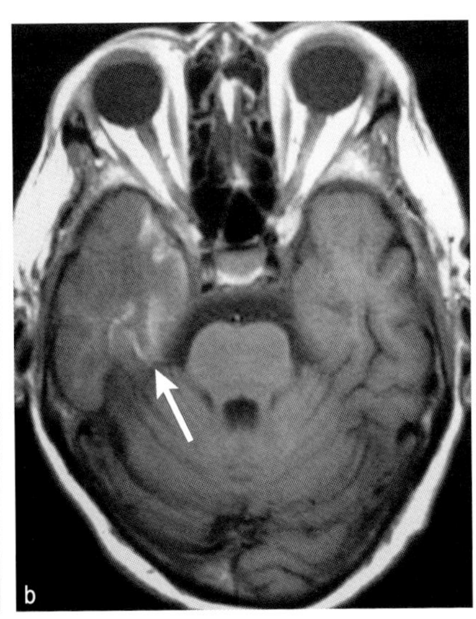
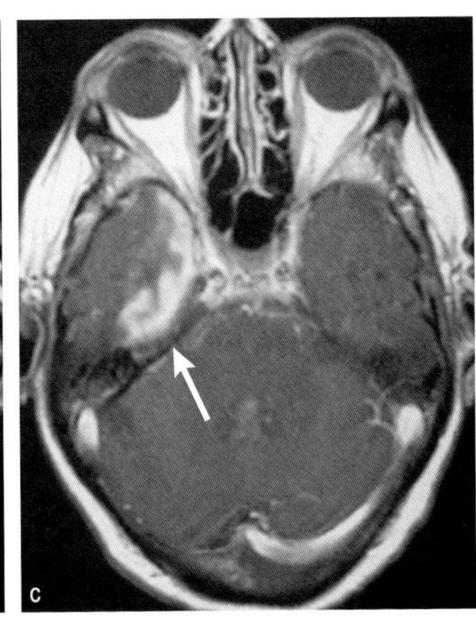

图 1.91 67 岁女性,右颞叶前部单纯疱疹病毒性脑炎。横断位 T2WI(**a**)(↑)上呈高信号,边缘模糊;横断位 T1WI(**b**)(↑)上呈等低信号,出血区呈高信号;横断位 T1 增强(**c**)(↑)病灶不规则强化

表 1.2(续) 幕上孤立性脑内病变

疾病	影像学表现	点评
结核瘤 (图 1.92)	**MRI**: 大脑半球、基底节区(成人)、小脑(儿童)的脑内病灶,T1WI 呈中低信号,T2WI 中心呈中高信号,外周边缘呈低信号,有时可见 T2WI 上呈低信号。伴或不伴钙化,伴或不伴弥散受限或弥散增加。脑膜病灶:强化示基底部脑膜结节性强化或呈囊性区。脑膜炎可伴有颅内动脉或静脉血栓形成,导致脑梗死,弥散受限 **CT**: 发生于大脑半球、基底神经节、脑干(成人)和小脑(儿童)的脑内病灶。病灶可以呈低密度,病灶中央区低密度伴边缘薄环状等密度,伴或不伴强化,呈实性强化或边缘强化,伴或不伴钙化。脑膜病灶:基底膜呈结节状强化或囊性区	在发展中国家,结核瘤发生在免疫功能缺陷患者和免疫功能正常的患者中。颅内干酪样肉芽肿通过血行播散形成。脑膜炎是最常见的颅内结核表现,比脑内结核瘤更为常见
弓形体病	**MRI**: 位于大脑半球基底节区和/或皮髓质交界处的单发或多发实性和/或囊性病灶,T1WI 上呈中低信号,具有或不具有周围环形高信号;T2WI 和 FLAIR 上呈高信号,伴或不伴中心区域中低信号,或呈中心高信号区,被等低信号的边缘环绕,周围又被高信号包围,形成三层信号;增强后呈结节状或边缘强化,或呈外周环形强化和沿壁的小偏心强化结节,形成“偏心靶征”。伴或不伴周围水肿 T2WI 高信号 **DWI**: 中心呈低信号,边缘呈高信号 **CT**: 病灶可以呈等低密度,伴或不伴强化,增强后呈边缘或结节状强化	为艾滋病患者最常见的机会性中枢神经系统感染,由摄入被寄生虫(弓形虫)污染的食物引起。弓形虫是一种分布在世界各地的胞内原生动物。也发生在免疫功能正常的患者。急性病灶包括:中央区域由坏死组织、细胞碎片、组织细胞和中性粒细胞组成;中间由血管充血和速殖子组成;周围由小胶质细胞结节、弓形虫和速殖子、轻度炎症、血管充血组成。FDG-PET 或 CT 显示弓形虫病灶的 FDG 摄取减少,可与淋巴瘤鉴别,后者的 FDG 摄取增加
脑囊虫病 (图 1.93)	**MRI**: 单个或多个脑或脑膜囊性病灶。活动性水泡期:表现为囊性病灶,T1WI 上可见 2~4 mm 结节状低信号,FLAIR、DWI 呈低信号,FLAIR 示周围高信号,T2WI 上呈高信号;增强后可见囊壁强化或无强化;T2WI 和 FLAIR 示周围无水肿带。活性胶体囊泡期:T1WI 上具有中低信号的囊性病灶,T2WI 上呈高信号,增强示囊壁和/或头节强化,T2WI 上周围高信号水肿带。活性颗粒状结节期:囊肿收缩变实,肉芽肿呈结节强化。慢性非活动期:钙化结节性肉芽肿形成	因进食受污染食物(未煮熟的猪肉)内包囊的绦虫幼虫所致。累及脑膜-蛛网膜下腔和脑池>脑实质>脑室。为最常见的中枢神经系统寄生虫病,多见于 15~40 岁的患者,是流行地区获得性癫痫最常见的病因。并发症包括脑脊液梗阻引起的颅内高血压、蛛网膜炎、脑膜炎和血管闭塞

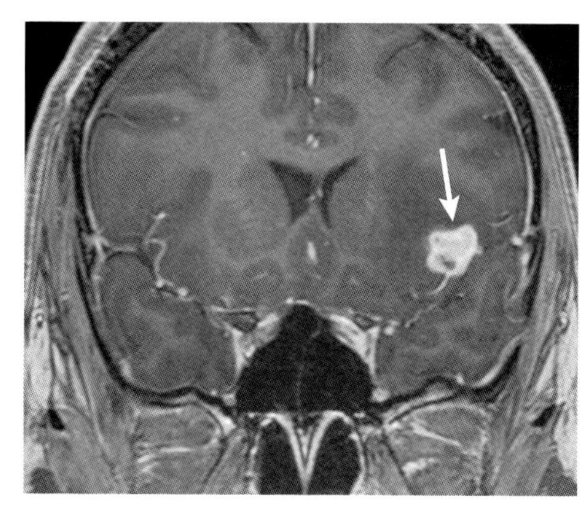

图 1.92 21 岁男性,右脑额叶结核瘤。冠状位 T1WI 增强显示明显强化(↑)

表 1.2(续) 幕上孤立性脑内病变

疾病	影像学表现	点评
包虫囊肿 (**图 1.94**) 细粒棘球绦虫 多房棘球绦虫	**细粒棘球绦虫** **MRI**：单个或少见的多个囊性病灶，T1WI 上呈低信号，T2WI 上呈高信号，T2WI 见低信号薄壁，除非重复感染，否则无强化及水肿带，通常位于大脑中动脉的供血区域。当内囊破裂并且包膜完整时，囊肿会保持原形。这种情况下，水肿和周围炎症反应可在 T2WI 上呈高信号，可见强化。破裂的内囊可以形成“漂浮征”或“涡旋征”，T1WI 及 T2WI 上均呈低信号。包虫囊肿破裂可导致囊肿外宿主炎症反应，并根据所累及的部位产生相应并发症 **多房棘球绦虫** **MRI**：囊性(伴或不伴多房)和/或实性病灶，在 T2WI 上可见中心呈等高信号，周围可见略微增厚的低信号囊壁，伴或不伴强化，以及 T2WI 上病灶周围高信号水肿带。钙化很常见	由细粒棘球蚴(南美、中东、澳大利亚和新西兰)和多房棘球蚴(北美、欧洲、土耳其和中国)引起的罕见颅内病灶。1%～4%的棘球蚴感染与中枢神经系统有关。人类通过摄入被粪便污染食品中的绦虫卵或接触受感染动物组织产生的中间宿主而得病。病灶往往在出现颅内压升高症状之前发展较大。包虫囊肿有三层：最外层为包膜囊肿，是由纤维性和炎性宿主细胞组成，紧贴宿主组织的薄而扁平的一层，通常无强化；中间为非细胞层薄膜；内层为上皮细胞。非细胞层薄膜和上皮细胞层代表囊肿的真壁，称为内囊。过度感染的包虫囊肿通常含有来自金黄色葡萄球菌感染的化脓性物质，通常被邻近脑组织和/或脑膜的炎症反应所包围

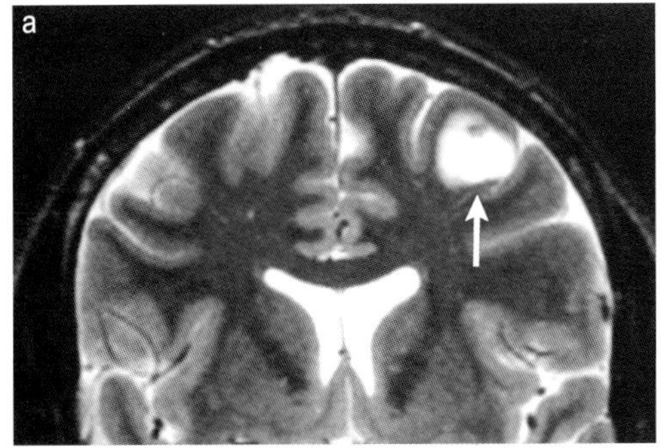

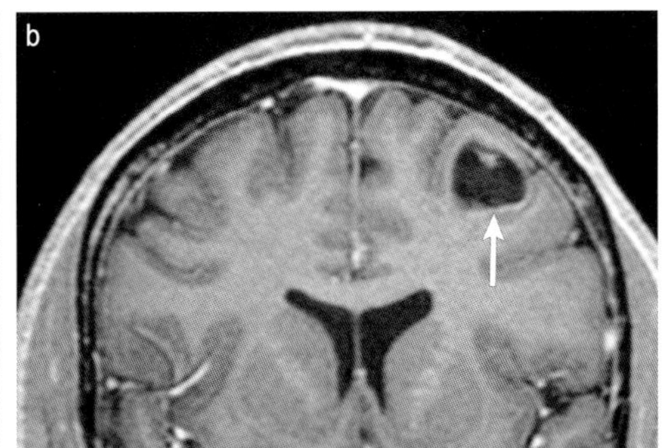

图 1.93 36 岁的囊虫病患者。左侧额叶囊性病灶在冠状位 T2WI(**a**)(↑)呈高信号，边界清。囊性病灶上缘内缘可见一小结节影；病灶的头节和囊壁在冠状位 T1WI(**b**)(↑)显示轻度强化

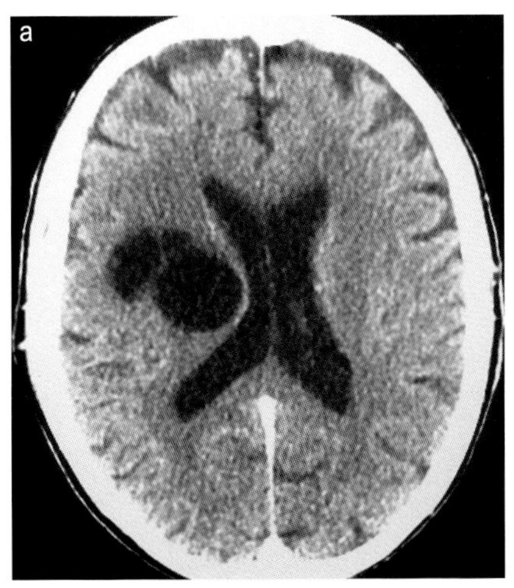

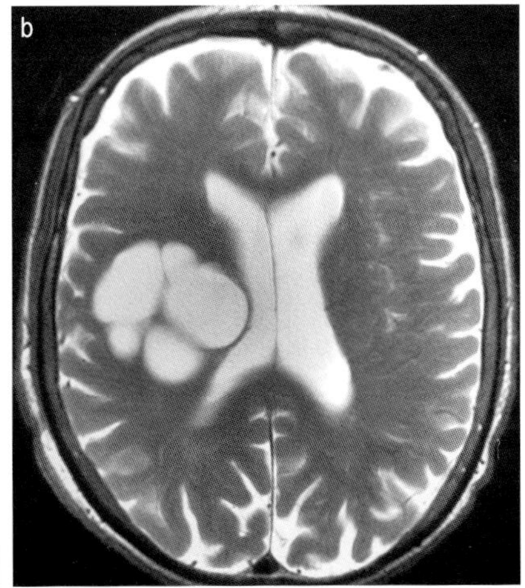

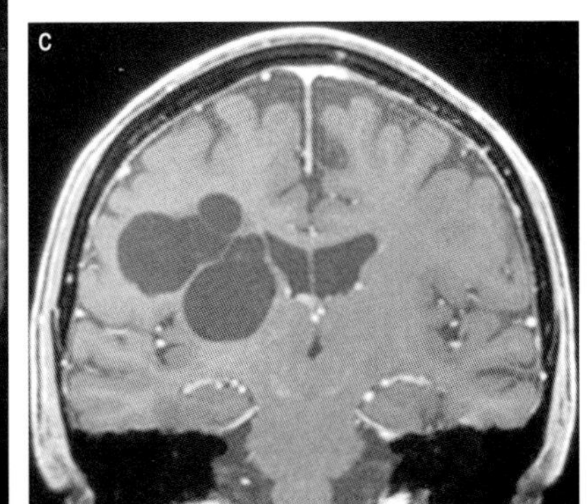

图 1.94 78 岁的女性，右侧大脑半球包虫囊肿，多发局限性囊性病灶。横断位 CT(**a**)表现为低密度灶；横断位 T2WI(**b**)表现为高信号，病灶被薄壁包围，无周围水肿；冠状位 T1WI 增强(**c**)未见强化

表 1.2(续) 幕上孤立性脑内病变

疾病	影像学表现	点评
炎性病灶：非感染性		
脱髓鞘疾病： 多发性硬化症 急性播散性脑脊髓炎 (**图 1.95**)	**MRI**：病灶位于大脑或小脑白质、脑干、基底神经节，通常在 T1WI 上呈中低信号，在 T2WI 上呈高信号，伴或不伴强化，增强后呈结节状、环状强化。在早期急性/亚急性阶段的脱髓鞘通常呈 C 形强化(不完整的环)，伴或不伴弥散受限。急性脱髓鞘病灶具有肿瘤样的局部占位效应 **CT**：脱髓鞘活动区表现为增强后有所强化，局部轻度肿胀	多发性硬化症是最常见的获得性脱髓鞘疾病。通常发生在女性，20～40 岁是高峰期。其他脱髓鞘疾病包括：急性播散性脑脊髓炎，一种病毒感染后免疫介导的脱髓鞘病灶；中毒相关性脱髓鞘病灶(环境暴露或摄入如酒精、溶剂等；代谢性疾病的内源性毒素如脑白质病灶、线粒体脑病等)；放疗损伤引起的脱髓鞘病灶；创伤相关性脱髓鞘病灶；血管疾病

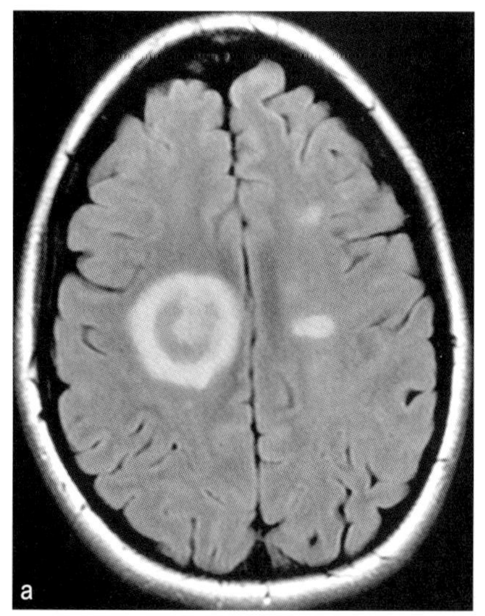

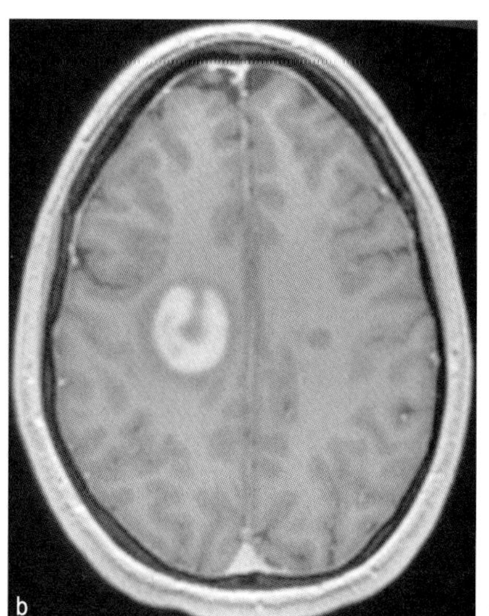

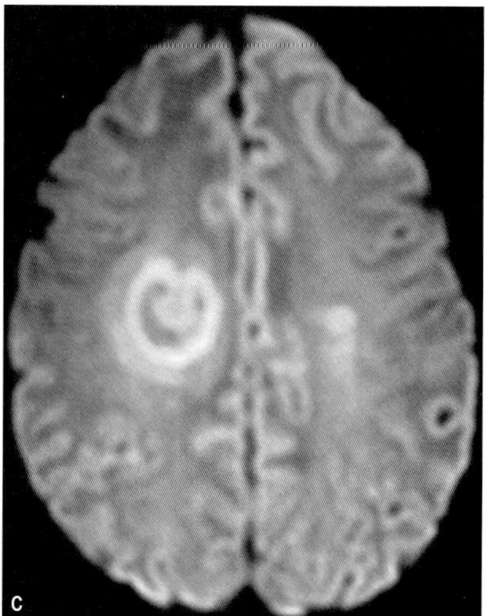

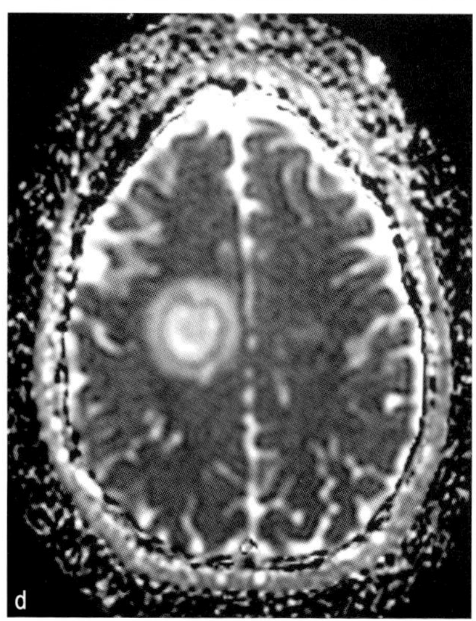

图 1.95 一名 30 岁的多发性硬化症患者，右侧大脑半球急性脱髓鞘病灶，中央区域高信号环绕(中间信号呈 C 形)。横断位 FLAIR(**a**)可见周围高信号水肿带；病灶横断位 T1WI(**b**)可见强化的 C 形区(不完全环)；横断位 DWI(**c**)和 ADC 图(**d**)显示弥散受限

表 1.2(续) 幕上孤立性脑内病变

疾病	影像学表现	点评
神经系统结节病 **(图 1.96)**	**MRI:** T1WI 上呈等低信号,T2WI 和 FLAIR 上呈略高、高信号。通常有强化,伴或不伴局部占位效应和外周水肿。通常引起软脑膜和/或硬脑膜的强化 **CT:** 边缘呈等低密度,中间呈更低密度。通常有强化,伴或不伴局部占位效应和外周水肿,通常导致软脑膜强化	结节病是一种病因不明的多系统非干酪样肉芽肿性疾病,5%~15%的病例累及中枢神经系统。如果不治疗,会引起严重的神经缺陷,如脑病、脑神经病和脊髓病。当神经系统并发症先于其他肺、淋巴结、皮肤、骨骼和/或眼的全身表现时,诊断神经系统结节病可能是困难的
脑内出血 **(图 1.97、图 1.98、图 1.99、图 1.100 和图 1.101)**	**CT:** CT 值与血细胞比容、血红蛋白、蛋白含量呈线性关系 **MRI:** 血肿信号取决于血肿的时间、大小、位置、血细胞比容、血红蛋白中铁的氧化状态、血凝块收缩程度、水肿程度和 MRI 脉冲序列	可由外伤、动脉瘤破裂、血管畸形、凝血系统病、高血压、药物不良反应、淀粉样血管病、出血性脑梗死、转移瘤、脓肿、病毒感染(单纯疱疹、巨细胞病毒)引起 颅内出血 MRI 信号与血红蛋白中铁的氧化状态和未配对电负性的存在有关。具有未配对电子的顺磁性物质由于与相邻氢原子核(质子)相互作用而导致局部磁场不均匀,这种机制称为质子-电子偶极-偶极相互作用(PEDD)。PEDD 与电子和质子距离的六次方成反比。PEDD 降低了相邻质子的 T1 值,并在较小程度上降低了相邻质子的 T2 值。另一种顺磁性是 T2 -质子弛豫强化(T2 - PRE),当顺磁性物质置于高磁场中时,在不改变相邻质子 T1 值的情况下,导致局部磁场畸变,T2 值降低。只有红细胞细胞膜完整时,T2 - PRE 和 PEDD 才会导致 T2WI 上低信号改变 氧血红蛋白含有亚铁(Fe^{2+}),由于血红蛋白外电子部分转移到氧分子上,所以没有未配对电子(其是磁性的)。脱氧血红蛋白含有亚铁,虽然其有 4 个未配对的电子而且是顺磁性。随着时间的推移,当铁被氧化成亚铁状态(Fe^{3+})时,血红蛋白被称为高铁血红蛋白,其有 5 个未配对的电子,具有顺磁性
超急性脑内血肿 **(图 1.97)** 超急性期(0~6 小时)	**MRI:** 细胞内血红蛋白主要是顺磁性脱氧血红蛋白(Fe^{2+} 状态),T1WI 上呈中等信号,T2WI 上呈低信号,并且在 T2WI 上外周被高信号(水肿)包围 **CT:** 脑内血肿的密度可以高达 80~100 HU,继发于凝血块收缩,伴或不伴液-液平,伴或不伴水肿和/或血清挤压形成的外周晕状低密度影	由血液中红细胞、白细胞、血小板和富含蛋白质的血清组成的复合物。纤维蛋白原纤维也会逐渐沉积。血肿的 CT 值从 60 HU 增加到 90 HU,主要是由血红蛋白的浓度和血凝块的收缩所致
急性脑内血肿 **(图 1.98)** 急性期(6 小时~3 天)	**MRI:** 细胞内血红蛋白主要为顺磁性脱氧血红蛋白(Fe^{2+} 状态),T1WI 为等信号,T2WI 为低信号,周围见高信号影环绕(水肿) **CT:** 由于血肿浓缩,CT 值可以高达 80~100 HU,伴或不伴液平,伴或不伴外周晕状低密度水肿带和/或血清挤压	血红蛋白在完整的红细胞膜内脱氧导致血红蛋白脱氧,血红蛋白有 4 个未配对电子,具有顺磁性。脱氧血红蛋白的 3 构型不允许水质子与顺磁中心接触,消除了 PEDD 效应。脱氧血红蛋白在 T2WI 上的低信号主要来源于 T2 - PRE

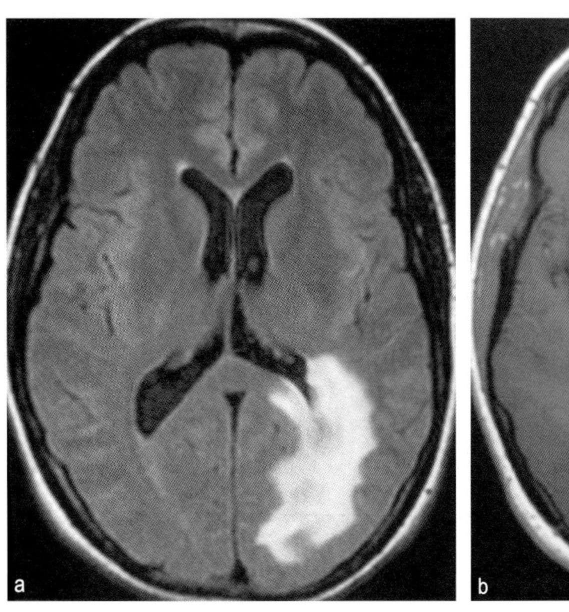
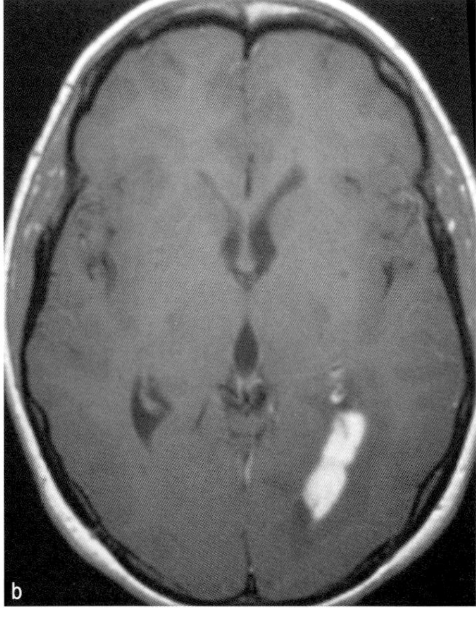

图 1.96　40 岁的结节病患者，左侧侧脑室周围病灶。横断位 FLAIR 上呈高信号，横断位 T1WI 增强示病灶强化

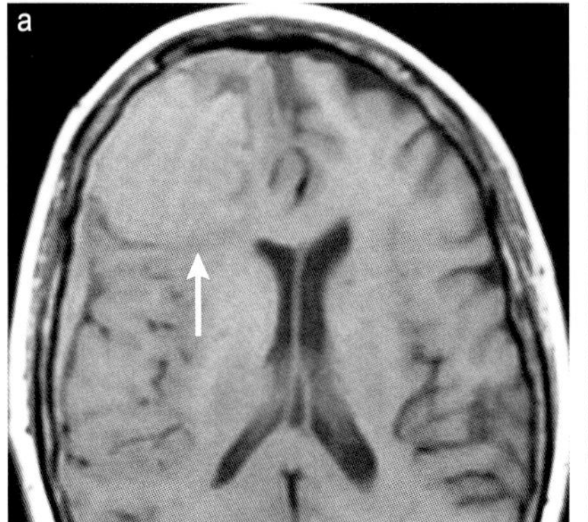
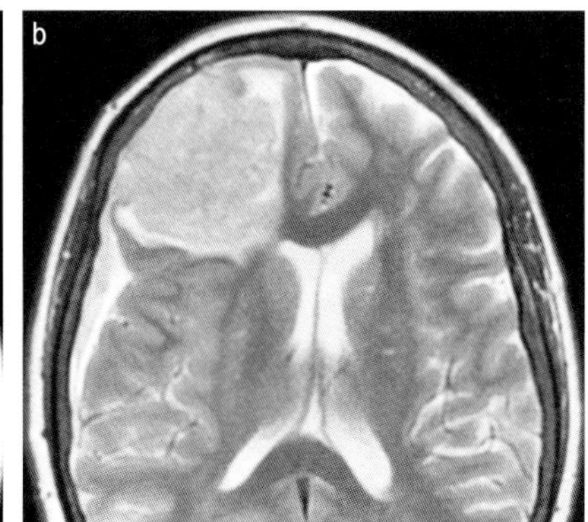
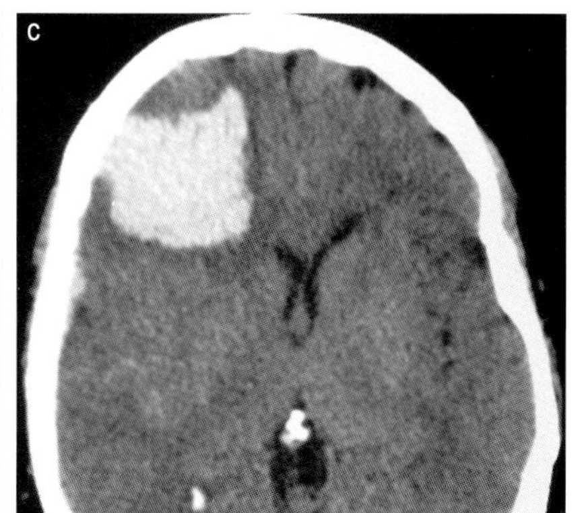

图 1.97　超急性脑内血肿（0～6 小时）。横断位 T1WI(**a**)呈等信号（↑）；横断位 T2WI(**b**)呈稍高信号（↑）；2 小时后 CT(**c**)显示血肿呈高密度

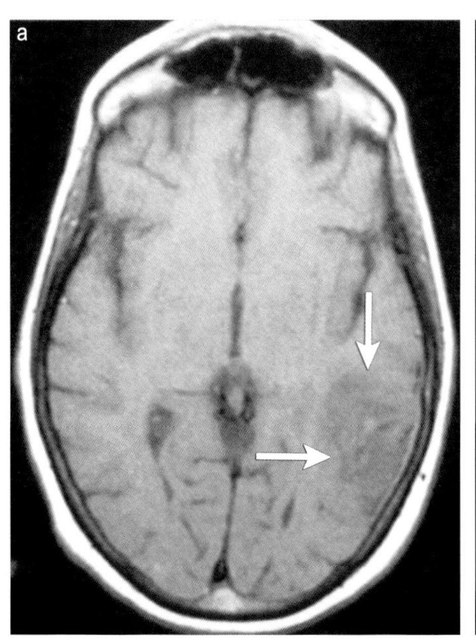
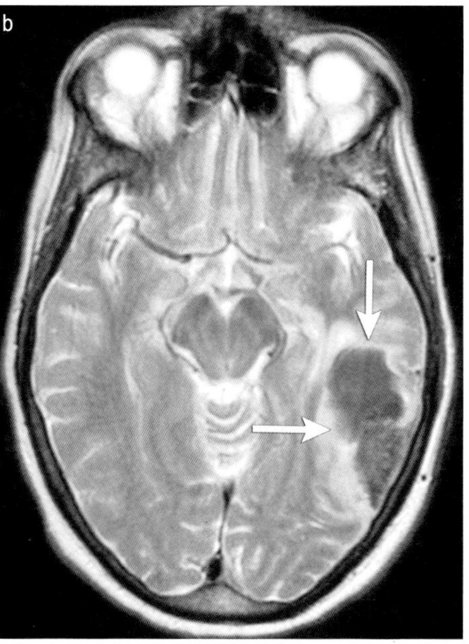

图 1.98　急性脑内血肿（6 小时～3 天）。横断位 T1WI(**a**)呈等信号（↑）；顺磁脱氧血红蛋白在 T2WI(**b**)呈低信号（↑），周围为高信号区（水肿）

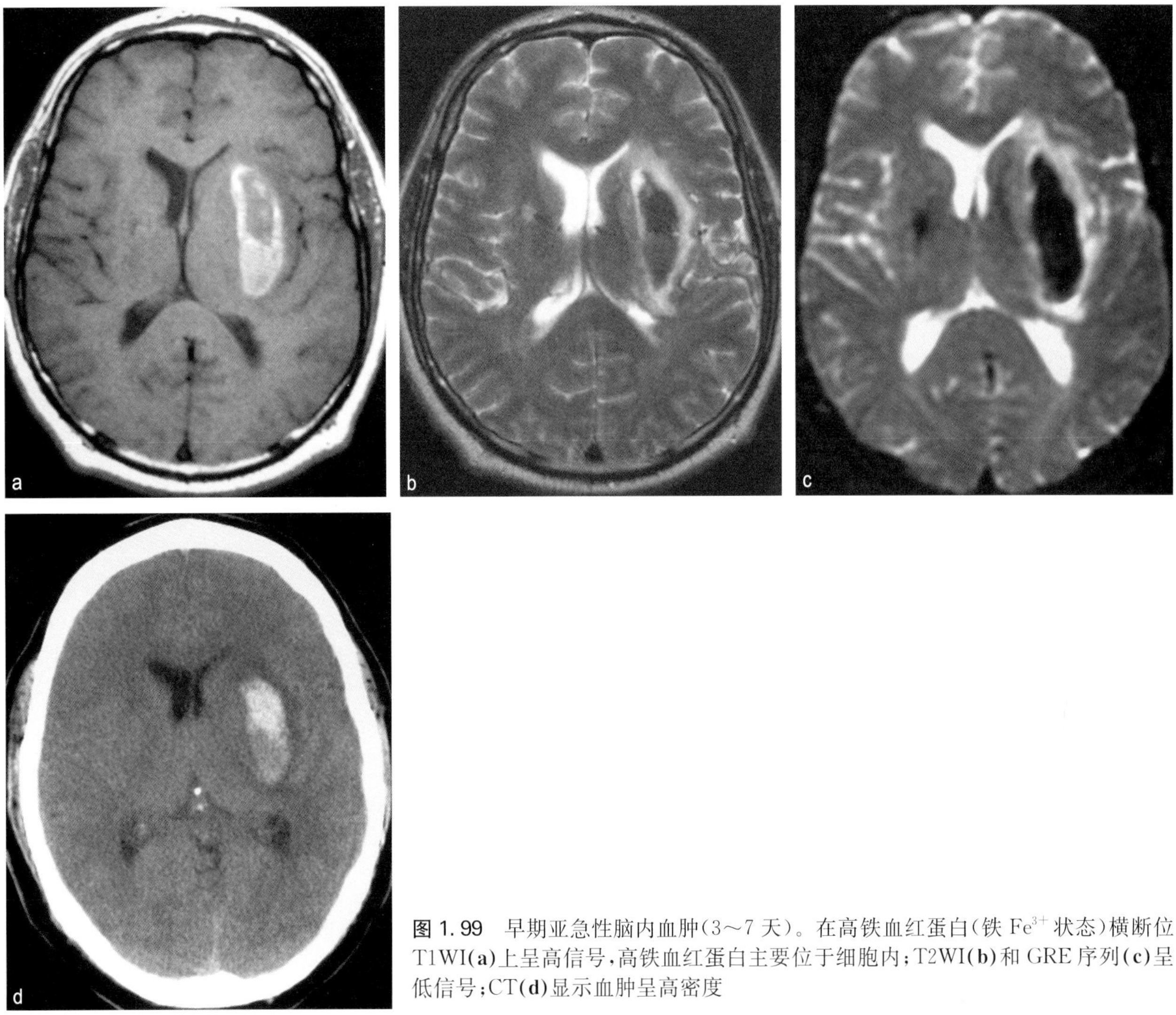

图 1.99　早期亚急性脑内血肿(3～7 天)。在高铁血红蛋白(铁 Fe^{3+} 状态)横断位 T1WI(**a**)上呈高信号，高铁血红蛋白主要位于细胞内；T2WI(**b**)和 GRE 序列(**c**)呈低信号；CT(**d**)显示血肿呈高密度

图 1.100　亚急性晚期脑内血肿(4 天～1 个月)。横断位 T1WI(**a**)上呈高信号；横断位 T2WI(**b**)上呈高信号；信号主要因细胞外高铁血红蛋白和质子密度增高

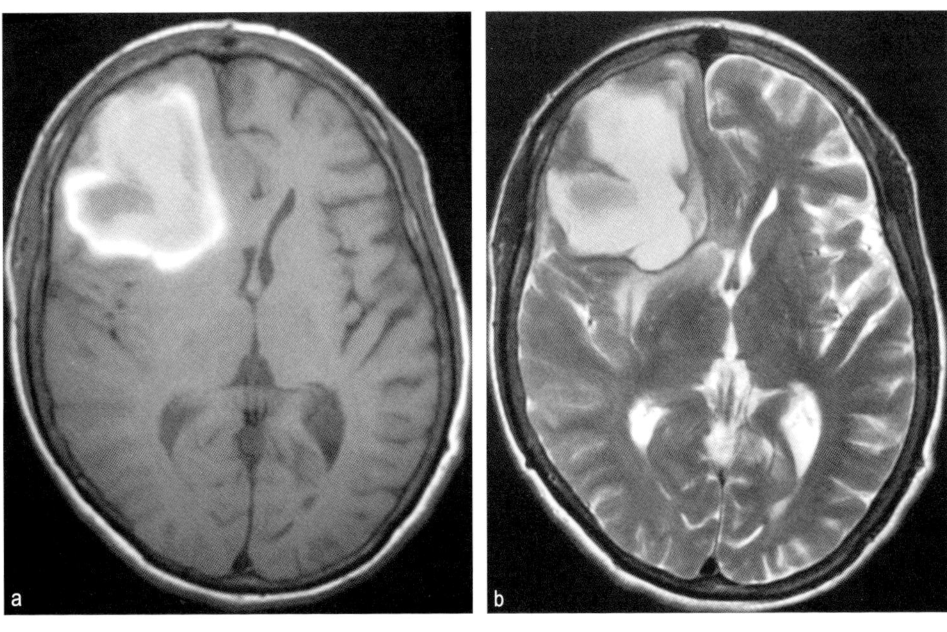

表 1.2(续) 幕上孤立性脑内病变

疾病	影像学表现	点评
亚急性早期脑内血肿 **(图 1.99)** 亚急性早期(3~7 天)	**MRI:** 血红蛋白氧化为 Fe^{3+} 状态高铁血红蛋白。高铁血红蛋白主要位于细胞内,来自 PEDD 的 T1WI 上高信号,来自 PEDD 和 T2-PRE 的 T2WI 上低信号 **CT:** 由于血肿浓缩,CT 值可以高达 80~100 HU,伴或不伴液平,伴或不伴外周晕状低密度水肿带和/或血清挤压	血凝块收缩继续进展。血肿内的亚铁被氧化成高铁态(Fe^{3+}),形成高铁血红蛋白,其有 5 个未配对电子,具有顺磁性
亚急性晚期脑内血肿 **(图 1.100 和图 1.101)** 亚急性晚期(4 天~1 个月)	高铁血红蛋白最终变成细胞外的。血肿在 PEDD 作用下,T1WI 上呈高信号,T2WI 上呈高信号,这是由于质子密度增加和 T2-PRE 效应的丧失所致	红细胞膜的溶解产生细胞外高铁血红蛋白 巨噬细胞对血肿内球蛋白和纤维蛋白的蛋白水解导致其向心性密度逐渐降低,CT 值降低(0.7~1.5)HU/d。血肿周围的水肿和占位效应逐渐减轻
慢性脑内血肿 **(图 1.102)** 慢性期(1 个月至数年)	血肿由 T1WI 和 T2WI 均为高信号进展为 T2WI 和 GRE 上均呈低信号,这是由于超顺磁含铁血黄素在病灶边缘沉积所致。慢性血肿最终可在 T1WI 显示低信号或稍高信号	细胞外高铁血红蛋白逐渐退化为含铁血黄素,其有许多未配对的电子,具有超顺磁性。超顺磁物质通常对 T2WI 和 GRE 成像具有高的 T2-PRE 效应,导致信号下降
脑挫伤 **(图 1.103)**	脑挫伤的 MRI 表现为局灶性出血,累及大脑皮质和皮质下白质。脑挫伤的 MRI 信号取决于其时期和有无氧血红蛋白、脱氧血红蛋白、高铁血红蛋白、含铁血黄素等。血肿周围是水肿带,在 T2WI 和 FLAIR 上呈高信号	脑挫伤是大脑皮质和皮质下白质的浅表损伤,是由于颅骨骨折和/或颅骨内面的大脑加速/减速而造成的创伤。病灶包括毛细血管损伤、水肿、出血,常累及颞叶、额叶前部及额叶下部

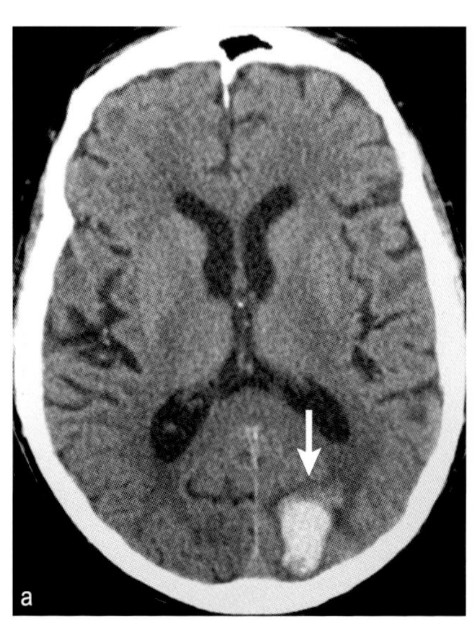

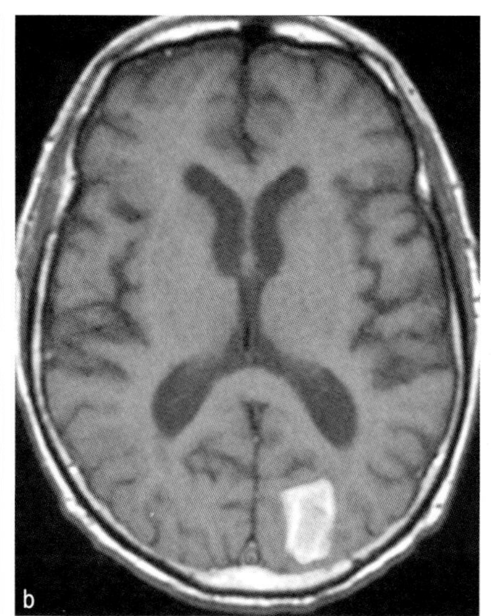

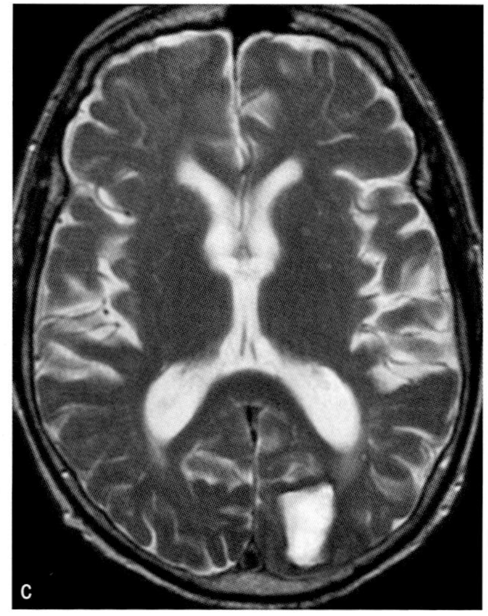

图 1.101 亚急性晚期血肿(4 天~1 个月)。横断位 CT(**a**)(↑)呈高密度;横断位 T1WI(**b**)上呈高信号;横断位 T2WI(**c**)上呈高信号

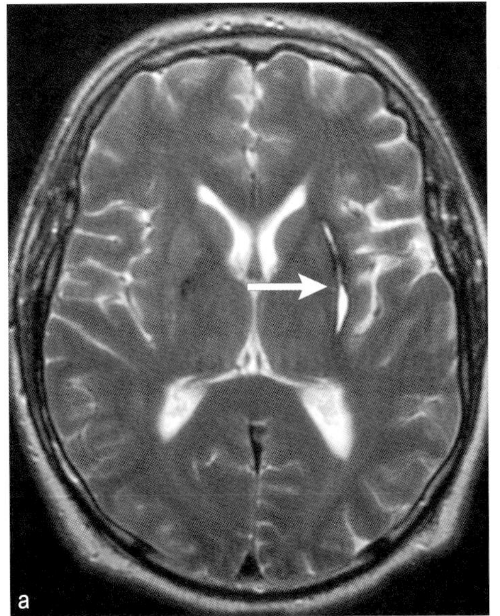

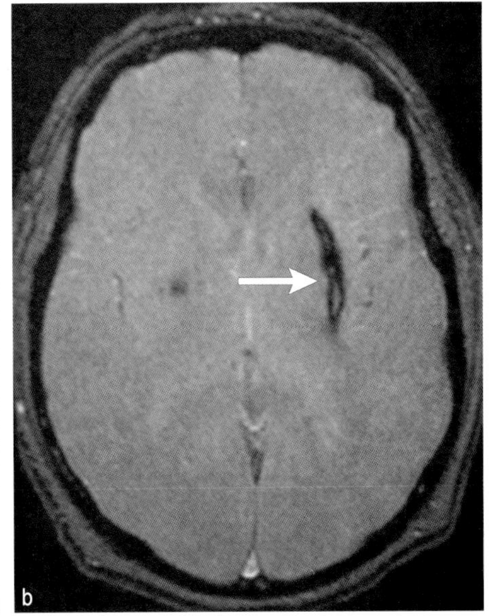

图 1.102 慢性脑内血肿(1个月至数年)。在 T2WI(**a**)上呈中心高信号(↑);由于存在超顺磁含铁血黄素而在 T2WI 和 GRE(**b**)上呈边缘低信号(↑)

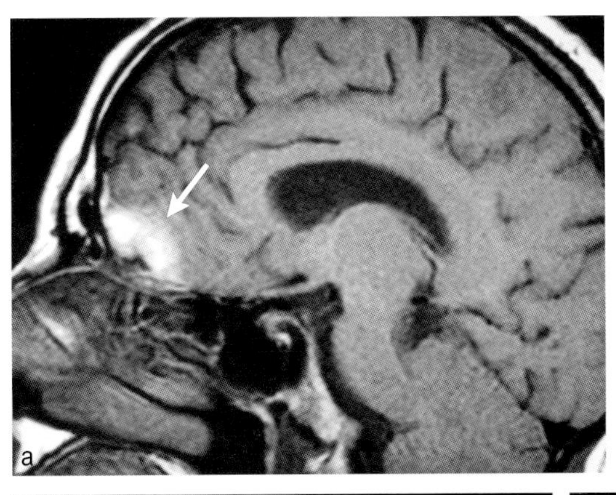

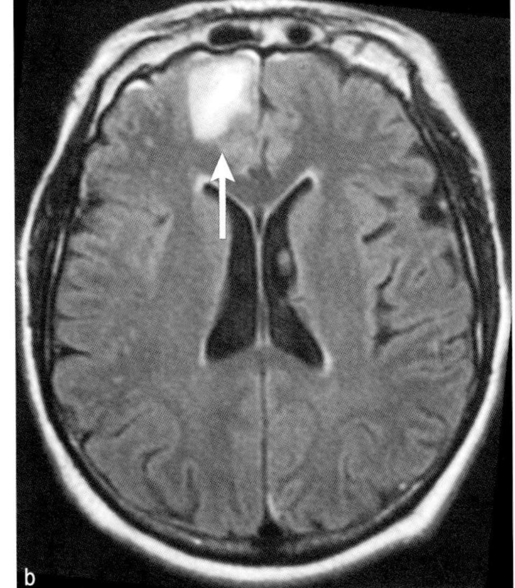

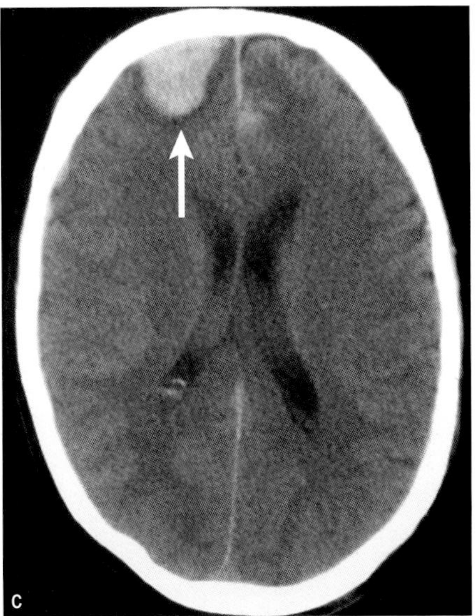

图 1.103 60 岁男性,右额叶浅表脑挫伤。矢状位 T1WI(**a**)(↑)、横断位 FLAIR(**b**)(↑)呈高信号,横断位 CT(**c**)(↑)呈高密度

表 1.2(续) 幕上孤立性脑内病变

疾病	影像学表现	点评
出血性转移灶 (**图 1.104**)	**MRI**:表现为脑内血肿,累及部分或全部肿瘤,通常伴有周围水肿(T2WI 上高信号),病灶通常为多发	与出血相关的脑转移性肿瘤包括支气管肺癌、肾细胞癌、黑色素瘤、绒毛膜癌和甲状腺癌。可能很难与其他病因引起的出血进行区分,如血管畸形和淀粉样血管病

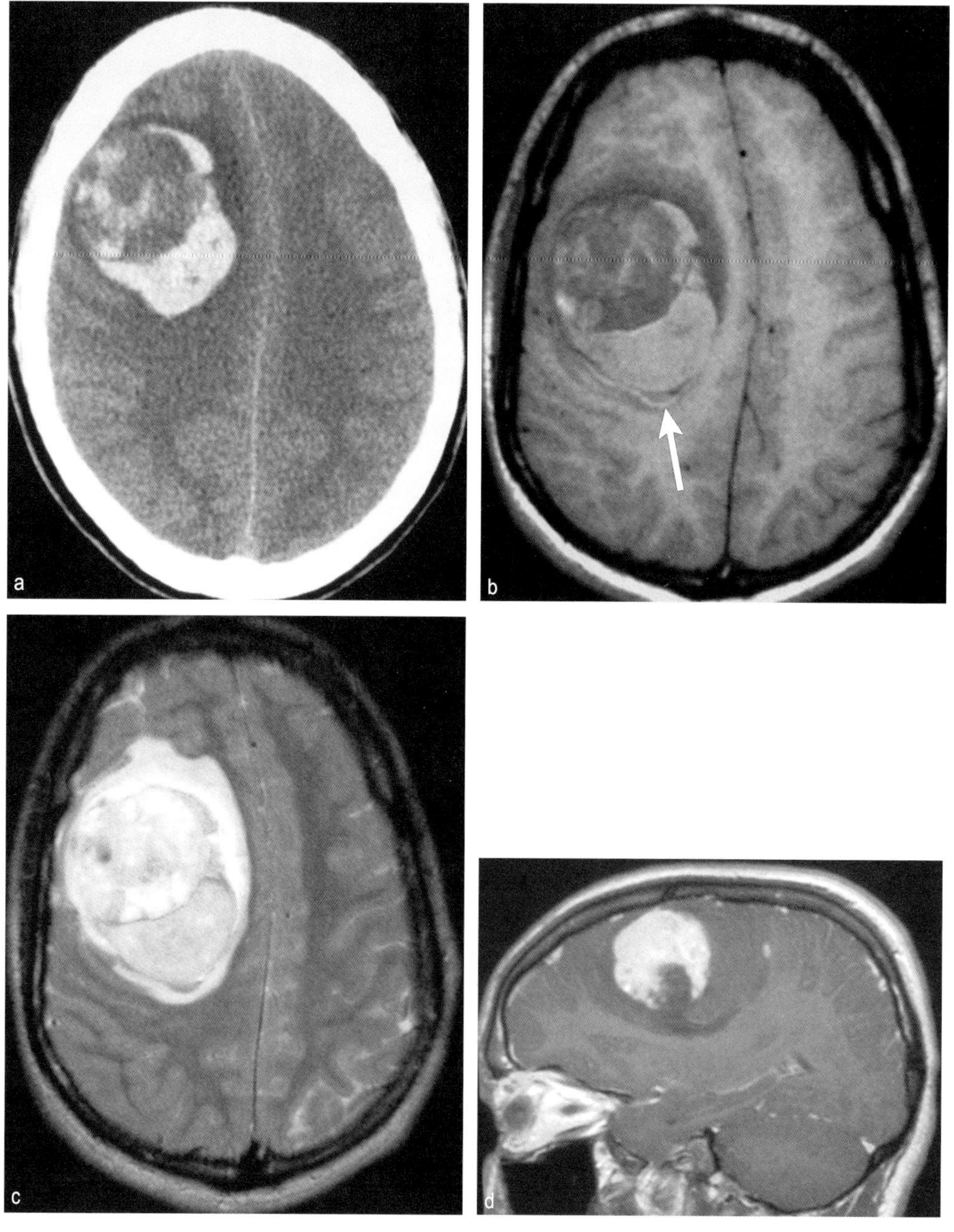

图 1.104 16 岁男性,来源于胚胎卵黄囊肿瘤的右侧额叶转移瘤,伴外周超急性出血。横断位 CT (**a**)上呈高密度影;在 T1WI(**b**)上呈等信号(↑);在 T2WI(**c**)上呈不均匀高信号;肿瘤矢状位 T1WI 增强(**d**)显示有强化

表 1.2(续) 幕上孤立性脑内病变

疾病	影像学表现	点评
动静脉畸形出血 (图 1.105)	**MRI:** 位于脑实质、硬脑膜和/或脑室边缘的不规则形病灶。AVM 在 T1WI 和 T2WI 上可见继发于高速血流形成的多发、曲折血管流空信号,以及不同信号的血管内血栓和不同时期的出血。梯度回波序列显示 AVM 中动静脉交通所致的流动相关强化现象(高信号)。使用 TOF 或相位对比技术的磁共振血管成像可以提供更多关于病灶、供血动脉、引流静脉以及是否存在动脉瘤的详细信息。除非近期出血或静脉闭塞,否则通常没有明显的占位效应 **CT:** 可发生于脑实质、硬脑膜和/或脑室边缘的不规则病灶。AVM 包含多发扭曲血管,伴或不伴钙化。静脉部分常呈较明显强化。除非近期有出血或静脉阻塞,通常没有明显占位效应。CT 血管造影可以显示出 AVM 病灶、动脉和静脉部分	幕上 AVM 的发生率(80%~90%)高于幕下 AVM(10%~20%)。具有出血的危险性。AVM 可以是散发性、先天性或与创伤史有关。Rendu-Osler-Weber 综合征(脑、肺、黏膜毛细血管扩张 AVM)和 Wyburn-Mason 综合征(脑、视网膜 AVM 伴有皮肤痣)中可见多发的 AVM

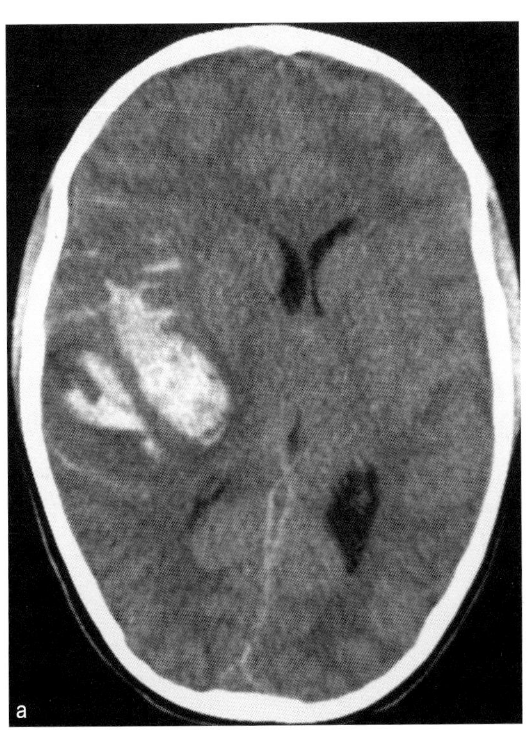

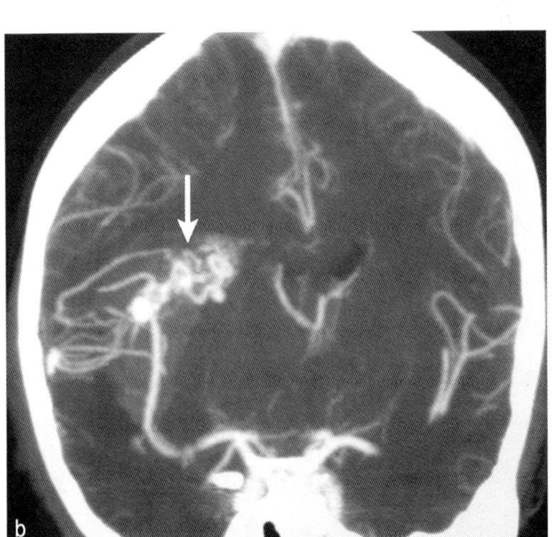

图 1.105 横断位 CT(**a**)示右侧大脑半球的脑内出血及蛛网膜下腔出血;在 CTA 图像(**b**)上可见由动静脉畸形(↑)引起

表 1.2(续) 幕上孤立性脑内病变

疾病	影像学表现	点评
动脉瘤破裂引起的脑内出血 (**图 1.106**) 囊状动脉瘤 梭形动脉瘤 夹层动脉瘤 (壁内血肿)	**囊状动脉瘤** 强化,边界清晰 (**图 1.106**) **梭形动脉瘤** 表现为累及动脉的管状扩张 **夹层动脉瘤** 最初累及动脉壁,以圆周或半月形增厚并且呈等密度伴管腔狭窄。壁内血肿的演变可导致动脉的局限性扩张	由于获得性/退行性病灶、多囊性疾病、结缔组织病如动脉粥样硬化、创伤、感染(真菌)、水肿(肿瘤)、动静脉畸形、血管炎和药物等,造成继发性动脉梭形或局灶性囊状扩张。局灶性动脉瘤也称为囊状动脉瘤,通常发生在动脉分叉处,并且 20%是多发。囊状动脉瘤破裂导致蛛网膜下腔出血与动脉瘤的大小有关。直径>2.5 cm 的囊状动脉瘤被称为巨大动脉瘤。梭形动脉瘤通常与动脉粥样硬化或胶原血管疾病(Marfan 综合征,Ehlers-Danlos 综合征等)有关。夹层动脉瘤往往因意外或重大创伤而造成动脉壁出血而形成
海绵状血管瘤出血 (**图 1.107**)	**MRI**: 单个或多发的脑内病灶。根据出血的不同时期,在 T2WI 中央区可呈多种信号(低、中、高或混合信号),在 T2WI 上病灶边缘由于存在含铁血黄素呈不规则低信号影。梯度回波和 SWI 可用于检测多发病灶。虽然一些病灶可能表现出轻微的不均匀性强化,但通常不存在强化 **CT**: 病灶呈中-略高密度影,伴或不伴钙化	海绵状血管瘤是由薄壁血窦和血管组成的错构瘤,其内无神经组织。可以发生在不同位置。幕上海绵状血管瘤比幕下海绵状血管瘤更为常见。病灶由胶原基质内上皮细胞排列的血管组成 通常存在含有含铁血黄素的血栓和远端出血区域。可能存在营养不良性钙化。发育性静脉异常的发生率为 25% 多发性海绵状血管瘤遗传性综合征与 *CCM1*/*KRIT1*、*CCM2*/*MGC4608* 和 *CCM3*/*PDCD10* 基因的突变有关,并且比散发性海绵状血管瘤具有更高的出血风险(每年高达 5%)

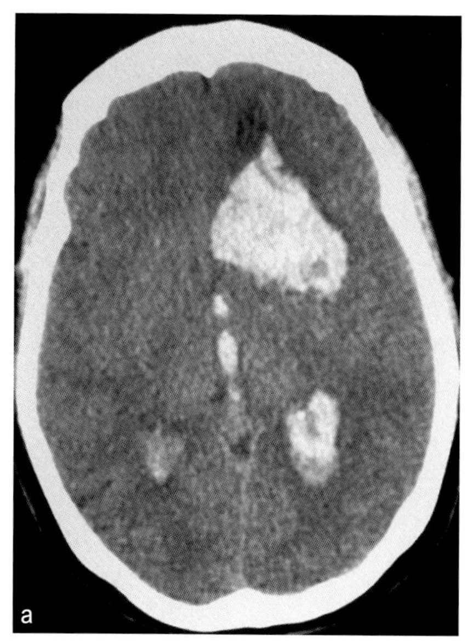

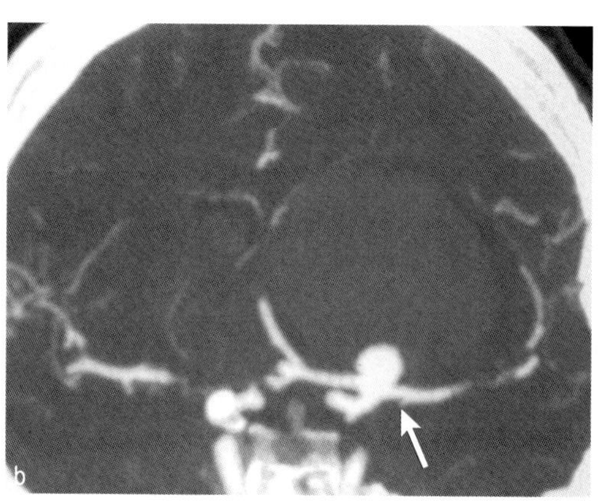

图 1.106 51 岁女性。在横断位 CT(**a**)上显示左额叶的脑内出血以及第三脑室和侧脑室的出血;在 CTA(**b**)可见出血由动脉瘤破裂(↑)引起

表 1.2(续) 幕上孤立性脑内病变

疾病	影像学表现	点评
静脉血管瘤/发育性静脉异常	**MRI**：强化 T1WI 显示一团"水母头"样的小静脉，并与轻微突出的强化静脉相连 **CT**：强化前表现阴性，或可见稍高密度影。增强后可见与一团小静脉相连的轻微突出的强化静脉影	通常被认为是由与出血无关的异常静脉形成；常偶然发现，有时伴发海绵状血管瘤。病灶由正常神经组织内的薄壁静脉通路组成。可伴有海绵状血管畸形。占脑血管畸形的 50%以上
脑缺血/梗死		
动脉闭塞引起的脑梗死(**图 1.108**)	大脑和小脑梗死的 MRI 和 CT 表现取决于梗死时间和检查时间	脑梗死通常由累及大、中或小动脉的闭塞性血管疾病引起

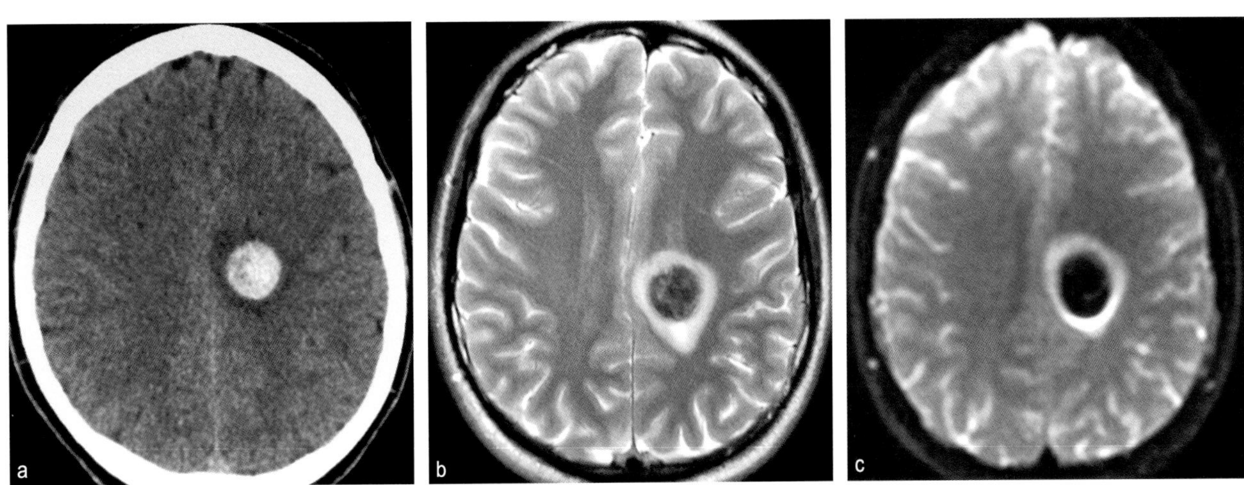

图 1.107 22 岁男性，近期发现左侧大脑半球海绵状血管瘤。横断位 CT(**a**)，病灶位于左侧半卵圆中心，呈高密度；横断位 T2WI(**b**)和横断位 GRE(**c**)显示中央区高信号，周围低信号影环绕

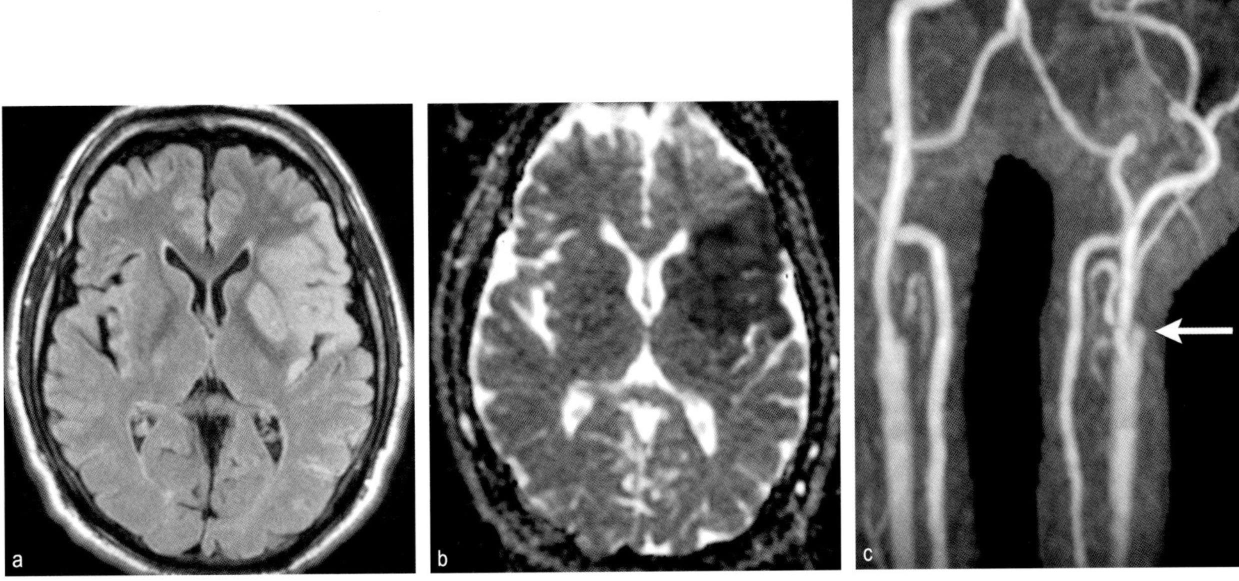

图 1.108 左侧大脑中动脉血管分布区的左侧大脑半球急性脑梗死。横断位 FLAIR(**a**)上呈高信号和横断位 ADC(**b**)图呈低信号；冠状位 MRA(**c**)显示左颈内动脉近端突然变细、闭塞(↑)

表 1.2(续) 幕上孤立性脑内病变

疾病	影像学表现	点评
超急性梗死(<12 小时) 急性梗死(12～24 小时) 早期亚急性梗死(24 小时～3 天) 晚期亚急性梗死(4 天～2 周)	**超急性梗死** **MRI**:局部水肿,通常在 T1WI 和 T2WI 上显示正常脑实质样等信号。DWI 显示继发于细胞毒性水肿的高信号,并且在梗死的血管分布中没有动脉血管流空效应或动脉强化 **CT**:50%表现正常,局部密度降低,豆状核模糊,动脉密度稍高 **急性梗死** **MRI**:T1WI 上呈等信号,T2WI 和 DWI 上呈高信号,具有局部水肿。信号异常通常累及大脑皮质、皮质下白质和/或基底神经节 **CT**:大脑皮质与白质界限模糊,基底神经节密度降低 **早期亚急性梗死** **MRI**:T1WI 上呈等低信号,T2WI 和 DWI 上呈高信号,局部水肿,伴或不伴出血,伴或不伴强化 **CT**:局部密度降低,肿胀,累及灰质和白质(通常为楔形),伴或不伴出血 **晚期亚急性梗死** **MRI**:T1WI 上呈等低信号,T2WI 上呈高信号,水肿/占位效应减轻,伴或不伴出血,伴或不伴强化。DWI 上的高信号和 ADC 图上的低信号在 10 天～2 周时消失(“假正常化”) **CT**:局部肿胀增加,然后减轻;增强后病灶处的低密度变得更加显著	血管闭塞可继发于动脉粥样硬化动脉疾病、心源性栓子、肿瘤包裹、高凝状态、夹层或先天性异常。脑梗死通常由累及特定血管区域的动脉闭塞引起;偶尔脑梗死是由代谢紊乱(线粒体脑病等)或颅内静脉闭塞-血栓性静脉炎、高凝状态、脱水等引起,这时其与动脉分布不对应
亚急性梗死后(2 周～2 个月) 梗死后遗改变(>2 个月)	**亚急性梗死后** **MRI**:T1WI 上呈等低信号,T2WI 上呈高信号,水肿消退,伴或不伴出血,伴或不伴强化降低 **CT**:低密度区的占位效应消失,伴或不伴强化 **梗死后遗改变** **MRI**:T1WI 上呈低信号,T2WI 上呈高信号,脑软化改变,钙化,含铁血黄素 **CT**:脑软化低密度灶	

表 1.2(续) 幕上孤立性脑内病变

疾病	影像学表现	点评
静脉阻塞引起的脑梗死(**图 1.109**)	**MRI**：皮质下白质区病灶，边界不清，T2WI 和 FLAIR 呈高信号，局部占位效应，急性期弥散受限，伴或不伴出血、强化。病灶与动脉血管分布不对应 **CT**：皮质下白质区病灶边界不清，呈等低密度，伴有局部占位效应，急性期弥散受限，伴或不伴出血 **CTA/MRA**：CTA 上静脉没有强化；MRA 上颅内静脉窦或颅内大静脉没有流空信号	静脉阻塞引起的脑梗死，由相应静脉或静脉窦的血栓形成而造成静脉高压引起。浅表静脉系统(上矢状窦、下矢状窦和皮质静脉)的闭塞通常引起邻近大脑皮质和皮质下白质的梗死。静脉阻塞可能与凝血障碍(镰状细胞病、地中海贫血等)、脱水、红细胞增多症或口服避孕药等有关

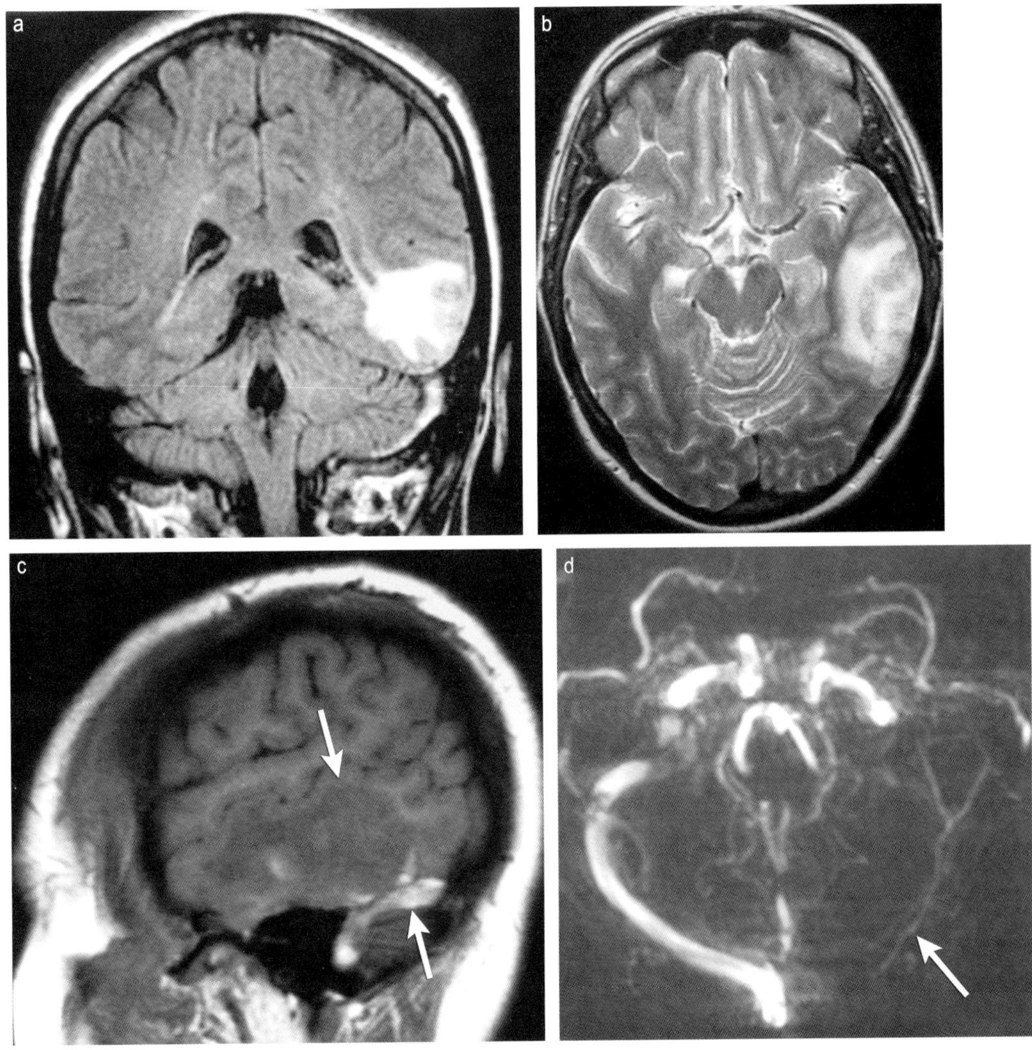

图 1.109 33 岁女性患者，因左横窦血栓形成导致左颞叶脑梗死。梗死灶在冠状位 FLAIR(**a**)和横断位 T2WI(**b**)上呈高信号；矢状位 T1WI(**c**)(↑)上呈低信号；横断位 2D MRV(**d**)显示在闭塞的左横窦(↑)内无血流信号

表 1.2(续) 幕上孤立性脑内病变

疾病	影像学表现	点评
其他病灶		
放射性坏死 (**图 1.110**)	**MRI**: 局限性病灶,伴或不伴占位效应或边界不清,T1WI 上呈等低信号,T2WI 上呈等高信号,累及脑组织(白质和/或灰质)的放射治疗。已出现放射性坏死的区域相对脑血容量(rCBV)值(0.6)显著低于复发性高级别神经胶质瘤的值。手术切除的转移性病灶部位的放射性坏死可能显示 DWI 的 3 层模式,包括高 ADC 的内部液化部分,低 ADC 且没有强化的中间层,以及 ADC 值增高且强化的外层 **CT**: 局灶性病灶伴或不伴占位效应,或等低密度边界不清的病灶,伴或不伴强化,累及放射治疗区域中的脑组织(灰质和/或白质)	放射治疗剂量超过 65 Gy 时,会对局部脑组织造成严重的不良反应。发生在放射治疗后 3~12 个月,偶尔发生于放疗 10 年后。当化疗同时接受放射治疗时,发生率高达 3 倍。血管内皮损伤和细胞凋亡导致血栓形成、纤维蛋白渗出物、管腔狭窄透明化、纤维蛋白样和血管坏死以及神经胶质和白质损伤。很难与肿瘤区分。使用动态磁敏对比增强灌注 MRI,可显示复发性肿瘤的 rCBVmax 和 rCBVmean 显著高于肿瘤坏死,有助于区分这两种情况。CT 灌注也有类似发现。已证实 MRI 灌注在区分高级别胶质瘤和放射性坏死方面优于 ^{18}F-FDG-PET/CT 和 ^{11}C-蛋氨酸 PET。磁共振氢谱显示放射性坏死部位的 NAA 和胆碱峰降低,而肿瘤残留和复发肿瘤显示胆碱峰升高和胆碱/肌酸比>2
放化疗后 3 个月内肿瘤假性进展	**MRI**: 放化疗结束后的 3 个月内可以看到肿瘤切除腔内出现强化和周围水肿,但最终逐渐消退	放化疗后的前 3 个月,15%~20%的患者可以看到肿瘤切除腔内出现强化和周围水肿,但这些表现随后稳定并消退。假性进展是由于血脑屏障的暂时功能减退引起的。对强化组织进行组织学研究显示没有肿瘤迹象。假性进展与更好的治疗反应和更长的存活率相关。假性进展与肿瘤中的 O-6-甲基鸟嘌呤-DNA 甲基转移酶(MGMT)活性相关,其与替莫唑胺(TMZ)化疗联合放射治疗的疗效反应相关
淀粉样变性 (**图 1.111**)	淀粉样变性可为单发或多发性病灶,边界不清,累及幕上脑白质并延伸至侧脑室表面 **MRI**: 病灶在 T1WI 上呈等低或稍高信号,T2WI 上呈不均匀稍高或高信号,其内伴或不伴低信号区域。可以出现不同程度强化。 **MRS** 可显示 NAA 降低,胆碱和乳酸峰升高 **CT**: 病灶可呈低、中和/或高密度,增强后强化	淀粉样变性是一种复杂疾病,由不溶性嗜酸性具有β折叠构型的纤维蛋白在细胞外沉积产生。淀粉样蛋白的沉积可以是全身性或局部性。系统性淀粉样变性通常由浆细胞病和遗传性疾病引起,或与慢性疾病有关。系统性淀粉样变性在脑部表现为脑血管淀粉样变性,伴有淀粉样蛋白在血管壁沉积、阿尔茨海默病的老年斑或者海绵状脑病,如克雅病和库鲁病。脑内局部性淀粉样蛋白沉积或淀粉样瘤是罕见的,并且通常与潜在的疾病无关

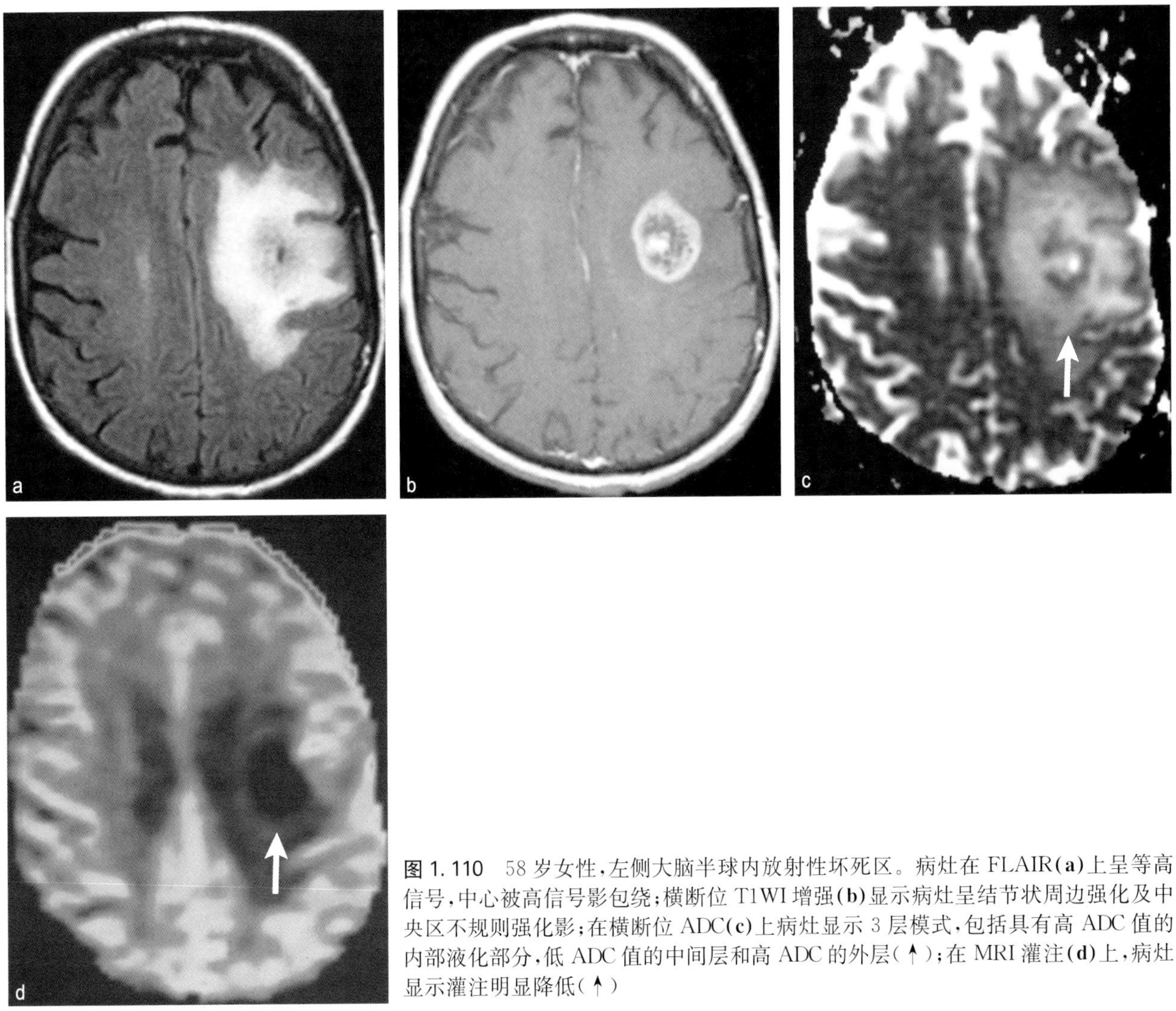

图 1.110 58 岁女性，左侧大脑半球内放射性坏死区。病灶在 FLAIR(**a**)上呈等高信号，中心被高信号影包绕；横断位 T1WI 增强(**b**)显示病灶呈结节状周边强化及中央区不规则强化影；在横断位 ADC(**c**)上病灶显示 3 层模式，包括具有高 ADC 值的内部液化部分，低 ADC 值的中间层和高 ADC 的外层(↑)；在 MRI 灌注(**d**)上，病灶显示灌注明显降低(↑)

图 1.111 58 岁男性，大脑半球后部的淀粉样变性。横断位 FLAIR(**a**)病灶呈高信号，边界不清；横断位 T1WI 增强(**b**)，病灶明显强化，具有占位效应，左侧侧脑室枕角受压

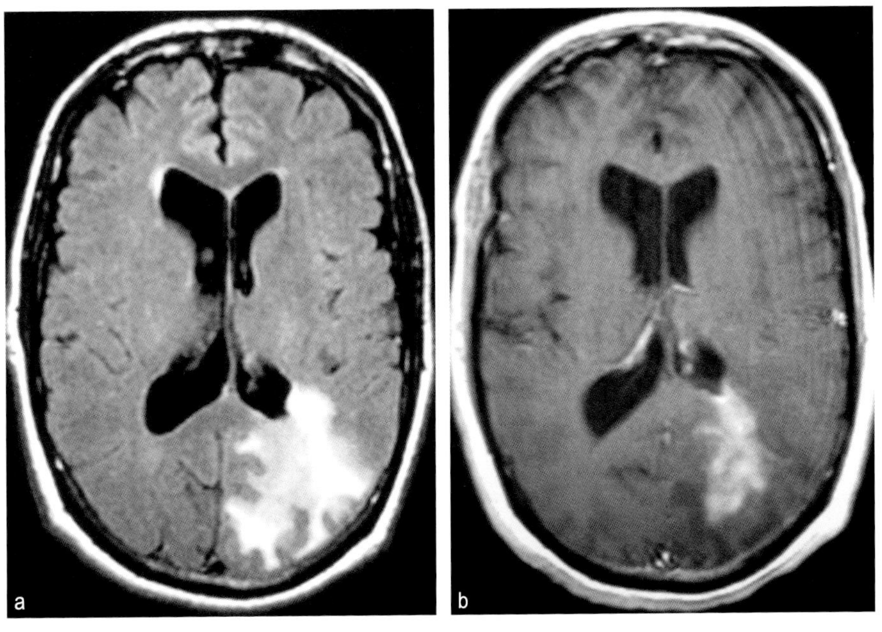

表 1.2(续) 幕上孤立性脑内病变

疾病	影像学表现	点评
脂肪瘤 (图 1.112)	**MRI**: T1WI 及 T2WI 上呈类似皮下脂肪样高信号,频率选择性脂肪抑制技术或短时间反转恢复(STIR)技术信号抑制。通常无强化或外周水肿。脂肪瘤可以是管状结节或曲线状 **CT**: 脂肪瘤的 CT 值等于脂肪密度(−40～100 HU),伴或不伴钙化、骨化	脂肪瘤是蛛网膜下腔内罕见的良性脂肪性病灶,属先天性畸形,涉及脑膜的原始分化,通常位于中线或附近,并且可能有钙化和/或血管穿过。脂肪瘤占所有颅内肿瘤的不到 0.1%。可以发生在许多部位:胼胝体、胼胝体周围、桥小脑角、四叠体池、脚间池、颅顶部、大脑侧裂、大脑纵裂池、脉络丛和小脑半球间。发生在 5 个月～76 岁的儿童和成人中;平均年龄为 38.6 岁。可能与胼胝体的发育不全有关。脂肪瘤通常无症状,可增加颅内动脉瘤的发病率,大脑外侧裂脂肪瘤可导致癫痫发作,桥小脑角脂肪瘤(>8 mm 时)可引起听力受损
神经上皮/ 神经胶质囊肿 (图 1.113)	**MRI**: T1WI、FLAIR 和 DWI 上呈低信号单房囊肿,T2WI 和 ADC 图上呈高信号,薄壁,没有强化及外周水肿 **CT**: 薄壁囊肿,低密度,没有强化	罕见的、先天性的、良性的颅内病灶,含有脑脊液,由发育中白质内的隔离胚胎细胞引起。发生率<1%的颅内囊肿,通常无症状。囊肿壁具有低立方形上皮细胞的组织病理学特征,类似于脉络丛或柱状上皮细胞,类似于室管膜。神经上皮囊肿可以发生在大脑内的任何部位,但最常见于额叶

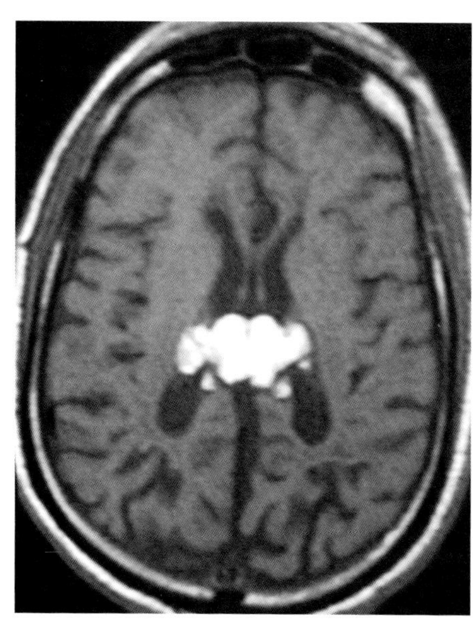

图 1.112 患有胼胝体发育不全的 62 岁男性。横断位 T1WI,脂肪瘤呈高信号

表 1.2(续) 幕上孤立性脑内病变

疾病	影像学表现	点评
脑穿通性囊肿 (图 1.114)	**MRI**: 形态不规则，边界清，T1WI、FLAIR 和 DWI 上呈低信号，T2 类似脑脊液样高信号，相邻脑组织可见薄层高 T2 信号包围，无强化或外周水肿。 **CT**: 形态不规则，边界较清，呈脑脊液样的低密度，无强化或外周水肿	代表脑损伤(创伤、梗死、感染、出血)的后遗改变，进展为具有脑脊液 MRI 信号特征的囊性区域，邻近脑实质的胶质增生围绕。胶质增生(T2 高信号)可以与脑裂畸形进行区分

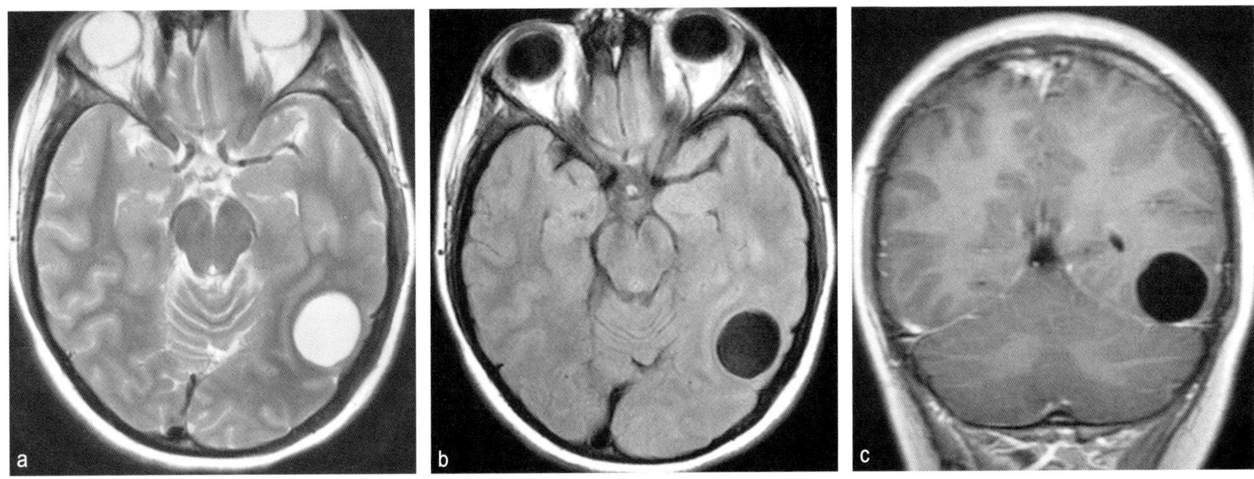

图 1.113 20 岁女性，左侧颞叶后部神经上皮囊肿。囊肿在横断位 T2WI(**a**)上呈高信号，在横断位 FLAIR(**b**)和冠状位 T1WI 增强(**c**)呈低信号

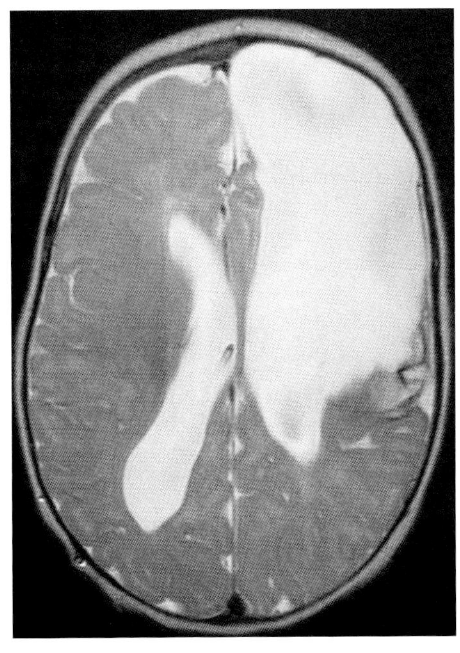

图 1.114 6 个月大患儿，左额叶有一个大的脑穿通囊肿。在横断位 T2WI 可见病灶与左侧脑室额角相通

1.3 颅后窝单发脑内病变

- 肿瘤：脑内病灶
  - 毛细胞星形细胞瘤
  - 弥漫性星形细胞瘤
  - 间变性星形细胞瘤
  - 多形性胶质母细胞瘤
  - 少突胶质细胞瘤
  - 少突星形细胞瘤
  - 室管膜瘤
  - 室管膜下瘤
  - 神经节胶质瘤
  - 神经节细胞瘤
  - 小脑发育不良性节细胞瘤
  - 髓母细胞瘤(PNET)
  - 非典型畸胎样/横纹肌肉瘤
  - 转移瘤
  - 淋巴瘤
  - 白血病(髓样肉瘤、粒细胞肉瘤、绿色瘤)
  - 血管母细胞瘤
  - 1 型神经纤维瘤病(von Recklinghausen 病)
  - 错构瘤(结节性硬化)
- 炎症性疾病：感染
  - 化脓性脑脓肿
  - 结核瘤
  - 真菌感染
  - 脑炎
  - 急性小脑炎
- 脑寄生虫病
  - 弓形体病
  - 囊虫病
  - 包虫病
  - 细粒棘球蚴
  - 泡状棘球蚴
- 炎症性疾病：非感染
  - 脱髓鞘疾病：多发性硬化、急性播散性脑脊髓炎
  - 类固醇激素反应性慢性淋巴细胞炎伴脑桥血管周围强化征
  - 神经系统结节病
- 出血及血管病灶
  - 小脑出血
  - 小脑挫伤
  - 出血性转移瘤
- 血管性
  - 颅内动脉瘤出血
  - 囊状动脉瘤
  - 梭形动脉瘤
  - 夹层动脉瘤(壁内血肿)
  - 动静脉畸形出血
  - 海绵状血管瘤/畸形
  - 静脉血管瘤/发育性静脉畸形
  - 毛细血管扩张症
- 小脑局部缺血/梗死
  - 小脑/脑干梗死
- 其他疾病
  - 脑桥中央髓鞘溶解/渗透性脱髓鞘
  - 高血压脑病(可逆性后部白质脑病综合征)
  - 放射损伤/坏死
  - 脂肪瘤

表 1.3 颅后窝单发脑内病变

疾病	影像学表现	点评
肿瘤：脑内病灶		
毛细胞星形细胞瘤 (**图 1.115**)	**MRI：**囊性/实性病灶，T1WI 呈低-中等信号，T2WI 及 FLAIR 上呈高信号，通常明显强化。大囊伴明显强化的壁结节占 46%。肿瘤通常位于小脑、下丘脑、视交叉、邻近第三或第四脑室、脑干。30%的病例 MRI 具有侵袭性表现，如不均匀强化、中心坏死、边缘不规则 **DWI：**通常弥散不受限。DTI 显示肿瘤推压皮质脊髓束 **MRS：**尽管是低级别肿瘤，但有高级别肿瘤的表现：胆碱(Cho)/NAA 比值升高，可出现乳酸峰 **CT：**低-中等密度的囊性/实性病灶，通常明显强化	是儿童最常见的胶质瘤，占所有胶质瘤的 6%，占儿童颅后窝肿瘤的 30%。生长缓慢的囊-实性 WHO Ⅰ级星形细胞肿瘤，具有双相致密双极细胞、Rosenthai 纤维、多极细胞、微囊和嗜酸性小体。与涉及 MAPK 信号通路的 BRAF 突变相关。通常缺乏 IDH 突变。对自身免疫胶质纤维酸性蛋白(GFAP)和载脂蛋白 D 有免疫反应。可以发生在大脑、小脑、脑干和视神经。大多数(67%)发生在儿童小脑，如果全部切除，通常预后良好。1 型神经纤维瘤病增加其发病率。软脑膜播散罕见(<3%)

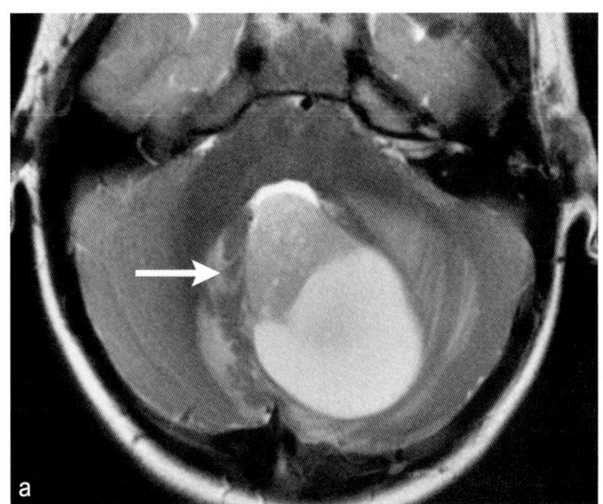

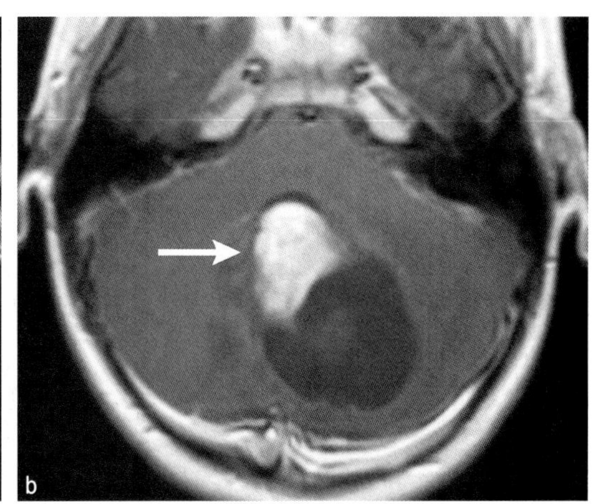

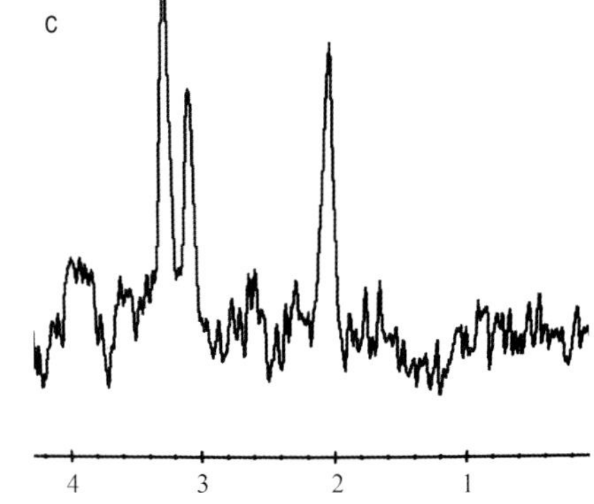

图 1.115 5 岁毛细胞星形细胞瘤的女童，累及小脑蚓部和小脑半球。在 T2WI(**a**)显示囊实性病灶(↑)；在横断位 T1WI(**b**)肿瘤实性成分明显强化(↑)；MRS(**c**)显示在 2 ppm 处 NAA 峰轻微下降，在 3.2 ppm 处显示胆碱(Cho)峰中等升高

表 1.3(续) 颅后窝单发脑内病变

疾病	影像学表现	点评
弥漫性星形细胞瘤 (**图 1.116 和图 1.117**)	**MRI:** 脑白质或脑干脑内弥漫性边缘稍模糊的病灶,T1WI 上呈低-中信号,T2WI 上呈明显高信号,伴或不伴轻度造影强化。占位效应轻微 **DWI:** 肿瘤一般弥散不受限 **CT:** 脑白质或脑干的局灶性或弥漫性肿瘤病灶,通常呈中-低密度,伴或不伴轻度强化。占位效应轻微	低级别星形细胞瘤(WHO Ⅱ级),占星形细胞瘤的 10%~15%。常见于儿童和成人(20~40 岁),也可以发生于老年人。脑干胶质瘤通常好发于 10 岁以下儿童。肿瘤由分化良好的纤维性或肥胖性星形细胞组成,可发生于小脑和脑干。与 TP53、异柠檬酸脱氢酶 IDH1 及 IDH2、端粒维持蛋白 ATRX 突变相关。平均存活期 6~8 年,肿瘤可进展为间变性星形细胞瘤或胶质母细胞瘤。具有 IDH 突变的肿瘤预后优于未突变的肿瘤。神经纤维瘤 1 型(NF1)患者脑干胶质瘤累及髓质的发生率增加

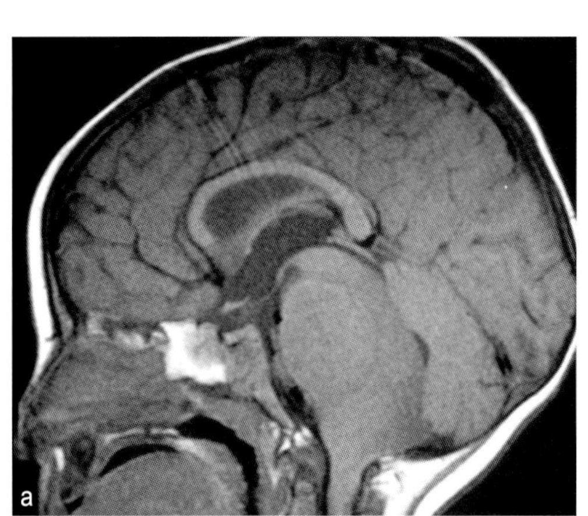

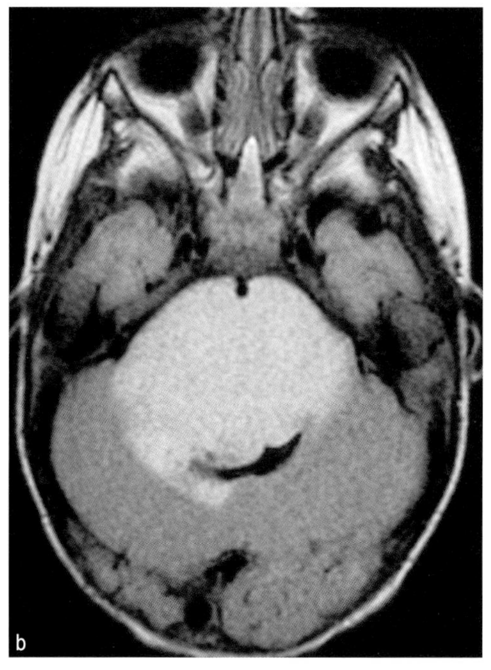

图 1.116 18 个月大的男婴,脑桥弥漫性星形细胞瘤。矢状位 T1WI(**a**)呈中等信号;横断位下 LAIR(**b**)上呈高信号。肿瘤使脑桥增大,压迫第四脑室

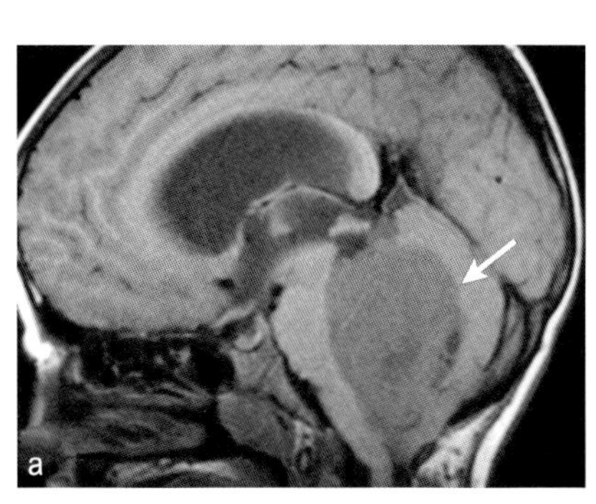

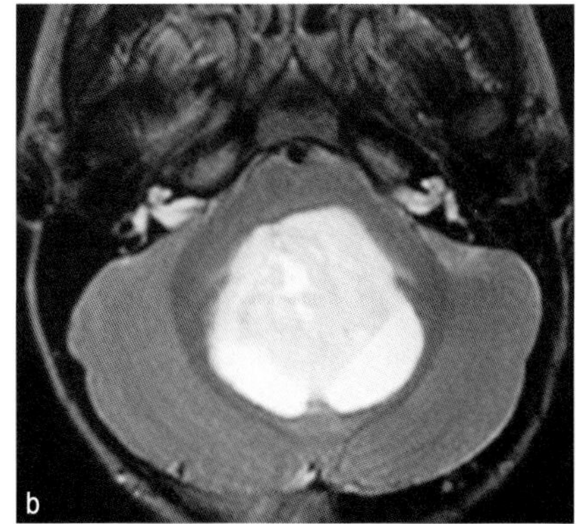

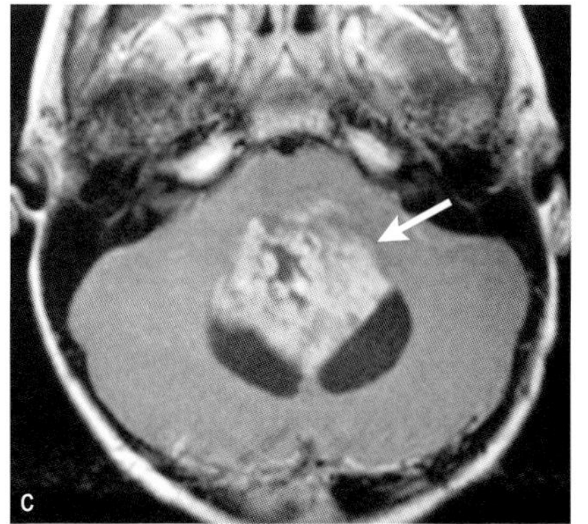

图 1.117 5 岁男孩,小脑蚓部弥漫性星形细胞瘤。矢状位 T1WI(**a**)(↑)呈低-中等信号;横断位 T2WI(**b**)呈高信号;横断位 T1WI(**c**)(↑)显示肿瘤不均匀强化

表 1.3(续)　颅后窝单发脑内病变

疾病	影像学表现	点评
脑胶质瘤病	**MRI**：脑白质内边缘模糊的浸润性病灶，T1WI 上呈低－中信号，T2WI 及 FLAIR 上呈高信号，通常轻度及无强化，相对脑血容量(rCBV)降低 **MRS**：显示 T2WI 异常高信号区胆碱/肌酐(Cho/Cr)和 Cho/NAA 比值升高 **CT**：低-中等密度的浸润性病灶，通常在病灶晚期才有强化	弥漫浸润性星形细胞肿瘤(WHO Ⅲ级)，常累及至少 3 个脑叶，包括基底节区。可以累及小脑和脑干，发病年龄高峰在 40～50 岁。肿瘤由浸润性小的梭形核肿瘤胶质细胞和浸润性大的多形性核肿瘤细胞组成。影像学表现可能比组织学分级更能预测预后，大约 2 年的生存率
间变性星形细胞瘤 **(图 1.118)**	**MRI**：通常位于白质边缘不规则的病灶，T1WI 上呈低-中等信号，T2WI 上呈高信号，伴或不伴强化。肿瘤可导致相对脑血容量(rCBV)升高 **DWI**：肿瘤一般弥散不受限 **MRS**：肿瘤显示 NAA 下降，胆碱(Cho)水平升高 **CT**：边缘不规则的混杂低-中等密度肿块，伴或不伴出血，明显不均匀强化，周围水肿。肿瘤可以跨越胼胝体	弥漫性星形细胞瘤和多形性胶质母细胞瘤之间的恶性星形细胞肿瘤(WHO Ⅲ级)。恶性星形细胞瘤具有核异型性和核分裂活性，Ki－67/MIB－1 增殖指数在 5%～10%。可以进展为胶质母细胞瘤，约 2 年生存期。MGMT 启动子甲基化抑制 DNA 修复酶的作用，从而改善肿瘤对烷基化化疗药物的反应。IDH 突变型患者和 MGMT 启动子甲基化患者对化疗较敏感
多形性胶质母细胞瘤 **(图 1.119)**	**MRI**：不规则及边界不清的肿块，常伴有囊变或坏死，T1WI 上呈混杂信号，T2WI 上呈不均匀高信号，伴或不伴出血，明显不均匀强化。相对脑血容量(rCBV)增加与高级别胶质瘤和肿瘤诱导的血管生成有关。其他表现包括周围水肿和肿瘤可跨胼胝体生长 **DWI**：肿瘤一般不表现弥散受限 **MRS**：肿瘤显示 NAA 下降，胆碱(Cho)水平升高 **CT**：边缘不规则的囊变或坏死，呈低-中等密度的肿块，伴或不伴出血，明显不均匀强化，周围水肿，肿瘤可以跨胼胝体生长	多形性胶质母细胞瘤是最常见的原发性中枢神经系统肿瘤(WHO Ⅳ级)，占颅内肿瘤的 15%，占星形细胞肿瘤的 75%。发生率为 3/10 万。大多数患者超过 50 岁。这种高度恶性星形细胞瘤具有核不典型、有丝分裂活跃、细胞多形性、坏死、微血管增生和侵袭性的特点。Ki－67/MIB－1 增殖指数在 15%～20%之间。与 PTK/磷酸酶- PTEN/PI3K 信号通路、TERT、*p*53 和 *Rb*1 抑癌基因突变相关。MGMT 启动子甲基化导致 DNA 修复酶失活，使缺乏 IDH 突变型患者对化疗反应得到改善。MRI 低估病灶的浸润范围。患者存活时间通常小于 1 年。具有 IDH 突变型的继发性胶质母细胞瘤患者的化疗疗效与预后优于 IDH 野生型患者
少突胶质细胞瘤 **(图 1.120)**	**MRI**：局限性病灶，T1WI 上呈混杂低信号，T2WI 上呈混杂中等信号，团块状钙化部位信号缺如，不均匀的强化。常累及脑白质及大脑皮质。相对脑血容量(rCBV)升高，肿瘤可引起颅骨内板的慢性侵蚀 **DWI**：肿瘤一般弥散不受限 **MRS**：肿瘤显示 NAA 下降，胆碱(Cho)水平升高 **CT**：局灶性病灶，呈混杂低-中密度，斑块状钙化部位(40%)，不均匀强化。累及白质及大脑皮质可造成颅骨内板慢性侵蚀	占原发性肿瘤的 2.5%，占胶质瘤的 6%。发生率为(3～4)/10 万。通常发生在成年人，高峰年龄为 40～45 岁。这种弥漫性浸润、分化良好的胶质瘤(WHO Ⅱ级)由类似少突胶质细胞的圆形核单型肿瘤细胞组成。大多数(85%)位于幕上。与染色体 1 和 19[t(1;19)(q10; p10)]易位、染色体臂 1p 和 19q 缺如、IDH 突变相关。少突胶质细胞瘤通常缺乏 ATRX 突变，与纤维星形细胞瘤及弥漫性星形细胞瘤不同。如果肿瘤级别低，5 年生存率为 75%；高级别肿瘤预后较差

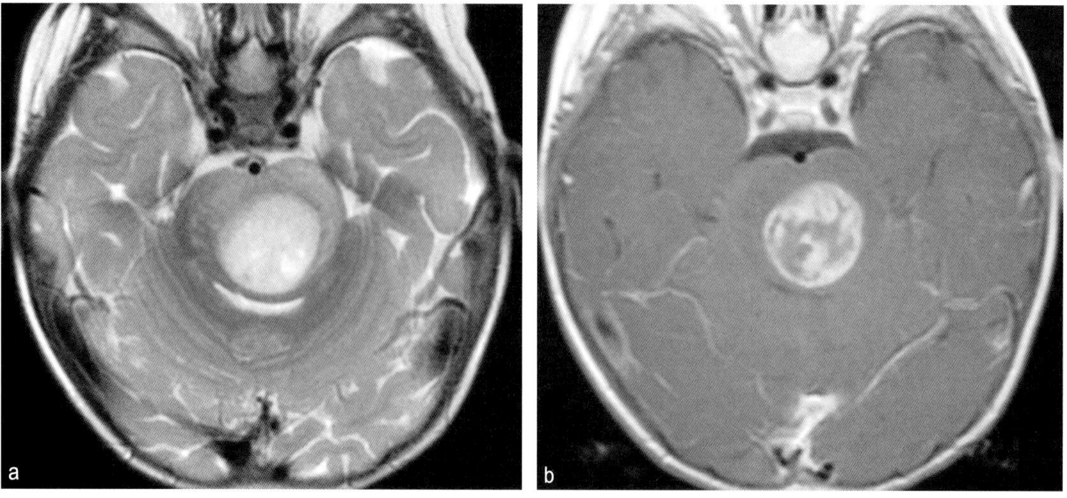

图 1.118 15 个月大的女婴,间变性星形细胞瘤。横断位 T2WI(**a**)呈高信号,伴有周围水肿;横断位 T1WI(**b**)表现为不均匀强化,第四脑室受压

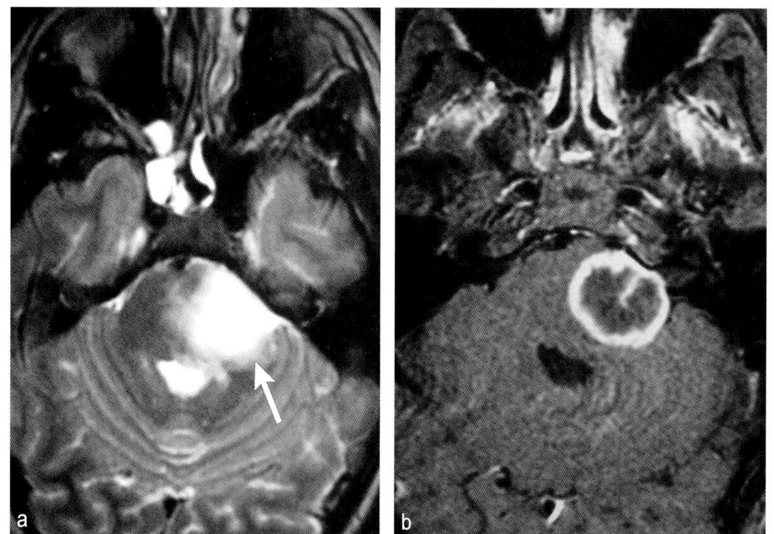

图 1.119 11 岁男性,脑桥左侧多形性胶质母细胞瘤。T2WI(**a**)大部分呈不均匀高信号;横断位 T1WI(**b**)呈边缘不规则环状强化

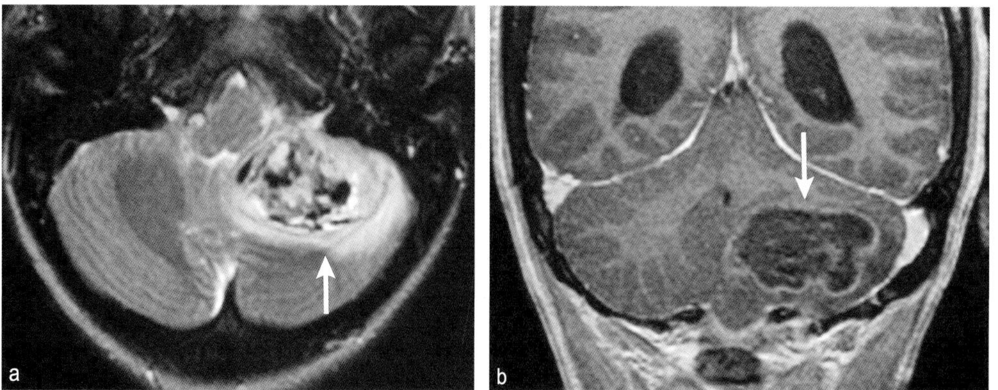

图 1.120 37 岁女性,左下小脑半球恶性少突胶质细胞瘤。横断位 T2WI(**a**)(↑)显示高、低、中混杂信号;T1WI 冠状位(**b**)(↑)示不均匀轻度强化

表 1.3(续) 颅后窝单发脑内病变

疾病	影像学表现	点评
少突星形细胞瘤	**MRI**：边界不规则的肿块，T1WI 上呈低-中等信号，T2WI 上呈混杂高信号，半数病灶不均匀强化 **CT**：肿块边界不规则，呈低密度，半数病灶不均匀强化	弥漫性浸润性胶质瘤(WHO Ⅱ级)，由星形胶质细胞和少突胶质细胞组成。最近研究表明，有 IDH 和 ATRX 突变的少突星形细胞瘤可以归为星形细胞瘤；有 IDH 突变伴 1p/19q 丢失的少突星形细胞瘤归为少突胶质细胞瘤。中位年龄 35～45 岁，肿瘤通常发生在大脑半球。每年发生率为 0.1/10 万。中位生存期是 6.3 年，5 年生存率为 58%，10 年生存率为 32%
室管膜瘤 (**图 1.121 和图 1.122**)	**MRI**：局限性、分叶状、幕上病灶，常位于脑室外，伴或不伴囊变、钙化和/或出血。T1WI 上呈低-中信号，T2WI 上呈中-高信号，强化多变。相对脑血容量(rCBV)升高及延迟强化，继发于肿瘤内网状血管所致 **DWI**：肿瘤一般弥散不受限 **MRS**：肿瘤显示 NAA 下降，胆碱(Cho)水平升高，与其他肿瘤类似 **CT**：局限性、分叶状、幕上病灶，常位于脑室外，伴或不伴囊变、钙化和/或出血。呈低-中密度，强化多样	肿瘤生长缓慢(WHO Ⅱ级)，由其细胞核内含斑点染色质的单型圆形/卵圆形、血管周围假菊形团、室管膜菊形团的细胞核肿瘤细胞构成。肿瘤内可能出现黏液变性、血管透明化、出血和/或钙化。室管膜瘤占颅内肿瘤的 6%～12%，发病率为(0.22～0.29)/10 万。儿童比成年人更常见。1/3 的室管膜瘤位于幕上，2/3 位于幕下。幕下室管膜瘤患儿年龄为 2 个月～16 岁(平均年龄为 6.4 岁)。幕上室管膜瘤常见于儿童和成人。肿瘤通常为 IDH 野生型。对自身免疫胶质纤维酸性蛋白(GFAP)、S-100、波形蛋白和/或上皮膜抗原(EMA)有免疫反应性。与 2 型神经纤维瘤病(NF2)和涉及染色体 22、9、6 和 3 的基因突变有关。5 年生存率为 57%，10 年生存率为 45%

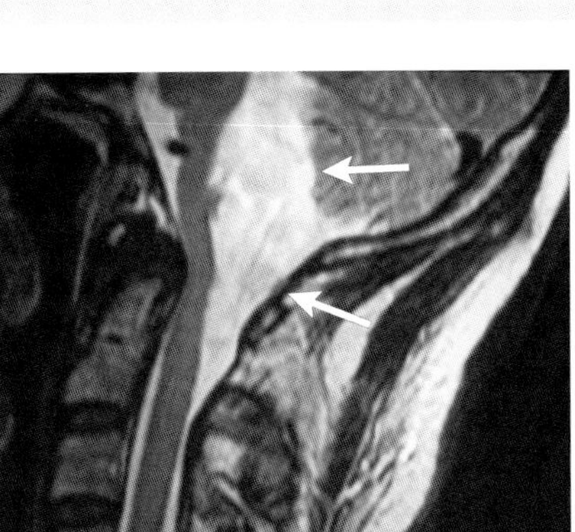

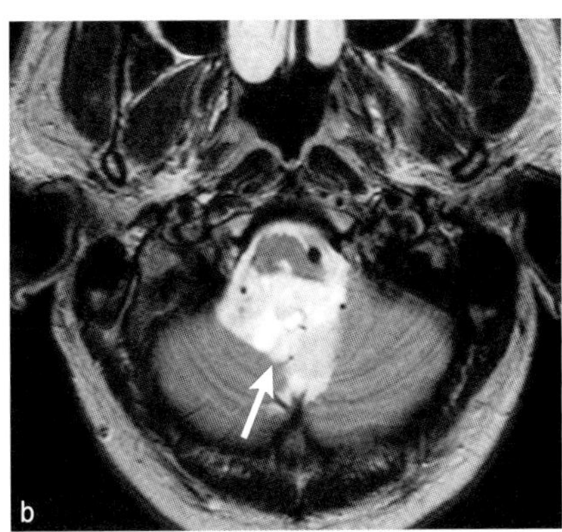

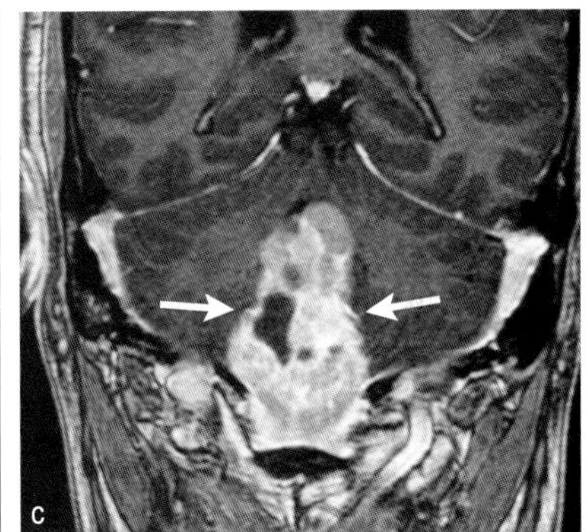

图 1.121 34 岁男子，第四脑室室管膜瘤，通过正中孔(Magendie 孔)向下延伸。肿瘤(↑)在矢状位(**a**)和横断位 T2WI(**b**)呈高信号；冠状位 T1WI 增强(**c**)(↑)。横断位 T2WI 肿瘤从第四脑室经第四脑室侧孔(Luschka 孔)向外延伸

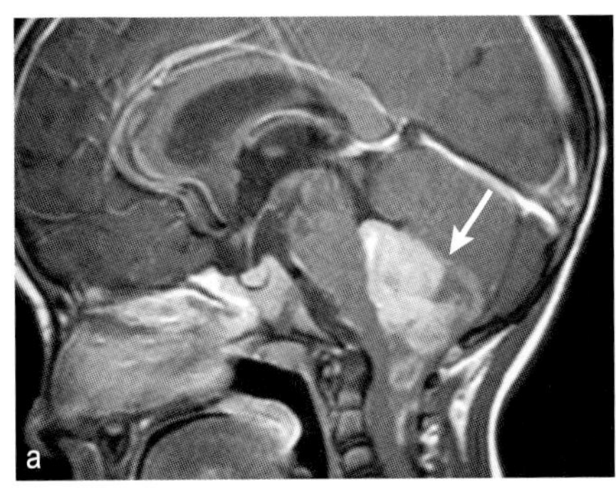

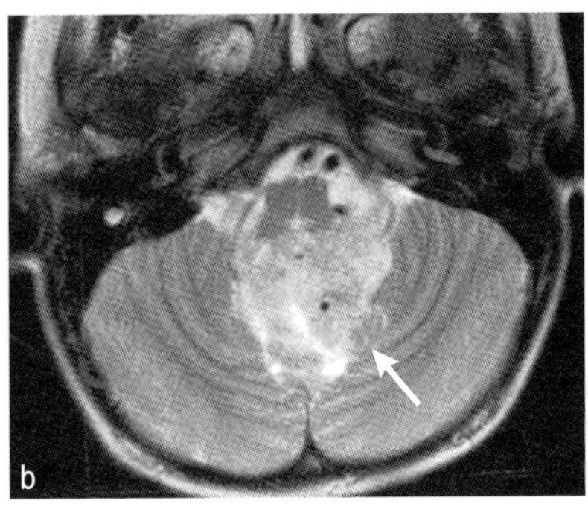

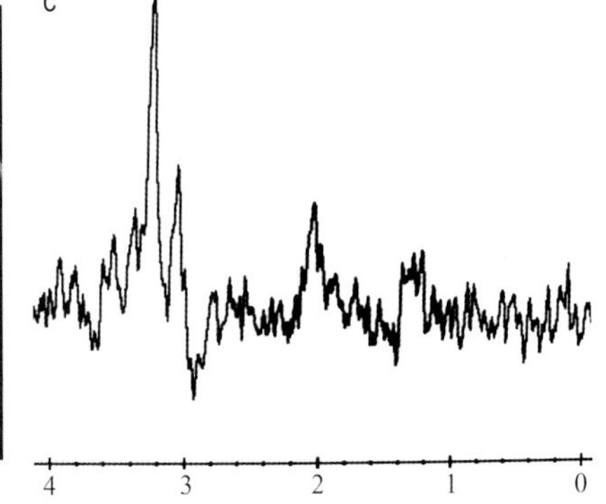

图 1.122 30 个月的女性患儿，第四脑室 Ⅱ～Ⅲ级室管膜瘤。矢状位 T1WI(**a**)显示不均匀明显强化(↑)；横断位 T2WI(**b**)呈不均匀轻度-明显高信号(↑)；MRS(**c**)显示，在 2 ppm 处 NAA 峰大幅下降，在 3.2 ppm 处胆碱(Cho)峰值升高

表 1.3(续) 颅后窝单发脑内病变

疾病	影像学表现	点评
室管膜下瘤 (**图 1.123**)	**MRI**: 肿瘤通常附于室壁(第四脑室,40%～50%;侧脑室,30%～40%;三脑室10%)。病灶边缘清楚,T1WI 呈低-中信号,T2WI 呈不均匀稍高-高信号,可有出血或钙化。不同程度强化 **CT**: 病灶边缘清楚,呈低密度影,可有出血或钙化,不同程度的强化	生长缓慢的低级别(WHO Ⅰ级)神经胶质肿瘤,由细胞基质内具有同构核的肿瘤细胞簇组成。有丝分裂活动不存在或很少。对自身免疫胶质纤维酸性蛋白(GFAP)有免疫反应。占室管膜肿瘤的 8%。完全切除可治愈
神经节胶质瘤 (**图 1.124**)	**MRI**: 局限性肿块,通常发生于幕上,常好发于颞叶或额叶,15%发生于小脑或脑干。T1WI 上呈低-中等信号,T2WI 上呈中-高信号,伴或不伴囊变(40%)、钙化(高达 30%),伴或不伴强化 **DWI**: 肿瘤一般弥散不受限 **CT**: 病灶呈低-中等密度,伴或不伴囊变(40%),伴或不伴强化	罕见的、分化良好的神经上皮肿瘤(WHO Ⅰ级),平均发病年龄在 8.5～26 岁之间。肿瘤生长缓慢,神经节胶质瘤占脑肿瘤的 1.3%,占儿童脑肿瘤的 4%。神经节胶质瘤含有神经胶质及神经元成分。对神经丝、突触素、神经元核抗原(NeuN)、MAP2 和 CD34 有免疫反应性。患者通常小于 30 岁,有癫痫发作。完全切除预后良好,若无复发生存率为 7.5 年

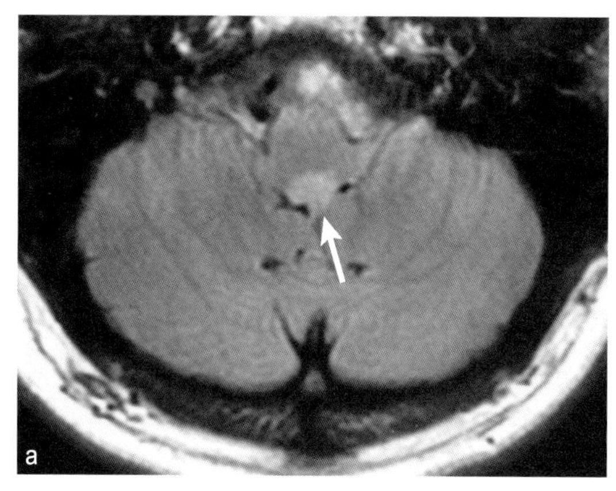

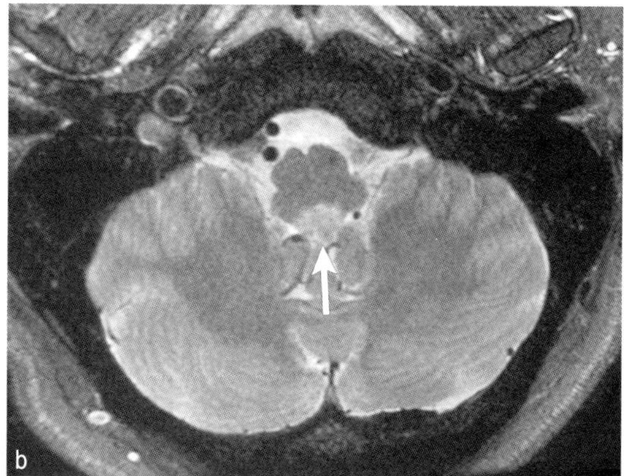

图 1.123 43 岁男子,第四脑室室管膜下瘤。横断位 FLAIR(↑)和横断位 T2WI 呈稍高信号

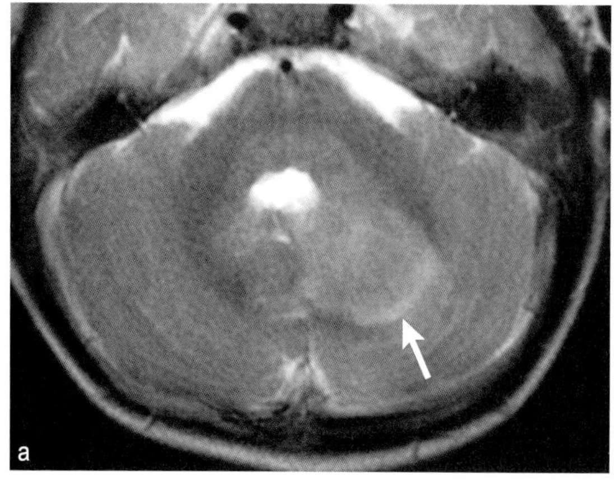

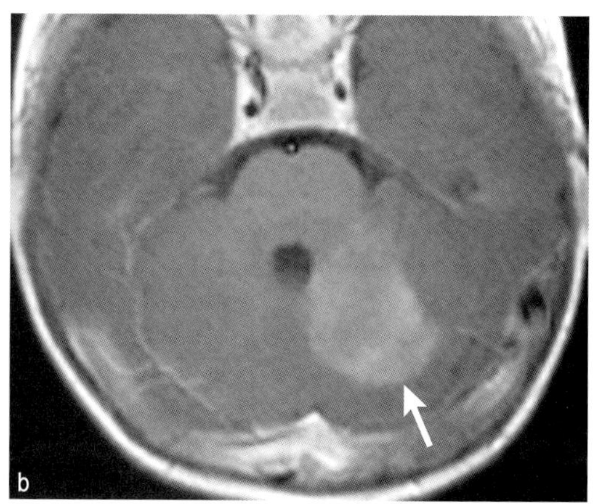

图 1.124 左侧小脑内侧的神经节胶质瘤。横断位 T2WI(**a**)(↑)上呈不均匀中等信号;横断位 T1WI(**b**)上呈不均匀轻度强化

表 1.3(续) 颅后窝单发脑内病变

疾病	影像学表现	点评
神经节细胞瘤	**MRI:** 局限性肿瘤,通常位于幕上,常发生于颞叶或额叶,偶尔发生于小脑或脑干。肿瘤在 T1WI 上呈低-中信号,在 T2WI 上呈中-高信号。伴或不伴囊变,伴或不伴强化 **DWI:** 肿瘤一般弥散不受限 **CT:** 肿瘤呈低-中等密度,伴或不伴囊变,伴或不伴强化	不常见的肿瘤,患者通常小于 30 岁,有癫痫发作表现。肿瘤生长缓慢,神经节细胞瘤只有成熟的肿瘤神经节细胞和发育不良的脑组织。如果完全切除,预后良好
小脑发育不良性节细胞瘤 (图 1.125)	**MRI:** 结节性病灶,通常位于小脑半球,T1WI 上低-中信号带,T2WI 上低-中等信号带与稍高信号带相间。小脑半球病灶使小脑叶增大。除了小脑叶间静脉强化外,病灶通常缺乏强化 **DWI:** 伴或不伴弥散受限 **MRS:** NAA 正常或略下降,胆碱/肌酸(Cho/Cr)比值正常 **CT:** 呈低-中等密度结节状病灶,典型缺乏强化、钙化或坏死	罕见的良性小脑病灶(WHO Ⅰ级),由发育不良的神经节细胞组成,引起小脑分子层和内部颗粒层弥漫性增大。病灶无或有极低的有丝分裂活性,无坏死。疾病通常发生于 20~40 岁的年轻人,也可以发生于 3~70 岁,40%的病例发生于 Cowden 综合征患者。一种常染色体显性疾病,涉及 10 号染色体的 PTEN(磷酸酶和张力蛋白同源物)基因,可以导致皮肤多个错构瘤(脂囊瘤-毛囊下外侧根上皮鞘的良性肿瘤)、肠、其他脏器,以及乳腺癌、甲状腺癌(髓样癌)和子宫内膜癌,发病率为 1/25 万

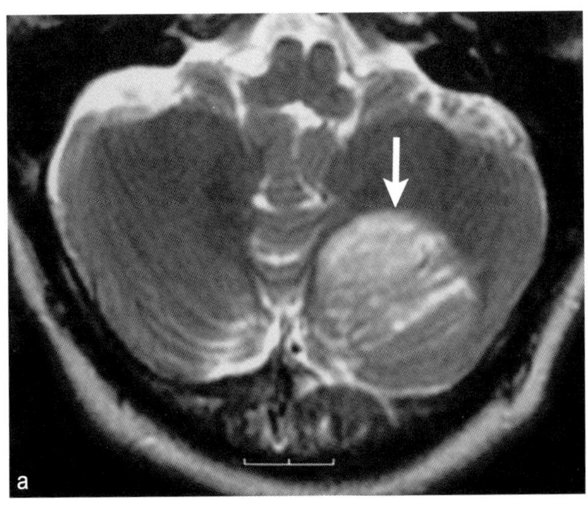

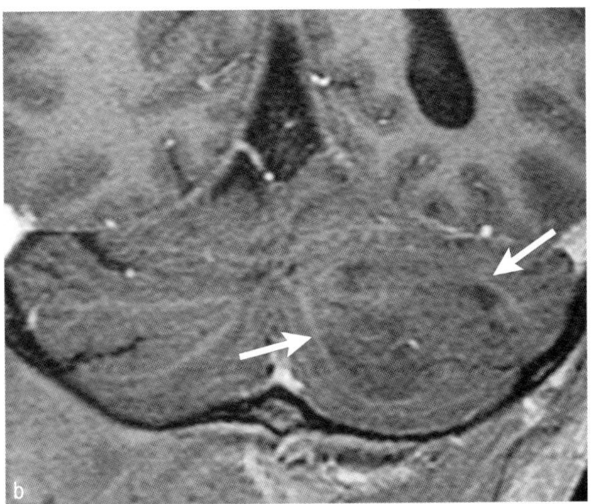

图 1.125 左侧小脑半球结节样病灶,小脑发育不良节细胞瘤(Lhermitte-Duclos 病)。横断位 T2WI(**a**),低-中等信号带和稍高信号带组成(↑);冠状位 T1WI(**b**)除了扩张的小脑叶间静脉强化外,病灶通常缺乏强化(↑)

表 1.3(续) 颅后窝单发脑内病变

疾病	影像学表现	点评
髓母细胞瘤(PNET)(**图 1.126** 和**图 1.127**)	**MRI:** 累及小脑的局限性或浸润性病灶,T1WI 上呈低-中等信号,T2WI 上呈中-高信号。伴或不伴囊变或坏死区。强化方式多变,通常相对脑血容量(rCBV)升高,伴或不伴肿瘤播散,导致软脑膜或脑室壁强化 **DWI:** 实性部分可有弥散受限 **MRS:** 通常显示胆碱(Cho)、脂质和牛磺酸峰升高,NAA 下降 **CT:** 局限性或浸润性病灶,中等-略高密度,强化方式多样,并经常播散至软脑膜	高度恶性肿瘤(WHO Ⅳ级),位于小脑,常沿脑脊液通路播散。肿瘤由分化较差或未分化的神经元、星形细胞或室管膜细胞组成。组织学亚型包括经典型、促纤维增生型、大细胞型、间变性和广泛结节性成神经管细胞瘤。大细胞型和间变型预后最差。髓母细胞瘤通常发生于 4 周～20 岁,平均年龄为 5.5 岁,也可以发生在成人
非典型畸胎样/横纹肌肉瘤(**图 1.128**)	**MRI:** T1WI 上呈中等信号的局限性或浸润性病灶,伴或不伴 T1WI 来自出血的高信号区,T2WI 上呈混杂低、中和/或高信号。实性部分弥散受限及明显强化,伴或不伴不均匀特征。由于肿瘤播散,引起软脑膜和/或脑室壁的强化 **DWI:** 实性部分可弥散受限 **MRS:** 通常显示胆碱(Cho)、脂质和乳酸酸峰值升高,NAA 水平下降 **CT:** 局限性病灶,呈中等或混杂低-中密度,伴或不伴出血区、囊变区和/或坏死。钙化偶尔可见,通常表现为明显强化伴或不伴不均匀形式,伴或不伴肿瘤播散,伴或不伴软脑膜强化和/或无脑室强化	罕见的恶性肿瘤(WHO Ⅳ级),发生于 10 岁内,多见于 3 岁以下患儿。Ki-67/MIB-1 增殖指数往往较高,>50%。与染色体 22q11.2 上的 INI1(hSNF5/SMARCB1)基因突变相关。组织学表现为实性肿瘤,伴或不伴坏死区,类似于肾恶性横纹肌瘤。几乎都是脑内病灶,可发生于幕上和/或幕下。预后不良

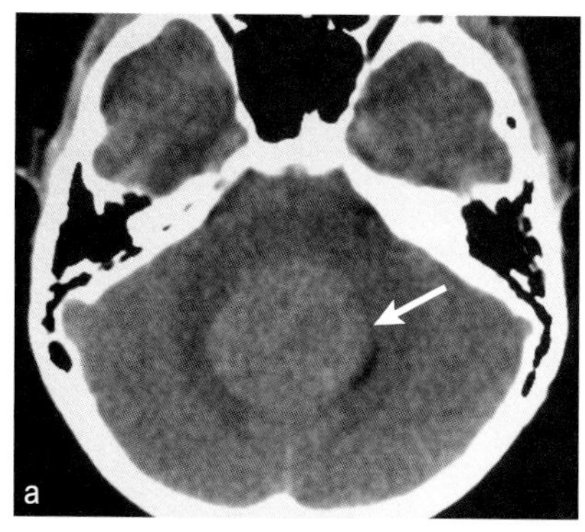

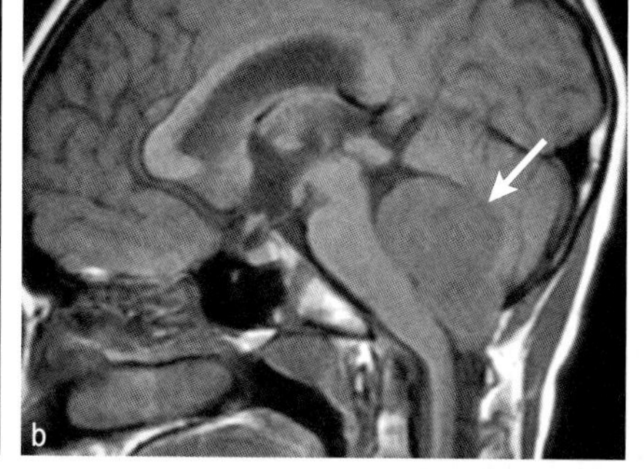

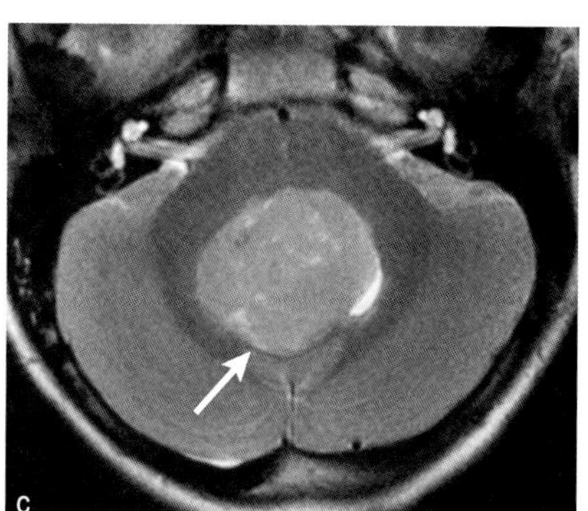

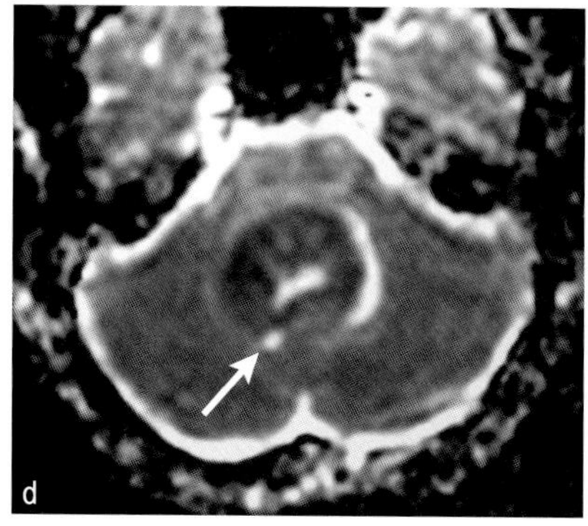

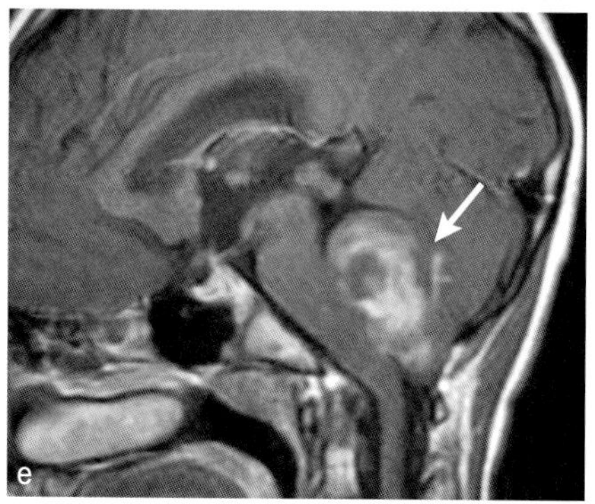

图 1.126 12 岁的男孩,小脑蚓部髓母细胞瘤。CT(**a**)上呈中等密度(↑);矢状位 T1WI(**b**)上呈中等信号(↑);横断位 T2WI(**c**)上呈不均匀中高信号(↑);横断位 ADC(**d**)可见弥散受限(↑);矢状位 T1WI(**e**)不均匀强化(↑)

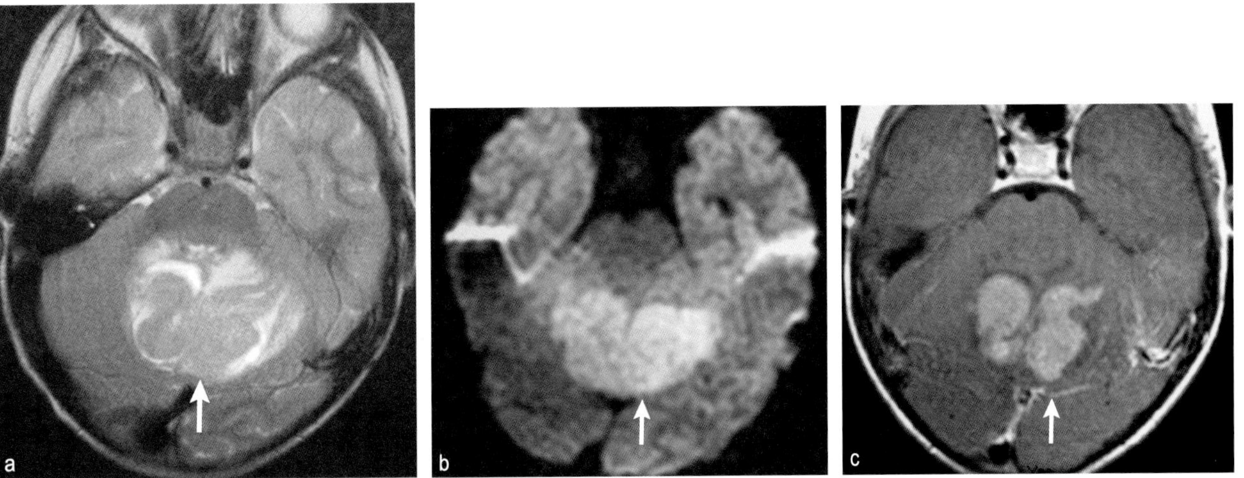

图 1.127 4 岁的小脑上蚓部髓母细胞瘤患者。横断位 T2WI(**a**)上呈不均匀中-稍高信号(↑);横断位 DWI(**b**)弥散受限(↑);横断位 T1WI(**c**)不均匀强化

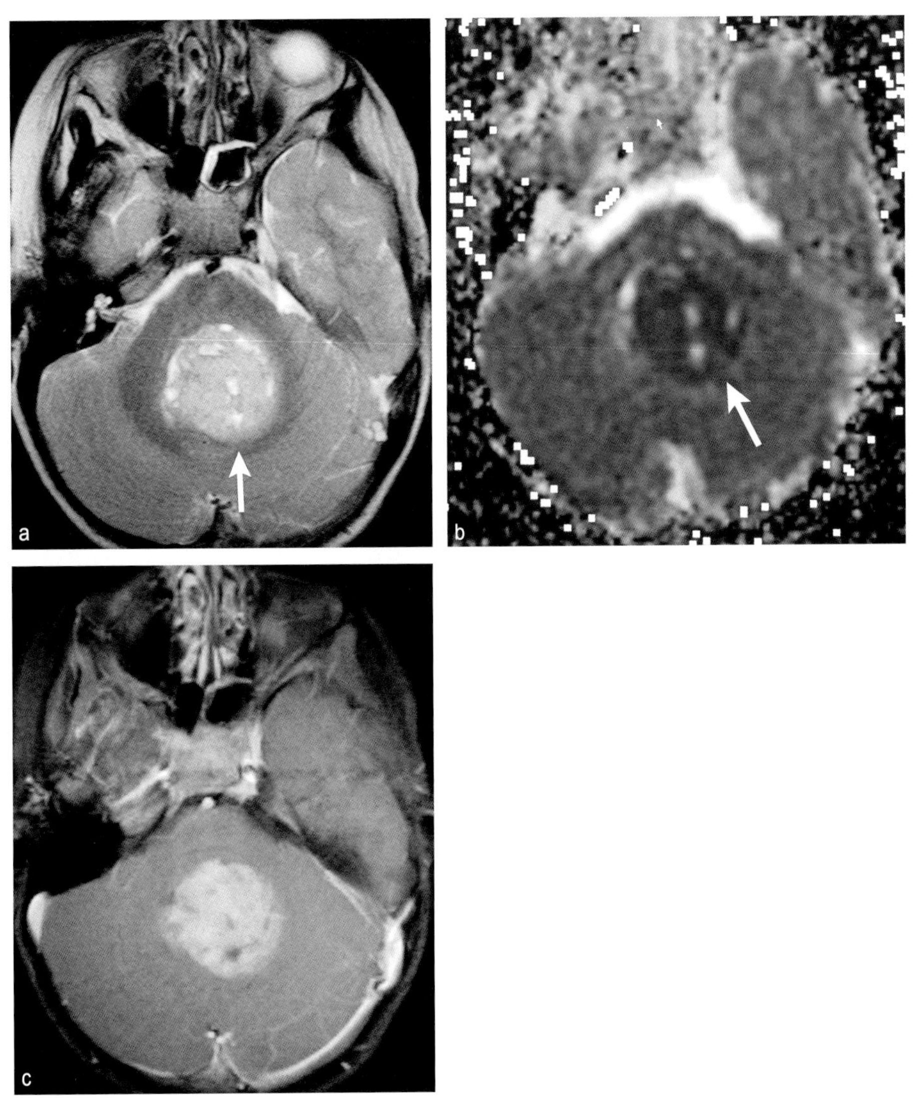

图 1.128 4 岁男孩,小脑蚓部非典型胎样/横纹肌肉瘤。横断位 T2WI(**a**)不均匀中-稍高信号(↑);横断位 ADC(**b**)弥散受限(↑);横断位脂肪抑制 T1WI 增强(**c**)

表 1.3(续) 颅后窝单发脑内病变

疾病	影像学表现	点评
转移瘤 (**图 1.129**)	**MRI:** 脑内局限性类圆形病灶,脑内位置多样,常在灰白质交界处,T1WI 上呈低-中信号,T2WI 上呈中等信号,伴或不伴出血、钙化、囊变,强化形式多样,经常表现为结节样强化,周围出现 T2WI 瘤周高信号,代表周围水肿 **CT:** 病灶经常表现为低-中密度,伴或不伴出血、钙化、囊变,强化形式多样,经常周围低密度水肿	转移瘤占颅内肿瘤的 33%,通常来自大于 40 岁成年人的颅外原发肿瘤。原发肿瘤:肺>乳腺>胃肠道>泌尿生殖>黑色素瘤。小脑转移瘤表现为梗阻性脑积水或神经外科急诊
淋巴瘤 (**图 1.130**)	**MRI:** 原发性中枢神经系统淋巴瘤(PCNSL)在 65%的免疫正常患者表现为单发病灶或浸润性病灶。通常 T1WI 上呈低-中等信号,T2WI 上呈中-稍高信号,伴或不伴瘤周水肿;在免疫缺陷患者或治疗后伴或不伴出血、坏死。免疫功能正常的患者 PCNSL 常表现为均匀强化,而免疫功能低下的患者常表现为边缘强化。弥漫性软脑膜及硬脑膜强化是颅内淋巴瘤少见的类型 **DWI:** PCNSL 表现为弥散受限 **CT:** 中枢神经系统淋巴瘤呈中等密度或高密度,由于高核质比,在免疫功能低下的患者中伴或不伴出血、坏死。PCNSL 通常强化。弥漫性软脑膜强化是颅内淋巴瘤的另一种表现形式	PCNSL 比继发性淋巴瘤更为常见,通常发生于 40 岁以上的成人。PCNSL 占原发性脑肿瘤的 5%。目前在原发性颅内肿瘤中发病率为 0.8%~1.5%。由于有效的抗病毒治疗,先前在 AIDS 患者中 6%的发病率有所降低。B 淋巴细胞瘤比 T 淋巴细胞瘤更常见。脑内原发性及继发性淋巴瘤 MRI 表现重叠。颅内继发性淋巴瘤比原发性淋巴瘤更易累及软脑膜
白血病(髓样肉瘤、粒细胞肉瘤、绿色瘤)	**MRI:** 病灶通常 T1WI 上呈中等信号,T2WI 及 FLAIR 上呈中-高信号。病灶内出血,在 GRE 序列可见小的低信号区。 **DWI**(ADC 值 $0.50\times10\ m^{-3}mm^2/s$)表现为弥散受限。病灶通常强化 **MRS:** 病灶显示 NAA 下降,胆碱(Cho)峰明显升高 **CT:** 病灶呈低-中、稍高密度,显示强化	白血病是造血细胞的肿瘤性增殖。髓系肉瘤(也称为绿色瘤或粒细胞瘤)是由原粒细胞和肿瘤粒细胞前体细胞组成的局灶性肿瘤,发生在 2%的急性髓系白血病患者。这些病灶可以累及硬脑膜、软脑膜及脑。颅内病灶可以单发或多发
血管母细胞瘤 (**图 1.131 和图 1.132**)	局限性肿块,通常位于小脑/脑干 **MRI:** 小的强化结节伴或不伴囊变,病灶内或病灶周围伴或不伴血管流空的明显不均匀强化大病灶。T1WI 上呈中等信号,T2WI 上呈中-高信号,偶尔近期或远期出血的证据。脑相对血容量(rCBV)较高 **CT:** 小结节样强化伴或不伴囊变,或明显不均匀强化的大病灶伴或不伴出血	生长缓慢的血管肿瘤(WHO Ⅰ级),累及小脑、脑干和/或脊髓。血管母细胞瘤占颅内肿瘤的 1%~3%,通常发生在中年人。除了 Von Hippel-Lindau 病(VHL 病)的患者外,很少发生在儿童。肿瘤由许多薄壁血管和大的、含脂的空泡间质细胞组成,这些细胞的细胞核大小不一、颜色深染、有丝分裂很少。基质细胞对 VEGF、波形蛋白、CXCR4、水通道蛋白-1、碳酸酐酶、S-100、CD56、神经元特异性烯醇化酶和 D2-40 有免疫反应性。血管对网状蛋白染色有典型的反应。反应性星形细胞胶质增生可发生在肿瘤邻近组织。由于 *VHL* 基因的散发性突变或染色体 3p25-26 上 *VHL* 基因的常染色体显性种系突变,导致 VHL 病。VHL 病除了透明细胞肾癌、嗜铬细胞瘤、内淋巴囊瘤、神经内分泌肿瘤、胰腺腺瘤、附睾囊腺瘤外,还可发生涉及中枢神经系统的多发血管母细胞瘤。VHL 病发生于青少年和中年人

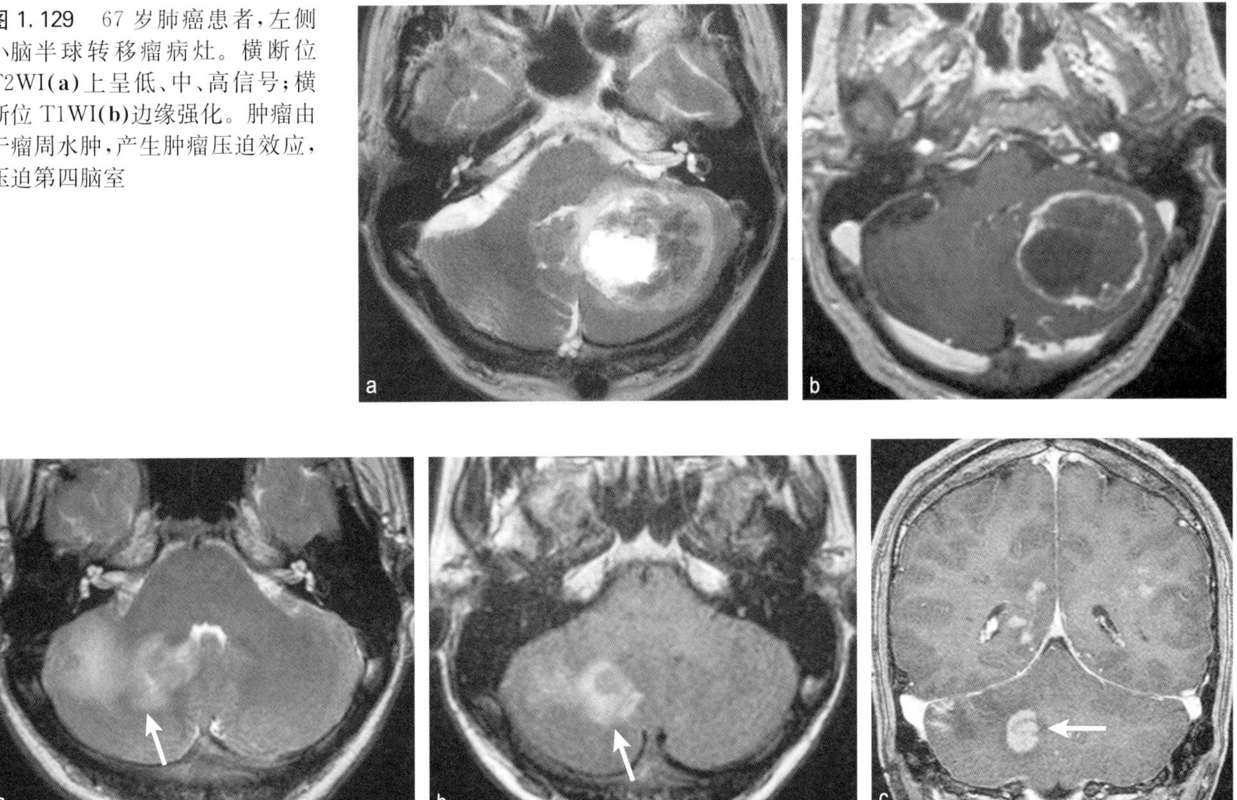

图 1.129 67 岁肺癌患者，左侧小脑半球转移瘤病灶。横断位 T2WI(**a**)上呈低、中、高信号；横断位 T1WI(**b**)边缘强化。肿瘤由于瘤周水肿，产生肿瘤压迫效应，压迫第四脑室

图 1.130 27 岁男子，B 细胞淋巴瘤，右侧小脑半球脑内病灶。横断位 T2WI(**a**)(↑)；横断位 FLAIR(**b**)(↑)上呈高信号；冠状位 T1WI 增强(**c**)(↑)，小脑及大脑脑膜出现强化

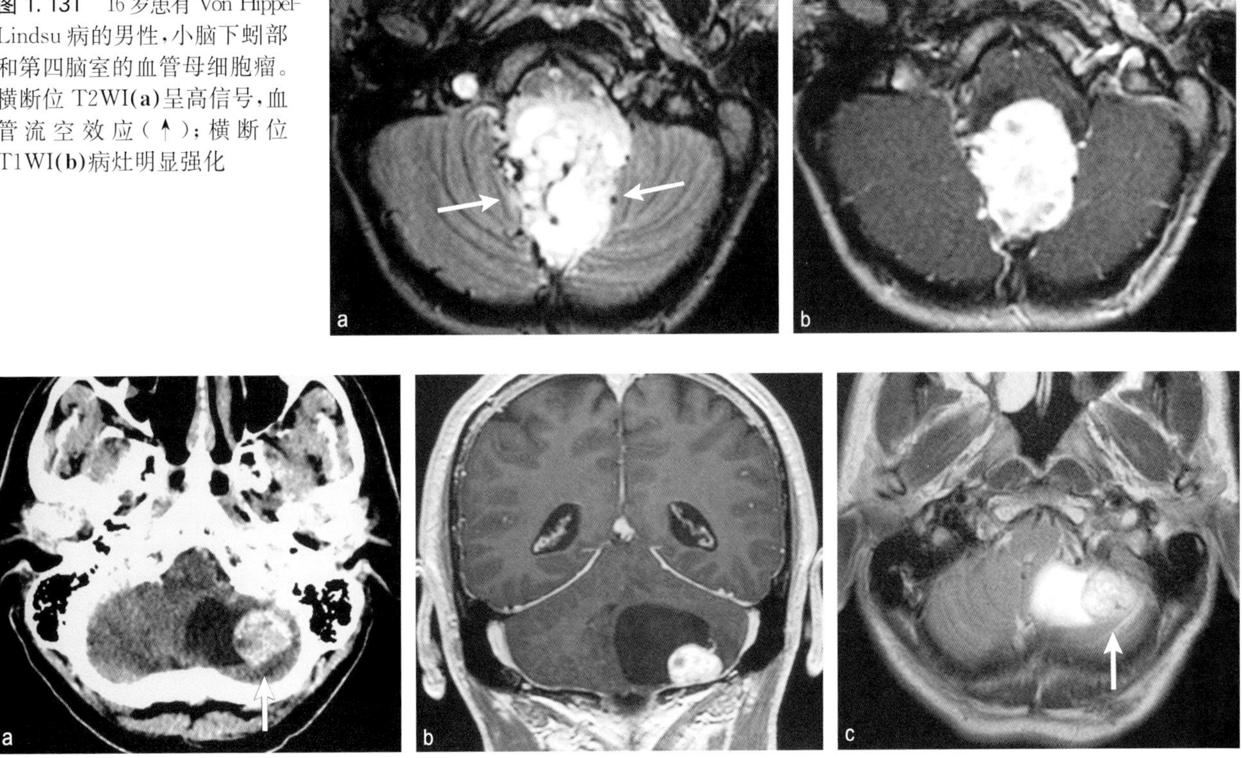

图 1.131 16 岁患有 Von Hippel-Lindsu 病的男性，小脑下蚓部和第四脑室的血管母细胞瘤。横断位 T2WI(**a**)呈高信号，血管流空效应(↑)；横断位 T1WI(**b**)病灶明显强化

图 1.132 51 岁男性，左侧小脑半球血管母细胞瘤。横断位 CT(**a**)(↑)和冠状位 T1WI(**b**)显示伴有囊肿的结节状强化灶；病灶实性部分在 T2WI(**c**)呈稍高及高信号(↑)

表 1.3(续) 颅后窝单发脑内病变

疾病	影像学表现	点评
神经纤维瘤病 1 型(Von Recklinghausen 病) (图 1.133)	**MRI:** 除中枢神经系统肿瘤(Ⅰ～Ⅳ级星形细胞瘤、视神经胶质瘤)外,白质中也可出现非肿瘤性病灶,T2WI 上呈高信号,缺乏强化。可以单发或多发。病灶发生在大脑和/或小脑白质、基底节区、脑干。病灶可以在第一个 10 年增大,然后通常在 30 年后消退	常染色体显性遗传(1/2 500 新生儿),来源于涉及神经纤维瘤蛋白的染色体 17q11.2 突变。NF1 是最常见的神经皮肤综合征,与中枢和周围神经系统肿瘤(视神经胶质瘤、星形细胞瘤、丛状和孤立性神经纤维瘤)和皮肤(咖啡斑、腋窝和腹股沟雀斑)有关。NF1 还与脑膜和颅骨发育不良以及虹膜错构瘤(Lisch 结节)有关
错构瘤 (结节性硬化症) (图 1.134)	**MRI:** 发生在新生儿和婴幼儿中的皮质下病灶(结节),T1WI 上呈高信号,T2WI 上呈低信号;在年龄较大的儿童和成年人中,T1WI 上呈低-中信号,T2WI 上呈高信号。在年龄较大的儿童中,钙化发生率 50%,无强化 **DWI:** 皮质结节的 ADC 值可能升高,室管膜下巨细胞星形细胞瘤通常无弥散受限 **MRS:** 室管膜下巨细胞星形细胞瘤可引起胆碱(Cho)升高和 NAA 下降 **CT:** 皮质下病灶(结节)密度多变。在年龄较大的儿童中,钙化发生率 50%,无强化	皮质错构瘤(结节)、皮质下胶质神经元错构瘤、室管膜下错构瘤(结节)、室管膜下巨细胞星形细胞瘤是结节性硬化症的非恶性病灶。结节性硬化症是一种常染色体显性遗传疾病,与多个器官的错构瘤相关。神经系统外病灶包括皮肤血管纤维瘤(皮脂腺瘤)、甲下纤维瘤、内脏囊肿、肠息肉、心脏横纹肌瘤、肺淋巴管平滑肌瘤。由 9q 上的 *TSC*1 基因或 16p 上的 *TSC*2 基因突变引起。在新生儿中发生率为 1/6 000

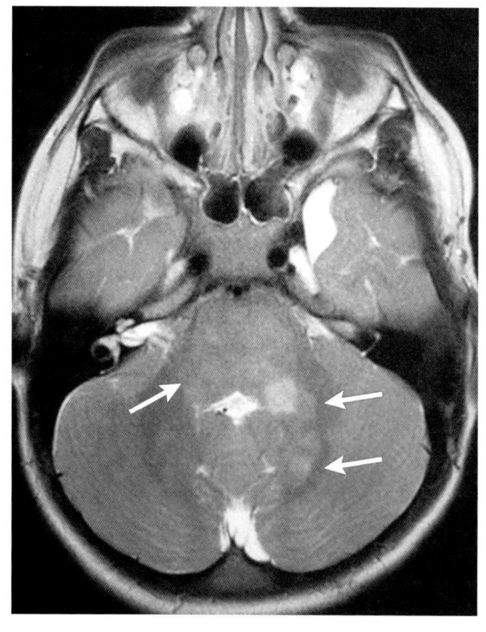

图 1.133　4 岁神经纤维瘤病 1 型男性。横断位多发白质内异常病灶(↑),T2WI 上呈高信号

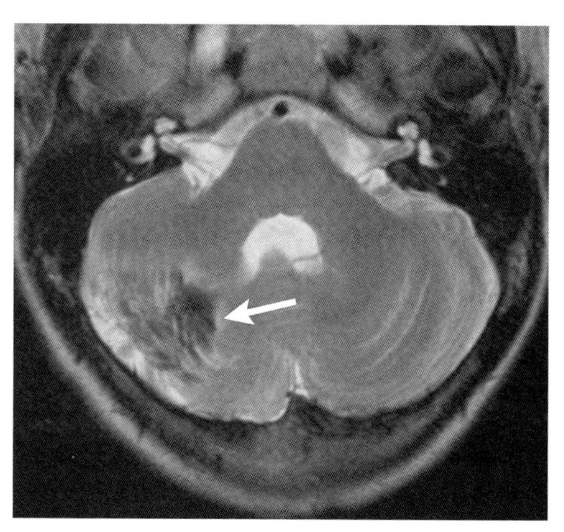

图 1.134　结节性硬化症患者。右侧小脑半球(↑)横轴 T2WI 显示呈低信号的钙化错构瘤

表 1.3(续) 颅后窝单发脑内病变

疾病	影像学表现	点评
炎症性病灶：感染		
化脓性脑脓肿 (图 1.135 和图 1.136)	**MRI**：局限性病灶，T1WI 上呈低信号；中心区域在 T2WI 上呈高信号(伴或不伴气液平)，其薄的边缘在 T2WI 上呈低-中信号，环形强化，有时外侧壁较内侧壁厚；T2WI 见周围高信号水肿区边界不清 **DWI**：脓肿内容物弥散受限。脓肿的平均 ADC 值[$(0.63 \sim 1.12) \times 10^{-3}\ mm^2/s$]明显低于坏死或囊性肿瘤($2.45 \times 10^{-3}\ mm^2/s$) **MRS**：NAA 因神经元破坏而减少，继发于蛋白酶水解、乳酸和氨基酸峰(缬氨酸、亮氨酸和异亮氨酸)在 0.9 ppm 处升高 **CT**：中央区域呈低密度(伴或不伴气液平)，薄的边缘呈中等密度的局限性病灶，周围边界不清的低密度水肿，环形强化，外侧缘比内侧缘壁厚	脑脓肿的形成发生于脑炎后 2 周，液化和坏死区被脓肿壁囊和水肿区域包绕。脓肿内容物的弥散受限与高蛋白质成分和脓液的黏度结合物、坏死的残片、细菌相关。可以是多发，但是 50% 是单发病灶。脑脓肿可能是脑膜炎和/或鼻窦炎、败血症、外伤、手术或心脏分流的并发症。在发达国家和发展中国家分别占脑内病灶的 2% 和 8%

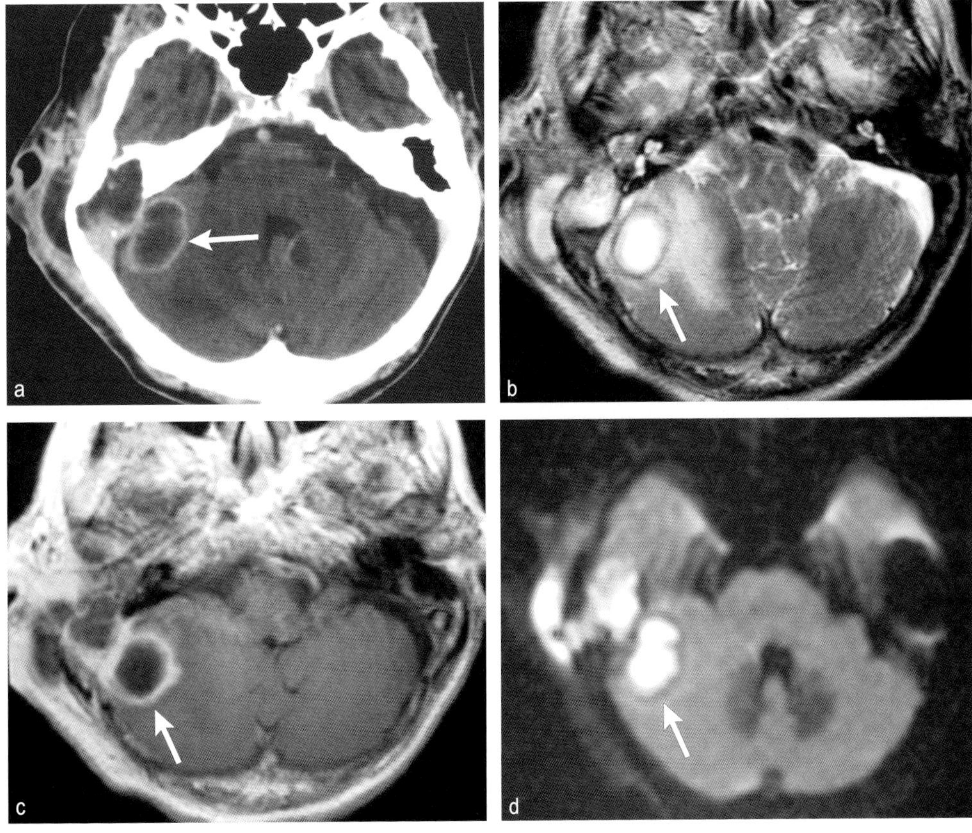

图 1.135 皮下软组织、乳突及邻近右侧小脑半球的多发性感染性脓肿。横断位 CT(**a**)，脓肿呈低密度伴边缘强化(↑)；MRI T2WI(**b**)中心区域呈高信号被薄的中等信号(↑)的边缘包绕；横断位 T1WI(**c**)(↑)环状强化。在 T2WI 显示边界不清的高信号水肿区；脓肿在 DWI(**d**)显示弥散受限(↑)

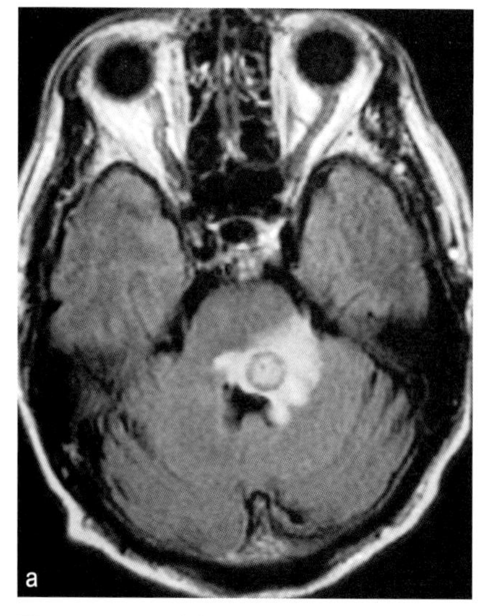

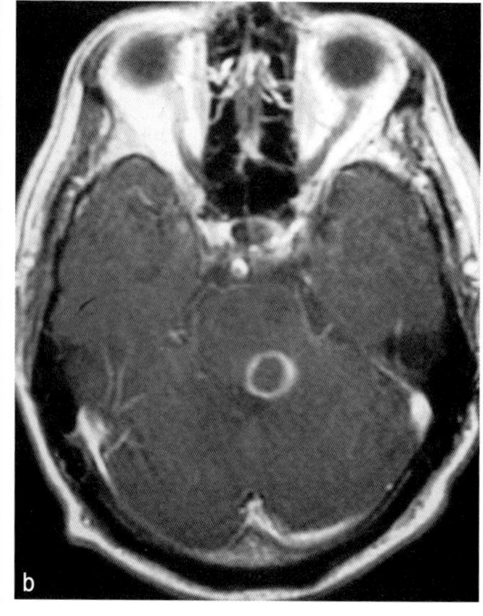

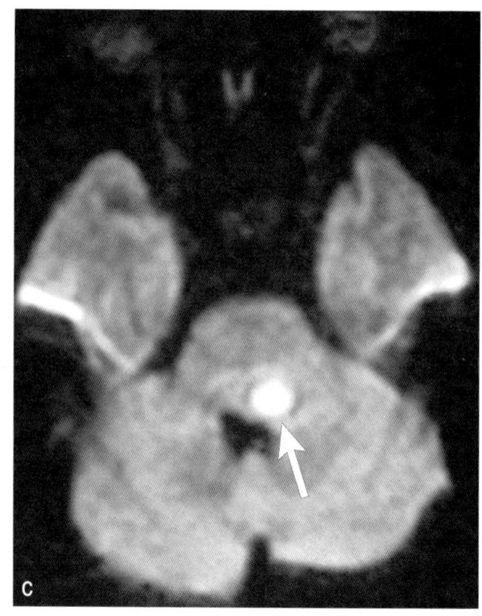

图 1.136 70 岁男性,脑桥和左侧小脑中脚的脓肿(↑)。在横断位 FLAIR(**a**),脓肿中心区域呈高信号,周围有薄的中等信号的边缘;横断位 T1WI(**b**)显示环形强化,FLAIR 也见周围边界不清的高信号水肿区;DWI(**c**)脓肿显示弥散受限(↑)

表 1.3(续) 颅后窝单发脑内病变

疾病	影像学表现	点评
结核球 (**图 1.137**)	**MRI**:位于大脑半球、基底节区、小脑半球的脑内病灶,T1WI 上呈低-中等信号,中心区域在 T2WI 上呈高信号,薄的外周边缘呈低信号,偶尔在 T2WI 上呈高信号。伴或不伴实性成分或边缘强化,伴或不伴钙化,伴或不伴弥散受限或增加 脑膜病灶:基底部脑膜结节样或囊性强化 脑膜炎可伴有颅内动脉或静脉血栓形成,导致脑梗死及弥散受限	发生在发展中国家免疫缺陷和免疫力正常的患者中。干酪样颅内肉芽肿通过血行播散形成。与脑内结核球相比,脑膜炎是最常见的颅内表现
真菌性脑感染	**MRI**:表现因微生物种类而异。感染可发生在脑膜和/或脑实质。真菌感染可以是实性或囊性病灶,T1WI 上呈低-中等信号,T2WI 及 FLAIR 上呈高信号,结节样或环形强化。T2WI 上周围水肿呈高信号 **DWI**:感染组织可出现弥散受限 **MRS**:脂质、乳酸、氨基酸峰升高,3.6 ppm 和 3.8 ppm 之间多峰 **CT**:感染可发生在脑膜和脑实质。实性或囊性病灶可呈低密度,结节状或环形强化,周围水肿呈低密度	真菌感染发生在免疫缺陷或糖尿病患者中,并在脑膜和脑实质形成肉芽肿。隐球菌累及基底脑膜,沿血管周围间隙延伸至基底神经节。曲霉及毛霉通过鼻窦或血源直接播散,侵入血管,导致出血性病灶和/或脑或小脑梗死。球孢子菌病常累及基底膜
脑炎 (**图 1.138 和图 1.139**)	**MRI**:T1WI 上呈低-中等信号,T2WI 上呈中-高信号区,边界不清,很少或无强化。脑炎累及小脑皮质和/或白质,局部占位效应较轻 **CT**:边界不清的低-中密度区,通常无强化	免疫缺陷患者脑炎是由单纯疱疹性脑炎、CMV、HIV 或 JC 多瘤病毒感染少突胶质细胞导致的进行性多灶性脑白质病引起的脑组织感染或炎症;在免疫力正常的患者中,可由圣路易斯脑炎病毒、东方型或西方型马脑炎病毒、麻疹(RNA 副黏病毒)病毒、EB 病毒、日本脑炎病毒(黄病毒属)、西尼罗河病毒(黄病毒属)或狂犬病(狂犬病毒属)引起

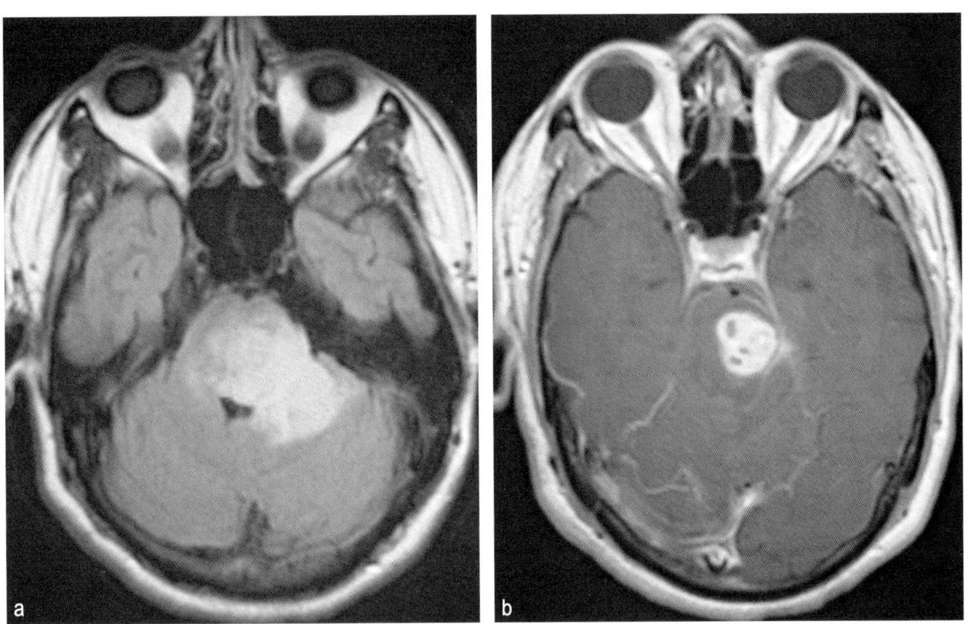

图 1.137　21 岁男性，脑桥及左侧小脑桥臂结核球。横断位 FLAIR(**a**)边界不清的高信号；横断位 T1WI 增强(**b**)

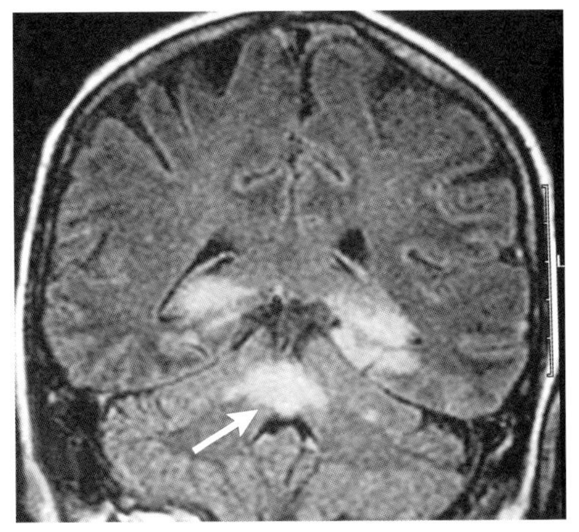

图 1.138　64 岁男性，因单纯性疱疹病毒 1 型感染导致边缘脑炎。冠状位 FLAIR 可见小脑白质和颞内侧回，包括海马异常高信号(↑)

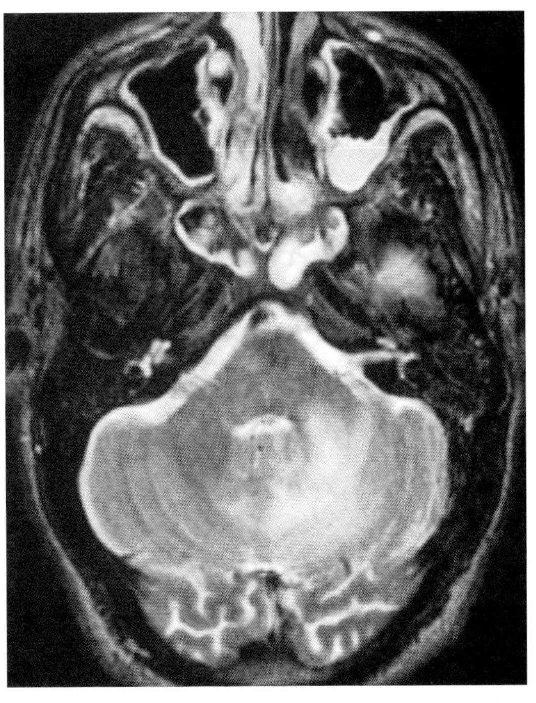

图 1.139　32 岁女性，进行性多灶性脑白质病(PML)。横断位 T2WI 显示左侧小脑半球和左侧小脑中脚白质内边界不清的高信号

表 1.3(续) 颅后窝单发脑内病变

疾病	影像学表现	点评
急性小脑炎 (**图 1.140**)	**MRI**: T1WI 上呈低-中等信号,T2WI 上呈中-高信号边界不清区,轻微或无强化。小脑炎包括小脑皮质及邻近的白质。水肿可导致第四脑室的梗阻性脑积水 **CT**: 边界不清的低密度区,无强化	急性小脑炎(急性小脑共济失调)是一种罕见的感染性疾病,伴有小脑功能障碍(急性共济失调、辨距不良、眼/肌震颤)。可由感染(柯萨奇病毒、麻疹、伤寒、脊髓灰质炎病毒、百日咳、白喉、水痘-带状疱疹病毒、疱疹病毒、风疹、轮状病毒)引起,也可为炎症、感染或疫苗接种后发生。确切病因不明。1~64 岁发病,但多见于年轻患者(平均年龄为 13 岁;中位年龄为 11 岁)
脑寄生虫病灶		
弓形虫病	**MRI**: 单发或多发实性和/或囊性病灶,位于基底节区和/或大脑半球皮髓质交界处,T1WI 上呈低-中等信号,有或无高信号边缘;T2WI 及 FLAIR 上呈中-高信号,中央区域有或无低-中等信号,或三层的高信号中心区、边缘低-中信号及被高信号包绕;结节状或边缘型强化,也可以是"偏向靶征"即边缘环形强化及小的偏心性结节强化。伴或不伴横断位 T2WI 上外周高信号水肿 **DWI**: 边缘高信号,中心低信号 **CT**: 病灶低或中等密度,伴或不伴边缘或结节样强化	艾滋病患者最常见的机会性中枢神经系统感染,由摄入受寄生虫污染的食物(弓形虫)引起,弓形虫是一种分布在世界各地的胞内原生动物;也可以发生在免疫力正常的患者。急性病灶包括:中央区域由坏死组织、细胞碎片、组织细胞和中性粒细胞组成;中间由血管充血和速殖子组成;外周由小胶质细胞结节、弓形虫和速殖子、轻度炎症、血管充血组成。FDG-PET/CT 显示弓形虫病灶的 FDG 摄取减少,可与淋巴瘤鉴别,后者的 FDG 摄取增加
囊虫病 (**图 1.141**)	脑内或脑膜的单发或多发囊性病灶。在活动性水泡期,囊性病灶,包括一个小的 2~4 mm 结节(头节),在 T1WI、FLAIR 和 DWI 上呈低信号,薄的边缘在 T2WI 上呈高信号,轻度强化或无强化。活性胶体囊泡期,囊性病灶,在 T1WI 上呈低-中等信号,T2WI 呈高信号,边缘和/或结节状强化,伴或不伴 T2WI 周围高信号(水肿)。在活动性颗粒状结节期,囊肿收缩,变为强化的肉芽肿结节。慢性非活动期,以钙化性结节肉芽肿为特征 **CT**: 慢性期见钙化性肉芽肿	囊虫病是摄入被绦虫污染的带虫卵食物(未煮熟的猪肉)而引起,累及脑膜、蛛网膜下腔和脑池>脑实质>脑室。是中枢神经系统最常见的寄生虫病,多见于 15~40 岁,是地方流行区获得性癫痫最常见的病因。并发症包括脑脊液梗阻引起的颅内高压、蛛网膜炎、脑膜炎和血管闭塞

表 1.3(续) 颅后窝单发脑内病变

疾病	影像学表现	点评
包虫囊肿 细粒棘球蚴病 泡状棘球蚴病	**细粒棘球蚴病** **MRI**：单发或少见的多囊性病灶，T1WI 上呈低信号，T2WI 上呈高信号，外周可见 T2 低信号的薄壁，一般无强化或周围水肿，双重感染可出现水肿，常位于大脑中动脉供血区域。包膜可包裹包虫囊肿的破裂，导致炎性反应和包膜强化及周围水肿。包膜包裹的液体中可以看到 T1WI 及 T2WI 上均呈低信号的飘带状包虫薄膜。无包膜的包虫囊肿破裂会引起宿主的炎症反应 **泡状棘球蚴病** **MRI**：囊性(伴或不伴多腔)和/或实性病灶，中央区域在 T2WI 上呈中-高信号，被低信号略增厚边缘包绕，伴或不伴强化和外周 T2 信号区(水肿)，钙化常见	由细粒棘球蚴(南美、中东、澳大利亚和新西兰)或泡状棘球蚴(北美、欧洲、土耳其和中国)引起的颅内罕见病灶。1%～4% 的棘球蚴感染病例累及中枢神经系统。人类通过摄入粪便污染食物中的绦虫卵或接触受感染动物组织而产生的中间宿主。往往在颅内压升高出现之前病灶就很大。增大的囊性病灶导致受压、变薄的相邻宿主组织(周囊)显示血管增生和胶质增生，但无强化。继发感染的包虫囊肿可能含有脓性物质，通常伴有金黄色葡萄球菌，通常被邻近脑组织和/或脑膜的炎症反应包围

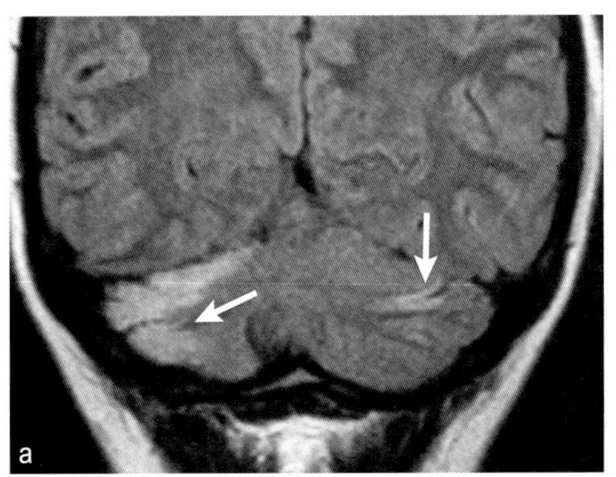
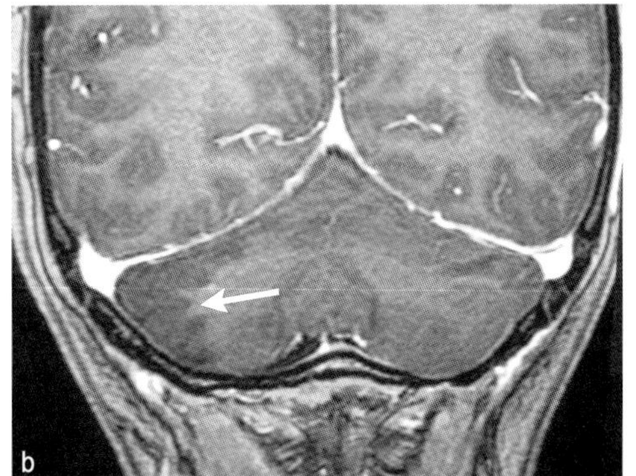

图 1.140 18 岁患有小脑炎的女性。冠状位 FLAIR(**a**)显示小脑皮质及邻近白质异常高信号(↑)；冠状位 T1WI(**b**)未见强化(↑)

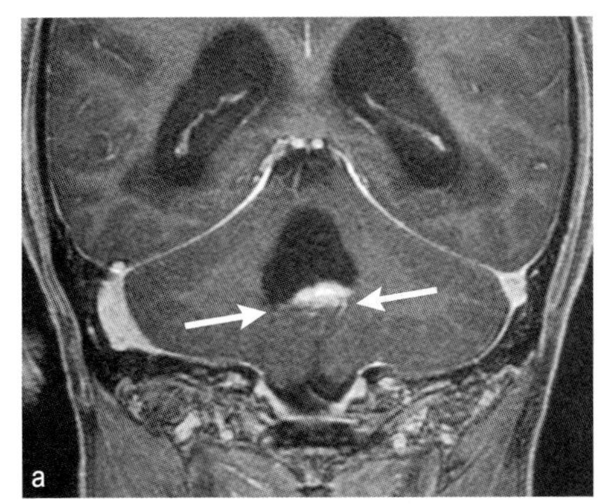
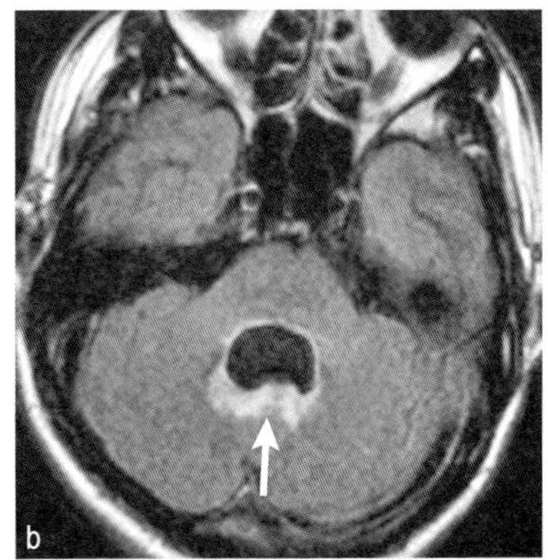

图 1.141 35 岁囊虫病患者。冠状位 T1WI(**a**)，第四脑室病灶，结节性(↑)强化部分及囊性部分，导致脑室梗死；横断位 FLAIR(**b**)，病灶的结节呈高信号(↑)

表 1.3(续) 颅后窝单发脑内病变

疾病	影像学表现	点评
炎症性病灶:非感染性		
脱髓鞘疾病:多发性硬化、急性播散性脑脊髓炎(**图 1.142** 和**图 1.143**)	**MRI:** 位于脑或小脑白质、脑干、基底节区的病灶,在 T1WI 上呈低-中信号,在 T2WI 上呈高信号,伴或不伴强化。强化可呈环形或结节状强化,通常在脱髓鞘的急性/亚急性早期,伴或不伴弥散受限。急性播散性脑脊髓炎可有类似肿瘤的局部占位效应 **CT:** 活动性脱髓鞘可显示强化和轻度水肿	多发性硬化是最常见的获得性脱髓鞘疾病,通常感染 20～40 岁女性。其他脱髓鞘疾病包括急性播散性脑脊髓炎,一种病毒感染后免疫介导的脱髓鞘、毒素引起的脱髓鞘(由于环境暴露或摄入,如酒精、溶剂等,或代谢性疾病中的内源性毒素,如脑白质营养不良、线粒体脑病等)、辐射损伤、创伤和血管疾病
类固醇激素反应性慢性淋巴细胞炎伴脑桥血管周围强化征(CLIPPERS)(**图 1.144**)	**MRI:** T2WI 及 FLAIR 上呈高信号,边界不清,可累及脑桥、中脑、小脑中脚和/或小脑。在 SWI 可见小的低信号病灶和静脉。病灶常强化。免疫抑制治疗后病灶可消失	CLIPPERS 是一种罕见的、慢性免疫介导的炎症性疾病,累及中枢神经系统(脑桥和小脑),主要是以成熟 T 细胞为主的血管周围浸润。髓鞘及血管壁保持完整。患者常表现为复视、眼震、面部感觉异常、头晕和/或共济失调。病灶对类固醇和环磷酰胺的免疫抑制治疗有效
神经结节病	**MRI:** 边界不清的脑内病灶,T1WI 上呈低-中信号,T2WI 及 FLAIR 上呈中-略高至高信号,常出现强化,伴或不伴占位效应及周围水肿。常累及软脑膜及硬脑膜出现强化 **CT:** 边界不清的低密度脑内病灶,通常强化,伴或不伴占位效应及周围水肿,软脑膜和/或硬脑膜常强化	结节病是一种病因不明确的多系统非干酪样肉芽肿病灶,5%～15%的病例可累及中枢神经系统。如果不治疗,可发生严重的神经缺陷,如脑病、脑神经病、脊髓病。当神经系统病灶先于肺、淋巴结、皮肤、骨骼和/或眼等其他系统出现时,诊断神经结节病是困难的

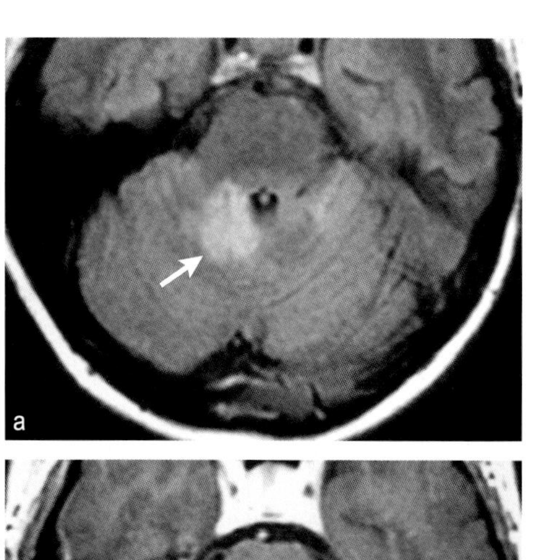

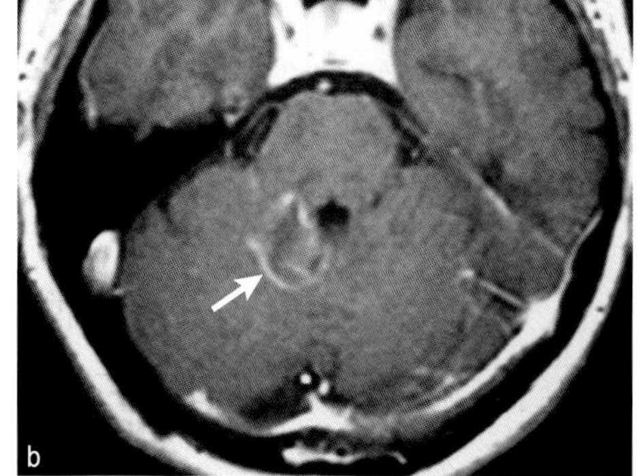

图 1.142 50 岁的女性,患有多发性硬化,右侧小脑半球急性脱髓鞘。横断位 FLAIR(**a**)呈高信号(↑);横断位 T1WI(**b**)周围有强化(↑)

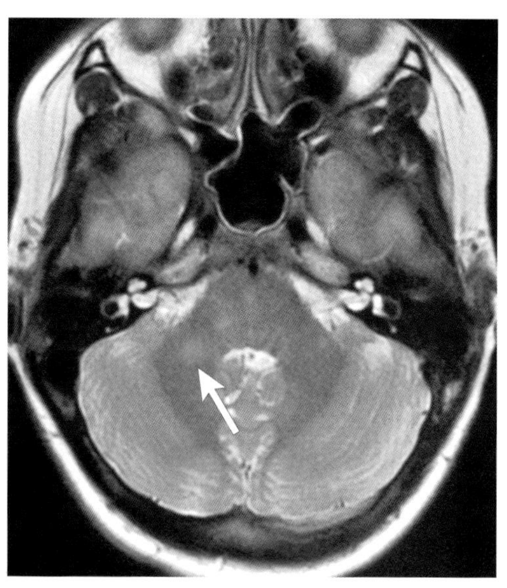

图 1.143 12 岁的女性,急性播散性脑脊髓炎(ADEM),右侧小脑半球中脚脱髓鞘(↑)。横断位 T2WI 呈高信号

表 1.3(续) 颅后窝单发脑内病变

疾病	影像学表现	点评
出血及血管病灶		
小脑出血 (**图 1.145**) 超急性期(0～6 小时) 急性期(6 小时～3 天) 亚急性早期(3～7 天) 亚急性晚期(4 天～1月)	**超急性血肿** **MRI**:血红蛋白主要是抗磁性的氧合血红蛋白(Fe^{2+} 状态),T1WI 上呈中等信号,T2WI 上呈稍高信号 **CT**:CT 密度与血细胞比容、血红蛋白、蛋白含量呈线性关系。血肿密度达 40～90 HU。液-液平面可能来自于血清中细胞血液成分的沉积 **急性血肿** **MRI**:细胞内血红蛋白主要是顺磁性的脱氧血红蛋白(Fe^{2+})。T1WI 上呈中等信号,T2WI 上呈低信号,T2WI 上周围为高信号水肿区 **CT**:脑内血肿密度由于血块收缩可达 80～100 HU,伴或不伴液-液平面,伴或不伴由于水肿或血清挤压所致的周围低密度区 **亚急性早期血肿** 血红蛋白被氧化为 Fe^{3+},即高铁血红蛋白。高铁血红蛋白主要位于细胞内,由于 PEDD 在 T1WI 上呈高信号,由于 PEDD 及 T2-PRE 在 T2WI 上呈低信号 **CT**:脑内血肿继发于凝块收缩密度可达 80～100 HU,伴或不伴液-液平面,伴或不伴由于水肿或血清挤压所致的周围低密度区 **亚急性晚期血肿** 高铁血红蛋白最终位于细胞外,血肿由于 PEDD 在 T1WI 上呈高信号,由于质子密度增加和继发于膜裂解的 T2-PRE 效应消失,导致 T2WI 上呈高信号	可由外伤、动脉瘤破裂或血管畸形破裂、凝血障碍、高血压、药物不良反应、淀粉样血管病、脑梗死出血转化、转移瘤、脓肿和病毒感染(单纯疱疹、巨细胞病毒)引起。血肿的信号取决于其时间、大小、位置、血细胞压积、血红蛋白中铁的氧化状态、血块收缩程度、水肿程度和 MRI 脉冲序列 **超急性期**:由红细胞、白细胞、血小板和富含蛋白质的血清组成的外溢血液复合体。纤维蛋白原纤维也会逐渐沉积。血肿密度达 60～90 HU,主要是由于血红蛋白浓度及血凝块的收缩 **急性期**:发生在完整红细胞细胞膜内的血红蛋白脱氧,形成脱氧血红蛋白,血红蛋白有 4 个未配对的电子(顺磁性)。脱氧血红蛋白的三维结构不允许水质子与顺磁中心接触,消除了 PEDD 效应。T2WI 脱氧血红蛋白的低信号主要由于 T2-PRE **亚急性早期血肿**:血凝块收缩进展。血肿内的亚铁被氧化成铁态(Fe^{3+}),即高铁血红蛋白,有 5 个未配对电子,具有顺磁性 **亚急性血晚期肿**:红细胞膜溶解,导致细胞外高铁血红蛋白。血肿内来自巨噬细胞的球蛋白和纤维蛋白水解酶导致进行性的 CT 值(0.7～1.5)HU/天密度减低。水肿及占位效应随着血肿吸收而减少

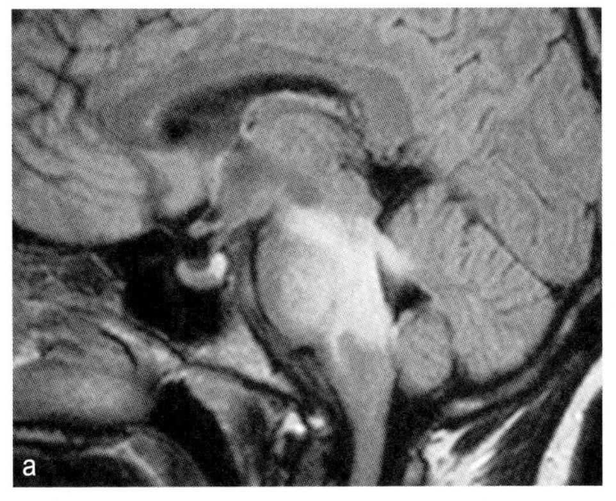
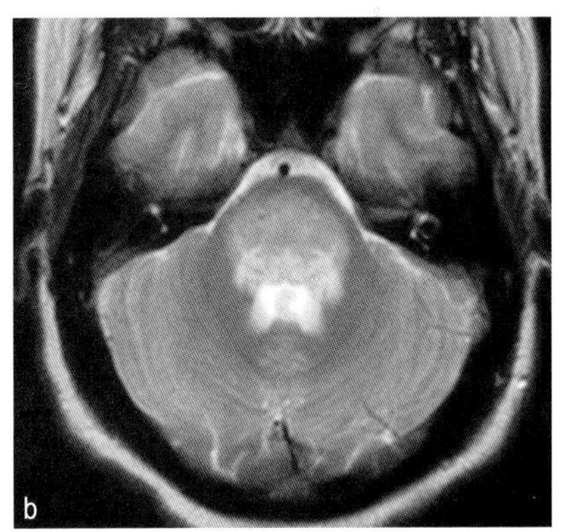

图 1.144 CLIPPESR 患者。矢状位 FLAIR(**a**)及横断位 T2WI(**b**)显示在脑桥、中脑、中上小脑脚可见边界不清的病灶。横断位 T1WI 显示病灶轻微线样强化

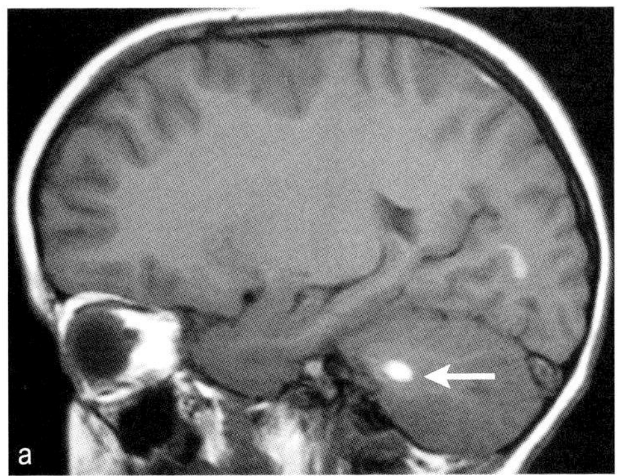
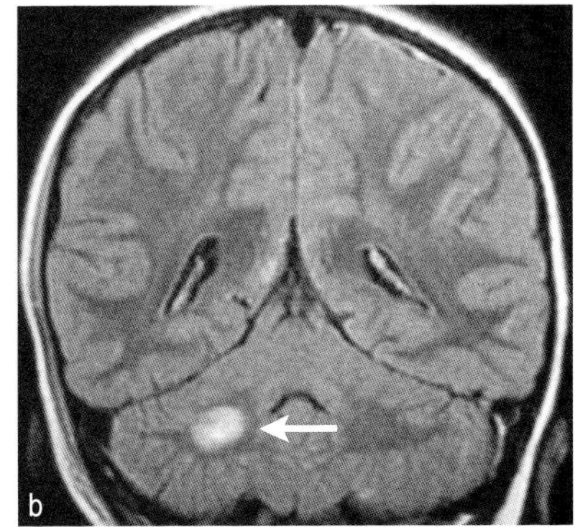

图 1.145 6 岁女性,有创伤史,弥漫性轴索损伤,可见出血灶。矢状位 T1WI(**a**)(↑)和冠状位 FLAIR(**b**)(↑)上呈高信号

表 1.3(续) 颅后窝单发脑内病变

疾病	影像学表现	点评
小脑挫伤	**MRI**：小脑挫伤信号取决于时间和氧合血红蛋白、脱氧血红蛋白、高铁血红蛋白、含铁血黄素等。血肿周围水肿区，T2WI及FLAIR上呈高信号，相对脑血容量(rCBF)下降。小脑挫伤最终演变为病灶局灶T2WI高信号的软化区，伴或不伴T2WI来自含铁血黄素小的低信号区 **CT**：急性挫伤呈高密度，来自于脑表面的出血。小脑挫伤最后演变为脑软化灶	小脑挫伤是颅骨骨折和/或颅骨内表面的加速-减速损伤引起，累及小脑皮质和皮下脑白质的浅表脑组织
出血性转移瘤	**MRI**：脑内局限性类圆形病灶，部位多样，常位于灰白质交界处，T1WI通常呈低-中等信号，T2WI上呈中-高信号，伴或不伴出血、钙化、囊变。强化形成多样，通常结节样强化，周围可出现T2WI高信号水肿区 **CT**：病灶通常呈低-中等密度，伴或不伴出血、钙化、囊变。强化形成多样，常伴因轴突水肿呈低密度	转移性颅内肿瘤占颅内肿瘤的33%，通常为来自40岁以上成人的颅外原发性肿瘤。原发性肿瘤来源：肺＞乳腺＞胃＞肾＞黑色素瘤。与出血相关的转移性脑内肿瘤包括支气管癌、肾细胞癌、黑色素瘤、绒毛膜癌及甲状腺癌。与其他病因导致的出血很难区分
血管		
出血来自颅内动脉瘤 囊性动脉瘤 梭形动脉瘤 夹层动脉瘤(壁内血肿)	**囊状动脉瘤** 局灶性边界清楚的强化区 **梭形动脉瘤** 累及动脉管状扩张 **夹层动脉瘤** 最初受累动脉壁呈环形或半月形增厚，管腔变窄，呈中等密度。随着壁内血肿的进展可导致动脉管壁局限性扩张	血管壁异常的梭形或囊状扩张继发于：获得性/退行性病因、多囊性疾病、结缔组织疾病、动脉粥样硬化、创伤、感染(霉菌)、肿瘤病灶、动静脉畸形、血管炎和/或药物。局灶性动脉瘤也被称为囊状动脉瘤，通常发生于动脉分叉处，在20%的病例中多发。囊状动脉瘤破裂引起蛛网膜下腔出血的概率与动脉瘤大小有关。囊状动脉瘤直径大于2.5 cm称为巨型动脉瘤。梭形动脉瘤与动脉粥样硬化或胶原血管疾病(马方综合征)有关。夹层动脉瘤，由于偶然或重大的创伤会造成动脉壁出血
动静脉畸形(AVM) (**图1.146**)	**MRI**：AVM在T1WI和T2WI上可见继发于高速血流形成的多发、曲折血管流空信号，以及不同信号的血管内血栓和不同时期的出血。静脉部分常表现强化。梯度回波MRI显示AVM未闭动脉和静脉血流相关强化(高信号)。MRA使用时间飞跃或相位对比技术可以提供更多关于病灶、供血动脉和引流静脉以及相关动脉瘤存在的详细信息。除非近期出现出血或静脉闭塞，AVM通常无占位效应 **CT**：病灶可位于脑实质、软脑膜、硬脑膜或两者。AVM包含多个迂曲的血管。静脉部分常显示对比剂强化 除非近期出血或静脉闭塞，AVM通常无占位效应。CTA可以显示AVM在不同阶段的动脉、病灶和静脉情况	幕下AVM比幕上AVM少见

表 1.3(续) 颅后窝单发脑内病变

疾病	影像学表现	点评
海绵状血管瘤/畸形 (**图 1.147**)	**MRI:** 脑内单发或多发多分叶病灶,由于含铁血黄素在 T2WI 显示周边不规则低信号区,根据出血不同时期,T1WI 和 T2WI 见围绕一个信号多样(低、中、高或混合)的中心区域。梯度回波技术可检出多发病灶 **CT:** 病灶呈稍高密度,伴或不伴钙化	可位于不同的位置。幕上海绵状血管瘤比幕下海绵状血管瘤更常见。病灶包括胶原间质内上皮内衬的血管通道。常出现血栓区、陈旧出血及含铁血黄素。可能存在营养不良钙化。25%的病例伴发静脉畸形。多发海绵状血管畸形的遗传性综合征与 *CCM*1/*KRIT*1、*CCM*2/*MGC*4608、*CCM*3*PDCD*10 基因突变相关,出血风险高于散发性海绵状畸形(每年高达 5%)

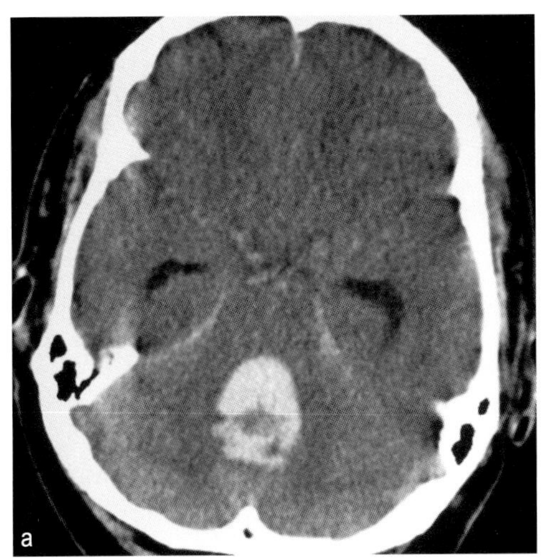
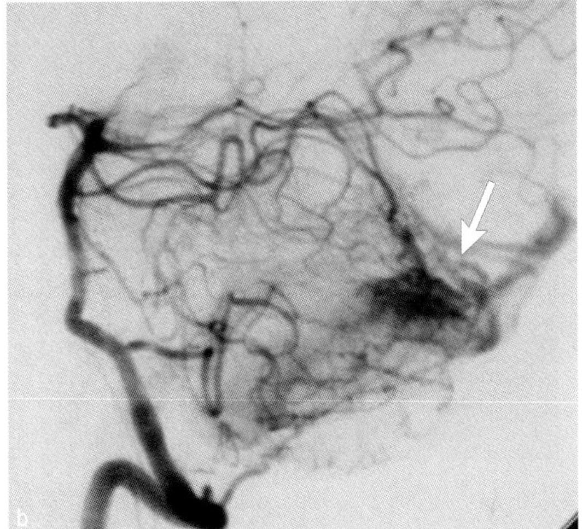

图 1.146 53 岁男性。横断位 CT(**a**)上因动静脉畸形导致蚓部和第四脑室出血;动脉造影(**b**)可显示病灶(↑)

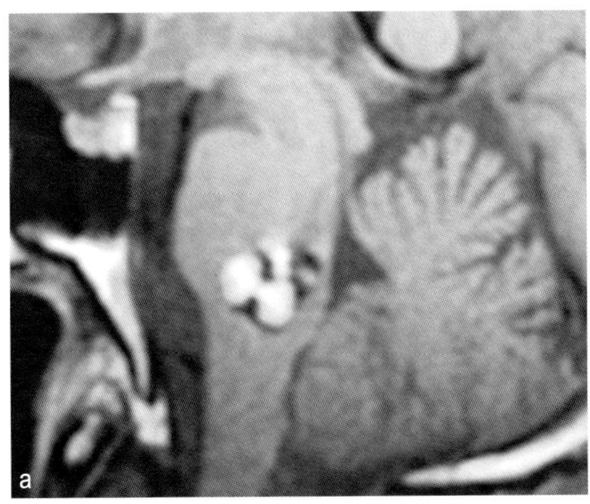
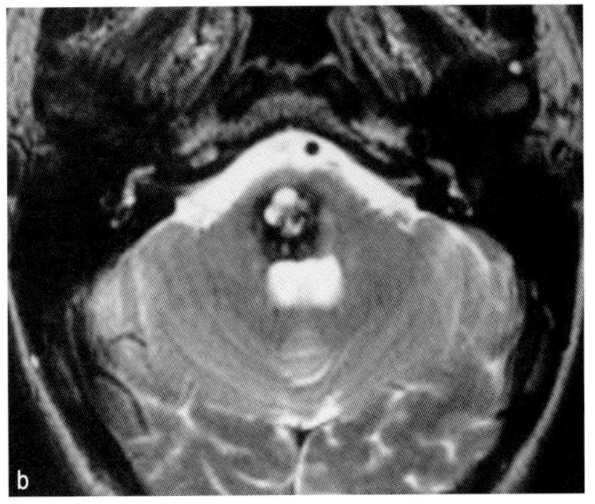

图 1.147 36 岁男性,脑桥海绵状血管畸形。矢状位 T1WI(**a**)高、低混杂信号,横断位 T2WI (**b**)中央区高信号被不规则低信号边缘包围

表 1.3(续) 颅后窝单发脑内病变

疾病	影像学表现	点评
静脉血管瘤/发育性静脉畸形 (**图 1.148**)	**MRI**：T1WI 增强表现为一组小静脉呈"水母头"样，流入较粗的静脉血管 **CT**：增强前未见异常或小的稍高致密区。增强后显示增粗的静脉和与之相连的一组小静脉	异常的静脉结构，通常是偶然发现，一般与出血无关，但海绵状畸形伴发时除外。病灶由正常神经组织内的薄壁静脉通道组成。可与海绵状畸形同时发生。占脑血管畸形的 50%以上
毛细血管扩张症 (**图 1.149**)	**MRI**：MRI 增强表现为小范围强化，未见异常肿块。在 T1WI 和 T2WI 上病灶通常不明显 **CT**：在强化前或增强扫描后通常都不显示	无症状，通常是 MRI 增强扫描时偶然发现，显示正常的神经组织在大脑或脑干中一组强化的薄壁血管和毛细血管。大多数的直径小于 1 cm。可于放疗后 10 年发生。常见部位包括脑桥和小脑。占脑血管畸形的 20%

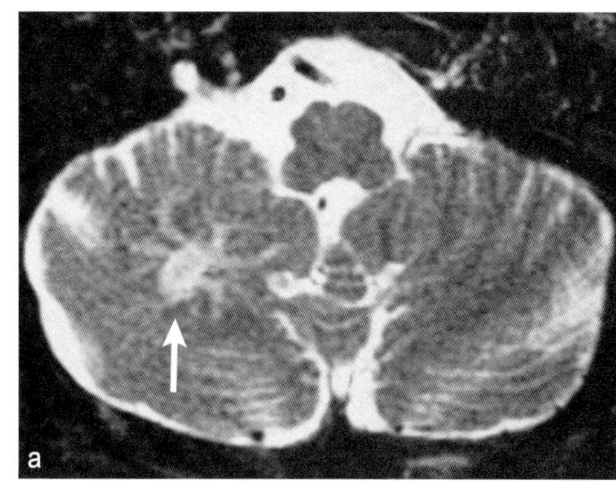
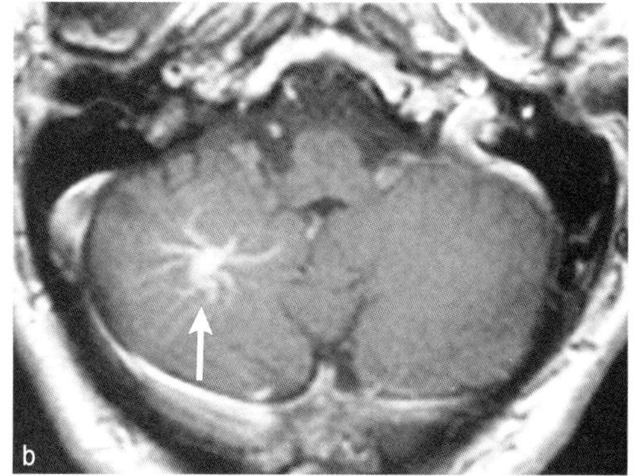

图 1.148　右侧小脑半球的发育性静脉异常(静脉血管瘤)。横断位 T2WI(**a**)(↑)上呈高信号；T1WI 增强(**b**)显示病灶呈"水母头"结构，多支小静脉流入一增粗静脉内(↑)

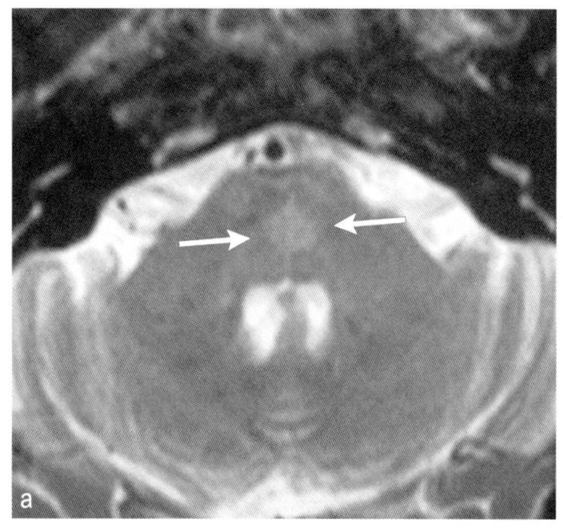
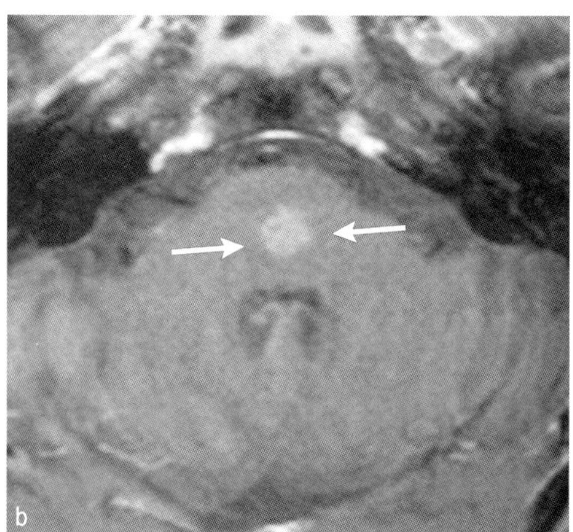

图 1.149　79 岁女性，脑桥毛细血管扩张。横断位 T2WI(**a**)(↑)稍高信号，但显示不清(↑)；横断位 T1WI 增强(**b**)后显示轻度强化(↑)

表 1.3(续) 颅后窝单发脑内病变

疾病	影像学表现	点评
小脑缺血或梗死		
小脑脑干梗死 **(图 1.150 和图 1.151)** 超急性期(<12 小时) 急性期(12～24 小时) 亚急性早期(24 小时～3 天) 亚急性晚期(4 天～2 周) 亚急性梗死后期(2 周～2 个月) 梗死后遗改变(>2 个月)	脑、小脑和脑干梗死的 CT 和 MRI 表现取决于梗死时间和检查时间 **超急性梗死** **CT:** 表现正常(50%);豆状核密度减低、模糊,动脉致密征达 50% **MRI:** 局限性水肿,通常在 T1WI、T2WI 与正常脑组织呈等信号。DWI 可以显示与细胞毒性水肿相关的表观弥散系数降低、梗死区无动脉流空或动脉强化表现 **急性梗死** **CT:** 脑干密度减低,小脑皮质与白质交界处模糊,脑沟消失 **MRI:** T1WI 上呈中等信号,T2WI 上呈高信号,局限性水肿。信号异常通常包括小脑皮质、皮质下白质和/或基底节 **亚急性梗死早期** **CT:** 脑白质和灰质肿胀呈低密度(通常楔形),伴或不伴出血 **MRI:** T1WI 上呈低-中等信号,T2WI 上呈高信号,局部水肿,伴或不伴出血,伴或不伴强化 **亚急性梗死晚期** **CT:** 局部肿胀先加重后减弱,病灶处低密度可变得更加明显,伴或不伴强化 **MRI:** T1WI 上呈低-中信号,T2WI 上呈高信号,水肿或占位效应减弱,伴或不伴出血,强化 **亚急性梗死后** **CT:** 伴或不伴脑回样强化,局部占位效应消失 **MRI:** T1WI 上呈中-低信号,T2WI 上呈高信号,水肿消退,伴或不伴出血、强化 **梗死后遗改变** **CT:** 低密度区,脑软化表现 **MRI:** T1WI 上呈低信号,T2WI 上呈高信号,脑软化改变,伴或不伴钙化,含铁血黄素	小脑梗死通常是由来自基底动脉分支(PICA、AICA)的闭塞性血管疾病引起。血管闭塞可继发于动脉粥样硬化疾病、心源性栓塞、肿瘤压迫、高凝状态、先天性异常。小脑梗死通常由动脉闭塞引起,涉及特定的血管区域,偶尔也可发生于代谢性疾病(线粒体脑病等)或颅内静脉闭塞(血栓性静脉炎、高凝状态、脱水等),后者梗死区与动脉分布不一致

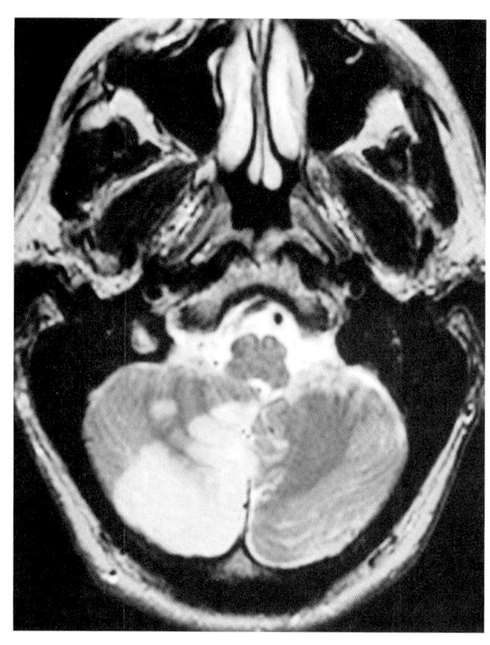

图 1.150　64 岁男性，右侧小脑下后动脉的血管分布区，右侧小脑半球下部和后部脑梗死。楔形脑梗死在横断位 T2WI 上呈高信号，累及小脑皮质和白质

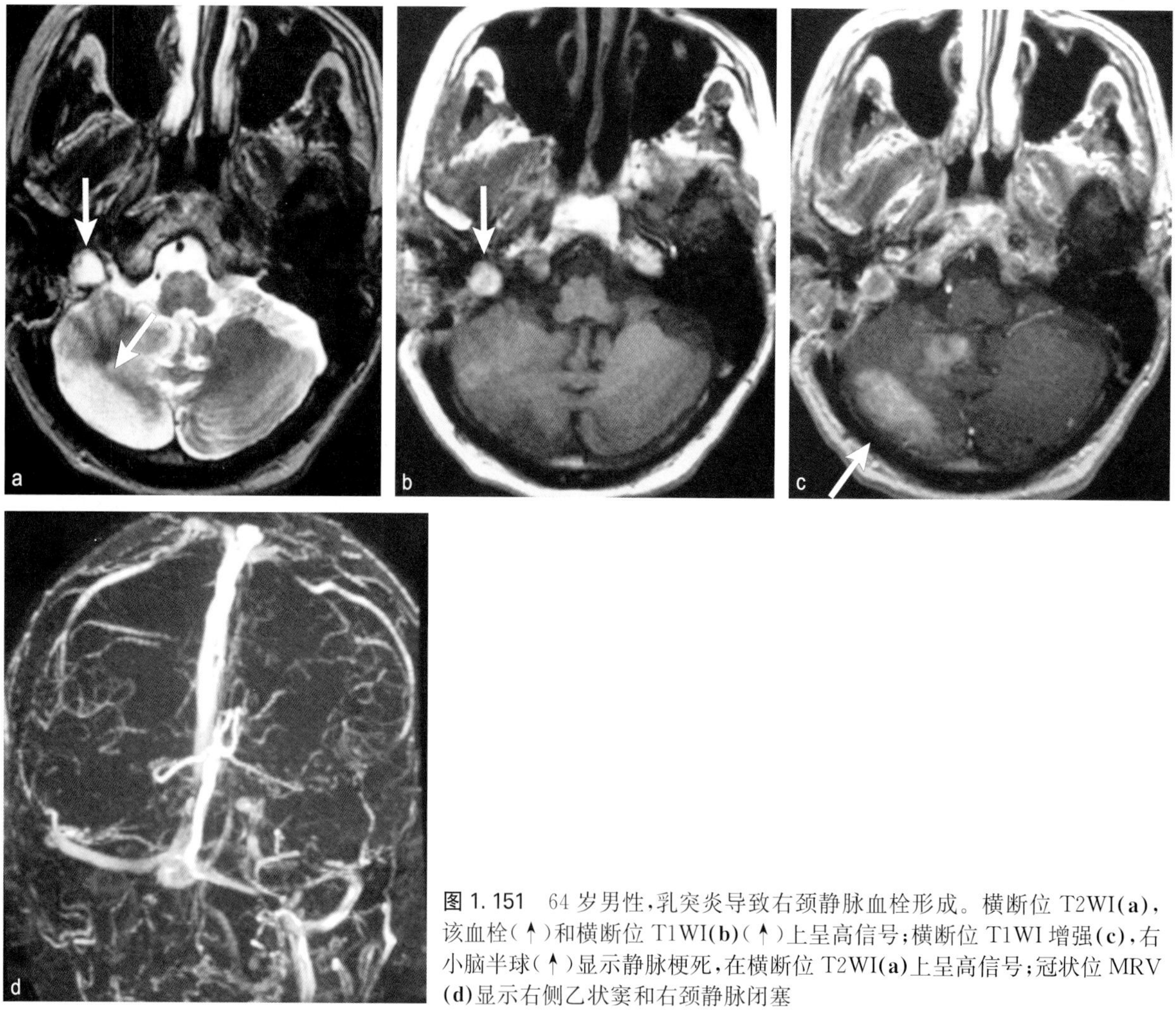

图 1.151　64 岁男性，乳突炎导致右颈静脉血栓形成。横断位 T2WI(**a**)，该血栓(↑)和横断位 T1WI(**b**)(↑)上呈高信号；横断位 T1WI 增强(**c**)，右小脑半球(↑)显示静脉梗死，在横断位 T2WI(**a**)上呈高信号；冠状位 MRV(**d**)显示右侧乙状窦和右颈静脉闭塞

表 1.3(续) 颅后窝单发脑内病变

疾病	影像学表现	点评
其他病灶		
脑桥中央髓鞘溶解/渗透性脱髓鞘(**图 1.152**)	**MRI:** 边界不清的 T2WI 上低-中等信号和高信号区域,包括脑桥中央部分(脑桥中央髓鞘溶解)。脑桥外髓鞘溶解在 T2WI 表现为高信号区,累及大脑白质、外囊、基底节区、丘脑、中脑、小脑中脚,在发病 4 周内伴或不伴斑片状强化。急性期 ADC 值降低 **CT:** 边界不清的脑桥中央部低密度区(脑桥中央髓鞘溶解)。桥外髓鞘溶解呈低密度,累及脑白质、外囊、基底节区、丘脑、中脑和小脑中脚,偶尔伴或不伴强化	在慢性病、营养不良或酗酒患者中因快速纠正低钠血症而引起的脱髓鞘。与糖尿病、肝炎和肺、肝和/或肾的慢性疾病有关。髓鞘受损,无原发轴突的破坏。可导致痉挛性四肢瘫痪、四肢瘫痪、假性球麻痹、癫痫发作、昏迷和闭锁综合征。临床表现可好转或进展,该疾病偶尔是致命的
高血压脑病(可逆性后部脑病综合征/PRES)(**图 1.153**)	**MRI:** 累及皮质下白质,伴或不伴大脑皮质、伴或不伴强化的区域,T1WI 上呈低-中等信号和 T2WI 上呈高信号。如果诱因纠正,病灶可消失 **CT:** 皮质下白质,伴或不伴脑皮质、伴或不伴强化的局限性和/或融合性低密度灶	发生于血压高于脑血管自动调节上限时,导致脑内液体毛细血管渗漏,常在动脉边界区。与免疫抑制剂(他克莫司/FK506,环孢霉素)、化疗药物(顺铂,*L*-天冬酰胺酶等)、急性发作的高血压、子痫前期、子痫、肾功能障碍、体液超载有关。神经系统症状包括意识模糊、头痛、癫痫、视力丧失、构音障碍和昏迷。皮质异常可能与低灌注损伤导致的皮质层状坏死有关

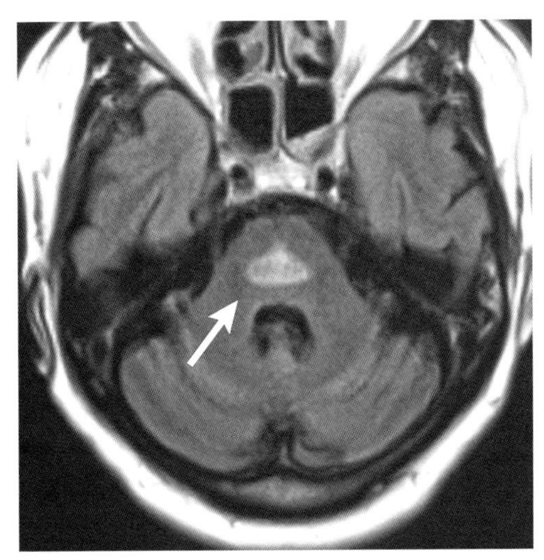

图 1.152 44 岁男性,患渗透性脱髓鞘,在脑桥中央部 T2WI 表现为高信号(↑)

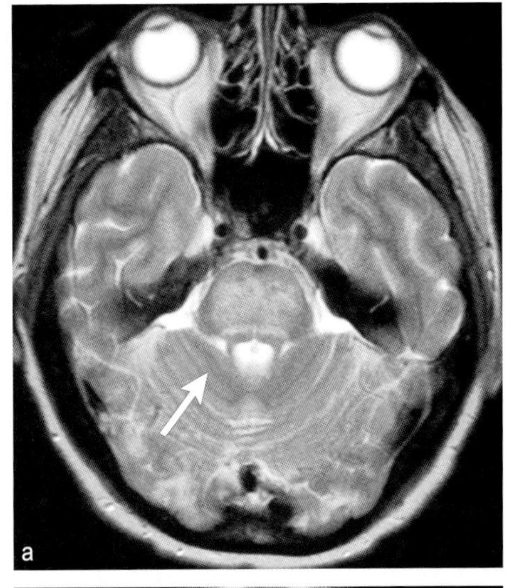

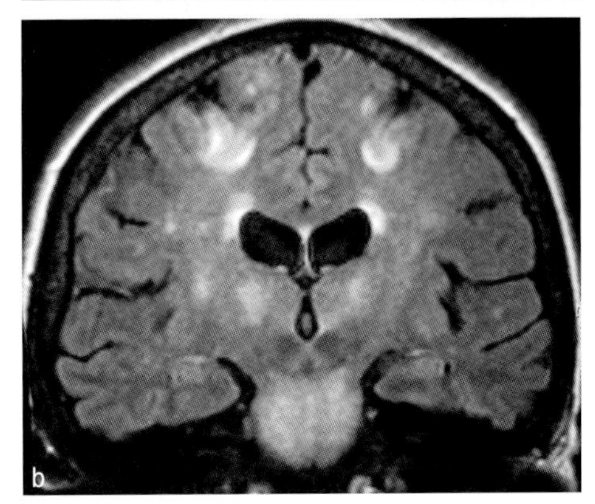

图 1.153 60 岁女性,有骨髓移植及 FK506/他克莫司免疫抑制治疗史,合并可逆性后部脑病综合征。横断位 T2WI(**a**)和冠状位 FLAIR(**b**),脑桥的中心部分可见边界不清的高信号区。在皮质下脑白质和丘脑中可见高信号区,代表脑桥外髓鞘溶解

表 1.3(续) 颅后窝单发脑内病变

疾病	影像学表现	点评
放射性脑损伤/坏死	**MRI**:局限性病灶,伴或不伴占位效应,边界不清,T1WI 低-中等信号,T2WI 中-高信号,伴或不伴强化,累及放射治疗区域内组织(白质和/或灰质)。放射性坏死的相对脑血容量(rCBV)值(0.6)显著低于复发性高级别胶质瘤的 rCBV(2.6)。手术切除转移灶部位的放射坏死在 DWI 可显示 3 层结构,包括具有高 ADC 的内部液化部分、没有强化的 ADC 降低的中间层和强化的高 ADC 的外层 **CT**:在治疗区域内,局限性病灶,伴或不伴占位效应,边界不清的低-中密度区,伴或不伴累及组织(灰质和/或白质)的强化	放射治疗引起的严重局部组织反应,剂量超过 65 Gy。发生于放射治疗后 3~12 个月,偶尔长达 10 年。当化疗与放射治疗同时进行时,发病率高出 3 倍。由于血管内皮细胞损伤和凋亡,导致血栓形成、纤维蛋白渗出物、管腔狭窄的透明化、纤维蛋白样和血管坏死,以及胶质和白质损伤。可能很难与肿瘤区分。MRI 灌注显示 $rCBV_{max}$ 和 $rCBV_{max}$ 值在复发肿瘤明显高于肿瘤坏死,这有助于区分这两种疾病。CT 灌注也有类似的发现。MRI 灌注在鉴别高级别胶质瘤和放射坏死方面优于 ^{18}F-FDG PET 和 ^{11}C-蛋氨酸 PET。氢质子 MRS 显示放射性坏死部位 NAA 和胆碱峰降低,而残留肿瘤和复发肿瘤的胆碱峰和胆碱/肌酸(Cho/Cr)比值升高>2
脂肪瘤 (图 1.154)	**MRI**:T1WI 和 T2WI 上信号与皮下脂肪相似,当用频率选择性脂肪饱和技术或短时 T1 反转恢复(STIR)技术信号被抑制。通常无强化或周围水肿。脂肪瘤可以呈结节状或曲线状 **CT**:脂肪瘤与脂肪密度相同(-40~-100 HU),伴或不伴钙化或骨化	先天性畸形,良性脂肪病灶,通常位于中线或附近,可能包含钙化和/或血管穿过。颅后窝常见位置包括小脑桥角池和顶盖区

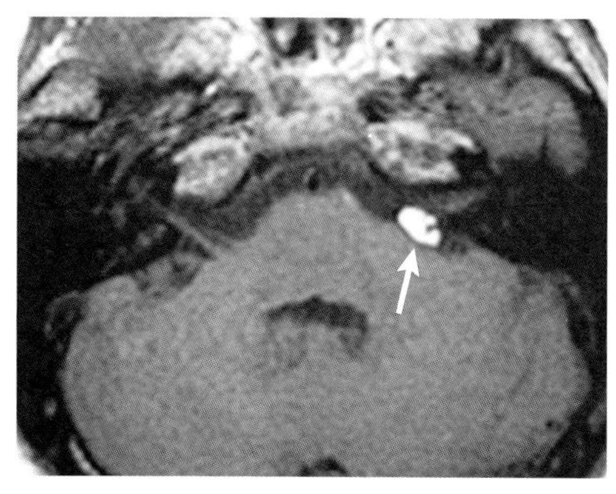

图 1.154 52 岁女性,脂肪瘤(↑)位于左侧桥小脑角左侧小脑中脚软脑膜表面,T1WI 上呈高信号

1.4 脑内多发病变

- 先天性
  - -灰质异位
  - -半侧巨脑畸形
- 肿瘤:
  - -转移性疾病
  - -淋巴瘤
  - -白血病(髓样肉瘤、粒细胞肉瘤、绿色瘤)
  - -脑胶质瘤病
  - -多形性胶质母细胞瘤
- 其他肿瘤或肿瘤样病灶
  - -神经纤维瘤病 1 型(NF1)空泡化髓鞘/脑白质发育异常
  - -错构瘤:结节性硬化症
  - -皮质错构瘤(结节)
  - -室管膜下错构瘤
  - -血管母细胞瘤(von Hippel-Lindau 病,VHL)
  - -神经皮肤黑变病
- 炎性病灶:感染
  - -脑炎

-化脓性脑脓肿
-莱姆病(螺旋体感染)
-梅毒(螺旋体感染)
-立克次体感染-落基山斑疹热
-结核瘤
-真菌性脑感染
-单纯疱疹病毒感染
-巨细胞病毒(CMV)
-人类免疫缺陷病毒(HIV)感染
-进行性多灶性白质脑病
-日本脑炎病毒感染
-狂犬病病毒感染
-急性麻疹脑炎
-麻疹病毒引起的亚急性硬化性全脑炎
-进行性多灶性白质脑病(PML)
-免疫重建炎症综合征(IRIS)
-朊病毒病

- 炎症性病灶：寄生虫感染

-弓形体病
-囊虫病
-包虫病
-细粒棘球蚴病
-多房棘球蚴病
-阿米巴病
-肉芽肿性阿米巴脑炎
-原发性阿米巴脑膜脑炎
-疟疾
-血吸虫病
-锥虫病
-肺吸虫病
-裂头蚴病

- 炎性病灶：非感染性

-脱髓鞘疾病-多发性硬化症
-急性播散性脑脊髓炎
-神经系统结节病
-脑挫伤
-弥漫性轴索损伤
-出血性转移灶
-淀粉样血管病

- 血管畸形

-动静脉畸形(AVM)
-海绵状血管瘤
-毛细血管扩张
-静脉血管瘤/发育性静脉异常

- 脑缺血/梗死

-小血管闭塞引起的缺血性疾病(小血管疾病)
-脑室周围白质软化
-栓塞引起的脑梗死
-血管炎引起的脑梗死
-伴有皮质下梗死和白质脑病的常染色体显性遗传性脑动脉病
-伴有皮质下梗死和白质脑病的常染色体隐性遗传性脑动脉病
- Susac 综合征(视网膜脑血管病)
-系统性红斑狼疮(SLE)
-抗磷脂综合征
-白塞综合征
-缺氧缺血性损伤
-神经性减压病

- 代谢紊乱

-癫痫发作
-线粒体脑肌病伴高乳酸血症及脑卒中样发作/肌阵挛性癫痫伴破碎红纤维综合征
-雷氏病
- Kearns-Sayre 综合征
-法布瑞症
-高血糖
-低血糖
-氨基酸和尿素循环代谢紊乱：溶酶体酶缺陷：Tay-Sachs 病和 Sandhoff 病(神经节苷脂病)
-溶酶体酶缺陷：神经元蜡样脂褐质沉着症
-溶酶体酶缺陷：黏多糖中毒
-一氧化碳中毒
-海洛因毒性
-可卡因毒性

- 其他疾病

-放射性脑坏死
-脑桥和脑桥外渗透髓鞘溶解
-高血压脑病[可逆性后部脑病综合征(PRES)]
-可逆性脑血管收缩综合征
-副瘤综合征

表 1.4　脑内多发病变

疾病	影像学表现	点评
灰质异位 (**图 1.155**)	结节性异位在 CT 或 MRI 上表现侧脑室旁或者脑白质内一个或多个结节状灰质密度或信号灶(**图 1.155a**) 局灶性皮质下异位在 CT 或 MRI 上表现为皮质下不规则结节状或多结节肿块状灰质密度或信号区(**图 1.155b**) 层状异位表现为大脑白质内带状或多发带状灰质信号(**图 1.155c**)	神经元迁移障碍(妊娠 7～22 周时)造成神经元在侧脑室和大脑皮质之间聚集 病灶表现为单侧或双侧,与灰质密度相似的带状或结节状。与癫痫发作及脑裂畸形有关
半侧巨脑畸形 (**图 1.156**)	复合性肥厚性先天性畸形,常伴有一侧大脑半球全部或部分肿大,伴有单个或多个灰质异位结节,伴有同侧侧脑室扩张。脑白质中可出现 T2WI 高信号区	神经元增殖、迁移和皮质结构障碍造成一侧大脑半球多样性、散发性错构瘤样过度生长。可能与单侧、偏侧肥大和/或皮肤异常有关
肿瘤		
转移性疾病 (**图 1.157**)	**MRI:** 脑内局限性球形病灶,在脑内位置多变(通常在灰白质交界处),通常呈 T1WI 上等低信号、T2WI 上等高信号;伴或不伴出血、钙化和囊变。强化方式多样,结节周围 T2WI 上高信号代表周围水肿 **CT:** 病灶通常表现为等低密度,伴或不伴出血、钙化和囊变。强化方式多样,可见低密度周围水肿区	转移瘤占颅内肿瘤的 33%,40 岁以上的患者中原发肿瘤通常来自颅外。原发肿瘤来源:肺>乳腺>消化系统>泌尿生殖系统>黑色素瘤

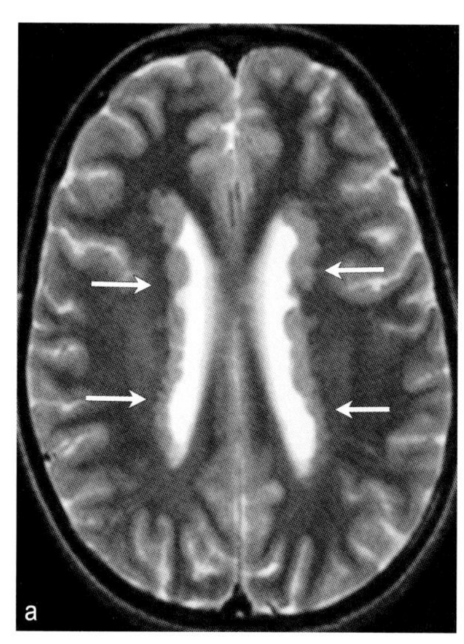

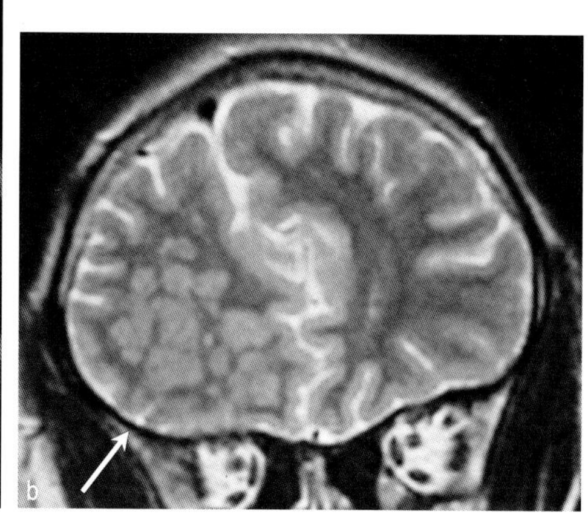

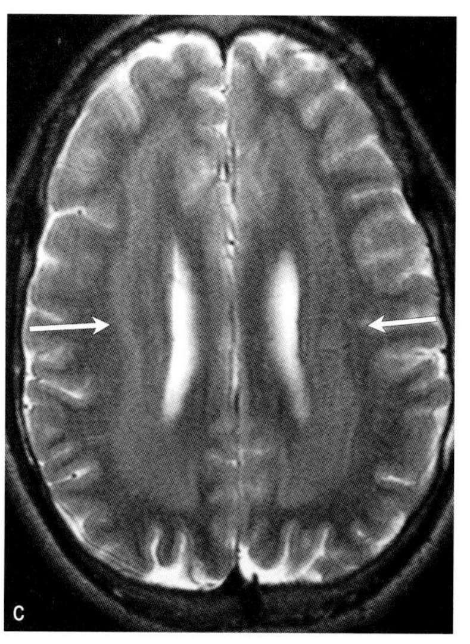

图 1.155　3 例灰质异位症患者横断位 T2WI,信号与脑皮质信号相似。(**a**)侧脑室室管膜表面可见多个灰质异位结节(↑);(**b**)右侧额叶可见皮质下灰质异位结节(↑);(**c**)双侧大脑白质(↑)可见层状(带状)灰质异位

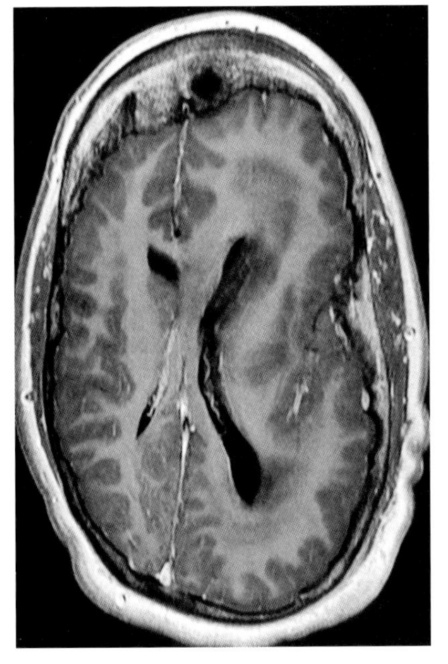

图 1.156 单侧半侧巨脑畸形。横断位 T1WI 示增大的左侧大脑半球白质内可见结节状或片状灰质异位区域、皮质发育不良和同侧侧脑室扩张

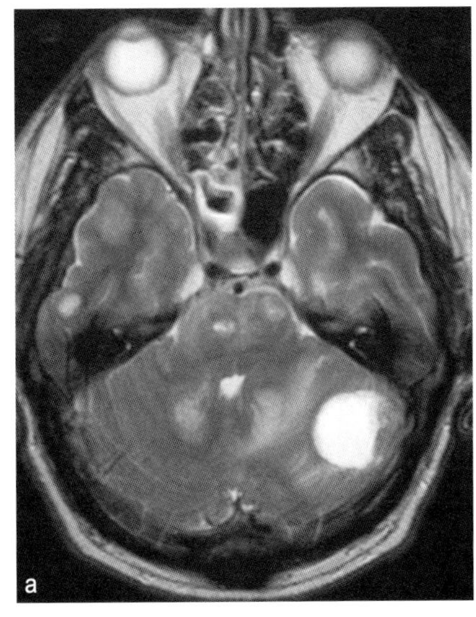

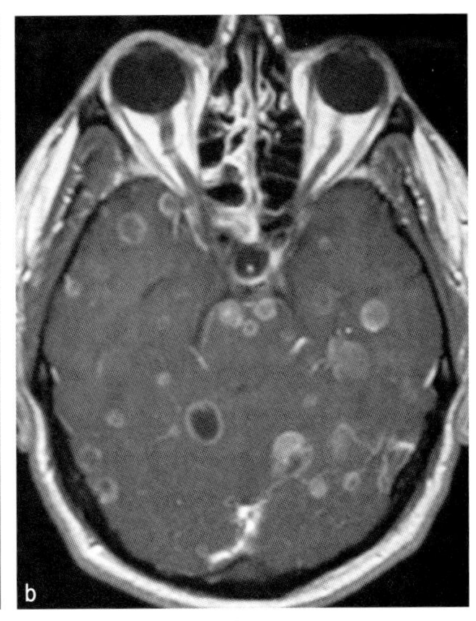

图 1.157 大脑和小脑内多个肺癌转移。横断位 T2WI(**a**)上呈高信号；横断位 T1WI 增强(**b**)，环形和结节样强化

表 1.4(续) 脑内多发病变

疾病	影像学表现	点评
淋巴瘤 (**图 1.158**)	**MRI**：免疫功能正常患者的原发性中枢神经系统淋巴瘤(PCNSL)局灶性或浸润性孤立性病灶发生率约 65%。PCNSL 可以发生于大脑半球、基底节区、丘脑、小脑和脑干。PCNSL 可以侵及并穿过胼胝体。PCNSL 发生在免疫功能正常的患者时，35%是多灶性的。多灶性 PCNSL 在免疫功能低下患者中的发生率为 60%。在免疫功能低下或治疗后的患者中，肿瘤通常呈 T1 等低信号、T2 等高信号，伴或不伴病灶周围水肿、出血或坏死。强化时，PCNSL 在免疫功能正常患者通常呈均匀强化，而在免疫功能低下患者通常呈不均匀环形强化。软脑膜或硬脑膜弥漫性强化在颅内淋巴瘤很少见。与高级别星形细胞瘤相比，PCNSL 通常缺乏肿瘤新血管形成且脑灌注和相对脑血容量(rCBV)最大值更低。PCNSL 可以表现弥散受限。PCNSL 的 ADC 值[(0.7～0.9)$\times 10^{-3}$ mm^2/s]低于胶质母细胞瘤和高级别星形细胞瘤。PCNSL 的 **MRS** 显示 NAA 峰降低、胆碱峰和脂质峰升高 **CT**：中枢神经系统淋巴瘤可以表现为等密度，或者因高核/质比表现为高密度，在免疫功能低下患者中伴或不伴出血或坏死。通常可以出现强化。弥漫性软脑膜强化是颅内淋巴瘤的另一种表现方式 **PET/CT**：PET/CT 可显示 PCNSL 的 FDG 高摄取，可用于淋巴瘤和弓形虫病的鉴别，后者对 FDG 低摄取	原发性中枢神经系统淋巴瘤比继发性更常见。在>40 岁的成人中，通常约占原发性脑肿瘤的 5%。目前占原发性颅内肿瘤的 0.8%～1.5%。通过有效的抗病毒治疗，艾滋病患者先前 6%的发病率已经降低。B 细胞淋巴瘤比 T 细胞淋巴瘤更常见。脑部原发性和继发性淋巴瘤的 MRI 表现有相似之处。颅内继发性淋巴瘤比原发性淋巴瘤更易侵犯软脑膜

表 1.4(续) 脑内多发病变

疾病	影像学表现	点评
白血病 (髓样肉瘤、粒细胞肉瘤、绿色瘤)	**MRI:** 病灶通常呈 T1WI 上等信号、T2WI 和 FLAIR 上等-稍高信号。病灶内出血呈 GRE 低信号。**DWI** 病灶弥散受限(ADC 值为 0.50×10^{-3} mm^2/s)。病灶通常有强化 **MRS:** NAA 峰降低,胆碱峰显著升高 **CT:** 病灶呈等-低密度,增强后可见强化	白血病是造血细胞的肿瘤增殖。髓样肉瘤(也称为绿色瘤或粒细胞肉瘤)是由成髓细胞和肿瘤性粒细胞前体细胞组成的局灶性肿瘤,2%的急性髓性白血病患者可发生。这些病累及硬脑膜、软脑膜和脑实质。颅内病灶可以是单发或多发
脑胶质瘤病 (**图 1.159**) 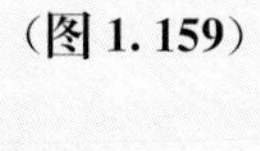	**MRI:** 脑白质内边界不清的浸润性病灶,呈 T1WI 上等低信号,T2WI 及 FLAIR 上高信号,通常轻度或无强化,并且相对脑血容量(rCBV)减少 **MRS:** T2WI 异常高信号区域胆碱/肌酸(Cho/Cr)和 Cho/NAA 升高 **CT:** 呈等低密度的浸润性病灶。通常病灶无强化,疾病晚期可有强化	弥漫性浸润星形细胞瘤(WHO Ⅲ级),通常至少累及 3 个脑叶,包括基底节区。可累及小脑和脑干。发病年龄高峰在 40~50 岁。肿瘤由具有浸润性的、体积较小的、具有梭形细胞核的肿瘤性胶质细胞以及具有多形核的较大肿瘤细胞组成。影像学表现可能比组织学分级更能判断预后,2 年生存期

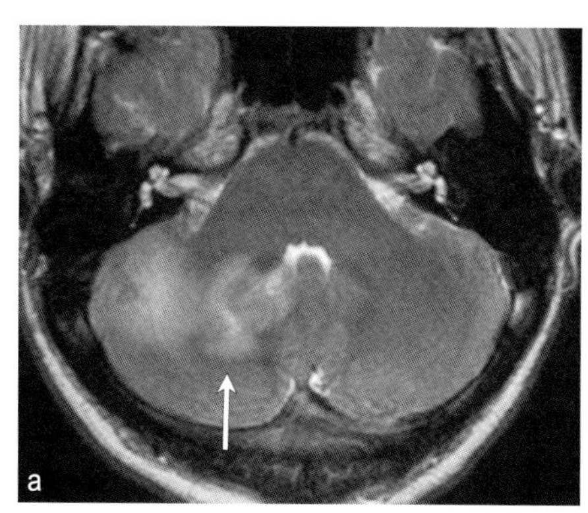

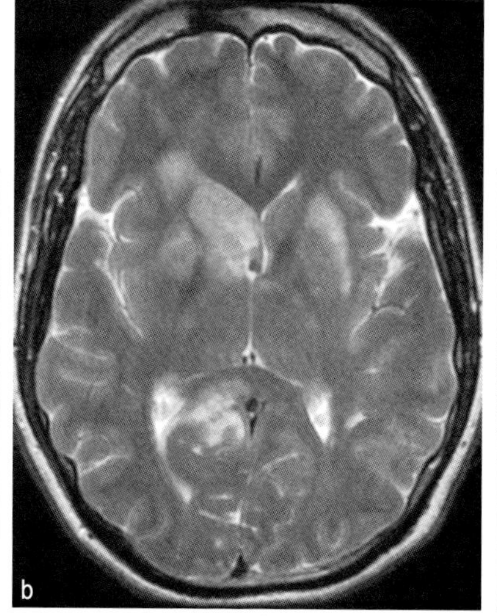

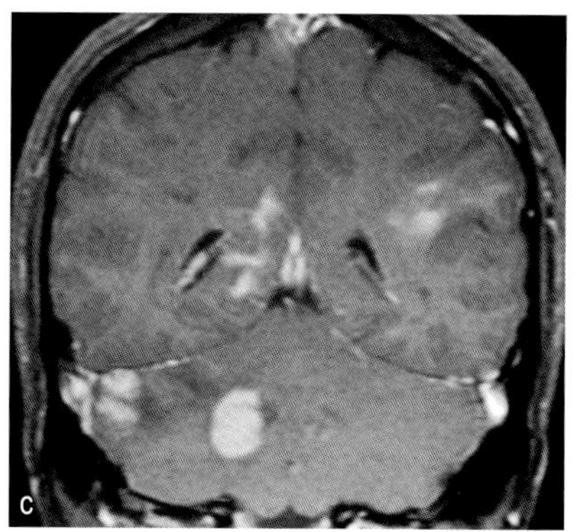

图 1.158 B 细胞非霍奇金淋巴瘤。横断位 T2WI(**a, b**),多发高信号(↑);冠状位 T1(**c**)压脂增强见强化

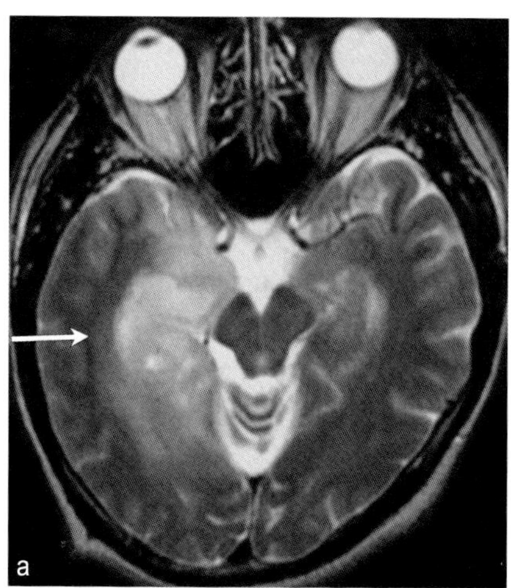

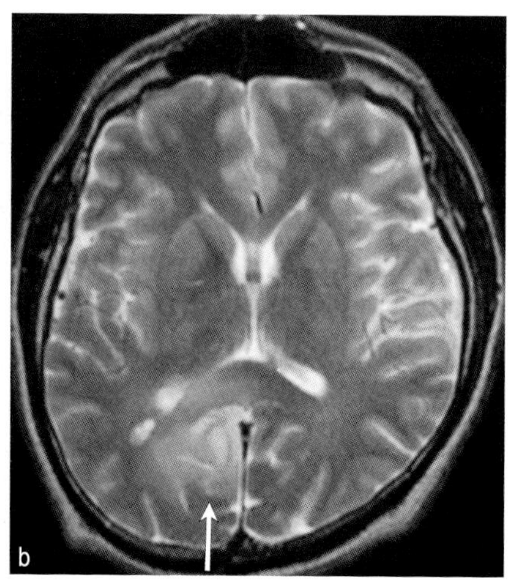

图 1.159 (**a**)右侧颞叶(↑)和(**b**)右枕叶和胼胝体压部(↑),脑胶质瘤病。T2WI 上病灶表现为高信号,边界不清

表 1.4(续) 脑内多发病变

疾病	影像学表现	点评
多形性胶质母细胞瘤	**MRI**：形态不规则、边界不清伴有坏死或囊变的肿块病灶，呈 T1 混杂信号、T2WI 和 FLAIR 上明显高信号，伴或不伴出血，增强后明显强化。高级神经胶质瘤的相对脑血容量（rCBV）增加与来自肿瘤诱导的血管生成有关。其他影像学表现还包括周围水肿和肿瘤累及并跨越胼胝体 **MRS** 示 NAA 峰降低、胆碱峰增高 **CT**：伴有坏死或囊变的边缘不规则肿块，呈低、等混杂密度，伴或不伴出血，增强后明显强化，瘤周水肿。可以跨越胼胝体	最常见的原发性中枢神经系统肿瘤（WHO Ⅳ级），占颅内肿瘤的 15%，占星形细胞肿瘤的 75%，发生率为 3/100 000。大多数患者年龄超过 50 岁。这些高度恶性的星形细胞肿瘤具有核异型性、有丝分裂活性、细胞多形性、坏死、微血管增生和侵袭。Ki－67/MIB－1 增殖指数为 15%～20%。与 RTK/磷酸酶- PTEN/PI3K 信号通路，TERT 和 p53 和 Rb1 肿瘤抑制基因的突变相关。促甲基化导致 MGMT DNA 修复酶失活能够改善缺乏 IDH 突变的恶性肿瘤患者对化疗的反应。MRI 通常低估病灶的范围。生存期通常＜1 年。具有 IDH 突变的继发性胶质母细胞瘤患者对化疗的反应和预后优于没有 IDH 突变的患者
其他肿瘤或肿瘤样病灶		
神经纤维瘤病 1 型（NF1）：空泡化髓鞘/脑白质发育异常 **（图 1.160）**	除了 CNS 肿瘤（例如星形细胞瘤，Ⅱ～Ⅳ级；视神经胶质瘤），在基底节、丘脑、脑干、内囊、胼胝体和/或小脑白质中，NF1 可以具有与空泡髓鞘相关的非肿瘤性病灶。这些病灶呈 T2WI 和 FLAIR 上高信号，伴或不伴 DWI 弥散受限。通常不强化，可以单发或多发	NF1 是一种常染色体显性遗传疾病（1/2 500），与 17q11.2 染色体上神经纤维蛋白基因的突变有关。是最常见的神经皮肤综合征。与中枢和外周神经系统肿瘤（视神经胶质瘤、星形细胞瘤、丛状和孤立性神经纤维瘤）和皮肤（咖啡斑、腋窝和腹股沟雀斑）相关。还与脑膜和颅骨发育不良以及虹膜错构瘤（Lisch 结节）有关。在基底节、丘脑、脑干、小脑白质和/或胼胝体内可出现单个或多个 T2WI 高信号（空泡化髓鞘）区。病灶通常在前 10 年内体积增大，在第 3 个 10 年体积减小或消失

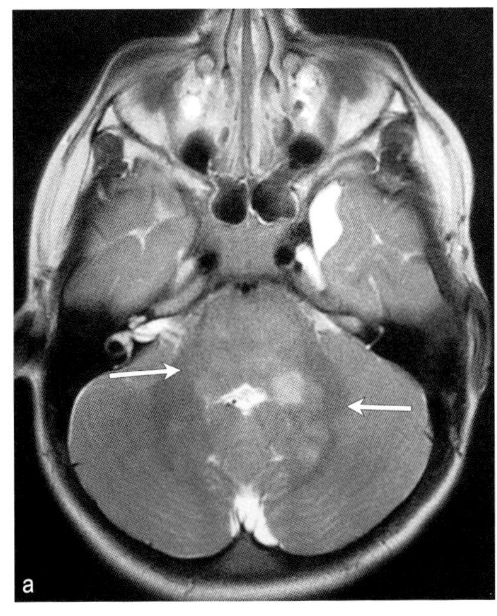

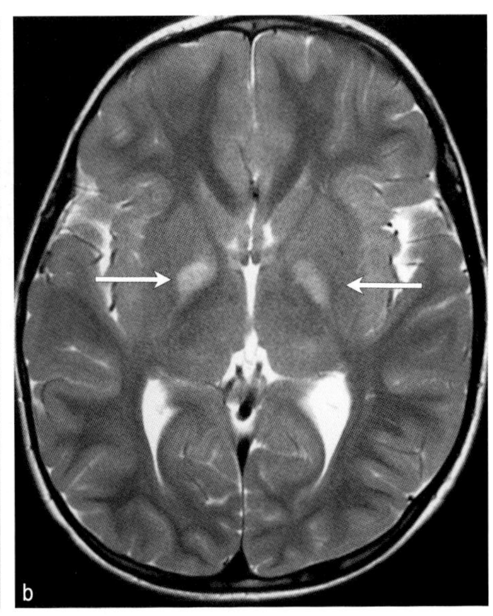

图 1.160 神经纤维瘤病 1 型（NF1）。横断位 T2WI，脑桥、小脑中脚、小脑白质（**a**）（↑）和苍白球（**b**）（↑）可见发育异常的高信号

表 1.4(续) 脑内多发病变

疾病	影像学表现	点评
错构瘤:结节性硬化(**图 1.161**) 皮质错构瘤(结节) 室管膜下错构瘤	**皮质错构瘤(结节性)** **MRI**:新生儿和婴儿的皮质-皮质下病灶(结节),通常 T1WI 上呈高信号、T2WI 及 FLAIR 上呈低信号;在年龄较大的儿童和成人 T1WI 上呈等低信号、T2WI 及 FLAIR 上呈高信号,50%的大龄儿童中会出现钙化,强化不常见。皮质结节 ADC 值可升高 **CT**:在 50%的大龄儿童中,皮质-皮质下病灶(结节)密度多样,并且会出现钙化,强化并不常见 **室管膜下错构瘤** **MRI**:室管膜下错构瘤是位于侧脑室旁并向侧脑室内突出的小结节,T1WI、T2WI 及 FLAIR 上信号与皮质结节相似。钙化和强化比较常见 **CT**:室管膜下错构瘤表现为沿着侧脑室并向脑室内突出的小结节。结节的钙化通常在儿童早期开始出现	皮质错构瘤(结节)、皮质下神经胶质错构瘤、室管膜下神经胶质错构瘤(结节)及室管膜下巨细胞星形细胞瘤是与结节性硬化症相关的非恶性病灶。结节性硬化是与多个器官中错构瘤相关的常染色体显性遗传疾病。神经系统之外的病灶包括皮肤的血管纤维瘤(皮脂腺瘤)、甲下纤维瘤、内脏囊肿、肾血管平滑肌瘤、肠息肉、心脏横纹肌瘤、肺淋巴管平滑肌瘤病。由 9q 上的 *TSC*1 基因或 16p 上的 *TSC*2 基因突变引起。新生儿患病率为 1/6 000

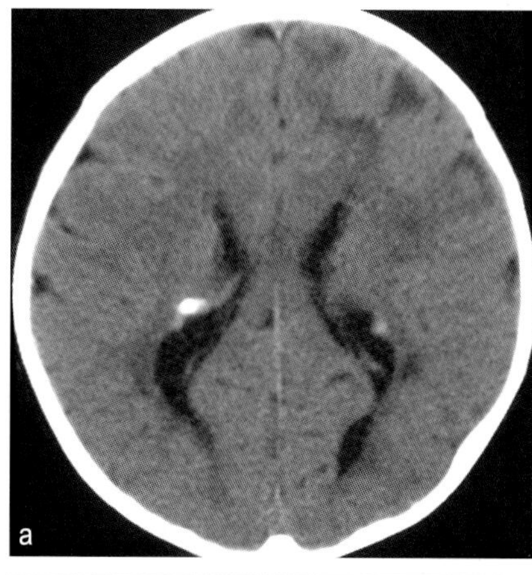

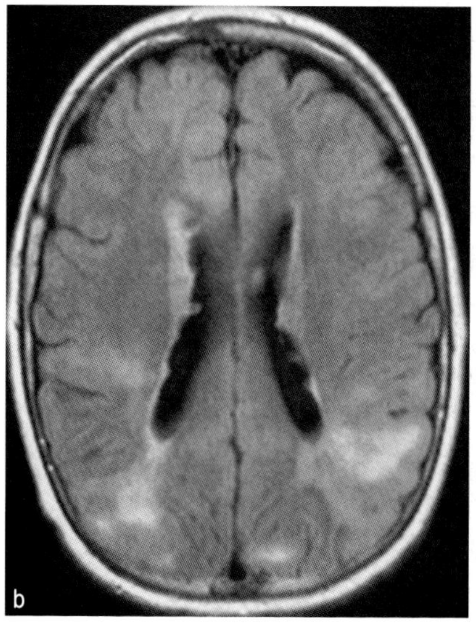

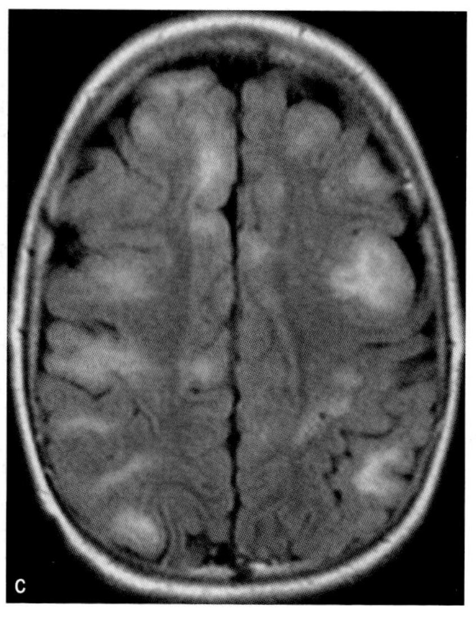

图 1.161 结节性硬化。横断位 CT(**a**),室管膜下错构瘤,小结节状,位于侧脑室并突向侧脑室,其内部分钙化;FLAIR(**b**),非钙化室管膜下错构瘤呈稍高-高信号;FLAIR(**c**),可见呈高信号的皮质-皮质下病灶(结节)和边界不清的白质病灶

表 1.4(续) 脑内多发病变

疾病	影像学表现	点评
血管母细胞瘤 (von Hippei-Lindau 病) (**图 1.162**)	局限性肿瘤通常位于小脑和/或脑干 **MRI**：小强化结节伴或不伴囊变，或较大病灶内或边缘可见明显的不均匀强化伴或不伴流空信号。T1WI 上呈等信号、T2WI 上呈等高信号，有时病灶内会有近期或陈旧性出血的表现 **CT**：小强化结节伴或不伴囊变，或较大病灶明显的不均匀性强化，伴或不伴出血	一种累及小脑、脑干和/或脊髓的生长缓慢的血管肿瘤(WHO Ⅰ级)。肿瘤由许多薄壁血管以及体积较大、含脂的空泡间质细胞组成，其细胞核大小不一且深染。有丝分裂象很少。基质细胞对 VEGF、波形蛋白、CXCR4、水通道蛋白 1、碳酸酐酶、S-100、CD56、神经元特异性烯醇化酶和 D2-40 具有免疫反应活性。血管通常对网状蛋白染色起反应。反应性星形胶质细胞增生可在邻近组织中发生 肿瘤因 *VHL* 基因的偶发性突变或 3p25-26 染色体上 *VHL* 基因的常染色体显性突变而发生，导致 VHL 病。在 VHL 病中，除了透明细胞肾癌、嗜铬细胞瘤、内淋巴囊瘤、神经内分泌肿瘤、胰腺腺瘤和附睾囊腺瘤外，还可发生累及中枢神经系统的多发血管母细胞瘤。主要发生在青少年和中青年人

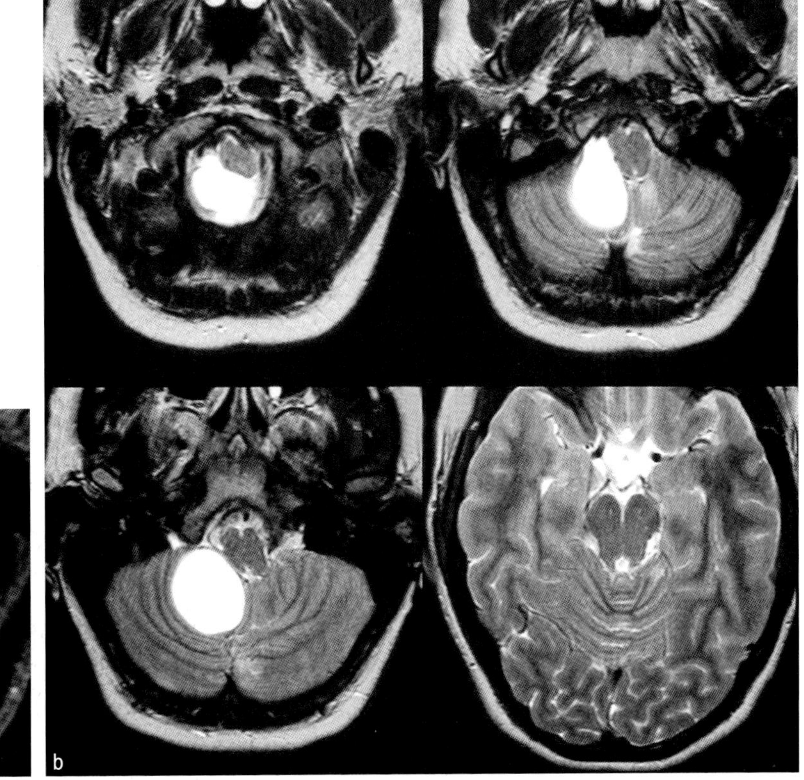

图 1.162 Von Hippei-Lindau 病。横断位 T1WI(**a**)压脂序列，小脑多发小强化灶；病灶呈 T2WI(**b**)高信号。血管母细胞瘤表现为伴有结节样强化的囊性病灶

表 1.4(续) 脑内多发病变

疾病	影像学表现	点评
原发性中枢神经系统黑色素细胞瘤 (**图 1.163**)	**MRI:** 神经皮肤黑变病:在脑实质/脑干(前颞叶、小脑、丘脑、额叶下部)的脑内病灶通常<3 cm。脑内病灶由于黑色素增加T1WI上呈稍高信号,T2WI上信号减低,伴或不伴强化。软脑膜病灶边缘不规则,T1WI上呈等和/或高信号、T2WI上呈等-稍高信号、FLAIR上呈高信号,增强后软脑膜强化。伴或不伴脑积水、小脑蚓部发育不全、蛛网膜囊肿、Dandy-Walker 畸形 **CT:** 由于黑色素的增加可能呈稍高密度,伴或不伴小脑蚓部发育不全、蛛网膜囊肿	中枢神经系统的原发性黑色素细胞瘤是一类在成人和儿童中的良性或恶性黑色素瘤。在儿童中,神经皮肤黑变病或黑素细胞增多症是一种罕见的非家族性疾病,与脑脊髓膜中黑色素细胞的局灶性和/或弥漫性增殖有关,这与大的和/或多发皮肤痣有关。通常发生在婴幼儿,成人很少发生。对 HMB-45、MART-1 和 S-100 有免疫反应。皮肤痣通常是良性的 在神经皮肤黑变病患者中,40%~50%的脑膜黑素细胞转变为中枢神经系统黑色素瘤。脑膜黑色素细胞瘤是一种罕见的良性色素瘤,由薄层黑素细胞组成,常见于颅后窝或椎管,平均发病年龄为 42 岁
炎性病灶:感染		
脑炎 (**图 1.164**)	**MRI:** 病灶边界不清,T1WI上呈等-低信号、T2WI和FLAIR上呈等-高信号,弥散受限,增强后轻度或无强化。细菌和真菌感染时累及大脑皮质和白质 **CT:** 病灶边界不清,呈低密度,增强后轻度或无强化。细菌和真菌感染时累及大脑皮质和白质	由细菌或真菌引起的脑组织局部感染/炎症,继发于鼻窦炎、脑膜炎、外科手术、血源(心脏和其他血管分流术)和/或免疫功能低下。可进展为脑脓肿
化脓性脑脓肿 (**图 1.165**)	**MRI:** T1WI上呈低信号的局限性病灶,病灶中央T2WI上呈高信号(伴或不伴气-液平面),周围T2WI上呈等-低信号的环形薄层边缘,可见环形强化,有时外侧比内侧厚。边界不清的T2高信号代表水肿区 脓肿内容物通常弥散受限。脓肿的平均ADC值[$(0.63\sim1.12)\times10^{-3}$ mm^2/s]明显低于坏死或囊性肿瘤(2.45×10^{-3} mm^2/s) **MRS:** 由于神经元的破坏,NAA峰降低;乳酸和氨基酸峰(缬氨酸、亮氨酸和异亮氨酸)在 0.9 ppm 处升高,由蛋白质水解酶引起 **CT:** 中央呈低密度(伴或不伴气-液平面),周围被环形等密度包绕的局限性病灶,外周边界不清的区域代表水肿,可见环形强化,有时外侧比内侧厚	脑脓肿的形成发生在脑炎发病 2 周后,病灶中央液化和坏死,外周可见包膜和水肿。脓肿内容物弥散受限与脓液、坏死碎片和细菌的高蛋白质含量和黏度有关。可以多发,但 50%以上是单发。是脑膜炎和/或鼻窦炎、败血症、外伤、手术和心脏分流的并发症。分别占发达国家和发展中国家脑内肿块性病灶的 2%和 8%

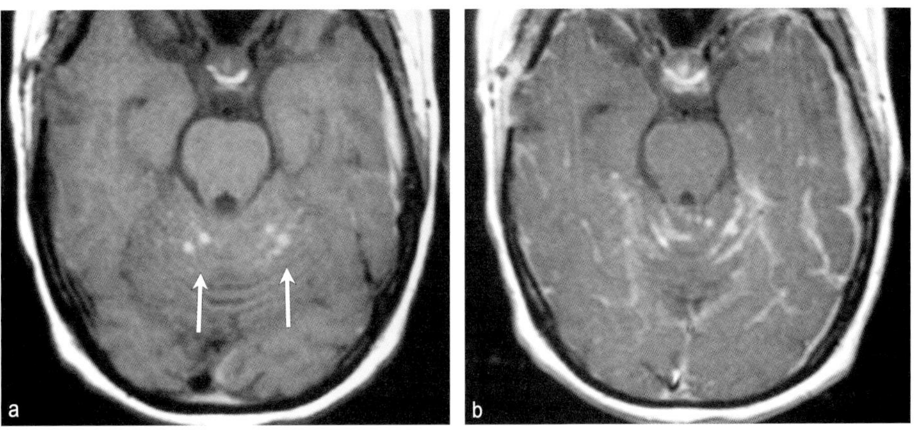

图 1.163 神经皮肤黑变病。横断位 T1WI(**a**)，小脑上部可见小结节状高信号(↑)；横断位 T1WI 增强(**b**)，软脑膜呈结节状和弥漫性强化及左侧硬膜强化

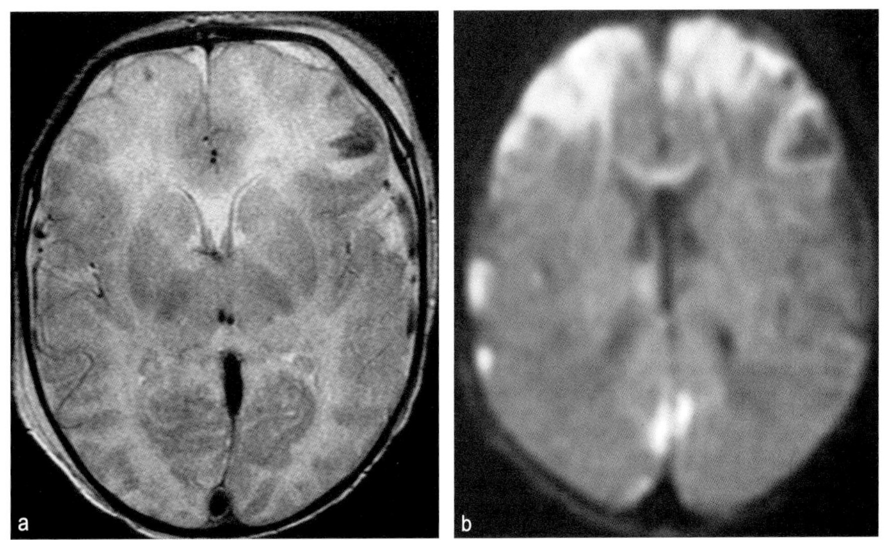

图 1.164 新生儿脑炎。横断位 T2WI(**a**)，额叶可见边界不清高信号区，大脑皮质和皮质下白质分界不清；DWI(**b**)弥散受限

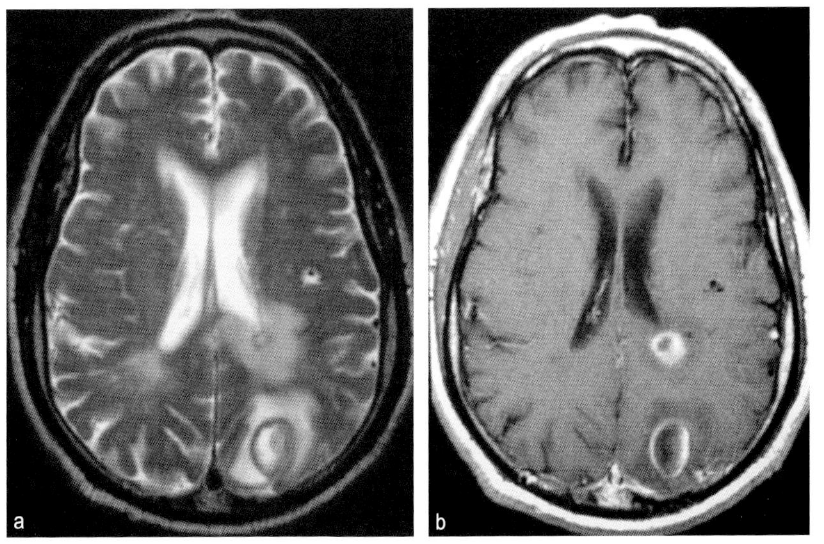

图 1.165 右心向左心分流患者的化脓性脑脓肿。横断位 T2WI(**a**)，病灶中央呈高信号，边缘等低信号包膜，外周性水肿；横断位 T1WI 增强(**b**)示脓肿壁呈环形强化

表 1.4(续) 脑内多发病变

疾病	影像学表现	点评
莱姆病 (螺旋体感染) (**图 1.166**)	**MRI**: 大脑和/或小脑白质内病灶(2～8 mm),T2WI 和 FLAIR 上呈高信号,伴或不伴弥散受限,伴或不伴增强后脑内病灶和/或软脑膜和Ⅲ、Ⅴ、Ⅷ和/或Ⅷ对脑神经强化 **CT**: 大脑和/或小脑白质内低密度灶,伴或不伴强化	中枢神经系统表现可能是由于莱姆病(由伯氏疏螺旋体感染)引起的免疫相关脱髓鞘感染导致的,通过原发宿主(小鼠和鹿)感染的蜱虫叮咬传播给人类。美国的大多数病例发生在大西洋中部地区。患者可出现头痛、不适、发烧、肌痛和游走性红斑
梅毒 (螺旋体感染)	**MRI**: 增强后增厚的硬膜和软脑膜、脑神经和耳蜗强化。靠近脑膜的浅表脑组织内结节状病灶(梅毒瘤),实性或环形强化,伴或不伴弥散受限,常伴周围水肿,T2WI 和 FLAIR 上呈高信号。血管神经梅毒发生在三期梅毒,可有血管炎造成的脑梗死、动脉狭窄和闭塞	螺旋体是革兰阴性菌,细胞壁和外膜间有鞭毛,其运动使细菌螺旋形运动。梅毒由梅毒螺旋体感染导致发病,在性接触时经受损的皮肤传播。也可以由胎盘传播,可单独或与 AIDS 伴随发生。感染的晚期(5 年后的第三期)累及神经系统(神经梅毒)或心血管系统
立克次体感染-落基山斑疹热(RMSF) (**图 1.167**)	**MRI**: RMSF 可与基底节脑梗死有关,脑白质、小脑和脑桥中血管周围间隙扩张(满天星征),白质梗死,伴或不伴血管周围炎造成的弥散受限,伴或不伴脑水肿、脑膜强化 **CT**: RMSF 可表现为基底节或白质内低密度灶,伴或不伴脑膜强化	革兰阴性立克次体细菌在人体内引起的感染。最常见的立克次体感染是落基山斑疹热(RMSF)、流行性斑疹伤寒和 Q 热。由立克次体引起的 RMSF 是一种通过蜱虫传播的疾病,常发生在美国东南部。生物侵入血管,引起内皮损伤。与累及腕关节、手掌、脚和脚踝的斑丘疹有关,可引起瘀斑。流行性斑疹伤寒是由虱子传播的立克次体引起 Q 热是由通过吸入含有贝纳柯克斯体内孢子污染的灰尘引起,且在全球范围内发病
结核瘤 (**图 1.168**)	**MRI**: 大脑半球和基底节(成人)以及小脑(儿童)的脑内病灶: T1WI 上呈中等信号;T2WI 上病灶中央呈高信号,周围可见环形低信号边,有时 T2WI 上呈低信号,伴或不伴增强后实性或边缘强化,伴或不伴钙化,弥散受限或增加。脑膜病灶: 增强后基底部脑膜呈结节状强化或囊性区域。脑膜炎可导致颅内动脉和静脉血栓,会导致脑梗死、弥散受限 **CT**: 大脑半球、基底节、脑干(成人)和小脑(儿童)脑内病灶。病灶可以呈低密度,病灶中央呈低密度,周围可见环状薄层中等密度边缘,伴或不伴增强后呈实性或边缘强化,伴或不伴钙化。增强后脑膜病灶在脑基底部可见结节状强化或囊性区域	是由结核分枝杆菌的人际传播感染引起。发生在免疫缺陷患者和发展中国家免疫功能正常患者中。颅内干酪样肉芽肿是通过血源播散形成的。与脑内结核瘤相比,脑膜炎是最常见的颅内表现。每年多达 1 000 万患者感染,2%～5%的病例发生中枢神经系统感染

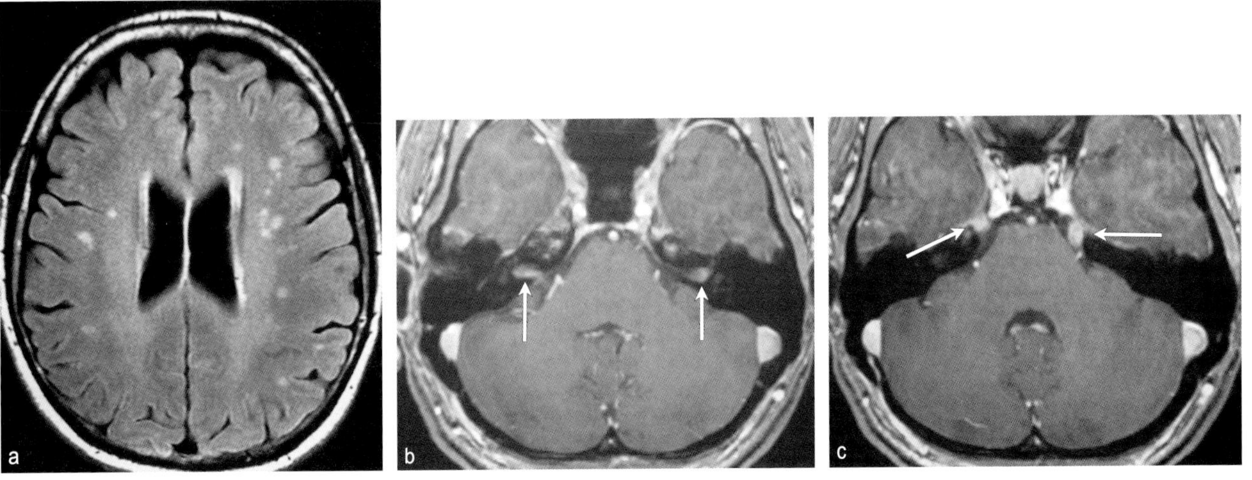

图 1.166 莱姆病。FLAIR(a)，脑白质可见多个高信号小病灶；横断位 T1WI 增强(b, c)，脑神经Ⅴ、Ⅶ和Ⅷ强化(↑)

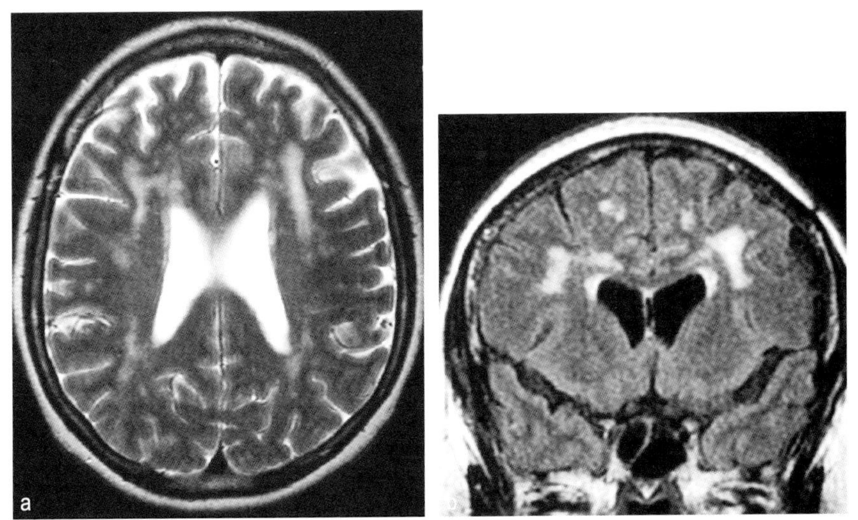

图 1.167 落基山斑疹热。横断位 T2WI(a)和冠状位 FLAIR(b)示双侧脑白质可见斑片状和融合高信号

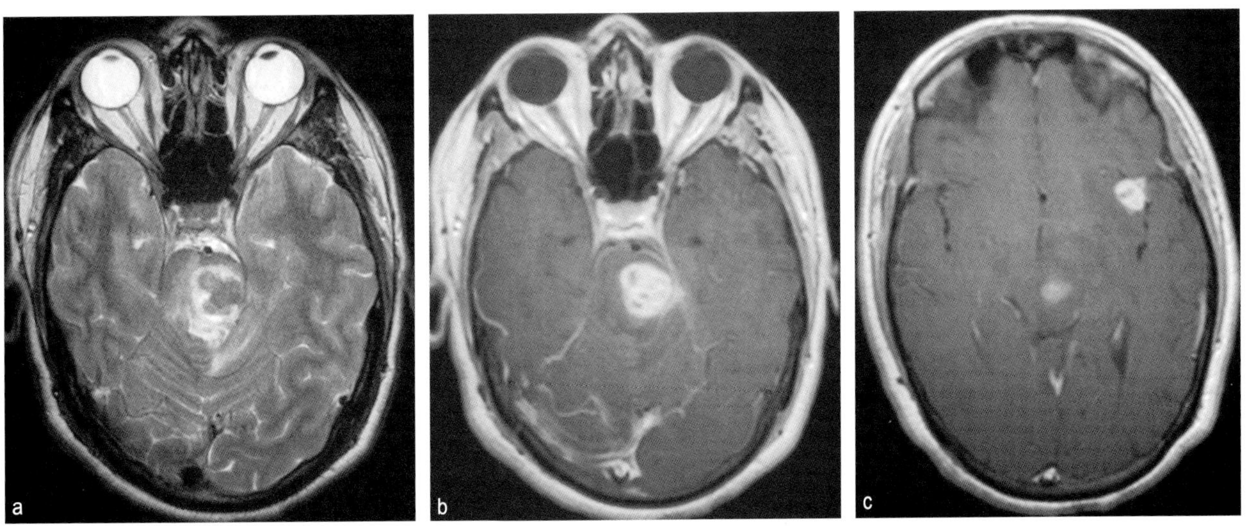

图 1.168 脑桥结核瘤。T2WI(a)上呈等高信号，周围可见水肿；T1WI 增强扫描(b, c)，脑桥及左侧额叶病灶可见强化

表 1.4(续) 脑内多发病变

疾病	影像学表现	点评
真菌性脑感染(**图 1.169**)	**MRI:** 因病原菌不同表现各异。感染可发生在脑膜和/或脑实质,形成实性或囊性病灶,T1WI 上呈等低信号,T2WI 和 FLAIR 上呈高信号,增强后呈结节状或环形强化,周围可见 T2WI 高信号(水肿)。感染病灶壁弥散可受限,而中央区的 ADC 值无降低。病灶壁 T2WI 和 GRE 低信号可能由真菌菌丝内的顺磁性铁和镁导致。MRS 可显示脂质、乳酸及氨基酸峰升高,包括海藻糖在内的多个峰都位于 3.6～3.8 ppm 之间。 **CT:** 感染可发生在脑膜和脑实质,形成低密度的实性或囊性病灶,增强后呈结节或环形强化,周围可见低密度带(水肿)	发生于免疫缺陷或糖尿病患者,导致脑膜和脑实质的肉芽肿。隐球菌累及基底脑膜,并沿血管周围空间延伸至基底节。曲霉病和毛霉菌通过鼻窦或血源性直接播散,侵入血管,导致出血性病灶和/或脑梗死。球孢子菌病通常累及基底脑膜。念珠菌病通常是一种与手术和/或留置导管并发症有关的院内感染
脑炎/病毒感染(**图 1.170、图 1.171、图 1.172、图 1.173、图 1.174、图 1.175、图 1.176**) 单纯疱疹	**单纯疱疹感染** **MRI:** 通常累及颞叶/边缘系统,伴或不伴出血,病灶边界不清。T1WI 上呈等低信号,T2WI 及 FLAIR 上呈等-高信号。在感染的早期,可发生弥散受限。增强后轻度或无强化,累及脑皮质和/或白质,占位效应较轻 **CT:** 病灶边界不清,呈低密度,轻度或无强化	由病毒引起的脑组织感染/炎症性病灶。在免疫功能缺陷患者中,脑炎是由单纯疱疹病毒、巨细胞病毒(CMV)、艾滋病毒或由 JC 多瘤病毒感染少突细胞导致的进行性多灶性白质脑病引起的。在免疫功能正常的患者中,感染由圣路易斯脑炎、东部或西部马脑炎、麻疹(RNA 副黏病毒)、EB 病毒、日本脑炎(黄病毒)、西尼罗病毒(黄病毒)和狂犬病(狂犬病毒属)引起

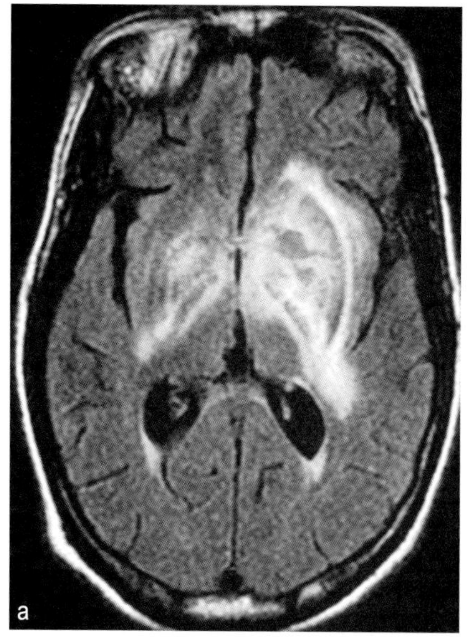

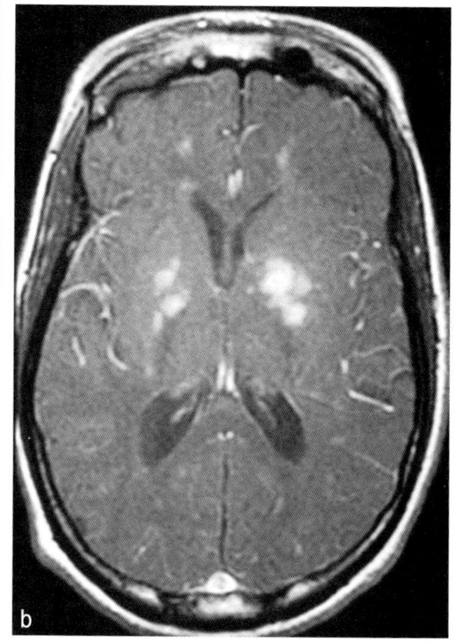

图 1.169 37 岁男性免疫功能缺陷隐球菌感染患者。横断位 FLAIR(**a**),双侧基底节区可见边界不清、不对称异常高信号;T1WI 增强(**b**),多个病灶强化

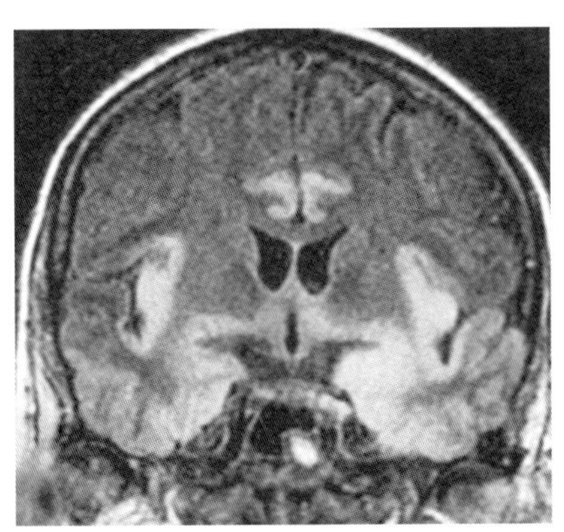

图 1.170 67 岁单纯性疱疹 1 型脑炎患者。冠状位 FLAIR 双侧颞叶、额叶下部、岛叶及扣带回区大脑皮质及皮质下白质区可见异常高信号

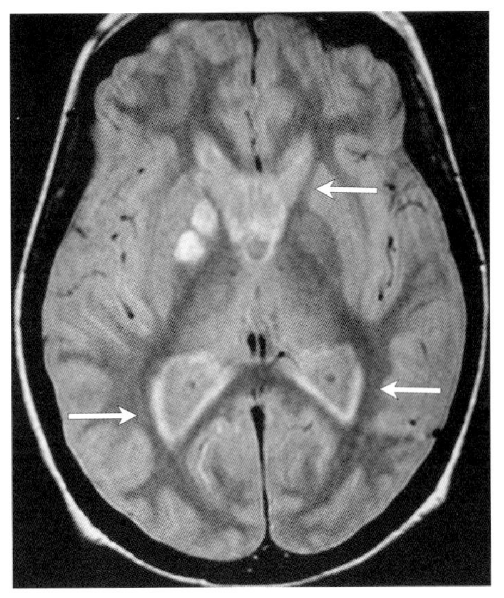

图 1.171 33 岁免疫功能缺陷巨细胞病毒感染患者。横断位 FLAIR 可见沿侧脑室室管膜分布的异常线形高信号（↑）。右侧基底节区另见两个高信号病灶

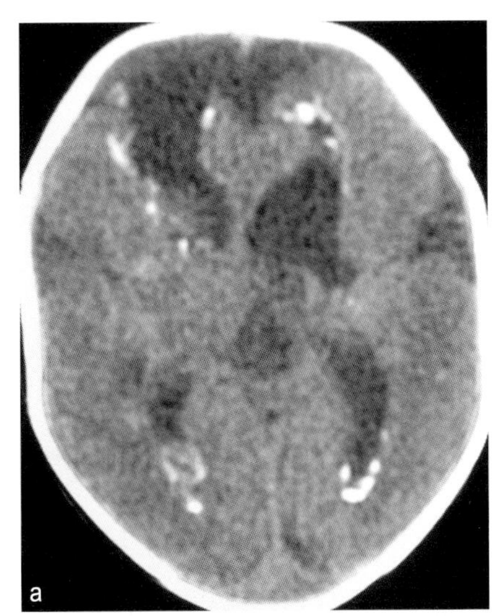

图 1.172 出生 8 天的男婴，因产前感染巨细胞病毒（CMV）而出现弥漫性和局灶性脑软化。横断位 CT(**a**)和 T2WI(**b**)可见右侧额叶脑穿通畸形、左侧大脑半球脑裂畸形及多发脑内钙化灶

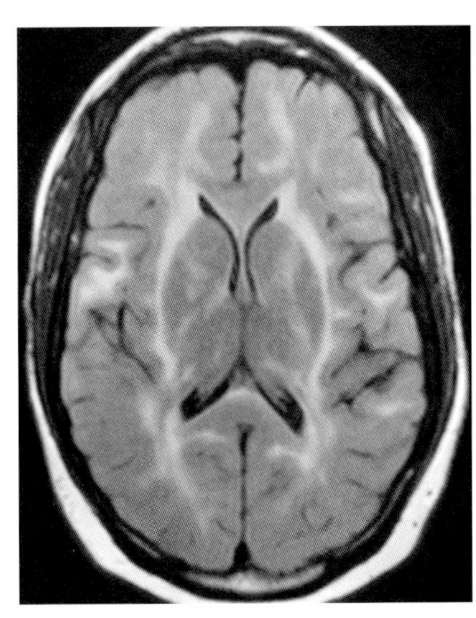

图 1.173 原发性人类免疫缺陷病毒（HIV）脑内感染，横断位 FLAIR 示大部分位于双侧大脑白质中央的弥漫性高信号

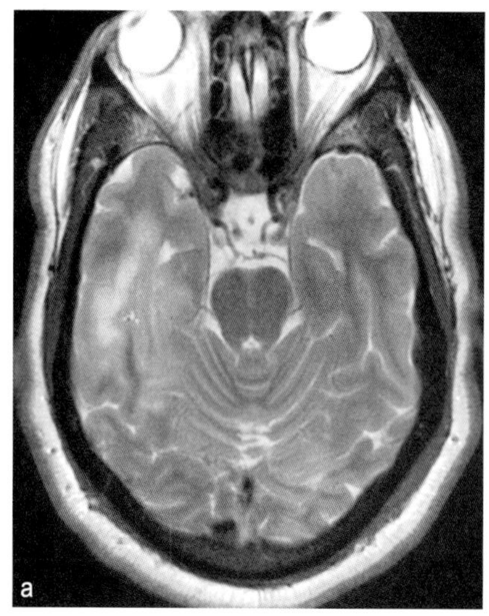

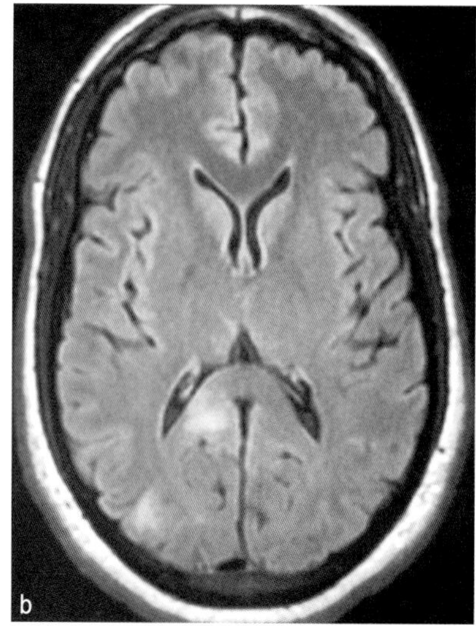

图 1.174 免疫功能缺陷进行性多灶性白质脑病(PML)患者。横断位 T2WI(**a**),右侧颞叶可见边界不清高信号;横断位 FLAIR(**b**)示右侧枕叶及胼胝体压部异常高信号

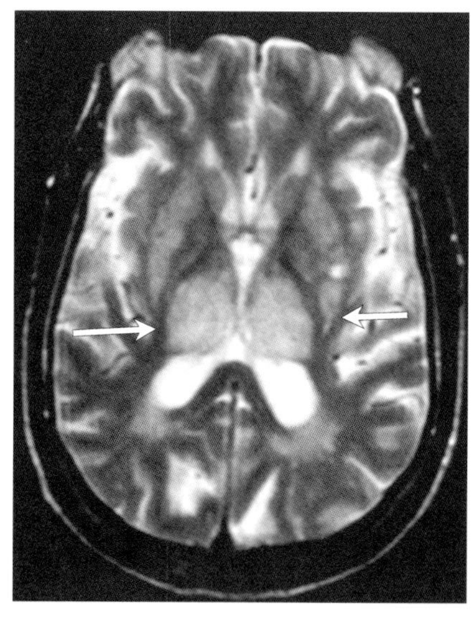

图 1.175 日本脑炎。横断位 T2WI,双侧丘脑、基底节和侧脑室周围白质内异常高信号(↑)

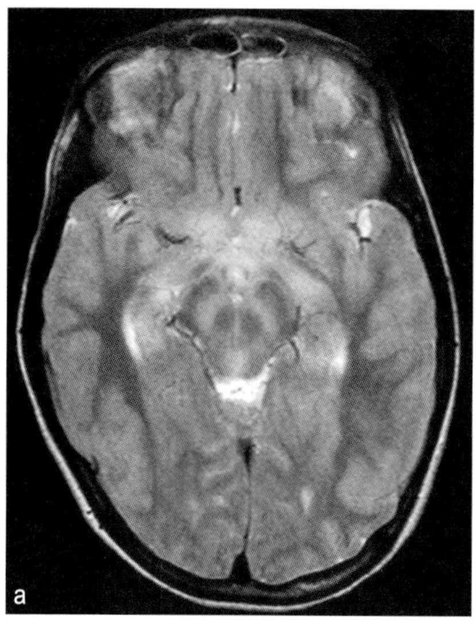

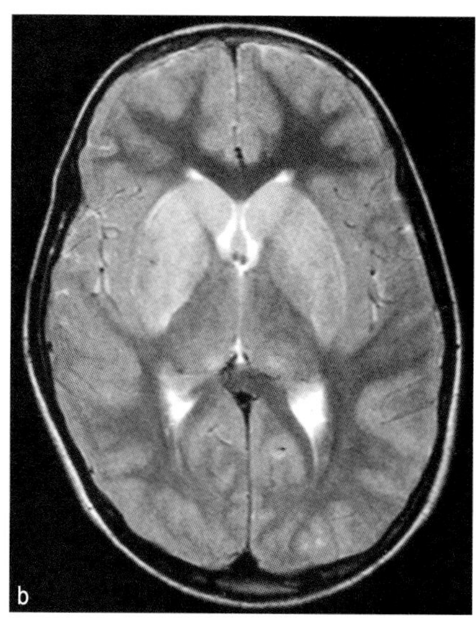

图 1.176 狂犬病感染。横断位 T2WI,额叶和颞叶中下部(**a**)及双侧基底节区(**b**)边界模糊高信号

表 1.4(续) 脑内多发病变

疾病	影像学表现	点评
巨细胞病毒(CMV) 人免疫缺陷病毒(HIV)感染 进行性多灶性白质脑病 日本脑炎 狂犬病 急性麻疹脑炎 麻疹病毒引起的亚急性硬化性全脑炎	**巨细胞病毒** **MRI:** 室周/室管膜下 T2WI 及 FLAIR 呈高信号 **CT:** 新生儿巨细胞病毒感染可导致局限性脑破坏,伴营养不良性钙化 **HIV** **MRI:** 在深部和外周脑白质汇合区,T2WI 及 FLAIR 呈高信号,伴或不伴残留皮质下 U-纤维。脑白质萎缩和进行性全脑萎缩。通常无强化。AIDS 痴呆患者弥散张量成像(DTI)中脑白质弥散强化 **CT:** 脑白质汇合区呈低密度,多达三分之一感染艾滋病毒的儿童伴或不伴基底节区钙化和脑萎缩 **进行性多灶性白质脑病** **MRI:** 脑白质内(包括弧形/U-纤维)单发或多发病灶,呈 T2WI 及 FLAIR 上高信号,伴或不伴累及脑皮质,伴或不伴轻微占位效应。急性期 ADC 值及各向异性分数(FA)降低,晚期 ADC 值升高。MRS 显示 NAA 峰降低,胆碱峰和乳酸峰升高 **日本脑炎** 常累及丘脑、基底节、海马和黑质,较少累及大脑皮质、脑干和小脑。 **MRI:** 在脑白质、大脑皮质、基底节、脑干及下丘脑可见边界不清的 T2WI 高信号区,伴或不伴强化 **狂犬病** **MRI:** 在脑白质、大脑皮质和基底节可见 T2WI 上高信号区,伴或不伴弥散受限,伴或不伴出血,伴或不伴大脑皮质和软脑膜强化 **急性麻疹脑炎** **MRI:** 大脑、小脑白质及脑干内可见 T2WI 及 FLAIR 上异常高信号,ADC 值增高,增强后无强化 **麻疹病毒引起的亚急性硬化性全脑炎** **MRI:** 大脑和小脑白质、深部灰质、脑干和脊髓内 T2WI 及 FLAIR 上异常高信号,伴或不伴增强后脑内、软脑膜和/或脊髓强化	

表 1.4(续) 脑内多发病变

疾病	影像学表现	点评
进行性多灶性白质脑病(PML)-免疫重建炎症综合征(IRIS) **(图 1.177)**	**MRI:** 累及脑白质(包括皮质下 U 纤维),脑内单发或多发病灶,T2WI 及 FLAIR 上高信号,具有占位效应,但通常无弥散受限。PML 通常表现为增强后无强化;PML-IRIS 可见强化,伴或不伴局限性占位效应 **CT:** 多发脑内低密度病灶,伴占位效应	单克隆抗体治疗多发性硬化可导致 PML 和 PML-IRIS。其中一种药物是那他珠单抗,其作用靶向 a4-β1 和 a4-β7 整合素,这些整合素可以阻止炎症细胞与大脑内皮细胞结合并进入大脑,导致宿主炎症反应降低,从而可能导致 JC 多瘤病毒重新激活。可通过对脑脊液或脑组织样本中 JC 多瘤病毒 DNA 进行定量 PCR 分析以诊断。脑脊液中病毒 DNA 的检测可能比癫痫发作和 MRI 影像学表现延迟 1 个月。PML 的治疗包括停止那他珠单抗、血浆交换和药物治疗(如马拉韦洛克、美氟喹和米氮平)。IRIS 在停止那他珠单抗后发生,随着脑内免疫反应的恢复,同时进入脑内的淋巴细胞免疫反应过度,导致神经系统功能恶化、昏迷和/或死亡。类固醇已被用于治疗 PML-IRIS
朊病毒疾病 **(图 1.178 和图 1.179)**	**MRI:** 基底节(尾状核、壳核和/或双侧丘脑)和/或大脑皮质,T2WI 及 FLAIR 上呈高信号,相应区域弥散受限。这些异常信号通常无强化 **CT:** 在疾病早期通常无异常表现	朊病毒病引起传染性海绵状脑病,导致进行性神经变性。克雅病是最常见的类型,有四种形式(散发型占 85%,遗传型占 10%~15%,其余为医源性和新变异型)
炎性病灶:寄生虫感染		
弓形体病 **(图 1.180 和图 1.181)**	**MRI:** 位于基底节区和/或大脑半球皮质髓质交界处;单发或多发实性和/或囊性病灶;T1WI 上呈等低信号,伴或不伴高信号边;T2WI 及 FLAIR 上呈高信号,伴或不伴中央等低信号区,或呈中心高信号区域被等低信号的边缘包围,外缘又被高信号包围的 3 层结构。强化呈结节状或边缘强化或"偏心靶征":环形强化且在壁上有一个小的结节状强化;伴或不伴周围 T2WI 高信号(水肿)。DWI 显示边缘高信号中心低信号 **CT:** 病灶低或等密度,伴或不伴外周边缘或结节状强化	艾滋病患者最常见的机会性中枢神经系统感染,是由于摄入了受寄生虫(刚地弓形虫)污染的食物所致。刚地弓形虫是一种分布在世界各地的胞内原生动物。也发生在免疫功能正常的患者。急性病灶包含一个由坏死和细胞碎片、组织细胞和中性粒细胞组成的中心区域;由血管栓塞和速殖子组成的中间地带;由小胶质细胞结节、弓形虫、速殖子、轻度炎症、血管充血组成的外带区。FDG-PET/CT 显示弓形虫病灶 FDG 摄取减少,可用于鉴别弓形虫病与淋巴瘤,淋巴瘤 FDG 摄取增加
囊虫病 **(图 1.182)**	**MRI:** 脑或脑膜中单发或多发囊性病灶。活性水泡期:囊性病灶,含一个 2~4 mm 小结节,T1WI、FLAIR 及 DWI 上呈低信号,具有 FLAIR 及 T2WI 上高信号薄边,轻度边缘强化或无强化;T2WI 及 FLAIR 无外周水肿。活性胶体泡期:囊肿表现为 T1WI 等低信号、T2WI 上高信号,边缘及/或结节状强化,伴或不伴 T2WI 上周围高信号(水肿)。活性颗粒状结节期:囊肿收缩成实性强化肉芽肿结节 **CT:** 脑和脑膜单发或多发囊性病灶。在急性/亚急性阶段呈等低密度,环形伴或不伴结节状强化,伴或不伴周围低密度(水肿)。慢性期以钙化肉芽肿为特征	囊虫病是由于进食被含有包囊的绦虫幼虫污染的食物(未煮熟的猪肉)引起。累及脑膜、蛛网膜下腔和脑池>脑实质>脑室。该病是中枢神经系统最常见的寄生虫病,常见于 15~40 岁,是地方性获得性癫痫最常见的病因。并发症包括脑脊液梗阻引起的颅内高血压、蛛网膜炎、脑膜炎和血管闭塞

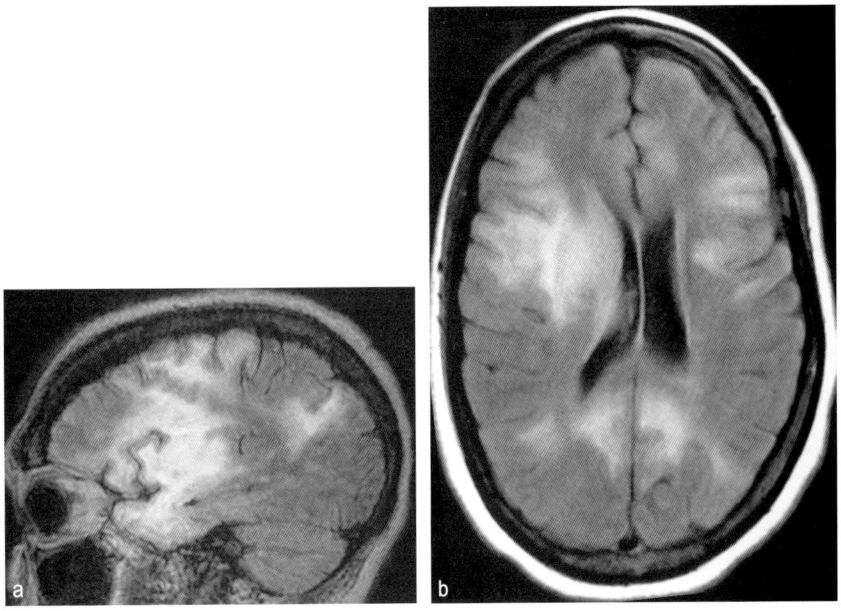

图 1.177 进行性多灶性白质脑病(PML)患者及 IRIS。矢状位(**a**)和横断位(**b**)FLAIR 图像,双侧脑白质内多发脑内病灶,病灶边界不清、呈高信号,并有局限性占位效应

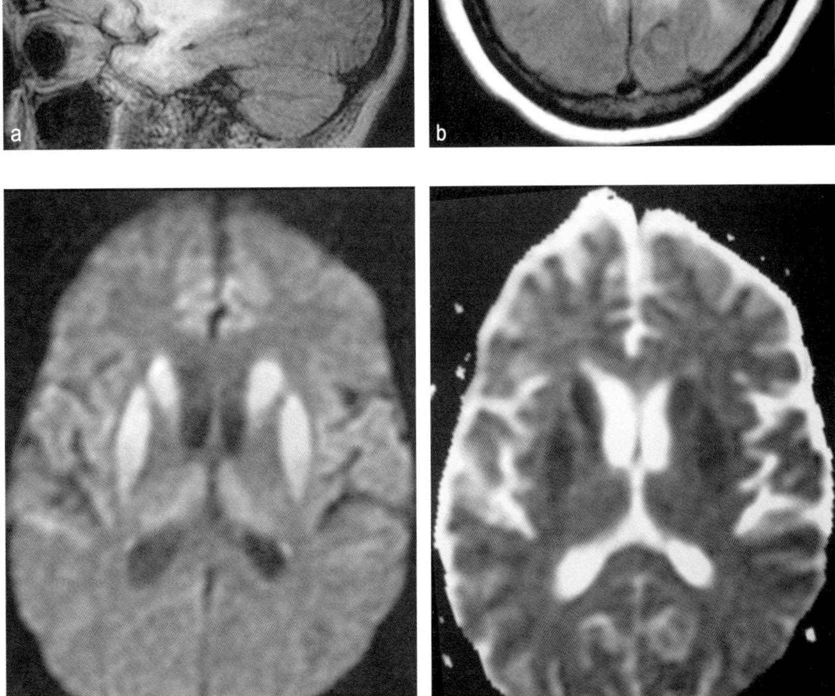

图 1.178 55 岁患伴进行性痴呆的朊病毒病(克雅病)患者。横断位 DWI(**a**)和 ADC(**b**)示双侧尾状核和壳核内弥散受限

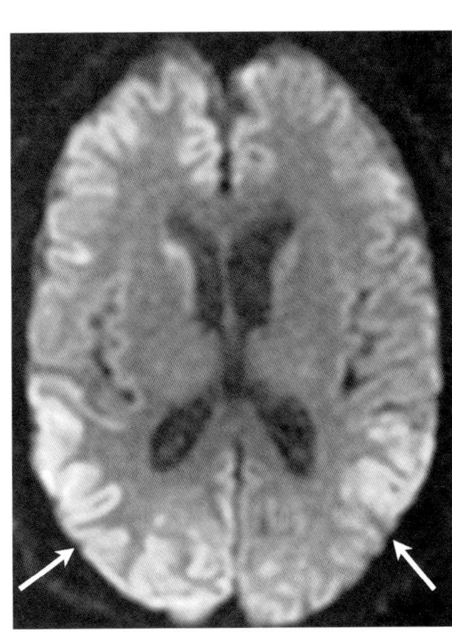

图 1.179 横断位 DWI 示双侧顶叶皮质(↑)弥散受限的朊病毒病(克雅病)

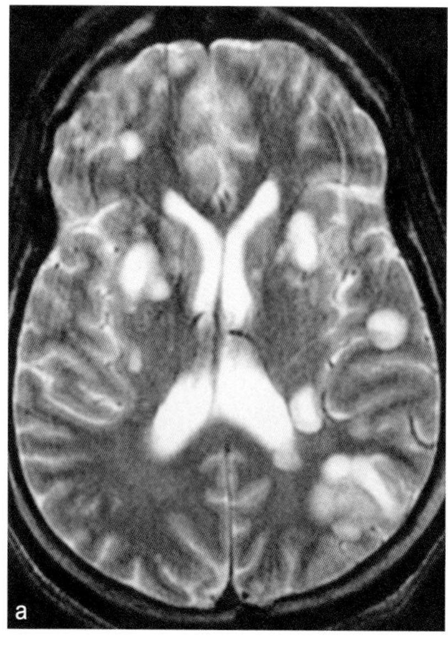

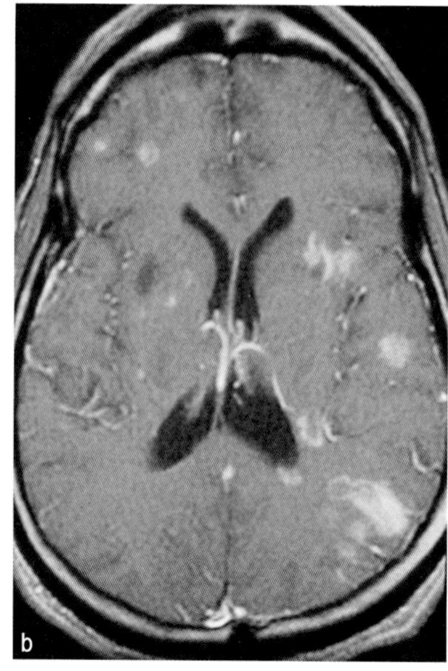

图 1.180 免疫缺陷的弓形虫病患者。T2WI(**a**),可见位于基底节区和大脑半球皮髓质交界处高信号的多发囊性病灶;T1WI增强(**b**),病灶呈结节状或环形强化,可见环形强化且沿壁有一个小的偏心强化结节的"偏心靶征"

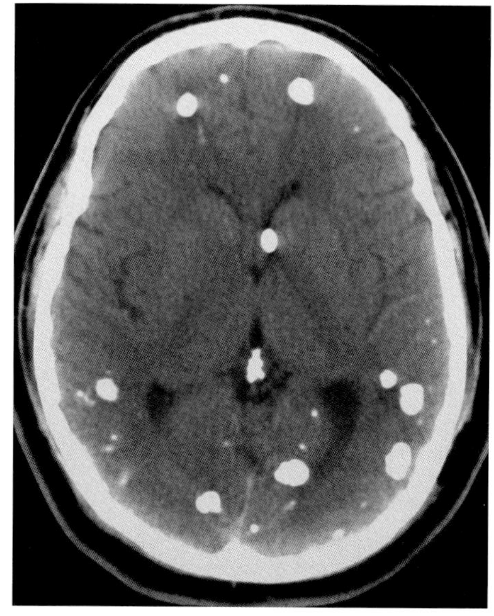

图 1.181 有先天性弓形虫病病史的 18 岁男性,横断位 CT 示脑内多发钙化

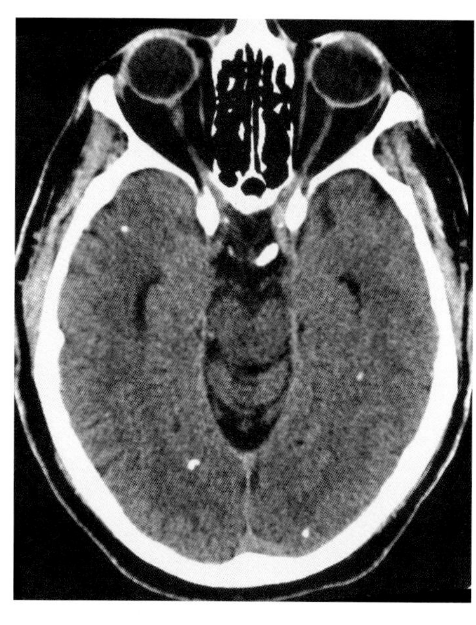

图 1.182 有颅内囊虫病病史的患者,横断位 CT 示颅内多发小钙化性肉芽肿

表 1.4(续) 脑内多发病变

疾病	影像学表现	点评
包虫囊肿 **(图 1.183)** 细粒棘球绦虫 多房棘球绦虫	**细粒棘球绦虫** **MRI:** 单发或少见多发囊性病灶,呈T1WI上低信号、T2WI上高信号,边缘可见T2低信号薄壁。一般情况下,除非继发感染,否则无强化或周围水肿。囊肿通常位于大脑中动脉区域 当内囊破裂并且包膜完整时,囊液会被周围包膜限制。这种情况下,水肿和周围炎症反应可在T2WI上呈高信号,可见强化。破裂的内囊可以形成漂浮征,T1WI及T2WI上均呈低信号。包虫囊肿破裂而不被限制时可导致宿主炎症反应 **多房棘球绦虫** **MRI:** 囊肿(伴或不伴多腔的)和/或实性病灶,中央区呈T2WI上中高信号,被略增厚的低信号边包绕,伴或不伴强化。常见周边T2WI上高信号区(水肿)和钙化	由棘球绦虫(南美洲、中东、澳大利亚和新西兰)和多房棘球蚴(北美、欧洲、土耳其和中国)引起的罕见颅内病灶。1%～4%的棘球绦虫感染病例累及中枢神经系统。人类是通过摄入被粪便污染食品中的绦虫卵或接触受感染动物组织的中间宿主。病灶往往在颅内压升高出现症状之前就已经很大。囊性病灶的变大导致邻近宿主组织(囊壁)受压形成一层薄而扁平的包膜,可显示增多的血管和胶质细胞,但无强化。继发感染的包虫囊肿通常含有脓性物质,通常伴有金黄色葡萄球菌感染,被邻近脑组织的炎症反应和/或脑膜所包围
阿米巴病 **(图 1.184)** 肉芽肿性阿米巴脑炎 原发性阿米巴脑膜脑炎	**MRI:** 脑内可见结节病灶,伴或不伴坏死性血管炎引起的出血,周围边界不清的T2WI高信号区域。病灶可有对比剂强化,伴或不伴软脑膜强化 MRI增强可显示软脑膜强化,有或无T2WI异常高信号及邻近脑和/或脑干强化	阿米巴脑病很少见,占中枢神经系统感染的0.8%。通常发生在10～30岁,男性比女性发病率高。引起中枢神经系统感染的阿米巴包括棘阿米巴种、巴氏变形虫和*Sappinia diploidea*,后者可引起亚急性或慢性肉芽肿性中枢神经系统感染(脑膜脑炎,偶尔也会出现脑脓肿)。另一种阿米巴,溶组织内阿米巴主要感染结肠,与继发性脑和肝脓肿有关。阿米巴脑脓肿可单发或多发,常累及额叶和基底节。原发性阿米巴脑膜炎由福氏内格里阿米巴原虫感染引起,可在3天内出现急性症状,广泛化脓性软脑膜渗出,导致脑和脑干坏死出血
疟疾 **(图 1.185)**	**MRI:** 在脑白质和/或大脑皮质、胼胝体、基底节、丘脑和小脑内局灶性和/或边界不清的T2高信号区,伴或不伴脑水肿及所导致的脑沟及基底池消失,伴或不伴脑疝,伴或不伴出血,伴或不伴缺血性损伤引起的弥散受限。通常病灶无强化 **CT:** 脑白质、基底节区和/或丘脑的局灶性和/或边界不清的低密度区	疟疾是疟原虫属原生动物寄生虫感染引起的。疟原虫通过携带疟原虫的雌蚊(疟蚊属)叮咬传播给人类。在感染恶性疟原虫的患者中,2%累及中枢神经系统。常见于儿童和前往流行地区(撒哈拉以南非洲,海拔低于1 500 m的其他热带地区)的游客。受感染的红细胞在脑血管中的聚集导致血管周围出血、髓鞘损伤和白质坏死。炎症反应伴随细胞因子释放、血管扩张和血管充血,可导致脑水肿和颅内压升高,这可能是可逆的。严重的疟疾每年导致约100万人死亡

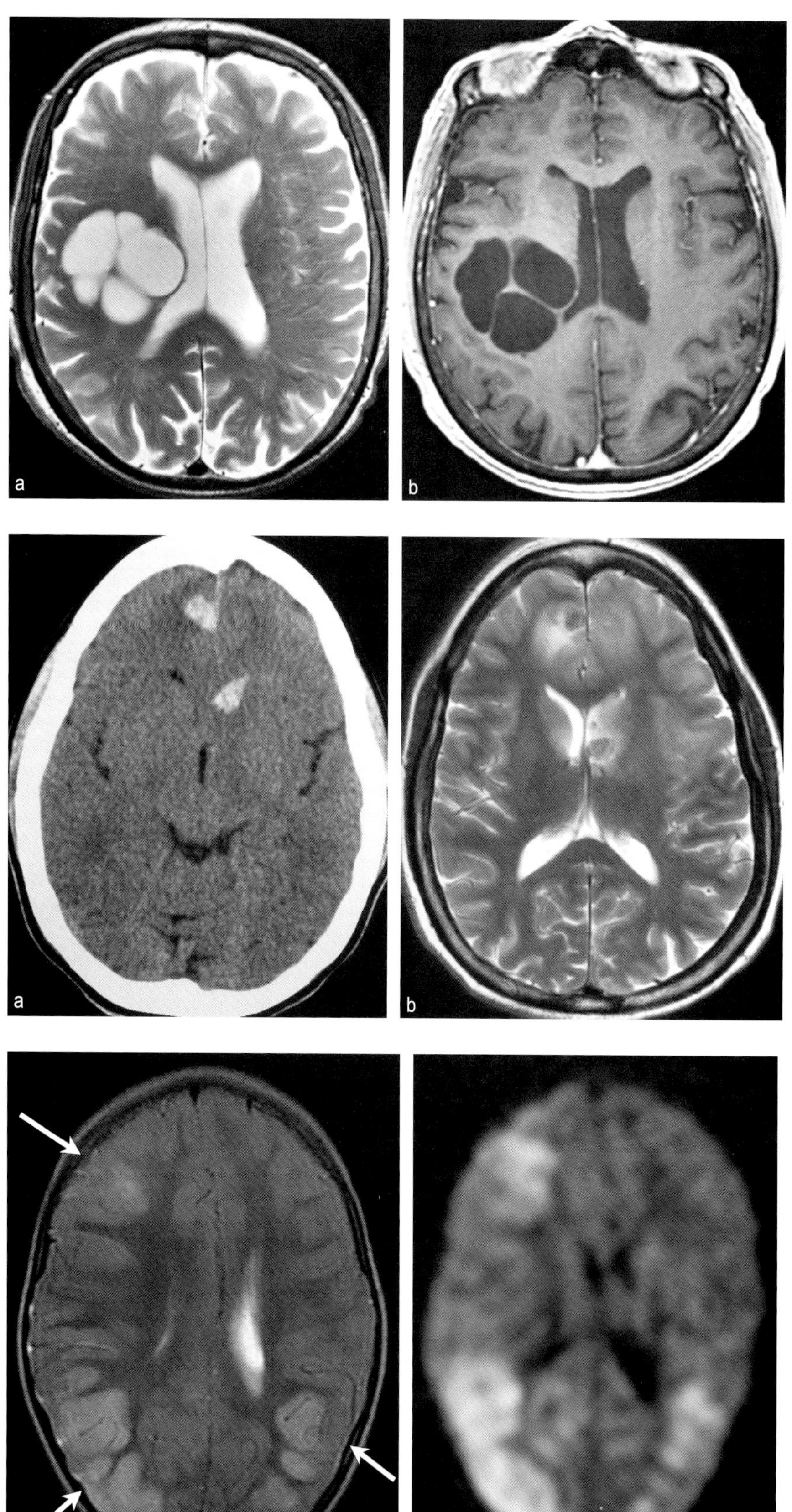

图 1.183 颅内包虫囊肿患者,病灶边界清楚。T2WI(**a**)高信号;T1WI(**b**)低信号,无强化

图 1.184 29 岁颅内阿米巴病女性患者。横断位 CT(**a**),双额叶可见结节状病灶,伴坏死性血管炎出血;T2WI(**b**),出血病灶呈低信号,周围可见边界不清高信号

图 1.185 患有马拉维脑型疟疾的幼儿。横断位 T2WI(**a**),双侧大脑皮质(↑)可见边界不清、稍高信号区,伴有局限性脑回肿胀;横断位 DWI(**b**),受累区域弥散受限

表 1.4(续) 脑内多发病变

疾病	影像学表现	点评
血吸虫病	**MRI:** 病灶可见于大脑、小脑和/或脑干，T1WI 上低信号、T2WI 上高信号，通常可见强化。亦可见脑脊膜及低位脊髓强化 **CT:** 大脑、小脑和/或脑干内稍高密度区，周围可见低密度区(水肿)	由曼氏血吸虫(非洲、西南亚、南美)、血吸虫(非洲、西南亚)和日本血吸虫(亚洲)引起的寄生虫病。受感染的蜗牛释放到淡水中的尾蚴可通过皮肤进入人体，并可迁移到肺、肝和门静脉系统。含虫卵栓子进入肺动脉或 Batson's 静脉丛可能会播散至大脑。治疗 6 个月后可以完全康复
锥虫病	**MRI:** 脑白质、胼胝体、内囊、基底节、大脑脚局灶性和/或边界不清 T2WI 上高信号区，伴或不伴大脑病灶强化。可见硬脑膜和/或软脑膜强化 **CT:** 脑白质和基底节内局灶性和/或边界不清低密度区	在非洲，人类感染的原因是被受感染的采采蝇叮咬，这些采采蝇传播布氏锥虫或冈比亚锥虫。病灶通过血行播散至脉络膜丛进入脑脊液，并直接通过大脑毛细血管累及大脑和脑膜。在美洲，人类的感染是由传播克氏锥虫的受感染锥虫亚科昆虫叮咬造成。也称为 Chagas 病，感染通常累及心脏、食道和结肠，很少累及中枢神经系统
肺吸虫病	**MRI:** T2WI 示脑白质内高信号结节聚集区，伴或不伴低信号钙化区，伴或不伴出血区，伴或不伴边缘强化。T2WI 上可见梭状隧道样高信号区 **CT:** 可见多发脑内钙化灶，周围可见低密度区，伴或不伴局部脑萎缩	在亚洲(中国、韩国和日本)，因人类食用受吸虫污染的食物而感染。宿主对摄入的寄生虫和/或虫卵发生肉芽肿反应和无菌性炎症。脑感染导致肉芽肿反应、脑出血和/或脑梗死
裂头蚴病	**MRI:** 脑内梭状隧道样 T1WI 上低信号、T2WI 上稍高信号病灶，边缘可有强化 另一种表现为结节状 T2WI 上稍高信号，周围为低信号壁，边缘或实性强化 急性病灶可有周围水肿；慢性病灶局部神经胶质增生和脑软化，伴或不伴低信号钙化，伴或不伴出血 **CT:** 可见多发脑内钙化，周围可见低密度区，伴或不伴局部脑萎缩	在中国、韩国、日本和其他东南亚国家，由于人类摄入被曼氏裂头绦虫污染的水和/或食物而感染。在多达 25% 的感染病例中，寄生虫或活蠕虫的幼虫通过 5~8 cm 隧道在宿主体内迁移，可通过颅底孔进入颅内。可持续长达 30 年的慢性病
炎性病灶：非感染性		
脱髓鞘病灶-多发性硬化(图 1.186)	**MRI:** 病灶位于大脑或小脑白质、脑干、基底节区。T1WI 上常呈中-低信号，T2WI 上呈高信号，强化可呈环形或结节状强化，多见于脱髓鞘病灶急性期或亚急性期的早期，伴或不伴弥散受限。急性期病灶可有占位效应 **CT:** 脱髓鞘病灶活动期表现为增强扫描有强化，有轻度局限性水肿	多发性硬化(MS)是最常见的后天性脱髓鞘性病灶，多见于中青年(高峰年龄 20~40 岁)。在美国有 40 万患者，在全球有 200 万患者。女性患病率是男性的 2 倍。北欧患病率最高。MS 不具有孟德尔式的遗传规律，但有家族聚集性。MS 的诊断应依据病史和临床表现，MRI 表现(脑白质、脊髓、视神经中 T2WI、T2FLAIR 高信号病灶)，视觉诱发电位异常，脑脊液中寡克隆带等电聚焦证据和(或)IgG 指数增高。脱髓鞘病发生在任何有髓鞘的结构，包括深部核团(尾状核、壳核、苍白球和/或丘脑)。MS 通常反复发作，治疗包括单克隆抗体和类固醇激素治疗

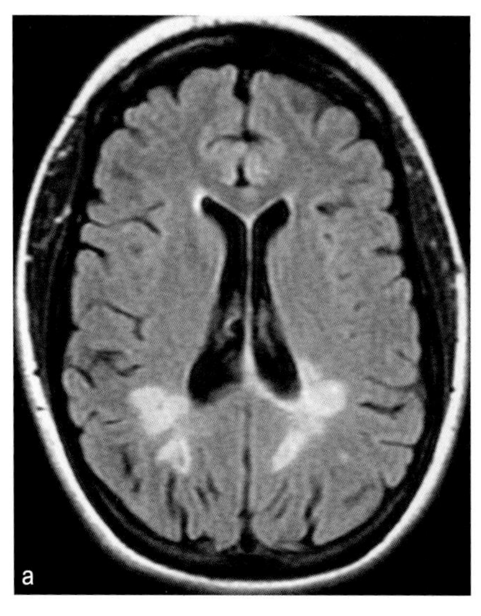
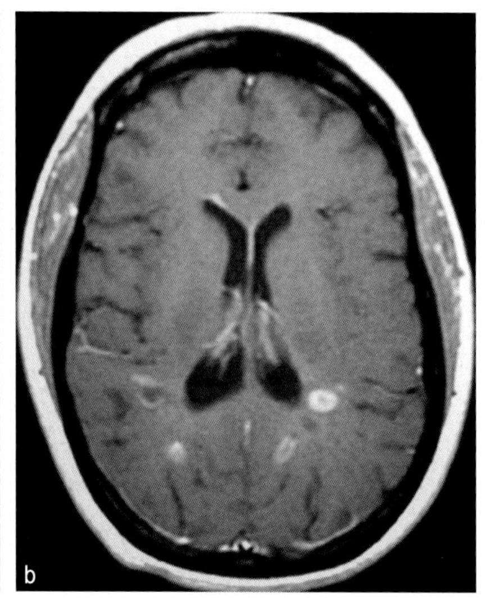

图 1.186 多发性硬化患者。横断位 T2 FLAIR(**a**)示双侧侧脑室周围白质区高信号病灶；横断位 T1WI 增强(**b**)示部分病灶呈环形、结节状强化

表 1.4(续) 脑内多发病变

疾病	影像学表现	点评
急性播散性脑脊髓炎(**图 1.187** 和**图 1.188**，同见于**图 1.260**)	**MRI**：病灶位于大脑或小脑白质、脑干、基底节区；T1WI 常呈中低信号，T2WI 上呈高信号，增强扫描伴或不伴强化，可呈环形或结节状强化。急性期或亚急性早期病灶弥散受限。急性播散期病灶有占位效应 **CT**：脱髓鞘病灶活动期表现为增强扫描有强化，有轻度局限性水肿	急性播散性脑脊髓炎是一种免疫介导的脱髓鞘性病变，病毒感染或毒素暴露(环境暴露或摄入，如酒精或溶剂)
神经系统结节病(**图 1.189**)	**MRI**：脑内多发或单发病变，边界不清，T1WI 上呈等低信号，T2WI、FLAIR 上呈稍高-高信号，增强扫描可见强化，有占位效应和周围水肿。常伴有软脑膜和/或硬脑膜强化 **CT**：脑内多发或单发病变位于中轴区，边界不清，呈等低密度减低，增强扫描通常可见强化，有占位效应和周围水肿。通常伴有软脑膜强化	结节病是一种多系统受累的非干酪样肉芽肿性疾病，5%～15%病例可累及中枢神经系统。如果不治疗，可引起严重的神经系统损伤，如脑病、脑神经病变和脊髓病变。如果神经系统结节病并发症先于其他系统病灶(如肺、淋巴结、皮肤)出现，诊断比较困难
脑挫裂伤(**图 1.190**)	**MRI**：表现为大脑皮质和皮质下白质的出血灶。脑挫裂伤的信号取决于出血灶的不同时期以及氧合血红蛋白、脱氧血红蛋白、高铁血红蛋白、含铁血黄素等物质成分。血肿周围可见水肿带，在 T2WI 及 FLAIR 上呈高信号，相应区域脑血容量减低。脑挫裂伤最终表现为脑表浅部位局部脑软化，T2WI、FLAIR 上呈高信号，伴或不伴少量低信号，是含铁血黄素沉积所致 **CT**：脑挫裂伤在 CT 上最初表现为脑皮质和皮质下白质区出血灶，最终表现为脑表浅部位局部脑软化	脑挫伤是由于颅骨骨折和/或颅内脑组织受加、减速损伤而引起的累及大脑皮质和皮质下白质的浅表脑组织损伤。病变包括毛细血管损伤、水肿、出血，常累及颞叶、额叶前部及额叶下部

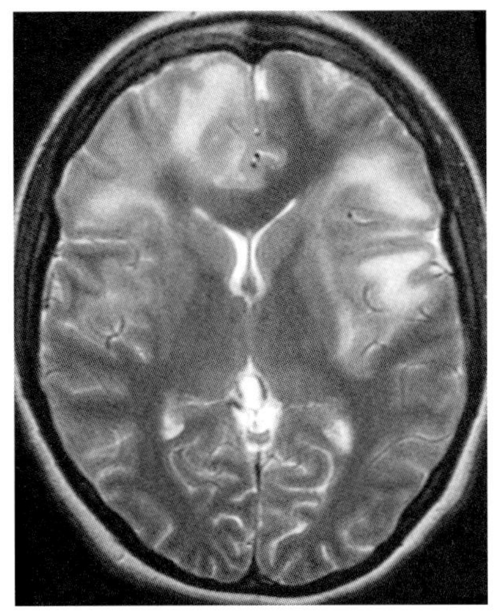

图 1.187 35 岁女性，急性播散性脑脊髓炎。横断位 T2WI 显示脑白质中可见多发异常高信号，边界不清

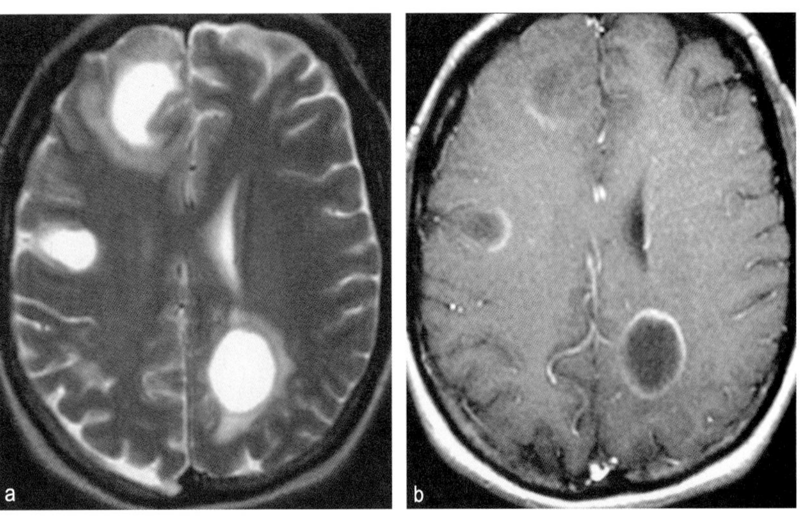

图 1.188 24 岁男性，急性播散性脑脊髓炎。横断位 T2WI(**a**)显示脑白质内多发类肿块样高信号病灶，有占位效应；横断位 T1WI 增强(**b**)，病灶呈不均匀薄环状强化

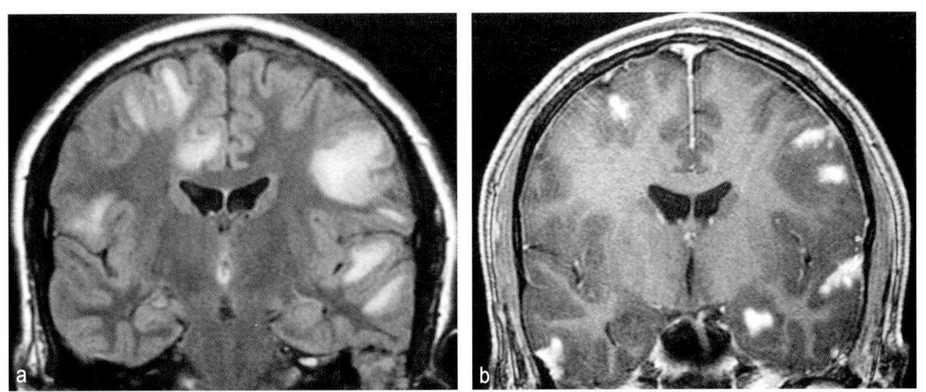

图 1.189 30 岁男性，神经系统结节病。冠状位 FLAIR(**a**)上可见大脑皮质和皮质下多发异常高信号；冠状位 T1WI 增强(**b**)扫描可见病灶呈不规则形强化

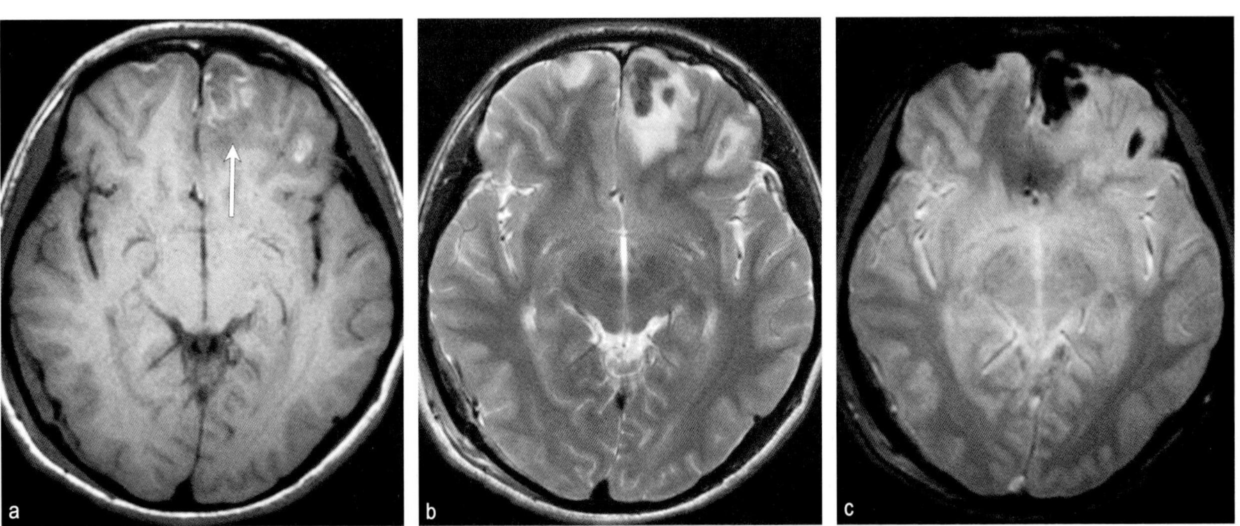

图 1.190 双侧额叶脑挫裂伤，边界不清。横断位 T1WI(**a**)可见病灶呈等低信号和高信号(↑)；横断位 T2WI(**b**)示病灶呈高低混杂信号；横断位 GRE(**c**)示出血灶呈低信号

表 1.4(续) 脑内多发病变

疾病	影像学表现	点评
弥漫性轴索损伤 (**图 1.191**)	**MRI:** 脑实质内单发或多发病灶,T1WI呈中等或高信号,T2WI、FLAIR 上呈低、中和/或高信号,GRE 序列呈低信号 **CT:** 急性损伤表现为单发或多发高密度出血灶,通常发生于胼胝体、灰白质交界区、基底节区和脑干	脑损伤是由减速和旋转剪切力造成的,其结果是轴突和血管的破坏。轴索损伤程度与预后有关
出血性转移瘤 (**图 1.192**)	出血性转移瘤的 MRI 表现与脑内血肿的表现一致,累及部分或全部肿瘤,通常伴有周围水肿(T2WI 呈高信号)。病灶通常是多发的	出血性脑内转移瘤包括支气管肺癌、肾细胞癌、黑色素瘤、绒毛膜癌和甲状腺癌。与其他病因导致的出血较难鉴别,如血管畸形和脑血管淀粉样变
淀粉样脑血管病 (**图 1.193**)	**MRI:** T1WI 病灶呈等低信号或轻度高信号;T2WI 为不均匀稍高-高信号,伴或不伴低信号影。增强后可见不同程度的强化。MRS 显示 NAA 峰降低,胆碱峰和乳酸峰升高。可出现严重的血管损害,这与载脂蛋白等位基因 E-ε-4 或 E-ε-2 有关。脑出血多发生于 55 岁以上的患者,大脑多于小脑。可出现脑内和蛛网膜下腔的微出血灶,T2WI、GRE 和 SWI 上呈低信号 **CT:** 病灶可呈低、中等或/和高密度,伴强化	淀粉样变性是一类复杂性疾病,由 β 折叠构型的不溶解性嗜酸性纤维蛋白细胞外沉积引起。淀粉样蛋白的沉积可为系统性或局限性病灶。系统性病灶通常由浆细胞病、遗传性疾病或慢性疾病引起。系统性淀粉样变在脑部表现为脑血管淀粉样变性,伴有淀粉样蛋白在血管壁沉积、阿尔茨海默病的老年斑或者海绵状脑病,如克雅病和库鲁病。局限性脑内的淀粉样蛋白沉积或淀粉样瘤是罕见的,且通常与潜在疾病无关

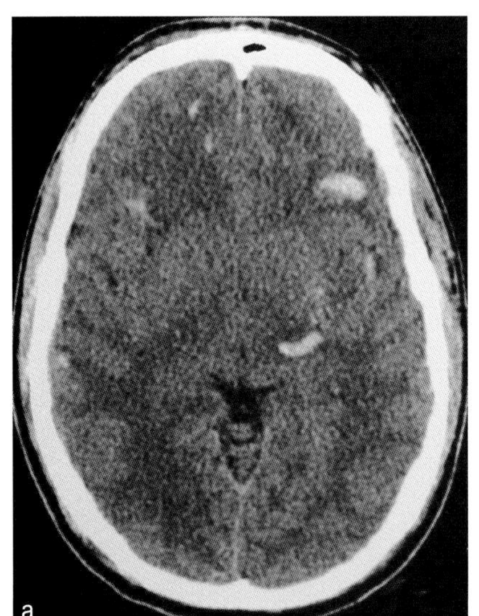

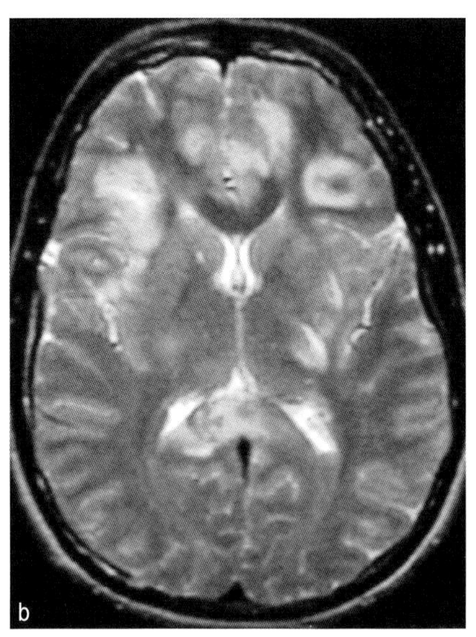

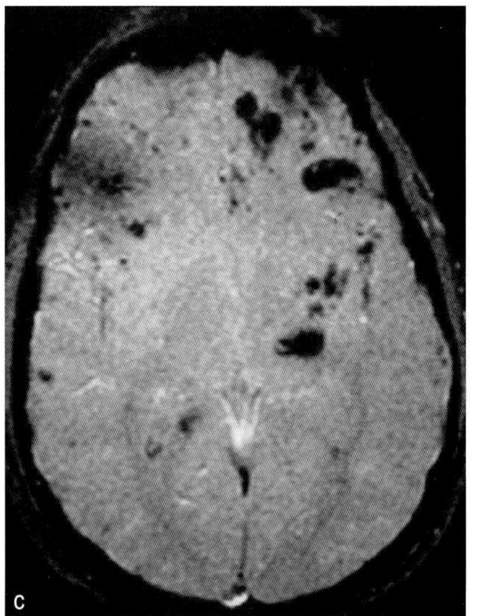

图 1.191 19 岁男性,外伤性颅脑损伤导致弥漫性轴索损伤,表现为多发皮质下及脑内其他部位出血灶。横断位 CT(**a**)呈高密度影;横断位 T2WI(**b**)呈高低混杂信号;横断位 GRE(**c**)呈低信号

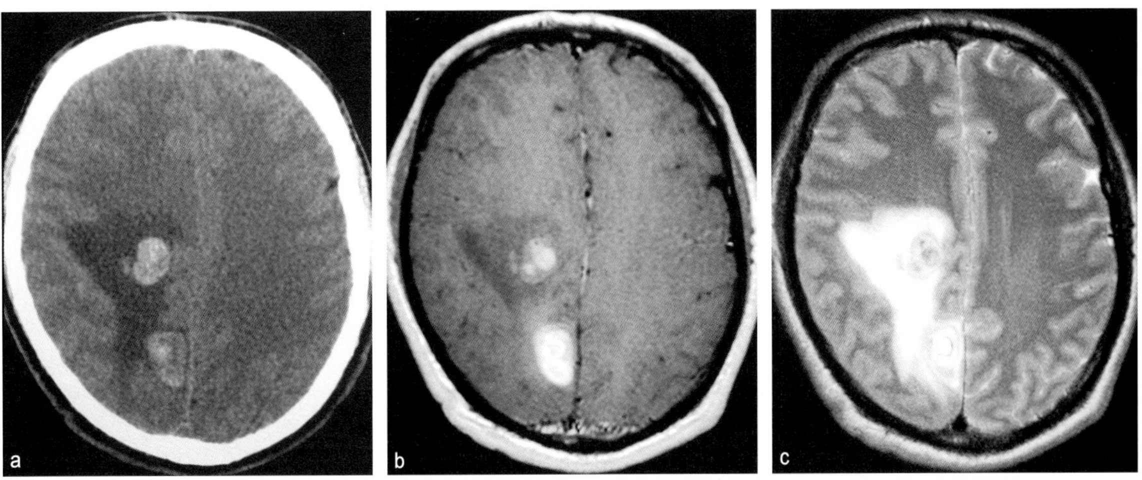

图 1.192　47 岁男子，肾细胞癌脑转移瘤出血。CT 横断位(**a**)病灶呈高密度，病灶周围水肿；横断位 T1WI(**b**)病灶呈高信号；横断位 T2WI(**c**)病灶呈等-稍高信号，并可见周围高信号水肿区

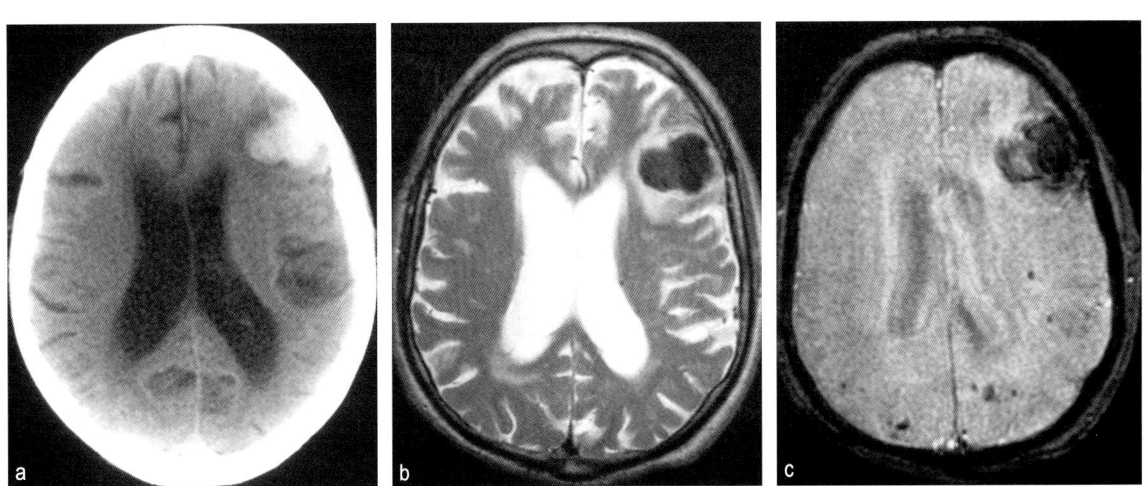

图 1.193　84 岁男性，脑血管淀粉样变，可见左额叶血肿。横断位 CT(**a**)呈高密度；横断位 T2WI(**b**)上呈中央低外周高信号；横断位 GRE(**c**)病灶呈低信号，脑内另可见多发斑点状低信号

表 1.4(续)　脑内多发病变

疾病	影像学表现	点评
血管畸形		
动静脉畸形(AVM)	**MRI**：病灶边缘不规则，可位于脑实质、软脑膜、硬脑膜或两者都受累。由于粗大的动脉内血流较快，AVMs 可见多发迂曲的流空血管影，如有血栓形成，则可有多样信号表现。出血不同时期的信号不同 **CT**：病灶边缘不规则，可位于脑实质、软脑膜、硬脑膜或两者都受累。AVM 病灶内包含多发迂曲血管。增强扫描血管明显强化，一般没有占位效应，近期出现出血或血管闭塞时可有占位效应。CTA 可以显示 AVM 的动脉、畸形血管团、静脉血管，也可显示病灶内的钙化和胶质增生。血管部分明显强化。MRI GRE 显示 AVM 的动脉和静脉呈流量相关强化(高信号)。MRA 使用 TOF 序列或相位对比技术显示畸形血管团、供血动脉、引流静脉、伴发动脉瘤的详细信息，一般无占位效应，近期出现出血或血管闭塞时可有占位效应	幕上 AVM 发生率(80%～90%)高于幕下(10%～20%)。具有出血风险。AVM 可以是偶发性的、先天性的或与创伤史有关。多发性 AVM 可见于 Rendu-Osler-Weber 综合征[脑、肺内动静脉畸形(AVM)并毛细血管扩张症]和 Wyburn-Mason 综合征(大脑和视网膜的 AVM 和皮肤痣)

表 1.4(续) 脑内多发病变

疾病	影像学表现	点评
海绵状血管瘤 (**图 1.194**)	**MRI：** 脑内单发或多发的分叶状病灶，病灶中心部分在 T1WI 和 T2WI 上信号多样(低、等、高或混杂信号)，这是由病灶内不同时期的出血造成，由于含铁血黄素沉积 T2WI 上可见环状或不规则的低信号区。梯度回波序列与 SWI 有助于检出多发病灶。增强扫描通常无强化，部分可有轻度不均匀强化 **CT：** 病灶呈等或稍高密度，有或无钙化	病灶可发生于多个部位。幕上的海绵状血管瘤比幕下多见。病灶由血管内皮组织和胶原基质组成。常出现血栓和伴含铁血黄素的陈旧性出血。常出现营养不良性钙化。25%病例有发育性静脉畸形。遗传性海绵状血管瘤与 *CCM1/KR/T7*、*CCM2/MGC4608*、*CCM3POCD10* 的基因突变有关，并且出血率比偶发的海绵状血管瘤高(高达每年 5%)
毛细血管扩张 (**图 1.195**)	**MRI：** 增强后可见小强化灶，不伴有占位效应。在 T1WI 和 T2WI 上病灶不易发现 **CT：** 平扫和增强均不易发现病灶	无临床症状，通常在 MRI 增强扫描中偶然发现，表现为正常的大脑或脑干组织内见一组强化的薄壁血管和毛细血管。直径通常小于 1 cm。可见于放疗 10 年后的患者。常位于脑桥和小脑。占脑内静脉畸形的 20%

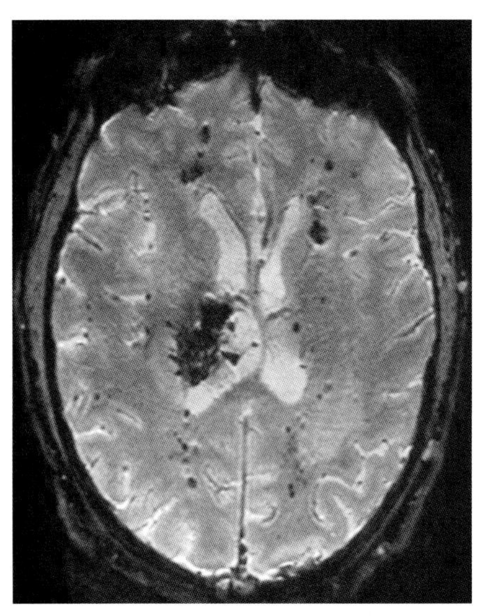

图 1.194 脑内多发海绵状血管瘤。在横断位敏感加权成像(SWI)上呈低信号

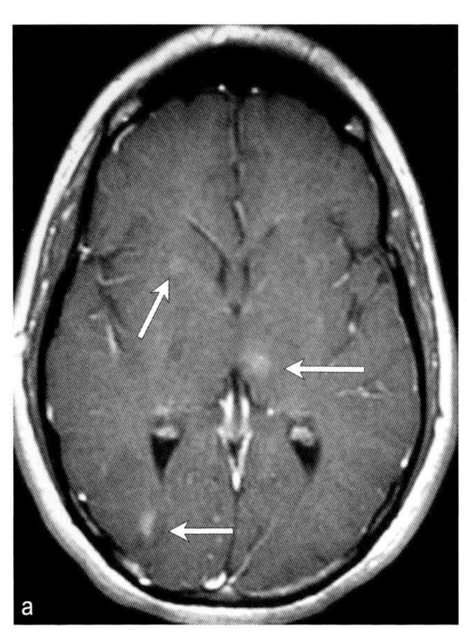

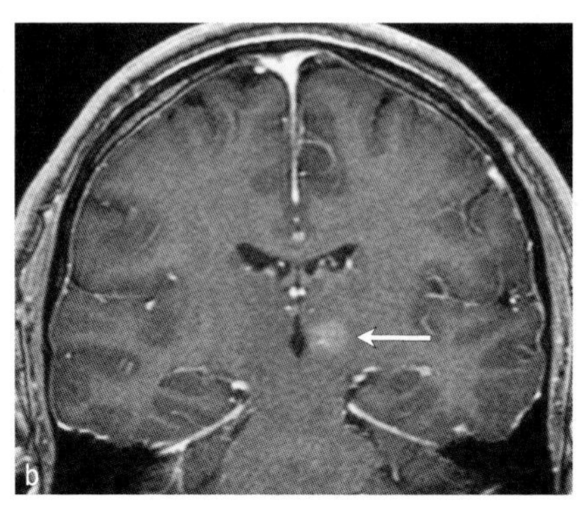

图 1.195 一名 40 岁男性，脑内多发性毛细血管扩张症。在 T1WI 增强扫描横断位(**a**)和冠状位(**b**)见多发边缘模糊的小斑片状异常强化影(↑)

表 1.4(续) 脑内多发病变

疾病	影像学表现	点评
静脉血管瘤/发育性静脉异常	**MRI**：T1WI 增强检查可见一组“水母头”状小静脉血管，与一显著强化的静脉血管连接并引流。在 SWI 上呈低信号 **CT**：平扫无异常或见小的稍高密度影，增强扫描可见一团小静脉血管汇入一显著强化的静脉	一组异常的静脉血管，通常偶然发现。一般不发生出血，除非与海绵状血管瘤并发。病灶由薄壁静脉血管构成，周围是正常神经组织。可与海绵状血管瘤并发。占脑内血管畸形的 50%以上
脑缺血/脑梗死		
小血管闭塞相关缺血性疾病(小血管疾病)(**图 1.196**)	**MRI**：多发点状和/或斑片状病灶，T1WI 上低信号，T2WI 及 FLAIR 上高信号，位于大脑皮质下和侧脑室周围白质区、基底节和脑干。无占位效应，一般无弥散受限，增强扫描无强化 **CT**：多发点状和/或斑片状低密度影，位于大脑皮质下和侧脑室周围白质区、基底节、脑干。无占位效应，增强扫描无强化	脑白质区和/或脑干内病灶与穿支动脉闭塞有关，与高血压、动脉粥样硬化、糖尿病、血管炎和高龄相关。与多发性硬化不同，缺血性小血管病通常不累及胼胝体，因为胼胝体由胼胝体周围动脉发出的分支供血，血供丰富
脑室周围白质软化症(**图 1.197**)	**MRI**：多发点状和/或斑片状病灶，T1WI 上信号减低，T2WI 及 FLAIR 呈高信号，累及大脑皮质下和侧脑室周围白质区、基底节和脑干。无占位效应，增强扫描无强化，因脑萎缩引起侧脑室边缘不规则和侧脑室扩张 **CT**：多发点状和/或斑片状低密度影，累及大脑皮质下和侧脑室周围白质区、基底节和脑干。无占位效应，增强扫描无强化，因脑萎缩引起侧脑室边缘不规则和侧脑室扩张	胎儿/早产儿缺血性脑损伤伴有脑胶质增生和由此引起的脑软化改变，累及脑室周围白质(胎儿分水岭血管区)。神经缺陷程度取决于损伤的严重程度，如脑瘫

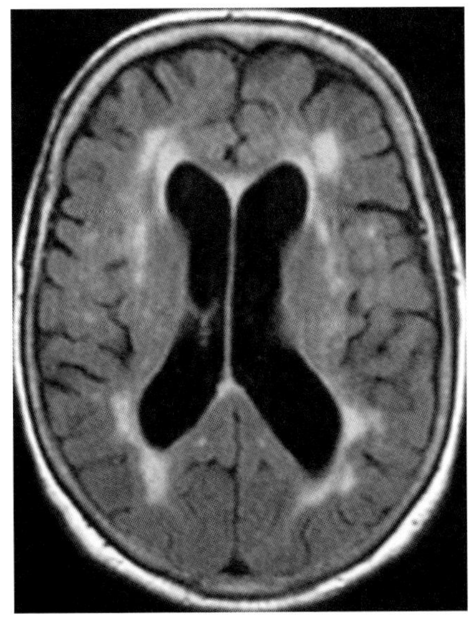

图 1.196 83 岁女性，脑白质小血管病。横断位 FLAIR 上见多发点状、斑片状高信号

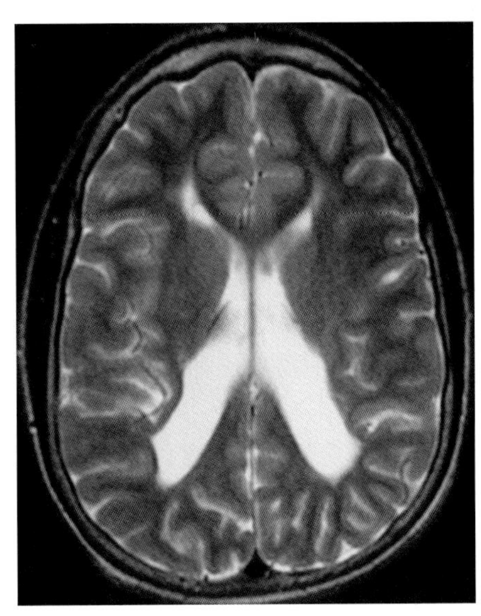

图 1.197 17 岁男性，脑室周围白质软化症。横断位 T2WI 上可见白质区小斑片状高信号，脑白质体积缩小和侧脑室代偿性扩张

表 1.4(续) 脑内多发病变

疾病	影像学表现	点评
栓子脱落引起的脑梗死(**图 1.198**)	**MRI：** 皮质和皮质下、多个动脉交界区可见多发小梗死灶，T1WI 上呈等低信号，T2WI、T2 FLAIR 上呈高信号。伴或不伴弥散受限，伴或不伴出血。近期发生的梗死灶在增强扫描时可见多发小斑点状强化，脓性栓子可见环形强化 **CT：** 皮质和皮质下、多个动脉交界区可见多发小斑片状梗死灶，伴或不伴出血。近期发生的梗死灶在增强扫描时可见多发小斑点状强化	脓性栓子或无菌性栓子通常来源于心脏疣状赘生物或由房间隔、室间隔缺损引起，栓子的另一个主要来源是动脉粥样斑块
血管炎引起的脑梗死(**图 1.199**)	**MRI/MRA：** 颅内外大、中或小动脉的闭塞和/或狭窄及狭窄后扩张。大脑和小脑皮质和皮质下白质和/或基底节区可见梗死灶，T2WI、FLAIR 上呈高信号，伴或不伴小出血灶(在 T2WI 上呈低信号)。增强扫描病灶呈线形或点状强化，活动性动脉炎可见动脉管壁强化。急性病灶通常弥散受限 **CT/CTA：** 颅内外动脉的闭塞和/或狭窄及狭窄后扩张。皮质下和侧脑室周围白质区可见多发斑点状、片状低密度影，无占位效应，增强扫描可见小强化灶或无强化。常规动脉造影可见动脉的闭塞和/或狭窄及狭窄后扩张。可累及颅内外大、中、小动脉	少见的累及脑血管壁的各种炎性病灶。可累及小动脉血管(如中枢神经系统性血管炎)、中小动脉(如结节性多动脉炎、川崎病)，或直径为 7～35 mm 的大动脉，如主动脉及其主要分支(如大动脉炎、巨细胞性动脉炎)。脑和脑膜活检发现，血管炎可以是一种原发性疾病，表现为软脑膜和脑实质血管的跨壁性炎症；也可以继发于其他疾病，如系统性疾病(结节性多动脉炎、肉芽肿性多动脉炎、巨细胞性动脉炎、大动脉炎、类肉瘤、白塞综合征、系统性红斑狼疮、干燥综合征、皮肌炎，混合性结缔组织疾病)，或继发于药物(如安非他明、麻黄碱、苯丙胺、可卡因)或感染(如病毒、细菌、真菌或寄生虫)
CADASIL(伴皮质下梗死和白质脑病的常染色体显性遗传性脑动脉病)(**图 1.200**)	**MRI：** 皮质下和侧脑室旁白质区、基底节区、丘脑和脑干内多发斑片状病灶，T1WI 上呈低信号，T2WI、FLAIR 上呈高信号。除新发缺血病灶(不常见)，通常无弥散受限、无占位效应。增强扫描通常无强化 **CT：** 皮质下和侧脑室旁白质区、基底节区、丘脑和脑干内多发斑片状低密度影。无占位效应，增强扫描无强化	CADASIL 是染色体 19q12 的 NOTCH3 基因突变引起的遗传性疾病，会导致嗜锇颗粒沉积于中小动脉的基底膜。症状和体征出现在 30 岁以后，表现为头痛、短暂性缺血发作、脑卒中和皮质下缺血性血管性痴呆

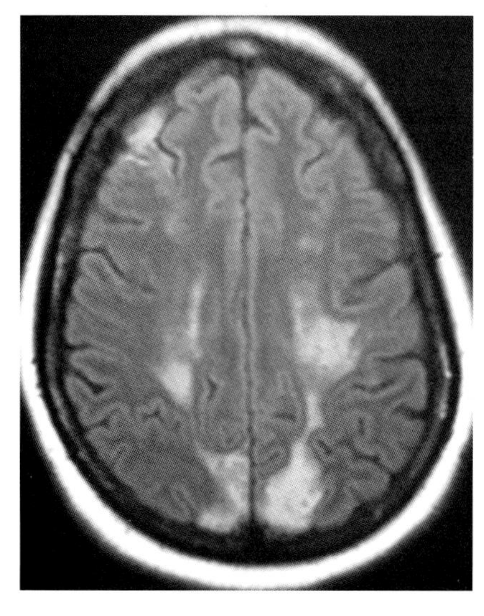

图 1.198 无菌性栓子(Libman-Sachs 心内膜炎)所致脑梗死。横断位 FLAIR 显示双侧大脑皮质和皮质下白质区斑片状高信号

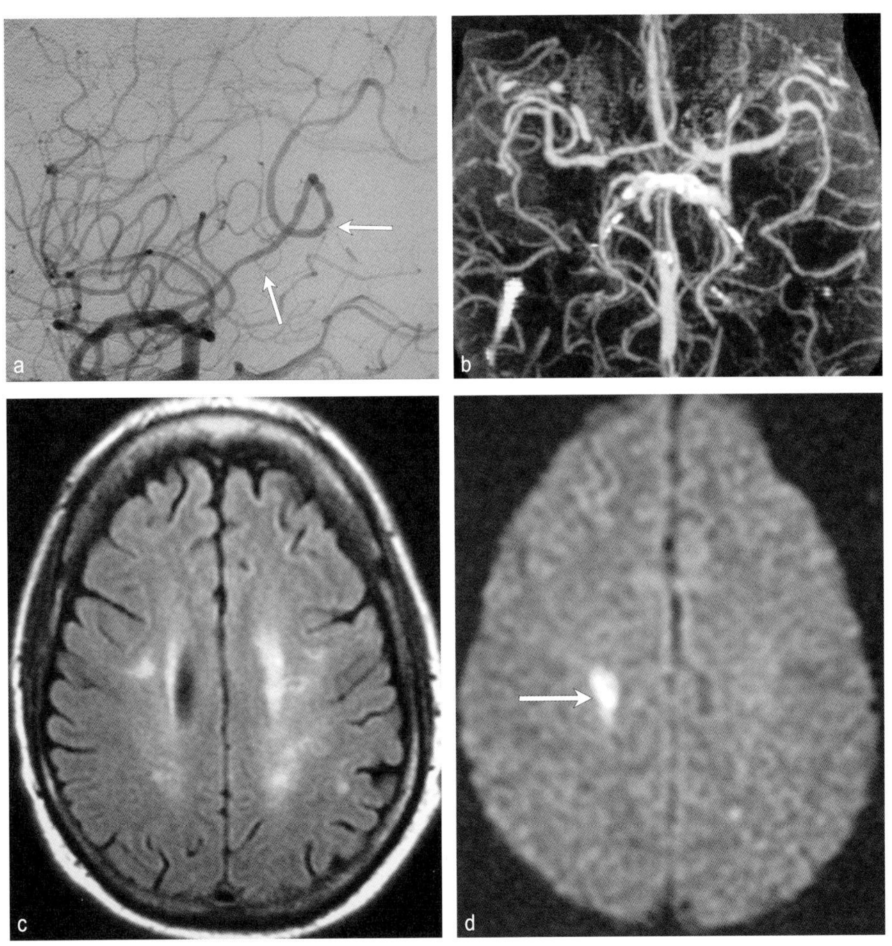

图 1.199 50 岁男性，患颅内血管炎致脑内多发性梗死灶。常规动脉造影(**a**)和横断位 CTA(**b**)显示大脑中动脉分支狭窄和狭窄后扩张(↑)；横断位 FLAIR(**c**)可见大脑半球内多发斑点状高信号；横断位 DWI(**d**)可见两处弥散受限(↑)

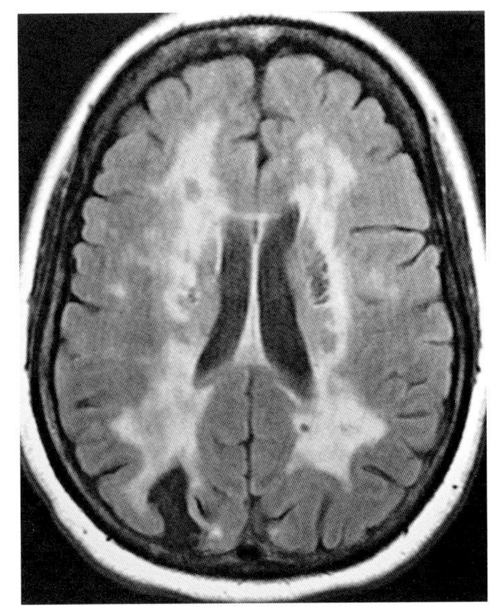

图 1.200 50 岁女性 CADASIL 患者。横断位 FLAIR 可见脑白质区大范围异常高信号，同时可见右顶叶后部皮质区斑片状脑梗死

表 1.4(续) 脑内多发病变

疾病	影像学表现	点评
CARASIL(伴皮质下梗死和白质脑病的常染色体隐性遗传性脑动脉病)	**MRI:** 脑白质区、基底节区、丘脑内多发斑片状病灶；T1WI 低信号，T2WI、FLAIR 高信号。除非新发缺血病灶(不常见)，通常无弥散受限，无占位效应，增强扫描通常无强化 **CT:** 皮质下和侧脑室旁白质区、基底节区、丘脑内多发斑片状低密度影。无占位效应，增强后无强化	CARASIL 是一种罕见的遗传性疾病，是染色体 10q26 上编码丝氨酸肽酶/蛋白酶 1 的 *HTRA*1 基因突变引起的。主要分布于日本，男女发病比例为 3∶1。临床表现包括 40 岁以前的多发缺血性脑卒中、进行性痴呆、20 岁后过早秃顶和严重的腰痛。组织病理表现包括进行性动脉粥样硬化、内膜增厚并纤维化以及血管壁透明变性，导致脑穿支动脉狭窄，不伴淀粉样物质沉积和嗜锇颗粒沉积
Susac 综合征(视网膜耳蜗脑血管病) **(图 1.201)**	**MRI:** T2WI 上可见脑白质和胼胝体中央部分多发斑片状(常＜10 mm)高信号；2/3 的患者也可在基底节区看到多发斑片状(常＜10 mm)T2WI 高信号。1/3 的患者可以看到软脑膜强化 **CT:** 脑白质和胼胝体中央部见多发斑片状(通常＜10 mm)低密度。2/3 的患者也可在基底节区见多发低密度区。1/3 的患者可以看到软脑膜强化。	不明病因引起的免疫介导的小血管炎，导致动脉闭塞和脑白质、视网膜和耳蜗的微小梗死。患者常有头痛、认知障碍、意识模糊、记忆减退的症状。男女发病比例为 1∶3，发病年龄为 16～58 岁
系统性红斑狼疮(SLE) **(图 1.202)**	**MRI:** 脑白质、基底节区和脑干多发斑点状和/或融合成片的病灶，T2WI、FLAIR 上呈高信号；DWI 一般弥散不受限，除非急性缺血灶。增强后一般无强化，除非急性或亚急性缺血。25%的患者有颅内静脉血栓。重症病例可见脑皮质和中央脑组织萎缩 **CT:** 脑白质内多发低密度区	系统性红斑狼疮是一种自身免疫性疾病，可产生自身抗体对各个器官和组织发生反应，包括中枢神经系统、呼吸系统、心血管系统、胃肠道、泌尿系统和骨骼肌系统。大部分患者会产生非抗核抗体(ANA)，部分患者会产生抗-dsDNA 抗体、抗-Sm 抗体和/或抗-U1RNP 抗体。补体系统和自身抗体的激活可导致血管病灶、血栓栓塞、脑缺血和脑梗死、脱髓鞘和/或脑出血。累及中枢神经系统可出现神经精神症状和体征。发病高峰年龄为 10～40 岁。SLE 女性发病率高于男性
抗磷脂抗体综合征	**MRI:** 脑白质、基底节、脑干内多发斑点状或融合成片状病灶，T2WI 和 FLAIR 上呈高信号，DWI 通常弥散不受限，急性缺血除外，增强后一般不强化。一些患者可见脑梗死。25%的患者有颅内静脉血栓。重症病例可见脑皮质和中央脑组织萎缩 **CT:** 脑白质内多发低密度区	抗磷脂抗体的产物(抗心磷脂抗体，红斑狼疮抗凝剂)导致自身免疫性血栓形成前期综合征，导致各种组织器官(如大脑、心脏、肺、肾和皮肤)的微血管病灶和内皮细胞破坏，可原发，也可继发于系统性红斑狼疮。患者可发生动、静脉血栓以及神经精神疾病。通常发生在 50 岁以上的成年人，女性多于男性。中枢神经系统疾病与脑卒中、短暂性缺血发作和癫痫发作有关
白塞综合征 **(图 1.203)**	**MRI:** 脑干、间脑、侧脑室旁及大脑皮质下脑白质区多发斑点状或融合成片的 T2WI、FLAIR 高信号，DWI 上通常弥散不受限，增强扫描通常无强化。病灶可能会消退或变得不明显，这可能与急性炎症性血管源性水肿有关 **CT:** 大脑白质多发低密度影	慢性反复发作的多系统血管炎性病灶，引起皮肤黏膜、口腔和生殖器溃疡、葡萄膜炎、结节性红斑、假毛囊炎、单纯性或少关节炎、动脉瘤和深静脉血栓。5%～13%的患者发生中枢神经系统病灶，包括静脉窦血栓形成(占 10%～12%)。可通过过敏原检测进行诊断

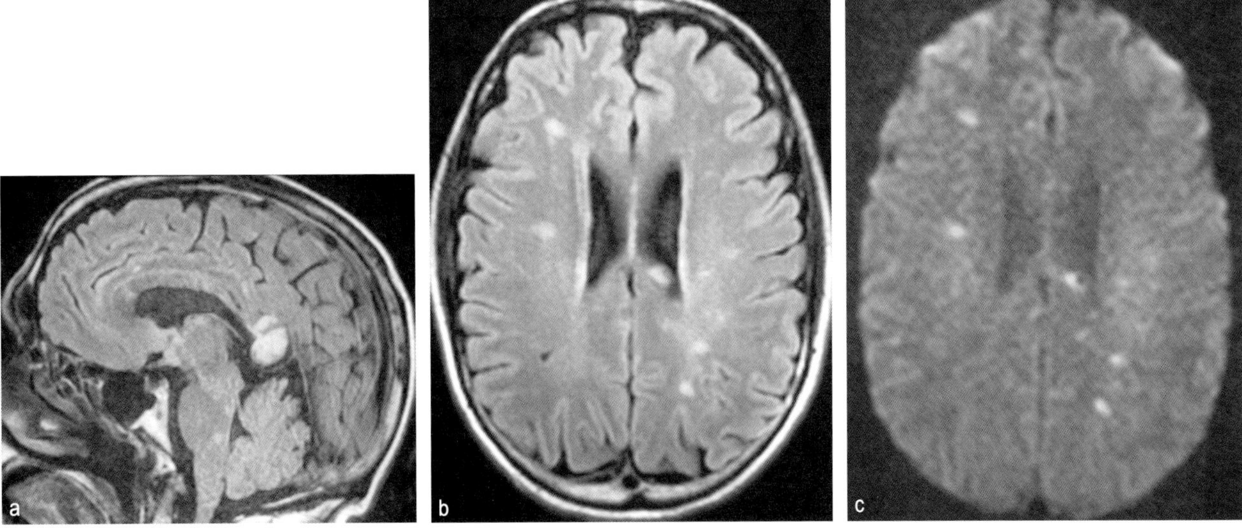

图 1.201　Susac 综合征。矢状位(a)和横断位 FLAIR(b)，脑白质、胼胝体可见多发小斑片状高信号，横断位 DWI(c)上也可见多发斑点状弥散受限病灶

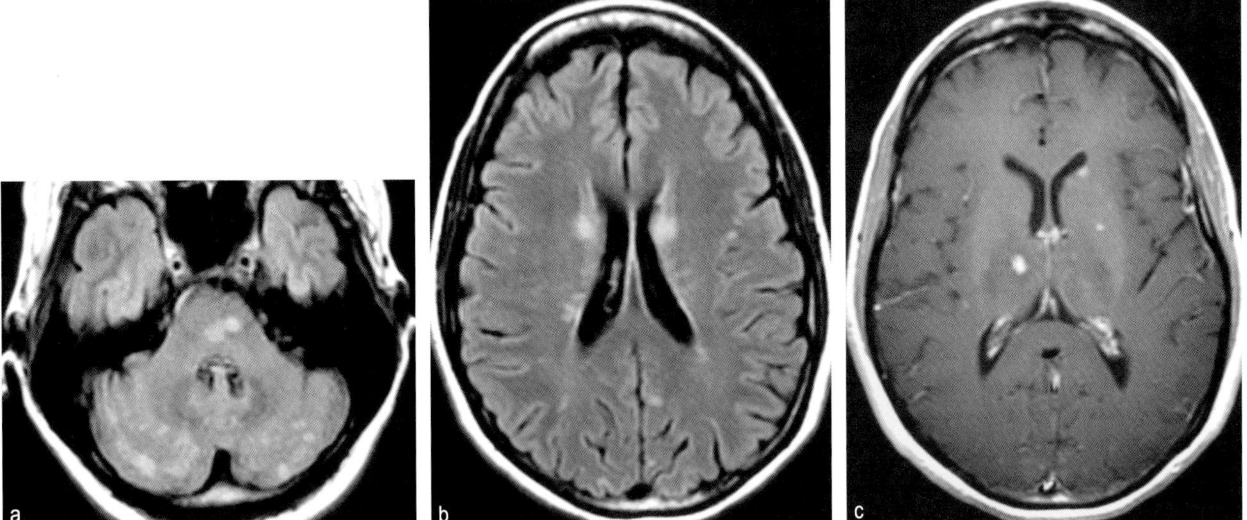

图 1.202　系统性红斑狼疮。横断位 FLAIR(a、b)上脑皮质和皮质下白质区、脑干内可见多发斑片状高信号。横断位 T1WI 增强(c)图像上，可见部分强化病灶

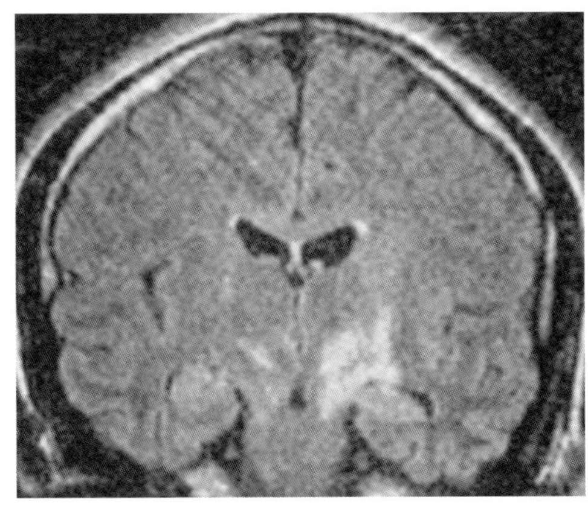

图 1.203　白塞综合征，冠状位 FLAIR 上双侧丘脑、中脑可见高信号

表 1.4(续) 脑内多发病变

疾病	影像学表现	点评
缺氧缺血性脑损伤 (图 1.204、图 1.205、图 1.206 和图 1.207)	**MRI**: 双侧基底节、尾状核、丘脑、脑干和/或外侧裂旁脑皮质以及分水岭区病灶,T2WI、FLAIR 上呈高信号,DWI 上呈高信号(ADC 上呈低信号) **CT**: 双侧基底节、尾状核、丘脑、脑干和/或外侧裂旁脑皮质低密度灶	长期的低血压和低氧使脑组织局部脑缺血和脑梗死,导致其更容易受缺氧或有氧代谢损害的影响。可见于溺水、窒息、心跳骤停的病例中。在不太严重的成人低血压病例中,脑梗死可发生在两支动脉分支的末端区,即分水岭区
神经系统减压病 (图 1.208)	**CT**: 颅内脑脊液和/或脑动脉中可见气体影 **MRI**: 双侧脑皮质、基底节、尾状核和/或脑干内可见 T2WI、FLAIR、DWI 高信号影(ADC 呈低信号)	快速减压或气压伤可能导致颅内动脉气体栓塞引起动脉闭塞,从而导致脑梗死,治疗方法是高压氧治疗

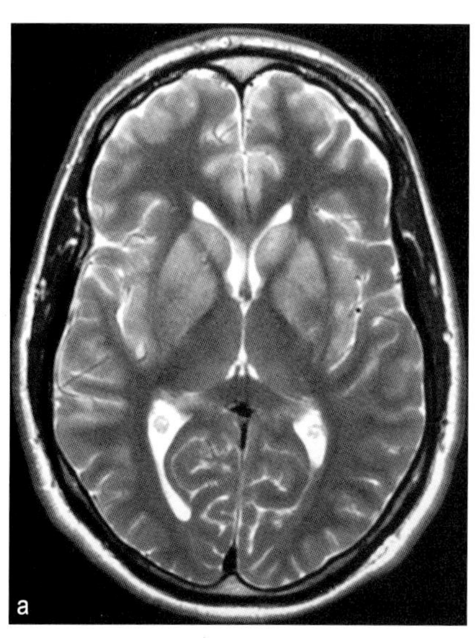
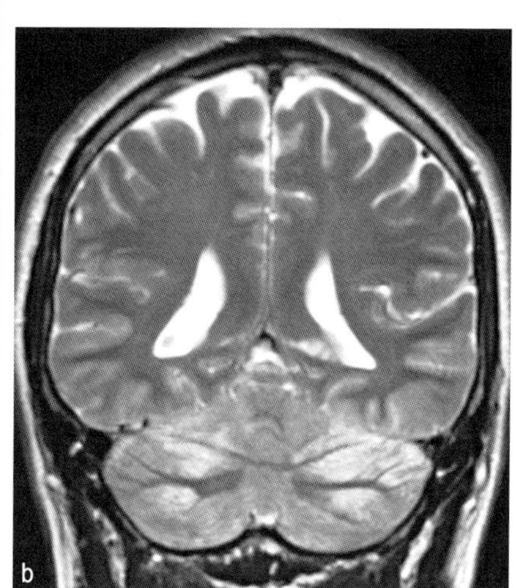
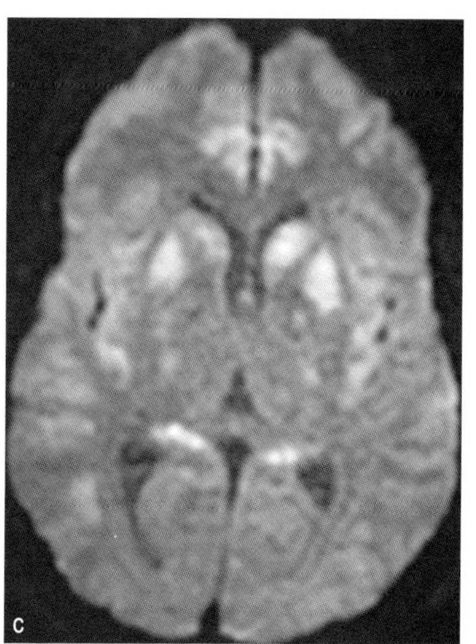

图 1.204 45 岁男性,心脏骤停导致低灌注缺氧缺血性损伤。横断位(**a**)和冠状位 T2WI(**b**)示基底节和小脑皮质异常高信号;横断位 DWI(**c**)示双侧基底节弥散受限

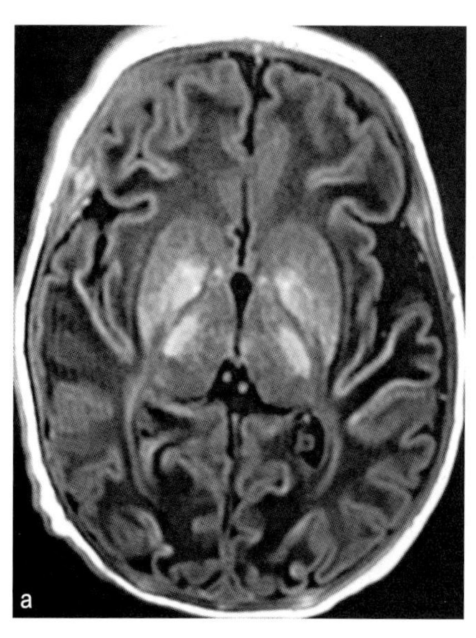
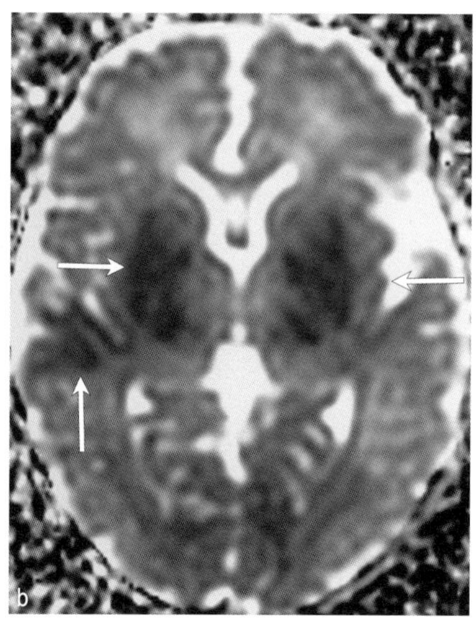

图 1.205 7 天大的新生儿,严重的低灌注缺氧缺血损伤。横断位 T1WI(**a**)上表现为壳核、丘脑、内囊异常高信号;横断位 ADC(**b**)显示相应部位弥散受限(↑)

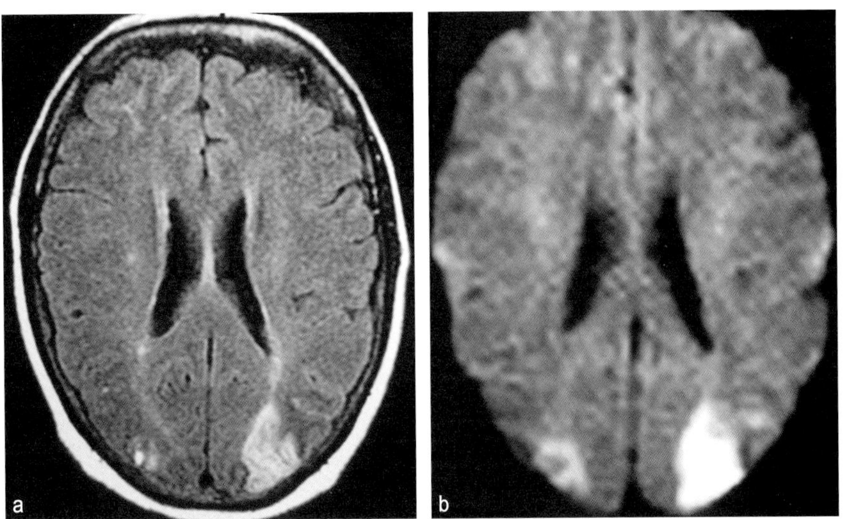

图 1. 206　低血压导致大脑中后动脉分水岭区脑梗死。横断位 FLAIR(**a**)和横断位 DWI(**b**)上呈高信号

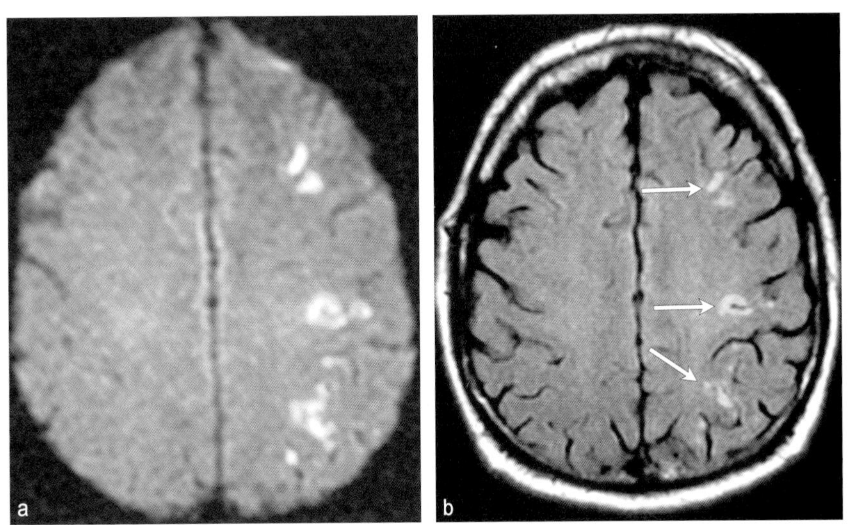

图 1. 207　由低灌注引起的左侧大脑前、中动脉分水岭区多发急性脑梗死。在横断位 DWI(**a**)和横断位 FLAIR(**b**)上呈高信号(↑)

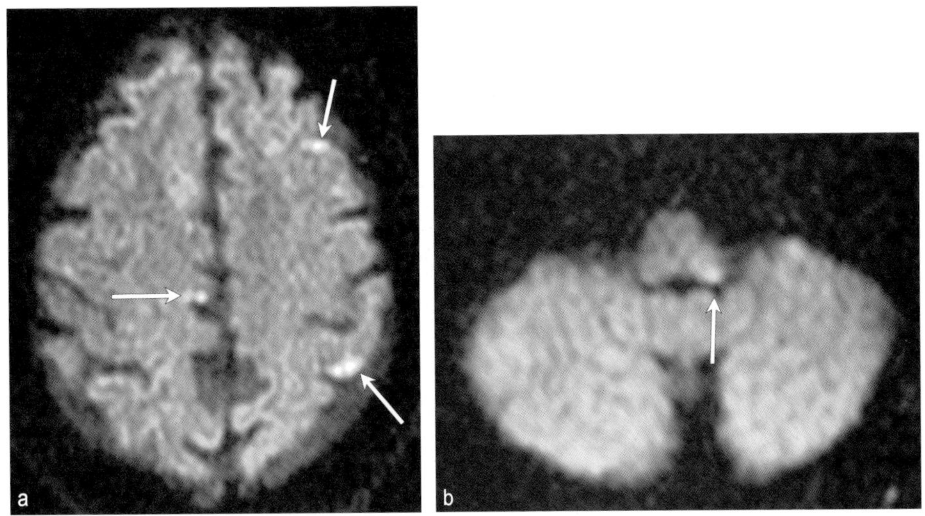

图 1. 208　横断位 DWI(**a**, **b**)可见大脑皮质和延髓左后部斑片状弥散受限区(↑)

表 1.4(续) 脑内多发病变

疾病	影像学表现	点评
代谢紊乱		
癫痫 (**图 1.209**)	**MRI:** 病灶弥散受限(DWI 高信号,ADC 低信号),通常发生在海马区(69%)、丘脑枕-丘脑(26%),癫痫持续状态、全身性癫痫发作、高热惊厥的患者也可发生在大脑皮质。T2WI 和 FLAIR 表现为高信号,反复发作时可见脑组织肿胀	复杂部分性癫痫和全身性癫痫发作的患者,包括癫痫持续状态患者,癫痫发作时,脑内定位区及其周围脑质能量代谢增高,过度灌注和细胞肿胀,通常表现为短暂性弥散受限。全身性癫痫和癫痫持续状态通常是双侧发病,复杂部分性癫痫通常是单侧发病
MELAS/MERRF (**图 1.210** 和**图 1.211**)	**CT:** 双侧基底节、大脑皮质内对称性低密度脑梗死灶,不局限于血管分布的区域,基底节伴或不伴营养不良性钙化 **MRI:** 基底节区 T2WI、FLAIR 高信号,通常是对称的,大脑和小脑皮质、皮质下白质内 T2WI、FLAIR 高信号,通常弥散受限。病灶不与特定的大动脉供应区域一致。信号异常可以消失和反复出现	MELAS(线粒体脑肌病伴高乳酸血症及卒中样发作)是影响线粒体转移 RNA 的母系遗传病。MERRF(肌阵挛性癫痫伴破碎红纤维综合征)是一种与肌肉相关的线粒体脑病,表现为肌无力和肌阵挛性癫痫、身材矮小、眼肌麻痹和心脏病
Leigh's 病 (**图 1.212**)	**CT:** 尾状核和壳核密度减低,伴或不伴脑白质密度减低,通常无强化 **MRI:** 苍白球、尾状核、壳核对称性 T2WI 及 FLAIR 高信号。丘脑、大脑和小脑白质、小脑皮质、脑干、脊髓灰质内也可见 T2WI 高信号。急性缺血灶伴或不伴弥散受限。通常无强化 代谢失代偿期乳酸性酸中毒时 MRS 可显示乳酸峰升高	常染色体隐性遗传病,也称为亚急性坏死性脑病,有 3 种类型(婴儿型、幼年型和成人型)。病因与线粒体内氧化异常有关,由线粒体和/或细胞核基因突变引起的某种酶缺乏(包括辅酶 Q10、丙酮酸羧化酶、丙酮酸脱氢酶复合物及其他)。进行性神经退行性疾病伴认知和运动功能的恶化。脑干病灶可导致呼吸失控

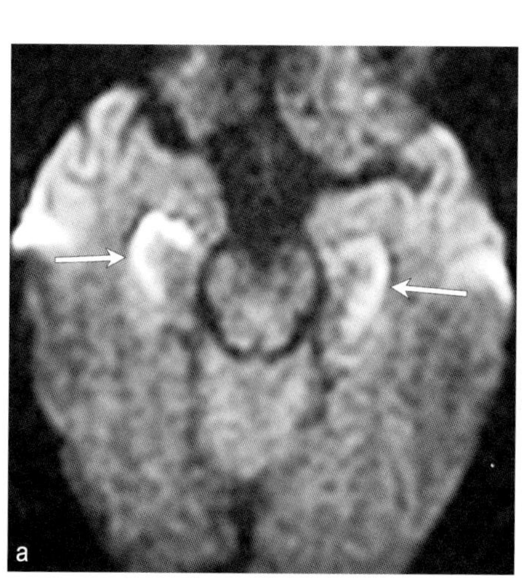

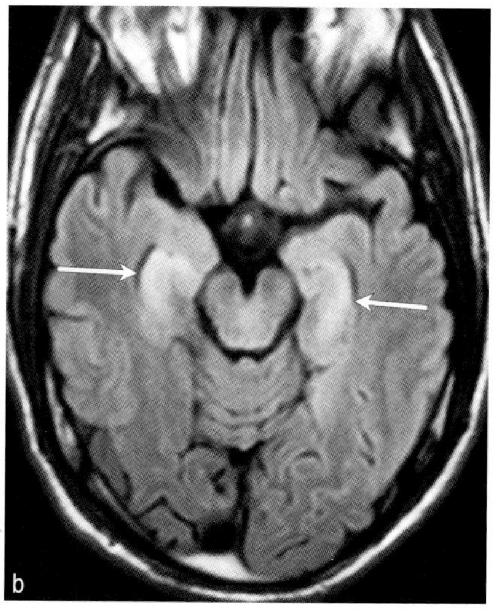

图 1.209 近期有癫痫发作的患者。横断位 DWI(**a**)上可见双侧海马弥散受限(↑),横断位 FLAIR(**b**)上相应病灶呈高信号(↑)

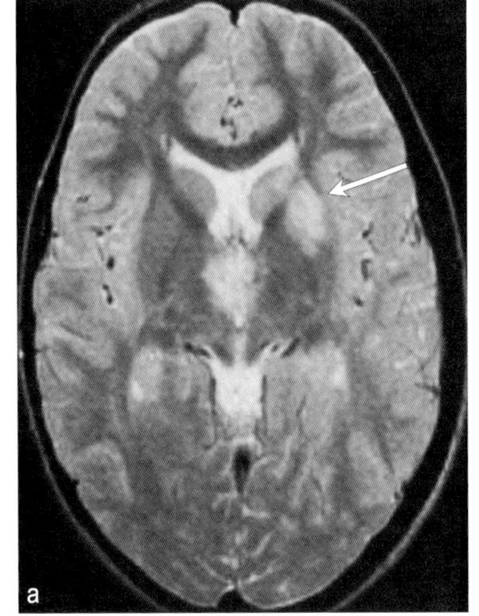

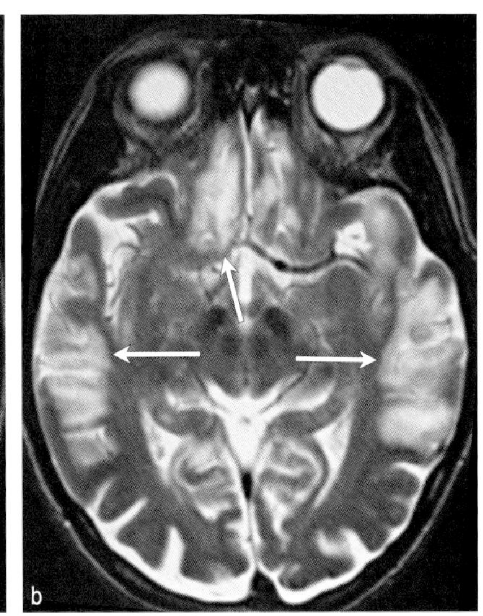

图 1.210 两名 MELAS 的患者。**(a)** 6 岁女童，左尾状核和左侧壳核(↑)T2WI 高信号。**(b)** 45 岁女性，横断位 T2WI 双侧大脑皮质和相邻的白质(↑)高信号

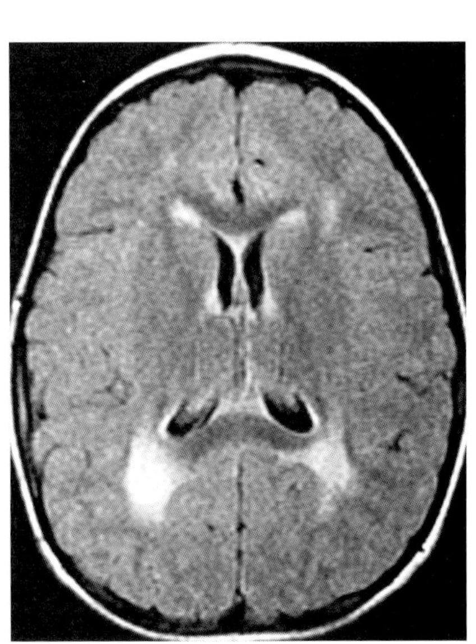

图 1.211 患有 MERRF 的 8 岁男性，在横断位 FLAIR 上可见侧脑室周围白质内异常高信号

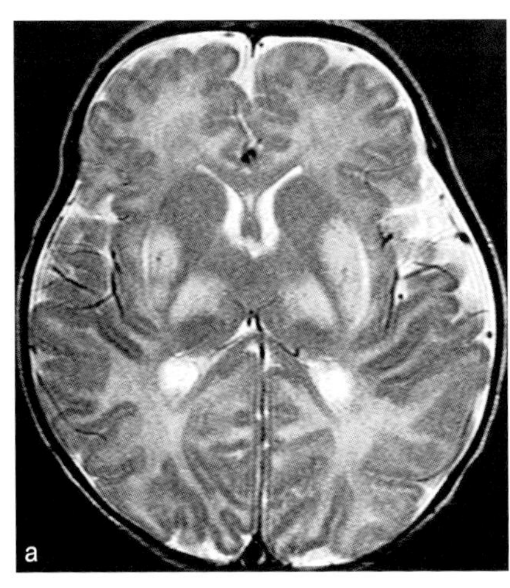

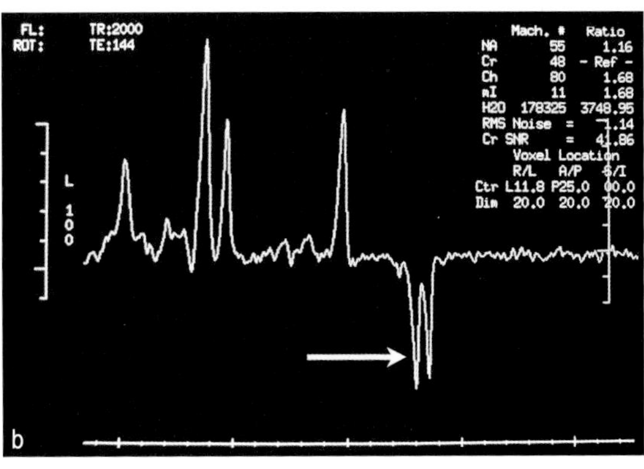

图 1.212 患 Leigh 病的 2 个月女婴。横断位 T2WI**(a)**上可见壳核和丘脑呈异常高信号；MRS**(b)**在 1.44 ppm 处见异常乳酸峰(↑)，由乳酸酸中毒所致

表 1.4(续) 脑内多发病变

疾病	影像学表现	点评
Kearns-Sayre 综合征 (**图 1.213**)	**MRI:** 苍白球、尾状核和壳核在 T2WI、FLAIR 上高信号病灶。丘脑、大脑和小脑皮质下白质、脑干后部和皮质脊髓束 T2WI 高信号。急性缺血灶弥散受限。通常无强化 **CT:** 在脑白质内可见低密度影,伴或不伴苍白球和尾状核钙化	线粒体 DNA 上编码呼吸链蛋白酶的基因和/或 tRNA 缺如,导致线粒体功能障碍,大脑和小脑白质以及基底节的海绵状脑病、进行性眼外肌麻痹、视网膜色素变性、心脏传导阻滞
Fabry 病 (**图 1.214**)	**CT:** 丘脑、基底节、脑白质内低密度灶,伴或不伴基底节、丘脑钙化。增强后通常无强化 **MRI:** 基底节、丘脑、大脑和小脑白质区多发斑点状 T2WI 及 FLAIR 高信号。10%病例有微出血,GRE 呈低信号。通常无强化	编码 α-半乳糖苷酶基因突变导致的 X 连锁溶酶体紊乱病。这种酶的功能障碍导致鞘糖脂在多种组织内异常堆积,包括心脏、肾脏和血管,引起动脉病灶、血栓和脑卒中(患者年龄<30 岁或中老年人)
高血糖症 (**图 1.215**)	**CT:** 2 型糖尿病伴非酮症性高血糖症患者表现为尾状核和壳核密度增高,可以是单侧或双侧。胰岛素依赖型糖尿病(1 型)患者伴有高血糖和酮症酸中毒,表现为弥漫性脑水肿,脑沟、脑池变平消失 **MRI:** 2 型糖尿病患者伴非酮症性高血糖,单侧或双侧尾状核、壳核 T1WI 信号增高,T2WI、FLAIR 上表现为信号多样改变。DWI 上病灶弥散受限。1 型糖尿病患者表现为脑组织肿胀,脑沟、脑池消失。脑水肿的并发症包括中央脑疝并脑梗死	胰岛素抵抗(2 型)糖尿病患者药物控制不好时可能出现非酮症性高血糖(血糖一般>350 mg/dl),并可能导致尾状核、壳核和下丘脑的异常。可能会导致舞蹈病。在胰岛素依赖型糖尿病患者(1 型)中,高血糖可发生酮症酸中毒,导致弥漫性脑肿胀和中央性脑疝

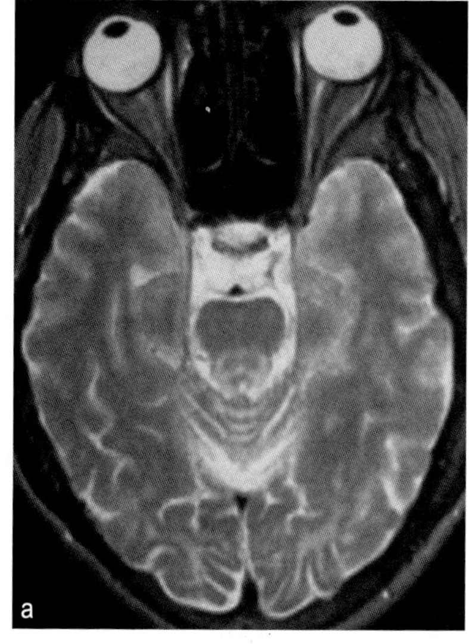

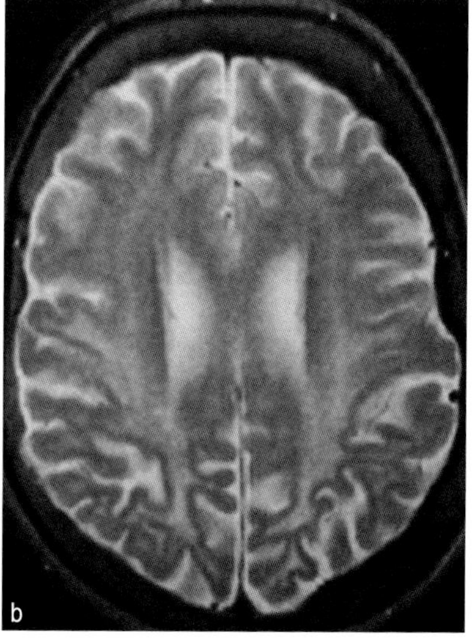

图 1.213 Kearns-Sayre 综合征。横断位 T2WI(**a, b**)上大脑白质和脑干后部见高信号

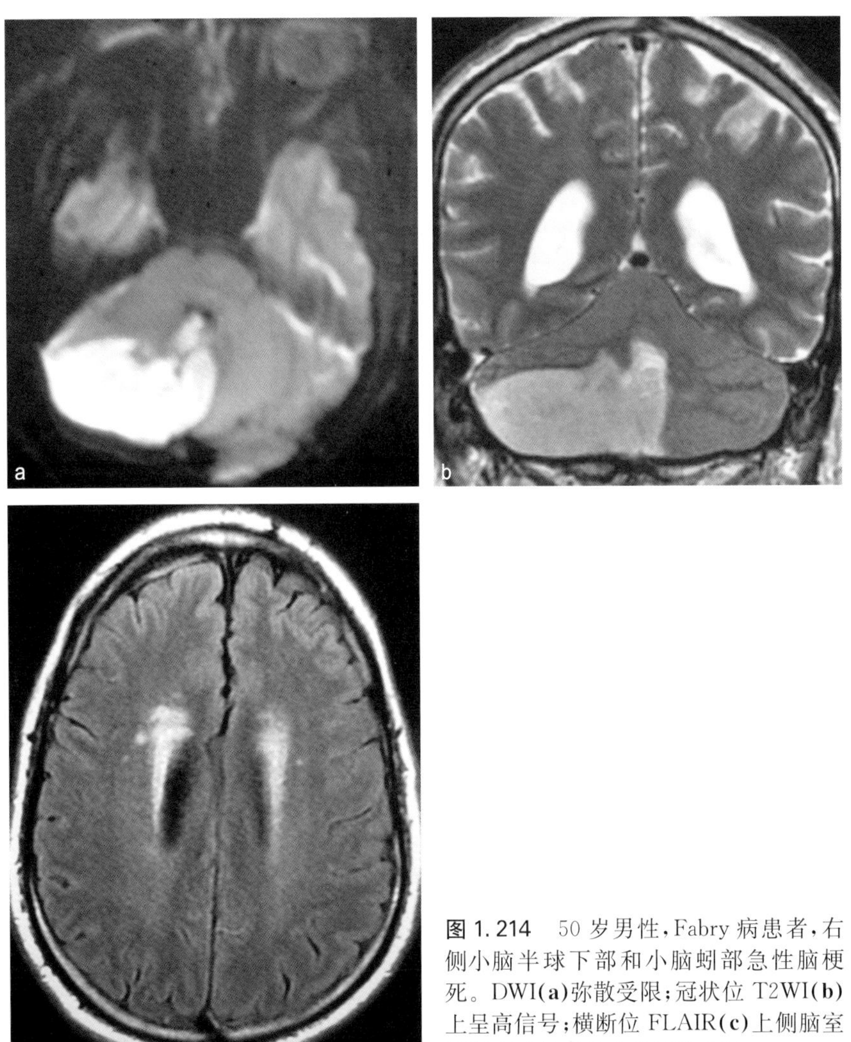

图 1.214 50 岁男性，Fabry 病患者，右侧小脑半球下部和小脑蚓部急性脑梗死。DWI(**a**)弥散受限；冠状位 T2WI(**b**)上呈高信号；横断位 FLAIR(**c**)上侧脑室周围也可见多发斑片状高信号

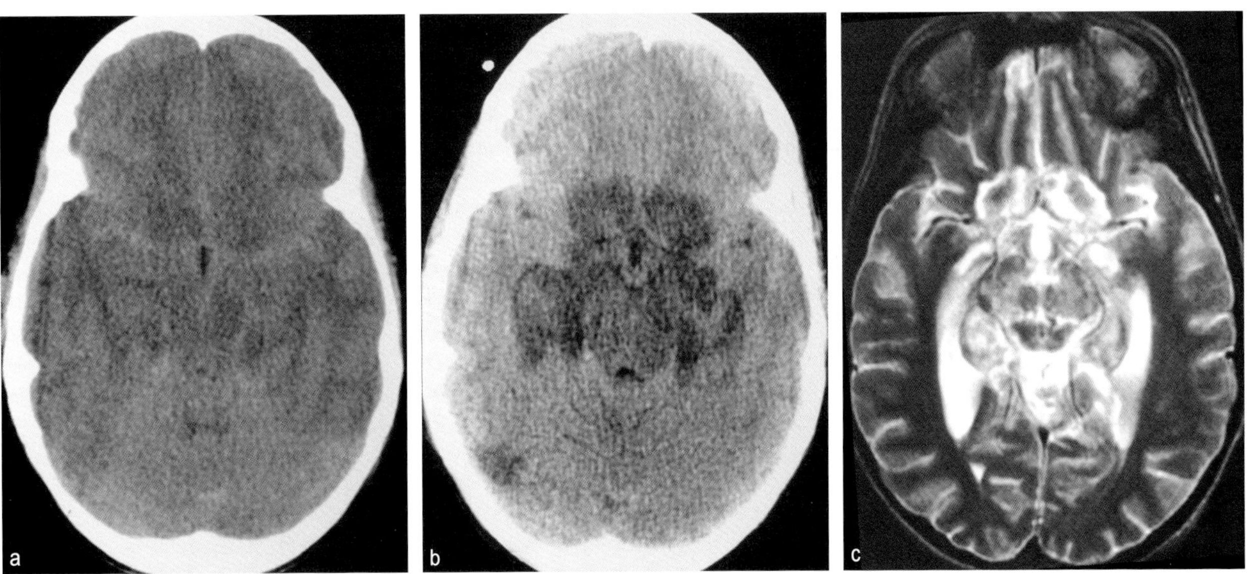

图 1.215 9 岁女性患者，高血糖伴糖尿病酮症酸中毒。横断位 CT(**a**)显示脑水肿并脑沟、基底池消失以及脑白质弥漫性密度减低；2 天后 CT(**b**)复查，可见缺血性脑梗死，位于脑和脑干的中央部分，呈低密度；22 天后复查，T2WI(**c**)显示相应部位异常高信号

表 1.4(续)　脑内多发病变

疾病	影像学表现	点评
低血糖症 （图 1.216）	**CT**：表现为脑内单侧或双侧对称性低密度 **MRI**：大脑（大脑皮质、海马、内囊、基底节区、大脑脚、脑桥）T2WI、FLAIR、DWI上呈高信号，病灶可单侧或双侧对称。病灶部位与动脉血管供应不一致。纠正低血糖的治疗可以在几小时内使 DWI 上的异常信号恢复正常。严重的长期低血糖可见脑白质 T2WI、FLAIR、DWI 上信号增高，病灶边界不清，预后不良。也可见广泛的脑水肿，继而出现脑萎缩	低血糖定义为血糖水平低于 45 mg/dl。严重低血糖（<20 mg/dl）超过 4 小时可导致不可逆的脑损伤。病因包括糖尿病患者过量服用胰岛素或其他药物、胰岛素分泌性肿瘤、Addison's 病、严重败血症、肝或肾功能衰竭。如果低血糖症没有及时纠正，可出现嗜睡、性格改变、癫痫发作、偏瘫。严重的长期低血糖可能导致昏迷和死亡。缺乏足够的葡萄糖会导致脑有氧代谢受损，引起兴奋性神经递质氨基酸大量释放，神经元和胶质细胞的细胞毒性水肿，进而引起细胞凋亡

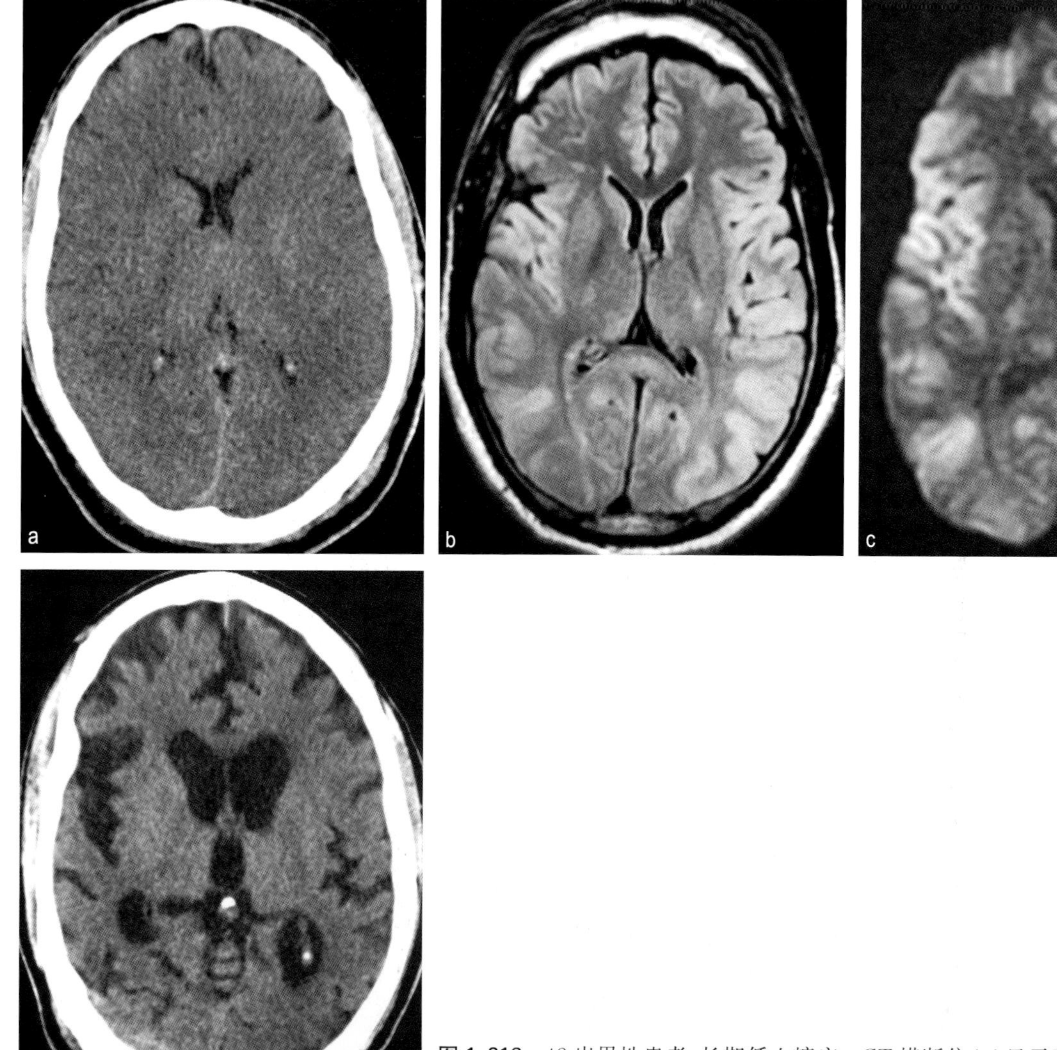

图 1.216　42 岁男性患者，长期低血糖症。CT 横断位(**a**)显示弥漫性脑水肿伴脑沟消失，脑实质密度弥漫性减低；横断位 FLAIR(**b**)和横断位 DWI(**c**)示双侧大脑皮质信号异常增高；6 个月后复查，横断位 CT(**d**)显示弥漫性脑萎缩

表 1.4(续) 脑内多发病变

疾病	影像学表现	点评
氨基酸和尿素循环代谢紊乱：苯丙酮尿症；丙酸血症；甲基丙二酸尿症；高胱氨酸尿症；鸟氨酸氨甲酰基转移酶缺乏症；瓜氨酸血症；精氨酸琥珀酸尿症；亮氨酸血症（枫糖尿病[MSUD]），戊二酸血症/酸尿症；其他 **（图 1.217、图 1.218、图 1.219、图 1.220 和图 1.221）**	**CT**：大脑和小脑白质内密度减低区，伴或不伴苍白球、壳核、尾状核、丘脑和脑干密度减低 **MRI**：大脑和/或小脑白质 T2WI 和 FLAIR 信号增高区，伴或不伴苍白球、壳核、尾状核、丘脑和脑干 T2WI 信号增高。代谢失代偿、酮症酸中毒和脑缺血时可见弥散受限	常染色体隐性或 X 连锁基因紊乱，导致影响线粒体功能的酶缺陷。这种紊乱可以导致毒性代谢产物积累，导致线粒体功能障碍、酮症酸中毒和/或高氨血症，以及髓鞘形成异常 **苯丙酮尿症**：常染色体隐性基因突变导致苯丙氨酸羟化酶缺乏，导致具有毒性的代谢产物苯丙氨酸积聚 **丙酸血症**：常染色体隐性遗传导致丙酰辅酶 A 羧化酶缺乏，使具有毒性的代谢产物丙酸盐、3-羟基丁酸盐、柠檬酸甲酯和 3-羟基丙酸酯积聚 **甲基丙二酸尿症/高胱氨酸尿症**：常染色体隐性基因突变，导致将甲基丙二酸辅酶 A 转化为丁二酰辅酶 A 的脱辅酶缺乏，造成甲基丙二酸、甲基柠檬酸和 3-羟基丙酸的积聚和尿液内排泄增多 **鸟氨酸氨甲酰基转移酶缺乏症**：X 连锁基因突变引起鸟氨酸氨甲酰基转移酶缺乏，导致有毒代谢产物氨的积聚 **亮氨酸病（枫糖尿病）**：涉及 α-酮酸脱氢酶复合体的常染色体隐性基因突变，导致有毒的支链氨基酸（亮氨酸、异亮氨酸、缬氨酸）积聚 **戊二酸血症/酸尿症 1 型**：常染色体隐性基因突变导致戊二酰辅酶 A 脱氢酶缺乏，使有毒的戊二酸积聚。正常代谢活动需要赖氨酸、羟赖氨酸和色氨酸 **戊二酸血症/酸尿症-2 型**：常染色体隐性基因突变导致酰基辅酶 A 脱氢酶缺乏活性，造成与电子转运黄素蛋白或泛醌氧化还原酶有关的线粒体电子转运障碍
溶酶体酶缺陷：Tay-Sachs 病和 Sandhoff 病 （神经节苷脂累积病）	**CT**：丘脑密度轻度增高，大脑白质密度减低，进而进行性大脑和小脑萎缩 **MRI**：基底节和脑白质 T2WI、FLAIR 信号增加，无强化 **MRS**：NAA/Cr 比值降低，Cho/Cr 比值升高，肌醇/Cr 比值升高，与神经元丢失和神经胶质增生有关	溶酶体分解代谢酶功能缺陷（通常是常染色体隐性遗传）。**Tay-sachs 病**：染色体 1 Sq-23-24 上的 *HEXA* 基因突变，导致功能性 *N*-乙酰氨基己糖苷酶 A 缺陷。**Sand hoff 病**：染色体 5q-13 上的 *HEX*B 基因突变，导致功能性 *N*-乙酰氨基己糖苷酶 A 和 B 缺乏

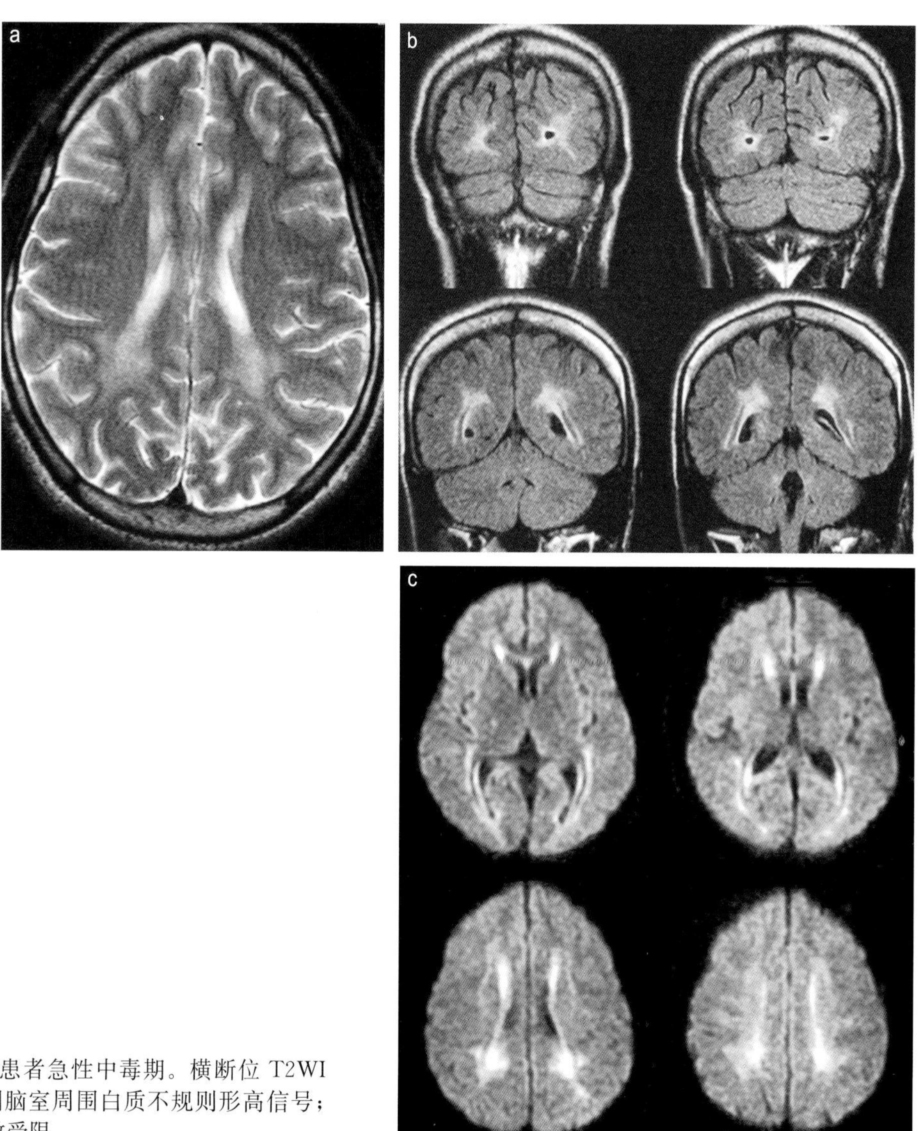

图 1.217 22 岁男性苯丙酮尿症患者急性中毒期。横断位 T2WI (**a**)和冠状位 FLAIR(**b**)显示双侧脑室周围白质不规则形高信号；横断位 DWI(**c**)可见相应区域弥散受限

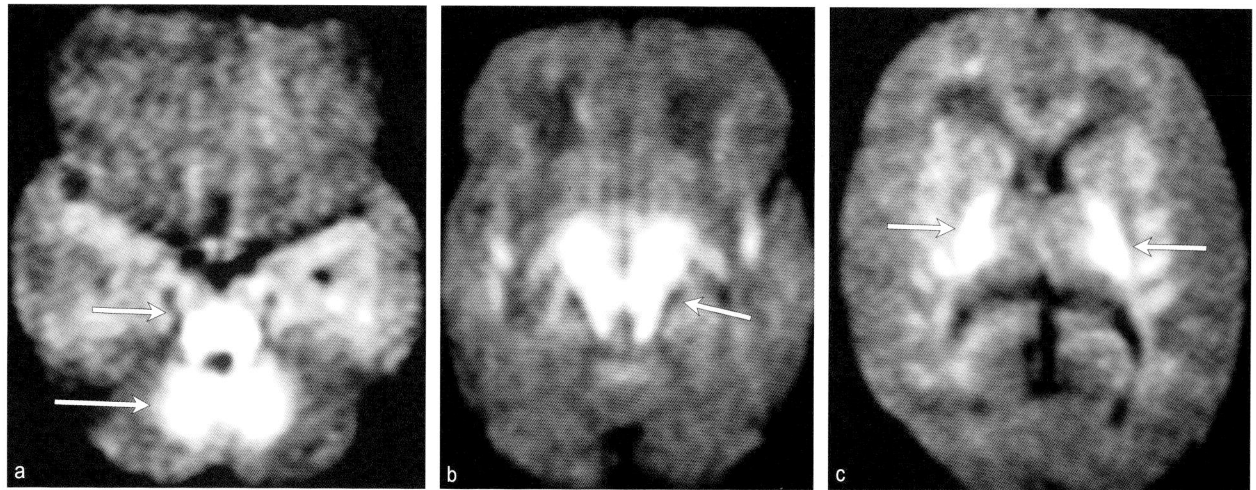

图 1.218 1 周龄男性新生儿，甲基丙二酸尿症急性中毒失代偿期。横断位 DWI(**a～c**)上可见脑干、小脑深部白质区、内囊和丘脑弥散受限(↑)

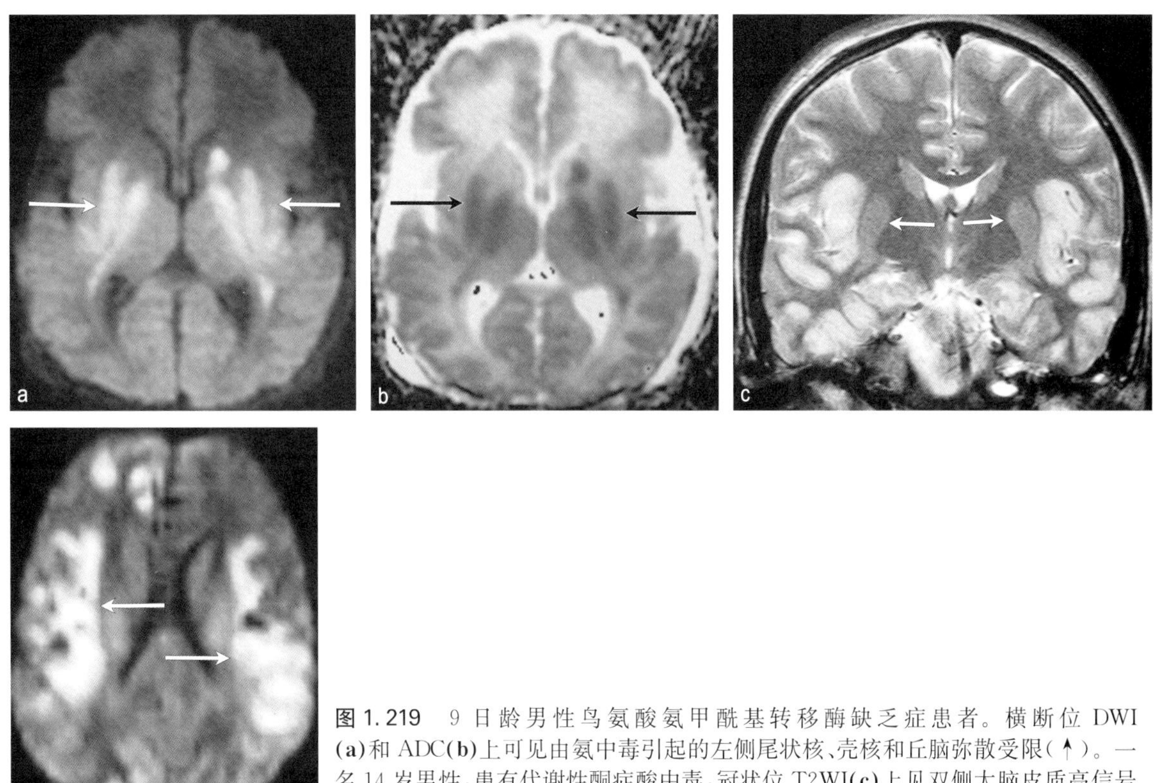

图 1.219 9 日龄男性鸟氨酸氨甲酰基转移酶缺乏症患者。横断位 DWI(**a**)和 ADC(**b**)上可见由氨中毒引起的左侧尾状核、壳核和丘脑弥散受限(↑)。一名 14 岁男性,患有代谢性酮症酸中毒,冠状位 T2WI(**c**)上见双侧大脑皮质高信号影,横断位 DWI(**d**)显示相应区域弥散受限

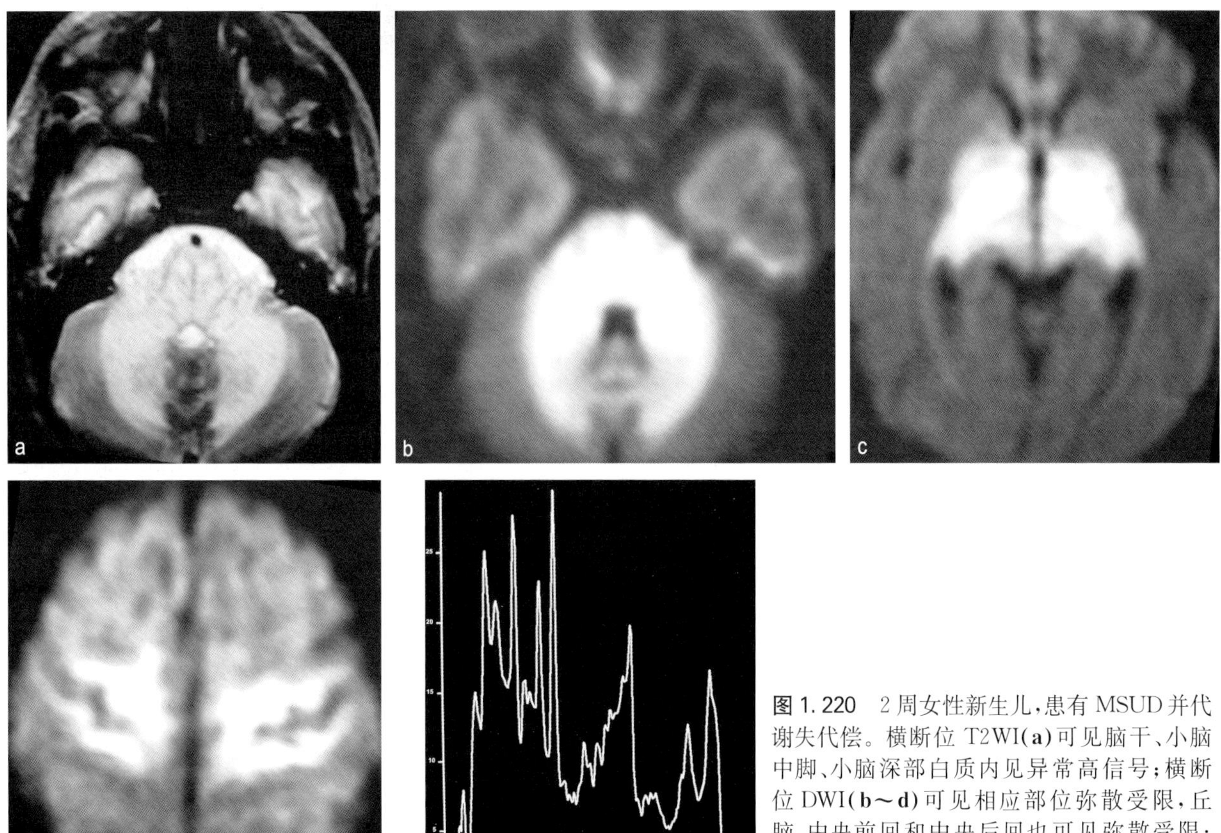

图 1.220 2 周女性新生儿,患有 MSUD 并代谢失代偿。横断位 T2WI(**a**)可见脑干、小脑中脚、小脑深部白质内见异常高信号;横断位 DWI(**b**~**d**)可见相应部位弥散受限,丘脑、中央前回和中央后回也可见弥散受限;TE 为 35 ms 的 MRS(**e**)显示 1.4 ppm 和 0.9 ppm 处乳酸峰,来自甲基支链氨基酸和 α-酮基酸

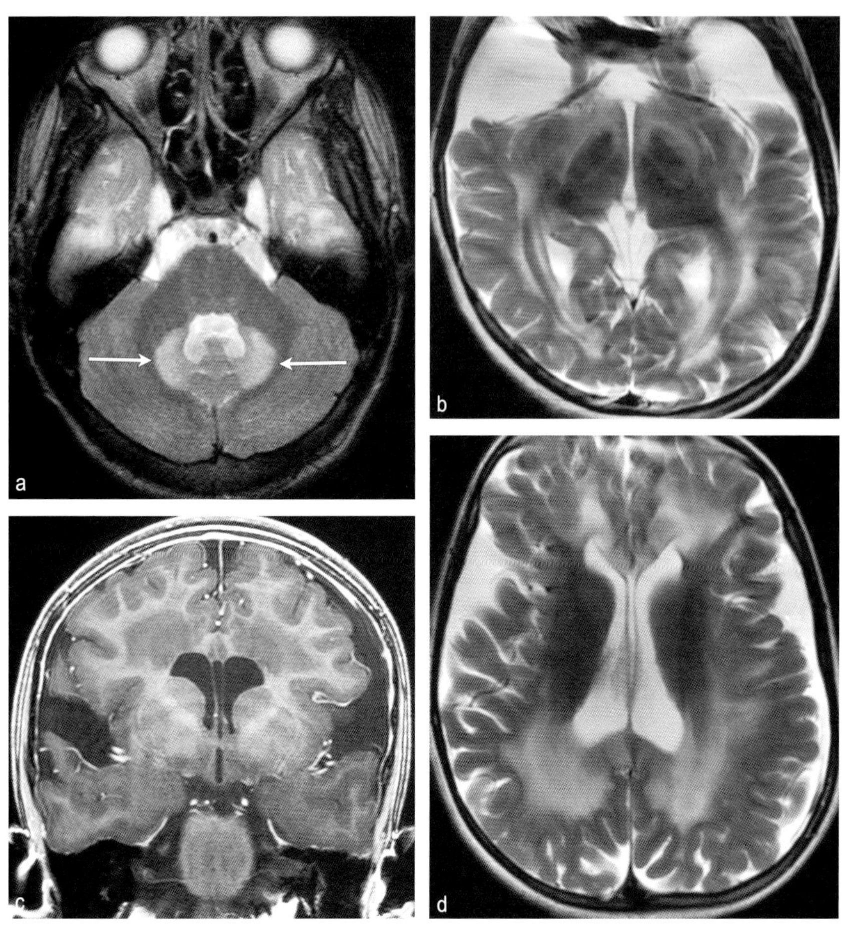

图 1.221 戊二酸血症/酸尿症 1 型。13 岁男性，T2WI(**a**)显示齿状核信号增高(↑)。11 岁女性，横断位 T2WI(**b**)和冠状位 T1WI(**c**)可见双侧颅中窝蛛网膜下腔扩张，双侧大脑侧裂增宽。双侧额颞叶发育不全/萎缩，T2WI(**d**)可见脑白质信号异常增高，继发于异常代谢产物神经毒性作用引起的髓鞘形成障碍/脱髓鞘

表 1.4(续) 脑内多发病变

疾病	影像学表现	点评
溶酶体酶缺陷：神经元蜡样脂褐质沉积症(Batten 病)	**CT**：进行性大脑和小脑萎缩，伴或不伴脑白质密度减低 **MRI**：进行性大脑和小脑萎缩，伴或不伴脑室周围白质 T2WI 和 FLAIR 高信号以及苍白球和丘脑 T2WI 低信号。通常无强化	NCL 是一种儿童进行性神经退行性脑病(1/2.5 万)，由自荧光色素(脂褐素)积聚造成，导致进行性大脑和小脑萎缩、视网膜变性、癫痫和运动障碍。先天型：*CLN*10 基因突变(染色体 11p15)；婴儿型：*CLN*1 基因突变(染色体 1p32)；迟发婴儿型：基因 *CLN*1～*CLN*8 的突变；少年型(Batten 病)：*CLN*1、*CLN*3 或 *CLN*5 基因突变；成人型(Kufs 病)：*CLN*1、*CLN*4 或 *CLN*6 基因突变。基因突变导致组织蛋白酶 D、PPT1 或 TPP1 酶活性消失

表 1.4(续) 脑内多发病变

疾病	影像学表现	点评
溶酶体酶缺陷：黏多糖病 **(图 1.222 和图 1.223)**	**CT**：脑白质内形态不规则的低密度灶，大脑和小脑萎缩，伴或不伴胼胝体和基底节区斑点状低密度(为显著扩大的血管周围间隙) **MRI**：脑白质内形态不规则的病灶，T1WI 低信号，T2WI 高信号，FLAIR 上呈高信号。大脑和小脑萎缩，伴或不伴胼胝体和基底节区斑点状 T1WI 低信号(为显著扩张的血管周围间隙)，大脑皮质和皮质下脑梗死，伴或不伴巨头畸形、交通性脑积水，伴或不伴脑膜增厚	黏多糖病是常染色体隐性遗传病，由酶缺陷引起的溶酶体内黏多糖(葡糖氨基葡聚糖)异常代谢。Hurler 表型综合征(MPS IH)、Hurler-Scheie 表型综合征(MPS IH/S)和 Scheie 表型综合征(MPS IS)：异常的艾杜糖醛酸 2 -硫酸酯酶；Sanfilippo 综合征(MPS Ⅲ型)：异常的乙酰肝素 *N* -硫酸酯酶、α - *N* -乙酰氨基葡萄糖苷酶、乙酰辅酶 A、α -葡萄糖胺酰基转移酶或 *N* -乙酰葡萄糖胺- 6 -硫酸酯酶；Morquio 综合征(MPS Ⅳ型)：异常的半乳糖 6 -硫酸酯酶或 β -半乳糖苷酶。黏多糖(葡糖氨基葡聚糖)的异常积累导致轴突缺如和脱髓鞘

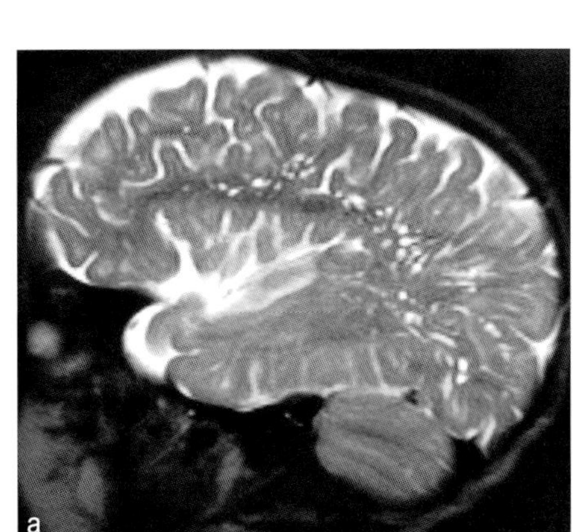
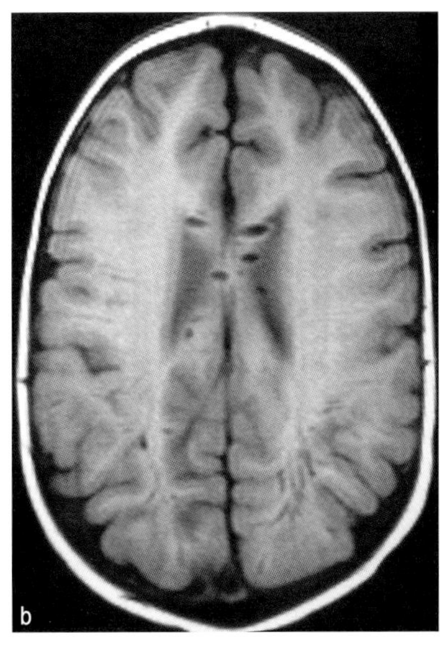
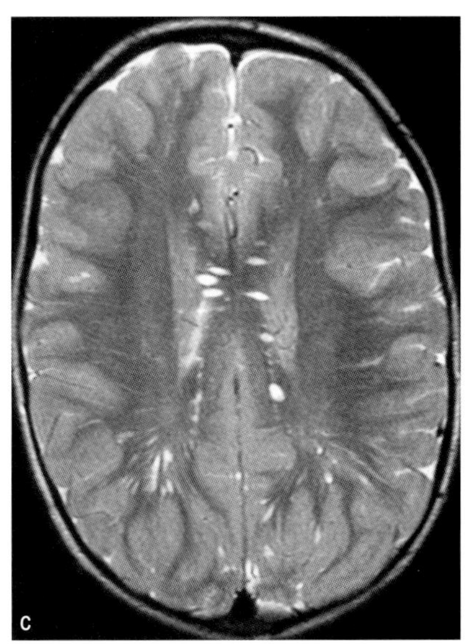

图 1.222 溶酶体酶缺陷(黏多糖病，MPS 1 型)。矢状位 T2WI(**a**)和横断位 T1WI(**b**)，一名 2.5 岁患有 Hurler 综合征(MPS IH)儿童，胼胝体和侧脑室周围白质内病灶，T2WI 呈高信号，T1WI 呈低信号；一名 5 岁男性患有 Hurler-Scheie(MPS，HPS)在 T2WI(**c**)上可见相似的表现

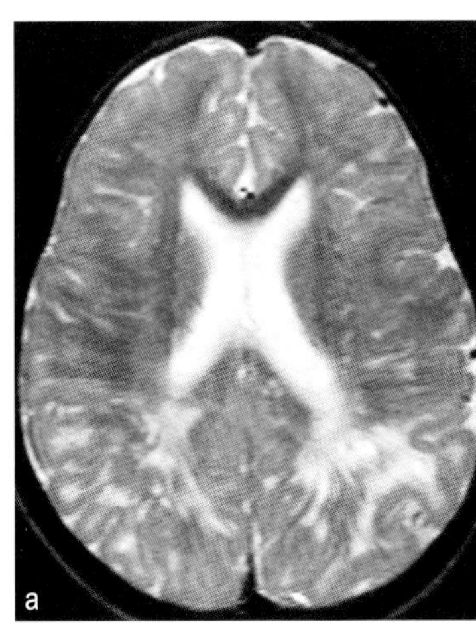
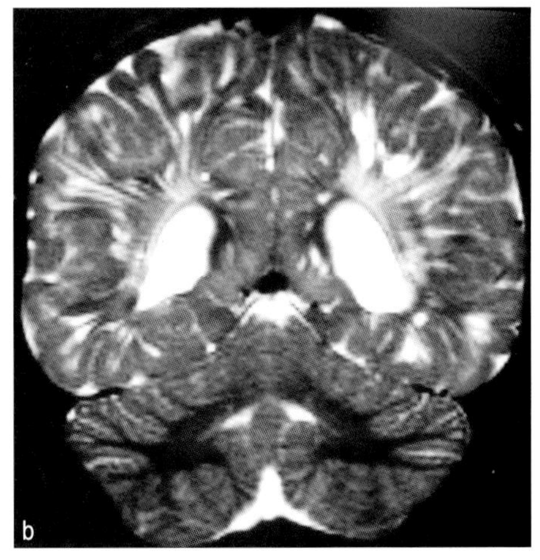

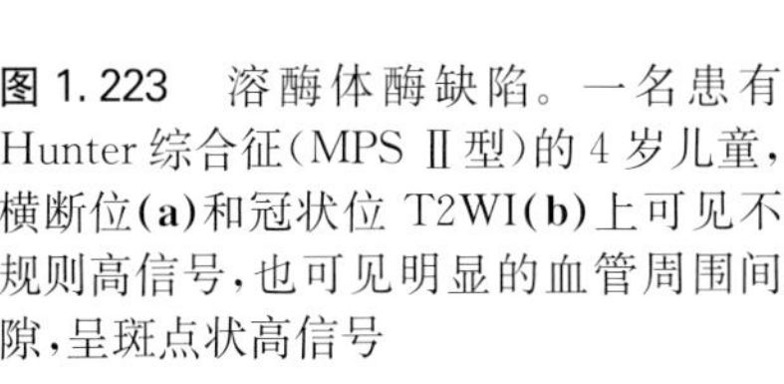

图 1.223 溶酶体酶缺陷。一名患有 Hunter 综合征(MPS Ⅱ型)的 4 岁儿童，横断位(**a**)和冠状位 T2WI(**b**)上可见不规则高信号，也可见明显的血管周围间隙，呈斑点状高信号

表 1.4(续) 脑内多发病变

疾病	影像学表现	点评
一氧化碳中毒 （**图 1.224**）	**CT：** 急性中毒表现为双侧苍白球对称性密度减低 **MRI：** 双侧壳核、苍白球 T1WI 上呈低信号，T2WI 上呈高信号，伴或不伴坏死区斑片状强化。急性坏死灶在 DWI 上表现为弥散受限。脑干和小脑中可见类似改变，但不明显	CO 的毒性作用导致双侧基底节及部分脑干和小脑的选择性坏死，随后可出现脑萎缩和相应的认知障碍，血红蛋白与 CO 的亲和力是其与氧亲和力的 250 倍，导致组织缺氧
海洛因中毒 （**图 1.225** 和**图 1.226**）	**CT：** 吸入海洛因可导致小脑白质、小脑中脚、脑干和颞枕叶白质对称性密度减低 **MRI：** 吸入海洛因可导致小脑白质、小脑中脚、脑干、颞枕叶白质及内囊对称性 T2WI 和 FLAIR 信号增高，增强扫描后无强化。急性期病灶脑白质弥散受限，亚急性期和慢性期，通常弥散增加和 ADC 值升高。静脉注射海洛因可导致小血管病灶，引起双侧苍白球和脑白质梗死	海洛因诱发的脑白质病（吸食海洛因），因吸入海洛因而引起的中毒性海绵状脑病。静脉注射海洛因可以引起急性神经血管并发症，如栓塞、血管痉挛和血管炎，导致大脑梗死。在海绵状白质脑病急性期，病灶部位表现为弥散受限，与髓鞘内小液泡出现有关。在亚急性期和晚期，髓鞘内的液泡进行性增大，导致弥散受限

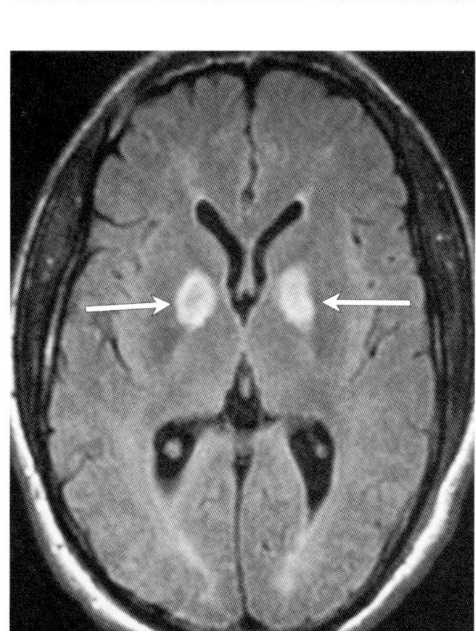

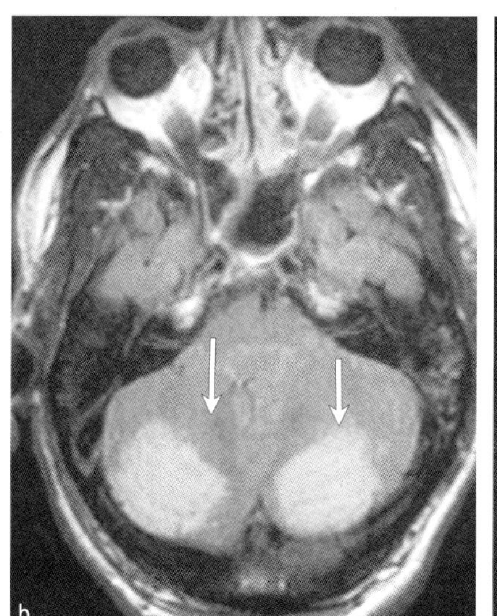

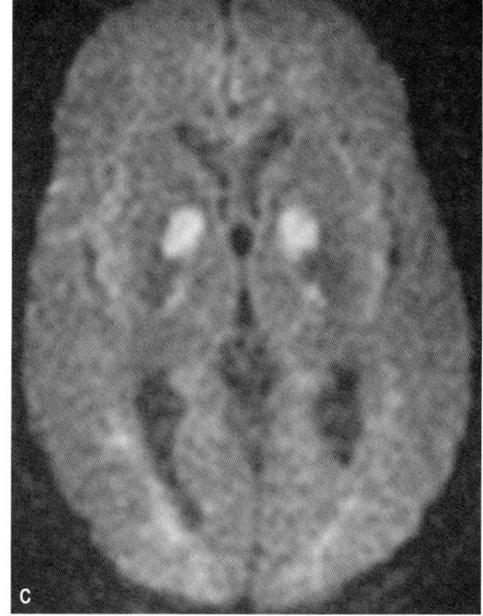

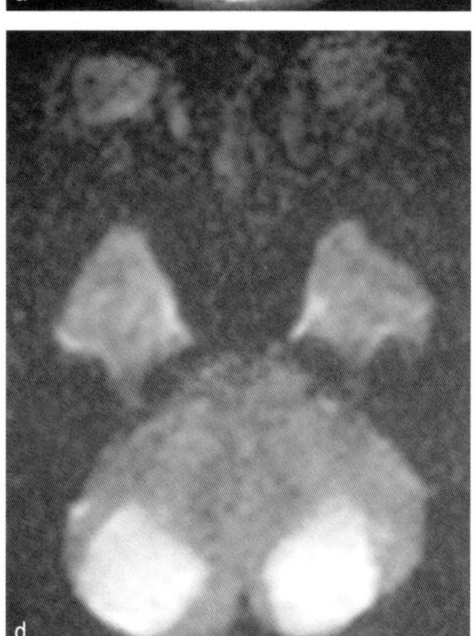

图 1.224 42 岁患有一氧化碳中毒的男性。横断位 FLAIR(**a, b**)上可见双侧苍白球和小脑内异常高信号(↑)；横断位 DWI(**c, d**)显示相应部位弥散受限

表 1.4(续) 脑内多发病变

疾病	影像学表现	点评
可卡因中毒	**CT**：表现包括脑梗死和脑内或脑外出血。CTA 显示血管收缩导致的动脉狭窄，脑梗死一般位于病灶的血管供应区域 **MRI**：脑梗死表现为 T2WI 和 FLAIR 信号增高，急性脑梗死灶弥散受限，伴或不伴脑内或脑外出血	可卡因可以盐酸可卡因粉末的方式经鼻黏膜吸入，也可与碳酸氢钠或碳酸氢铵形成碱复合体，作为蒸汽吸入（“crack cocaine”）。结果中断了单胺摄取，引起血管收缩、高血压、心动过速、颅内出血（脑实质和蛛网膜下腔）和脑卒中

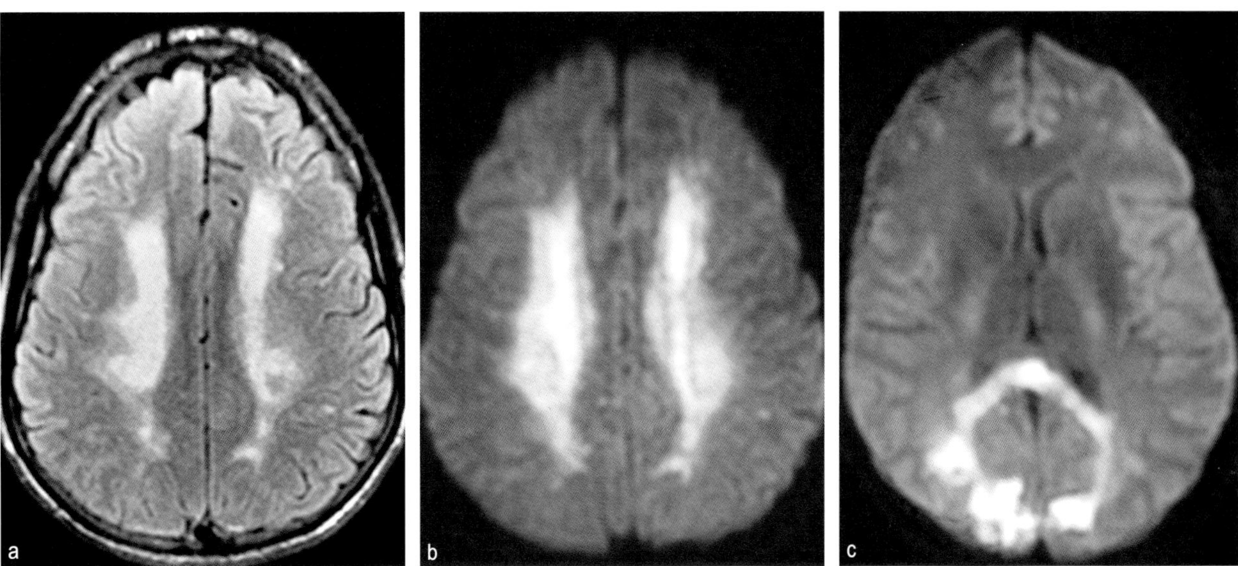

图 1.225 32 岁吸入海洛因急性中毒的女性。横断位 FLAIR(**a**)显示脑白质和胼胝体信号异常增高；横断位 DWI(**b, c**)示相应部位弥散受限

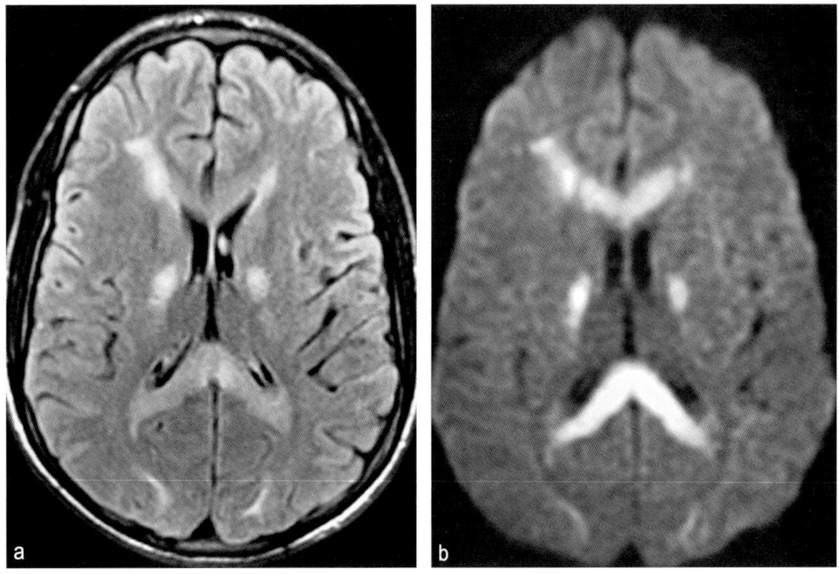

图 1.226 17 岁男性，静脉注射海洛因中毒。横断位 FLAIR(**a**)可见苍白球、胼胝体和侧脑室周围白质内异常高信号影；横断位 DWI(**b**)显示相应部位弥散受限

表 1.4(续) 脑内多发病变

疾病	影像学表现	点评
其他病灶		
放射性坏死 (**图 1.227** 和**图 1.228**)	**MRI**:不规则局灶性病灶,伴或不伴占位效应,T1WI 上呈等低信号,T2WI 上呈等高信号,伴或不伴增强后放疗区域组织(白质和/或灰质)。放射性坏死部位的 rCBV 值(0.6)显著低于复发性高级别胶质瘤(2.6)。在手术切除的转移性病灶部位,放射性坏死在 DWI 上显示 3 层结构,中央液化部分呈 ADC 高信号,中间层呈 ADC 低信号且无强化,最外层呈 ADC 高信号且有强化 **CT**:不规则局限性病灶,伴或不伴占位效应,呈低密度,增强扫描放疗部位组织(灰质和/或白质)伴或不伴强化	局部组织对放射治疗的严重反应,放射剂量超过 65 Gy。发生在放射治疗后 3~12 个月,偶尔长达 10 年后。放化疗同时进行时,其发生率可高出 3 倍。血管内皮损伤和细胞凋亡,导致血栓形成、纤维蛋白渗出、透明样变伴管腔狭窄、纤维素样坏死和血管坏死,以及胶质和脑白质损坏。很难与肿瘤区分。采用动态磁敏感增强灌注 MRI,复发肿瘤的最大 rCBVmax 和平均 rCBVmean 显著高于肿瘤坏死,有助于两者的鉴别。CT 灌注检查具有类似的效果。已证实灌注 MRI 在区分高级别胶质瘤和放射性坏死方面优于 18F-FDG PET 和 11C-蛋氨酸 PET。MRS 显示放射性坏死区 NAA 峰和 Cho 峰降低,而残余和复发的肿瘤显示 Cho 峰升高以及 Cho/Cr 比值>2

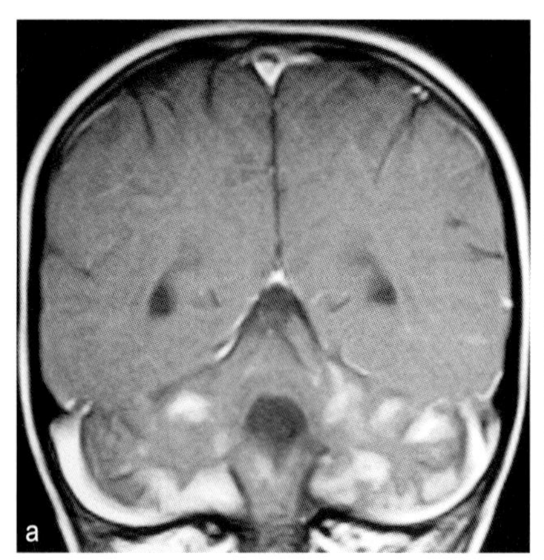

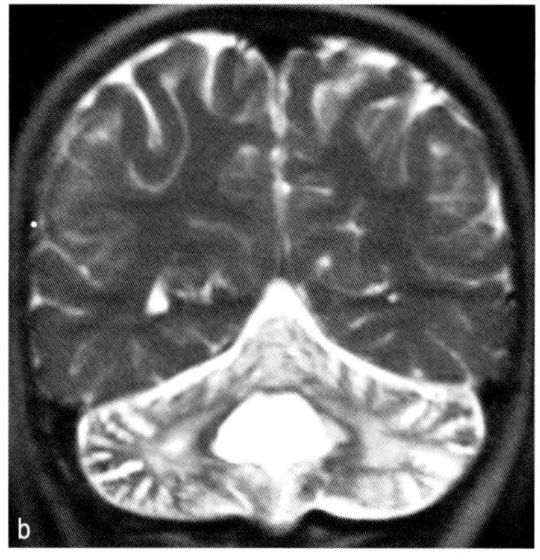

图 1.227 髓母细胞瘤术后行放射治疗 7 月后发生放射性坏死。冠状位 T1WI 增强(**a**)扫描,小脑内可见多发形态不规则的异常强化;T2WI(**b**)可见小脑脑软化和神经胶质增生

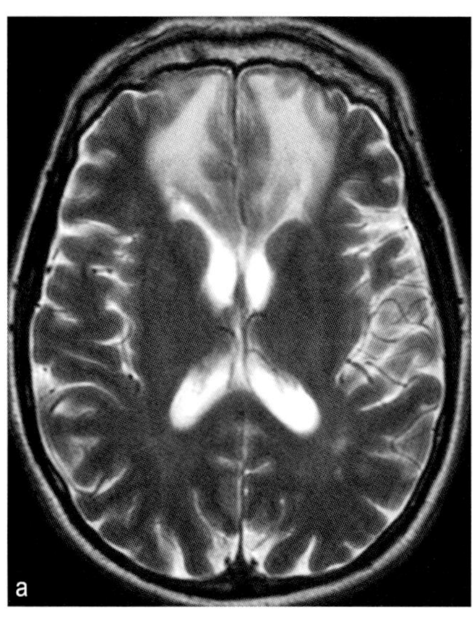

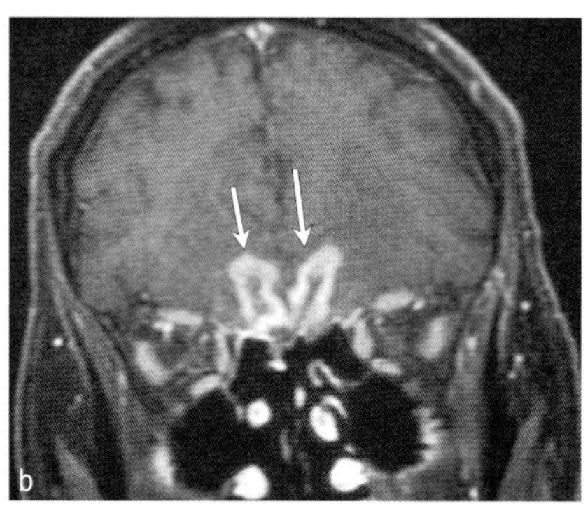

图 1.228 55 岁男性,筛窦鳞状细胞癌放疗后出现双侧额叶放射性坏死。T2WI(**a**)示双侧额叶下部不规则形高信号影;冠状位 T1WI 脂肪抑制增强(**b**)扫描可见相应病灶边缘不均匀强化(↑)

表 1.4(续) 脑内多发病变

疾病	影像学表现	点评
脑桥和脑桥外渗透性脱髓鞘 **(图 1.152)**	**MRI:** 脑桥中央髓鞘溶解表现为脑桥的中央部分在 T2WI 中等低信号和高信号,边缘模糊。脑桥外髓鞘溶解呈 T2WI 高信号,发生于大脑白质、外囊、基底节、丘脑、中脑和小脑中脚。在发病的前 4 周内,增强扫描可有少部分强化或无强化。急性期 ADC 值减低 **CT:** 脑桥中央髓鞘溶解表现为脑桥中央部分呈形态不规则的低密度。脑桥外髓鞘溶解见于大脑白质、外囊、基底节、丘脑、中脑和小脑中脚,呈低密度,伴或不伴强化	慢性疾病、营养不良或酗酒患者低钠血症被快速纠正,可引起渗透性脱髓鞘,也可见于糖尿病、肝炎以及慢性肺、肝和/或肾病。髓鞘发生损伤,起初不破坏轴突。可导致痉挛性四肢瘫痪、四肢麻痹、假性延髓麻痹、癫痫发作、昏迷和闭锁综合征。临床表现可以消退或进展,偶尔会致命
高血压脑病[可逆性后部脑病综合征(PRES)] **(图 1.229)**	**MRI:** 皮质下白质内 T1WI 等低信号和 T2WI 高信号,伴或不伴大脑皮质受累,伴或不伴强化。如果诱发因素纠正病灶可好转。部分可进一步发展为脑梗死 **CT:** 皮质下白质区斑点状和/或融合成片状低密度。伴或不伴大脑皮质受累,伴或不伴强化	血压的升高超过了颅脑血管自动调节的极限;导致液体从毛细血管渗透到脑内,通常发生在动脉血管供应的边缘区域。该病与免疫抑制药物(他克莫司、FK506、环孢菌素)、化疗药物(顺铂、*L*-天冬酰胺酶等)、急性高血压发作、先兆子痫、子痫、肾功能不全和体液过多有关。神经系统症状包括意识障碍、头痛、癫痫发作、视力丧失、构音障碍和昏迷。皮质异常可能与低灌注损伤引起的皮质坏死有关
可逆性脑血管收缩综合征	**MRI:** 病灶位于皮质下白质区,T1WI 上呈等低信号,T2WI、FLAIR 以及 ADC 上呈高信号,伴或不伴脑干、大脑皮质受累,伴或不伴强化。有时可进展为脑梗死 **CT:** 皮质下白质区可见斑点状和/或融合成片状低密度,伴或不伴大脑皮质受累,伴或不伴强化 常规动脉造影:节段性颅内动脉收缩,1～3 个月后可恢复	临床和放射表现包括雷击样头痛和节段性血管收缩,3 个月后可恢复。患者年龄 20～50 岁,平均年龄 42～45 岁。男女比例为 1∶2.4。没有血管炎组织学证据。脑脊液中蛋白含量和白细胞通常在正常范围内。与使用拟交感神经药、大麻、产后 1～3 周、偏头痛史有关。可能发生暂时性或永久性神经功能损伤,如偏瘫、失语、麻木和视力障碍。高达 20%的病例可出现脑内出血
副瘤综合征	**MRI:** 大脑边缘系统、脑白质和/或脑干内 T2WI 和 FLAIR 异常高信号。可见小脑退变、萎缩 **PET/CT:** 脑炎病灶处显示代谢活动强化,此征象也可见于原发肿瘤	罕见的神经系统综合征,是由外周免疫介导的对肿瘤表达的自身抗原产生免疫反应引起(<1%的肿瘤患者中可发生,如肺、乳腺、卵巢、睾丸和胸腺)。对大脑的影响不直接来自肿瘤侵犯或转移。神经特异性自身抗体包括 ANNA-1、PCA-1、CRMP-SigG、VGKC、复合蛋白、NDMA 和 GABA-B 受体。累及大脑的副瘤性疾病包括大脑边缘系统脑炎和边缘外脑炎、脑干脑炎和/或小脑变性。抗 VKKC 复合蛋白抗体可导致肌无力(Lambert-Eaton 肌无力综合征)

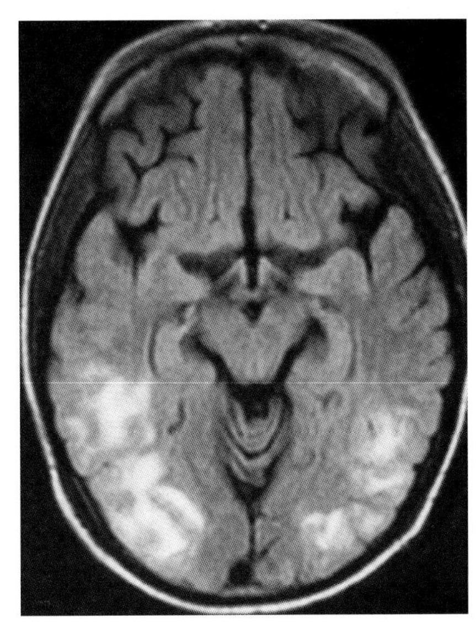

图 1.229 可逆性后部脑病综合征(PRES)患者。横断位 FLAIR 可见颞叶和枕叶后部皮质下白质不规则明显高信号

1.5 儿童累及白质多发或弥漫性病变

- 先天性神经元移行障碍
  - -无脑回
  - -巨脑回(非无脑回性皮质发育不良)
  - -灰质异位
  - -脑裂畸形(裂脑)
  - -单侧巨脑症
- 组织发育障碍
  - -神经纤维瘤病 1 型(NF1)
  - -结节性硬化症
- 累及白质的遗传代谢紊乱
  - -溶酶体病
  - -异染性脑白质营养不良
  - -Krabbe 病(球形细胞脑白质营养不良)
  - -黏多糖贮积症
  - -神经节苷脂沉积症- Tay-Sachs 病和 Sandhoff 病
  - -神经元蜡样脂褐质沉积症
  - -影响正常过氧化物酶体酶功能突变引起的过氧化物酶体疾病：X 连锁肾上腺脑白质营养不良、肾上腺髓鞘病,Refsum 病、酰基辅酶 A 氧化酶 1 缺乏和 D-双功能蛋白缺乏
  - -与过氧化物酶体形成异常有关的过氧化物酶体病：Zellweger 综合征(脑肝肾综合征),婴幼儿 Refsum 病和新生儿肾上腺脑白质营养不良
  - -氨基酸和尿素循环代谢障碍：苯丙酮尿症、丙酸血症、甲基丙二酸尿症、高胱氨酸尿症、鸟氨酸转氨甲酰酶缺乏症、瓜氨酸血症、精氨酸琥珀酸尿症、支链酮酸尿症(枫糖尿病)、戊二酸血症/酸尿症、其他疾病
- 其他遗传代谢紊乱
  - -白质消融性白质脑病(VWMD),也称为儿童共济失调伴中枢神经系统髓鞘化不良(CACH)
  - -伴皮质下囊肿的巨脑性脑白质营养不良(MLC),也称为 Van der Knaap 病
  - -Pelizaeus-Merzbacher 综合征(PMD)
  - -亚历山大病
  - -Canavan 病，也被称为 Canavan-van Bogaert-Bertrand 病
  - -Cockayne 综合征
  - -Kearns-Sayre 综合征
- 与软脑膜基底膜形成异常相关的畸形
  - -Walker-Warburg 综合征,肌-眼-脑表型,福山先天性肌营养不良表型
  - -肌-眼-脑表型
  - -福山型先天性肌营养不良表型
- 与创伤有关的病变
  - -弥漫性轴索损伤
  - -非意外性头部受伤(虐待儿童)
  - -弥漫性轴索损伤
  - -缺氧缺血性损伤(HII)
- 缺血性损伤
  - -小血管缺血性损伤：镰状细胞病
  - -脑室周围白质软化
  - -早产新生儿的缺氧缺血性损伤
  - -足月新生儿的缺氧缺血性损伤
- 感染
  - -化脓性脑脓肿
  - -螺旋体感染：莱姆病
  - -真菌性脑感染
  - -脑炎/病毒感染
  - -单纯疱疹
  - -巨细胞病毒(CMV)
  - -急性麻疹脑炎
  - -麻疹亚急性硬化性全脑炎
  - -西尼罗河病毒
  - -囊虫病
  - -疟疾
- 炎症性疾病：非感染性疾病
  - -急性播散性脑脊髓炎
  - -多发性硬化症
  - -噬血细胞性淋巴组织细胞增多症
- 肿瘤
  - -转移瘤
  - -淋巴瘤
  - -白血病(髓样肉瘤、粒细胞肉瘤、绿色瘤)
  - -移植后淋巴组织增生性疾病(PTLD)
- 其他病变
  - -放射性损伤/坏死
  - -急性中毒性白质脑病
  - -高血压性脑病(可逆性后部脑病综合征 PRES)

表 1.5　儿童累及白质多发或弥漫性病变

疾病	影像学表现	点评
先天性神经元移行障碍		
无脑回 (**图 1.20**)	**MRI:** 横断位图像显示无或缺乏完整的脑回和脑沟,脑侧裂变浅,脑组织呈“8 字”形,皮质异常增厚,伴有光滑灰-白质界面的灰质异位	严重的神经元移行障碍(妊娠 7～16 周),伴或不伴不完整的脑回、脑沟和脑裂。与严重的精神发育迟滞、癫痫发作以及夭折有关。其他相关的 CNS 异常包括胼胝体发育不良、小头畸形、丘脑发育不全和头颅发育不全
巨脑回(非无脑回性皮质发育不良) (**图 1.21**)	**MRI:** 大脑整体或局部脑回增厚,脑沟变浅。皮质增厚,伴相对光滑的灰白质界面,白质区域(神经胶质增生)T2WI 有异常信号	严重的神经元移行障碍。临床表现与畸形程度有关
灰质异位 (**图 1.22**、**图 1.23** 和**图 1.24**)	**MRI:** 板层状异位症表现为大脑白质内的等信号灰质带 结节性异位症表现为沿脑室或大脑白质内的一个或多个等信号灰质结节	神经元移行(妊娠 7～22 周)紊乱,整体或一层神经元位于脑室和大脑皮质之间。单侧或双侧形成具有带状(层状)或结节外观的等信号灰质带。与癫痫发作和脑裂畸形相关
脑裂畸形(裂脑) (**图 1.25**)	**MRI:** 衬有灰质的裂隙,从脑室延伸到皮质表面。裂缝可以是变窄的(闭合型)或增宽的(开放型)	与癫痫发作、失明、发育迟缓和其他中枢神经系统异常(视中隔发育不全等)有关。临床表现与畸形严重程度有关。在半球形成前的基质生发部位存在缺血或损伤
单侧巨脑症 (**图 1.27** 和**图 1.28**)	**MRI:** 灰质异位的结节或多结节区域,累及大脑半球的全部或局部,伴有同侧脑室和半球的扩张	与累及半球错构过度生长有关的神经元移行障碍
组织发育障碍		
神经纤维瘤病 1 型(NF1) (**图 1.160**)	**MRI:** 大脑和/或小脑白质及苍白球在 T2 加权图像上呈边界不清的高信号,在 T1 加权图像上呈等或稍高信号。通常没有强化,有水肿或占位效应	染色体 17q11.2 上的神经纤维蛋白基因突变引起的常染色体显性遗传病(发病率 1/2 500)。代表了最常见的神经皮肤综合征。NF1 与中枢和外周神经系统(视神经胶质瘤、星形细胞瘤、丛状和孤立性神经纤维瘤)和皮肤(咖啡牛奶斑、腋窝和腹股沟雀斑)的肿瘤有关,也与脑膜和颅骨发育不良有关。大脑或小脑白质在 T2 加权图像上可见高信号的良性病变(有时被称为“错构瘤”),并且组织学上显示海绵状或液泡变化。MRI 序列显示病灶可能会随着时间的推移而消失

表 1.5(续) 儿童累及白质多发或弥漫性病变

疾病	影像学表现	点评
结节性硬化症 (**图 1.161**)	**MRI:** 大脑白质内 T2WI 高信号病灶和/或融合区。10%左右可见强化 **CT:** 病灶和/或汇合区大脑白质密度减低	染色体 9q 上的 TSC1 基因突变或染色体 16p 上的 TSC2 基因突变引起的常染色体显性遗传病。新生儿发病率约 1/6 000 例患病。与结节性硬化症相关的白质非恶性病变,包括脱髓鞘和/或白质发育异常表现为神经元迁移过程中放射状神经胶质纤维通路的 T2WI 高信号。其他 CNS 非恶性病变包括皮质错构瘤(隆起)、皮质下神经胶质错构瘤、室管膜下胶质错构瘤(结节)和室管膜下巨细胞星形细胞瘤。神经系统外病变包括皮肤血管纤维瘤(腺瘤)、甲下纤维瘤、内脏囊肿、肾血管平滑肌瘤、肠息肉、心脏横纹肌瘤和肺淋巴管平滑肌瘤
累及白质的遗传代谢紊乱		
溶酶体病:异染性脑白质营养不良、Krabbe 病,黏多糖贮积症、神经节苷脂和神经元蜡样脂褐质沉积症		溶酶体是细胞内细胞器,大小为 0.1~1.2 μm 并含有 pH 为 4.8 的水解酶,参与废物代谢和分解被吞噬的微生物。导致酶缺陷的突变会引起代谢物的毒性积累,可损害少突胶质细胞(用以形成髓磷脂)并改变线粒体功能
异染性脑白质营养不良 (**图 1.230**)	**MRI:** 脑室周围深部白质对称,弥漫性 T1WI 低信号和 T2WI 高信号,异常信号逐渐向外界及皮质下白质,后期累及皮质下 U 形纤维。最初邻近髓静脉的不对称脱髓鞘会在异常脑白质 T2WI 高信号两个邻近区域呈相对正常的低信号,从而形成"虎纹"征 **CT:** 脑深部/脑室周围白质和小脑白质对称弥散性密度减低。没有强化	患病率为每 100 000 人 1 例,发病率为 1/40 000。涉及 ARSA 基因的染色体 22q 13.31-qter 的常染色体隐性遗传疾病,溶酶体中芳基硫酸酯酶 A 缺乏导致巨噬细胞和施万细胞中神经酰胺硫苷脂(髓鞘分解产物)的毒性积累。发病年龄决定 3 种亚型[婴儿晚期型(80%)、青少年型和成人型]。在中枢和外周神经系统中均可见脱髓鞘伴有周围神经病变、步态障碍和认知功能障碍的进行性神经系统恶化,最终导致死亡

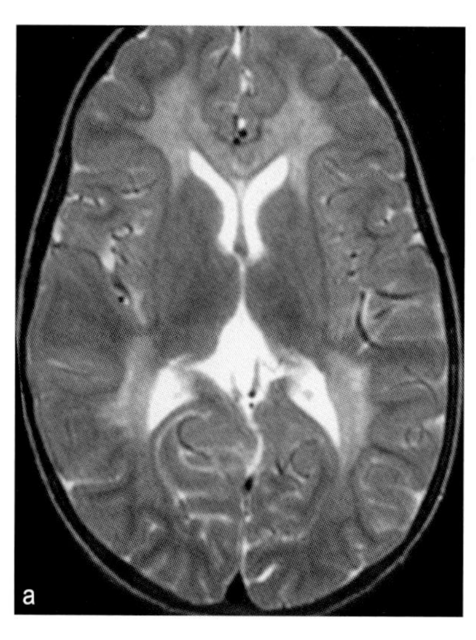

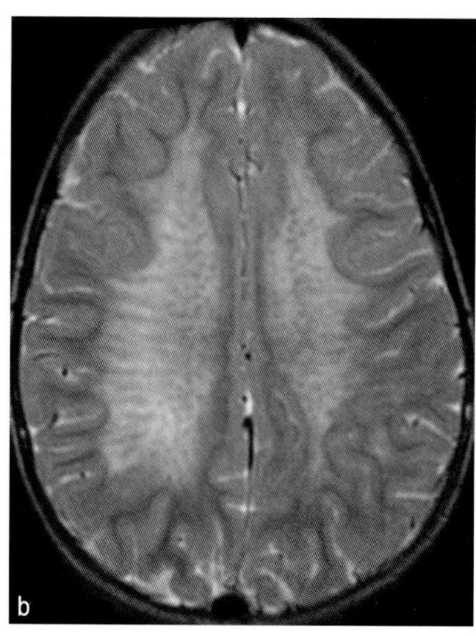

图 1.230 4 岁患有异染性脑白质营养不良的男孩。**(a)** T2WI 显示脑白质对称,弥漫性高信号,不累及皮质下 U 形纤维;**(b)** 与髓质静脉相邻的不对称、较小的脱髓鞘导致邻近异常脑白质 T2 加权高信号邻近区域呈相对正常低信号,呈"虎纹"征

表 1.5(续) 儿童累及白质多发或弥漫性病变

疾病	影像学表现	点评
Krabbe 病(球形细胞脑白质营养不良) **(图 1.231)**	**MRI:** 脑室周围白质 T2 加权高信号的对称汇合区,并逐渐累及皮质下白质,通常保留皮质下 U 形纤维。大脑白质比小脑白质更常见。在 T2WI 上皮质脊髓束(CST)呈高信号,且在扩散张量成像(DTI)上部分各向异性(FA)降低,通常没有强化。进行性大脑萎缩,伴或不伴有脑神经和脊神经增粗 **CT:** 脑室周围白质对称汇合区密度减低,伴或不伴有丘脑和基底球形细胞密度增加,伴或不伴有基底神经节、丘脑和齿状核钙化	发病率为 1/100 000～2/100 000。Krabbe 病也称为球形细胞脑白质营养不良,是一种涉及染色体 14q24.3－32.1 上 GLAC 基因突变的常染色体隐性遗传疾病,引起溶酶体酶半乳糖脑苷脂-半乳糖苷酶缺乏,导致脑苷脂和心肌素在球形细胞中的毒性积累,导致少突胶质细胞和髓鞘的破坏以及髓鞘形成减少。该病有 3 种亚型:婴儿型(最常见)、婴儿晚期型和成人发病型。临床表现包括癫痫发作、精神运动功能障碍、视神经萎缩和导致死亡的进行性神经系统恶化
溶酶体酶缺陷:黏多糖贮积症 **(图 1.232、图 1.233 和图 1.234)**	**CT:** 白质边界不清,局部密度减低、大脑和小脑萎缩,伴或不伴胼胝体和基底节低密度灶(扩大的血管周围间隙) **MRI:** 白质、大脑和小脑萎缩的 T1WI 低信号区域和 T2WI 和 FLAIR 高信号区域、边界不清。胼胝体和基底神经节 T1WI 低信号灶(血管周围间隙扩大,血管外膜增厚,内含充满糖胺聚糖的大细胞)、大脑皮质/皮质下梗死、伴或不伴有大脑畸形、交通性脑积水、伴或不伴有脑膜增厚的 T1WI 低信灶	黏多糖贮积症是与酶缺陷的溶酶体中黏多糖(糖胺聚糖)的异常代谢相关的常染色体隐性遗传或 X 连锁遗传病。Hurler 综合征(MPS/H)、Hurler Scheie 表型综合征(MPS IH/S)和 Scheie 表型综合征(MPS IS):*IDUA* 基因常染色体隐性突变导致 α－*L*－艾杜糖醛酸酶异常;Hunter 综合征(MPS Ⅱ型):*IDS* 基因的 X 连锁突变导致艾杜糖醛酸 2－硫酸酯酶异常;Sanfilippo 综合征(MPS Ⅲ型):常染色体隐性突变导致以下 4 种参与糖胺聚糖硫酸乙酰肝素分解酶中某一种酶的异常:乙酰肝素 *N*－硫酸酯酶、α－*N*－乙酰氨基葡萄糖苷酶、乙酰辅酶 A:α－氨基葡萄糖苷酰基转移酶或 *N*－乙酰葡糖胺 6－硫酸酯酶;Morquio 综合征(MPS Ⅳ型):GALNS 基因的常染色体隐性突变导致半乳糖胺 6－硫酸酯酶或 β－半乳糖苷酶的活性异常。代谢产物-黏多糖和糖胺聚糖的异常积累导致轴突丧失和脱髓鞘。Hurler 综合征患者很少活过 16 年。由于亨特综合征的严重性,患者通常在 8～15 岁死亡。Sanfilippo 综合征的患者通常不到 30 岁就死亡
溶酶体酶缺陷:神经节苷脂沉积——Tay-Sachs 病和 Sandhoff 病 **(图 1.235)**	**CT:** 丘脑密度轻度增高,脑白质密度减低,伴随大脑和小脑进行性萎缩 **MRI:** 基底神经节、大脑白质和后内侧丘脑(Tay-Sachs 病)的 T2WI 和 FLAIR 信号增高。没有强化 **MRS:** NAA/Cr 比值下降,Cho/Cr、MI/Cr 比值升高,与神经元丢失和神经胶质增生有关	溶酶体分解代谢酶的功能缺陷(通常是常染色体隐性遗传)。Toy-Sachs 病:染色体 15q－23－24 上的 *HEXA* 基因突变导致功能性 *N*－乙酰氨基己糖苷酶 A 缺失。德系犹太人的携带概率为 1/30,而其他群体为 1/380。6 个月后神经系统开始恶化并在 2 年内进展,3～4 年内死亡。Sandhoff 病:染色体 Sq－13 上 HEXB 基因突变导致功能性 *N*－乙酰氨基己糖苷酶 A 和 B 缺乏

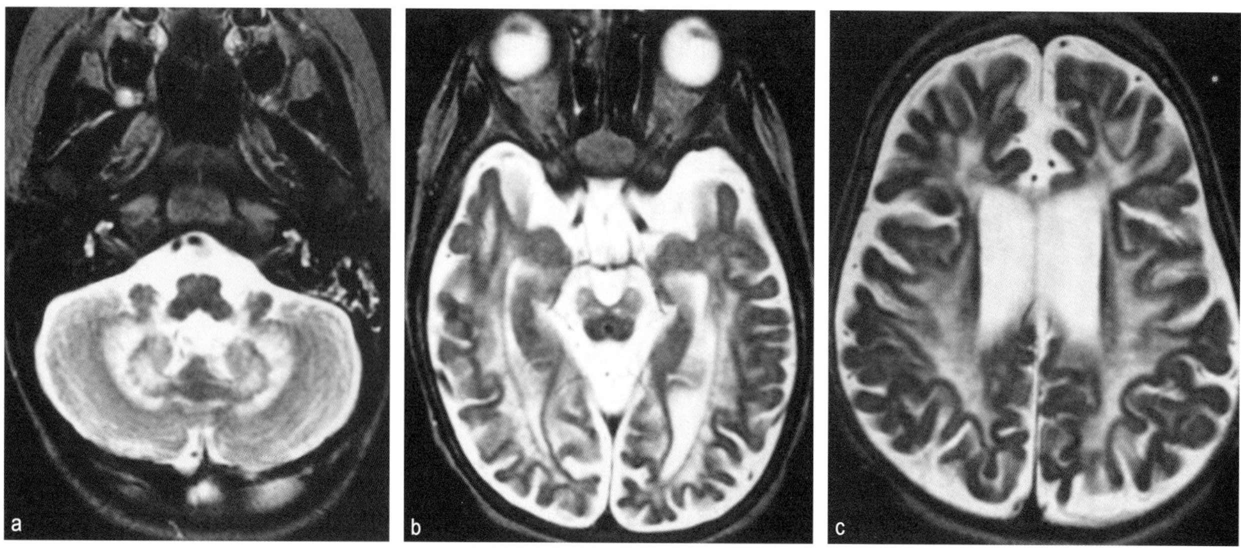

图 1.231　患有 Krabbe 病的 4 岁女性。横断位 T2WI(**a～c**)，大脑和小脑白质呈对称性高信号，逐渐累及皮质下白质。脑干包括皮质脊髓束呈异常高信号，大脑和脑干明显萎缩

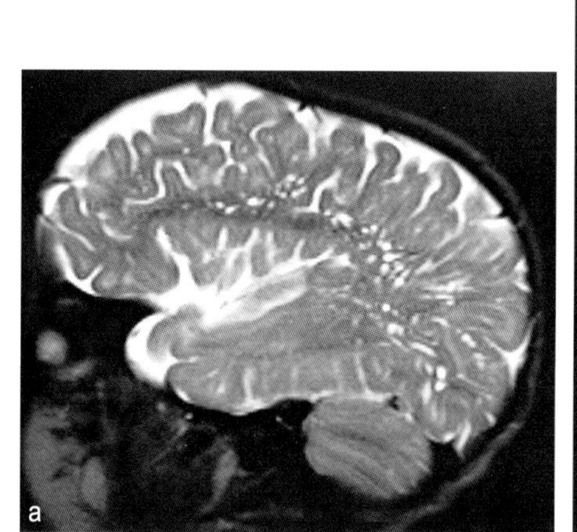

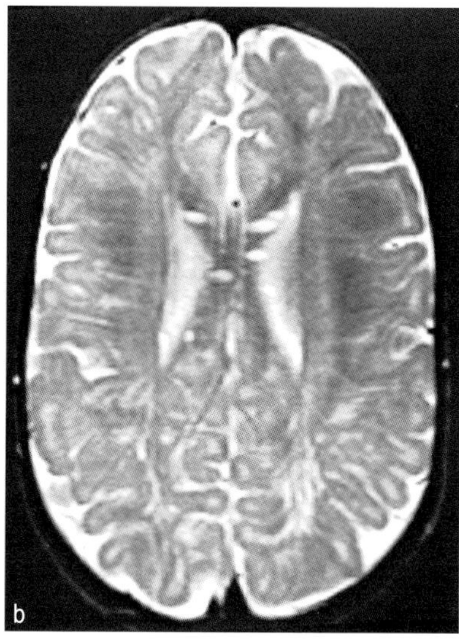

图 1.232　2.5 岁患有 Hurler 综合征(MPS IH)的儿童。在矢状位(**a**)和横断位(**b**) T2WI 上可见高信号病灶，另可见弥漫性脑萎缩

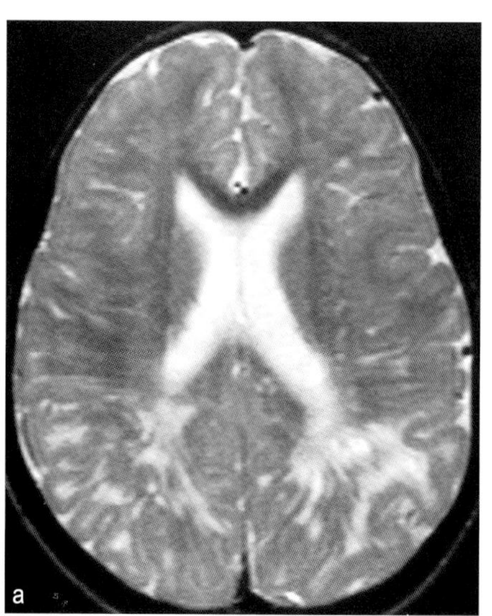

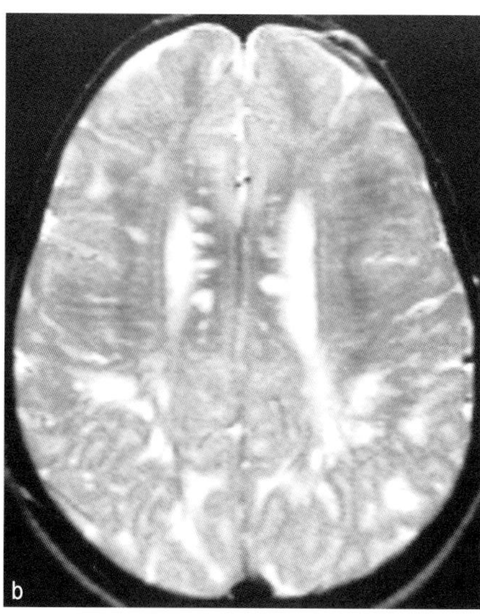

图 1.233　患有 Hunter 综合征(MPS Ⅱ型)的 4 岁儿童。T2WI (**a, b**)显示大脑白质高信号灶，边界不清，以及血管周围间隙扩大所致的高信号

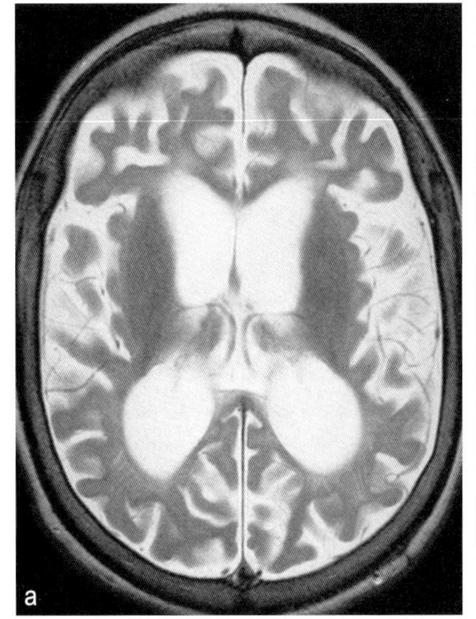

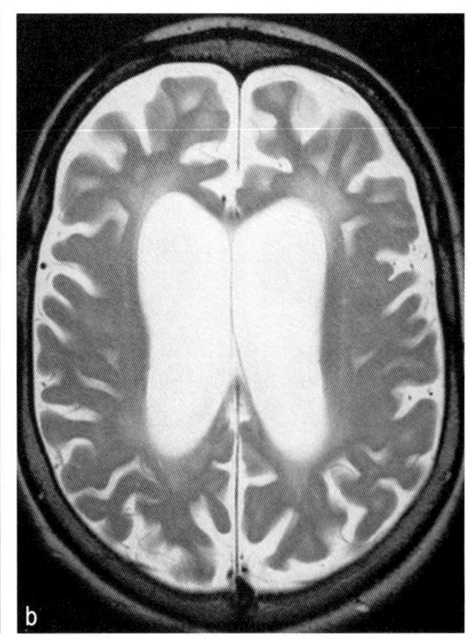

图 1.234 患有 Sanfilippo 综合征(MPS 型Ⅲ)的 6 岁女孩。横断位 T2WI(**a, b**)显示脑室周围大脑白质高信号影,边界不清,伴显著萎缩

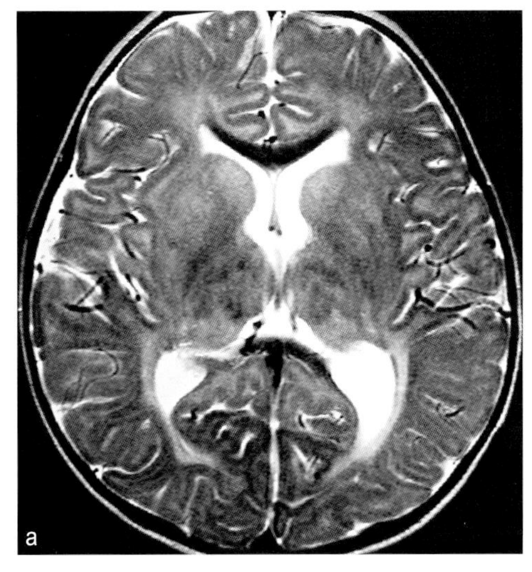

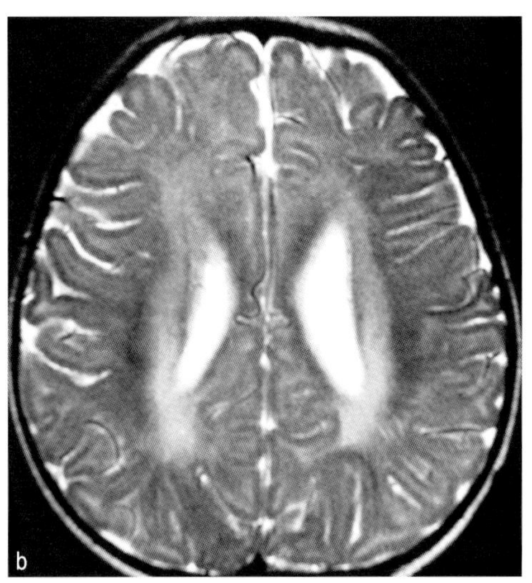

图 1.235 患有 Tay-Sachs 病的 18 个月大的女婴。在脑室周围白质中可见横断位 T2WI(**a, b**)异常高信号,边界不清。在尾状核、壳核和后丘脑中也可见异常高信号

表 1.5(续) 儿童累及白质多发或弥漫性病变

疾病	影像学表现	点评
溶酶体酶缺陷:神经元蜡样脂褐质沉积症(**图 1.236**)	**CT**:进行性大脑和小脑萎缩,伴或不伴有白质低密度区 **MRI**:进行性大脑和小脑萎缩,伴或不伴有脑室周围白质 T2WI 和 FLAIR 信号增高区,苍白球和丘脑的 T2WI 信号减低,并且通常无强化。受累部位 5 年后 ADC 值升高	神经元蜡样脂褐质沉积症是儿童的进行性神经退行性脑病(新生儿发病率 1/25 000;在美国和欧洲的发病率为 1/10 000),继发于自发荧光色素(称为脂褐素)的细胞质毒性积聚。导致大脑和小脑进行性萎缩。临床表现包括儿童型的视网膜变性、癫痫和运动障碍。与 *CLN* 基因的 9 个突变相关。先天性类型:染色体 11p15 上 *CLN*10 基因的突变;婴儿型(Haltia-Santavuori 病):染色体 1 p32 上 *CLN*1 基因的突变;晚期婴儿型(Jansky-Bielschowsky 病):与 *CLN*1~*CLN*8 的基因突变相关;幼年型(Batten 病):与 *CLN*1、*CLN*3 或 *CLN*5 基因的突变相关;成人型(Kufs 病):与 *CLN*1、*CLN*4 或 *CLN*6 基因的突变相关。突变导致组织蛋白酶 D、PPT1 或 TPP1 酶活性的缺失

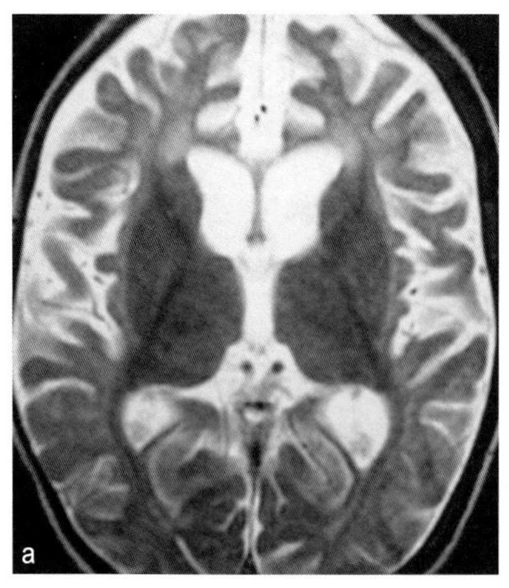

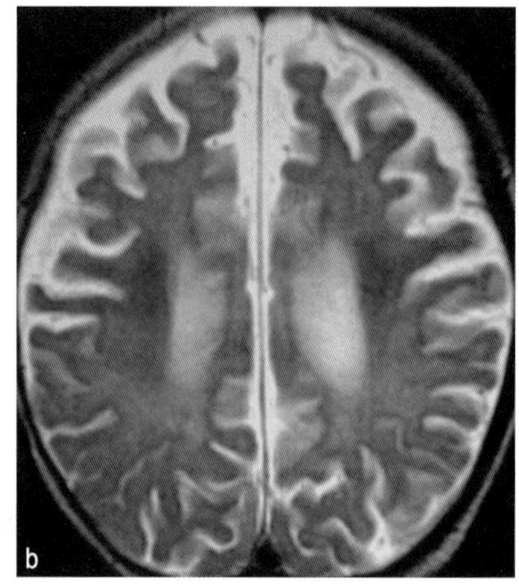

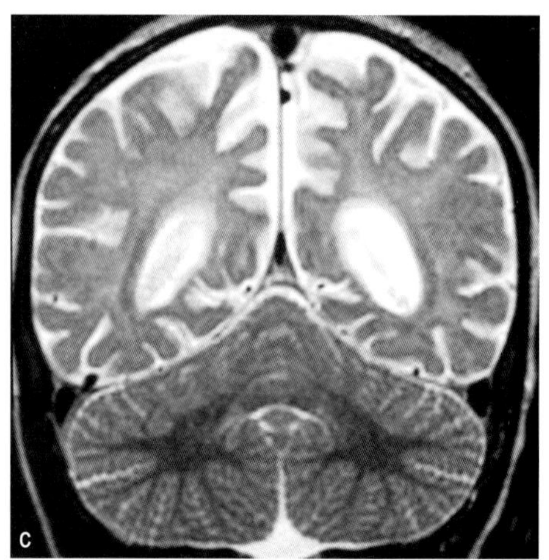

图 1.236 19 个月大患有神经元蜡样脂褐质沉积症的男性。横断位(**a, b**)和冠状位 T2WI(**c**)在脑室周围白质中可见高信号区域,边界不清,伴随丘脑信号减低,还可见明显的脑萎缩

表 1.5(续) 儿童累及白质多发或弥漫性病变

疾病	影像学表现	点评
由影响正常过氧化物酶体功能突变引起的过氧化物酶体疾病:X-连锁肾上腺脑白质营养不良、肾上腺髓鞘病、成人 Refsum 病、乙酰辅酶 A 氧化酶 1 缺乏症和 D-双功能蛋白缺乏症。与过氧化物酶体形成异常有关的过氧化物酶体疾病:Zellweger 综合征(脑肝肾综合征)、婴儿 Refsum 病和新生儿肾上腺脑白质营养不良		涉及过氧化物酶体,是一种含有通过 β-氧化代谢长链脂肪酸、支链脂肪酸、D-氨基酸和多胺的酶的 0.2~1 μm 大小的细胞器。参与髓鞘形成的缩醛磷脂(醚磷脂)生物合成发生在过氧化物酶体中。细胞代谢、生长和发育需要正常的细胞器功能
X 连锁肾上腺脑白质营养不良 (**图 1.237** 和**图 1.238**)	**MRI**:T2WI 上弥漫性异常高信号,通常在枕叶白质和胼胝体有相应的 T1WI 低信号(85%),进展后异常信号累及其余脑白质。不太常见的变异包括最初累及额叶白质(15%)、伴或不伴有在活动性脱髓鞘/炎症区域的强化、伴或不伴在外侧膝状体和皮质脊髓束中的 T2WI 高信号 肾上腺髓鞘病:脑白质异常不如儿童型 ALD 显著 **CT**:通常在枕叶-脑室周围白质和胼胝体见密度减低,异常进展累及剩余的脑白质,伴或不伴活动性脱髓鞘/炎症区域强化	发病率:男性,1/168 000。X 连锁肾上腺脑白质营养不良(ALD)由染色体 Xq28 上 *ABCD1* 基因的突变引起,导致过氧化物酶体 ATP 结合跨膜转运蛋白盒 ALDP 的功能缺陷,后者通常会转运超长链脂肪酸(VLCFA)(C24:0,C26:0)进入过氧化物酶体进行降解。缺乏这种正常的膜蛋白导致 VLCFA 在包括大脑在内的组织中的异常毒性积累,导致脱髓鞘、炎症、神经胶质增生和坏死。在儿童期脑型中,临床一般在 3~10 岁时发病,伴有精神运动迟缓、癫痫发作、张力减退、面部畸形和进行性恶化。其他亚型有新生儿发病型和成人发病型。成人 X-连锁 ALD(肾上腺髓鞘病)具有缓慢、渐进的临床过程,伴有痉挛性下肢瘫痪、下肢振动觉异常的脊髓病以及排尿困难的括约肌功能障碍
Zellweger 综合征 (**图 1.239**)	**MRI**:T2WI 异常高信号,边界不清,通常在对应大脑白质 T1WI 呈低信号。脑回异常-巨脑回(通常在额顶)和/或多小脑回(外侧裂区或广泛分布)和尾状核中的原发囊肿突入脑室 **CT**:脑白质回密度减低,巨脑回	新生儿发病率为 1/100 000。由过氧化物酶体组装(*PEX*)基因之一突变导致过氧化物酶体形成异常的常染色体隐性遗传病。Zellweger 综合征谱包括:Zellweger 综合征、新生儿肾上腺脑白质营养不良和婴儿 Refsum 病。临床表现包括肌张力减退、癫痫发作、面部畸形(眼距宽、大囟门、宽颅缝)、精神运动迟缓、白内障、色素性视网膜炎、肝肿大和肝纤维化

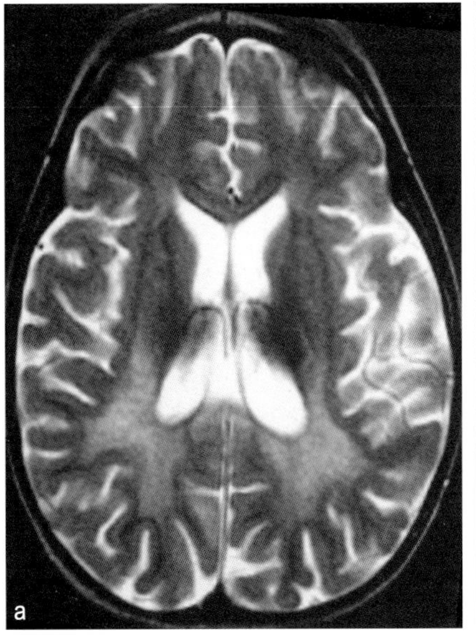

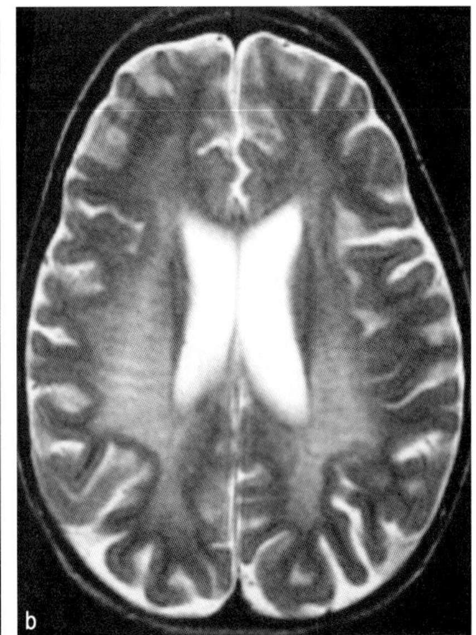

图 1.237 2 岁患有 X 连锁肾上腺脑白质营养不良的男性。横断位 T2WI (**a, b**)示枕顶叶白质和胼胝体异常高信号，伴有轻度-中度脑萎缩

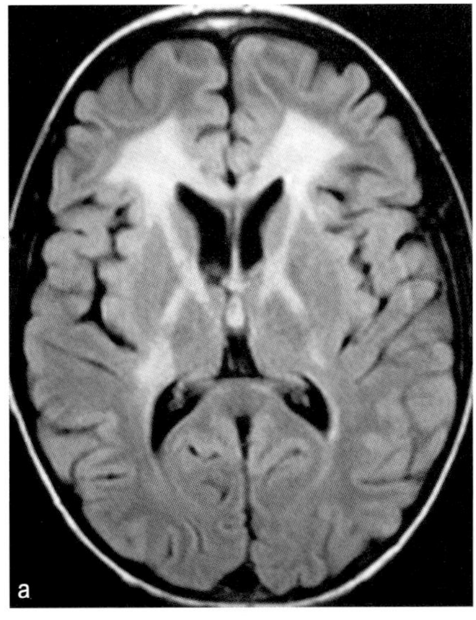

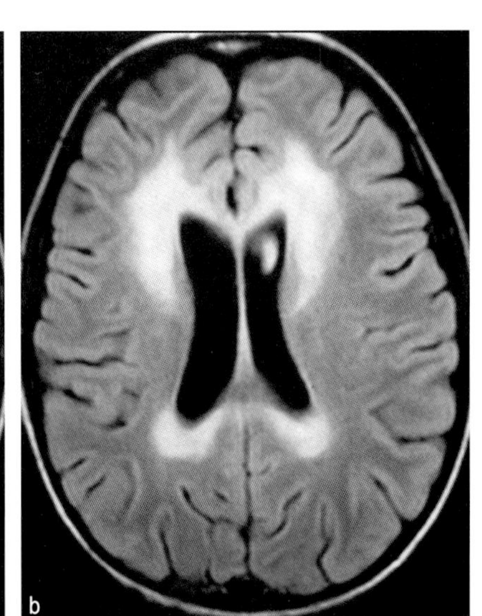

图 1.238 11 岁患有 X 连锁肾上腺脑白质营养不良(前部脱髓鞘为主)的男性。在周围白质中观察到横断位 FLAIR(**a, b**)显示额叶和内囊的脑室异常高信号，顶枕叶白质也可见小范围的异常信号

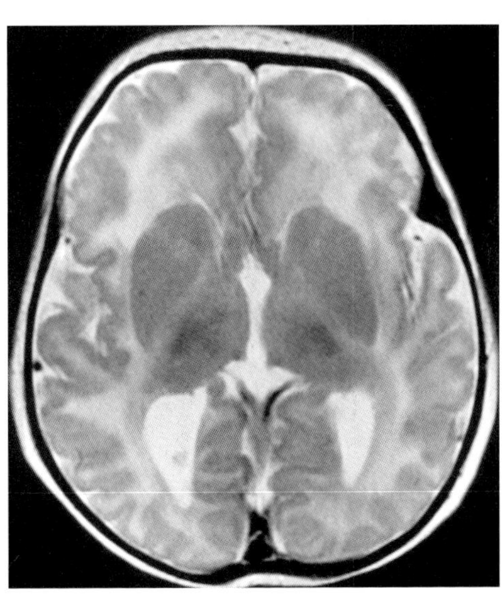

图 1.239 1 个月大患有 Zellweger 综合征的女性。横断位 T2WI 显示大脑白质异常高信号，边界不清，伴有异常的脑回，包括多发微血管

表 1.5(续) 儿童累及白质多发或弥漫性病变

疾病	影像学表现	点评
氨基酸和尿素循环代谢紊乱:苯丙酮尿症、丙酸血症、甲基丙二酸尿症、高胱氨酸尿症、鸟氨酸转氨甲酰酶缺乏症、瓜氨酸血症、精氨酸琥珀酸尿症、支链酮酸尿症(枫糖尿病)、戊二酸血症/酸尿症等。 (**图 1.240**、**图 1.241** 和**图 1.242**)	**CT**:大脑和/或小脑白质区域密度减低,伴或不伴苍白球、壳核、尾状核、丘脑和脑干中区域密度减低 **MRI**:大脑和/或小脑白质见 T2WI 和 FLAIR 信号增高区域,伴或不伴有苍白球、壳核、尾状核、丘脑和脑干的 T2WI 信号增高。代谢失代偿、酮酸中毒和局部缺血时可见弥散受限	常染色体隐性遗传或 X 连锁遗传病,与调节氨基酸代谢和线粒体功能的酶缺陷有关。这些疾病可引起代谢产物的毒性积累,导致线粒体功能障碍、酮症酸中毒和/或高氨血症以及髓鞘形成障碍 **苯丙酮尿症**:常染色体基因的隐性突变导致苯丙氨酸羟化酶缺乏并伴有苯丙氨酸的毒性积累 **丙酸血症**:常染色体隐性突变导致丙酰-辅酶 A 羧化酶缺乏,引起丙酸盐、3-羟基丁酸盐、柠檬酸甲酯和 3-羟基丙酸盐的毒性积累 **甲基丙二酸尿症/高胱氨酸尿症**:常染色体隐性突变导致甲基丙二酰辅酶 A 变异酶缺陷或者辅酶腺苷钴胺缺失,使甲基丙二酰辅酶 A 无法正常转化为琥珀酰辅酶 A,导致甲基丙二酸、甲基柠檬酸和 3-羟基丙酸的积累和尿液排泄 **鸟氨酸转氨甲酰酶缺乏**:X 连锁突变引起鸟氨酸转氨甲酰酶缺乏,导致氨的毒性积累 **支链酮酸尿症(枫糖尿病)**:与 α-酮酸脱氢酶复合物相关的常染色体隐性突变,导致支链氨基酸(亮氨酸、异亮氨酸和缬氨酸)的毒性积累 **1 型戊二酸尿症/戊二酸血症**:常染色体隐性突变导致戊二酰辅酶 A 脱氢酶缺乏,使赖氨酸、羟赖氨酸和色氨酸无法正常代谢,导致戊二酸的毒性蓄积。 **2 型戊二酸尿症/戊二酸血症**:常染色体隐性突变导致酰基辅酶 A 缺乏脱氢酶活性,使与电子传递黄素蛋白或泛醌氧化还原酶相关的线粒体电子传递受损

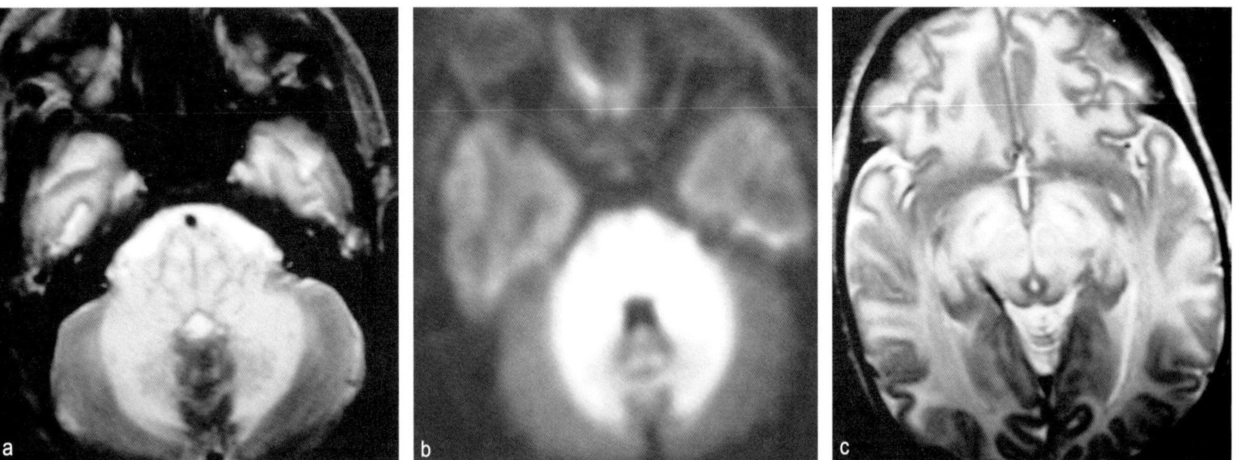

图 1.240　2 周大患有支链酮酸尿症(枫糖尿病)和代谢失代偿的女性。在脑桥、小脑中脚、小脑白质和脑干中观察到横断位 T2WI(**a, c**)异常高信号;横断位 DWI(**b**)上显示相应区域的弥散受限

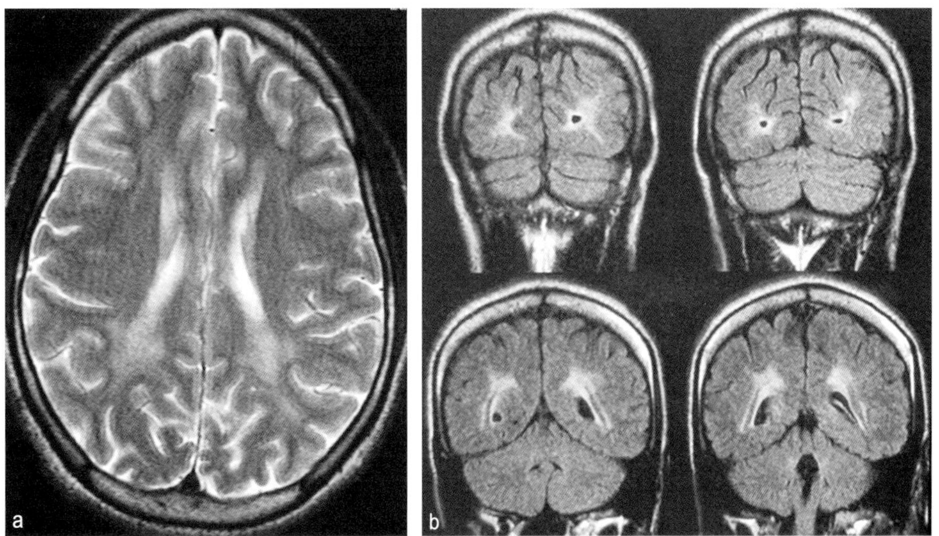

图 1.241　22 岁患有苯丙酮尿症的男性。横断位 T2WI(**a**)和冠状位 FlAIR(**b**)显示双侧脑室周围白质高信号,界限不清

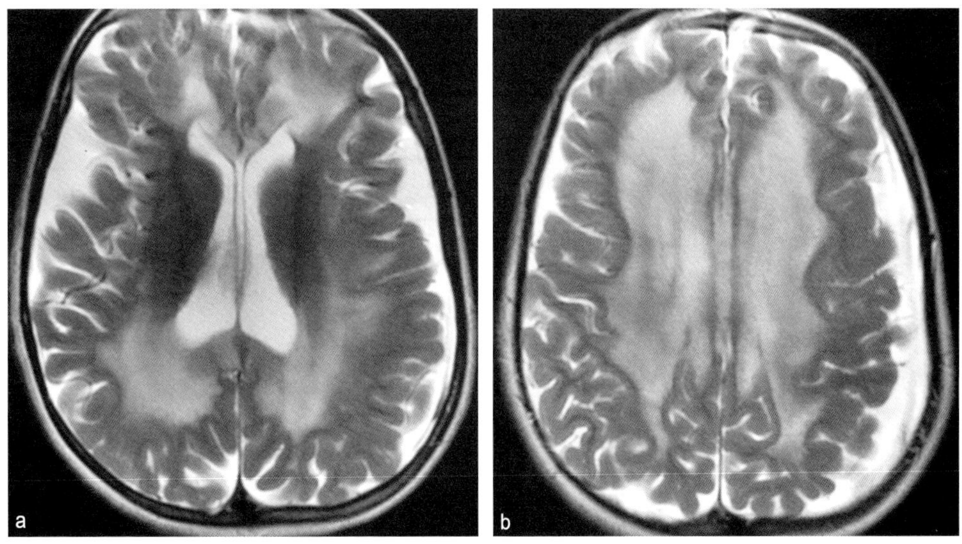

图 1.242　11 岁患有 1 型戊二酸血症/酸尿症的女性。横断位 T2WI(**a, b**)显示在颅中窝蛛网膜下腔增宽,伴有外侧裂扩大和双侧额叶发育不全/萎缩。由于异常代谢产物的神经毒性作用,继发于髓鞘形成障碍/脱髓鞘,大脑白质中可见信号异常增高

表 1.5(续) 儿童累及白质多发或弥漫性病变

疾病	影像学表现	点评
其他遗传代谢紊乱		
白质消融性白质脑病(VWMD),也称为儿童共济失调伴中枢神经系统髓鞘化不良(CACH) **(图 1.243)**	**MRI:** 大脑白质 T2WI 和 FLAIR 的弥漫异常高信号。大脑皮质、基底节和丘脑不受累,病变早期较少累及小脑。异常信号继发于空泡化和髓鞘丧失以及退行性囊变。脑白质最终逐渐消失,被液体取代 **CT:** 大脑白质对称性密度减低,逐渐累及皮质下白质。大脑白质比小脑白质更常受累,无强化。大脑和小脑进行性萎缩	白质消融性白质脑病(VWMD),也称为儿童共济失调伴中枢神经系统髓鞘化不良(CACH),是一种常染色体隐性遗传病,与编码翻译起始因子 elF2B 的基因突变相关,后者参与与核糖体结合的 mRNA 翻译起始。eFI2B 包含 5 个不同染色体上的基因编码的 5 个亚基(12q24.3、14q24、1p34.1、2p23.3 和 3q27)。这些基因中的任何突变都可引起 VWMD,伴有蛋白质合成抑制。临床表现一般于 2~6 岁出现,表现为进行性神经功能恶化、小脑性共济失调、轻度痉挛、轻度智力下降和癫痫、视力丧失。应激(创伤、感染等)可导致神经功能急剧衰退
伴有皮质下囊肿的巨脑型脑白质营养不良(MLC),也称为 Van der Knaap 病 **(图 1.244)**	**MRI:** 大脑白质 T2WI 和 FLAIR 弥漫异常高信号,大脑皮质、基底神经节和丘脑不受累,伴或不伴胼胝体和内囊信号异常。病变早期较少累及小脑。继发于空泡化和髓鞘丢失以及退行性囊性变。白质最终逐渐消失,被液体取代。皮质下囊肿通常发生在前颞叶、额叶和顶叶 **MRS** 显示 *N*-乙酰天冬氨酸(NAA)峰和 NAA/Cr 下降 **CT:** 大脑白质对称弥漫性密度减低,伴有皮质下白质进行性受累。大脑白质比小脑白质更常见,无强化。有进行性大脑和小脑萎缩	MLC 也称为巨脑性的白质脑病,是一种罕见的常染色体隐性遗传疾病,前 20 年内表现出临床症状缓慢进行性恶化。大多数病例(75%)是由染色体 22qtel 上的 MLC1 基因突变引起,该基因编码星形胶质细胞间连接处的膜蛋白。与 MLC 相关的另一个突变是,其编码神经胶质黏附蛋白(GLIALCAM)的 *HEPCAM* 基因,突变的基因导致髓鞘内空泡化和纤维性星形胶质细胞增生
Pelizaeus-Merzbacher 综合征(PMD) **(图 1.245)**	**MRI:** 大脑白质 T2WI 异常高信号,呈现不均匀、弥漫性或"斑片状-虎斑"特征,最初累及皮质下白质,并进展到其余白质,包括累及内囊,伴或不伴小脑和脑干(脑桥、锥体束)受累,无强化。大脑和小脑进行性萎缩伴白质空洞化。DWI:受累白质 ADC 值可升高 **MRS:** 可见 *N*-乙酰天冬氨酸(NAA)峰和胆碱峰降低 **CT:** 大脑白质不均匀或弥漫性密度减低,最初累及皮质下白质,并逐渐累及其余白质,伴或不伴有小脑和脑干,无强化。大脑和小脑进行性萎缩	发病率 1/1 000 000~10/1 000 000。PMD 是 X 连锁(1 型)或常染色体隐性(2 型)遗传的脑白质营养不良。有 5 种亚型,特征是主要髓鞘蛋白缺乏或异常。染色体 Xq22 上 PLP1 基因的突变(基因复制、插入、缺失和错义突变)影响蛋白脂质蛋白(PLP)及其同种型 DM20 的合成,导致脑和脑干中少突胶质细胞缺乏髓鞘和细胞凋亡。脑神经和周围神经通常有髓鞘。先天性 PMD(2 型)在新生儿期出现症状,最常见的经典型 PMD(1 型)在出生第一年发病。经典型患者有眼球运动异常、眼球震颤、肌张力减退、精神运动发育迟缓、生长迟缓、共济失调和癫痫发作,10~12 岁发生在神经系统症状通常在 10~12 岁出现。对于先天型,新生儿期开始有严重的肌张力减退、眼球震颤、进食障碍和发育不全,进行性恶化导致儿童在 10 岁内死亡。作为一种 X 连锁疾病,PMD 影响男性,但女性携带者也表现出该疾病的特征

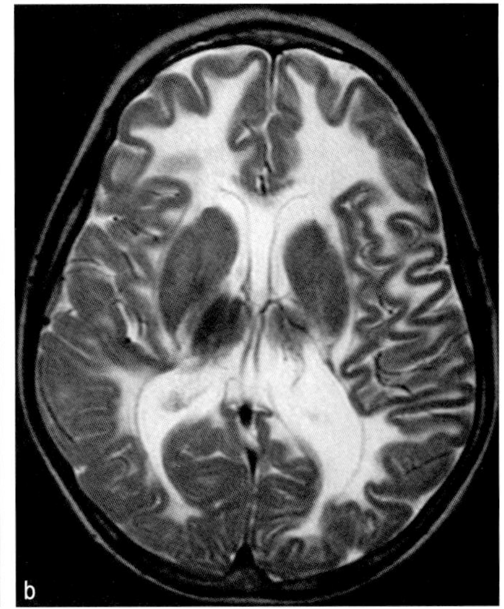

图 1.243 2 岁患有白质消融性白质脑病（VWMD）的男性。横断位 T2WI(**a，b**)显示大脑白质弥漫性异常高信号，大脑皮质、基底节和丘脑保留

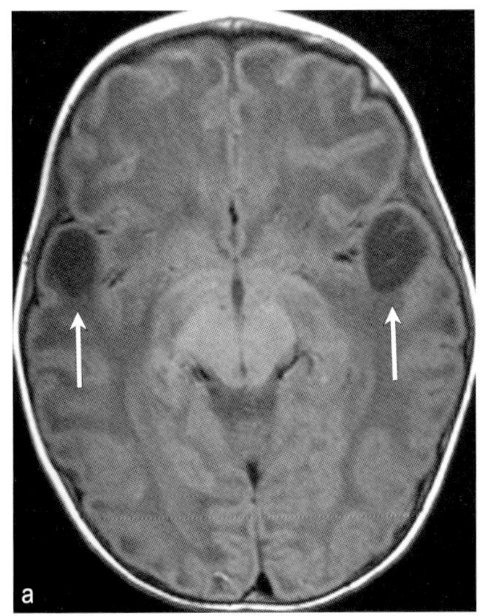

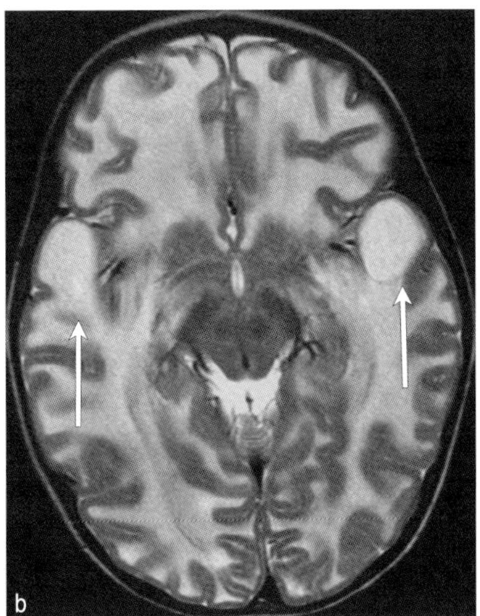

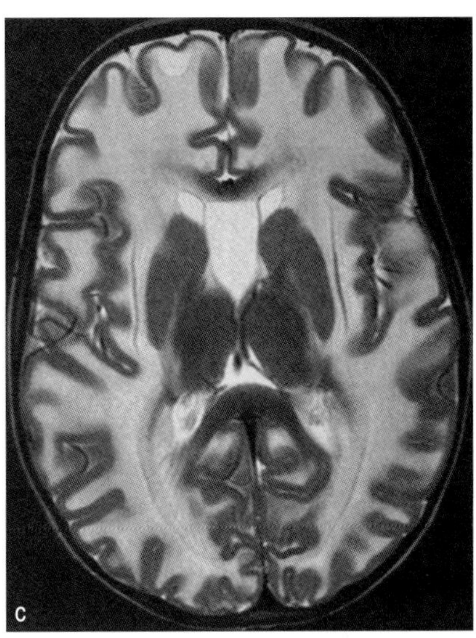

图 1.244 1 个月大患有巨脑性脑白质营养不良伴有皮质下囊肿（MLC）的男性。(**a**)横断位 T1WI 在双侧颞叶的前部可见皮质下囊肿（↑），呈低信号；(**b**)横断位 T2WI（↑）上高信号；T2WI(**b，c**)显示大脑白质弥漫性异常高信号，大脑皮质、基底节和丘脑保留。胼胝体和内囊中可见局限性异常信号

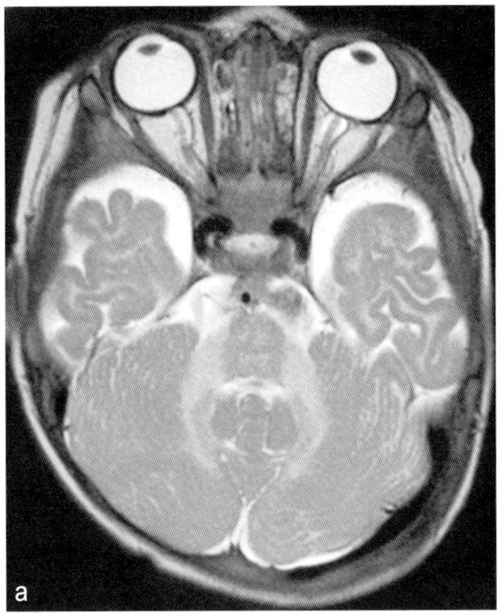

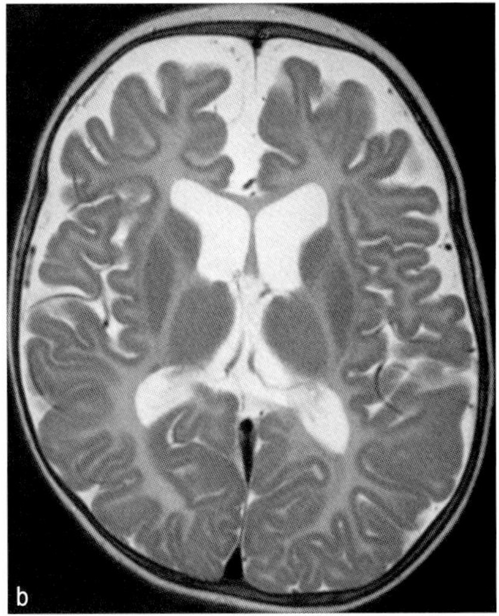

图 1.245 1 例 10 月龄患有 Pelizaeus-Merzbacher 综合征的男性。(**a，b**)横断位 T2WI 显示在大脑和小脑白质、内囊、脑干和小脑中脚弥漫性异常高信号，伴中度脑萎缩

表 1.5(续) 儿童累及白质多发或弥漫性病变

疾病	影像学表现	点评
亚历山大病 (图 1.246 和图 1.247)	**MRI**:外周额叶白质(包括皮质下 U 形纤维)的 T2WI 上高信号和 T1WI 低信号,逐渐累及后部和中央白质(内外囊),伴或不伴有尾状核、脑干、延髓、小脑中脚和齿状核受累。在侧脑室的额角周围可见周边 T1WI 高信号和 T2WI 低信号。白质活动性脱髓鞘部位强化(通常位于脑室周围,伴或不伴有尾状核和脑干)。最初脑组织的大小和重量增加。脑白质的 ADC 值可增高 **MRS**:显示星形细胞增生和脱髓鞘导致的肌醇和胆碱峰增加、巨噬细胞浸润导致的乳酸峰升高以及神经轴突变性导致的 *N*-乙酰天冬氨酸峰降低 **CT**:外周额叶白质密度减低,逐渐累及后部和中央白质(内外囊),可出现边缘强化	罕见的散发性白质脑病,也称为纤维蛋白样白质脑病。婴儿型(最常见)在出生后头两年出现巨头畸形和进行性精神运动迟缓,通常诊断后 8 年内导致儿童早期死亡。其他不太严重的类型是青少年型(4～14 岁发病)和成人型。由染色体 17q21 上的基因突变引起,导致星形胶质细胞中间丝蛋白(GFAP)功能和水平异常。组织病理学发现包括许多 Rosenthal 纤维(长度为 50 μm 或更小的细长或圆形嗜酸性结构)排列在白质内血管附近、肥大的纤维性星形胶质细胞的聚集体和髓鞘进行性丢失

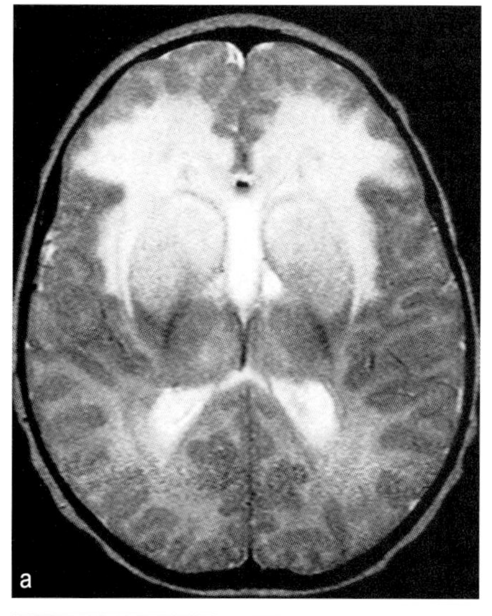

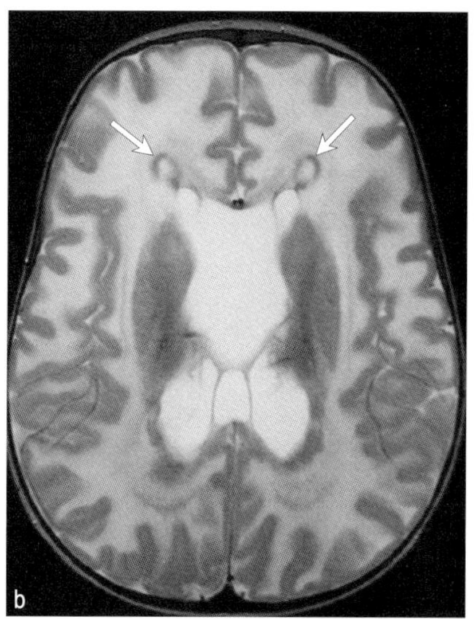

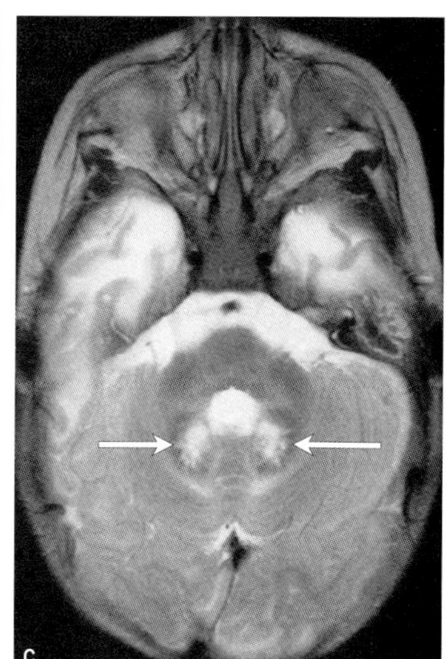

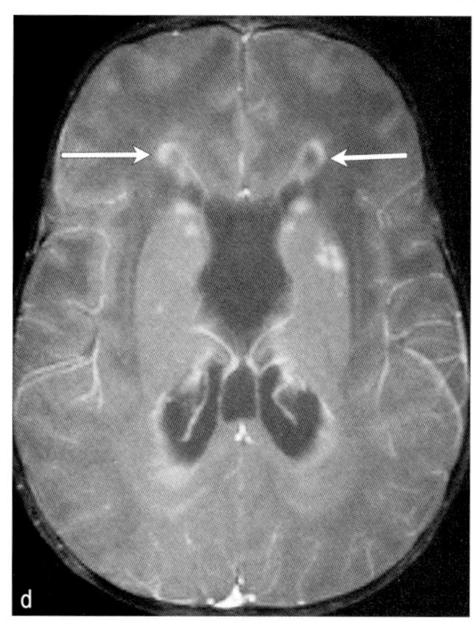

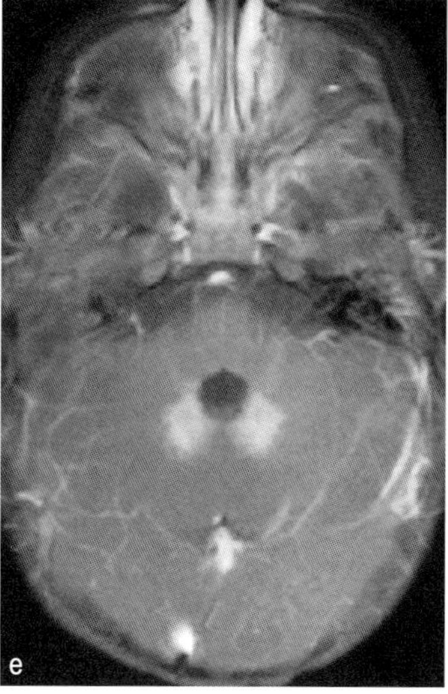

图 1.246 婴儿型亚历山大病。3 个月大的男性,双侧额叶白质、尾状核和壳核的横断位 T2WI(**a**)显示异常高信号,并伴有脑水肿;11 个月大的女性,横断位 T2WI(**b, c**)显示额叶为主、皮质下 U-纤维、脑干、中小脑脚和齿状核(↑)弥漫性异常高信号;侧脑室的额角周围可见 T2WI(**b**)低信号(↑)的脑室周围边缘,横断位脂肪抑制 T1WI(**d**)显示相应活动性脱髓鞘部位有强化(↑);(**e**)在双侧小脑半球的中间部分也可见强化

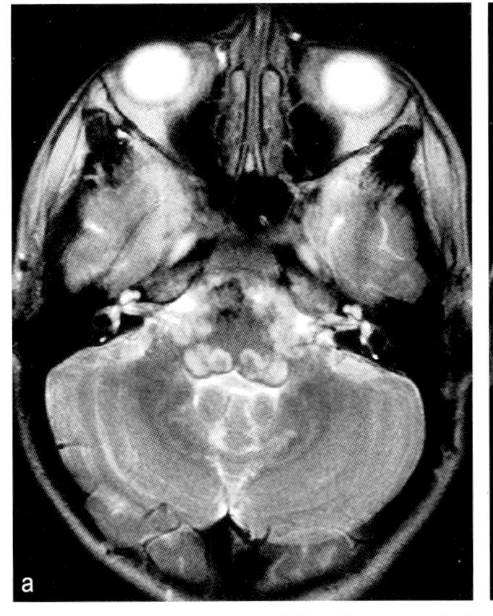

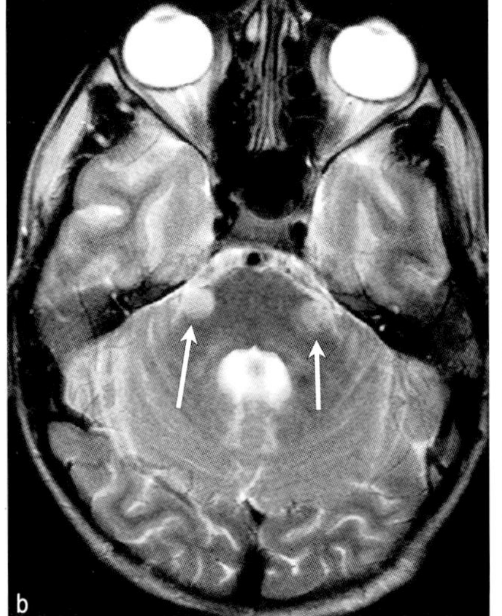

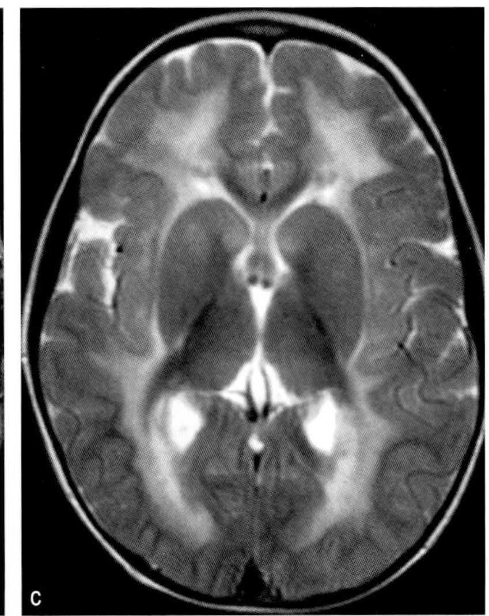

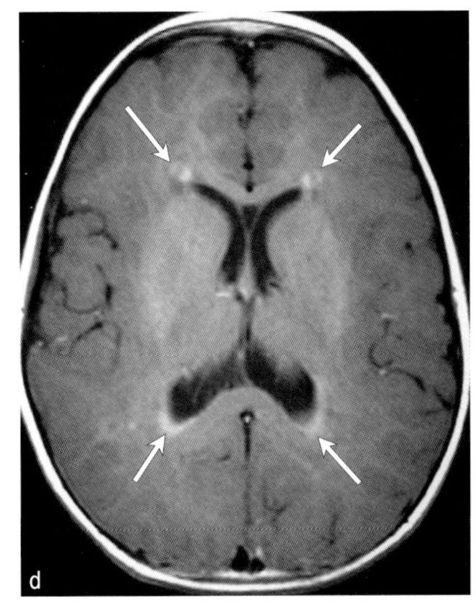

图 1.247 幼年型亚历山大病。一名 9 岁男性，延髓后部和小脑中脚（↑）横断位 T2WI（**a，b**）出现异常高信号；一名 10 岁男性，横断位 T2WI（**c**）上大脑白质呈现弥漫性高信号，且主要保留皮质下 U-纤维和内囊。在邻近侧脑室额角和体部的脑室周围可见小灶性 T2WI 低信号，其中活动性脱髓鞘部位的横断位 T1WI（**d**）上有强化（↑）

表 1.5（续） 儿童累及白质多发或弥漫性病变

疾病	影像学表现	点评
Canavan 病，也被称为 Canavan-van Bogaert-Bertrand 病 （**图 1.248 和图 1.249**）	**MRI：** 大脑和小脑外周白质弥漫性 T2WI 高信号，白质逐渐向中央白质（内囊、胼胝体），伴或不伴苍白球、丘脑、下丘脑和脑干受累，通常无强化。伴随脑组织的大小和重量增加。病变初期白质弥散受限，并且 ADC 值在疾病后期升高 **MRS：** 显示 *N*-乙酰天冬氨酸（NAA）峰升高 **CT：** 大脑和小脑外周白质弥漫性密度减低，逐渐累及中央白质并随后萎缩	罕见的常染色体隐性遗传病（在德系犹太人中常见）。染色体 17p13 - ter 上的 ASPA 基因突变导致少突胶质细胞、小胶质细胞和脑干神经元中的天冬氨酸酰基转移酶缺陷引起脑海绵状变性。编码天冬氨酸酰基转移酶基因的突变导致 *N*-乙酰天冬氨酸（NAA）不能分解成天冬氨酸和乙酸盐。NAA 在脑和血浆中累积，并在尿液中水平升高。脑内过量的 NAA 堆积导致少突胶质细胞受损，海绵状和空泡化以及髓鞘破坏。婴儿期（3～6 个月）出现巨头畸形、肌张力低下、癫痫发作、痉挛、视神经萎缩和视力丧失。患者经常死于病发后第 4 年。携带 ASPA 基因的腺相关病毒载体的基因治疗已显示出早期的治疗前景

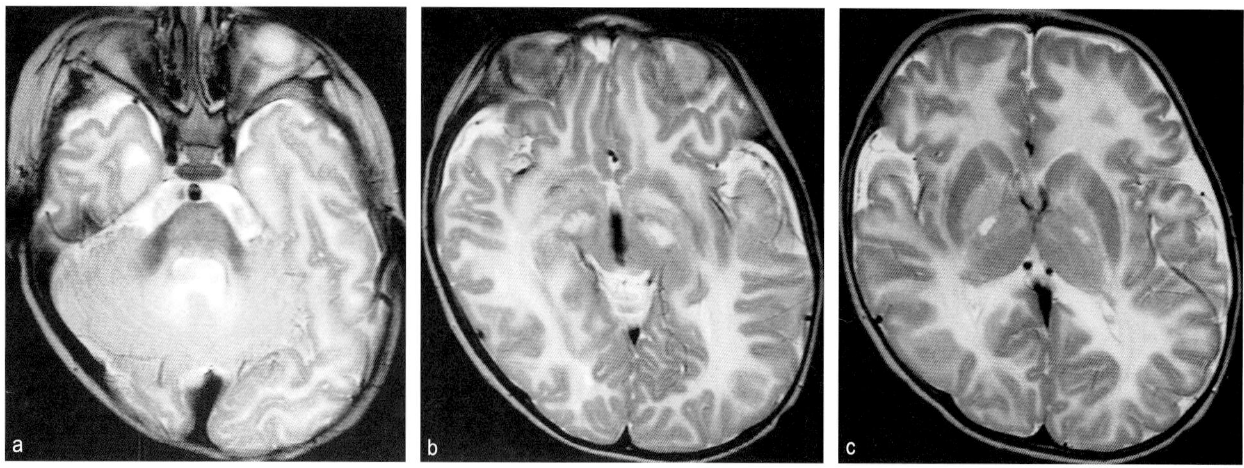

图 1.248 Canavan-van Bogaert 病。一名 14 个月龄女性，横断位 T2WI(**a～c**)显示大脑和小脑白质、内囊包括皮质脊髓束、胼胝体、苍白球、丘脑和脑干 T2WI 弥漫性异常高信号

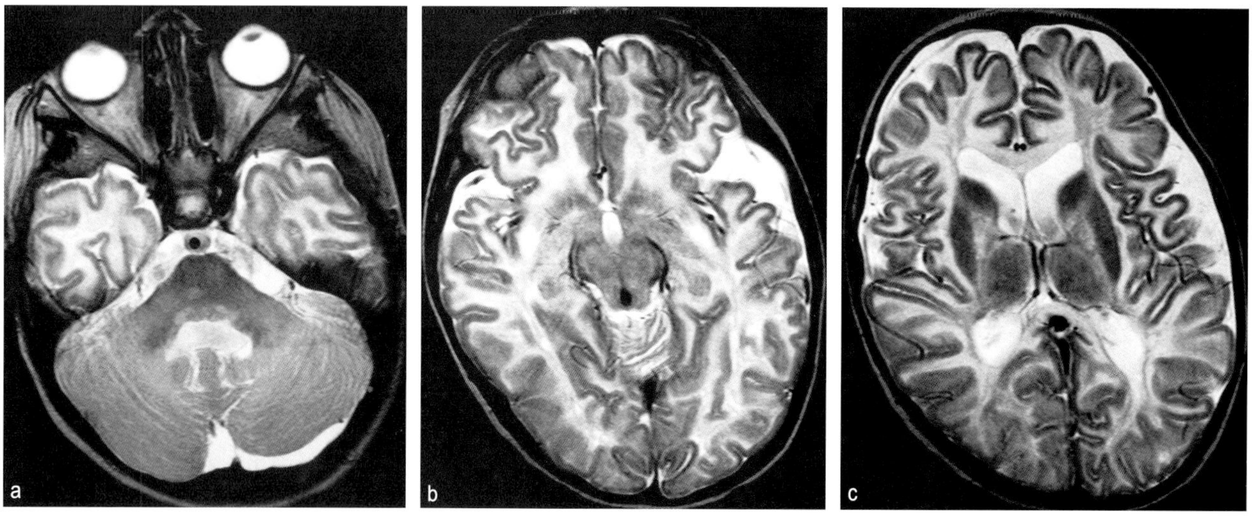

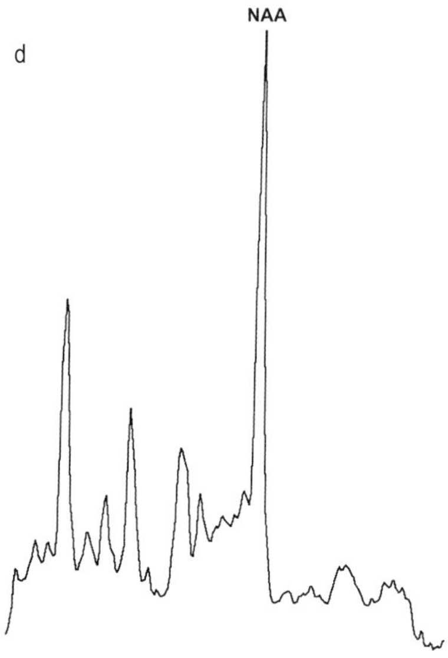

图 1.249 Canavan-van Bogaert 病。4 岁男性，T2WI(**a～c**)上显示大脑和小脑白质、内囊、胼胝体、苍白球、脑干和小脑中脚 T2WI 弥漫性异常高信号；MRS(**d**)显示 *N*-乙酰天冬氨酸(NAA)峰升高

表 1.5(续) 儿童累及白质多发或弥漫性病变

疾病	影像学表现	点评
Cockayne 综合征 (**图 1.250**)	**MRI:** 脑室周围白质、基底节和齿状核 T2WI 高信号;基底节、齿状核和白质钙化呈 T2 加权低信号;大脑和小脑进行性萎缩,小头畸形 **MRS:** 显示降低的 *N*-乙酰天冬氨酸(NAA)和胆碱峰降低,乳酸峰略微升高 **CT:** 进行性大脑和小脑萎缩,基底神经节和齿状核的钙化	常染色体隐性遗传病,与 *CSA*(*CKN1* 或 *ERCCB*)基因、*CSB*(*CKN2* 或 *ERCC6*)基因或干皮病色素(*XP*)基因的突变有关。突变改变了核苷酸切除修复途径,导致紫外线辐射引起的 DNA 损伤修复缺陷。该综合征在 10 年内出现进行性神经功能障碍、白内障、皮肤光敏性、视神经萎缩和侏儒症。有 4 个严重性递减的重叠亚群:COFS、CSI、CSII 和 CSIII。病理学发现包括髓鞘形成、髓鞘丢失,大脑和小脑白质降解、大脑和小脑萎缩以及脑内钙化
Kearns-Sayre 综合征 (**图 1.251**)	**MRI:** 苍白球、壳核和尾状核的 T2WI 和 FLAIR 高信号区,以及丘脑、大脑和小脑白质、背侧脑干和皮质脊髓束 T2WI 高信号,伴有急性缺血的弥散受限,通常无强化 **CT:** 脑白质密度减低,伴或不伴包括苍白球和尾状核的钙化	编码呼吸链和/或 tRNA 蛋白质基因的线粒体 DNA 零星缺失。导致线粒体功能障碍、大脑和小脑白质以及基底节的海绵状变以及进行性眼外肌麻痹、视网膜色素变性和心脏传导阻滞。临床上肌肉和神经系统症状在 20 岁前出现

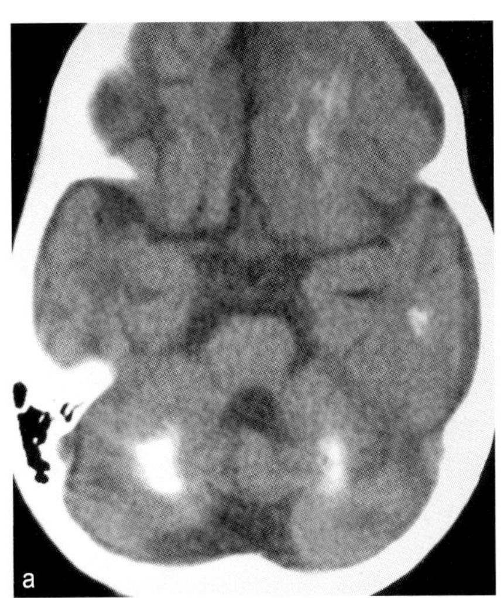
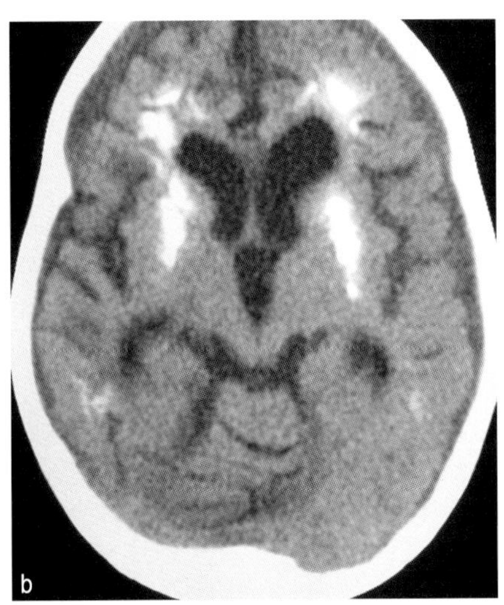
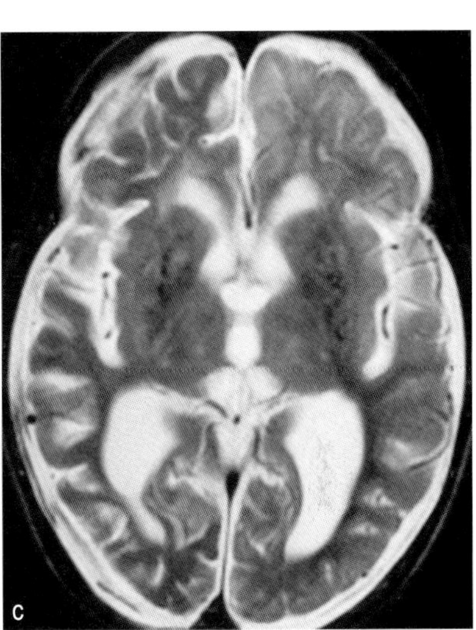

图 1.250 患有 Cockayne 综合征的 11 岁男性。在横断位 CT(**a, b**)上额叶和颞叶白质、尾状核、壳核和齿状核可见钙化,还可见大脑和小脑萎缩。大脑白质可见 T2WI(**c**)高信号,边界不清

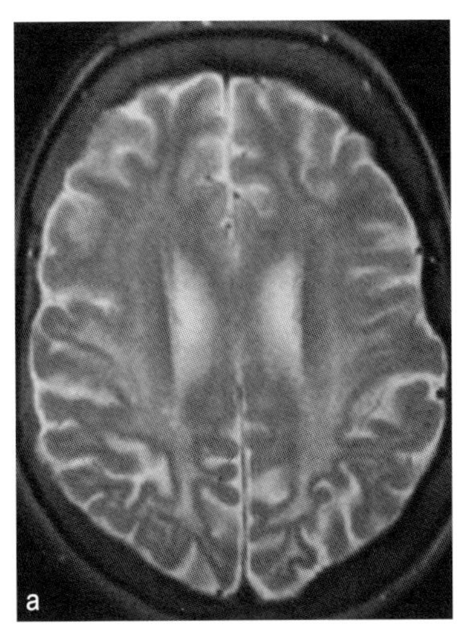
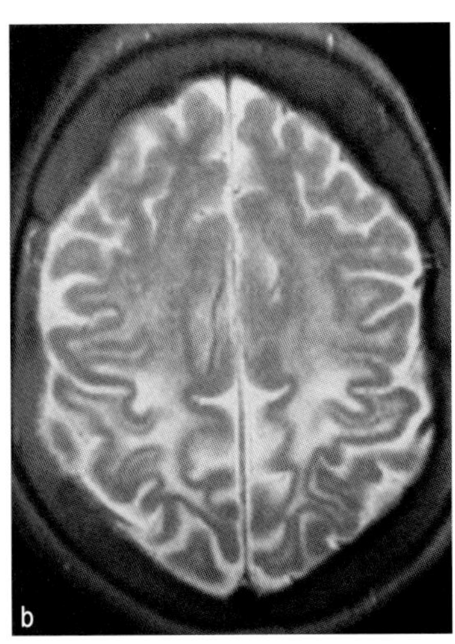

图 1.251 Kearns-Sayre 综合征。大脑皮质下白质中可见 T2WI(**a, b**)高信号区域并伴有脑萎缩

表 1.5(续) 儿童累及白质多发或弥漫性病变

疾病	影像学表现	点评
与软脑脊基底膜形成异常相关的畸形		
Walker-Warburg 综合征，肌-眼-脑表型，福山先天性肌营养不良表型		与先天性肌营养不良症有关肌肉萎缩症，由编码糖基转移酶的基因突变引起，导致糖基化 α-肌营养不良糖蛋白生成缺陷。α-肌营养不良糖蛋白的缺陷导致发育中的脑生发区脑室区部分的神经元增殖减少，放射状胶质细胞的功能及其与胶质界膜的附着产生异常，导致神经元迁移和皮质组织形成异常。已发现的相关基因包括 9q31 上的 *FKTN*、19q 13.3 上的 *FKRP*、9q34.1 上的 *POMT*1、14q24 上的 POMT2、1p33 - 34 上的 *POMGnT*1 和 22q12.3 - q13.1 上的 *LARGE* 基因
肌-眼-脑表型 **(图 1.252)**	**MRI**：脑皮质可见无脑回、巨脑回和/或多小脑回畸形；脑白质 T2WI 异常高信号，小脑的发育不全和/或微囊变	由于编码糖基转移酶的基因突变导致的严重先天性肌营养不良和胎儿大脑发育异常的肌肉萎缩症。缺乏这些酶会降低糖基化并导致 α-肌营养不良糖蛋白与 α - 2 层粘连蛋白的连接缺陷，这对于放射状胶质细胞引导神经元从脑室区域迁移以及形成皮质是必需的。已发现该表型与 *FKRP*、*FKTN*、*POMT*1 和 *POMT*2 基因的突变相关
福山型先天性肌营养不良表型	**MRI**：大脑和小脑中的多小脑回，皮质脊髓束发育不全，脑白质一过性 T2WI 高信号，伴或不伴有小脑和脑桥发育不全，伴或不伴有小脑囊肿	在日本人群中，由于编码糖基转移酶的 FKTN 基因突变导致伴有严重先天性肌营养不良和胎儿大脑发育异常的肌肉萎缩症。缺乏这种酶使糖基化减少并导致 α-肌营养不良糖蛋白与 α - 2 层粘连蛋白的连接缺陷，这种连接对于放射状胶质细胞引导神经元从脑室区迁移以及形成皮质是必需的
创伤相关的病变		
弥漫性轴索损伤 **(图 1.253 和图 1.254)**	**MRI**：脑内单发或多发 T1WI 等或高信号灶，T2WI 和 FLAIR 上呈低、中和/或高信号，梯度回波成像或 SWI 上呈低信号 **CT**：急性损伤时可见单发或多发高密度出血灶，通常位于胼胝体、脑灰质-白质交界处、基底节区和脑干	由减速和旋转剪切力引起的脑损伤，导致轴索和血管损伤。轴索损伤的程度与较差的预后有关。通常伴有其他颅内损伤，如外伤性蛛网膜下腔或脑实质出血和脑挫伤

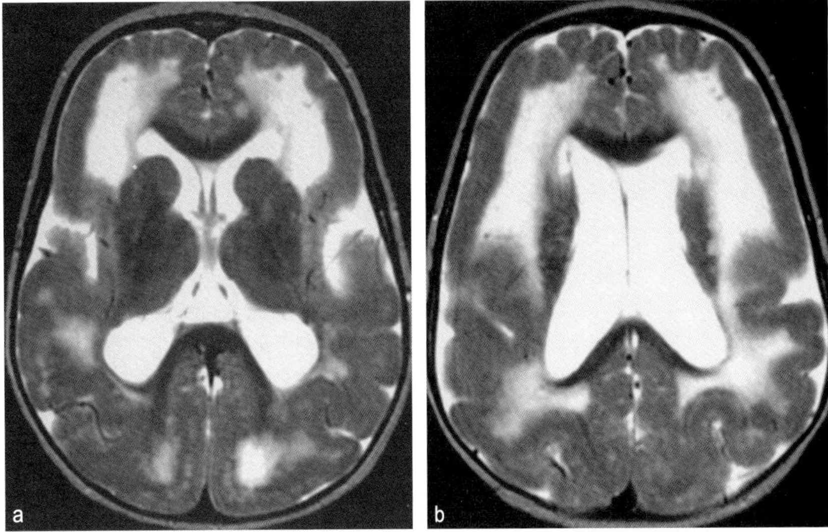

图 1.252 携带肌-眼-脑表型的 14 个月龄女性。大脑白质中可见 T2WI(**a, b**)弥漫性异常高信号,并伴有脑萎缩和额叶多小脑回畸形

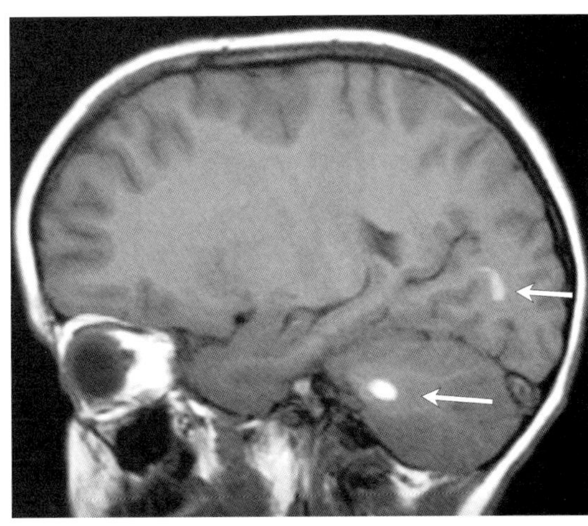

图 1.253 因头部外伤导致弥漫性轴索损伤的 6 岁女性。矢状位 T1WI 显示大脑和小脑白质高信号(↑)

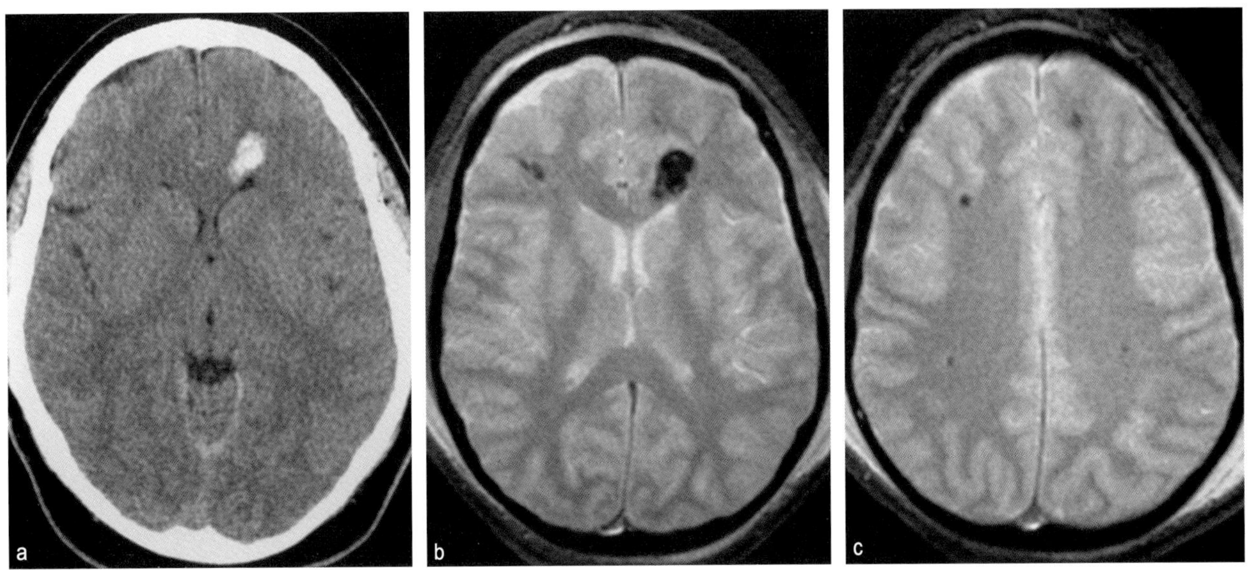

图 1.254 因头部外伤导致弥漫性轴索损伤的 17 岁女性。横断位 CT(**a**)显示左侧额叶白质高密度的出血灶,横断位 GRE(**b**)呈低信号;横断位 GRE(**b, c**)上大脑白质额外小低信号灶代表 CT 上难以分辨小出血灶

表 1.5(续)　儿童累及白质多发或弥漫性病变

疾病	影像学表现	点评
非意外性头部损伤(虐待儿童) (**图 1.255**) 弥漫性轴索损伤 缺氧缺血性脑损伤(HII)	**弥漫性轴索损伤** **MRI**：脑内单发或多发 T1WI 等或高信号灶；T2WI 和 FLAIR 上呈低、中、和/或高信号；梯度回波成像或 SWI 上呈低信号 **CT**：急性损伤时可见单发或多发高密度出血灶，通常位于胼胝体、脑灰质-白质交界处、基底节区和脑干 **缺氧缺血性脑损伤** **MRI**：HII 通常累及大脑，小脑不受影响。皮质下白质(通常累及脑的后部)可见弥散受限区域。水肿/脑肿胀所致的弥散受限通常位于两条血管供血分布区之间的分水岭区。弥散受限通常为双侧，也可以是单侧的 **CT**：大脑皮质和白质弥漫性密度减低，通常丘脑、基底节和小脑早期无密度异常	非意外性头部损伤(NAHI)是指儿童因晃动和/或头部撞击硬表面而遭受虐待。可导致各种脑部损伤，如脑挫裂伤、创伤性裂隙、弥漫性轴索损伤和缺氧缺血性脑损伤(HII)。HII 由脑干和脊髓的创伤性拉伸所致的呼吸暂停引起或由动脉损伤引起，其影响呼吸中枢。HII 与不良预后相关，NAHI 患者 HII 发生率为 37%，而意外伤害患者则为 9%。NAHI 患儿伴或不伴有颅骨骨折的硬膜下出血发生率高达 81%。NAHI 出现混合密度硬膜下血肿发生比意外所致的头部创伤更常见。大多数 NAHI 发生在 2 岁以内的儿童中(1 岁以下发生率 24/10 000；1～2 岁发生率 3.8/100 000)。其他与虐待儿童有关的发现包括视网膜出血、肋骨、长骨骨折等
缺血性损伤		
小血管缺血性损伤：镰状细胞病	**MRI**：皮质下和脑室周围白质、基底节和脑干中 T2WI 多发高信号灶和/或汇合区，伴有占位效应，通常无强化。慢性病变可呈 T1WI 上低信号 **CT**：脑白质、基底节和脑干低密度灶，无相应占位效应	白质和/或脑干中的病变与累及穿通动脉的闭塞性疾病相关，包括镰状细胞病、地中海贫血和血管炎。与多发性硬化症不同，缺血性小血管疾病通常不累及胼胝体，因为其有相邻胼周动脉多个分支的丰富血液供应

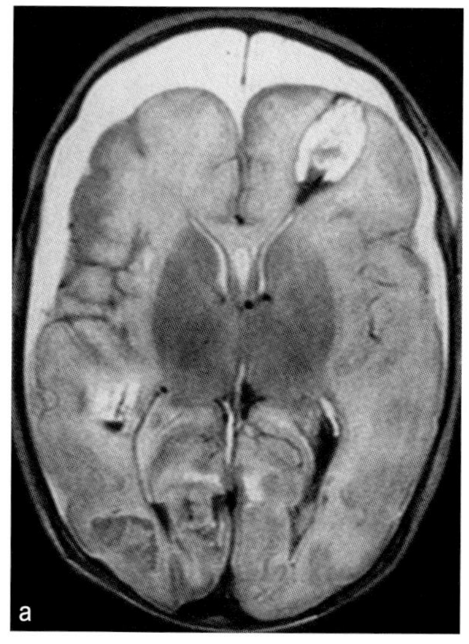

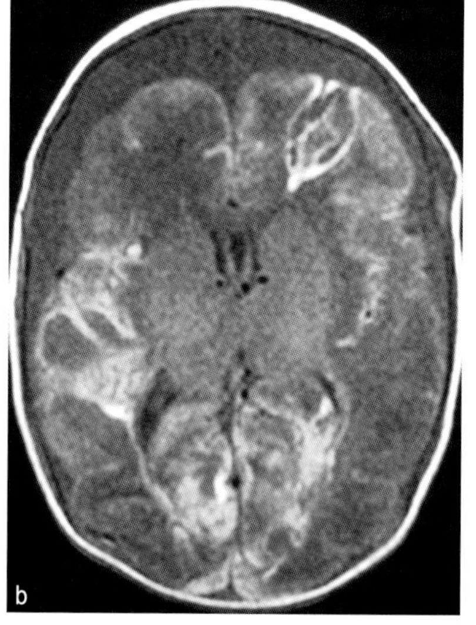

图 1.255　2 个月儿童，非意外性头部损伤(虐待儿童)。脑内见多发不同时期出血灶，横断位 T2WI(**a**)和 T1WI(**b**)呈高低混杂信号，还可见蛛网膜下腔增宽

表 1.5(续) 儿童累及白质多发或弥漫性病变

疾病	影像学表现	点评
脑室周围白质软化(图 1.256)	**MRI**:皮质下和脑室周围白质、基底节脑干 T2WI 多发高信号病灶和/或汇合区。无相应的占位效应,无强化,伴或不伴 T1WI 低信号,以及脑容量减小所致的脑室边缘不规则和脑室扩大 **CT**:脑白质、基底节和脑干多发低密度区,无占位效应,无强化,脑室边缘不规则和脑室扩大	缺血性损伤累及胎儿/早产儿脑,伴有胶质增生和脑室周围白质(胎儿分水岭血管区)脑软化,导致神经功能缺陷(例如脑瘫),取决于损伤的严重程度
早产新生儿缺氧缺血性损伤	**MRI**:脑室周围和/或皮质下白质 T2WI、FLAIR 上呈高信号汇合区,伴有急性和早期亚急性期 DWI 受限。通常无强化,最终导致白质减少和脑室周围白质软化 **CT**:在晚期阶段,脑白质密度减低,伴脑萎缩和脑室周围白质软化	在发育的脑白质中,选择性易缺氧的部位与前少突胶质细胞(晚期少突胶质细胞前体细胞)的位置以及脑室周围和皮质下白质之间的血管区分水岭有关。敏感的前少突胶质细胞在 32 周后逐渐成熟,之后白质缺氧损伤的概率下降。脑白质中的血管分水岭界区也根据成熟度而改变位置。未成熟大脑白质中的血管分水岭区在妊娠晚期从脑室周围迁移到靠近皮质下的位置。血管分水岭区的重新定位与未成熟白质发育中的动脉供应有关,从脑室外表面的脑室动脉逐渐转移到脑室窦动脉。早产新生儿脑白质的低氧损伤累及妊娠中晚期和妊娠早后期脑室周围白质的血管分水岭区,之后累及靠近分水岭区已离心移位的皮质。未成熟大脑白质的缺氧和低灌注病变导致脑室周围白质软化,也称为早产儿白质损伤

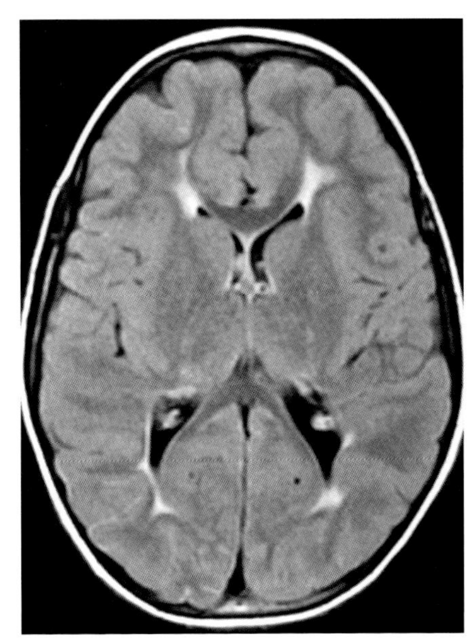

图 1.256 5 岁患有脑瘫和脑室周围白质软化的男孩。脑室周围脑白质可见 FLAIR 高信号,无占位效应,在与远端损伤的胶质增生部位相邻的脑室周围白质中可见轻微的脑萎缩

表 1.5(续) 儿童累及白质多发或弥漫性病变

疾病	影像学表现	点评
足月新生儿缺氧缺血性损伤	**MRI:** 在最初 24 小时内,轻-中度缺氧的缺血性改变,表现为在大脑(额叶和枕叶区)和小脑血管分水岭区的大脑皮质和皮质下白质的 DWI 高信号区域和 ADC 图低信号(继发于细胞毒性的弥散受限水肿)。第 1 周后,与严重缺氧损伤相关的异常 ADC 值“假性正常化”,并且可在第 2 周后升高。在最初的 24 小时内 T1WI 和 T2WI 的信号异常可能会消失。在第 2 天,由于皮质 T2WI 信号增高,导致 T2WI 灰质与白质的分界模糊。T2WI 的信号异常通常低估了 DWI 上白质缺血的程度。与 T2WI 相比,T1WI 显示白质水肿更清晰。在轻-中度缺氧时,基底节或丘脑中通常不会出现异常信号 **MRS:** 相对于肌酸峰、胆碱峰升高,*N*-乙酰天冬氨酸(NAA)峰降低,且出生后最初 48 小时内在分水岭区的脑皮质和皮质下白质出现在乳酸峰,峰值在深灰质中要小得多。乳酸峰值通常在第 5 天时达到最大值 **CT:** 可见脑水肿伴脑沟消失。在急性期,血管分水岭区的脑皮质密度异常可能不明显,MRI 更易于评估	轻度-中度缺氧时,可见弥散受限和信号异常的外周分布特征(也称为“分水岭主导分布”),累及皮质和邻近的白质,腹外侧丘脑、皮质脊髓束和周围皮质不受累。轻度-中度缺氧时,血流从前循环分流到后循环,以维持基底节、丘脑、小脑和脑干的充分灌注。然后在大脑和小脑的血管分水岭区的皮质和皮质下白质中发生低灌注缺氧损伤。这些损伤发生在大脑前动脉和大脑中动脉之间,以及大脑中动脉和大脑后动脉之间的分水岭区,被称为“矢旁分水岭区”。这些弥散受限的区域发生在位于足月和近足月新生儿皮质和皮质下区域的脆弱血管分水岭区。在胎龄较小的新生儿中,脆弱分水岭区位于靠近脑室的白质中,其位置与离心动脉的发育不成熟和/或这些区域对缺氧的敏感性增加有关
感染		
化脓性脑脓肿 **(图 1.257)**	**MRI:** T1WI 上呈局限性低信号病变;T2WI 中央呈高信号(伴或不伴气液平面)边缘被中-低信号的薄壁包围,增强扫描呈环形强化,有时外侧壁比内侧壁厚;病灶外周见 T2WI 高信号水肿。脓肿内容物通常弥散受限。脓肿的平均 ADC 值[(0.63~1.12)×10^{-3} mm^2/s]显著低于肿瘤坏死或囊变的 ADC 值(2.45×10^{-3} mm^2/s) **MRS:** 显示神经元破坏导致的 *N*-乙酰天冬氨酸(NAA)峰降低,在 0.9 ppm 处的乳酸峰和氨基酸峰(缬氨酸、亮氨酸和异亮氨酸)升高,继发于蛋白水解酶 **CT:** 表现为中央低密度(伴或不伴有气液平),边缘被中等密度薄壁环绕的局灶性病变;外周见边界不清的水肿低密度,环形强化有时外侧壁比内侧壁更厚	脑脓肿的形成发生在脑炎后 2 周,伴中央液化坏死,周围有包膜和水肿包围。弥散受限与脓肿内容物、高蛋白内容物、脓液、坏死碎片和细菌的混合物有关。可多发,但 50%以上为单发。通常是脑膜炎和/或鼻窦炎、败血症、创伤、手术和心脏分流的并发症,分别占发达国家和发展中国家颅内肿块的 2%和 8%
螺旋体感染:莱姆病 **(图 1.166)**	**MRI:** 大脑和/或小脑白质 T2WI 和 FLAIR 高信号病灶(2~8 mm),伴或不伴弥散受限,伴或不伴有颅内病变和/或软脑膜和第Ⅲ、Ⅴ和/或Ⅶ对脑神经强化 **CT:** 大脑和/或小脑白质密度减低,伴或不伴有强化	中枢神经系统表现被认为是莱姆病(由伯氏疏螺旋体感染)的免疫相关脱髓鞘所致,通过被原发宿主(小鼠和鹿)感染的硬蜱叮咬传播给人类。美国的大多数病例发生在大西洋中部地区。患者可出现头痛、不适、发烧、肌肉疼痛和游走性红斑

表 1.5(续)　儿童累及白质多发或弥漫性病变

疾病	影像学表现	点评
真菌性脑损伤 (图 1.169)	**MRI**：表现因病源而异。感染可发生在脑膜和/或脑实质，T2WI 中有实性或囊性病变，T1WI 呈低-等信号，T2WI 和 FLAIR 高信号，增强扫描呈结节状或环形强化，外周见 T2WI 高信号水肿。受感染的组织可能在病变外壁出现弥散受限，而在病变的中央腔 ADC 值无减低。病变壁的 T2WI 和 GRE 低信号可能是真菌菌丝内的顺磁性铁和镁产生的 **MRS**：显示升高的脂质峰、乳酸峰和氨基酸峰以及海藻糖在 3.6～3.8 ppm 之间的多重峰 **CT**：感染可发生在脑膜和脑实质中，表现为实性或囊性病变，强化的结节或环形强化，周边见低密度影	发生于免疫功能低下或糖尿病患者，伴有脑膜和脑实质的肉芽肿。隐球菌累及基底脑膜并沿血管周围间隙延伸到基底节。曲霉菌病和毛霉菌通过鼻旁窦或血源直接延伸，侵入血管并导致出血性病变和/或脑梗死。球孢子菌病通常累及基底脑膜。念珠菌病通常与手术和/或留置导管并发症相关的医院感染有关
脑炎/病毒感染 (图 1.258) 单纯疱疹 巨细胞病毒(CMV) 急性麻疹脑炎 麻疹相关的亚急性硬化性全脑炎(SSPE) 西尼罗河病毒	**单纯疱疹病毒** **MRI**：通常累及颞叶/边缘系统，伴或不伴有出血。病变 T1WI 上呈低-等信号，T2WI 和 FLAIR 呈高信号，边界不清，累及脑皮质和/或白质，弥散受限发生在感染早期，轻度或无强化，有轻度占位效应 **CT**：密度减低，边界不清，轻度或无强化 **CMV** **MRI**：脑室周/室管膜下区 T2WI 和 FLAIR 高信号，HIV 病毒通常累及脑室周围白质 **CT**：新生儿 CMV 感染可导致局部脑损伤，并伴有营养不良钙化 **急性麻疹脑炎** **MRI**：脑白质、皮质和基底节可见 T2WI 信号增高，伴有弥散受限，伴或不伴有瘀点出血，伴或不伴脑皮质和软脑膜强化 **SSPE** 大脑和小脑白质和脑干可见 T2WI 和 FLAIR 信号异常增高，ADC 值升高，无强化 **西尼罗河病毒** 大脑和小脑白质和脑干可见 T2WI 和 FLAIR 信号增高，通常无强化	脑炎由病毒感染脑组织所致。在免疫功能低下的患者中，脑炎可由单纯疱疹病毒、巨细胞病毒(CMV)、人类免疫缺陷病毒(HIV)和 JC 多瘤病毒感染少突胶质细胞所致的进行性多灶性白质脑病引起。在免疫功能正常的患者中，病因包括 St. Louis 脑炎病毒、东部或西部马脑炎病毒、麻疹(RNA 副粘病毒)病毒、Epstein-Barr 病毒、日本脑炎(黄病毒)、西尼罗河病毒(黄病毒)和狂犬病(狂犬病病毒)

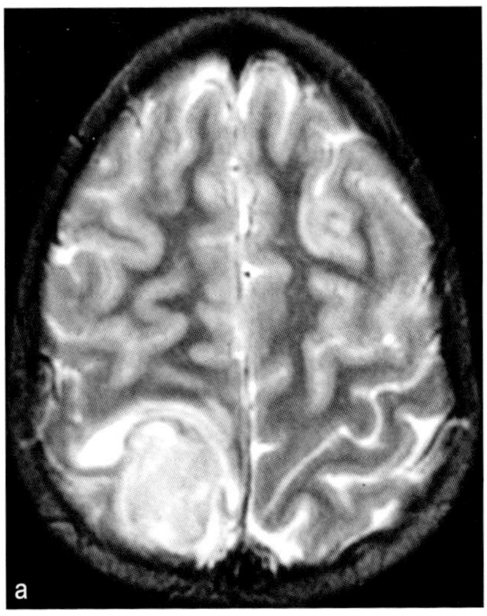

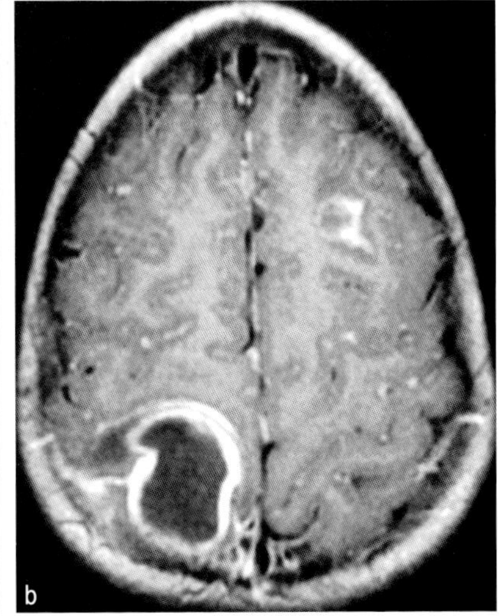

图 1.257　9 岁男孩，患有左右心脏双向分流且伴有两个化脓性脑脓肿，如横断位 T2WI(**a**)和横断位 T1WI(**b**)增强所示

表 1.5(续) 儿童累及白质多发或弥漫性病变

疾病	影像学表现	点评
囊虫病 (**图 1.141**)	**MRI:** 脑或脑膜中的单个或多个囊性病变。在活跃的囊泡期,出现在 T1WI、FLAIR 和 DWI 中呈低信号的囊性病灶,内有 2～4 mm 小结节(头节),在 FLAIR 和 T2WI 边缘见高信号的薄壁,轻度边缘强化或无强化,在 T2WI 和 FLAIR 上无外周水肿。在活跃的胶体囊泡期,呈 T1WI 低信号和 T2WI 高信号囊性病变,强化的边缘和/或结节状强化,T2WI 上伴或不伴有周边水肿信号。在活跃的颗粒状结节期,囊肿回缩成更密实,有强化的肉芽肿结节 **CT:** 脑内或脑膜中单个或多个囊性病变。在急性/亚急性期,呈低-等密度,呈边缘和/或结节状强化,伴或不伴有周边低密度(水肿)。慢性期表现为钙化的肉芽肿是慢性期的特征	囊虫病是由摄入受污染的食物(未煮熟的猪肉)中的绦虫幼虫引起,累及脑膜、蛛网膜下腔和脑池>脑实质>脑室。是中枢神经系统最常见的寄生虫病,通常发生在 15～40 岁的患者中,并且是流行地区获得性癫痫的最常见病因。并发症包括因 CSF 梗阻、蛛网膜炎、脑膜炎和血管闭塞引起的颅内高压
疟疾 (**图 1.259**)	**MRI:** 大脑白质和/或大脑皮质、胼胝体、基底节、丘脑和小脑中局部灶和/或边界不清的 T2WI 高信号区,脑水肿导致脑沟和基底池消失的大脑水肿,伴或不伴有颞叶沟回疝形成,伴或不伴出血,伴或不伴与缺血性损伤弥散受限,通常无强化 **CT:** 脑白质、基底节和/或丘脑,局灶性和/或边界不清的低密度区	疟疾是由疟原虫属的寄生虫感染引起。通过含有疟原虫的雌蚊(按蚊属)叮咬将寄生虫传播给人类。感染恶性疟原虫的患者中累及 CNS 疟疾的发生率为 2%。疟疾通常发生在儿童和疟疾流行地区的游客(撒哈拉以南非洲和其他海拔低于 1 500 m 的热带地区)。脑血管中感染的红细胞聚集导致血管周围出血、髓鞘损伤和白质坏死。伴随细胞因子释放、血管舒张和血管充血的炎症反应可导致脑水肿和颅内压增高

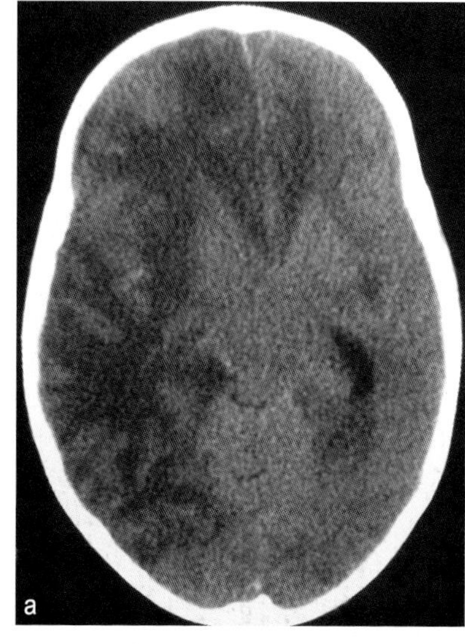

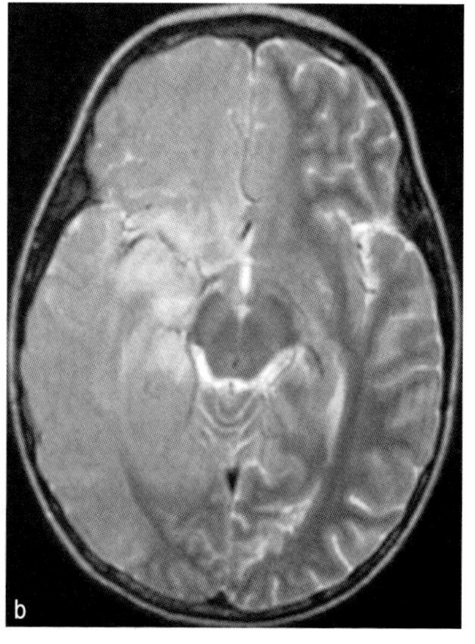

图 1.258 患有 1 型脑单纯疱疹病毒感染的 3 岁男孩。**(a)** CT 在右侧大脑半球可见密度弥漫性减低、边界不清区域,占位效应导致左侧大脑镰下疝、脑沟和基底池消失;**(b)** T2WI 在右侧大脑半球的大部分区域可见弥漫性异常高信号,累及灰质和白质

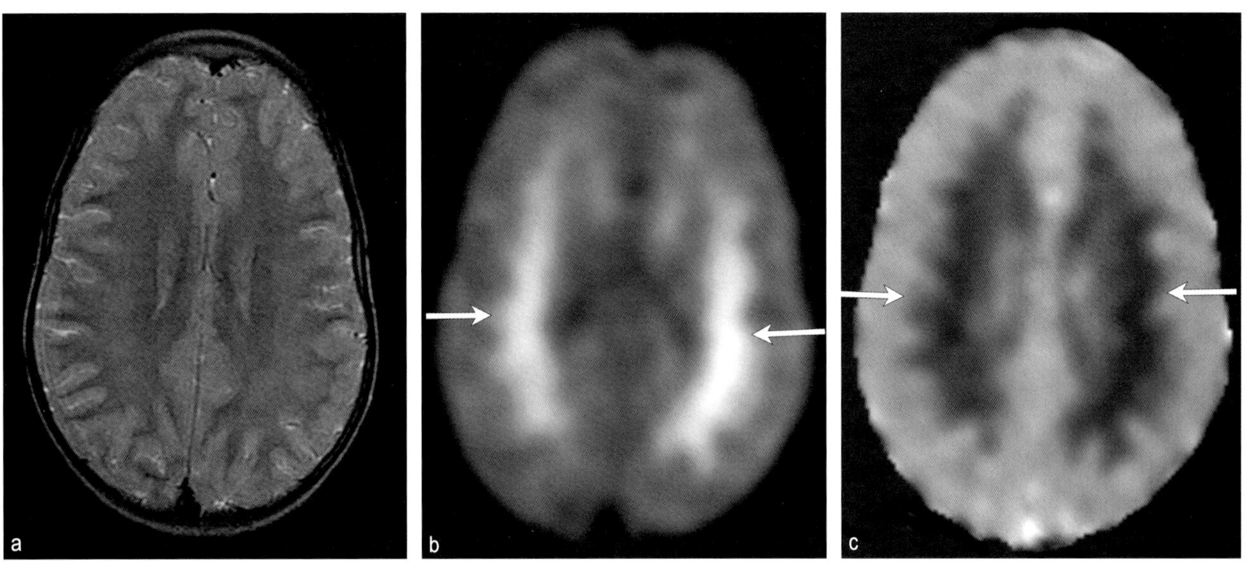

图 1.259 来自马拉维的患有脑型疟疾的幼儿。横断位 T2WI(**a**)上在双侧大脑白质中可见具有异常略高信号，边界不清，其在 DWI(**b**)(↑)和 ADC 图(**c**)(↑)上具有相应弥散受限

表 1.5(续) 儿童累及白质多发或弥漫性病变

疾病	影像学表现	点评
炎症性疾病：非感染性疾病		
急性播散性脑脊髓炎(**图 1.260**)	**MRI**：病变位于大脑或小脑白质、脑干、基底节。通常在 T1WI 上呈低信号，在 T2WI 上呈高信号，伴或不伴强化。通常在脱髓鞘的急性/亚急性早期有强化，呈环状或结节状，伴或不伴弥散受限。急性脱髓鞘病变可有类似肿瘤的局部占位效应 **CT**：活动性脱髓鞘区域可出现强化和轻度局部肿胀	急性播散性脑脊髓炎是在病毒感染或接触毒素(来自环境暴露或摄入的外源性毒素如酒精、溶剂)后发生的免疫介导脱髓鞘

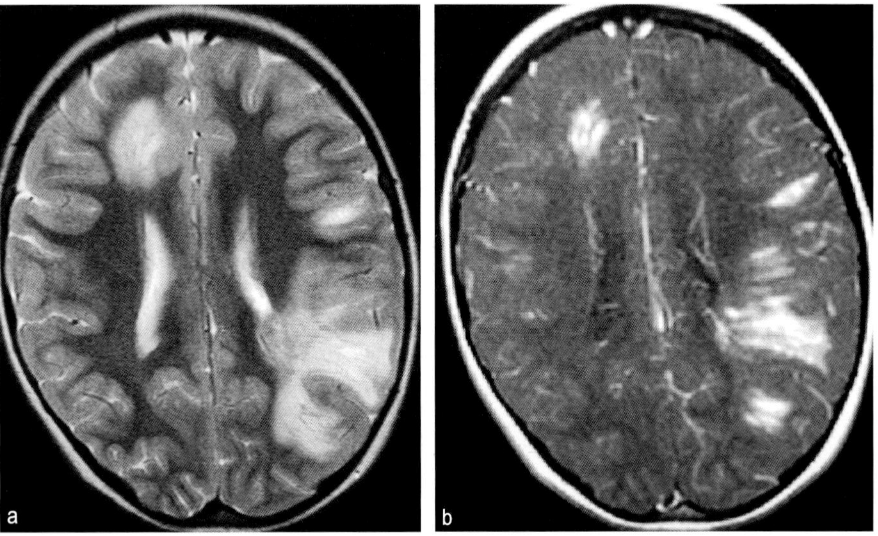

图 1.260 病毒性感染 3 周后患急性播散性脑脊髓炎的 5 岁女孩。(**a**) T2WI 在双侧大脑白质中可见异常高信号，边界不清；(**b**) T1WI 增强相应部位有强化

表 1.5(续) 儿童累及白质多发或弥漫性病变

疾病	影像学表现	点评
多发性硬化症 (**图 1.261**)	**MRI**：病变位于大脑或小脑白质、脑干、基底节；通常呈 T1WI 低信号、T2WI 高信号，伴或不伴强化。强化通常在脱髓鞘的急性期/亚急性早期，可以是环状或结节状，伴或不伴弥散受限。急性脱髓鞘病变可有类似肿瘤的局部占位效应 **CT**：活动性脱髓鞘区域可表现出强化和轻度局部肿胀	多发性硬化症(MS)是年轻和中年人中最常见的获得性脱髓鞘疾病(高峰年龄为 20～40 岁)。也可发生在十几岁的儿童身上。美国有 40 万 MS 患者，全球有 200 万 MS 患者。女性患者是男性的两倍。最常见于北欧人。尽管 MS 可以在家庭中聚集，但不是以孟德尔方式遗传的。诊断依据临床病史和临床表现，包括 MRI 检查结果(脑白质、脊髓和视神经 T2WI 和 FLAIR 高信号灶)、异常视觉诱发电位、CSF 样品中的寡克隆带和/或增加的 IgG 指数的等电聚焦证据和/或 IgG 指数增高。脱髓鞘疾病发生在任何存在髓鞘的部位，包括脑深部核团(尾状核、壳核、苍白球和/或丘脑)。病变通常是多发性的
噬血细胞性淋巴组织细胞增多症 (**图 1.262**)	**MRI**：大脑和/或小脑白质、基底节和/或丘脑中可见 T2WI 和 FLAIR 高信号灶和/或汇合区，伴或不伴强化脑和/或脑膜。连续影像学检查可见进行性脑萎缩	儿童罕见的多系统原发性免疫缺陷病，伴有中枢神经系统、淋巴结、骨骼、肝脏和/或脾脏中的组织细胞和淋巴细胞积聚。患者的年龄范围为 1 个月～14 岁，中位年龄为 2.5～21 个月。包括 1～5 型家族性噬血细胞性淋巴组织细胞增生症、2 型 Griscelli 综合征、Chediak-Higashi 综合征、X 连锁淋巴组织增生综合征和 2 型 Hermansky-Pudlak 综合征。患者可出现癫痫发作、意识障碍、脑膜炎、发热、肝肿大、脾肿大和/或淋巴结肿大。该病通过造血干细胞移植可以治愈

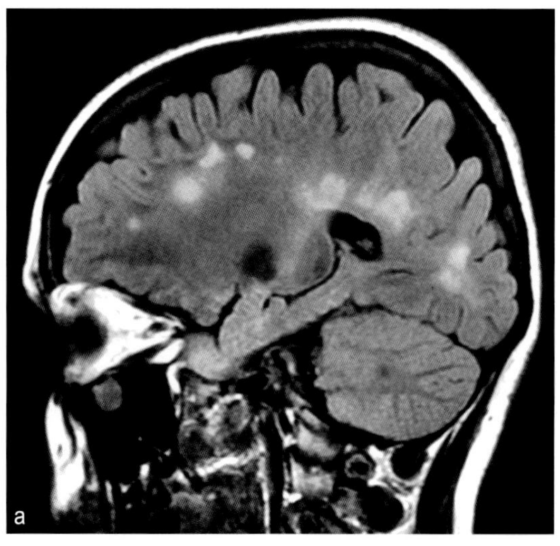

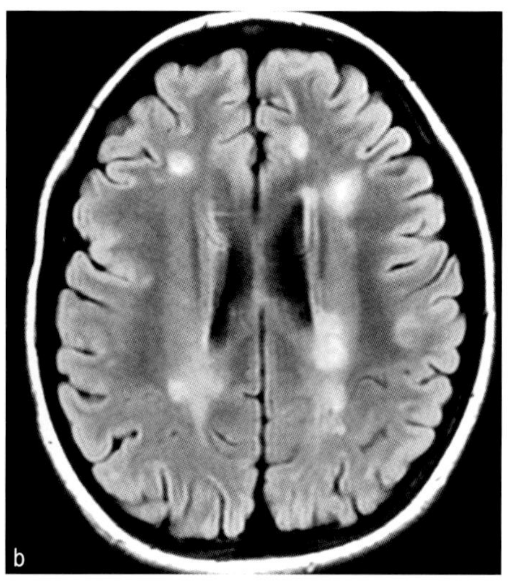

图 1.261 多发性硬化症的 17 岁女性。矢状位(**a**)和横断位(**b**)FLAIR 图像显示双侧脑室周围白质的多个高信号区域

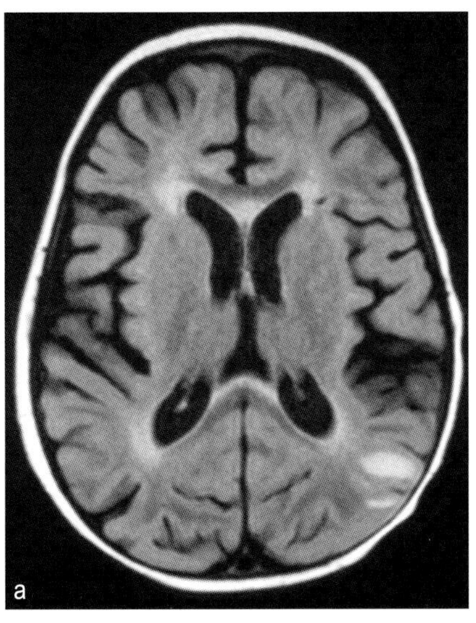

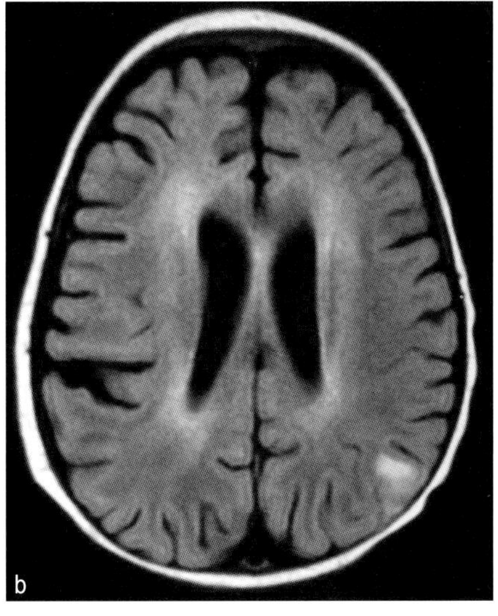

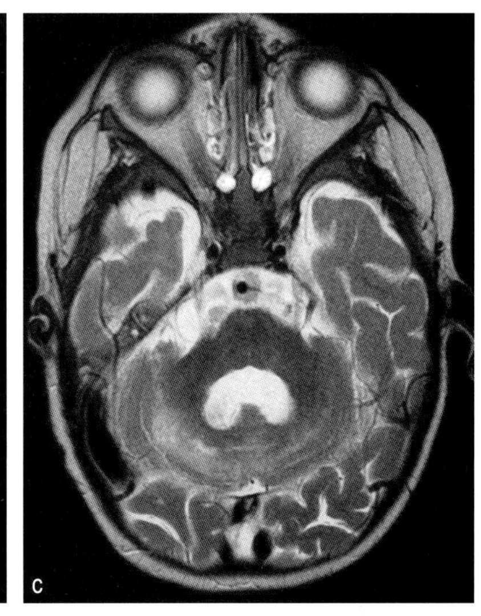

图 1.262 患有噬血细胞性淋巴组织细胞增多症的 17 个月男性。在双侧大脑和小脑白质中可见 FLAIR(**a, b**)和 T2WI(**c**)高信号灶,边界不清,并见脑萎缩

表 1.5(续) 儿童累及白质多发或弥漫性病变

疾病	影像学表现	点评
肿瘤		
转移瘤	**MRI**:脑内局限性球形病变,可发于脑内不同部位(通常在灰白质交界处),通常 T1WI 上呈低-等信号,T2WI 上呈等-高信号,伴或不伴出血、钙化和囊变,强化方式多变,结节强化病灶外周常见 T2WI 高信号水肿 **CT**:病变通常具有中低密度,伴或不伴出血、钙化和囊变。病变强化方式多变,周边常伴低密度水肿	儿童中罕见,可由颅外肉瘤(骨肉瘤、横纹肌肉瘤)和神经母细胞瘤引起。在成人中,脑转移瘤占颅内肿瘤的 33%,通常来自 40 岁以上成人的颅外原发性肿瘤。原发肿瘤来源:肺>乳腺>GI>GU>黑色素瘤
淋巴瘤	**MRI**:免疫功能正常患者的原发性中枢神经系统淋巴瘤(PCNSL)65%的病例中为孤立的局灶性或浸润性病变。PCNSL 位于大脑半球、基底节、丘脑、小脑和脑干。PCNSL 可以累及并跨越胼胝体。PCNSL 在免疫功能正常患者中 35%的病例可为多灶性,而在免疫功能低下患者中 60%的 PCNSL 是多灶性的。肿瘤通常在 T1WI 上呈低-等信号,在 T2WI 上呈中-等稍高信号,伴或不伴有周围水肿,免疫功能低下的患者或治疗后伴或不伴有出血/坏死。PCNSL 在免疫功能正常的患者中通常表现为均匀强化,而在免疫功能低下的患者呈周边不规则中等强化。弥漫性软脑膜和硬脑膜强化是颅内淋巴瘤不太常见的强化方式。PCNSL 可出现弥散受限 **MRS** 显示 *N*-乙酰天冬氨酸(NAA)峰降低和胆碱和脂质峰升高 **CT**:CNS 淋巴瘤可中等密度,或因肿瘤细胞的高核/浆比而呈高密度,免疫功能低下患者伴或不伴有出血、钙化和坏死,病灶通常有强化	罕见于儿童。原发性 CNS 淋巴瘤比继发性 CNS 淋巴瘤更常见,且通常发生在 40 岁以上成人。B 细胞淋巴瘤比 T 细胞淋巴瘤更常见。大脑原发性和继发性淋巴瘤的 MRI 特征相重叠。与原发性淋巴瘤相比,继发性颅内淋巴瘤更易累及软脑膜

表 1.5(续) 儿童累及白质多发或弥漫性病变

疾病	影像学表现	点评
白血病(髓样肉瘤、粒细胞肉瘤、绿色瘤)	**MRI:** 病变通常在 T1WI 上呈等信号,在 T2WI 和 FLAIR 上呈等稍高信号。病变内出血在 GRE 呈低信号。病变在 DWI 弥散受限(ADC 值为 0.50×10^{-3} mm^2/s),通常有强化 **MRS:** 可见降低的 *N* -乙酰天冬氨酸(NAA)峰和显著升高的胆碱峰。 **CT:** 病变可呈低-中等至略高密度且可见强化	白血病是造血细胞的肿瘤性增殖。髓样肉瘤(也称为绿色瘤或粒细胞肉瘤)是由成髓细胞和肿瘤性粒细胞前体细胞组成的局灶性肿瘤,并且在急性髓性白血病患者中发生率为 2%。这些病变可累及硬脑膜、软脑膜和脑组织。颅内病变可以是孤立或多发
移植后淋巴组织增生性疾病(PTLD)	**MRI:** PTLD 表现为颅内多发强化病灶。在 T2WI 和 FLAIR 上呈略高或高信号。病变可发生在脑室周围白质和基底节区(63%),也可发生在颅内其他部位	PTLD 是实体器官或造血干细胞移植的并发症,伴淋巴或浆细胞在一个或多个器官中聚集。发生率从肾移植的 1% 至小肠移植的 20% 不等。最常见的病变是 B 细胞来源,90% 与 Epstein-Barr 病毒有关。儿童比成人更常见。在 7% 的 PTLD 仅累及 CNS。在大脑内,61% 的 PTLD 为多灶性
其他病变		
放射损伤/坏死 (**图 1.263**)	**MRI:** 表现为颅内局灶性病变伴或不伴有占位效应,或为边界不清的 T1WI 低-等信号、T2WI 等-高信号区,放射治疗区域内受累脑组织(白质和/或灰质)强化。放射性坏死 rCBV 值(0.6)显著低于复发灶高级别胶质瘤(2.6)。手术切除的转移性病灶部位放射性坏死在 DWI 上可显示 3 层特征,包括具有高 ADC 值的内层液化部分、无强化且 ADC 值降低的中间层以及有强化及高 ADC 值的外层 **CT:** 表现为局灶性病变,伴或不伴占位效应,或为边界不清的低-等密度区,伴或不伴有效放疗野内受累脑组织(灰质和/或白质)的强化	局部组织对放射治疗的严重反应,与剂量超过 65 Gy 有关。通常发生在放射治疗后 3~12 个月后,偶尔在长达 10 年后发生。当化疗与放射治疗同时进行时,发生率高达 3 倍。血管内皮损伤和细胞凋亡,导致血栓形成、纤维素性渗出、透明样变性伴管腔狭窄、纤维蛋白和血管坏死以及神经胶质和白质损伤。可能很难与肿瘤鉴别。DSC - MRI 显示复发性肿瘤的 rCBV 最大值和 rCBV 平均值显著高于肿瘤坏死,有助于区分两种病变,在 CTP 中有类似的表现。在区分高级别胶质瘤和放射性坏死方面,MRI 灌注已被证明优于 ^{18}F - FDG PET 和 ^{11}C -蛋氨酸 PET。氢质子 MRS 显示放射性坏死部位的 *N* -乙酰天冬氨酸(NAA)峰和胆碱峰降低,而肿瘤残留和复发显示胆碱峰升高且胆碱/肌酸(Cho/Cr)比值大于 2

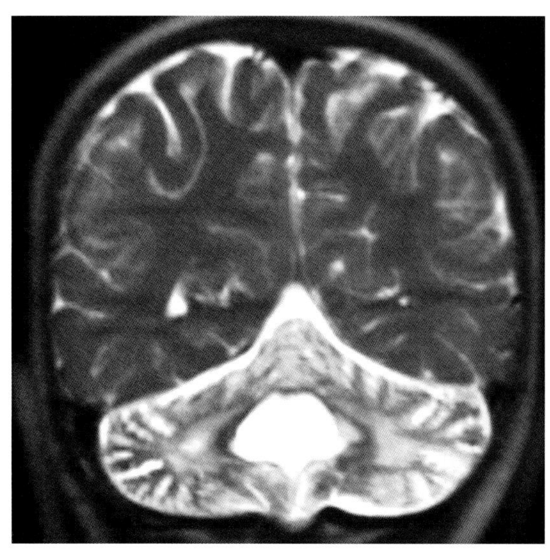

图 1.263 髓母细胞瘤患者术后和放射治疗后。T2WI 显示小脑放射性损伤/坏死,白质内见弥漫性异常高信号,伴小脑明显萎缩

表 1.5(续) 儿童累及白质多发或弥漫性病变

疾病	影像学表现	点评
急性毒性白质脑病(**图 1.264**)	**MRI**:脑室周围白质双侧对称性 T2WI 高信号累及半卵圆中心和放射冠,伴或不伴胼胝体、丘脑、苍白球和齿状核受累,通常弥散受限。DWI 异常高信号可能比 T2WI 出现更早且更显著。去除诱因病变可以逆转	可能与药物(用于癫痫发作的氨己烯酸、用于感染的高剂量甲硝唑)、化学治疗药物(鞘内甲氨蝶呤)、免疫抑制治疗、暴露于环境毒素或非法药物暴露、感染性因素的作用有关。病理改变包括髓鞘内空泡化、脱髓鞘、细胞死亡和毛细血管内皮损伤
高血压脑病[后部可逆性脑病综合征(PRES)](**图 1.265**)	**MRI**:皮质下白质 T1WI 低-等信号,T2WI 高信号区,伴或不伴脑皮质受累,伴或不伴强化。去除诱因病变可以逆转 **CT**:病灶和/或汇合区皮质下白质低密度,伴或不伴脑皮质累及,伴或不伴有强化	当血压升高超过脑血管自动调节的上限时,导致脑内的毛细血管液体渗漏,通常发生在动脉交界区域。与免疫抑制药物(他克莫司/FK506、环孢菌素)、化疗(顺铂、L-天冬酰胺酶等)、急性高血压、先兆子痫、子痫、肾功能不全和体液超负荷有关。神经系统症状包括意识模糊、头痛、癫痫发作、视力丧失、构音障碍和昏迷。皮质异常可能与低灌注损伤导致的坏死有关

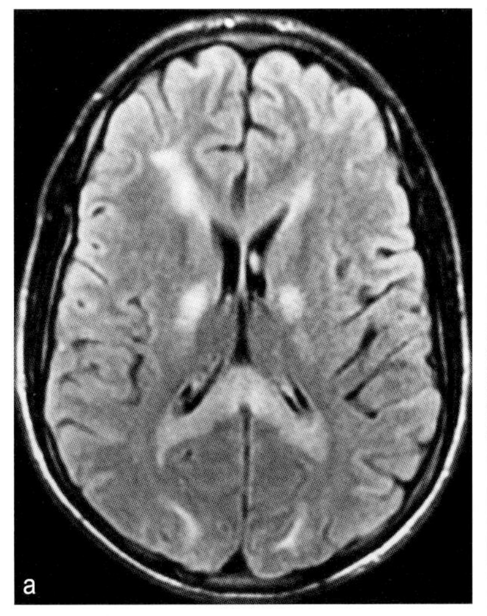

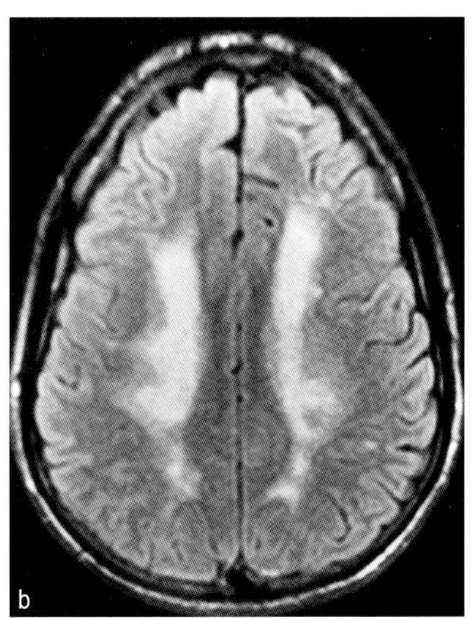

图 1.264 静脉注射海洛因中毒的 17 岁男性。横断位 FLAIR(**a, b**)上苍白球、胼胝体和脑室周围白质中可见异常高信号

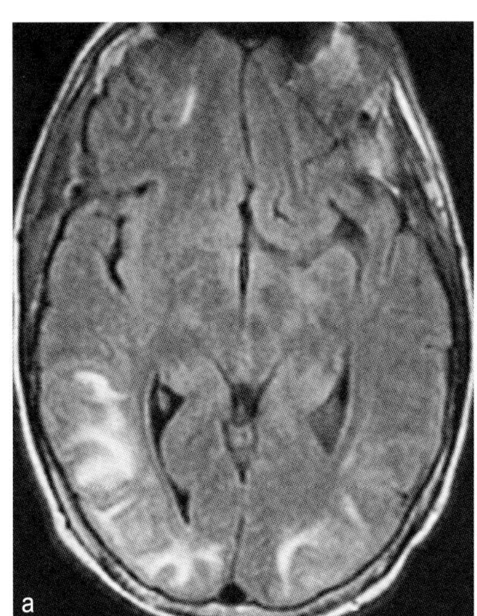

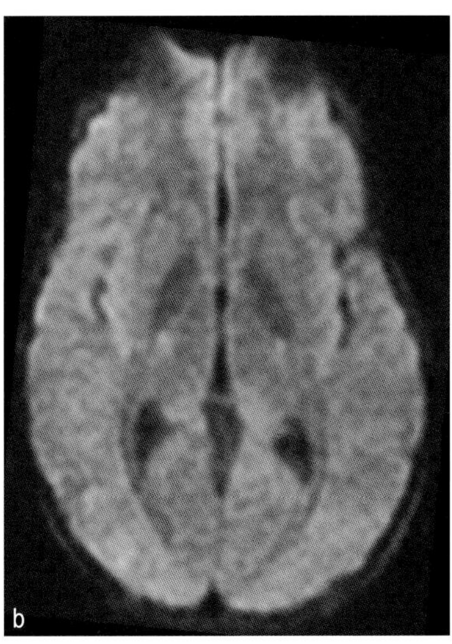

图 1.265 12 岁接受化疗的患有急性淋巴细胞白血病(ALL)并发可逆性后部脑病综合征(PRES)的女性。横断位 FLAIR(**a**)显示后脑白质不对称异常高信号;横断位 DWI(**b**)上病变弥散不受限

1.6 基底节和丘脑

基底节

基底节包括纹状体(尾状核和壳核)、苍白球、丘脑底核和黑质(**图 1.266** 和**图 1.267**)。纹状体源自端脑(新纹状体),由壳核和尾状核组成。尾状核是一个C形结构,由一个与侧脑室的前角和侧缘相邻的大的头部、一个狭窄的后体部以及一个沿着侧脑室颞角上缘向前延伸,并终止于杏仁核连续的细尾组成。尾状体头部和体部的内侧边界是侧脑室,尾状核头部的外侧界是内囊前肢。壳核位于外囊的内侧、内囊前肢的后外侧以及苍白球的外侧。尾状核通过穿过内囊的细小灰质带连接壳核。苍白球来自间脑/古纹状体。苍白球的外侧界是壳核,内侧界是内囊的后肢。壳核和苍白球的组合被称为豆状核(透镜状)。丘脑底核是一种位于中脑下部和间脑上部之间的小灰质核。丘脑底核在位于T2WI低信号的黑质上方、内囊内下方。黑质位于红核前外侧的中脑腹侧,由致密部和网状部组成。

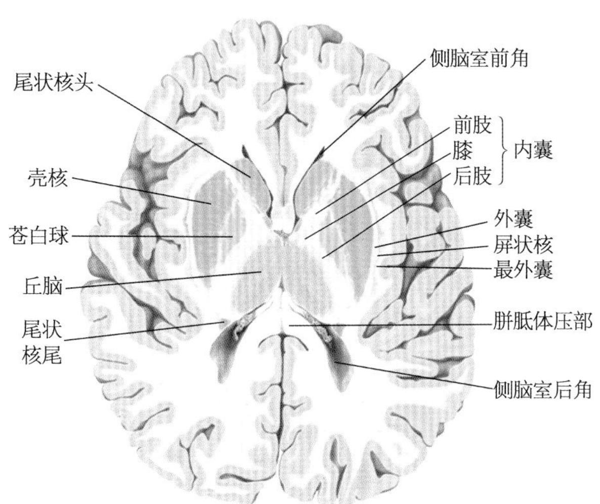

图 1.266 基底节、丘脑和相邻结构的横断位示意图。(From THIEME Atlas of Anatomy, Neck and Internal Organs, © Thieme 2006, Illustration by Karl Wesker.)

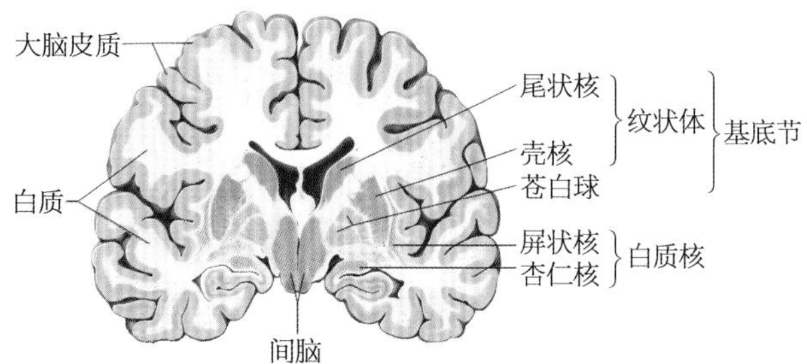

图 1.267 基底节、丘脑和相邻结构的冠状位示意图。(From THIEME Atlas of Anatomy, Neck and Internal Organs, © Thieme 2006, Illustration by Karl Wesker.)

纹状体通过与运动皮质、苍白球、丘脑底核和黑质的相互作用和锥体系统介导参与运动的控制(**图 1.268**)。然而,从基底节到脊髓没有直接的输出。除了运动控制作用外,基底节还参与各种神经元通路,包括联想和认知功能、情绪和动机。纹状体的异常可导致运动障碍,例如亨廷顿病和多系统萎缩(MSA-P)。

苍白球通过与尾状核、壳核、黑质和丘脑的相互作用参与精细运动的控制。苍白球由于与年龄相关的铁沉积通常在T2WI中的信号比壳核更低。并且由于含有相对比例更高的髓磷脂,苍白球在T1WI上具信号更高。T1WI的高信号可见于伴有肝功能障碍、营养过度和锰沉积的苍白球。苍白球中T2WI的高信号可见于一氧化碳中毒和脑组织铁沉积神经变性病(PKAN疾病)。

丘脑底核

丘脑底核与帕金森病中受影响的外侧苍白球-丘脑底核系统内的苍白球和黑质具有功能性相互作用。丘脑底核是帕金森病患者进行深部脑刺激的治疗部位。

黑质

黑质网状部铁沉积增加,导致T2WI和GRE上相对于致密部低信号。相比网状部,致密部通常在T2WI上具有更高的信号。致密部含有多巴胺能神经元和黑色素,后者导致大体标本的深色素沉着,即黑质中的“黑质”。帕金森病与致密部的退化有关,导致对纹状体和苍白球的多巴胺输入减少。

丘脑

丘脑来自间脑,位于脑干的背侧上端。丘脑外侧面是内囊,内侧是第三脑室,上部是胼胝体和侧脑室。两侧丘脑通过穿过第三脑室的中间块连接。丘

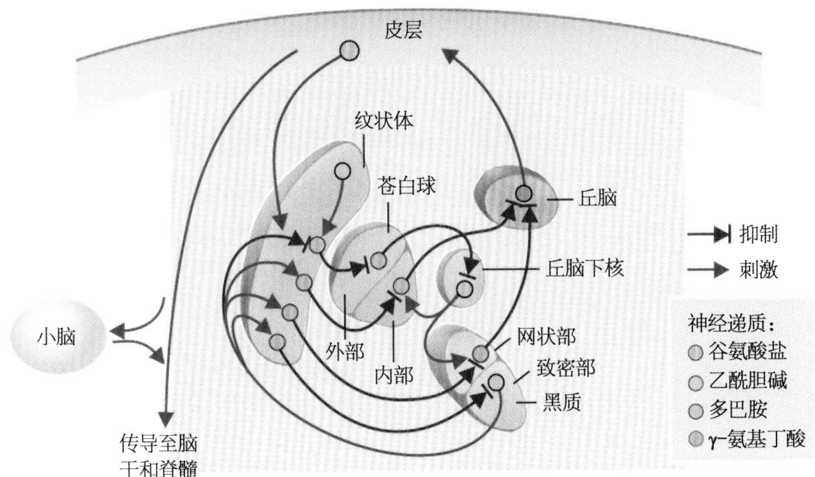

图 1.268 基底节、丘脑、丘脑底核、大脑皮质、脑干和脊髓中的神经递质通路示意图。(Used with permission from Simmons MA. Pharmacology: An Illustrated Review. New York, NY: Thieme; 2012.)

脑 MRI 信号类似灰质，包含多达 60 个核团。丘脑核团根据位置分组，包括内侧、外侧和前侧三大核群。丘脑参与大脑皮质和脊髓之间的感觉和运动输入的传递。现已通过将探针放置在丘脑的腹侧中间核中进行深脑刺激用于治疗特发性震颤。

基底节和/或丘脑的双侧病变

- 钙化
  - -特发性基底节钙化
  - -甲状腺功能减退症
  - -甲状旁腺功能亢进
  - -甲状旁腺功能减退症
  - -假性甲状旁腺功能减退症
  - -伪假性甲状旁腺功能减退症(Pseudo-PHP)
  - - Fahr 病
  - - Cockayne 综合征
- 大脑缺血/梗死
  - -缺氧缺血性损伤
  - -动脉闭塞/脑梗死
  - - Moyamoya 病
  - -静脉闭塞/脑梗死
  - -小血管缺血性疾病
  - - CADASIL
  - -血管炎
  - -急性高血压危象(恶性高血压)
- 遗传代谢紊乱
  - - MELAS 和 MERRF
  - -莱氏综合征
  - -Kearns-Sayre 综合征
  - -氨基酸和尿素循环代谢紊乱：苯丙酮尿症、丙酸血症、甲基丙二酸尿症、高胱氨酸尿症、鸟氨酸转氨甲酰酶缺乏症、瓜氨酸血症、精氨酸琥珀酸尿症、支链酮酸尿症(枫糖尿病)、戊二酸血症/酸尿症、其他
  - -脑组织沉积的神经变性病：泛酸激酶相关性神经变性病(PKAN 病)
  - - Wilson 病
  - -Menkes 综合征(毛发灰质营养不良)
  - -溶酶体酶缺陷：黏多糖贮积症
  - - Canavan 病，也被称为 Canavan-van Bogaert-Bertrand 病
- 其他代谢紊乱

-获得性肝脑变性
-低血糖症
-非酮症性高血糖
- Wernicke 脑病
-癫痫发作

- 中毒性脑病
  -一氧化碳中毒
  -甲醇中毒
  -乙二醇中毒
  -氰化物
  -可卡因
  -海洛因
- 神经退行性疾病
  -亨廷顿病
  -多系统萎缩[黑质纹状体变性(MSA - P)，橄榄体脑桥小脑萎缩(MSA - C)，Shy-Drager 综合征(MSA - A)]
  -苍白球毁损术
  - Wallerian 变性
  -突出的血管周围空间
- 感染
  -化脓性脑脓肿
  -真菌性脑感染
  -病毒性脑炎
  -单纯疱疹
  -巨细胞病毒(CMV)
  -进行性多发性白质脑病
  -日本脑炎
  -狂犬病
  -急性麻疹脑炎
  -麻疹相关性亚急性硬化性全脑炎
  -西尼罗河病毒
  -寄生虫病：弓形虫病
  -寄生虫病：囊虫病
  -朊病毒病
- 脱髓鞘疾病
  -多发性硬化症
  -急性播散性脑脊髓炎
  -神经结节病
- 创伤
  -弥漫性轴索损伤
- 出血
  -深静脉闭塞伴出血性梗死
  -早产新生儿生发基质出血
- 血管畸形
  -海绵状血管畸形
  -毛细血管扩张症
- 肿瘤形成
  -转移瘤
  -淋巴瘤
  -脑胶质瘤病
  -间变型星形细胞瘤
  -多形性胶质母细胞瘤
  -毛细胞星形细胞瘤
- 肿瘤样病变
  -神经纤维瘤病 1 型(NF1)：髓鞘空泡化/白质发育异常的病变
  -神经纤维瘤病 1 型(NF1)：双侧苍白球和内囊 T1WI 高信号
  -神经上皮囊肿

表 1.6 基底节和/或丘脑的双侧病变

疾病	影像学表现	点评
钙化		
特发性基底节钙化（**图 1.269**）	**CT**：尾状核、丘脑、壳核和/或苍白球的双侧点状钙化 **MRI**：钙化通常在 T2WI、GRE 和 SWI 呈低信号	基底节参与运动的启动和调节。尾状核、壳核和/或苍白球的生理和非病理性双侧钙化发生于 30 岁以上成人。发生率为 1%～2%，且通常发生在成人中，并随着年龄的增长而增加。特发性钙化占基底节钙化的 75%。钙和磷酸盐代谢紊乱（甲状旁腺功能减退症、假性甲状旁腺功能减退症、假性甲状旁腺功能亢进症、甲状旁腺功能亢进症和碳酸酐酶 2 缺乏症）也会导致这些部位的钙化
甲状腺功能减退	**CT**：尾状核、丘脑、壳核和/或苍白球的双侧点状钙化 **MRI**：钙化通常在 T2WI、GRE 和 SWI 中具有低信号	甲状腺激素量不足导致的紊乱，可能为先天性，也可与发育异常（克汀病）有关或由甲状腺组织缺失（产生抗甲状腺抗体或阻断 TSH 受体的抗体的自身免疫性疾病，手术或治疗 Graves 病的放射性碘消融）引起
甲状旁腺功能亢进	**CT**：尾状核、丘脑、壳核和/或苍白球的双侧点状钙化 **MRI**：钙化通常在 T2WI、GRE 和 SWI 中具有低信号	原发性类型是由甲状旁腺的增生或腺瘤产生过量甲状旁腺激素（PTH）引起。PTH 调节血钙和磷酸盐水平。过量的 PTH 分泌导致高钙血症和低磷血症。继发性甲状旁腺功能亢进与慢性肾病或维生素 D 缺乏症等低钙水平疾病导致的 PTH 水平升高有关。血钙水平降低或正常，血磷酸盐水平通常升高

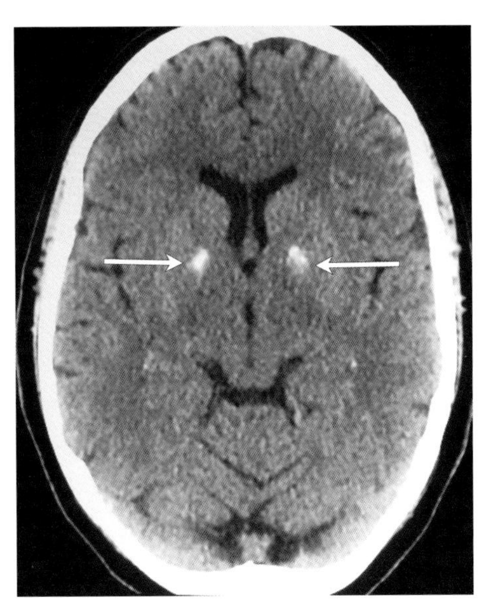

图 1.269 横断位 CT 可见双侧基底节特发性钙化（↑）

表 1.6(续) 基底节和/或丘脑的双侧病变

疾病	影像学表现	点评
甲状旁腺功能减退症	**CT**: 尾状核、丘脑、壳核和/或苍白球的双侧点状钙化。 **MRI**: 钙化通常在 T2WI、GRE 和 SWI 中呈低信号	甲状旁腺激素(PTH)调节钙磷和维生素 D 的代谢,当 PTH 分泌不足时,会导致甲状旁腺功能减退症。甲状旁腺产生的 PTH 缺乏会导致血钙水平降低和血磷水平升高,由头颈部手术和甲状腺功能亢进的放射性碘治疗损伤甲状旁腺导致。甲状旁腺功能减退的 DiGeorge 综合征是由于先天性甲状旁腺缺如产生。家族性甲状旁腺功能减退症伴随其他内分泌疾病,例如Ⅰ型多腺体自身免疫综合征(PGA-1)中的肾上腺皮质功能不全
假性甲状旁腺功能减退症	**CT**: 尾状核、丘脑、壳核和/或苍白球的双侧点状钙化 **MRI**: 钙化通常在 T2WI、GRE 和 SWI 中呈低信号	假性甲状旁腺功能减退症是一种罕见的综合征,在体内存在对 PTH 的抵抗性,导致低血钙和高血磷。与 GNAS1 基因突变导致的 G 蛋白(Gs-α 亚基)功能失调相关。PTH 水平通常会升高。Ⅰa 型(也称为 Albright 遗传性骨营养不良)是常染色体显性遗传,导致身材矮小、圆脸以及第 4 和第 5 掌骨短小。Ⅰb 型仅累及肾脏对 PTH 的抵抗性,并且与甲基化缺陷有关,缺乏Ⅰa 型的体征。Ⅱ型假性甲状旁腺功能减退症与Ⅰ型非常相似,但肾脏发生的病变不同的。Ⅱ型伴有低血钙和高血磷,但缺乏Ⅰa 型相关的体征
伪假性甲状旁腺功能减退症(Pseudo-PHP)	**CT**: 尾状核、丘脑、壳核和/或苍白球的双侧点状钙化 **MRI**: 钙化通常在 T2WI、GRE 和 SWI 中具有低信号	伪假性甲状旁腺功能减退症具有与Ⅰa 型假性甲状旁腺功能减退症相似的骨骼特征,血清 PTH、钙、磷酸盐或钙调蛋白水平无异常。与遗传自父亲的 *GNAS* 基因突变有关。在尾状核、丘脑、壳核和/或苍白球中可见双侧点状钙化
Fahr 病 **(图 1.270)**	**CT**: 颅内钙化发生在基底节、齿状核和脑白质中 **MRI**: 钙化通常在 T2WI、GRE 和 SWI 上呈低信号。脑内的钙化通常在 T1WI 上呈低信号,但偶尔当脑部的钙化颗粒小和/或具有相对的大表面积时,相邻质子 T1 弛豫时间缩短,导致 T1WI 高信号	Fahr 病也称为家族性脑血管亚铁钙沉积症或特发性基底节钙化(IBGC),是一类伴随脑内钙质沉积的疾病。患者可出现肌张力障碍、帕金森病、共济失调、行为和认知障碍。IBGC 的常染色体显性遗传与 14 号染色体上的基因缺陷有关
Cockayne 综合征 **(图 1.271)**	**MRI**: 脑室周围白质、基底节和齿状核 T2WI 高信号灶;基底节、齿状核和脑白质钙化 T2WI 低信号。大脑和小脑进行性萎缩,小头畸形 **MRS**: 显示降低的 NAA 峰和胆碱峰降低,以及乳酸峰略微升高 **CT**: 大脑和小脑进行性萎缩,伴有基底节和齿状核的钙化	常染色体隐性遗传病,由 *CSA*(*CKN*1 或 *ERCC*8)基因、*CSB*(*CKN*2 或 *ERCC*6)基因或干皮病色素(XP)基因的突变引起。突变改变了核苷酸切除修复途径,导致紫外辐射引起的 DNA 损伤修复缺陷。该综合征十年内会出现进行性神经功能障碍、白内障、皮肤光敏性、视神经萎缩和侏儒症。有 4 个严重程度依次降低的重叠亚组:COFS、CSI、CSII 和 CSIII。病理改变包括髓鞘形成不良、髓鞘丢失和大脑和小脑白质退化、大脑和小脑萎缩以及颅内钙化

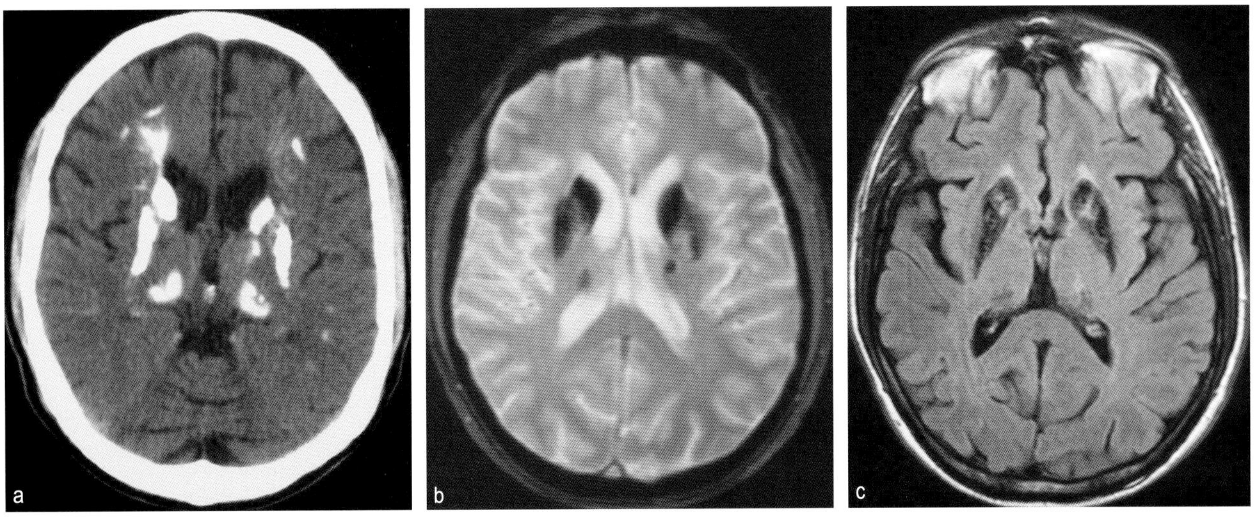

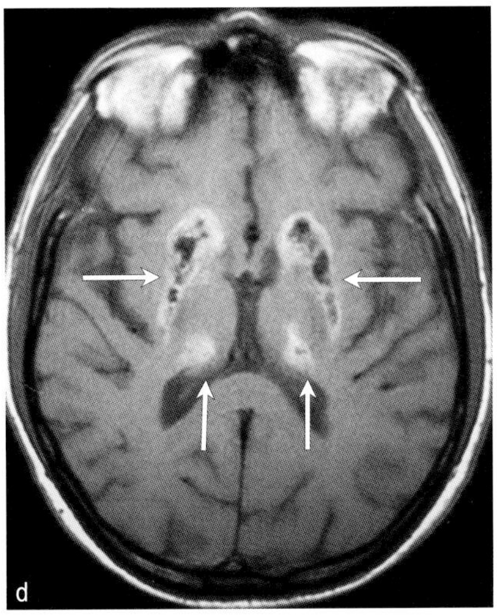

图 1.270　55 岁患有 Fahr 病的男子。双侧尾状核、壳核、丘脑和大脑白质在 CT(**a**)上可见明显的钙化，GRE(**b**)上呈相应低信号，尾状核、壳核和丘脑(↑) FLAIR(**c**)和 T1WI(**d**)上可见混合的低信号和高信号

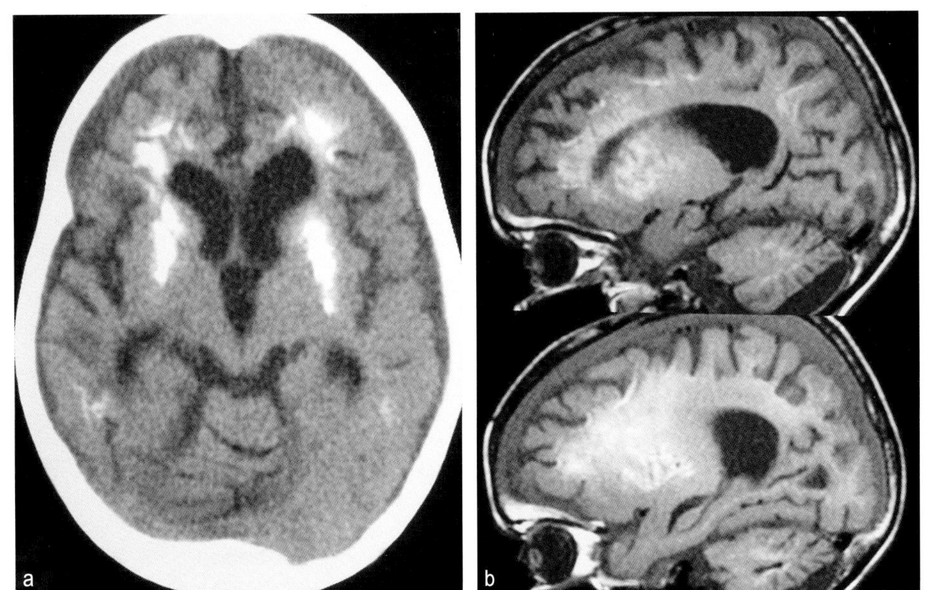

图 1.271　患有 Cockayne 综合征的 11 岁男性，双侧尾状核、壳核和白质在横断位 CT(**a**)上可见多发钙化；在矢状位 T1WI(**b**)上呈高信号

表 1.6(续) 基底节和/或丘脑的双侧病变

疾病	影像学表现	点评
大脑缺血/梗死		
缺氧缺血性损伤 (**图 1.272** 和**图 1.273**)	**CT：**双侧基底节、尾状核、丘脑、脑干和/或外侧裂周围大脑皮质低密度 **MRI：**双侧基底节、尾状核、丘脑、脑干和/或外侧裂周围大脑皮质 T2WI、FLAIR 和 DWI 高信号灶(ADC 图上的低信号)	长期低血压和缺氧导致脑内对缺氧和有氧代谢障碍敏感区的缺血和梗死。可能由溺水、窒息和心脏骤停引起。在成人低血压不太严重的情况下，两条动脉的远端血管分布区之间区域可能发生梗死，即"分水岭梗死"
动脉闭塞/脑梗死 (**图 1.274**) 超急性梗死 (<12 小时) 急性梗死 (12～24 小时) 早期亚急性梗死 (24 小时～3 天) 晚期亚急性梗死 (4 天～2 周) 后亚急性梗死 (2 周～2 个月) 陈旧梗死 (>2 个月)	大脑和小脑梗死的 MRI 和 CT 特征取决于梗死相对于检查时间所处的时期 **超急性梗死** **MRI：**局部水肿，通常在 T1WI 和 T2WI 上与正常脑组织呈等信号。DWI 显示继发于细胞毒性水肿的弥散受限和 ADC 值降低，并且梗死灶内没有动脉流空或强化 **CT：**50%无异常，其余可见豆状核密度减低、模糊和动脉高密度 **急性梗死** **MRI：**T1WI 呈等信号，T2WI、FLAIR 和 DWI 呈高信号，局部水肿。信号异常通常累及大脑皮质和皮质下白质和/或基底节 **CT：**大脑皮质与白质分界处变模糊，基底节密度减低 **亚急性早期梗死** **MRI：**T1WI 呈低-中等信号，T2WI、FLAIR 和 DWI 呈高信号，局部水肿，伴或不伴出血，伴或不伴强化 **CT：**低密度的局限性肿胀，伴或不伴出血 **亚急性晚期梗死** **MRI：**T1WI 呈低-中等信号，T2WI 和 FLAIR 上呈高信号，水肿/占位效应减轻，伴或不伴有出血，伴或不伴有强化。DWI 高信号和 ADC 图低信号在第 10 天～2 周内恢复("假性正常化") **CT：**局部肿胀加重，然后减轻，病变处的低密度更加明显 **后亚急性梗死** **MRI：**T1WI 呈低-中等信号，T2WI 和 FLAIR 呈高信号，水肿消退，伴或不伴出血 **CT：**低密度区的局部占位效应消失 **陈旧性梗死** **MRI：**T1WI 低信号，T2WI 高信号，脑电图异常，伴或不伴钙化，含铁血黄素沉积 **CT：**脑软化形成的低密度区域	脑梗死通常由累及大、中或小动脉的闭塞性血管疾病引起。基底节(尾状核、壳核和苍白球)接受内侧豆状动脉(大脑前动脉)和外侧豆状动脉(大脑中动脉)的血液供应。丘脑接受大脑后动脉的 P1 和 P2 段以及后交通动脉的分支处接收血液供应。相关的解剖学血管是 Percheron 动脉，是从一侧大脑后动脉的近端发出，并且向丘脑以及中脑的两侧供血。该动脉的闭塞可导致丘脑和中脑旁中央部分的梗死

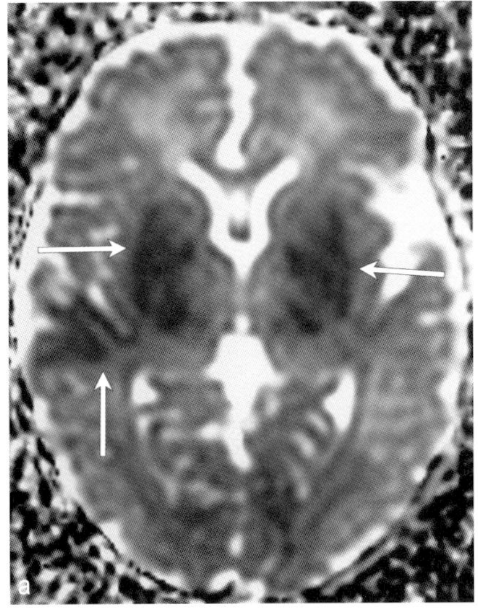
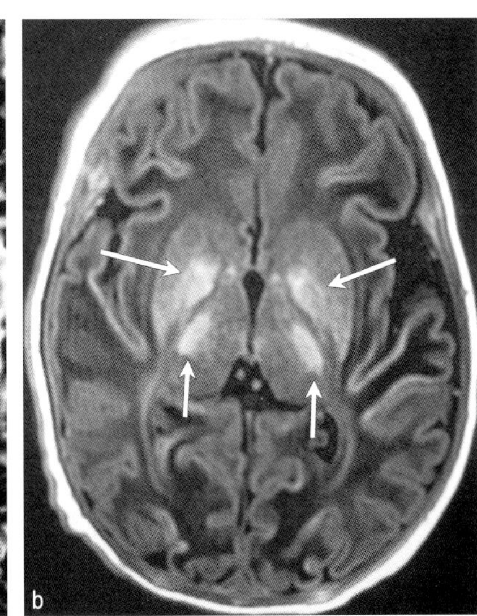

图 1.272 患有严重缺氧缺血性脑病的 2 月大男婴。横断位 ADC(**a**)显示双侧基底节和丘脑以及右颞叶皮质弥散受限(↑);横断位 T1WI(**b**)显示壳核和丘脑(↑)相对于内囊的异常高信号

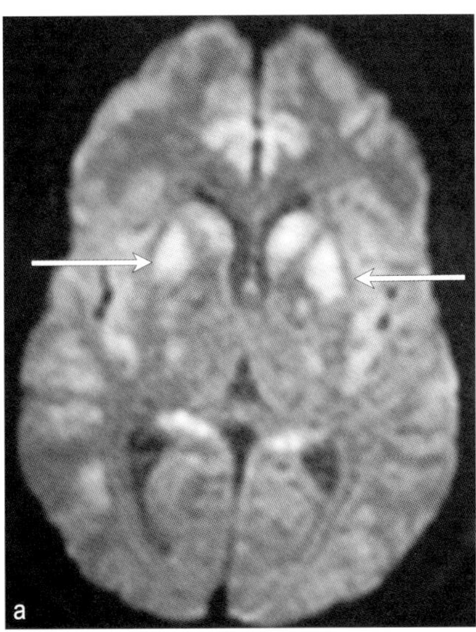
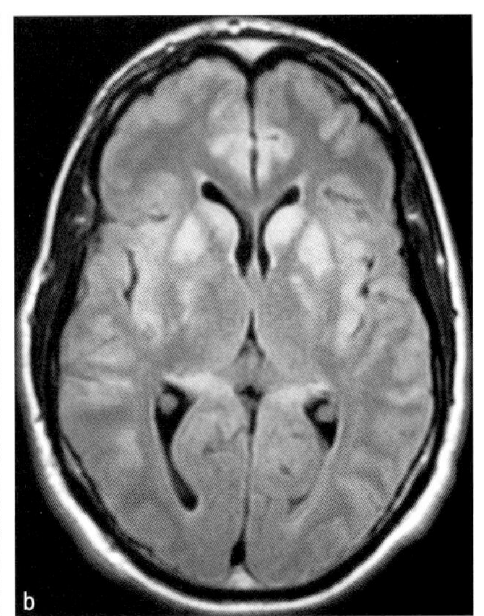

图 1.273 心脏骤停后复苏并伴有缺氧缺血性脑病的 45 岁男性。横断位 DWI(**a**)显示尾状核、壳核和丘脑弥散受限(↑)且横断位 FLAIR(**b**)见相应的高信号

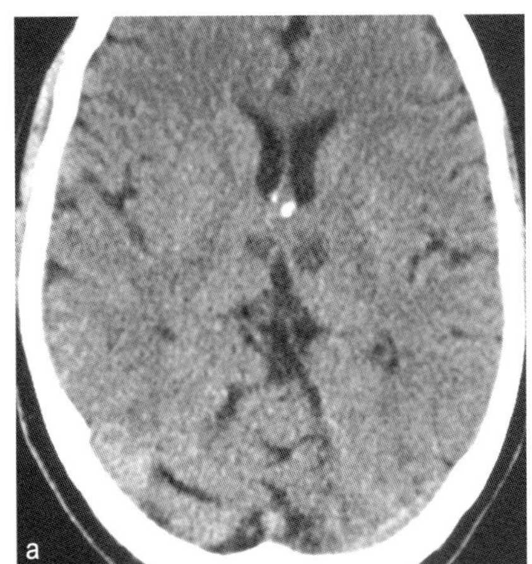
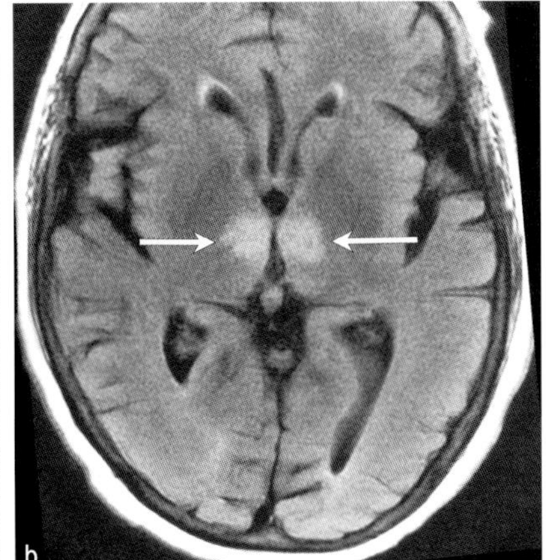
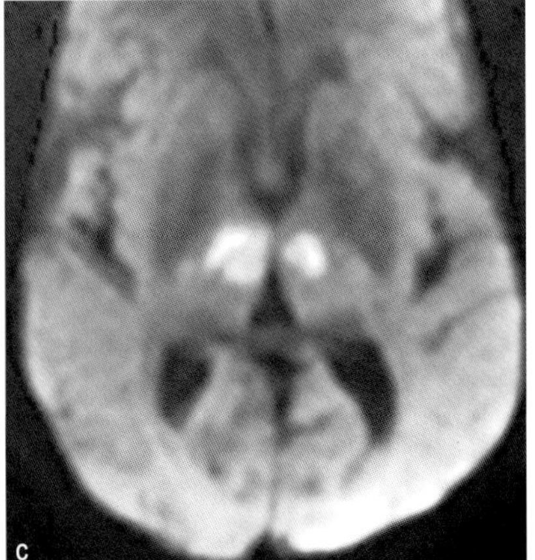

图 1.274 患有因 Percheron 动脉闭塞引起的双侧丘脑急性梗死的 76 岁女性。CT(**a**)双侧密度减低区域;FLAIR(**b**)呈高信号(↑)和横断位 DWI(**c**)上弥散受限

表 1.6(续) 基底节和/或丘脑的双侧病变

疾病	影像学表现	点评
Moyamoya 病 (**图 1.275**)	基底节和丘脑可见多发迂曲的侧支动脉血管,侧支动脉内的血流速度较正常动脉慢,CT 和 MRI 增强时可见动脉强化,通常可见软脑膜侧支血管所致的软脑膜强化。增强可见颈内动脉上段、大脑中动脉和大脑前动脉近端狭窄或闭塞 MRA 和 CTA 显示颈内动脉远端狭窄和闭塞,在对比剂给药后侧支动脉(豆状核、丘脑穿孔和软脑膜)处于最佳可见状态,使缓慢血流的探测成为可能	颈内动脉颅内段的进行性闭塞性疾病,伴有来自豆纹动脉、丘脑穿通动脉以及其他脑实质、软脑膜和硬脑膜动脉吻合形成的大量扩张的侧支动脉。Moyamoya 在日语中译为"一阵烟",是指侧支动脉(豆纹动脉、丘脑穿通动脉)的血管造影外观。通常非特异性,可能与神经纤维瘤病、放射性血管病、动脉粥样硬化和镰状细胞病有关。好发于亚洲,且儿童比成人多见
静脉闭塞/脑梗死 (**图 1.276**)	**MRI**: T2WI 和 FLAIR 高信号区,急性期伴有局部占位效应和弥散受限,伴或不伴出血,伴或不伴强化。病变与动脉供血分布不一致 **CT**: 颈内低-等密度病变区域,急性期伴有局部占位效应,伴或不伴出血 **CTA/MRA**: 颅内静脉窦或颅内大静脉的 CTA 上没有强化,且 MRA 上没有流空信号	静脉高压继发相应静脉或静脉窦血栓形成,导致静脉分布区的脑组织梗死。深静脉系统(大脑内静脉、Galen 静脉和直窦)的闭塞可导致丘脑和基底节的梗死。静脉阻塞与凝血病(镰状细胞病、地中海贫血等)、脱水、红细胞增多症和口服避孕药等药物有关

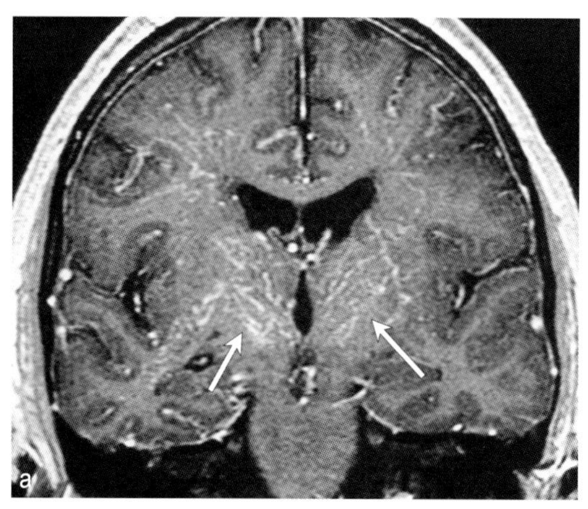

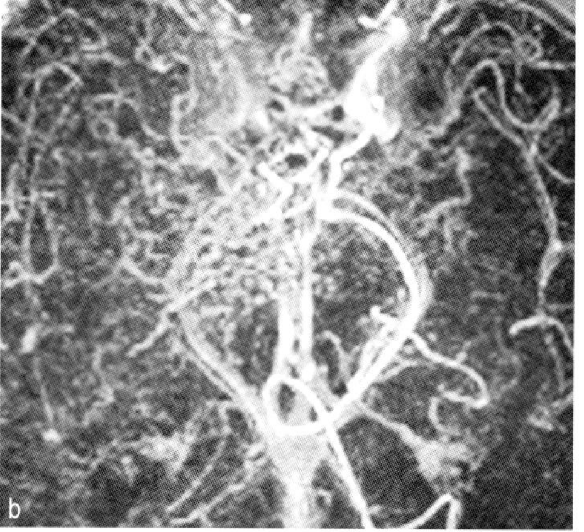

图 1.275 31 岁患有 Moyamoya 病的男子。冠状位 T1WI 增强(**a**)显示基底节多发强化的豆纹动脉侧支血管(↑);横断位 MRA 增强(**b**)显示多发微小强化的软脑膜和豆纹动脉侧支血管

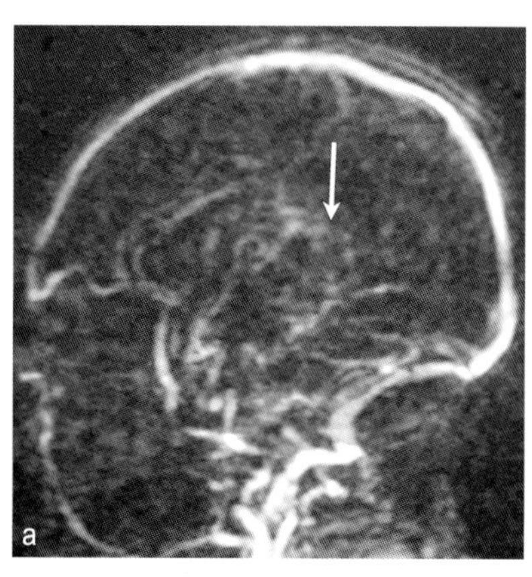

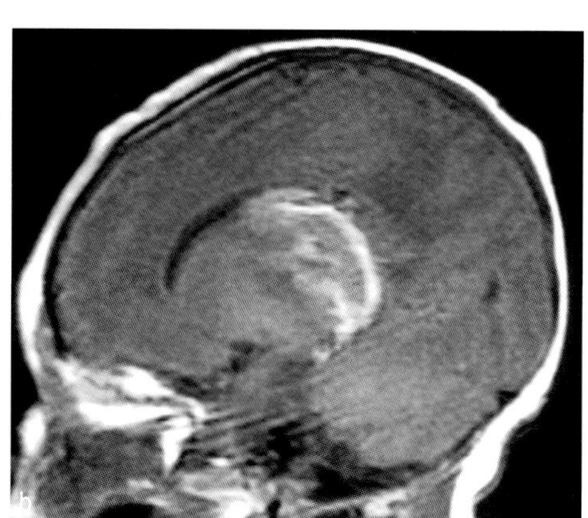

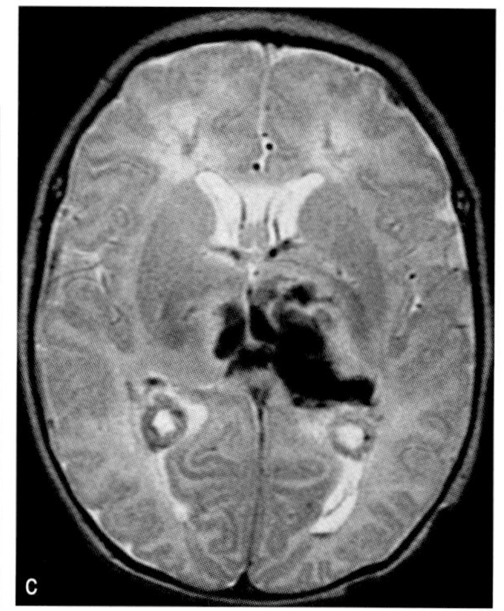

图 1.276 患有大脑内侧静脉、Galen 静脉和直窦闭塞的 5 日龄新生儿。矢状位 2D 相位对比 MRV(**a**)缺乏流空信号(↑);闭塞静脉在矢状位 T1WI(**c**)呈高信号,且伴有丘脑出血,出血在 T1WI 上呈高信号(**b**)和 T2WI(**c**)上呈低信号

表 1.6(续)　基底节和/或丘脑的双侧病变

疾病	影像学表现	点评
小血管缺血性疾病 (**图 1.277**)	**MRI**: 皮质下和脑室周围白质、基底节和脑干多发病灶和/或汇合区 T1WI 呈低信号减低,T2WI 和 FLAIR 呈高信号,无相关的占位效应,并且通常没有弥散受限,也无强化 **CT**: 皮质下和脑室周围白质、基底节和脑干多发低密度病灶和/或汇合区,无相关占位效应,通常没有强化	白质和/或脑干的病变由穿通动脉的闭塞性疾病引起,并伴有高血压、动脉粥样硬化、糖尿病、血管炎和衰老。与 MS 不同,小血管缺血性疾病通常不累及胼胝体,因为后者有来自相邻胼周动脉多个分支的丰富血液供应
CADASIL (**图 1.278**)	**MRI**: 皮质下和脑室周围白质、基底节、丘脑和脑干多发 T1WI 低信号和 T2WI 高信号区。通常没有弥散受限,合并近期缺血(不常见)除外,无占位效应,通常没有强化 **CT**: 皮质下和脑室周围白质、基底节、丘脑和脑干多发低密度区。没有相关占位效应,也没有强化	伴皮质下梗死和脑白质的常染色体显性遗传性脑动脉病(CADASIL)是由染色体 19q12 上的 NOTCH3 基因突变引起的遗传性疾病,能导致中小动脉血管病变。患者在 30 岁后开始出现头痛、短暂性脑缺血发作、脑卒中和皮质下痴呆等症状和体征

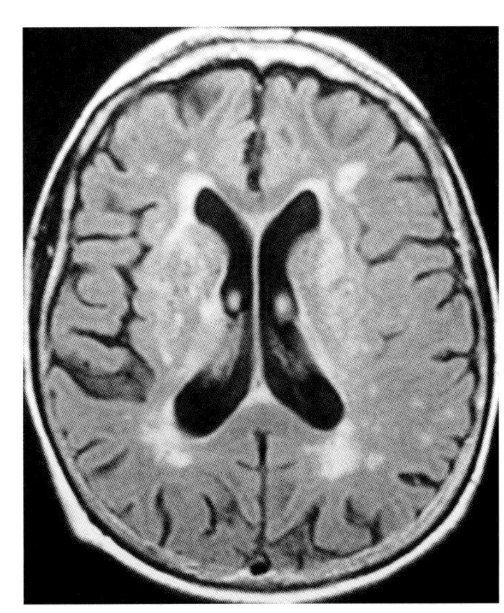

图 1.277　一名 85 岁患有小血管缺血性疾病的女性,FLAR 在双侧大脑白质和基底节可见多发异常高信号灶,无明显占位效应

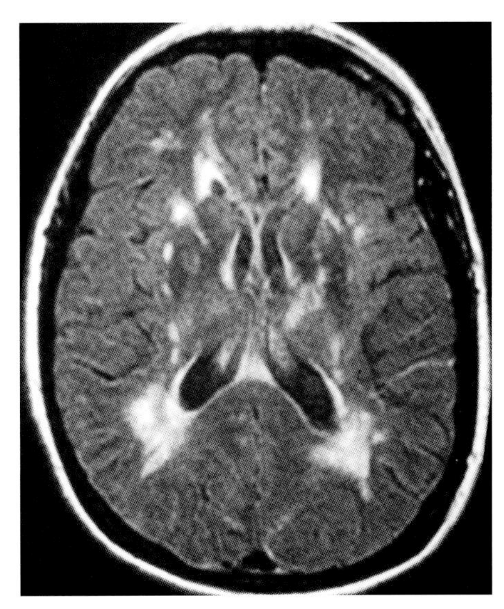

图 1.278　47 岁患有 CADASIL 女性,FLAIR 显示双侧大脑白质、基底节和丘脑有多发异常高信号灶,无异常占位效应

表 1.6(续) 基底节和/或丘脑的双侧病变

疾病	影像学表现	点评
血管炎 (**图 1.279**)	动脉闭塞和/或狭窄及狭窄后扩张。可能累及大、中或小型颅内和颅外动脉。CT 和/或 MRI 可见单个或多个大脑和/或小脑梗死灶	累及脑血管壁的罕见混合型炎症性疾病。可能由非传染性病因(结节性多动脉炎、韦格纳肉芽肿、巨细胞动脉炎、高安动脉炎、结节病、药物相关性血管炎等)或感染性病因(细菌、真菌、结核、梅毒、病毒)引起
急性高血压危象(恶性高血压) (**图 1.280**)	**CT：** 双侧基底节、尾状核、丘脑、脑干和脑白质的低密度灶。 **MRI：** 双侧基底节、尾状核、丘脑、脑干和脑白质的 T2WI、FLAIR 和 DWI 上高信号灶(ADC 图低信号)，边界不清	平均动脉压高于 160 mmHg 的急性重度高血压可引起头痛、视力障碍、恶心和呕吐，以及精神状态的改变。病理变化包括大脑和脑干中蛋白质渗出性水肿、血管内溶血和血栓性微血管病。临床症状可在血压恢复正常后缓解。未矫正的急性重度高血压来矫正可发展为脑梗死、昏迷和死亡

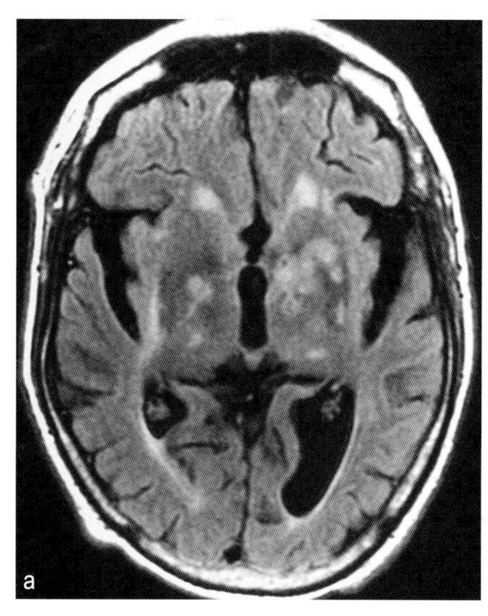
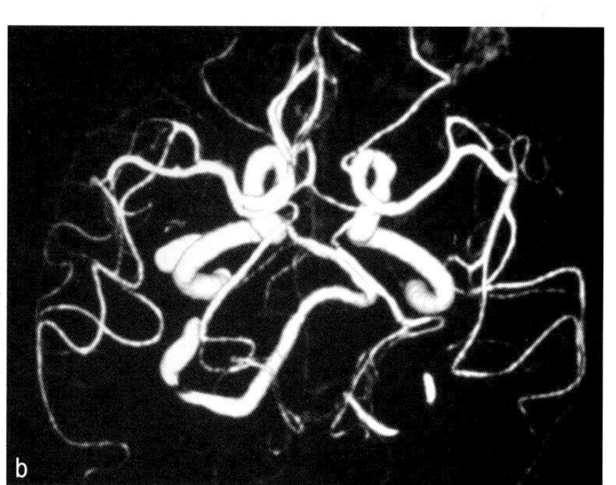

图 1.279 78 岁患有结节性多动脉炎的男性。在双侧脑白质、基底节和丘脑可见 FLAIR(**a**)多发异常高信号，无占位效应；横断位 MRA(**b**)显示大脑中动脉和大脑前动脉多处局灶性狭窄

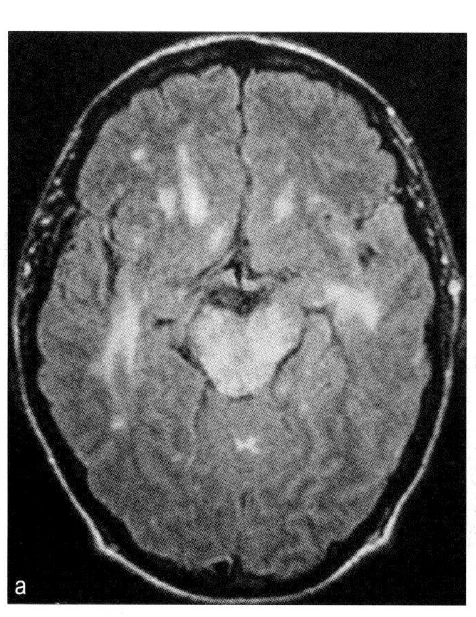
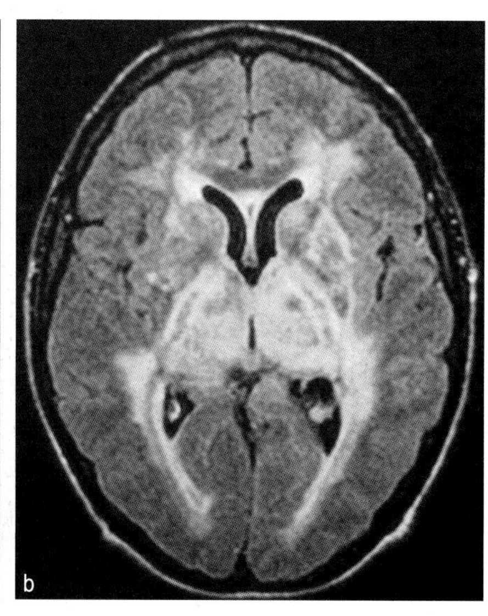

图 1.280 49 岁患有顽固性恶性高血压的女性。横断位 FLAIR(**a, b**)显示脑干、丘脑、基底节和大脑中央白质弥漫性异常高信号。患者在 MRI 检查后数小时后死亡

表 1.6(续) 基底节和/或丘脑的双侧病变

疾病	影像学表现	点评
遗传代谢紊乱		
MELAS 和 MERRF (**图 1.281**)	**CT:** 基底节对称性低密度区以及不局限于特定血管分布的脑梗死 **MRI:** 基底节中 T2WI 高信号,通常为对称性,不对应于特定大动脉分布区的大脑和小脑皮质和皮质下白质 T2WI 高信号。信号异常可能会消失和重新出现	线粒体脑肌病伴乳酸中毒和卒中样发作(MELAS)是一种影响线粒体转运 RNA 的母系遗传性疾病。肌阵挛性癫痫伴破碎红纤维病(MERRF)是一种与肌无力和肌阵挛性癫痫、身材矮小、眼肌麻痹和心脏病相关的线粒体脑病
莱氏综合征 (**图 1.282**)	**CT:** 尾状核和壳核低密度区,伴或不伴有白质密度减低。通常没有强化 **MRI:** 苍白球、壳核和尾状核 T2WI 对称性高信号,以及在丘脑、大脑和小脑白质、小脑皮质、脑干和脊髓灰质 T2WI 高信号。通常没有强化 MRS 显示在乳酸性酸中毒代谢失代偿期间的乳酸峰升高	常染色体隐性遗传病,也称为亚急性坏死性脑病,有 3 种亚型(婴儿型、青少年型和成人型)。病因与线粒体和/或核基因突变导致几种酶(辅酶 Q10、丙酮酸羧化酶、丙酮酸脱氢酶复合物等)之一的缺陷引起线粒体氧化代谢异常有关。脑干病变导致呼吸不受控制

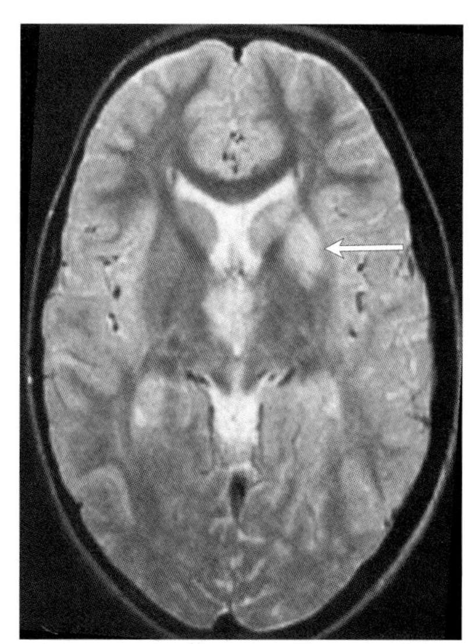

图 1.281 一名 6 岁患有 MELAS 的女孩。横断位 T2WI 显示左侧尾状核和壳核中异常高信号(↑)

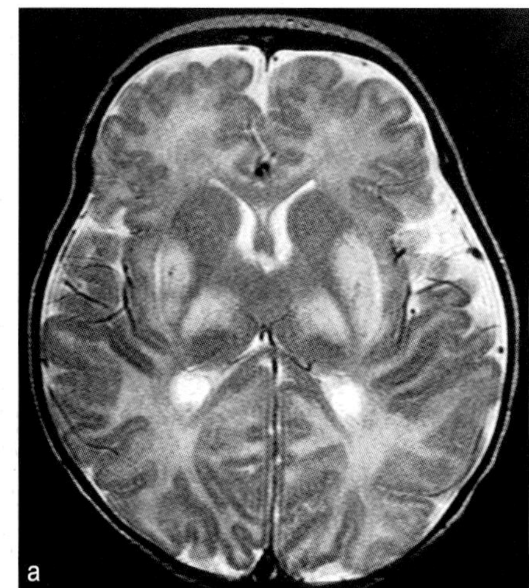

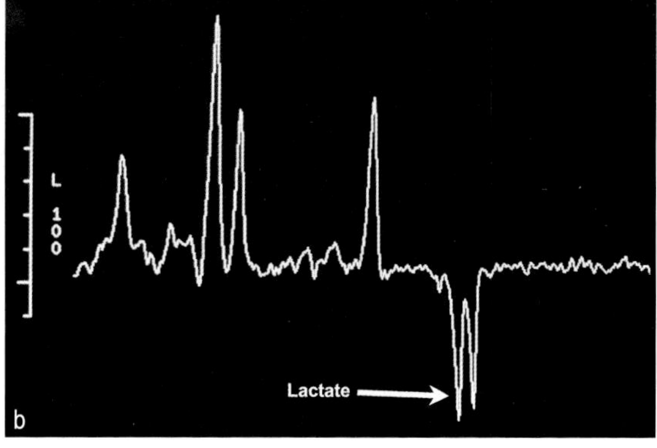

图 1.282 一名 2 月大患有莱氏综合征的女性,横断位 T2WI (**a**)显示壳核和丘脑的异常高信号;TE 值为 144 ms 的 MRS(**b**)显示因乳酸中毒导致的异常乳酸峰(↑)

表 1.6(续) 基底节和/或丘脑的双侧病变

疾病	影像学表现	点评
Kearns-Sayre 综合征	**MRI**：苍白球、壳核和尾状核的 T2WI 和 FLAIR 高信号灶，以及丘脑、大脑和小脑皮质下白质、脊侧脑干和皮质脊髓束的 T2WI 高信号，伴有急性缺血弥散性受限。通常没有强化 **CT**：脑白质内低密度灶，伴或不伴苍白球和尾状核钙化	线粒体 DNA 的零星缺失，累及编码呼吸链和/或 tRNA 蛋白质的基因。导致线粒体功能障碍、大脑、小脑白质和基底节的海绵状变以及进行性眼外肌麻痹、色素性视网膜病和心脏传导阻滞。线粒体疾病伴有眼外肌麻痹、视网膜色素变性，肌肉和神经系统临床症状在 20 岁以前出现
氨基酸和尿素循环代谢紊乱：苯丙酮尿症、丙酸血症、甲基丙二酸尿症、高胱氨酸尿症、鸟氨酸转氨甲酰酶缺乏症、瓜氨酸血症、精氨酸琥珀酸尿症、支链酮酸尿症(枫糖尿病)、戊二酸血症/酸尿症等 **(图 1.283、图 1.284、图 1.285、图 1.286 和图 1.287)**	**CT**：大脑和/或小脑白质低密度灶，伴或不伴有苍白球、壳核、尾状核、丘脑和脑干密度减低 **MRI**：大脑和/或小脑白质中 T2WI 和 FLAIR 上信号增高，伴或不伴有苍白球、壳核、尾状核、丘脑和脑干 T2WI 信号增高。在代谢失代偿性酮酸中毒和缺血时可见弥散受限	常染色体隐性遗传或 X 连锁遗传病，与影响线粒体功能的酶缺陷有关。这些疾病可导致代谢产物的毒性积累，导致线粒体功能障碍、酮症酸中毒和/或高氨血症以及髓鞘形成障碍。**苯丙酮尿症**：常染色体基因的隐性突变导致苯丙氨酸羟化酶缺乏和苯丙氨酸毒性积累。**丙酸血症**：常染色体隐性突变导致丙酸辅酶 A 羧化酶缺乏，导致丙酸盐、3-羟基丁酸盐、甲基柠檬酸盐和 3-羟基丙酸盐的毒性积累。**甲基丙二酸尿症/高胱氨酸尿症**：常染色体隐性突变导致甲基丙二酰辅酶 A 异构酶的缺陷或辅酶腺苷钴胺的缺乏，使甲基丙二酰辅酶 A 无法正常转化为琥珀酰辅酶 A，导致甲基丙二酸、甲基柠檬酸和 3-羟基丙酸的积累和尿液排泄。**鸟氨酸转氨甲酰酶缺乏症**：X 连锁突变导致鸟氨酸转氨甲酰酶缺乏和氨的毒性积累。**支链酮酸尿症(枫糖尿病)**：由累及 α-酮酸脱氢酶复合物的常染色体隐性突变，导致支链氨基酸(亮氨酸、异亮氨酸和缬氨酸)的毒性积累。**1 型戊二酸血症/酸尿症**：常染色体隐性突变导致戊二酰辅酶 A 脱氢酶缺陷，使赖氨酸、羟赖氨酸和色氨酸无法正常代谢，导致戊二酸等产物毒性积累。**2 型戊二酸血症/酸尿症**：常染色体隐性突变导致酰基辅酶 A 缺乏脱氢酶活性，导致与电子传递黄素蛋白或泛醌氧化还原酶相关的线粒体电子传递受损
脑组织铁沉积神经变性病：泛酸激酶相关性神经变性病(PKAN 病) **(图 1.288)**	**CT**：双侧苍白球密度减低 **MRI**：双侧苍白球 T2WI 低信号，伴或不伴有高信号影，呈“虎眼征”，没有强化	由泛酸激酶 2(PANK2)基因的突变引起的罕见的常染色体隐性遗传性代谢紊乱。通常在儿童期发病，伴有进行性肢体僵硬、步态异常、构音障碍和神经退化。铁沉积增加，双侧苍白球和黑质破坏

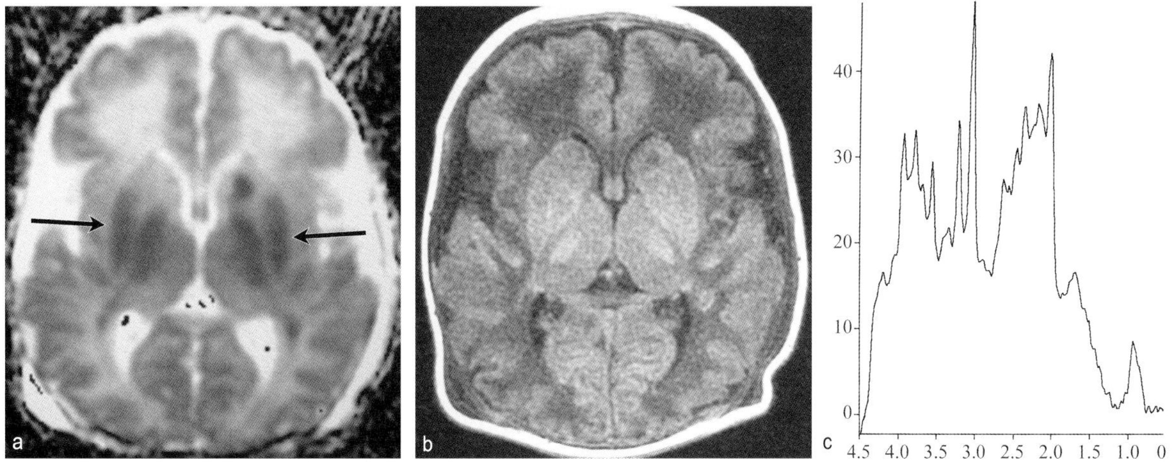

图 1.283 一名 9 日龄患有鸟氨酸转氨甲酰酶缺乏症的男性新生儿。横断位 ADC(**a**)显示左侧尾状核、双侧壳核(↑)和丘脑弥散受限；横断位 T1WI(**b**)显示与氨毒性相关的相比于内囊的异常高信号；MRS(**c**)(TE 为 35 ms)显示基底节在 2.05～2.55 ppm 和 3.7～3.9 ppm 具有升高的谷氨酸/谷氨酰胺复合物峰，并且在 0.8～1.5 ppm 有升高的脂质-乳酸盐复合物峰

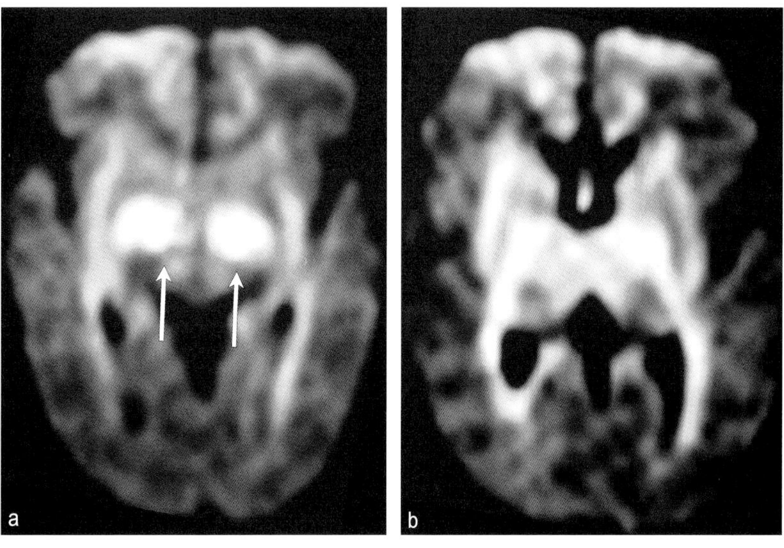

图 1.284 一名 3 周大患有丙酸血症的男性，横断位 DWI(**a, b**)上显示丘脑(↑)、基底节和大脑中央白质弥散受限

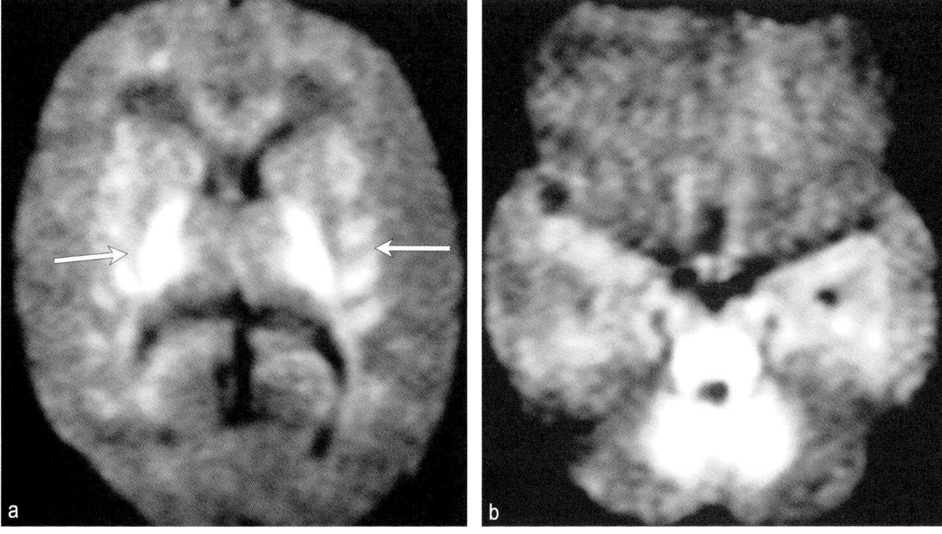

图 1.285 患有甲基丙二酸尿症的 1 周龄男性，横断位 DWI(**a, b**)上显示丘脑、内囊、大脑深部白质(↑)、脑桥和小脑白质弥散受限

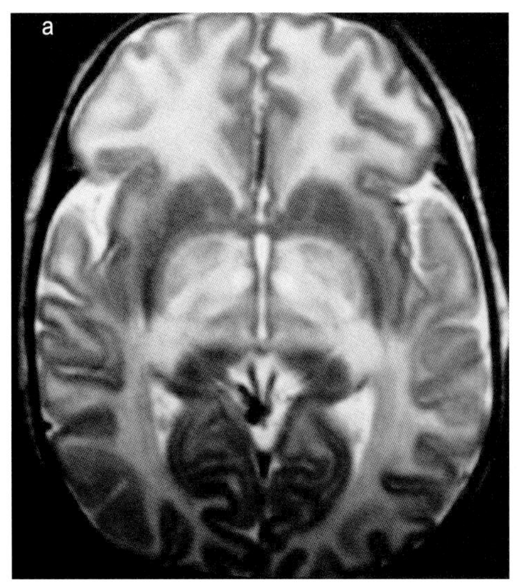

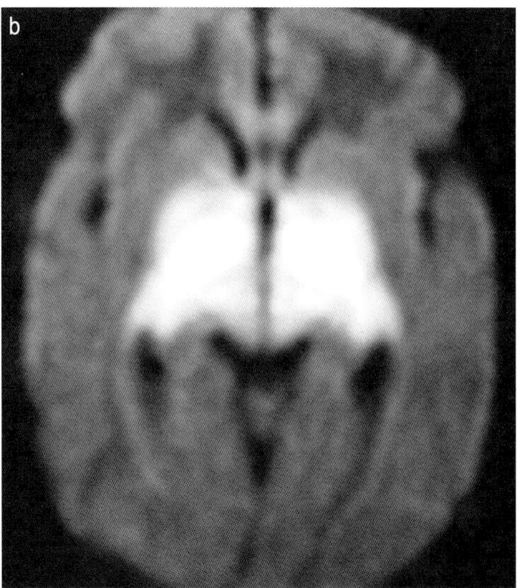

图 1.286 一名 2 周大患有支链酮酸尿症(枫糖尿病)和代谢失代偿的女性，在丘脑、内囊和大脑白质的横断位 T2WI(**a**)上具有异常高信号，横断位 DWI(**b**)上有相应的弥散受限

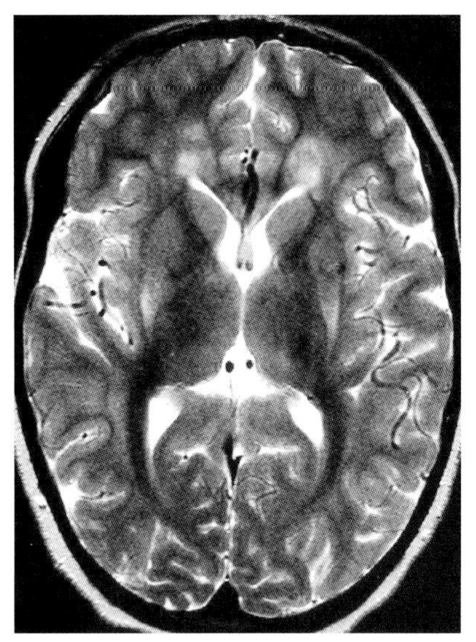

图 1.287 一名患有戊二酸血症/酸尿症的 8 岁女孩，横断位 T2WI 显示脑室周围额叶白质和壳核后部异常高信号

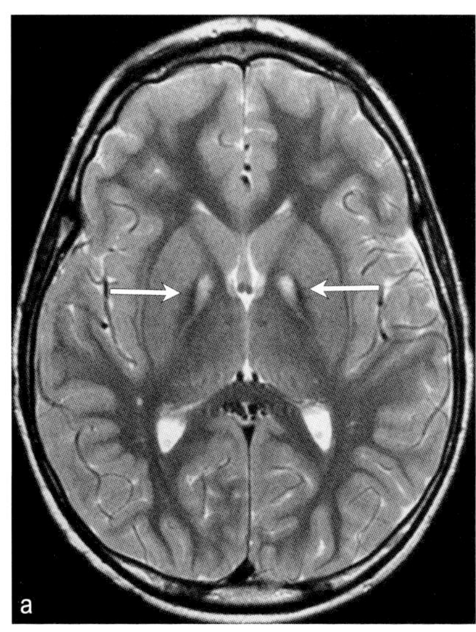

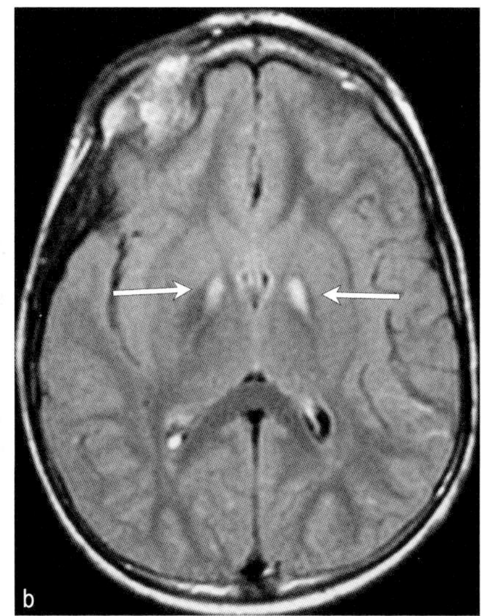

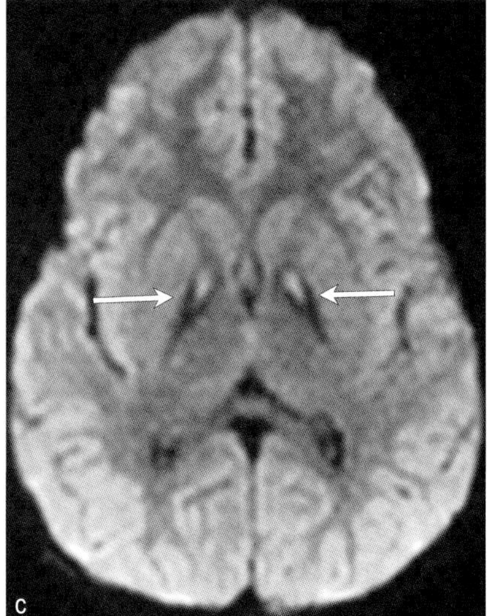

图 1.288 一名患有 PKAN 病的 6 岁男性。在横断位 T2WI(**a**)(↑)，横断位 FLAIR(**b**)(↑)和横断位 GRE(**c**)(↑)上可见双侧苍白球高信号，病灶周围有低信号环绕，呈“虎眼征”

表 1.6(续) 基底节和/或丘脑的双侧病变

疾病	影像学表现	点评
Wilson 病 (**图 1.289**)	**CT:** 基底节和丘脑密度减低,无异常强化,大脑、小脑和脑干进行性萎缩 **MRI:** 双侧壳核、丘脑、尾状核、齿状核和脑干(导水管周围区)T2WI 高信号。在尾状体和壳核还可见 T2WI 低信号。部分患者在苍白球和中脑背侧见 T1WI 高信号,与肝功能不全有关;T1WI 低信号还可见于双侧壳核、苍白球和双侧丘脑。大脑、小脑和脑干进行性萎缩	由染色体 13q13.3－21.1 上编码肝细胞中的铜转运 ATP 酶蛋白的 ATP7B 基因突变引起的常染色体隐性遗传病。正常铜转运 ATP 酶蛋白的丧失导致肝胆铜排泄减少和血浆铜蓝蛋白的铜结合减少。患者肝铜水平异常,尿铜排泄异常增加。该疾病通常在儿童时期发病,组织中有异常的毒性铜沉积,导致肝硬化以及基底节(豆状核)和脑干的退行性变。患者可出现构音障碍、震颤、舞蹈病、肌张力障碍和眼睛 Kayser-Fleischer 环
Menkes 综合征(毛发灰质营养不良)	**CT:** 快速进行性脑萎缩伴随双侧大量硬膜下血肿 **MRI:** 脑白质、双侧壳核和/或尾状核 T2WI 高信号,伴或不伴弥散受限。内囊后肢可见髓鞘形成延迟。大脑、小脑和脑干进行性萎缩。脑皮质 T1WI 上呈高信号。双侧硬膜下血肿在 T1WI 和 T2WI 上呈混杂信号。MRA 和 CTA 显示扭曲的螺旋形动脉	由 Xq13.3 上 ATP7A 基因突变引起的 X 连锁隐性遗传病,该基因编码小肠吸收铜所需的铜转运 ATP 酶蛋白。铜缺乏导致线粒体中细胞色素 c 氧化酶活性缺陷。患者通常有癫痫发作、四肢轻瘫、体温过低、生长障碍、发育不良、关节过度活动、色素减退以及头发粗糙、僵硬和断裂("卷毛病")

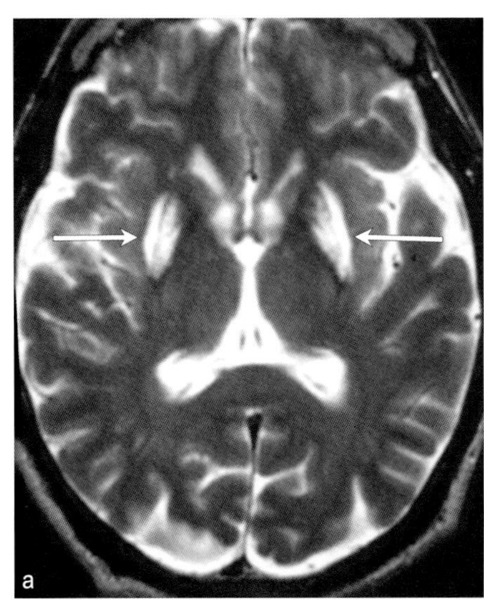

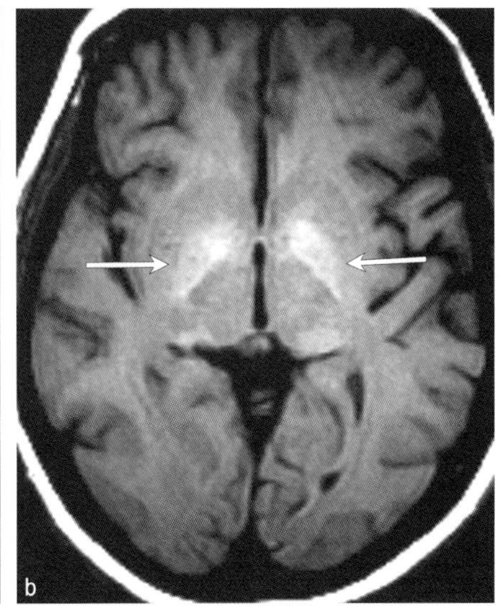

图 1.289 46 岁患有 Wilson 病的男性,在横断位 T2WI(**a**)上可见壳核异常高信号(↑);一名 49 岁患有 Wilson 病的女性,横断位 T1WI(**b**)显示苍白球异常高信号

表 1.6(续) 基底节和/或丘脑的双侧病变

疾病	影像学表现	点评
溶酶体酶缺陷：黏多糖贮积症 **(图 1.290)**	**CT**：白质内低密度区，边界不清，大脑及小脑萎缩，伴或不伴胼胝体和基底节低密度灶(扩大的血管周围间隙) **MRI**：白质内 T1WI 信号减低，T2WI 和 FLAIR 信号增高，边界不清，大脑和小脑萎缩，伴或不伴胼胝体、基底节 T1WI 低信号灶(扩大的血管周围间隙，伴血管外膜增厚，内含充满糖胺聚糖的大细胞)，大脑皮质/皮质下梗死，伴或不伴大头畸形，交通性脑积水，伴或不伴脑膜增厚	黏多糖贮积症是由于酶缺陷导致溶酶体中黏多糖(糖胺聚糖)代谢异常的常染色体隐性遗传或 X 连锁遗传病。Hurler 综合征(MPS Ⅰ型)：*IDUA* 基因的常染色体隐性突变，导致 α-*L*-艾杜糖醛酸酶缺陷。亨特综合征(MPS Ⅱ型)：*IDS* 基因的 X 连锁突变导致艾杜糖醛酸 2-硫酸酯酶缺陷。Sanfilippo 综合征(MPS Ⅲ型)：常染色体隐性突变导致以下参与糖胺聚糖硫酸乙酰肝素分解的 4 种酶之一异常：乙酰肝素 *N*-硫酸酯酶、α-乙酰氨基葡萄糖苷酶、乙酰辅酶 A：α-氨基葡萄糖苷酰基转移酶或 *N*-乙酰葡糖胺 6-硫酸酯酶。Morquio 综合征(MPS Ⅳ型)：*GALNS* 基因的常染色体隐性突变导致半乳糖胺 6-硫酸酯酶或 β-半乳糖苷酶的活性缺乏。代谢物黏多糖(糖胺聚糖)的异常积累导致轴突丢失和脱髓鞘。Hurler 综合征患者很少存活超过 16 岁。由于亨特综合征的严重性，患者通常在 8～15 岁之间死亡。Sanfilippo 综合征患者通常在 30 岁前死亡
Canavan 病，也称为 Canavan-van Bogaert-Bertrand 病 **(图 1.291)**	**MRI**：大脑和小脑外周白质弥漫性 T2WI 高信号，逐渐累及中央白质(内囊、胼胝体)，伴或不伴苍白球、丘脑、下丘脑和脑干受累。通常没有强化。伴有脑组织大小和重量增加。疾病初期受累白质可有弥散受限，且在疾病后期 ADC 值可升高 **MRS**：*N*-乙酰天冬氨酸(NAA)峰升高 **CT**：大脑和小脑外周白质弥漫性密度减低，逐渐累及中央白质，并随后出现萎缩	罕见的常染色体隐性遗传病(常见于德系犹太人)，由染色体 17p13-ter 上的 *ASPA* 基因突变引起少突胶质细胞、小胶质细胞和脑干神经元中的天冬氨酸酰基转移酶缺乏而导致脑海绵样变性。编码天冬氨酸酰基转移酶基因的突变导致 *N*-乙酰天冬氨酸(NAA)不能分解成天冬氨酸和乙酸。NAA 在脑和血浆中累积，在尿液中水平升高。脑中过量的 NAA 导致少突胶质细胞的损伤，海绵状和空泡化改变，以及髓鞘破坏。婴儿期(3～6 个月)出现巨头畸形、肌张力低下、癫痫发作、痉挛、视神经萎缩和视力丧失。患者常死于病发后第 4 年。通过携带 *ASPA* 基因的腺相关病毒载体进行基因治疗已显示出早期的治疗前景
其他代谢紊乱		
获得性肝脑变性 **(图 1.292)**	**CT**：基底节无明显异常密度，伴或不伴大脑和小脑萎缩 **MRI**：基底节/苍白球和中脑前部 T1WI 高信号。没有异常强化 **MRS**：胆碱和肌醇峰降低，高氨血症毒性作用导致谷氨酰胺/谷氨酸峰升高	继发于肝功能障碍(酒精性肝硬化、肝炎、门-腔静脉系统分流)的 T1WI 高信号与血清氨和锰水平升高有关。肝移植后脑内 T1WI 高信号可以逆转

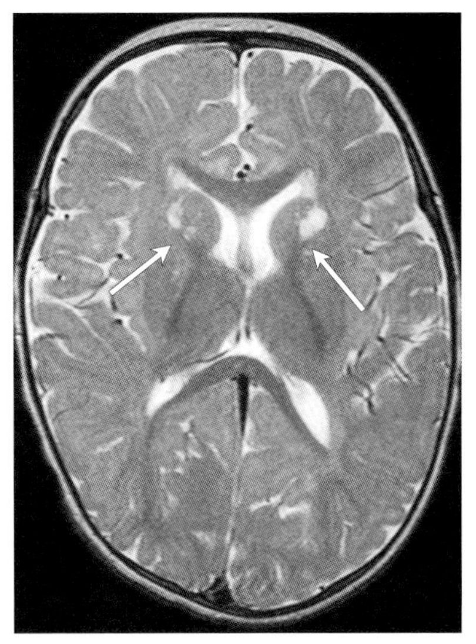

图 1.290 患有黏多糖贮积症的 1 岁男性,横断位 T2WI 显示紧邻尾状核内囊前肢的异常高信号(↑)

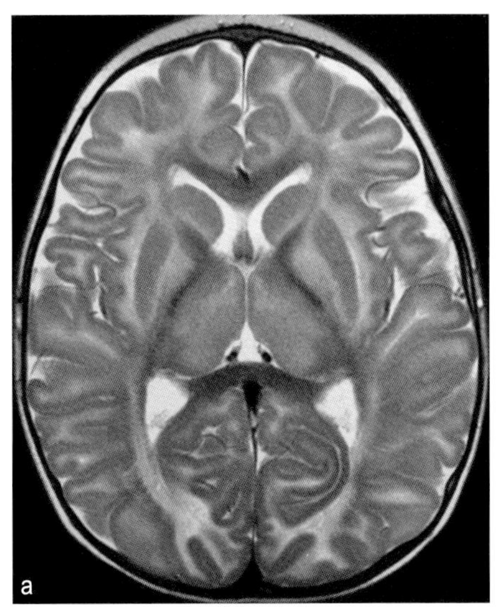

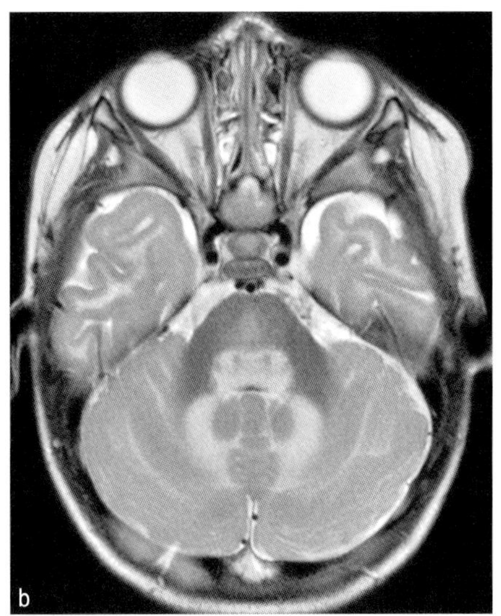

图 1.291 9 个月大患有 Canavan-van Bogaert 病的男性,横断位 T2WI(**a, b**)显示大脑和小脑白质、苍白球、丘脑和脑桥异常高信号

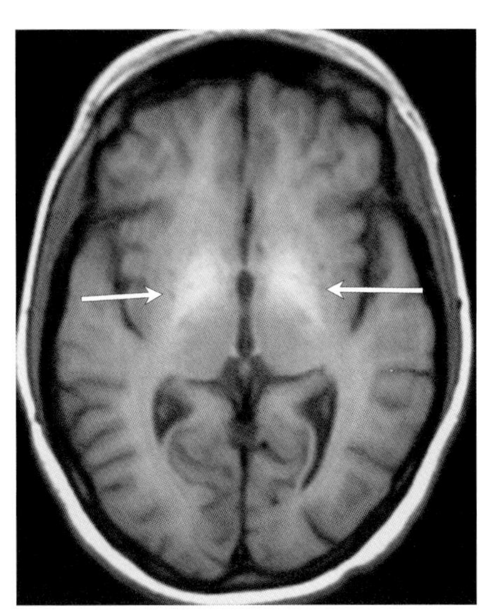

图 1.292 获得性肝脑变性患者。横断位 T1WI 显示双侧基底节异常高信号(↑)

表 1.6(续) 基底节和/或丘脑的双侧病变

疾病	影像学表现	点评
低血糖	**CT**：脑内密度减低区，单侧或双侧对称性 **MRI**：表现为脑内(脑皮质、海马、内囊、基底节、大脑脚、脑桥)T2WI、FLAIR 和 DWI 信号异常增高，单边或双侧对称性。病变不对应于特定的动脉供血区。纠正低血糖后数小时内 DWI 异常高信号可消失。对于严重的长期低血糖，T2WI、FLAIR 和 DWI 显示脑白质信号增高，边界不清，通常预后不良。也可见广泛脑水肿，伴脑萎缩	低血糖定义为血浆葡萄糖水平低于 45 mg/dL。严重低血糖(<20 mg/dL)超过 4 小时会导致不可逆的脑损伤。病因包括过量使用胰岛素或糖尿病患者使用的其他药物、胰岛素分泌性肿瘤、Addison 病、严重脓毒血症和肝或肾功能衰竭。如果不及时纠正低血糖，则会出现嗜睡、性格改变、癫痫发作和偏瘫等症状。严重的长期低血糖可导致昏迷和死亡。缺乏足够的葡萄糖可导致脑氧化代谢受损，引起兴奋性氨基酸神经递质的大量释放，导致神经元和神经胶质细胞的细胞毒性水肿，后者进展可导致细胞死亡
非酮症高血糖	**CT**：在 2 型糖尿病非酮症高血糖的患者中，单侧或双侧尾状核和壳核密度增高。对于伴有高血糖症和酮症酸中毒的 1 型糖尿病(胰岛素依赖型糖尿病)患者，可发生弥漫性脑水肿，伴有脑沟和脑池消失 **MRI**：在 2 型糖尿病出现非酮症高血糖的患者中，单侧或双侧尾状核和壳核 T1WI 信号增加，T2WI 和 FLAIR 信号多变。受累部位 DWI 显示弥散受限。在 1 型糖尿病患者中，可发生弥漫性脑水肿，伴有脑沟和脑池消失。脑水肿的并发症包括中枢性脑疝和脑梗死	非酮症高血糖(血糖水平通常超过 350 mg/dL)可发生在血糖控制不佳的 2 型糖尿病(胰岛素抵抗性糖尿病)患者中，并伴有尾状核、壳核和丘脑底核异常。可导致舞蹈病。1 型糖尿病(胰岛素依赖性糖尿病)的患者，可发生高血糖伴酮症酸中毒，导致弥漫性脑水肿和中枢性脑疝
Wernicke 脑病 (**图 1.293**)	**MRI**：内侧丘脑(70%～80%)、第三脑室附近的脑室周围区域(80%)、导水管周围区域(59%)、乳头体(45%)和/或顶盖(13%～36%)对称性 T2WI 和 FLAIR 信号增高。在非酗酒者中，脑皮质、尾状核、胼胝体压部、小脑和脑干中也可见病变。伴硫胺素缺乏的酗酒者中，乳头体和丘脑的病变常有强化。少见表现如 DWI 弥散受限，MRS 乳酸峰升高和 NAA/Cr 降低，与不可逆性脑损伤和不良预后相关	维生素 B_1(硫胺素)缺乏引起的严重神经系统疾病。体内的硫胺素储备可在 3 周内耗尽。硫胺素是 Krebs 循环和戊糖磷酸途径中酶的重要辅助因子。缺乏硫胺素导致有高代谢需求脑区域的损伤。通常发生在营养不良的酗酒者，也可发生在外科手术、胃肠道恶性肿瘤、化疗、剧吐和慢性营养不良/饥饿导致吸收不良的患者。临床表现包括意识障碍、眼球功能障碍或眼外肌麻痹和共济失调

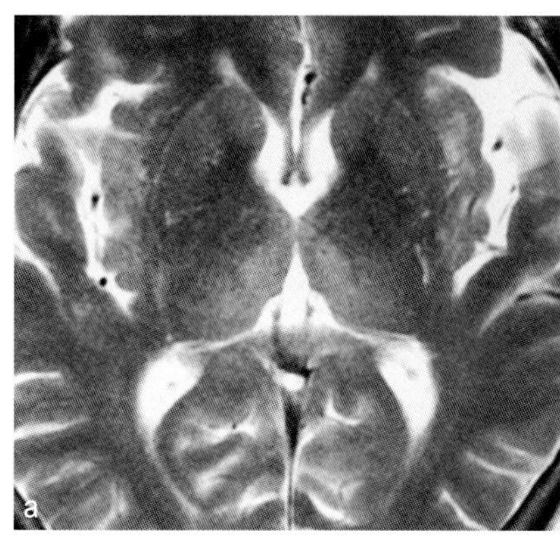

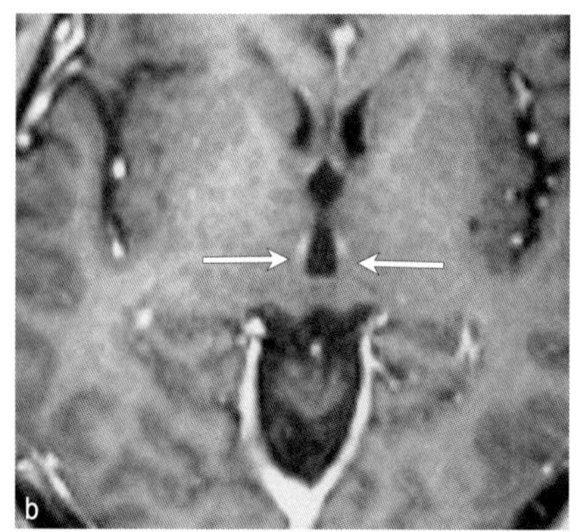

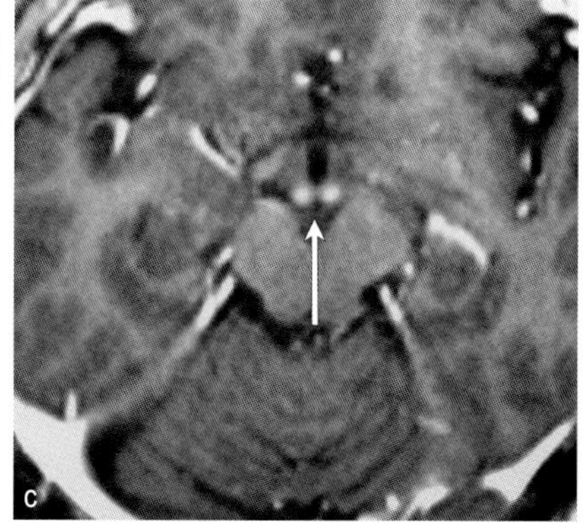

图 1.293 73 岁患有 Wernicke 脑病的男性。横断位 T2WI(**a**)显示内侧丘脑对称性信号异常增高；横断位 T1WI(**b, c**)显示双侧丘脑和乳头体强化(↑)

表 1.6(续) 基底节和/或丘脑的双侧病变

疾病	影像学表现	点评
癫痫发作 **(图 1.294)**	**MRI:** 弥散受限区域(DWI 高信号、ADC 信号减低)通常发生在癫痫持续、全身性癫痫和发热性惊厥患者的海马(69%)、丘脑(26%)和大脑皮质。上述部位也可见 T2WI 和 FLAIR 信号异常增高以及局部肿胀	复杂部分性癫痫和全身性癫痫(包括癫痫持续状态)患者脑内的局部发作部位及其周围出现能量代谢增加、过度灌注和细胞肿胀,并常有一过性弥散受限。全身性癫痫和癫痫持续患者的病变通常是双侧的,而复杂性部分癫痫患者则是单侧的
中毒性脑病		
一氧化碳中毒 **(图 1.295)**	**CT:** 急性中毒表现为苍白球对称性密度减低 **MRI:** 双侧壳核和苍白球 T1WI 低信号,T2WI 高信号,伴或不伴坏死区的斑片状强化。DWI 显示急性坏死的弥散受限。脑干和小脑中可见类似但不太明显的表现。CO 中毒后 1~2 周,可发生脑白质进行性脱髓鞘的延迟效应,T2WI 和 FLAIR 上呈高信号	CO 与血红蛋白的结合能力比氧大 250 倍,导致组织缺氧。CO 的毒性作用导致双侧基底节的选择性坏死,脑干和小脑坏死程度较轻。后期可见脑萎缩,并可伴有认知障碍。临床表现包括头痛、恶心、意识障碍、癫痫发作、昏迷和死亡

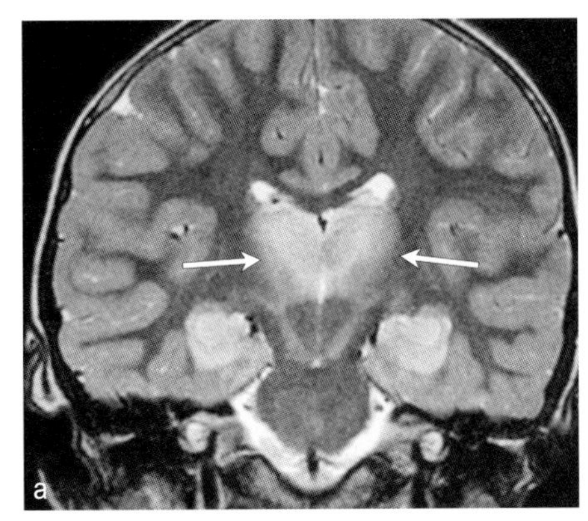
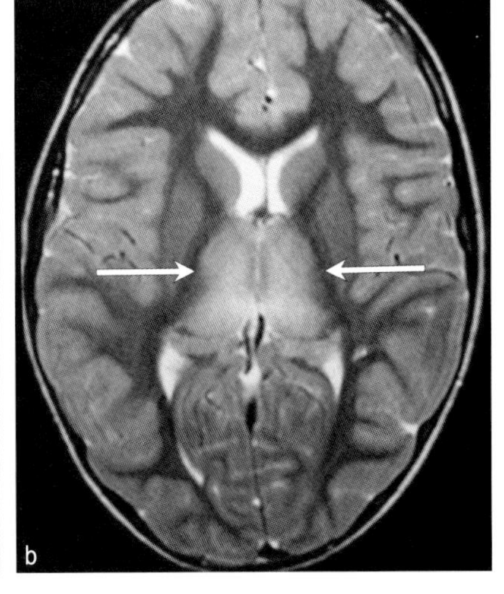

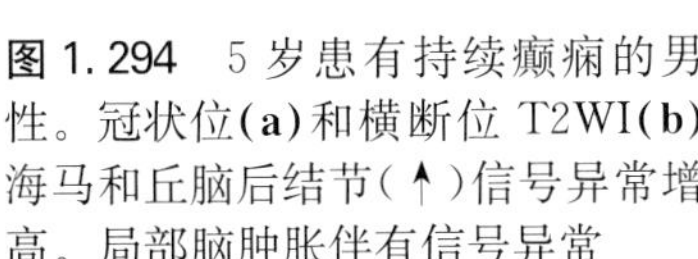
图 1.294 5 岁患有持续癫痫的男性。冠状位(**a**)和横断位 T2WI(**b**)海马和丘脑后结节(↑)信号异常增高。局部脑肿胀伴有信号异常

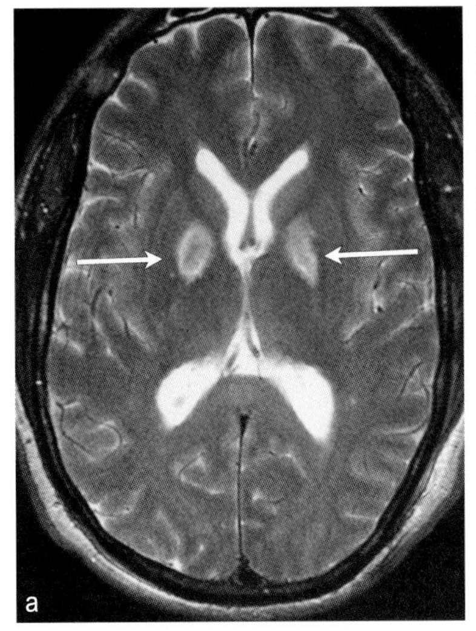
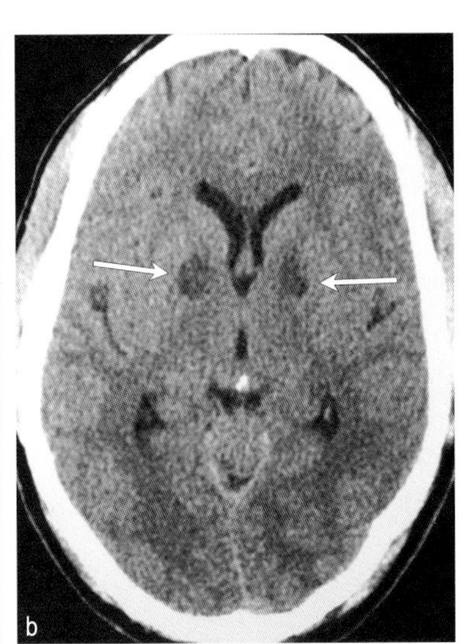

图 1.295 一氧化碳中毒的患者。双侧苍白球的横断位 T2WI(**a**)异常高信号(↑);横断位 CT(**b**)密度减低(↑)

表 1.6(续) 基底节和/或丘脑的双侧病变

疾病	影像学表现	点评
甲醇中毒	**CT:** 急性中毒表现为基底节和皮质下白质的对称性密度减低,伴或不伴出血 **MRI:** 双侧壳核和苍白球见 T2WI 和 FLAIR 高信号,急性期伴有弥散受限,伴或不伴皮质下白质 T2WI 高信号,伴或不伴出血、坏死和强化	甲醇被胃肠道迅速吸收,血浆水平在 1 小时内达到峰值。甲醇也可通过皮肤吸收。通过肝醇脱氢酶和醛脱氢酶将甲醇代谢转化为甲酸,引起严重的代谢性酸中毒,误服或自杀性摄入后 12～24 小时导致双侧基底节/壳核和皮质下白质的选择性坏死。临床表现包括视力障碍、嗜睡、癫痫发作、昏迷和死亡
乙二醇中毒 (**图 1.296**)	**MRI:** 基底节、丘脑、中脑、脑桥、延髓、小脑和/或大脑白质 T2WI 和 FLAIR 高信号,伴或不伴急性期弥散受限。几周后可见壳核坏死 **CT:** 基底节、丘脑、中脑、脑桥、延髓、小脑和/或大脑白质可见密度减低	乙二醇被胃肠道吸收 1～4 小时后血浆水平达到峰值。乙二醇通过肝酶(乙醇脱氢酶、醛脱氢酶、乙二醛酶Ⅰ和Ⅱ、α-氧代醛脱氢酶和乙醇酸氧化酶)代谢转化,导致乙醇酸、乙醛酸和草酸的毒性积累,引起严重的代谢性酸中毒,导致误食或自杀性摄入后 12～24 小时双侧基底节/壳核和皮质下白质选择性坏死。摄入后 30 分钟的临床症状包括头痛、头晕、腹痛和呕吐。12 小时后临床症状进展,出现癫痫发作、昏迷、呼吸窘迫和死亡
氰化物	**MRI:** 尾状核、壳核和苍白球可见 T2WI 和 FLAIR 可见高信号区,伴或不伴感觉运动皮质受累,伴或不伴有强化。晚期表现包括尾状核、豆状核和感觉运动皮质 T1WI 呈高信号,分别由出血性坏死和层状坏死所致 **CT:** 基底节可见密度减低	摄入、吸入或皮肤吸收氰化物可引起氰化物中毒。氰化物导致在细胞呼吸链中具有关键功能的线粒体细胞色素氧化酶失活。临床表现包括精神状态改变、呼吸困难、乳酸性酸中毒、癫痫发作、低血压、心律失常和死亡
可卡因	**CT:** 表现包括脑梗死、脑内或脑外出血。CTA 显示血管收缩导致的动脉狭窄,常伴有受累血管供血区的脑梗死 **MRI:** 表现包括脑梗死,T2WI 和 FLAIR 呈高信号,急性梗死弥散受限,伴或不伴有脑内或脑外出血	可卡因可以可卡因粉末通过鼻黏膜吸入,或以盐酸可卡因与碳酸氢钠或铵结合酶的生物碱("霹雳可卡因")蒸汽的形式吸入。导致单胺摄取受阻,引起血管收缩、高血压、心动过速、颅内出血(脑内和蛛网膜下腔)和脑卒中

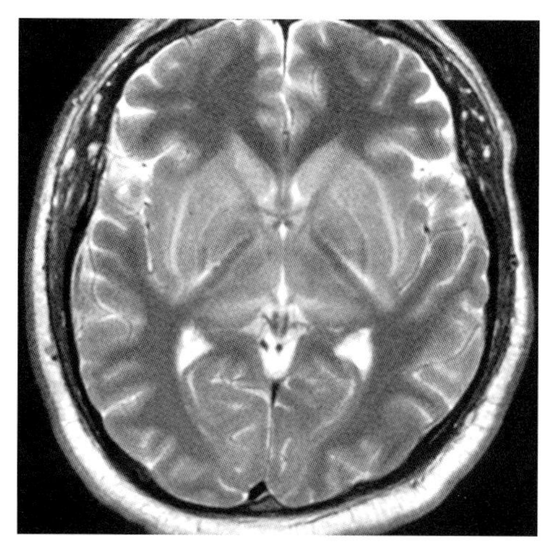

图 1.296 34 岁摄入乙二醇的男子。在基底节、丘脑和大脑白质中可见 T2WI 高信号,边界不清

表 1.6(续) 基底节和/或丘脑的双侧病变

疾病	影像学表现	点评
海洛因 (图 1.297)	**CT:** 海洛因吸入可导致小脑白质、小脑中段、脑干和颞枕叶白质的对称性密度减低 **MRI:** 海洛因蒸汽吸入可导致小脑白质、小脑中脚、脑干、颞枕部白质和内囊 T2WI 和 FLAIR 对称性异常高信号。没有异常强化。在急性期,受累白质可出现弥散受限。在亚急性和慢性期,弥散增强伴 ADC 值增高。静脉注射海洛因可导致与小血管疾病相关的苍白球以及脑白质梗死	海洛因诱发的脑白质病是吸入海洛因蒸汽引起的中毒性海绵状脑病。静脉注射海洛因可引起急性神经血管并发症,如栓塞、血管痉挛和血管炎,导致脑梗死。在海绵状脑白质病的急性期,受累部位可见弥散受限与髓鞘中出现小空泡有关。在亚急性期,髓鞘内的空泡逐渐变大,导致弥散增强
神经退行性疾病		
亨廷顿病 (图 1.298)	基底节不成比例萎缩(尾状核>壳核>小脑/脑干) **CT:** 双侧尾状核和壳核逐渐萎缩 **MRI:** 双侧尾状核和壳核 T2WI 上见不同程度的低信号(铁沉积)或高信号(胶质增生)改变,伴有萎缩。通常没有异常强化	成人常染色体显性遗传性神经退行性疾病,与 4 号染色体上亨廷顿基因的 DNA 异常片段(CAG 重复)有关。通常在 40 岁后出现进行性运动障碍(舞蹈手足徐动症、僵硬、运动功能减退)、行为异常和进行性精神功能障碍(痴呆)。少年亨廷顿病也发生在少数十几岁患者中。患者表现出僵硬、运动功能减退、癫痫发作和进行性精神功能障碍

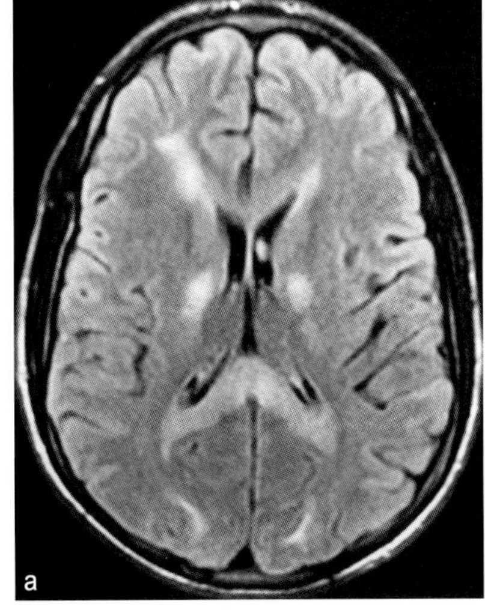

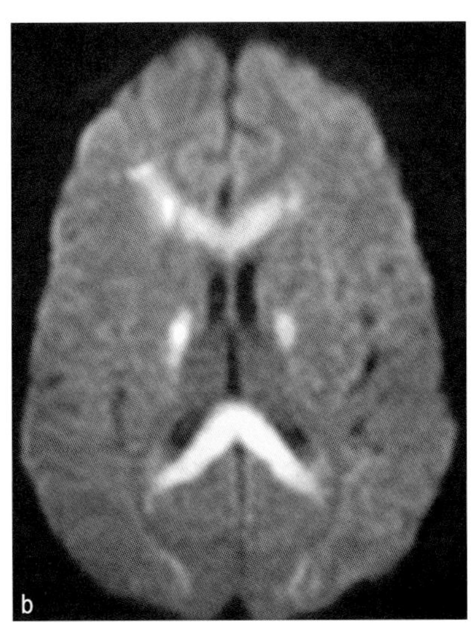

图 1.297 17 岁静脉注射海洛因中毒的男性。苍白球、胼胝体和脑室周围白质横断位 FLAIR(**a**)上可见异常高信号;横断位 DWI(**b**)上有相应的弥散受限

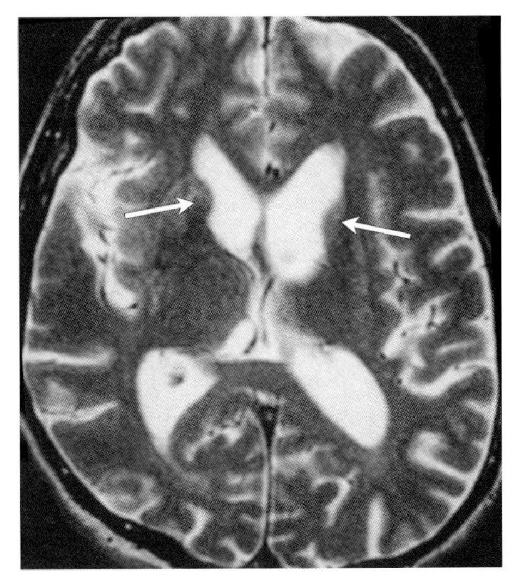

图 1.298 64 岁患有亨廷顿病的男性。横断位 T2WI 上双侧萎缩的尾状核(↑)见略高信号。双侧壳核可见混杂低信号(铁沉积)和稍高信号改变,伴有萎缩

表 1.6(续) 基底节和/或丘脑的双侧病变

疾病	影像学表现	点评
多系统萎缩[黑质纹状体(MSA-P)、橄榄脑桥小脑萎缩(MSA-C)、Shy-Drager 综合征(MSA-A)]	**CT:** 脑干、小脑和/或大脑进行性萎缩 **MRI:** 在 MSA-P 中,壳核的 T2WI 低信号等于或明显高于苍白球。脑干、小脑和/或大脑萎缩	多系统萎缩(MSA)包括成人的进行性神经退行性疾病,被称为帕金森综合征。在 MSA 中,黑质、纹状体、脑桥、小脑中脚、小脑和下橄榄核变性,具有帕金森病的运动障碍特征(肌肉僵硬、震颤、运动迟缓),以及自主神经功能障碍(直立性低血压)、对左旋多巴反应差、小脑性共济失调、锥体外系征和泌尿生殖功能障碍等其他表现。MSA-P(以前称为黑质纹状体变性)主要具有帕金森病特征;MSA-C(以前称为橄榄脑桥小脑萎缩)有共济失调;MSA-A(以前称为 Shy-Drager 综合征)具有直立性低血压,自主神经功能障碍等、泌尿生殖系统功能障碍和缺汗综合征
苍白球毁损术 **(图 1.299)**	**MRI:** 苍白球毁损术的慢性改变包括单侧或双侧苍白球 T1WI 低信号改变,T2WI 上呈高信号,FLAIR 上呈低、中、高信号和 DWI 上呈低信号。通常没有强化 **CT:** 在单侧或双侧苍白球中可见低密度影	帕金森病的治疗包括使用左旋多巴药物治疗以及苍白球毁损术或放置电极进行深部脑刺激
Wallerian 变性	脑梗死或运动皮质/内囊后肢的损伤累及皮质脊髓束 **CT:** 与脑内病变同侧的脑干(中脑、脑桥)偏侧萎缩 **MRI:** 脑干同侧皮质脊髓束 T2WI 线性高信号(5~12 周后 T2WI 高信号)。损伤由水肿引起,12 周后继发于胶质增生,伴或不伴皮质脊髓束同侧脑干萎缩。单侧大脑皮质广泛萎缩使皮质-脑桥-小脑通路(大脑皮质通过脑桥核连接至对侧小脑中脚)的中断,从而导致对侧小脑中脚和小脑萎缩	指继发于神经元细胞体损伤(出血、脑梗死、脑挫伤、手术等)的轴突病理改变(变性、髓鞘降解、萎缩)
血管周围间隙扩大 **(图 1.300)**	**MRI:** FLAIR 信号类似于脑脊液、T2WI 高信号的局灶性病灶,在 FLAIR 图像上通常不明显,在 DWI 和 T1WI 上呈低信号,没有强化。常位于基底节和皮质下脑白质/半卵圆中心	软脑膜间隙内充满脑脊液,含有供应脑实质的动脉,也被称为 Virchow-Robin 间隙。随着年龄增长,血管周围间隙的大小和数量增加

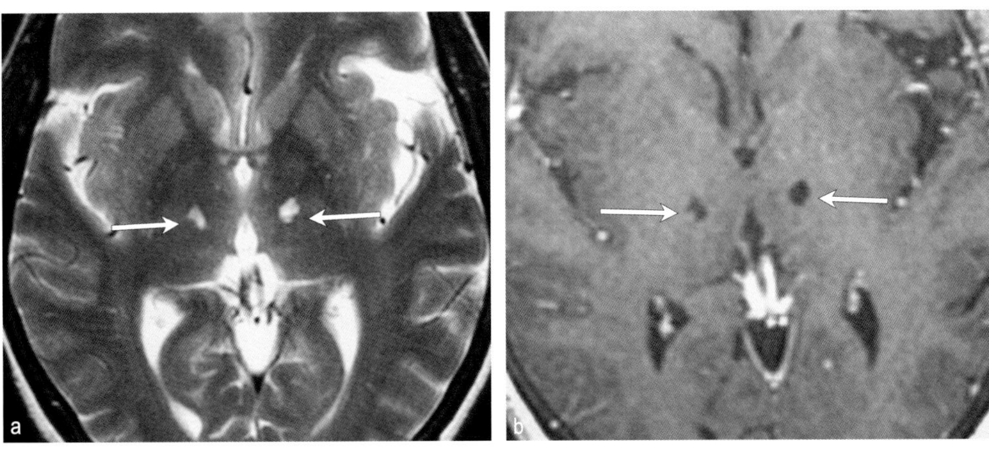

图 1.299 62 岁有苍白球毁损术经历的男性。在苍白球和丘脑底核可见横断位 T2WI(**a**)高信号(↑)和 T1WI(**b**)低信号(↑)灶

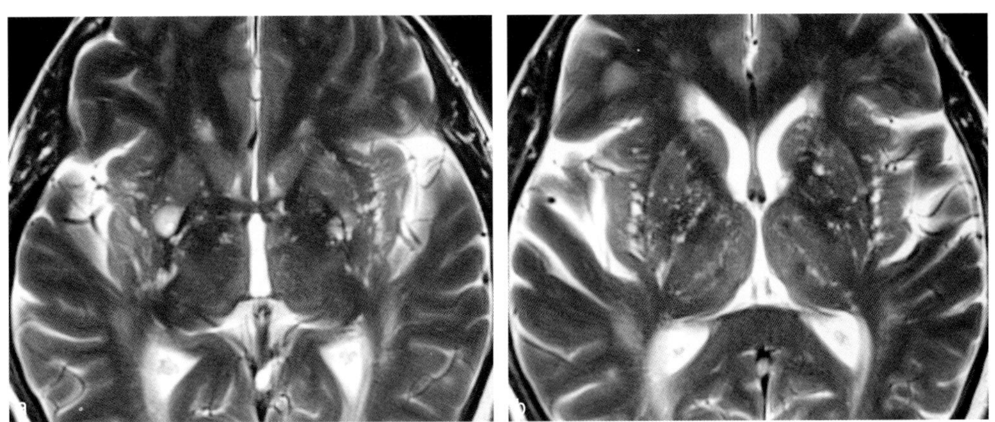

图 1.300 81 岁血管周围间隙扩大的女性,双侧基底节见多发 T2WI(**a, b**)高信号灶

表 1.6(续) 基底节和/或丘脑的双侧病变

疾病	影像学表现	点评
感染		
化脓性脑脓肿	**MRI:** T1WI 上呈低信号的局限性病变,T2WI 中央呈高信号(伴或不伴有液气平面),边缘环绕等-低信号薄边,增强扫描见环形强化,有时外侧壁比内侧壁厚,病灶外周可见 T2WI 高信号水肿。脓腔通常弥散受限。脓肿的平均 ADC 值[$(0.63 \sim 1.12) \times 10^{-3}$ mm^2/s]显著低于肿瘤坏死或囊变(2.45×10^{-3} mm^2/s) **MRS:** 显示由于神经元的破坏导致的 *N*-乙酰天冬氨酸(NAA)减少以及继发于蛋白水解酶的乳酸峰和氨基酸(缬氨酸,亮氨酸和异亮氨酸)峰在 0.9 ppm 处的升高 **CT:** 病变呈中央低密度(伴或不伴有液气平面),边缘环绕等密度薄边;外周见边界不清的低密度水肿;增强扫描呈环形强化,有时外侧壁比内侧壁更厚	脑脓肿的形成发生在脑炎后 2 周,中央液化坏死,周边有包膜和水肿包围。脓腔弥散受限与高蛋白质含量的内容物和粘稠脓液、坏死碎片和细菌的混合物有关。病变可多发,但超过 50% 为单发。常是脑膜炎和/或鼻窦炎、败血症、创伤、手术和心脏分流的并发症。在发达国家和发展中国家,脓肿分别占颅内占位性病变的 2% 和 8%

表 1.6(续) 基底节和/或丘脑的双侧病变

疾病	影像学表现	点评
真菌性脑感染 (**图 1.301**)	**MRI:** 表现因病原体而异。感染可发生在脑膜和/或脑实质,表现为实性或囊性病变,T1WI 呈低-等信号,T2WI 和 FLAIR 呈高信号,增强后见结节或环形强化,病变周边见 T2WI 高信号水肿。受感染的组织可在病变壁处弥散受限,病变中央腔内 ADC 值无降低。病变壁的 T2WI 和 GRE 低信号可能与真菌菌丝内的顺磁性铁和镁有关 **MRS:** 显示升高的脂质峰、乳酸峰和氨基酸峰,以及海藻糖在 3.6～3.8 ppm 处的多重峰 **CT:** 感染可发生在脑膜和脑实质中,表现为实性或囊性病变,增强后呈结节或环形强化,伴周边密度减低(水肿)	好发于免疫功能低下或糖尿病患者,伴有脑膜和脑实质的肉芽肿。隐球菌累及基底脑膜并沿血管周围间隙延伸到基底节。曲霉菌和毛霉菌通过鼻旁窦直接蔓延或血源性播散,侵入血管,并导致出血性病变和/或脑梗死。球孢子菌病通常累及基底脑膜。念珠菌病通常是与手术和/或留置导管并发症相关的医院感染
病毒性脑炎 (**图 1.302 和图 1.303**) 单纯疱疹 巨细胞病毒(CMV) 进行性多灶性白质脑病(PML) 日本脑炎 狂犬病 急性麻疹脑炎 麻疹相关性亚急性硬化性全脑炎(SSPE) 西尼罗河病毒	**单纯疱疹** **MRI:** 通常累及颞叶/边缘系统,伴或不伴有出血。T1WI 呈低-等信号,T2WI 和 FLAIR 呈中-高信号边界不清。感染早期可发生弥散受限。轻微强化或无强化,累及脑皮质和/或白质,并且有轻微的局部占位效应 **CT:** 密度减低,边界不清,轻微或无强化 **CMV** **MRI:** 脑室周围/室管膜下区 T2WI 和 FLAIR 高信号。艾滋病毒通常累及室周白质 **CT:** 新生儿 CMV 感染可导致脑损伤,伴有营养不良性钙化 **PML** **MRI:** 脑白质(包括弓形/U 形纤维)中单发或多发局灶性 T2WI 和 FLAIR 信号增高,伴或不伴脑皮质受累,伴或不伴局部轻度占位效应,在急性期 ADC 值和各向异性分数(FA)降低,晚期 ADC 增高 **MRS:** 显示 *N*-乙酰天冬氨酸(NAA)峰降低,胆碱峰和乳酸峰升高 **日本脑炎** **MRI:** 丘脑、基底节、海马和黑质 T2WI 和 FLAIR 信号异常增加,较少累及大脑皮质、脑干和小脑 **狂犬病** **MRI:** 脑白质、脑皮质、基底节、脑干和下丘脑中可见 T2WI 信号增加,边界不清,伴或不伴强化 **急性麻疹脑炎** **MRI:** 脑白质、脑皮质、基底节 T2WI 上可见高信号,DWI 弥散受限,伴或不伴出血点,伴或不伴有脑皮质和软脑膜的强化 **SSPE** **MRI:** 大脑、小脑白质和脑干 T2WI 和 FLAIR 高信号,ADC 值增高,没有强化 **西尼罗河病毒** **MRI:** 大脑、小脑白质和脑干的 T2WI 和 FLAIR 信号异常增高。通常没有强化	脑炎是病毒引起的脑组织感染或炎症。在免疫功能低下的患者中,致病病毒包括单纯疱疹病毒、巨细胞病毒(CMV)、人类免疫缺陷病毒(HIV)和 JC 多瘤病毒。在免疫功能正常的患者中,原因包括圣路易斯脑炎病毒、东部或西部马脑炎病毒、麻疹(RNA 副黏病毒)病毒、Epstein-Barr 病毒、日本脑炎(黄病毒)、西尼罗河病毒(黄病毒)和狂犬病(狂犬病病毒)

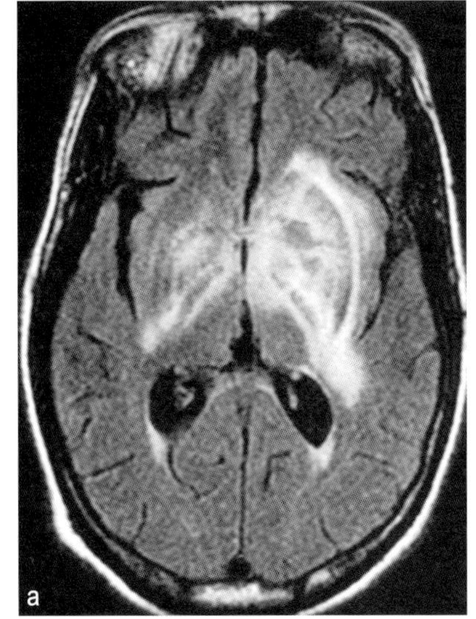
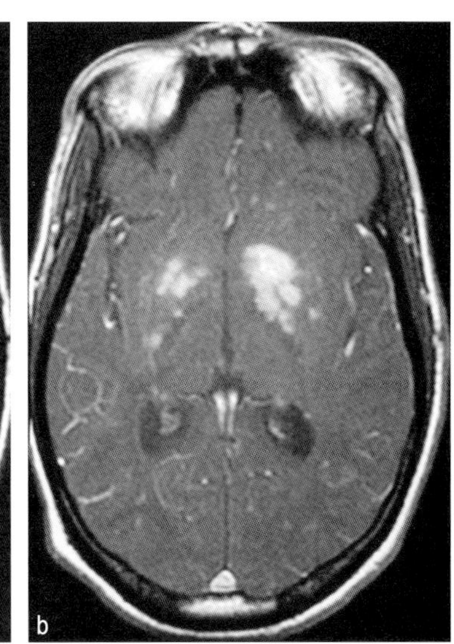

图 1.301 37 岁免疫功能低下且患有 CNS 隐球菌感染的男性。双侧基底节在横断位 FLAIR(**a**)上显示不对称性异常高信号，边界不清，横断位 T1WI(**b**)上见多个脑内强化病灶

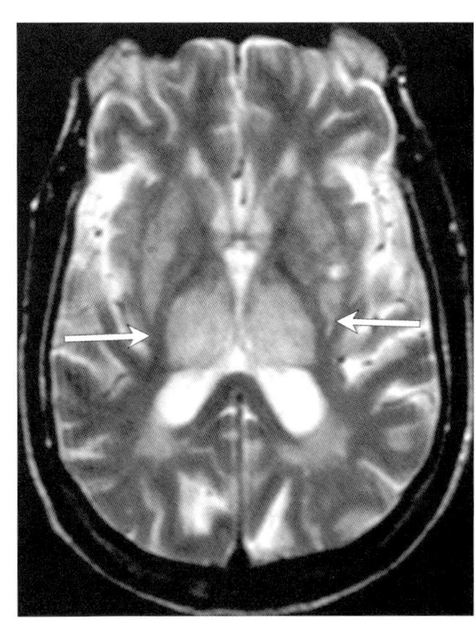

图 1.302 日本脑炎患者，横断位 T2WI 显示丘脑信号异常增高(↑)

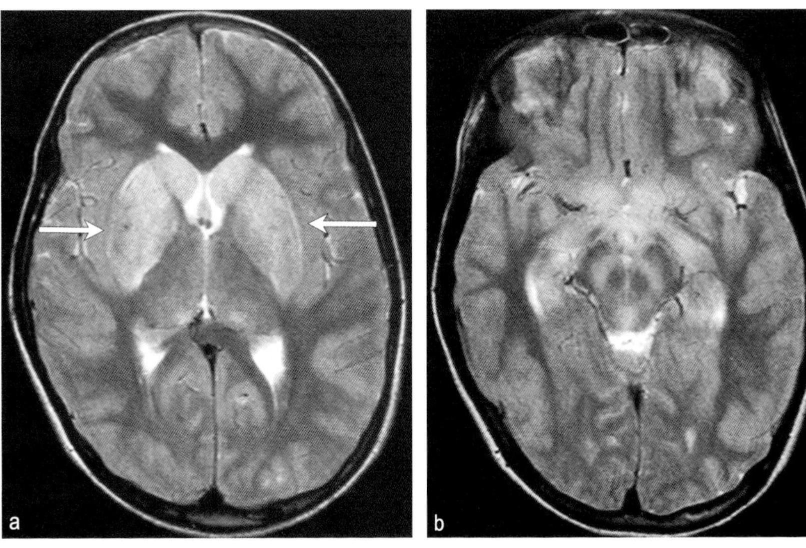

图 1.303 狂犬病患者，基底节(↑)、丘脑、脑干、脑白质和脑皮质的 T2WI (**a, b**)信号异常增高，边界不清

表 1.6(续) 基底节和/或丘脑的双侧病变

疾病	影像学表现	点评
寄生虫病：弓形虫病(**图 1.304**)	**MRI**：多位于基底节和/或大脑半球皮髓质交界处，表现为单发或多发实性和/或囊性病变，T1WI 呈低-等信号，伴或不伴周边环形高信号；T2WI 和 FLAIR 呈高信号，伴或不伴中央低-等信号，或呈三环征，即中央高信号，周边环形低-等信号，最外层高信号环绕；增强扫描见结节状或边缘强化，也可呈“偏心靶征”，即周边环形强化伴沿壁偏心强化小结节。伴或不伴周边 T2WI 高信号(水肿)。DWI 显示中心低信号，周边高信号 **CT**：病灶呈低密度或等密度，伴或不伴边缘环形或结节状强化	艾滋病患者中最常见的机会性中枢神经系统感染，由摄入受寄生虫(弓形虫)污染的食物引起。弓形虫是一种全球分布的细胞内原虫。也可发生在免疫功能正常的患者。急性期病变中央包含坏死和细胞碎片、组织细胞和中性粒细胞；中间区域血管充血，包含速殖子；外层有小胶质细胞结节、弓形虫和速殖子，有轻度炎症和血管充血。18F-氟代脱氧葡萄糖(^{18}F-FDG) PET/CT 显示弓形虫病灶摄取减低，可用于区分弓形虫病和淋巴瘤，后者 FDG 摄取增加
寄生虫病：囊虫病	**MRI**：脑内或脑膜中单个或多个囊性病变。在活跃的囊泡期，表现为包含一个 2～4 mm 小结节(头节)的囊性病变，T1WI、FLAIR 和 DWI 呈低信号，FLAIR 周边见高信号环绕，T2WI 呈高信号，轻度边缘强化或无强化，T2WI 和 FLAIR 没有外周水肿。在活跃的胶体囊泡期，表现为 T1WI 低-等信号、T2WI 高信号，边缘和/或结节强化，伴或不伴 T2WI 周边信号(水肿)。在活跃的颗粒状结节期，囊肿回缩成更密实、有强化的肉芽肿结节 **CT**：脑或脑膜中单个或多个囊性病变。在急性/亚急性期，呈低-等密度，边缘和/或结节状强化，伴或不伴周边低密度(水肿)。慢性期表现为钙化性肉芽肿	因摄入被污染的食物(未煮熟的猪肉)中猪肉绦虫的包囊幼虫引起。囊虫病可发生于脑膜、蛛网膜下腔和脑池＞脑实质＞脑室，是中枢神经系统最常见的寄生虫病，常见于 15～40 岁的患者，并且是流行地区获得性癫痫的最常见病因。并发症包括 CSF 梗阻、引起的颅内高压蛛网膜炎、脑膜炎和血管闭塞

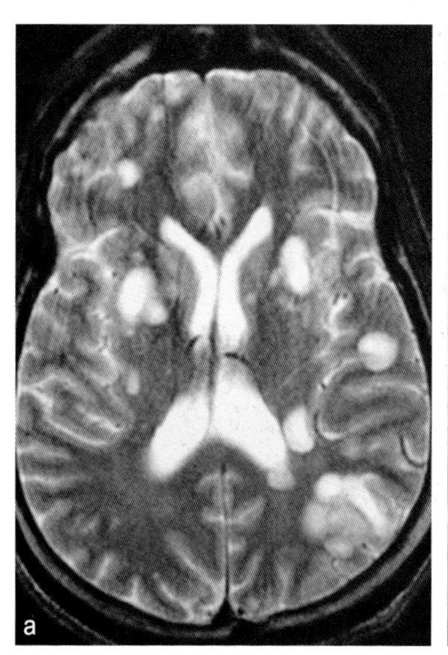

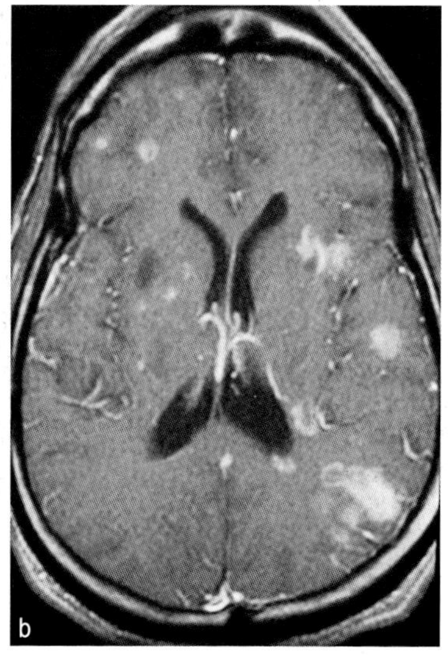

图 1.304 患有弓形虫病免疫功能低下的 31 岁男性，基底节和大脑半球的皮髓交界处见多发囊性病变，横断位 T2WI(**a**)呈高信号；T1WI 增强扫描(**b**)病变呈结节或环状强化，伴有偏心靶征，即周围环形强化，伴沿壁偏心强化小结节

表 1.6(续) 基底节和/或丘脑的双侧病变

疾病	影像学表现	点评
朊病毒病 (**图 1.305**)	**MRI**：在基底节区(双侧尾状核，壳核和/或丘脑和/或脑皮质)T2WI 和 FLAIR 高信号灶，伴弥散受限。通常没有异常强化 **CT**：通常在疾病的早期阶段没有异常表现	又称传染性海绵状脑病，是由朊病毒感染引起的进行性神经变性疾病。Creutzfeldt-Jakob 病是最常见的类型，有四种形式(散发型占 85%，遗传型占 10%～15%，其余为医源性和新变异型)
脱髓鞘疾病		
MS	**MRI**：病变位于大脑或小脑白质、脑干和基底节。病变通常 T1WI 呈等低信号，T2WI 呈高信号，伴或不伴强化。环状或结节状强化，通常见于脱髓鞘的急性/亚急性早期，伴或不伴弥散受限。急性脱髓鞘病变可有类似肿瘤的局部占位效应 **CT**：活动性脱髓鞘区域可显示强化和轻度局部肿胀	MS 是中青年中最常见的获得性脱髓鞘疾病(高发年龄段约 20～40 岁)。美国约有 40 万人患有 MS，全球约 2 百万人。女性发病率是男性的 2 倍。最常见于北欧人。尽管 MS 具有家庭聚集性，但不是以孟德尔方式遗传。依据临床病史和表现、MRI 检查结果(脑白质、脊髓和视神经的 T2WI 或 FLAIR 高信号)、异常视觉诱发电位和 CSF 样品中的寡克隆带和/或 IgG 指数增高等电聚焦证据进行诊断。脱髓鞘疾病可发生在任何存在髓鞘的部位，包括脑深部核团(尾状核、壳核、苍白球和/或丘脑)。疾病通常是多发性。治疗包括单克隆抗体和激素

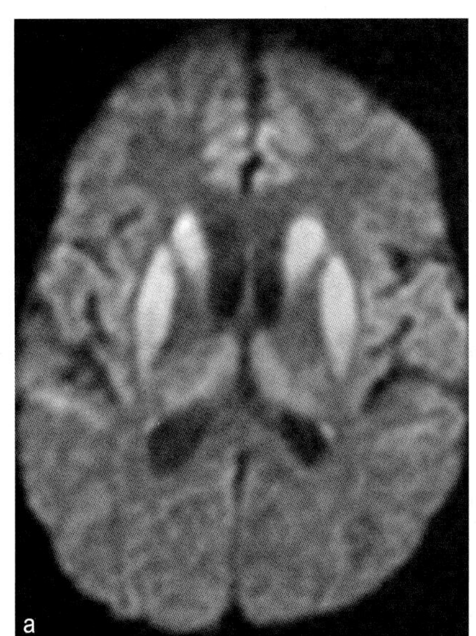

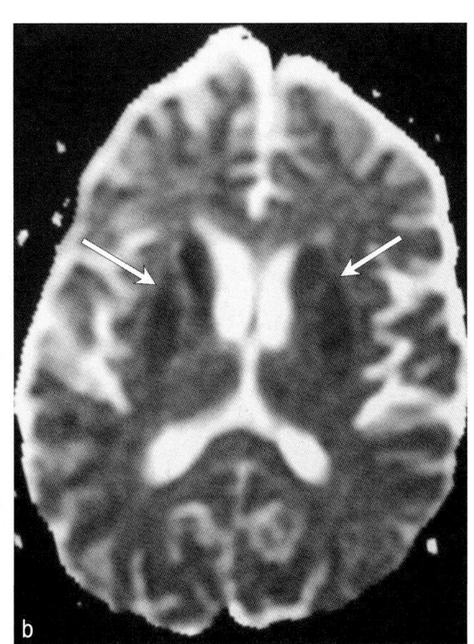

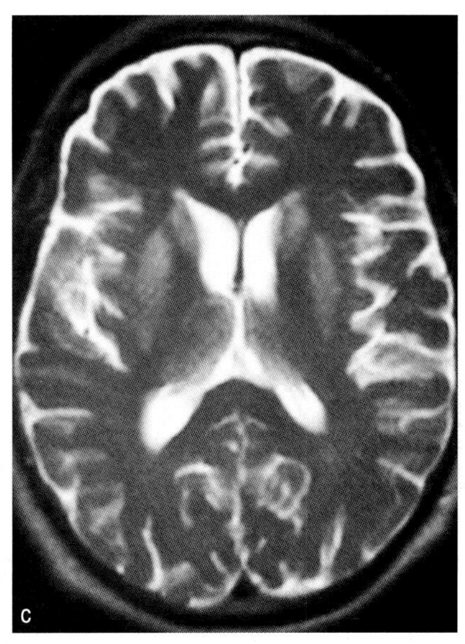

图 1.305 患有 Creutzfeldt-Jakob 病的 60 岁男性。横断位 DWI(**a**)和 ADC(**b**)上双侧尾状核和壳核可见弥散受限(↑)；在横断位 T2WI(**c**)上见相应部位信号增高

表 1.6(续) 基底节和/或丘脑的双侧病变

疾病	影像学表现	点评
急性播散性脑脊髓炎 (**图 1.306**)	**MRI：**病变位于大脑或小脑白质、脑干和基底节。病变通常 T1WI 呈等低信号、T2WI 呈高信号，伴或不伴强化。环状或结节状强化，通常见于脱髓鞘的急性/亚急性早期，伴或不伴弥散受限。急性脱髓鞘病变可模拟肿瘤的局部占位效应 **CT：**活动性脱髓鞘区域可有强化和轻度局部肿胀	急性播散性脑脊髓炎是一种免疫介导的脱髓鞘，发生在病毒感染或毒素暴露(环境或摄入，如酒精或溶剂)后
神经结节病 (**图 1.307**)	**MRI：**颅内病灶 T1WI 呈等低信号；T2WI 和 FLAIR 呈稍高-高信号，边界不清，通常有强化，伴局部占位效应和外周水肿。常伴有软脑膜和/或硬脑膜中的强化 **CT：**有颅内低-等密度灶，边缘不清，通常有强化，伴或不伴局部占位效应和外周水肿。常伴有软脑膜强化	结节病是一种多系统非干酪样肉芽肿病，病因不明，5%～15%的病例可累及 CNS。如果不治疗，会产生严重的神经功能缺陷，例如脑病、脑神经病变和脊髓病。当神经系统并发症先于肺、淋巴结、皮肤、骨骼和/或眼睛等全身其他部位表现时，神经结节病的诊断比较困难

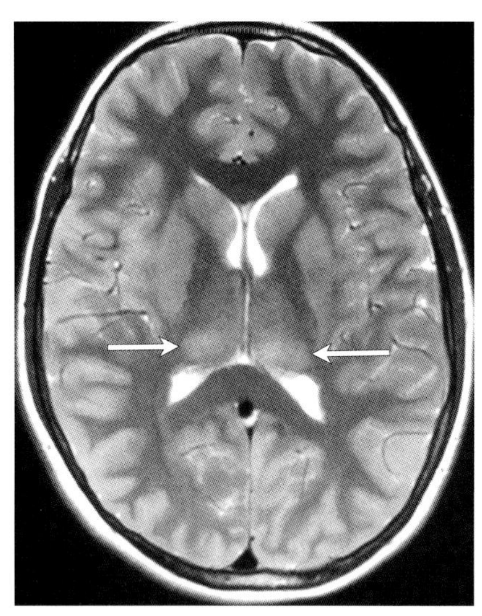

图 1.306 12 岁患有病毒性感染 3 周后又患有急性播散性脑脊髓炎的男性。双侧丘脑(↑)横断位 T2WI 呈异常高信号

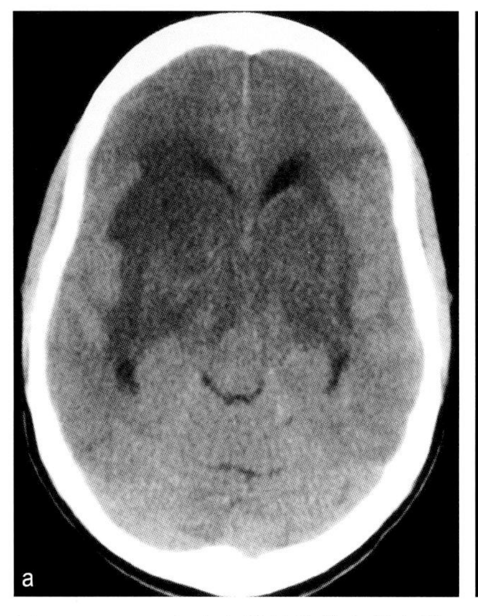

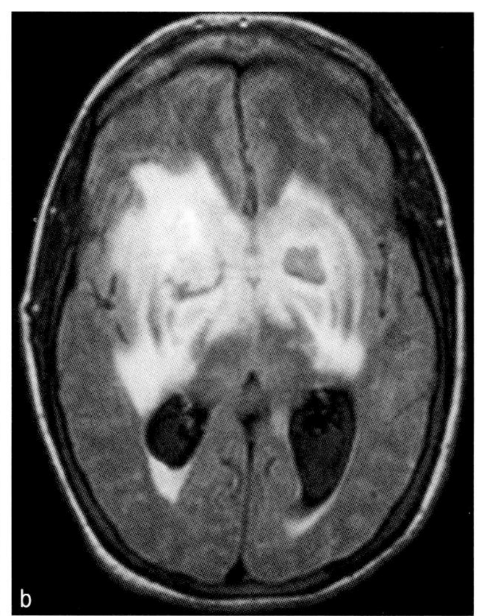

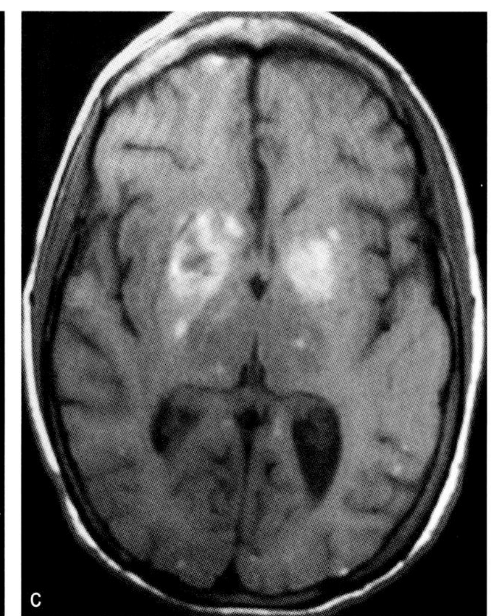

图 1.307 42 岁患有神经结节病的女性。双侧基底节、丘脑和邻近深部白质横断位 CT(**a**)见广泛弥漫性异常低密度，横断位 FLAIR(**b**)相应区域见高信号；横断位 T1WI(**c**)显示在基底节、丘脑和深部白质多个不规则强化病灶，以及脑外沿着软脑膜表面脑沟内的强化病灶

表 1.6(续) 基底节和/或丘脑的双侧病变

疾病	影像学表现	点评
创伤		
弥漫性轴索损伤（**图 1.308**）	**MRI:** 脑内单个或多个 T1WI 等或高信号区、T2WI 和 FLAIR 呈低、中或高信号以及 GRE 呈低信号 **CT:** 急性损伤时，通常胼胝体、大脑皮质-白质交界处、基底节和脑干可见单个或多个高密度的出血灶	由减速和旋转剪切力引起的脑损伤，导致轴索破坏和血管破裂出血。轴索损伤的程度与预后不良有关
出血		
深静脉闭塞伴出血性梗死 超急性期血肿（0～6 小时） 急性期（6 小时～3 天） 亚急性早期（3～7 天） 亚急性晚期（4 天～1 个月）	**超急性期血肿** **MRI:** 血红蛋白主要为抗磁氧合血红蛋白（铁以 Fe^{2+} 存在），T1WI 呈中等信号，T2WI 呈略高信号 **CT:** CT 密度与血细胞比容、血红蛋白和蛋白质含量之间存在线性关系。血肿密度为 40～90 HU 呈高密度。血清中细胞血液成分的沉降可形成液-液平面 **急性期血肿** **MRI:** 细胞内血红蛋白主要为顺磁性脱氧血红蛋白（铁以 Fe^{2+} 存在），T1WI 呈中等信号，T2WI 呈低信号被周边 T2WI 高信号区（水肿）包围 **CT:** 凝块回缩使颅内血肿密度增高，高达 80～100 HU，伴或不伴有液-液水平，伴或不伴有水肿和/或血清析出形成的周边低密度环 **亚急性早期血肿** **MRI:** 血红蛋白内的铁氧化成铁 Fe^{3+}，变为高铁血红蛋白，主要位于细胞内，PEDD 使 T1WI 呈高信号，PEDD 和 T2 - PRE 使 T2WI 呈低信号 **CT:** 血凝块收缩使颅内血肿密度增高，可高达 80～100 HU，伴或不伴液-液平面，伴或不伴水肿和/或血清析出形成的周边低密度区 **亚急性晚期血肿** **MRI:** 当高铁血红蛋白最终释放到细胞外时，PEDD 使血肿 T1WI 呈高信号，在细胞膜裂解后质子密度增加、T2 - PRE 效应丧失使 T2WI 呈高信号 **CTA/MRA:** 颅内静脉窦或颅内大静脉 CTA 没有强化 MRA 上没有流空信号	深静脉系统（大脑内静脉、Galen 静脉和直窦）的闭塞可导致丘脑和基底节的出血性梗死。静脉阻塞可能与凝血病（镰状细胞病、地中海贫血等）、脱水、红细胞增多症和口服避孕药等药物有关。血肿的信号取决于所处时期、大小、位置、血细胞比容、血红蛋白中铁的氧化状态、血凝块收缩程度、水肿程度和 MRI 脉冲序列

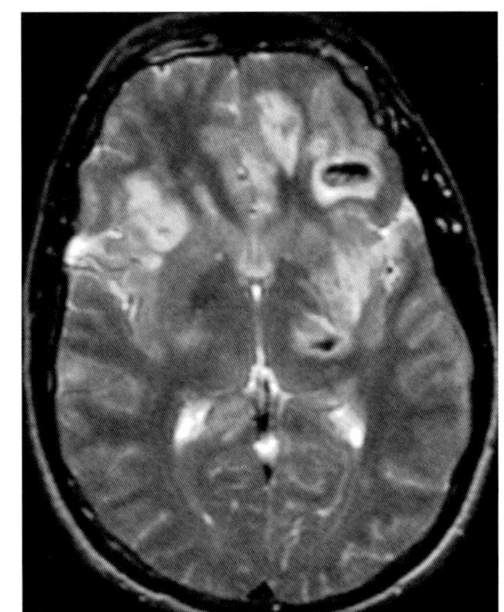

图 1.308 19 岁患有创伤性头部损伤而导致弥漫性轴索损伤的男性，横断位 T2WI 显示皮质下和其他颅内多个高低混杂信号出血灶

表 1.6(续) 基底节和/或丘脑的双侧病变

疾病	影像学表现	点评
早产新生儿生发基质出血 (**图 1.309**)	**MRI**: 在早期阶段,生发基质血肿由于细胞内高铁血红蛋白使 T2WI 上呈低信号,T1WI 上呈等或高信号。通常也可见脑室内出血。第 2 周时出血部位组织丢失导致局部脑室代偿性扩张 **CT**: 近期发生的生发基质出血通常呈高密度。脑室内血肿出现时密度增高。第 2 周,出血部位脑组织丢失导致局部脑室代偿性扩张 **超声检查**: 在早期阶段,尾状核头沿丘尾沟,以及无脉络丛混杂回声的孟氏孔前方脑室内可见回声增强	妊娠不足 34 周且体重低于 2 kg 的早产儿,发生脑室周围和/或脑室内出血的风险为 25%,其中 40%发生在出生最初 24 小时内,90%发生在 4 天内。大多数出血与生发基质有关。生发基质含有丰富的毛细血管网,仅由缺乏肌肉或胶原支持的单层内皮细胞排列。生发基质的血管分布大于脑的其他部分。与全身毛细血管的内皮细胞相比,生发基质毛细血管内衬的内皮细胞内线粒体数量多 3~5 倍,并且由于对氧化磷酸化的高需求,对缺氧的敏感性更高。早产新生儿的缺氧和缺血导致生发基质毛细血管的损伤。如果发生再灌注,受损的生发基质容易出血。生发基质出血的严重程度分为 4 个等级: Ⅰ级:室管膜下出血,没有或仅有极少的脑室内扩展 Ⅱ级:室管膜下出血延伸到脑室,不伴脑室扩张 Ⅲ级:室管膜下出血延伸到脑室,并伴有相应脑室扩张 Ⅳ级:继发于静脉梗死的脑室周围出血延伸到脑室 Ⅲ和Ⅳ级出血的存活率约为 26%,而Ⅰ级和Ⅱ级的存活率约为 67%
血管畸形		
海绵状血管畸形 (**图 1.194**)	**MRI**: 颅内单个或多个多分叶病灶,边缘由于含铁血黄素沉积呈环形或不规则 T2WI 低信号。中心区域在 T1WI、T2WI 信号多变(低、中、高或混杂),信号取决于出血所处的时期。GRE 和 SWI 可用于检测多发病变。通常没有强化,有些病变可表现出轻度不均匀强化 **CT**: 病灶呈等至稍高密度,伴或不伴有钙化	可发生于颅内不同部位。幕上海绵状血管畸形的发生率高于幕下。病变由胶原基质内衬上皮细胞的血管组成。常见血栓及含有含铁血黄素的陈旧性出血。可营养不良性钙化。发育性静脉畸形发生率为 25%。包含多发性海绵状血管畸形的遗传性综合征与 *CCM*1/*KRIT*1、*CCM*2/*MGC*4608 和 *CCM*3*PDCD*10 基因的突变相关,并且与散发性海绵状血管畸形相比具有更高的出血风险(每年高达 5%)

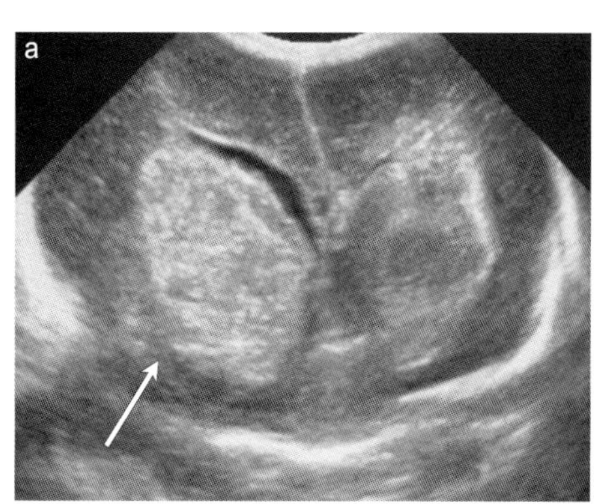

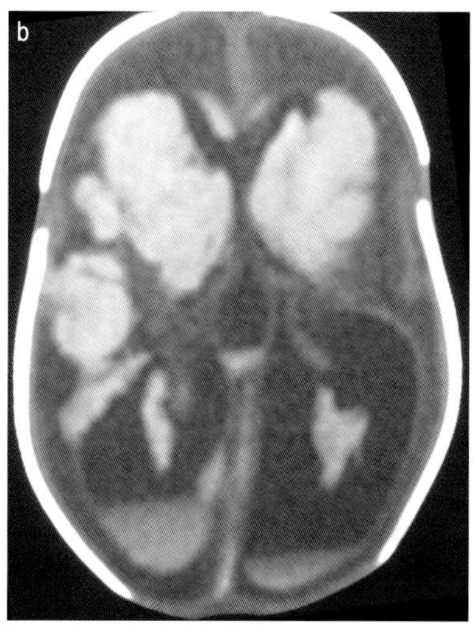

图 1.309 基底节超声检查(**a**)可见早产新生儿双侧生发基质出血的大片异常回声区,右侧(↑)比左侧大;随后的横断位 CT(**b**)显示双侧基底节高密度出血灶,并破入脑室引起脑积水

表 1.6(续) 基底节和/或丘脑的双侧病变

疾病	影像学表现	点评
毛细血管扩张症 (**图 1.195**)	**MRI**：MRI 增强显示小灶性强化，无明显占位效应。平扫 T1WI 和 T2WI 上病变通常不明显 **CT**：病变通常在平扫和增强上无法显示	无明显症状，通常于 MRI 增强偶然发现，表现为脑或脑干正常神经组织内的一组强化的薄壁血管和毛细血管。大多数直径小于 1 cm。可在放射治疗后 10 年发生。常见的发病部位包括脑桥和小脑。在脑血管畸形中占 20%
肿瘤形成		
转移瘤	**MRI**：脑内局限性球状病变，可发生在颅内各个部位（通常在灰白质交界处），T1WI 上呈等、低信号，T2WI 上呈等、高信号，伴或不伴有出血、钙化和囊变。强化形式多变，结节状强化病灶周边常伴有 T2WI 高信号水肿 **CT**：病变通常呈等低密度，伴或不伴出血、钙化和囊变。强化形式多变，常伴有邻近低密度水肿	约占颅内肿瘤的 33%，通常由 40 岁以上成人的颅外原发性肿瘤转移所致。原发肿瘤来源：肺>乳腺>GI>GU>黑色素瘤
淋巴瘤 (**图 1.310**)	**MRI**：免疫功能正常的患者中，原发性中枢神经系统淋巴瘤（PCNSL）65%为单发局灶性或浸润性病变。PCNSL 位于大脑半球、基底节、丘脑、小脑和脑干中，PCNSL 可累及并跨越胼胝体。免疫力正常患者中，PCNSL 35%为多灶性，而在免疫功能低下患者中 60% PCNSL 为多灶性。在免疫功能不全患者或治疗后，肿瘤通常在 T1WI 上呈等低信号，在 T2WI 呈等-稍高信号，伴或不伴周围水肿、出血或坏死。免疫功能正常的患者中 PCNSL 通常表现为均匀强化，而免疫功能低下患者中通常呈不规则周边强化 弥漫性软脑膜和硬脑膜强化是颅内淋巴瘤少见的特征。PCNSL 通常缺乏新血管形成并且灌注和相对脑血容量（rCBV）通常比高级别星形细胞瘤更低。PCNSL 弥散受限，ADC 值[$(0.7\sim0.9)\times10^{-3}$ mm^2/s]低于胶质母细胞瘤和高级别星形细胞瘤 **MRS** 显示降低的 *N*-乙酰天冬氨酸（NAA）峰和升高的胆碱峰和脂质峰 **CT**：CNS 淋巴瘤呈等密度，或因核/浆比高而呈高密度，免疫功能低下患者伴或不伴出血或坏死。通常显示强化。弥漫性软脑膜强化是颅内淋巴瘤的另一种特征 **PET/CT**：显示 PCNSL 的 FDG 摄取增加，在免疫功能低下的患者中可以用于区分淋巴瘤和弓形虫脑病，后者的 FDG 摄取减低	原发性中枢神经系统淋巴瘤比继发性更常见，常见于 40 岁以上成人，淋巴瘤占原发性脑肿瘤的 5%。目前 PCNSL 占原发性颅内肿瘤的 0.8%～1.5%。通过有效的抗病毒治疗，艾滋病患者以往 6%的发病率得以降低。B 细胞淋巴瘤比 T 细胞淋巴瘤更常见。原发性和继发性淋巴瘤的 MRI 影像特征存在重叠。继发性颅内淋巴瘤比原发性淋巴瘤更容易累及软脑膜

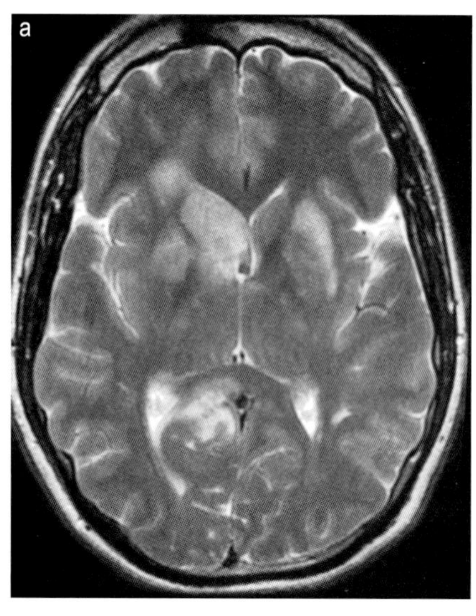

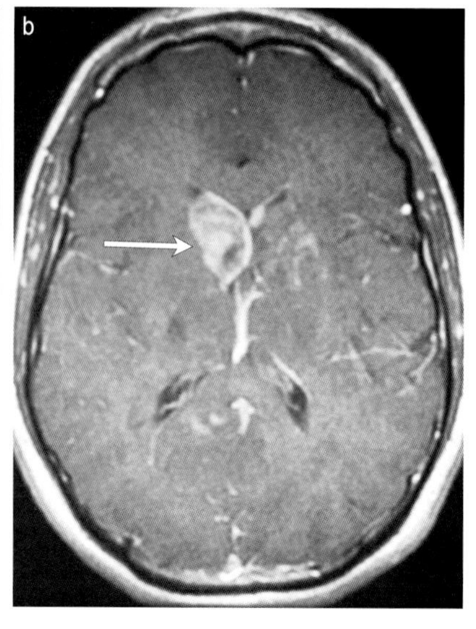

图 1.310 27 岁患有中枢神经系统淋巴瘤的男性。右尾状核、右额叶白质和双侧壳核中观察到横断位 T2WI(**a**)异常高信号伴局部占位效应;横断位 T1WI 增强(**b**)右尾状核见异常强化(↑)

表 1.6(续) 基底节和/或丘脑的双侧病变

疾病	影像学表现	点评
脑胶质瘤病	**MRI:** 脑白质中边界不清的浸润性病变,T1WI 呈等低信号,T2WI 和 FLAIR 上呈高信号,通常有轻微强化或没有强化,相对脑血容量减少(rCBV) MRS 显示在 T2WI 异常高信号部位的胆碱/肌酸(Cho/Cr)和 Cho/NAA 比值升高 **CT:** 呈低-中等减低的浸润性病变,通常没有强化,直到疾病晚期	弥漫性浸润星形细胞瘤(WHO Ⅲ级),通常累及包括基底节在内的至少 3 个脑叶。可累及小脑和脑干。发病高峰年龄为 40～50 岁。肿瘤由浸润的、小的、具有细长梭形核的肿瘤性胶质细胞以及具有多形核的较大肿瘤细胞组成。影像学表现可能比组织学分级更具预后价值,生存期约为 2 年
间变型星形细胞瘤	**MRI:** 通常位于白质,表现为边缘不规则病灶,T1WI 呈等低信号,T2WI 呈高信号,伴或不伴强化 **MRS:** 显示 NAA 峰降低和胆碱峰升高 **CT:** 表现为不规则边缘的肿块,呈混杂低-等密度,伴或不伴出血,显著不均匀强化和周边水肿。可以跨越胼胝体	界于弥漫型星形细胞瘤和多形性胶质母细胞瘤之间的恶性星形细胞肿瘤(WHO Ⅲ级)。恶性星形胶质细胞具有核异型性,有丝分裂活跃。Ki - 67/MIB - 1 增殖指数范围为 5%～10%。可以进展为胶质母细胞瘤。生存期约 2 年
多形性胶质母细胞瘤	**MRI:** 不规则、边界不清,伴有坏死或囊变的肿块,T1WI 呈混杂信号,T2WI 和 FLAIR 上呈不均匀高信号,伴或不伴出血,显著不均匀强化,外周有水肿。高级别胶质瘤和肿瘤诱导血管生成导致的相对脑血容量(rCBV)增加。肿瘤可以跨越胼胝体 **MRS:** 显示 NAA 峰降低和胆碱峰升高 **CT:** 边缘不规则的肿块伴有坏死或囊变,呈混杂低-等密度,伴或不伴出血,显著不均匀强化,外周有水肿。肿瘤可以跨越胼胝体	最常见的原发性中枢神经系统肿瘤,(WHO Ⅳ级),占颅内肿瘤的 15%,占星形细胞肿瘤的 75%,发病率为每 10 万人中 3 例。大多数患者年龄超过 50 岁。属于高度恶性的星形细胞肿瘤,具有核异型、有丝分裂活跃、细胞多形性、坏死和微血管增生和侵袭性。K_i - 67/MIB - 1 增殖指数为 15%～20%。与 RTK/磷酸酶- PTEN/PI3K 信号通路和 p53 和 Rb1 肿瘤抑制基因的突变相关。MRI 会低估病变的范围。生存期通常不足 1 年

表 1.6(续) 基底节和/或丘脑的双侧病变

疾病	影像学表现	点评
毛细胞星形细胞瘤	**MRI:** 实性/囊性病灶，伴有 T1WI 等低信号，T2WI 和 FLAIR 高信号，通常有强化。病变常位于小脑、下丘脑、视交叉、视神经通路、第三或第四脑室周围以及脑干(延髓是最常见的部位)。部分(30%)表现出更具侵袭性的 MRI 特征，如不均匀强化、中央坏死区和不规则的边缘 **DWI:** 通常弥散不受限，DTI 显示肿瘤导致的皮质脊髓束推移 **MRS:** 儿童此类低级别恶性肿瘤内可见不相符的侵袭性特征(胆碱/NAA 和乳酸升高) **CT:** 表现为低-等密度的实性/囊性病变，通常显著强化	儿童中最常见的胶质瘤，占所有胶质瘤的 6%。属于星形细胞瘤 WHO Ⅰ级生长缓慢，实性/囊性具有双相模式的密集双极细胞、Rosenthal 纤维、多极细胞、微囊和嗜酸性颗粒体。是胶质纤维酸性蛋白(GFAP)和载脂蛋白 D 的免疫反应。可发生于大脑、小脑、脑干或视交叉。大多数(67%)发生在儿童的小脑中，如果手术完整切除，通常预后良好。神经纤维瘤病 1 型(NF1)患者的发生率增加。该肿瘤软脑膜播散很少见(<3%)
肿瘤样病变		
神经纤维瘤病 1 型(NF1)：空泡髓鞘/白质发育异常的病变 **(图 1.312)**	在 NF1 中，除了 CNS 肿瘤(Ⅱ至Ⅳ级星形细胞瘤和视神经胶质瘤)外，在基底节、丘脑、脑干、内囊、胼胝体和/或小脑白质中可发生与空泡髓鞘相关的非肿瘤性病变。这些病变在 T2WI 和 FLAIR 呈高信号，伴或不伴 DWI 高信号。通常无强化，病变可单发或多发	由染色体 17q11.2 上神经纤维蛋白基因突变导致的常染色体显性遗传病(发生率 1/2 500)。最常见的神经皮肤综合征类型。伴有中枢和外周神经系统肿瘤(视神经胶质瘤、星形细胞瘤、丛状和孤立性神经纤维瘤)和皮肤色素斑(牛奶咖啡斑、腋窝和腹股沟雀斑)。还可伴有脑膜和颅骨发育不良以及虹膜的错构瘤(Lisch 结节)。病变在十岁以内增大，并通常在三十岁左右缩小并消退
神经纤维瘤病 1 型(NF1)：双侧苍白球和内囊的 T1WI 上高信号 **(图 1.313)**	**MRI:** 双侧苍白球和内囊 T1WI 见高信号区域，伴或不伴 T2WI 和 FLAIR 高信号	在 NF1 患者中，20% 累及苍白球和内囊，T1WI 呈高信号。可能的原因包括施旺细胞异位、黑色素、髓鞘再生和/或微钙化。该表现持续时间长于伴有空泡髓鞘的 NF1 患者(T2WI 信号高)
神经上皮囊肿 **(图 1.113)**	**MRI:** 呈 T1WI 低信号和 T2WI 高信号的局限性囊肿，薄壁，无强化和外周水肿。囊肿发生在白质中并且在 T2WI 和 FLAIR 呈高信号。可以是单发或多发。发生在大脑和/或小脑白质、基底节和脑干中。病变可在十岁内增大，并通常在三十岁左右缩小和消退	囊壁具有与上皮相似的组织病理学特征。神经上皮囊肿位于脉络丛>脉络膜裂>脑室>脑实质

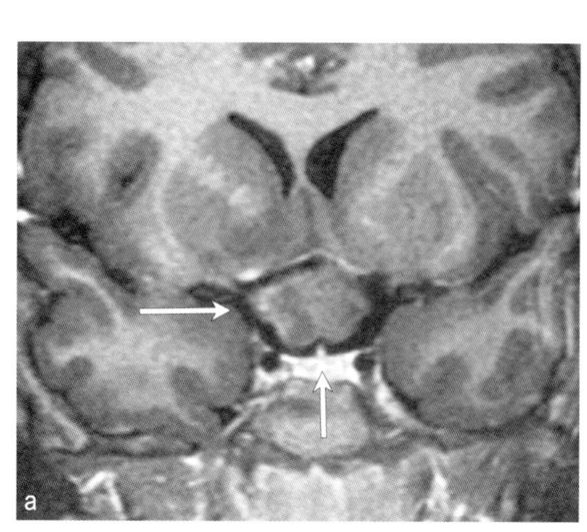
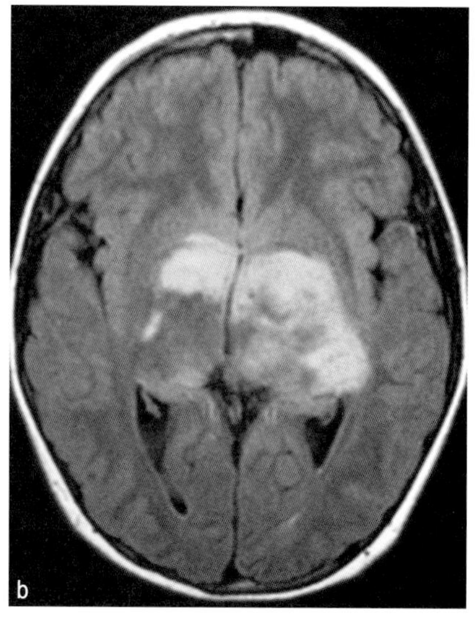

图 1.311　10 岁患有神经纤维瘤病 1 型和视交叉毛细胞星形细胞瘤的女性。冠状位 T1WI(**a**)(↑)和横断位 FLAIR(**b**)可见病变,延伸至苍白球、丘脑和视辐射

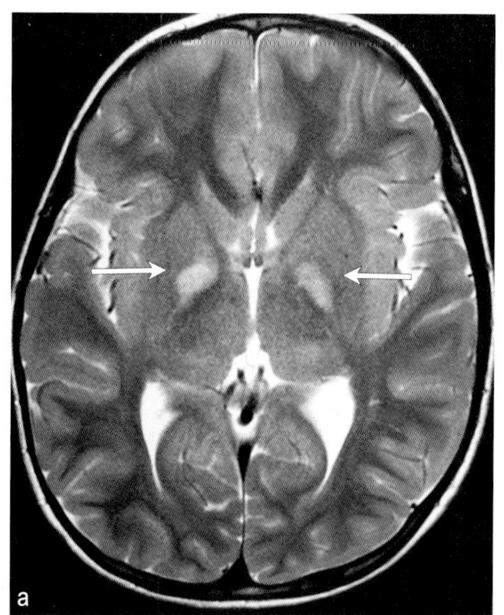
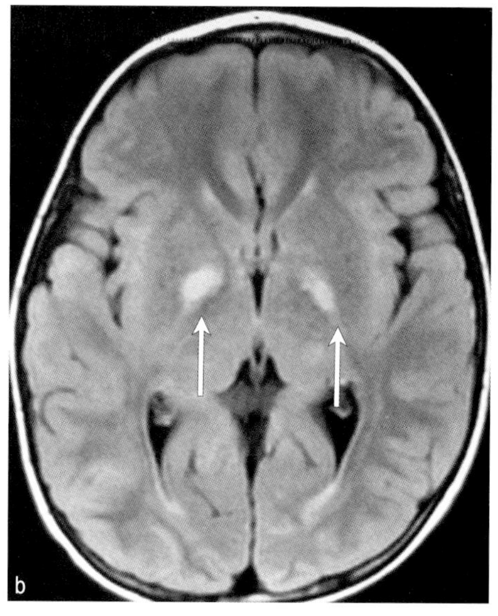

图 1.312　4 岁患有神经纤维瘤病 1 型的女性。在横断位 T2WI(**a**)(↑)和 FLAIR(**b**)(↑)双侧基底节区苍白球由于空泡髓鞘呈现高信号

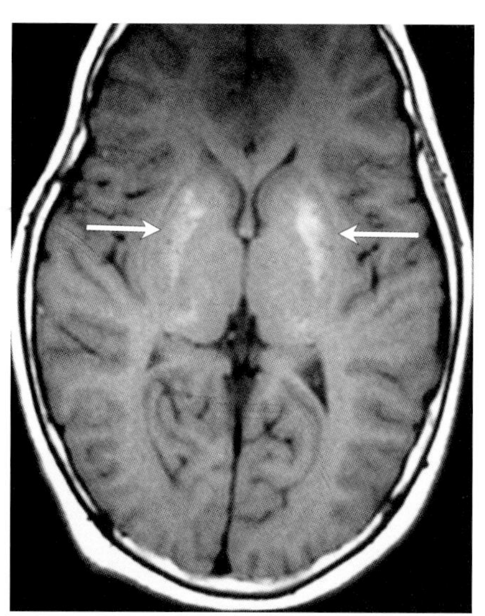

图 1.313　12 岁患有神经纤维瘤病 1 型的男性,双侧壳核在横断位 T1WI 呈高信号(↑)

1.7 神经退行性疾病

- 痴呆症
  -阿尔茨海默病
  -额颞叶变性(FTLD),额颞叶痴呆(FTD)
  -路易体痴呆
  -后部皮质萎缩(Benson 痴呆)
  -血管性或多发梗死性痴呆
  -皮质基底节变性
  -朊病毒病
- 运动/运动障碍
  -帕金森病
  -帕金森附加综合征：多系统萎缩[黑质纹状体变性(MSA-P),橄榄脑桥小脑萎缩(MSA-C),Shy-Drager 综合征(MSA-A)]
  -进行性核上性麻痹
  -肌萎缩侧索硬化症
- 感染后退行性疾病
  -TORCH 和新生儿感染
- 非感染性炎症性疾病
  -多发性硬化症
  -血管炎
  -Rasmussen 脑炎
- 发育障碍
  -Sturge-Weber 综合征
- 幼儿受伤后的退行性变
  -生发基质出血
  -脑水肿
  -缺氧缺血性脑病
  -脑穿通性囊肿
  -脑室周围白质软化
  -Dyke-Davidoff-Masson 综合征
- 大龄儿童和成人的损伤后退行性变
  -Wallerian 变性
  -交叉性小脑神经机能联系不能
  -肥大性下橄榄核变性(HOD)
  -脑挫伤后的神经胶质增生和脑软化
- 遗传性神经退行性疾病
  -脑组织铁沉积神经变性病(泛酸激酶依赖性神经退行性疾病：PKAN 疾病)
  -Wilson 病
  -Menkes 综合征(毛发灰质营养不良)
  -Fahr 病
  -亨廷顿病
  -共济失调毛细血管扩张症
  -Friedreich's 共济失调
  -脊髓小脑性共济失调/退行性变
  -线粒体疾病：MELAS/MERRF
- 获得性神经退行性疾病
  -获得性肝脑变性
  -酗酒(ETOH)
  -Wernicke 脑病
  -渗透性脑桥髓鞘溶解症
  -多次癫痫发作
  -苯妥英钠相关性小脑萎缩
  -副肿瘤综合征
  -放射性坏死
  -毒性脑病的晚期影响
  -表面铁沉积症

表 1.7 神经退行性疾病

疾病	影像学表现	点评
阿尔茨海默病 (图 1.314)	**MRI**:表现为脑萎缩,通常在颞叶海马和内嗅皮质中最明显。脑回变薄,脑沟和脑室扩大。胼胝体的后部也可萎缩 **DTI**:胼胝体压部和上纵束 FA 值下降 **MRS**:显示 NAA/肌醇比降低 **PET/CT**:颞叶上/后、后扣带回皮质,楔前叶和顶叶的 FDG 摄取/葡萄糖代谢减低。与健康对照组相比,PET/CT 显示在额叶、颞叶、顶叶和枕叶的大脑皮质、纹状体和皮质下白质可见^{11}C -或^{18}F 标记的淀粉样蛋白结合放射性核素药物的摄取增加	阿尔茨海默病是最常见的进行性痴呆,在 65 岁以上痴呆患者中占 60%。病理变化包括:微管相关 tau 蛋白异常磷酸化导致的神经原纤维缠结(tau 蛋白病);由淀粉样蛋白- β42 蛋白的神经毒性沉积形成的灰质老年斑,也可沉积于血管中;神经元坏死导致神经元丢失。损伤始于内嗅皮质,然后累及海马体,进而累及其余皮质。10%患者的家族性风险增加,与 PSEN1, PSEN2 和 APOE* E4 基因相关。临床表现包括短期记忆力减退;时间和地点定向障碍;回忆、识别和工作记忆障碍;单词检索困难;对答障碍,物体和空间感知障碍

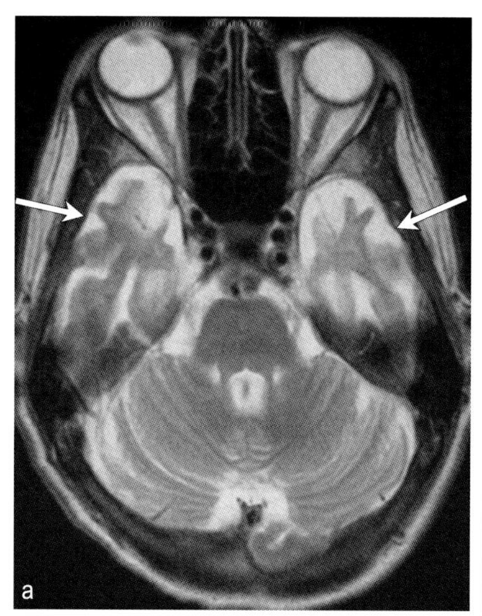

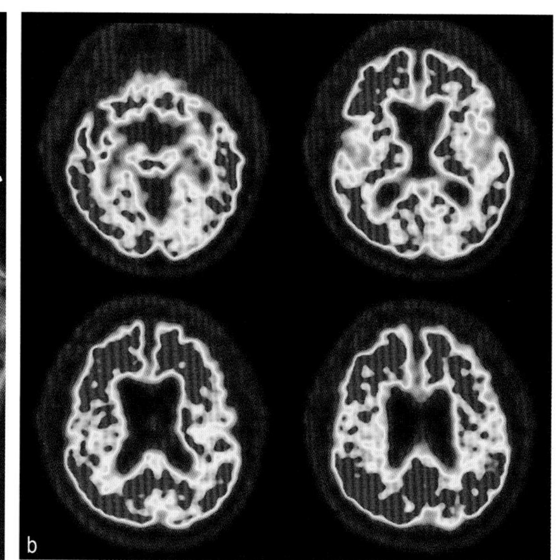

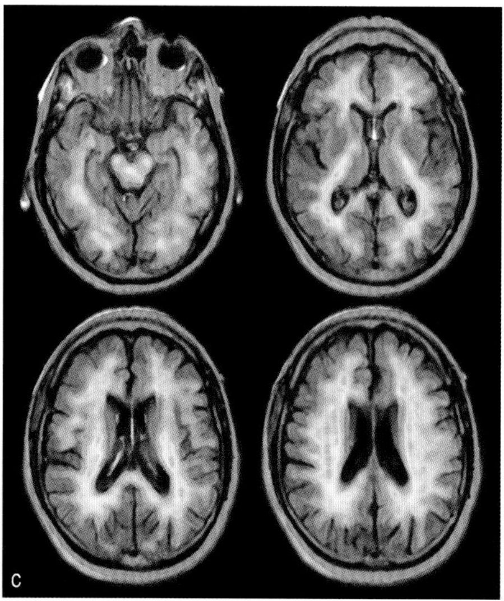

图 1.314 阿尔茨海默病。T2WI 横断位(**a**)显示双侧颞叶(↑)萎缩,对比(**c**) PET 和 MRI 融合的正常对照组图像,使用^{18}F -氟代尿嘧啶淀粉样蛋白结合放射性药物的横断位 PET/CT(**b**)图像显示大脑白质的摄取异常增加大于向外部灰质延伸的正常部分

表 1.7(续) 神经退行性疾病

疾病	影像学表现	点评
额颞叶变性(FTLD) 额颞叶痴呆(FTD) **(图 1.315 和图 1.316)**	**MRI**:进行性脑萎缩,通常在额叶、颞叶、海马和杏仁核中最明显,脑沟和脑室扩大。皮质萎缩常见。在萎缩脑回的皮质下白质中可见 T2WI 信号异常增高,可见胼胝体膝部的萎缩 **行为变异型 FTD**:萎缩最初发生在额叶的灰质(背外侧、内侧、额眶回皮质)和前颞叶皮质。FDG－PET 显示额叶代谢减低 **语义性痴呆**:萎缩最初在前颞叶的灰质(左侧通常比右侧明显)。FDG－PET 显示颞叶代谢减低 **进行性非流利性失语症**:选择性萎缩最初发生在左下额叶和岛叶,FDG－PET 显示左侧外侧裂区代谢减低 **Pick 病**:灰质萎缩主要累及前额叶皮质,颞叶、岛叶和前扣带回程度较轻。萎缩可以是对称的或左侧大脑半球比右侧明显。通常不累及顶叶	额颞叶变性(FTLD)是一组相互关联的神经退行性疾病,包括额颞叶痴呆(FTD)。FTD 比阿尔茨海默病少见,发病率分别为每 10 万人 2.2～8.9 例和每 10 万人 15 例 临床亚型包括:行为变异型(bvFTD)以情感障碍、冷漠或社交去抑制、丧失同理心和不能自理为特征 语义性痴呆(SD),表现为难以记忆词语、伴有语义错误的单词理解障碍,空间能力保留 进行性非流利性失语症(PNFA),包括表达语言困难(命名性失语、言语失用和语法障碍)和言语记忆受损,但没有空间障碍 伴有运动神经元疾病的 FTD,表现为性格和行为改变、执行功能障碍、肌束震颤、肌无力和/或吞咽困难 其他相关类型包括进行性核上性麻痹和皮质基底节综合征 病理改变包括神经元丢失、神经胶质增生以及脑神经元细胞质中 3 种蛋白质的沉积:微管相关蛋白 tau(FTLD－tau)、反式响应 DNA 结合蛋白 43(TDP－43、FTLD－TDP)和肉瘤融合蛋白(FUS、FTLD－FUS)。bvFTD 与 FTLD－TDP、FLTD－tau 或 FTLD－FUS 沉积相关。SD 与 FTLD－TDP 的沉积有关,PFNA 与 FTLD－TDP 有关。伴运动神经元疾病的 FTD 与 TOP 沉积有关。Pick 病与 FTLD－tau(嗜银性和 3R tau 阳性包涵体,"经典 Pick 体")有关
路易体痴呆	**MRI**:轻度弥漫性大脑皮质萎缩 **SPECT**:可见纹状体中多巴胺([123I]碘氟潘多巴胺转运蛋白)的摄取减少 **PET/CT**:使用 Florbetapir(^{18}F 标记的淀粉样蛋白结合放射性核素试剂)时在大脑皮质中未见明显的淀粉样蛋白斑,与阿尔茨海默病不同,伴或不伴在枕叶皮质中 ^{18}F－FDG 摄取减低	进行性认知功能衰退累及记忆、视觉空间和执行功能,可能与快速眼动睡眠障碍和/或视幻觉有关。病理学发现包括大脑皮质、黑质和脑干中 α－突触核蛋白阳性路易体的神经元包涵体。导致黑质中神经元丢失和多巴胺耗竭,以及 Meynert 基底核中的胆碱神经元丢失。通常发生在老年人中,死亡中位年龄为 78 岁
后部皮质萎缩(Benson 痴呆) **(图 1.317)**	**MRI**:顶叶-枕叶皮质局灶性或不对称萎缩 **DWI/DTI**:疾病早期枕叶的 FA 减低。FA 减低也发生在顶叶 **PET 和 SPECT**:顶叶和枕叶的灌注和代谢减低	罕见的、缓慢进展的退行性疾病,视觉空间和视觉感知能力逐渐下降之后出现记忆障碍。发生在 50 岁以上的成年人

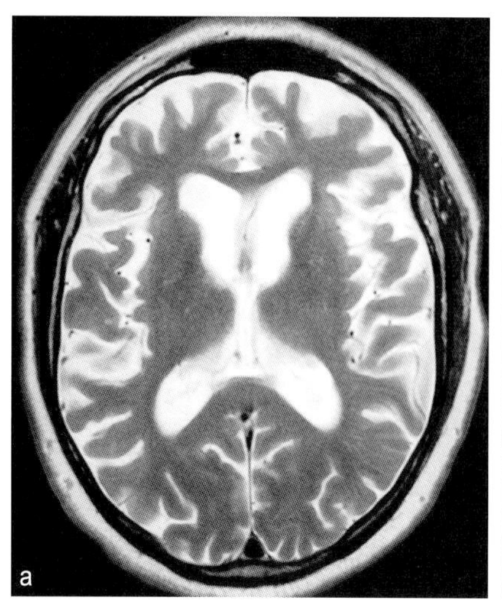
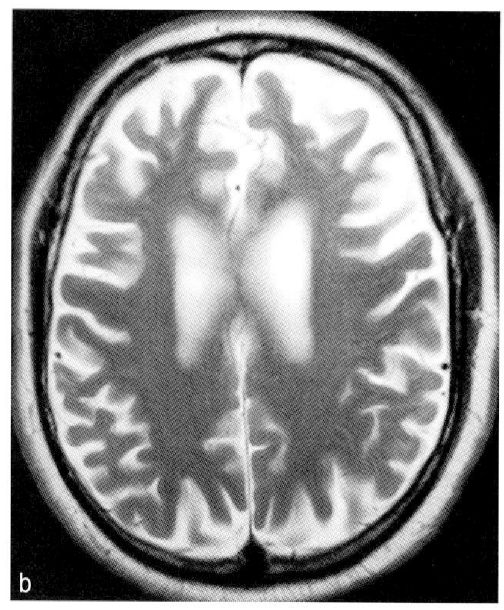
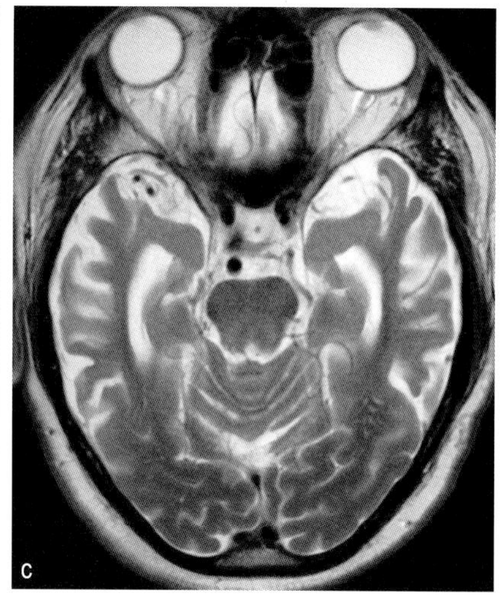

图 1.315 59 岁患有额颞叶痴呆症男性。相比脑内的其他部位，**(a，b)**双侧额叶和**(c)**颞叶在横断位 T2WI 上均见更显著的不对称萎缩

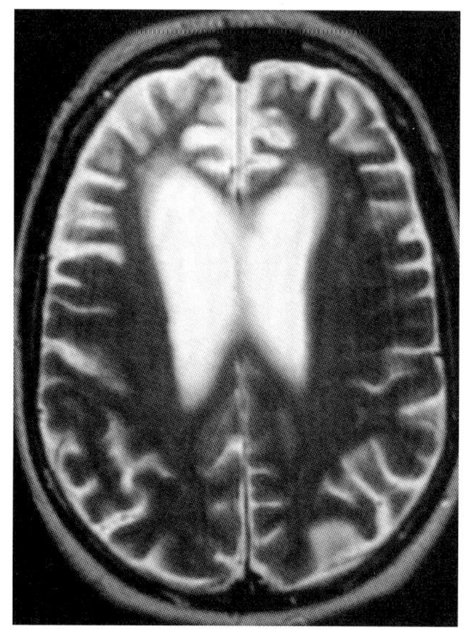

图 1.316 59 岁患有 Pick 病的女性。相对于脑的其他部位，双侧额叶在横断位 T2WI 中可见更显著的不对称萎缩

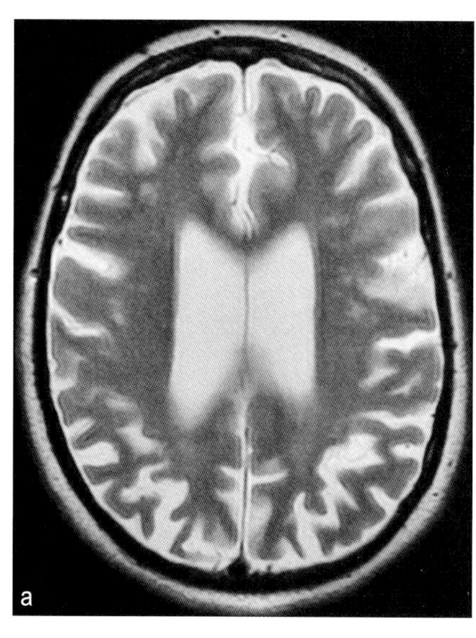
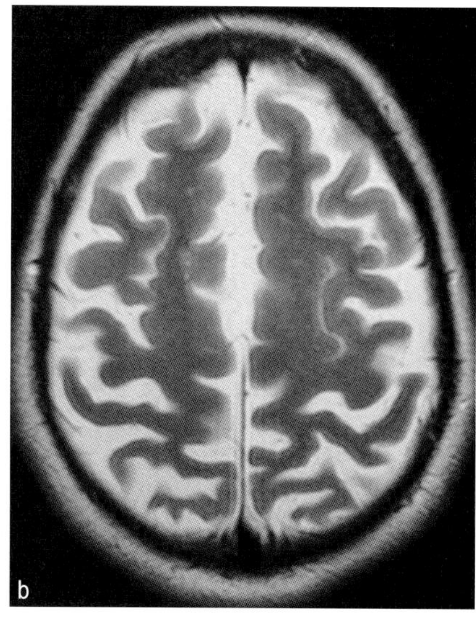

图 1.317 57 岁患有后部皮质萎缩的女性。相对于大脑的其他部分，横断位 T2WI**(a，b)**上可见双侧顶叶和枕叶更显著的不对称萎缩

表 1.7(续) 神经退行性疾病

疾病	影像学表现	点评
血管性或多发梗死性痴呆 (图 1.318)	**MRI**：皮质下多发散在病灶和/或汇合区，T1WI 信号减低，T2WI 和 FLAIR 上呈高信号，累及脑室周围白质、基底节、丘脑和脑干，除非发生近期缺血(不常见)，否则通常弥散不受限，无明显占位效应，伴或不伴有脑皮质和/或白质微出血(65%的病例可见)的 GRE 或 SWI 低信号。通常没有强化 **CT**：皮质下、脑室周围白质、基底节、丘脑和脑干多发低密度灶。无明显占位效应，没有强化	占痴呆症的 10%，由脑梗死积累所致，通常与小>大动脉的闭塞有关。也可发生于 CADASIL 患者，后者的染色体 19q12 上的 *NOTCH*3 基因突变相关的遗传性异常，导致中小动脉血管病变
皮质基底节变性	**MRI**：显示旁中央、额叶和顶叶不对称萎缩。在萎缩脑回的皮质下白质中可见 T2WI 和 FLAIR 高信号 **PET/CT**：在临床受累一侧的对侧的尾状核和丘脑以及前额叶、顶颞叶、扣带回和运动皮质中，显示不对称的代谢减低	罕见的神经退行性疾病，表现为进行性不对称皮质症状，如语言和交流障碍、半边忽视、其他视觉空间缺陷和运动性失用症。组织病理学发现包括神经元和神经胶质中的 FTLD - tau 包涵体。脑皮质和基底节神经胶质增生和神经元丢失。大脑皮质、纹状体和黑质中出现肿胀的无色神经元(“气球样变细胞”)
朊病毒病 (图 1.305)	**MRI**：基底节(双侧尾状核、壳核和/或丘脑)和/或大脑皮质的 T2WI 和 FLAIR 高信号，伴弥散受限。通常无异常强化 **CT**：通常在疾病的早期阶段无明显异常表现	又称传染性海绵状脑病，由朊病毒感染引起的进行性神经退行性变。Creutzfeldt-Jakob 病是最常见的类型，有 4 种形式(散发型占 85%、遗传型占 10%～15%，其余为医源性和新变异型)

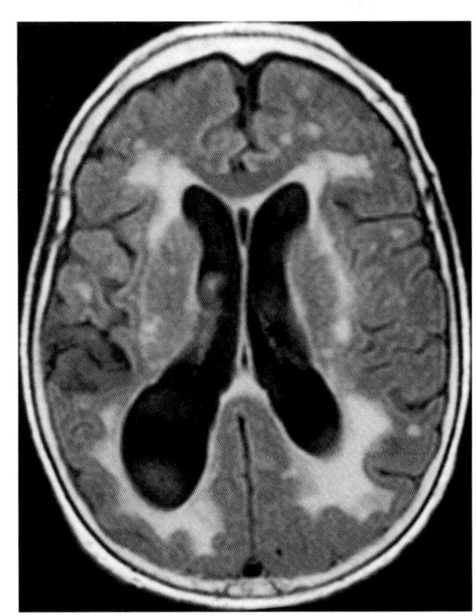

图 1.318 78 岁患有多发梗死性痴呆的女性。横断位 FLAIR 显示在大脑白质高信号病灶和汇合区，伴脑实质体积减小和侧脑室的代偿性扩张

表 1.7(续) 神经退行性疾病

疾病	影像学表现	点评
运动/运动障碍		
帕金森病 **(图 1.319)**	**MRI:** 常规 MRI 通常没有特殊发现。在有记忆障碍患者中可见颞叶内侧萎缩 **DTI:** 可以显示黑质尾部的 FA 值降低 **PET/CT:** 纹状体多巴胺末梢功能受损导致纹状体对 18F-多巴的摄取异常减少。多巴胺转运蛋白功能减低也可表现为 PET/CT 上 ^{11}C - CFT、^{18}F - FPCIT 和 ^{11}C - RTI - 32 摄取减少 **SPECT:** 帕金森病患者纹状体中受损的突触前多巴胺转运蛋白的受损可表现为纹状体中碘[123I]氟潘、123I - b - CIT、123I - FP - CIT、123I - IPT、123I -高丙烷和 ^{99m}Tc - TRODAT 的摄取/活性降低	成人慢性和进行性神经系统退行性疾病,伴有静止性震颤、运动迟缓和僵硬等临床表现。患病率为每 10 万人 200 例,男性占优势。也可发生认知恶化,伴与回忆障碍相关的执行功能障碍和记忆。病理学发现包括黑质致密部多巴胺神经元的变性以及神经元内 α -突触核蛋白(路易小体)的蛋白质包涵体。路易小体最初出现在延髓、脑桥、嗅球和前嗅核(Braak 临床前 1~2 期)中。在临床 3~4 期,路易小体的沉积发生在中脑(黑质、其他细胞核)和前脑中。在 5 和 6 期,路易小体可发生在新皮质中。与帕金森病相关的基因异常包括 *LRRK2* 基因的突变,以及 *SNCA*、*PINK*1、*PARK*2、*PARK*7、*PLA2G*6、*FBX*07 和 *ATP*1 3*A*2 基因的突变
帕金森附加综合征:多系统萎缩[黑质纹状体变性(MSA - P);橄榄脑桥小脑萎缩(MSA - C);Shy-Drager 综合征(MSA - A)] **(图 1.320、图 1.321 和图 1.322)**	**CT:** 脑干、小脑和/或大脑的进行性萎缩 **MRI:** 脑干、小脑和/或大脑萎缩。横断位 T2WI 脑桥可见细交叉状的稍高信号。小脑中脚可见 T2WI 高信号(MCP 征)("十字征")。在 MSA - P 中,萎缩壳核内见 T1WI 高信号、T2WI 高信号,伴或不伴有低信号,信号与苍白球相似或更低 **PET/CT:** 在小脑、壳核、额叶、颞叶和枕叶中可见对称性代谢减低	多系统萎缩(MSA)包括成人发生的进行性神经退行性疾病,被称为帕金森附加综合征。在 MSA 中,黑质、纹状体、脑桥、小脑中脚、小脑和下橄榄核发生退行性改变。这些综合征具有帕金森病(肌肉僵硬、震颤、运动迟缓)运动障碍特征,以及自主神经功能障碍(直立性低血压)、对左旋多巴疗效差、小脑性共济失调、锥体外系症状和泌尿生殖功能障碍等其他临床表现。MSA - P(以前称为黑质纹状体变性)主要表现为帕金森病症状;MSA - C(以前称为橄榄脑桥小脑萎缩)表现为共济失调;MSA - A(以前称为 Shy-Drager 综合征)具有直立性低血压、泌尿生殖器功能障碍和无汗症等自主神经功能障碍。组织病理学改变包括少突神经胶质细胞、胶质细胞和下橄榄核、脑桥、黑质、壳核、蓝斑、延髓锥体和胸髓内侧以及下运动神经元内出现突触核蛋白阳性的细胞质包涵体
进行性核上性麻痹 **(图 1.323)**	**MRI:** 中脑、中脑被盖和导水管周围灰质萎缩,AP 值减小,小于 15~17 mm。矢状位上,中脑的萎缩形成"蜂鸟征"。横断位见中脑被盖侧缘凹陷,呈现"牵牛花征"。小脑上脚和额顶叶脑皮质萎缩,第三脑室扩张 **PET/CT:** 前额叶皮质、丘脑和中脑的代谢活性减低	神经退行性疾病,累及中脑、丘脑、苍白球、齿状核和额叶。患者出现垂直性眼肌麻痹以及姿势不稳。不溶性 FTLD - tau 蛋白沉积在黑质、导水管周围灰质和四叠体板的神经元,以及基底节、额叶皮质的神经元和神经胶质细胞内

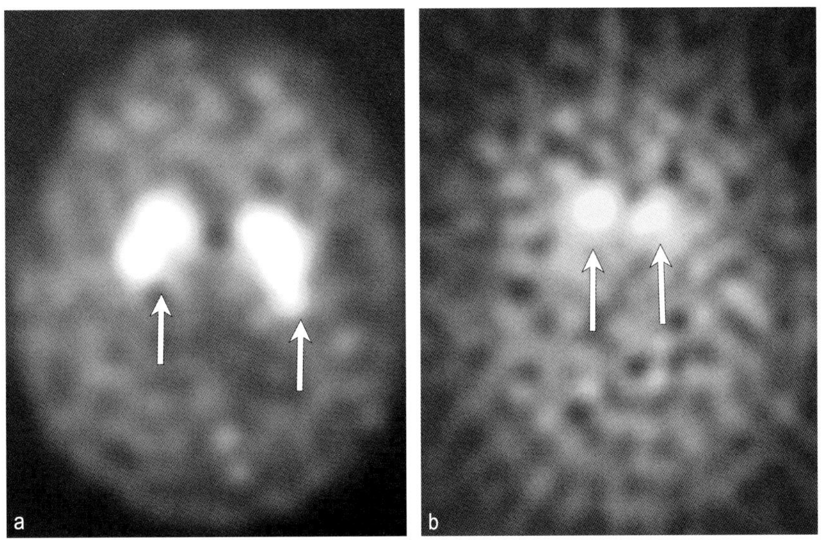

图 1.319 帕金森病的[123]I-碘氟潘(DaTSCAN)。横断位 SPECT(**a**)上可见基底节的[123]I-碘氟潘摄取正常(↑);帕金森病患者基底节摄取明显减少(↑)(**b**)

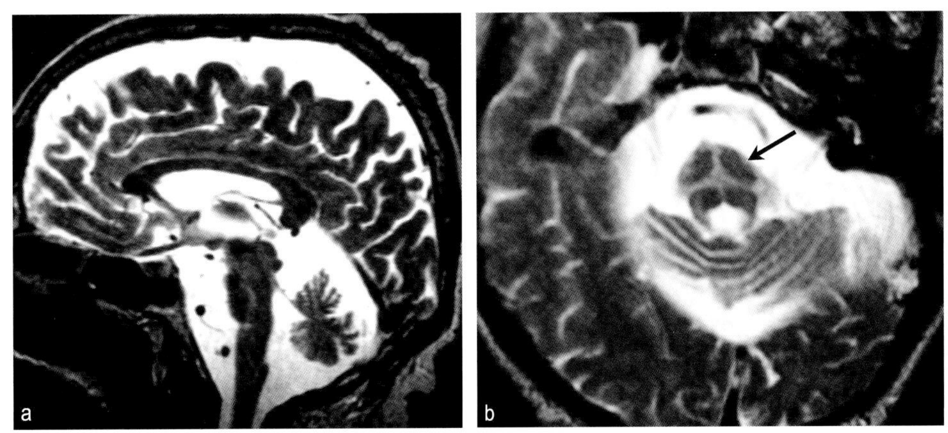

图 1.320 患 MSA-C 的 64 岁女性。矢状位(**a**)和横断位 T2WI(**b**)显示萎缩的脑桥、延髓、小脑和小脑中脚;横断位 T2WI(**a**)脑桥上见略高信号的细交叉("十字征")(↑)

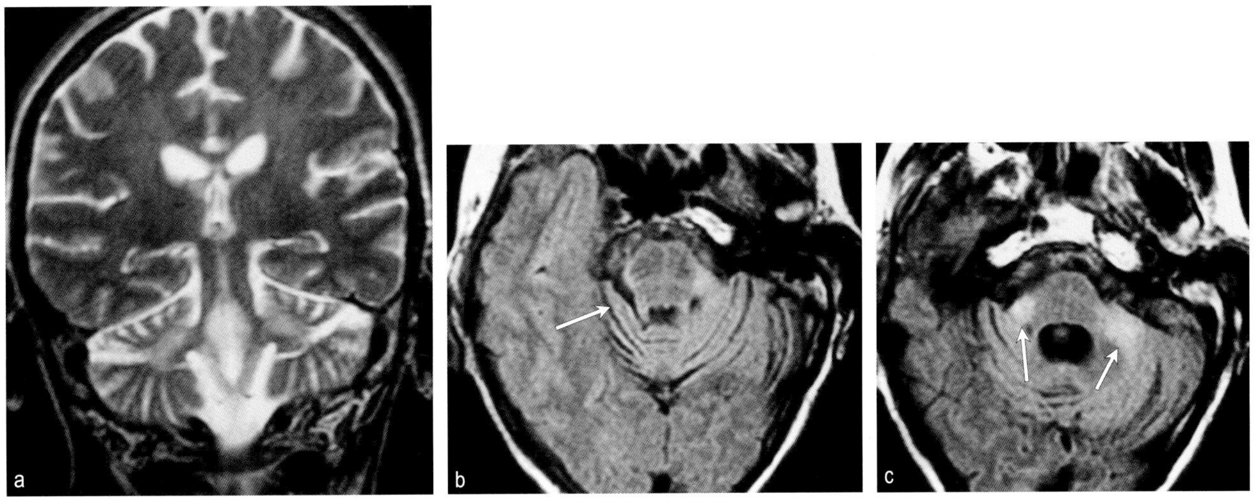

图 1.321 52 岁患有多系统萎缩的女性。冠状位 T2WI(**a**)和横断位 FLAIR(**b, c**)显示萎缩的脑桥、延髓、小脑和小脑中脚。在横断位 FLAIR(↑)脑桥可见略高信号的细交叉("十字征");在横断位 FLAIR(**c**)双侧小脑中脚都可见高信号("MCP"迹象)(↑)

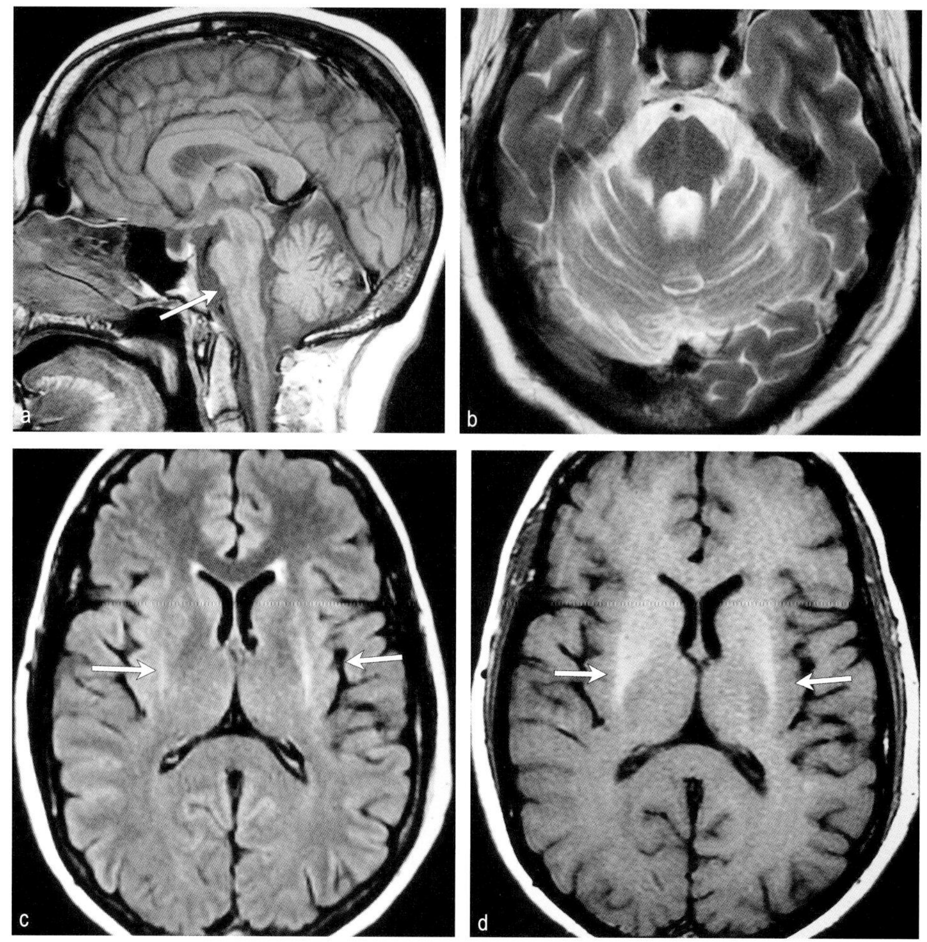

图 1.322 45 岁患有 MSA－P 的女性。矢状位 T1WI(**a**)和横断位 T2WI(**b**)显示萎缩的脑桥(↑)和延髓,在横断 T2WI 上脑桥(**b**)可见稍高信号的细交叉("十字征");横断位 FLAIR(**c**)(↑)和横断位 T1WI(**d**)(↑)可见萎缩的壳核呈高信号

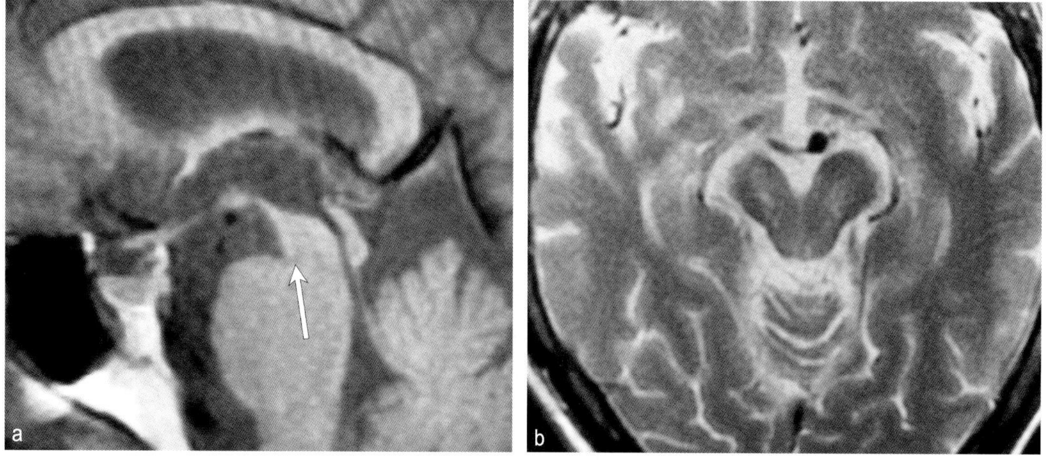

图 1.323 82 岁患有进行性核上性麻痹的女性。矢状位 T1WI(**a**)显示中脑萎缩,呈现"蜂鸟征"(↑);在横断位 T2WI(**b**)上,中脑侧边凹陷,形成"牵牛花"征

表 1.7(续) 神经退行性疾病

疾病	影像学表现	点评
肌萎缩侧索硬化(图 1.324)	**MRI**：内囊、脑干和脊髓后肢的皮质脊髓束偶尔可见 T2WI 和 FLAIR 高信号灶，伴或不伴运动皮质铁沉积所致的 T2WI 低信号，没有强化 **DTI**：继发于髓鞘损伤的皮质脊髓束(CST)和胼胝体 FA 值进行性减低	初级运动皮质和皮质脊髓束(CST)的上运动神经元、延髓脑干核和脊髓前角的下运动神经元进行性和快速退变。组织学改变包括初级运动皮质中锥体运动神经元丧失，CST 中的轴突退化、神经胶质细胞增殖和细胞外基质扩张，退行性改变还累及额叶和颞叶中的神经元
感染后退行性疾病		
TORCH 和新生儿感染(图 1.325、图 1.326 和图 1.327)	**CT 和 MRI**：产前和新生儿感染常导致脑内钙化。巨细胞病毒和风疹的产前感染可导致小头畸形、脑裂畸形、灰质异位、transmantle 裂，脑囊肿和/或脑室周围白质软化。单纯疱疹和风疹通常会引起广泛的脑皮质破坏改变，从而导致多囊性脑软化	TORCH 是弓形虫病、风疹、巨细胞病毒和疱疹的产前感染的首字母缩写

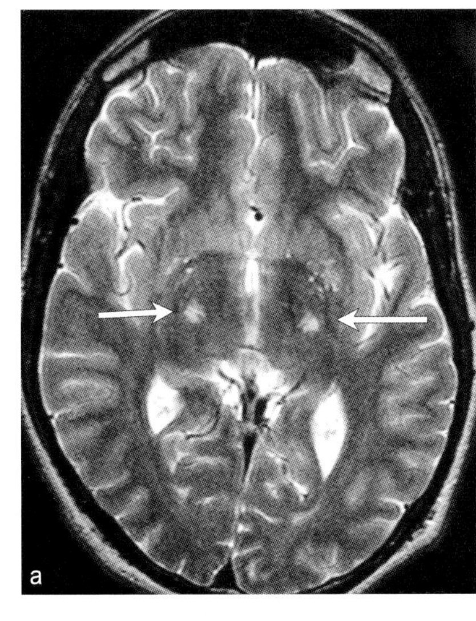
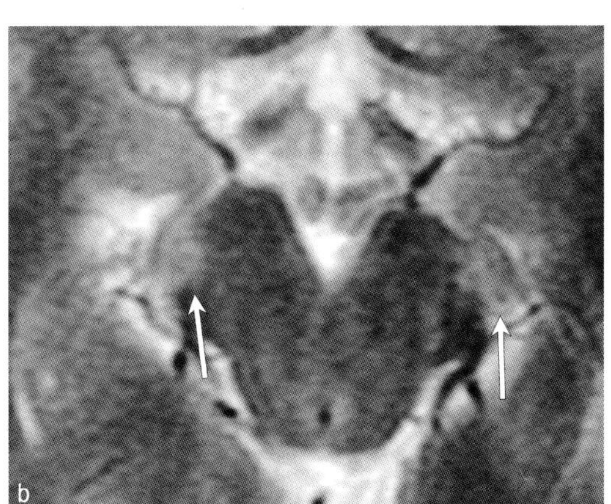

图 1.324 45 岁患有肌萎缩侧索硬化的男性。(a)在内囊后肢的皮质脊髓束(↑)和(b)大脑脚(↑)中可见横断位 T2WI 高信号的病灶

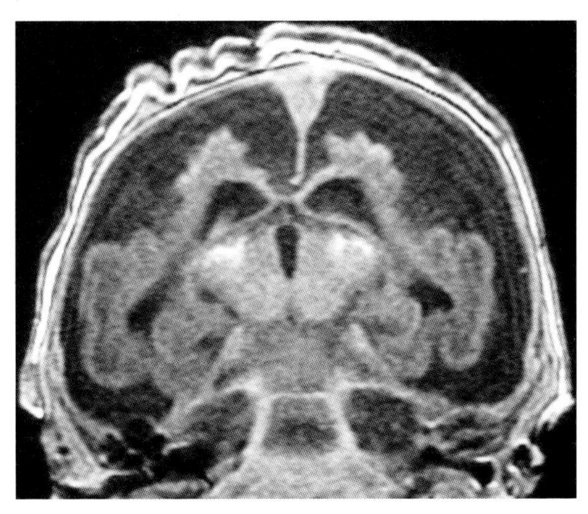

图 1.325 2 日龄男新生儿患有产前感染(TORCH)。冠状位 T1WI 可见广泛性脑软化

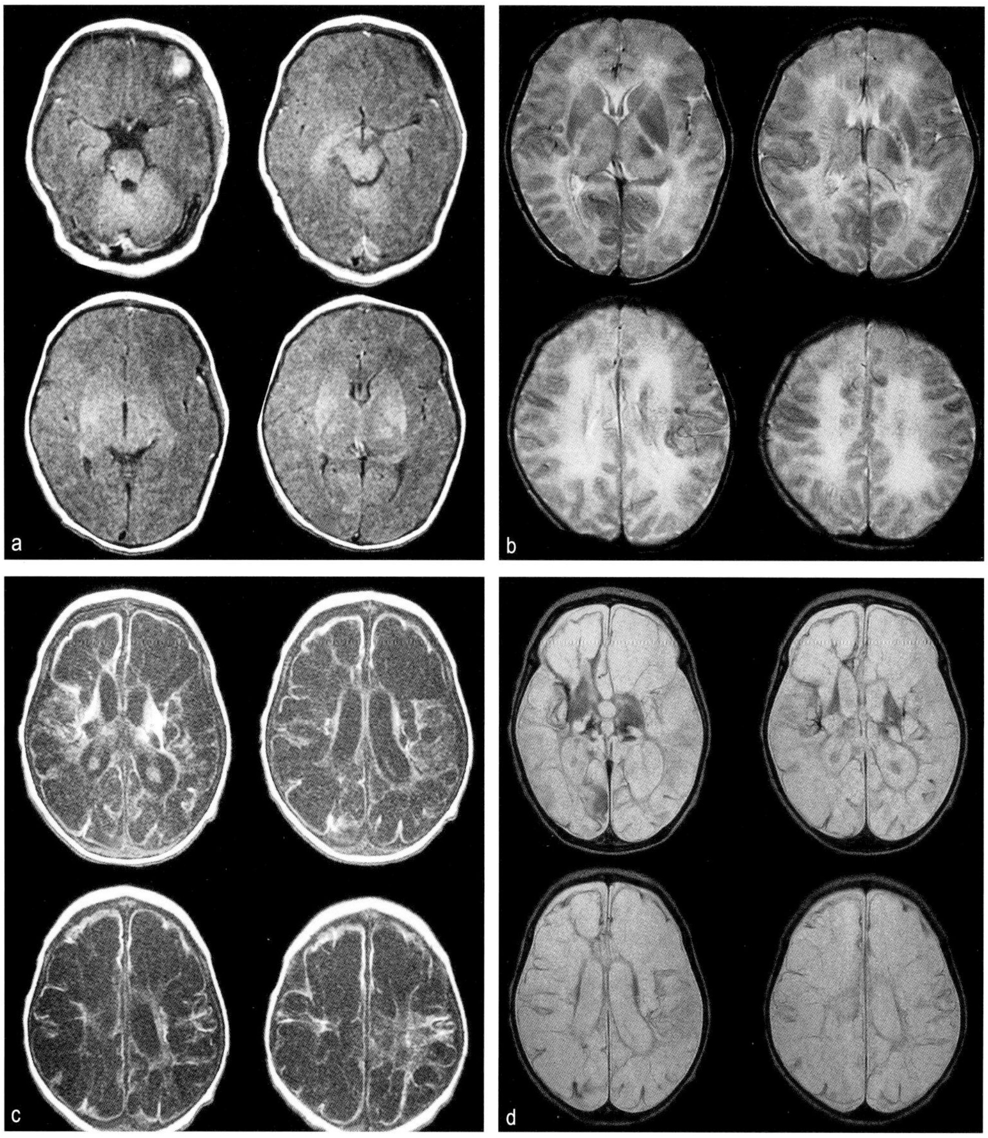

图 1.326 在分娩时有单纯疱疹 2 暴露的 1 周龄男性新生儿。横断位 T1WI(**a**)和 T2WI(**b**)显示双侧大脑皮质异常信号和灰白质分界模糊，以及基底节的 T1WI 信号增高。6 周后横断位 T1WI(**c**)和 T2WI(**d**)显示脑实质的广泛破坏，导致多囊性脑软化

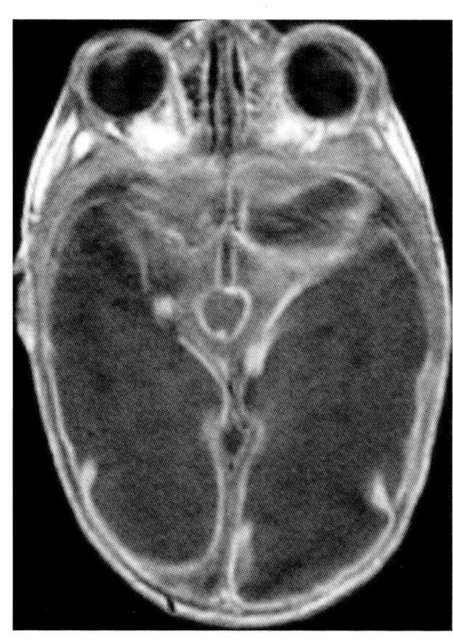

图 1.327 6 周大因肠球菌致出生后脑炎的男性。横断位 T1WI 增强可见广泛脑实质破坏和囊性脑膜炎。沿扩张的脑室边缘可见异常强化

表 1.7(续) 神经退行性疾病

疾病	影像学表现	点评
非感染性炎症性疾病		
多发性硬化症(**图 1.328**)	**MRI:** 病变位于大脑或小脑白质、胼胝体、脑干和基底节。病变通常在 T1WI 呈等低信号,在 T2WI 呈高信号,伴或不伴强化。在脱髓鞘的急性期/亚急性早期常呈环状或结节状强化,伴或不伴弥散受限。急性脱髓鞘病变可以模拟肿瘤的局部占位效应 **CT:** 活动性脱髓鞘区域可显示强化和轻度局部肿胀	多发性硬化症(MS)是年轻和中年人中最常见的获得性脱髓鞘疾病(高发年龄段为 20~40 岁)。MS 也可发生在十几岁的儿童。美国有 40 万人患 MS,全球有 2 百万人患 MS。女性发病率是男性的 2 倍。尽管 MS 可能具有家族聚集性,但不是以孟德尔方式遗传,最常见于北欧人。诊断依据临床病史和表现、MRI 检查结果(脑白质、脊髓和视神经 T2WI 或 FLAIR 高信号灶)、视觉诱发电位异常、CSF 样本中寡核苷酸带的等电聚焦和/或 IgG 指数增高。脱髓鞘疾病可发生在任何存在髓鞘的地方,包括深部核团(尾状核、壳核、苍白球和/或丘脑),通常是多发性的
血管炎	表现为动脉闭塞和/或狭窄和狭窄后扩张。可能累及大、中、或小型颅内和颅外动脉。CT 和/或 MRI 可见单个或多个大脑和/或小脑梗死	累及大脑血管壁的罕见混合炎性疾病/病症。可由非传染性病因(结节性多动脉炎、韦格纳肉芽肿病、巨细胞动脉炎、Takayasu 氏动脉炎、结节病、药物相关性血管炎等)或感染性病因(细菌、真菌、结核、梅毒、病毒)引起

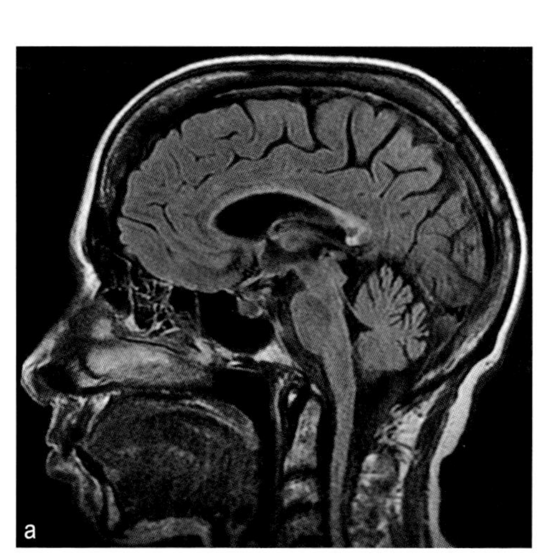

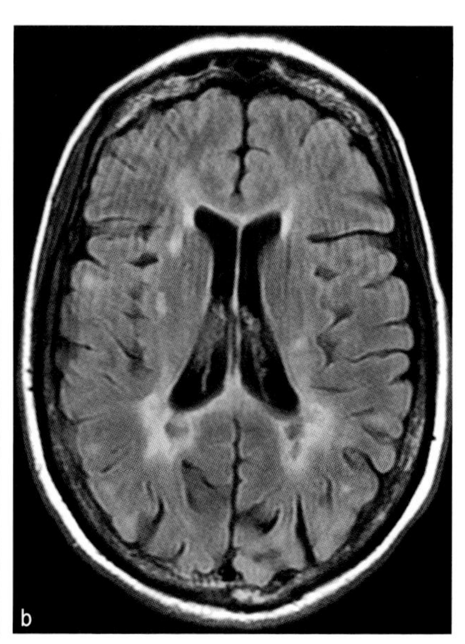

图 1.328 32 岁患有多发性硬化症的女性。矢状位(**a**)和横断位 FLAIR(**b**)上显示包括胼胝体在内的大脑白质异常高信号区,伴有脑萎缩

表 1.7(续) 神经退行性疾病

疾病	影像学表现	点评
Rasmussen 脑炎 (**图 1.329**)	**MRI:** 一侧大脑半球进行萎缩,累及白质、基底节和皮质,伴有脑沟增宽和同侧侧脑室扩张。灰质和白质 T2WI 和 FLAIR 上可见异常高信号。通常没有强化	罕见的慢性 T 细胞介导的免疫紊乱,通常见于 10 岁以内患有严重进行性癫痫和单侧神经功能缺损(包括偏瘫和精神运动性恶化)的儿童。活组织检查显示 T 细胞为主伴有活化的小胶质细胞,缺乏巨噬细胞、B 细胞或浆细胞和病毒包涵体。可通过大脑半球切除术进行治疗
发育障碍		
Sturge-Weber 综合征 (**图 1.330**)	**MRI:** 通常在儿童的顶叶和/或枕叶出现显著、局部的软脑膜强化。80%为单侧。由于营养不良性钙化,脑回可见 T2WI 低信号,伴或不伴强化,邻近软脑膜血管瘤的局部脑萎缩,伴或不伴延髓和/或室管膜下静脉增粗,伴或不伴同侧脉络丛增大 **CT:** 脑回钙化超过 2 年,脑血管瘤区域进行性脑萎缩	Sturge-Weber 综合征也称为脑三叉神经血管瘤病,是一种非遗传性散发性神经皮肤综合征,可引起同侧皮肤葡萄酒色瘤、癫痫发作、青光眼和偏瘫。原始软脑膜静脉引流持续存在(软脑膜血管瘤)和正常皮质静脉发育不良,导致慢性静脉充血和脑缺血。患者经常出现进行性神经功能障碍
幼儿损伤后的退行性变		
生发基质出血 (**图 1.331**)	**MRI:** 在早期阶段,生发基质出血由于高铁血红蛋白使 T1WI 呈中-高信号,细胞内高铁血红蛋白 T2WI 呈低信号。通常还可见脑室内出血。到第 2 周,出血部位脑组织丢失导致局部脑室扩张 **CT:** 近期发生的生发基质出血通常呈高密度。存在脑室内出血时表现为高密度。可伴有脑室扩张。到第 2 周,出血部位脑组织丢失导致局部脑室代偿性扩张 **超声检查:** 在早期阶段,尾状核头沿丘尾沟以及无脉络丛混杂回声的孟氏孔前方脑室内可见回声增强	妊娠不足 34 周且体重低于 2 000 g 的早产儿或早产新生儿,出生后发生脑室周围和/或脑室内出血的风险为 25%,其中 40%发生在最初 24 小时内,90%发生在 4 天内。大多数出血与生发基质有关。生发基质含有丰富、仅由单层内皮细胞排列的毛细血管网,缺乏肌肉或胶原蛋白支持。生发基质的血管分布比脑内其他部位丰富。生发基质毛细血管内衬的内皮细胞单个细胞内线粒体数量是全身毛细血管内皮细胞的 3~5 倍,由于细胞对氧化磷酸化的需求高,对缺氧的易感性增加。早产新生儿的缺氧和缺血会破坏生发基质的毛细血管。如果发生再灌注,受损的生发基质容易出血。生发基质出血按严重程度分为 4 个等级: Ⅰ级:室管膜下出血,没有或仅有极少的脑室内扩展 Ⅱ级:室管膜下出血延伸到脑室而没有脑室扩张 Ⅲ级:室管膜下出血延伸到脑室并伴有相关的脑室扩张 Ⅳ级:继发于静脉梗死的脑室周围出血延伸到脑室 Ⅲ级和Ⅳ级出血的存活率为 26%,而Ⅰ级和Ⅱ级的存活率为 67%

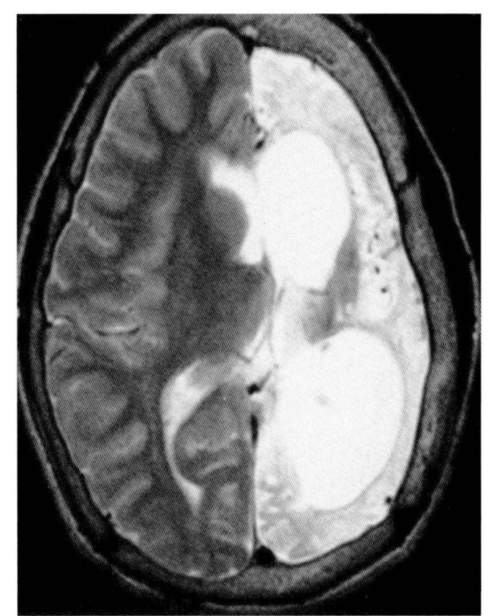

图 1.329　12 岁患有 Rasmussen 脑炎的男性。横断位 T2WI 显示左侧大脑半球弥漫性异常高信号，伴有脑萎缩、侧脑室的代偿性扩张和左侧颅骨外周骨髓腔扩张

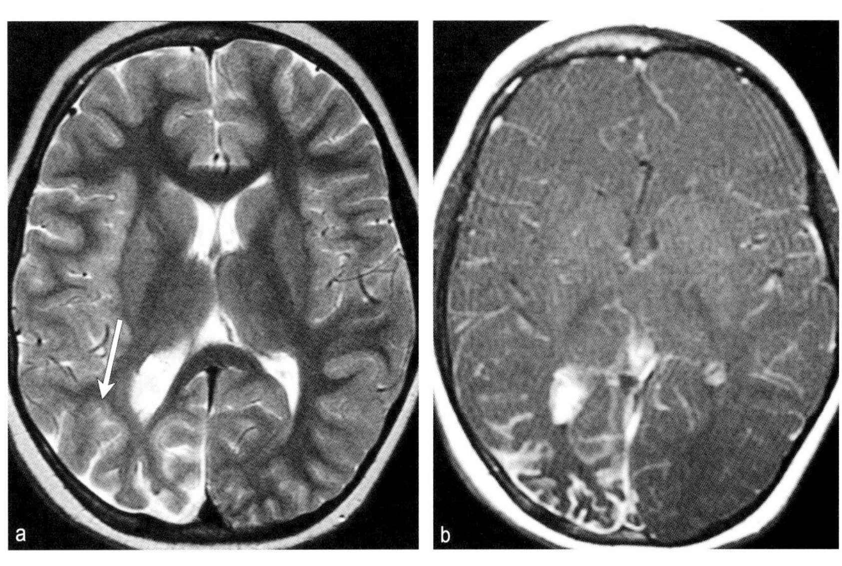

图 1.330　患有 Sturge-Weber 综合征的患者。横断位 T2WI(**a**)显示右枕叶脑回萎缩(↑)，伴有横断位 T1WI 增强(**b**)上软膜血管瘤的弥漫性脑沟强化

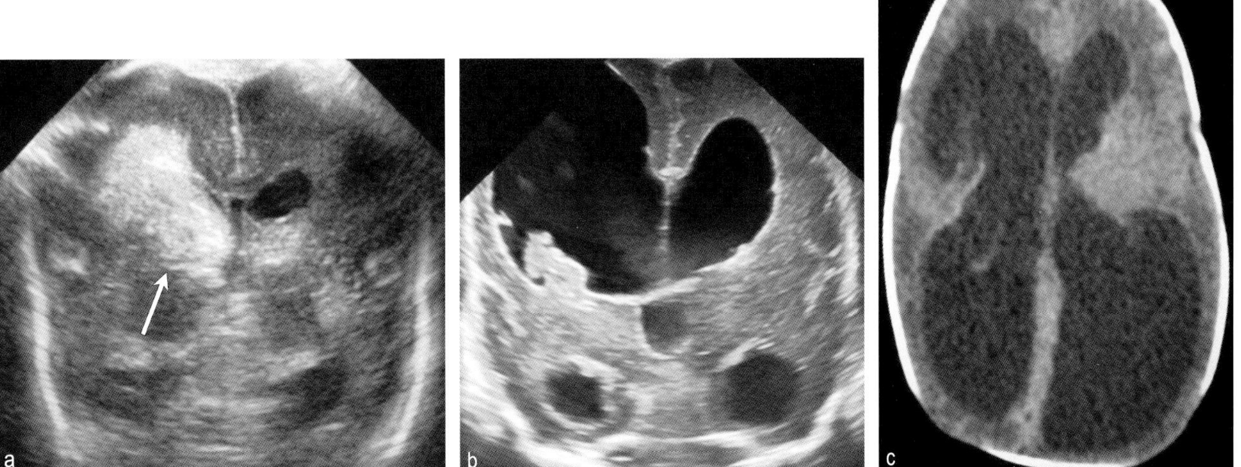

图 1.331　伴有Ⅳ级生发基质出血的早产儿(妊娠 25 周)。冠状位超声图像(**a**)(↑)上可见高回声灶；超声检查(**b**)和 2 个月后的 CT(**c**)显示脑室扩张和一个在之前出血部位与右侧脑室前额相邻的脑穿通囊肿

表 1.7(续) 神经退行性疾病

疾病	影像学表现	点评
脑水肿 (**图 1.332**)	大部分脑组织被含有 CSF 的薄壁囊取代,通常额叶和颞叶的下内侧部分被保留,小脑和丘脑外观通常正常	在子宫内,脑血管损伤或感染(例如 CMV 或弓形虫病)破坏脑实质破坏。患者可以是正常头颅、小头畸形或巨头畸形。儿童发育迟缓
缺氧缺血性脑病 (**图 1.333**)	**CT:** 双侧基底节、尾状核、丘脑、脑干和/或外侧裂周大脑皮质低密度影 **MRI:** 双侧基底节、尾状核、丘脑、脑干和/或外侧裂周大脑皮质的 T2WI、FLAIR 和 DWI 高信号区(ADC 参数图显示低信号)	长期低血压和缺氧导致大脑部分缺血和梗死,伴有对缺氧和有氧代谢受损的选择易感性。可由溺水、窒息和心脏骤停引起。在成人低血压不太严重的情况下,两个动脉的远端供血区之间可出现梗死区,称为"分水岭梗死"
脑穿通性囊肿 (**图 1.334**)	**MRI:** T2WI 上高信号,T1WI 和 DWI 接近于 CSF 低信号的不规则、边界相对较清的区域。被相邻神经胶质增生边界不清的 FLAIR 高信号包围,无强化或外周水肿 **CT:** 呈 CSF 样低密度区,不规则且相对边界清,被相邻脑组织低密度、边界不清区域包围,无强化或外周水肿	脑穿通性囊肿是在妊娠中晚期发生的脑损伤(创伤、梗死、感染、出血)的远端部位,从脑组织破坏演变为 CSF 样 MR 信号的囊变区,伴有邻近脑实质的胶质增生包围。胶质增生(T2WI 高信号)可用于鉴别畸形
脑室周围白质软化 (**图 1.335**)	**MRI:** 皮质下和脑室周围白质、基底节和脑干多发 T2WI 高信号病灶和/或汇合区,伴有占位效应,无强化,伴或不伴 T1WI 低信号,脑室边缘不规则和脑容量减少继发脑室扩张 **CT:** 大脑白质、基底节和脑干多个密度减低区,无占位效应,无强化,脑室边缘不规则,脑室扩张	胎儿脑/伴有神经胶质增生的早产儿缺血性脑损伤,脑室周围白质(胎儿分水岭血管区)的脑电图变化。伴有神经功能缺损,取决于损伤的严重程度(例如脑瘫)
Dyke-Davidoff-Masson 综合征 (**图 1.336**)	大脑半球萎缩/脑软化伴有同侧侧脑室代偿性扩张、中线移位、颅骨增厚导致同侧颅窝缩小、伴或不伴同侧含气副鼻窦和乳突腔扩大	青少年的罕见疾病,临床表现为癫痫发作、精神发育迟滞与偏瘫。可由先天性损伤引起,例如由于大脑中动脉闭塞引起的脑梗死,或出生后创伤、出血、缺血或感染

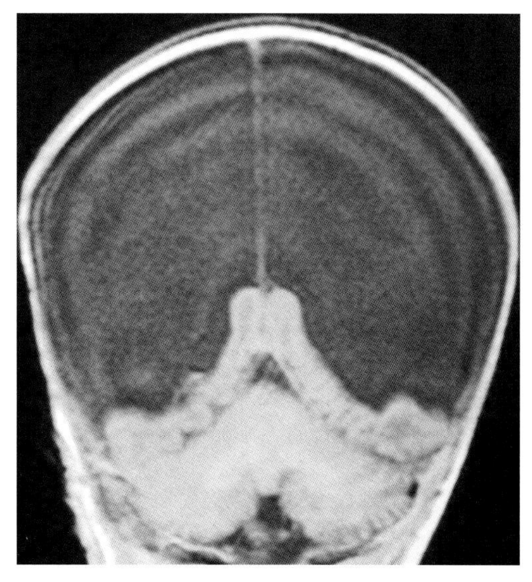

图 1.332 5 周大患有脑水肿的男婴。冠状位 T1WI 显示大脑组织的上部被含有 CSF 的薄壁囊替代,大脑半球下内侧部分相对保留。检测出镰刀菌,小脑半球具有正常外观

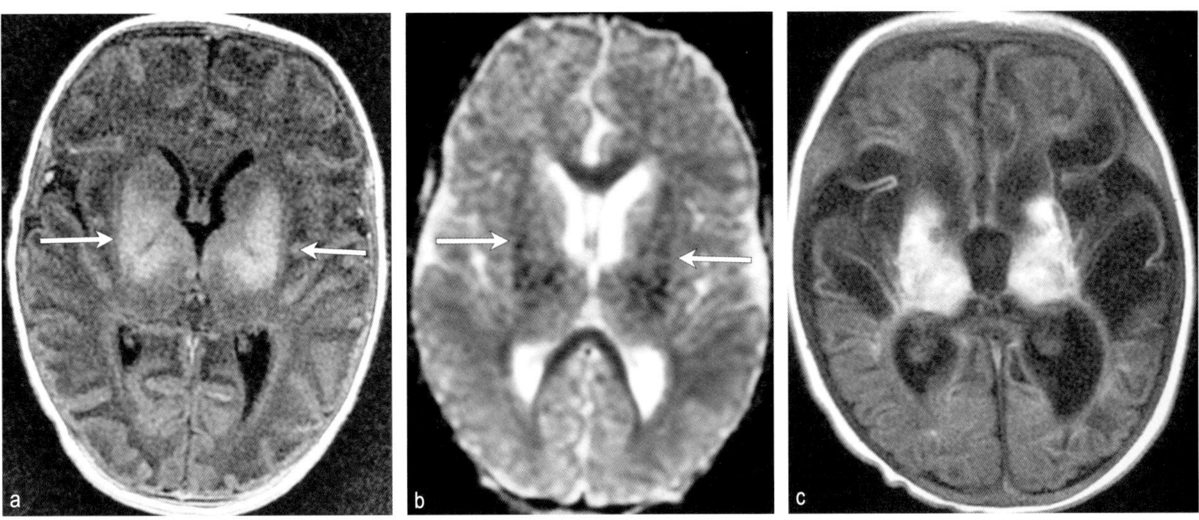

图 1.333 8 天大足月新生儿，患有严重的缺氧缺血性脑病。相对于内囊，壳核和丘脑在横断位 T1WI(**a**)中显示异常高信号，伴随横断位 ADC(**b**)上相应弥散受限(↑)；5 周后横断位 T1WI(**c**)显示基底节、丘脑以及内囊可见变性坏死呈高信号改变，伴有萎缩和邻近囊性脑软化

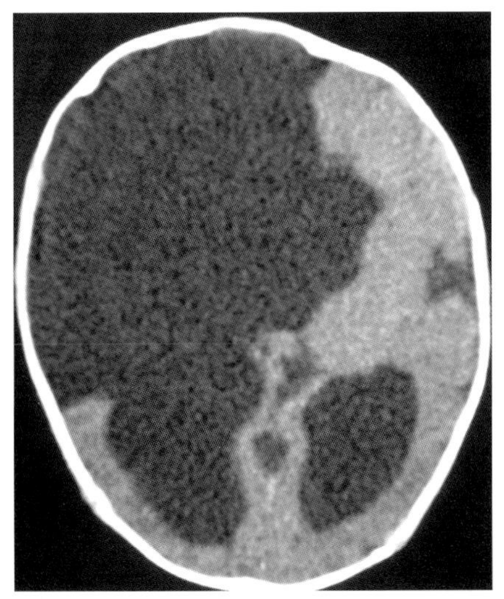

图 1.334 横断位 CT 显示与右侧脑室前额相邻的脑穿通性大囊肿

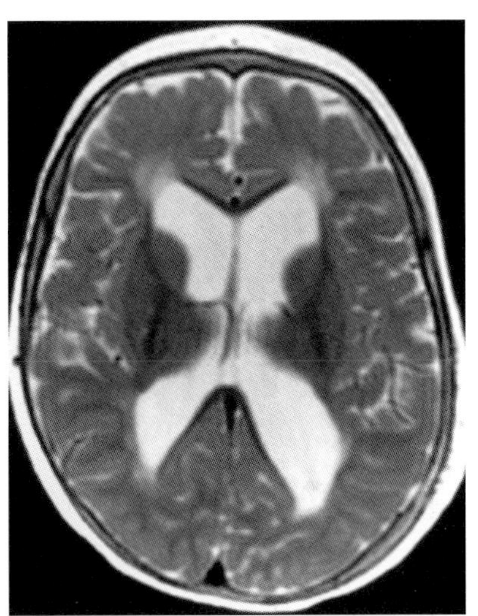

图 1.335 18 个月大患有脑室周围白质软化的男性。横断位 T2WI 显示脑室周围高信号的神经胶质增生，和白质减少继发侧脑室代偿性扩张

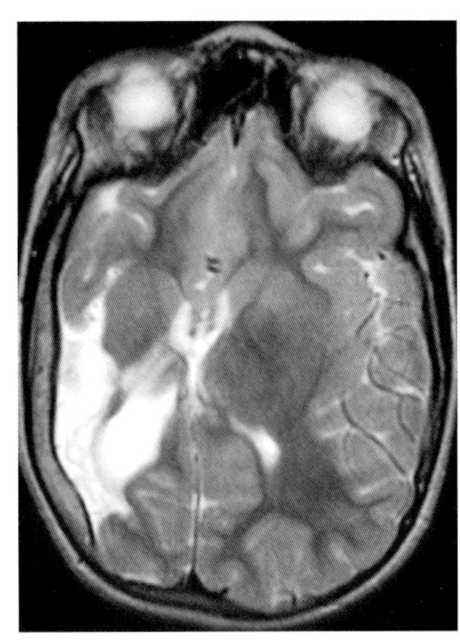

图 1.336 7 岁患有 Dyke-Davidoff-Masson 综合征的女性。横断位 T2WI 显示右侧大脑半球的脑软化，伴有右侧脑室的代偿性扩张、中线移位，以及同侧颅骨增厚导致的右侧颅窝缩小

表 1.7(续) 神经退行性疾病

疾病	影像学表现	点评
大龄儿童和成人的损伤后退行性变		
Walleriean 变性 (**图 1.337**)	**CT:** 梗死或损伤累及运动皮质或内囊后肢的皮质脊髓束可导致大脑病灶同侧脑干(中脑、脑桥)的半侧萎缩 **MRI:** 大脑损伤可导致脑干同侧皮质脊髓束 T2WI 线性高信号,损伤后 4～12 周 T2WI 水肿高信号,12 周后继发于胶质增生 T2WI 高信号,伴或不伴皮质脊髓束同侧的脑干萎缩。广泛的单侧大脑皮质萎缩可导致对侧小脑中脚和小脑萎缩,从而导致脑桥小脑通路中断(通过脑桥核交叉小脑神经支配将大脑皮质连接到对侧小脑中脚)。脑桥损伤(梗死、出血或渗透性髓鞘溶解)23 天后,累及脑桥小脑束纤维的 Wallerian 变性使小脑中脚出现对称性高信号 **DWI 和 DTI:** 急性脑卒中 3 天内,同侧的皮质脊髓束可见一过性 ADC 值减低。FA 值也逐渐减低。卒中后 30 天,皮质脊髓束 FA 降低伴有运动障碍	指继发于累及神经元胞体和/或近端部分的损伤(出血、脑梗死、脑挫伤、肿瘤和手术)导致的轴索病理改变(变性、髓鞘溶解、萎缩)。最常见的是大脑运动皮质损伤累及皮质脊髓束。可能累及视辐射、胼胝体、边缘系统、脑干和脊髓等其他部位的轴索
交叉性小脑失联络 (**图 1.338 和图 1.339**)	**MRI:** 在急性期,DWI 显示小脑半球和对侧大脑半球弥散受限。MRI 灌注增强显示受累的小脑半球灌注减少(TTP 延长和脑血容量减少)。晚期表现包括与受累大脑半球病变对侧的小脑半球单侧萎缩 **PET/CT 和 SPECT:** 受累小脑半球低灌注和低代谢	对侧大脑损伤(梗死、出血、感染或癫痫)发生单侧小脑低灌注和代谢紊乱。由于中枢传入关联、感觉、旁边缘和运动输入脑桥小脑回路中断,导致突触小脑浦肯野功能下降,伴有代谢减低、灌注降低和氧耗减少
肥大性下橄榄核变性(HOD) (**图 1.340 和图 1.341**)	**MRI:** 在损伤后前 4 个月下橄榄核没有增大,T2WI 和 FLAIR 呈高信号。下橄榄核的异常可以是单侧或双侧的。6 个月后,受累的下橄榄核可增大。通常没有强化 **SWI:** 显示中脑的两个红核中缺乏正常的低信号,T2WI 也无异常高信号,可能由 Wallerian 变性引起 **PET/CT:** 可在急性期显示代谢增高。SPECT 可在早期阶段显示高灌注	齿状核-红核-下橄榄(DROP)途径(也称为 Guillain-Mollaret 三角/GMT)损伤而发生的障碍。GMT 由同侧红核(RN)、同侧下橄榄核(ION)和对侧齿状核(DN)组成。RN 通过中央被盖区连接到同侧 ION。ION 通过小脑下脚橄榄小脑束连接到对侧 DN。DN 通过齿状核传出束穿过小脑上脚连接到对侧 RN。该途径中断的损伤导致继发于突触后空泡变性的下橄榄核肥大和增大,伴有神经胶质肥大和神经胶质细胞的增生。大多数病变可在损伤后 4～12 个月出现,有时在 3 周后出现。HOD 可引起腭肌阵挛的临床症状
脑挫伤后的神经胶质增生和脑软化 (**图 1.342**)	**MRI:** 在急性期,脑挫伤的信号取决于所处时期和是否存在氧合血红蛋白、脱氧血红蛋白、高铁血红蛋白、含铁血黄素等。血肿周围水肿区呈 T2WI 和 FLAIR 高信号,rCBF 降低。脑挫伤最终表现为 T2WI 高信号的局灶性浅表性脑软化灶,含铁血黄素在 T2WI 和 GRE 呈低信号。相邻脑组织神经胶质增生 FLAIR 呈高信号	脑挫伤是由颅骨骨折和/或脑的加速减速创伤引起的累及大脑皮质和皮质下白质的浅表脑损伤。病变包括毛细血管损伤、水肿和出血,通常累及颞叶和额叶的前部以及额叶的下部

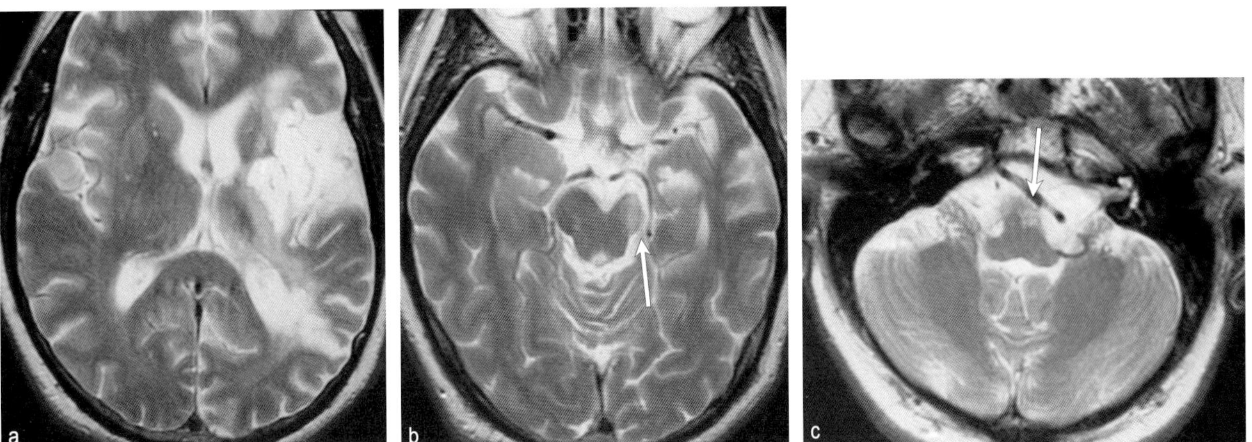

图 1.337 Wallerian 变性。横断位 T2WI(**a**)上左侧大脑半球可见脑软化和神经胶质增生，继发于 1.5 年前左侧大脑中动脉血管分布区的脑梗塞。横断位 T2WI(**b, c**)显示脑干 Wallerian 变性，伴有左侧大脑脚、延髓左前上部萎缩和胶质增生的高信号(↑)

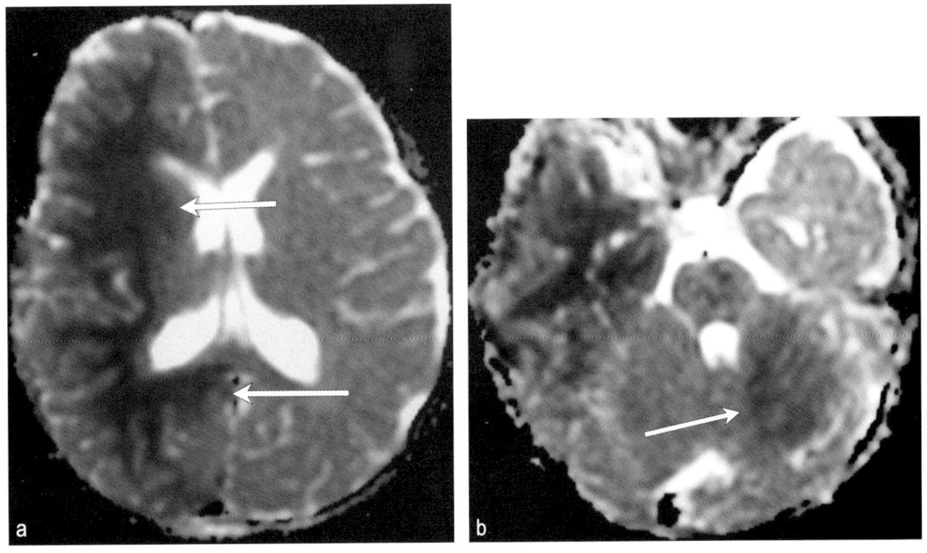

图 1.338 9 个月大右侧大脑半球急性大面积梗死的女性。横断位 ADC(**a**)见低信号(↑)伴急性交叉性小脑失联络；横断位 ADC(**b**)(↑)可见左侧小脑半球弥散受限

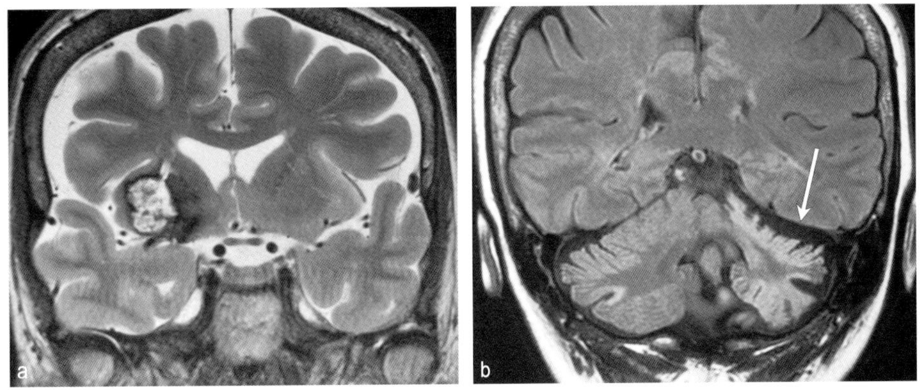

图 1.339 52 岁右下额叶海绵状血管畸形的女性，见于冠状位 T2WI(**a**)上，冠状位 FLAIR (**b**)(↑)上伴有左侧小脑半球晚期交叉性小脑失联络

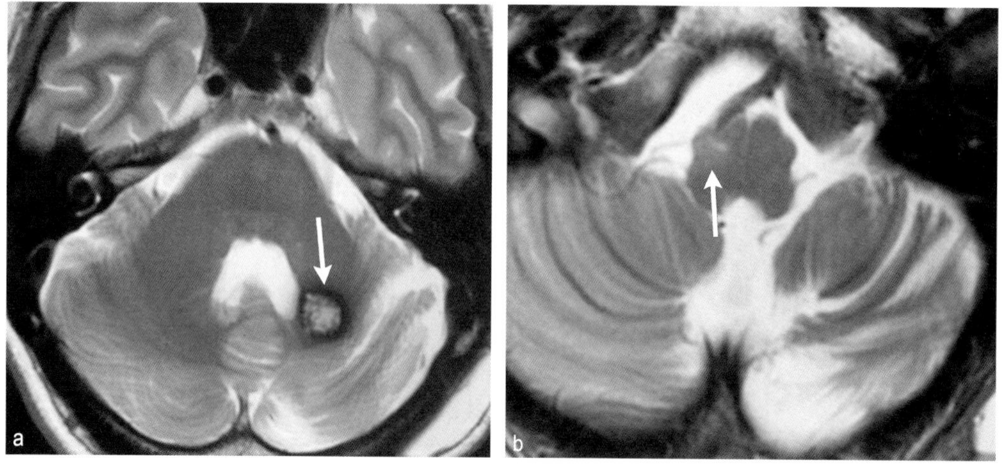

图 1.340　一个患有海绵状血管畸形的 50 岁男性。横断位 T2WI(**a**)显示病变位于左侧齿状核(↑)伴有对侧前右侧延髓的肥大性下橄榄变性,横断位 T2WI(**b**)上呈高信号(↑)

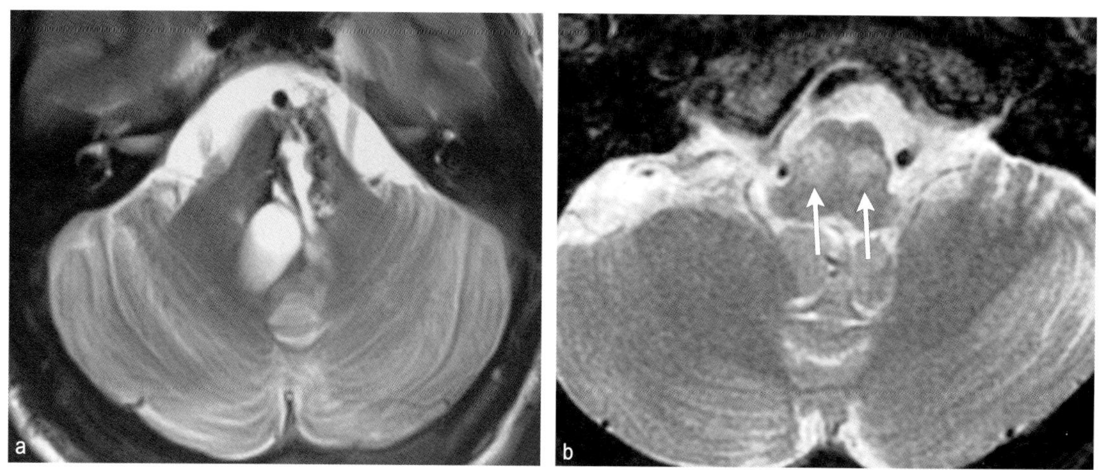

图 1.341　33 岁女性轴性 T2WI(**a**)显示脑桥血管畸形,伴有横断位 T2WI(**b**)(↑)上双侧肥大性下橄榄核变性

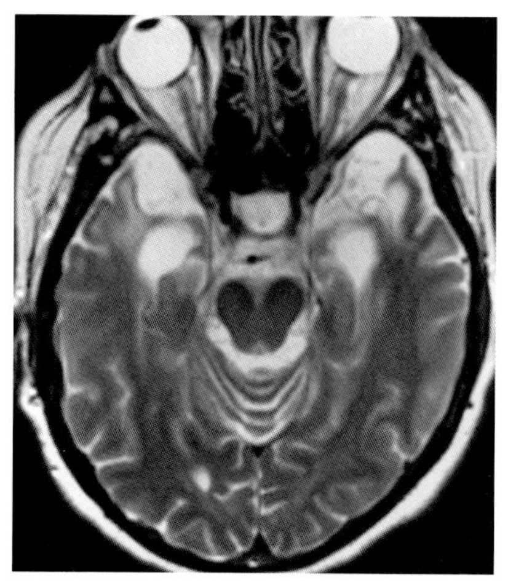

图 1.342　61 岁女性,横断位 T2WI 显示创伤后脑挫伤继发的神经胶质增生和脑软化

表 1.7(续) 神经退行性疾病

疾病	影像学表现	点评
遗传性神经退行性疾病		
脑组织铁沉积神经变性病[泛酸激酶相关性神经退行性疾病(PKAN 疾病)] (**图 1.343**)	**CT:** 双侧苍白球低密度 **MRI:** 双侧苍白球低信号,伴或不伴T2WI 高信号,呈现"虎眼征",无强化	泛酸激酶 2(PANK2)基因突变导致的罕见的常染色体隐性遗传病。通常在儿童时期发病,表现为进行性肢体僵硬和步态障碍、构音障碍和精神衰退。铁沉积增加,双侧苍白球和黑质的破坏
Wilson 病 (**图 1.344**)	**CT:** 基底节和丘脑低密度区,未见异常强化。大脑、小脑和脑干进行性萎缩 **MRI:** 双侧壳核以及丘脑、尾状核、齿状核、小脑中脚和脑干(导水管周围区)T2WI 高信号。尾状核和壳核中也可见 T2WI 低信号。有些患者,苍白球和中脑背侧T1WI 呈高信号,与肝功能障碍相关。在壳核、苍白球和双侧丘脑也可见 T1WI 低信号。大脑、小脑和脑干进行性萎缩	与染色体 13q14.3－21.1 上编码肝细胞内铜转运 ATP 酶蛋白 ATP7B 基因有关的常染色体隐性遗传病。正常铜转运 ATP 酶蛋白的缺乏导致肝胆铜排泄减少和铜与铜蓝蛋白结合减少。患者肝铜水平异常,尿液铜排泄异常增加。通常在儿童时期出现组织中异常毒性铜沉积,导致肝硬化和基底节(豆状核)和脑干的退行性变。患者可出现构音障碍、震颤、舞蹈病、肌张力障碍和眼睛 Kayser-Fleischer 环
Menkes 综合征(毛发灰质营养不良)	**CT:** 快速、进行性脑萎缩,伴大量双侧硬膜下血肿 **MRI:** 在大脑白质、双侧壳核和/或尾状核可见 T2WI 高信号,伴或不伴弥散受限。内囊后肢髓鞘形成延迟。大脑、小脑和脑干进行性萎缩。大脑皮质可见小灶性T1WI 高信号。双侧硬膜下血肿在 T1WI和 T2WI 上呈混杂信号 **MRA** 和 **CTA** 显示扭曲的螺旋形动脉	由 Xq13.3 上编码铜吸收铜所需的铜转运 ATP 酶蛋白的 ATP7A 基因突变引起的 X 连锁隐性遗传病。铜缺乏导致线粒体中细胞色素 c 氧化酶活性缺陷。患者常有癫痫、肢体轻瘫、体温过低、生长障碍、发育不良、关节运动过度、色素减退以及头发粗糙、僵硬和断裂(即"卷发综合征")
Fahr 病 (**图 1.345**)	**CT:** 基底节、齿状核和大脑白质中可见钙化 **MRI:** 钙化通常在 T2WI、GRE 和 SWI 呈低信号。脑内的钙化通常在 T1WI 上呈低信号。偶尔当脑中的钙化颗粒很小和/或相对表面积较大时,相邻质子的 T1 弛豫时间可缩短,导致 T1WI 高信号	Fahr 病,也称为家族性脑血管铁蛋白沉积症或特发性基底节钙化(IBGC),是一组脑内钙沉积的疾病。患者可出现肌张力障碍、帕金森病、共济失调以及行为和认知障碍。IBGC 的常染色体显性遗传与 14 号染色体上的基因位点相关

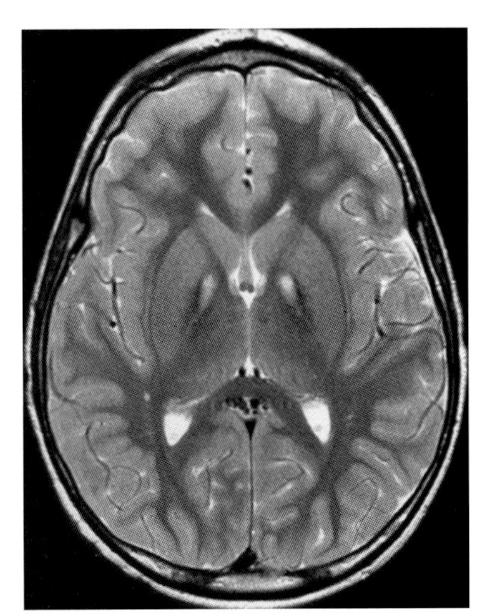

图 1.343 患有脑组织铁沉积神经变性病(PKAN 疾病)的 6 岁男性。双侧苍白球在横断位 T2WI 上显示高信号,呈"虎眼征"

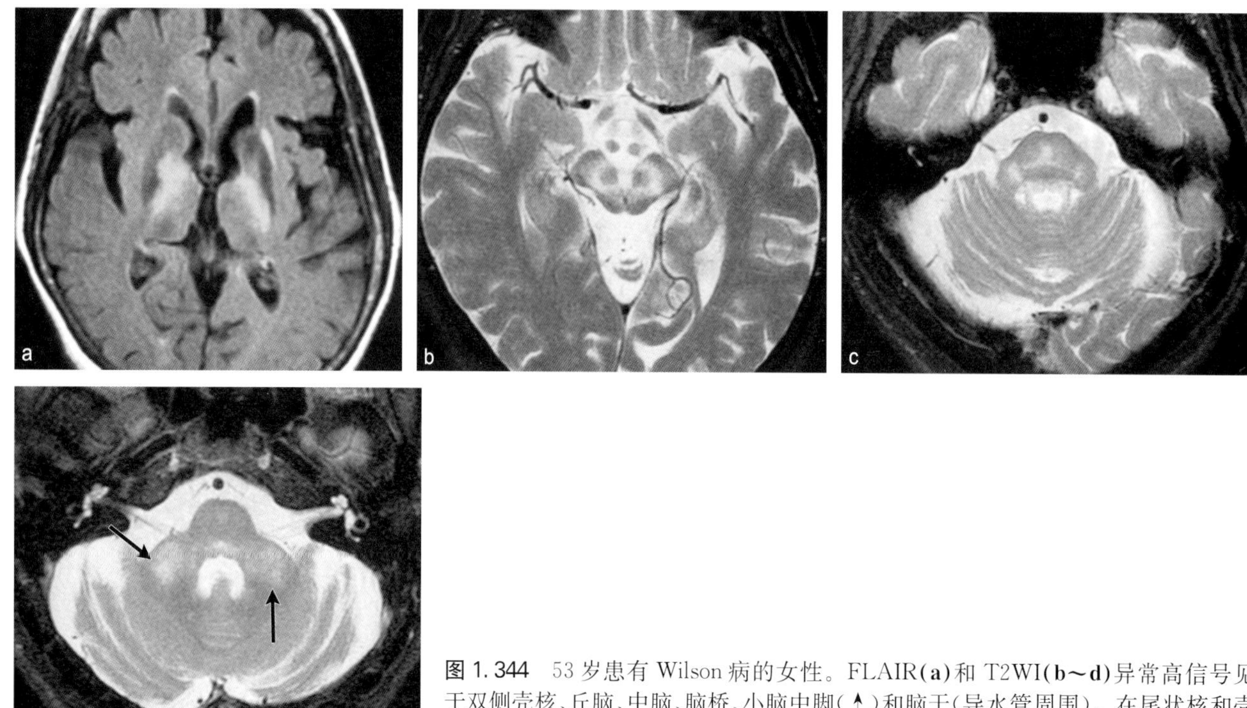

图 1.344 53 岁患有 Wilson 病的女性。FLAIR(**a**)和 T2WI(**b**~**d**)异常高信号见于双侧壳核、丘脑、中脑、脑桥、小脑中脚(↑)和脑干(导水管周围)。在尾状核和壳核中也可见到 T2WI 低信号

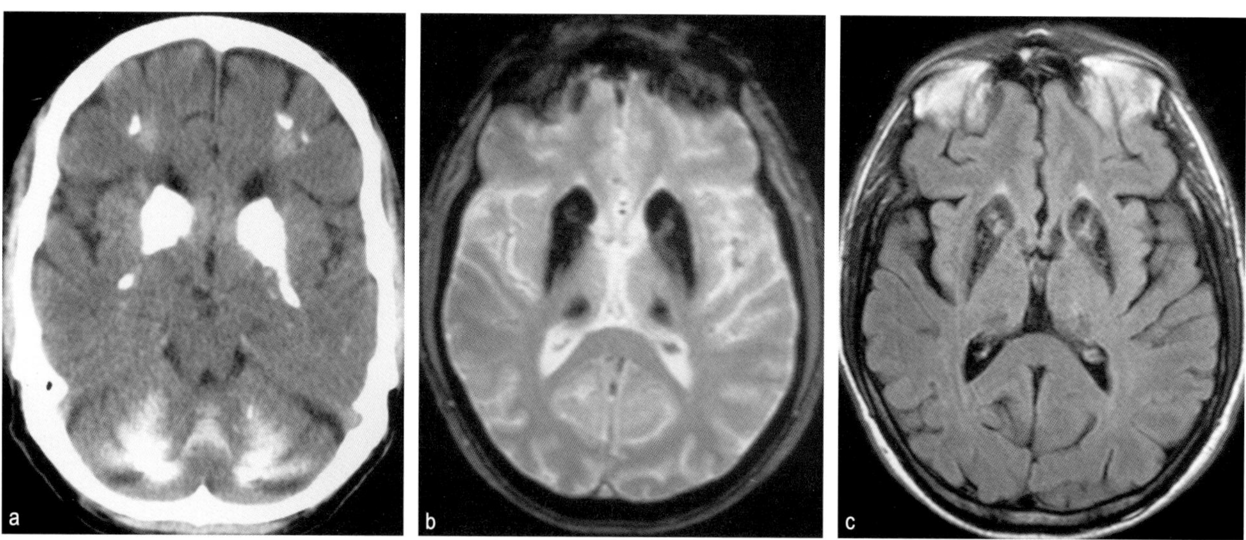

图 1.345 55 岁患有 Fahr 病的男性。横断位 CT(**a**)上可见基底节、丘脑、大脑和小脑白质以及齿状核钙化,并且在横断位 GRE(**b**)和横断位 FLAIR(**c**)呈低信号

表 1.7(续) 神经退行性疾病

疾病	影像学表现	点评
亨廷顿病 (**图 1.346**)	基底节不成比例萎缩(尾状核>壳核>小脑/脑干) **CT:** 双侧尾状核和壳核逐渐萎缩 **MRI:** 双侧尾状核和壳核萎缩。双侧壳核 T2WI 可呈低信号(铁沉积)或高信号(胶质增生)改变。通常没有异常强化	成人常染色体显性遗传神经退行性多聚谷氨酰胺疾病,与 4 号染色体上亨廷顿基因的 DNA 片段异常(CAG 重复)有关。亨廷顿蛋白合成增加,导致神经元损伤和脑萎缩。在纹状体中可见神经元丢失、星形胶质细胞增生和疏松的神经膜内少突胶质细胞增加。通常在 40 岁以后出现进行性运动障碍(手足舞蹈徐动症、僵硬、运动功能减退)、行为异常和进行性精神功能障碍(痴呆)。少数患者在十几岁时也会发生少年亨廷顿病。患者表现出僵直、运动功能减退、癫痫发作和进行性精神障碍
共济失调毛细血管扩张症 (**图 1.347**)	**MRI:** 在儿童和年轻人中发生的小脑蚓和小脑半球进行性萎缩。脑白质中 T2WI 和 FLAIR 上呈高信号,在 GRE 和 SWI 上见多发低信号灶。在大脑中可见轻微强化的毛细血管扩张症 **DWI:** 与对照组相比,受累小脑的 ADC 值增高 **MRS:** 小脑中 NAA/胆碱降低,胆碱/肌酸(Cho/Cr)升高	由染色体 11q22 - 23 上的 AT 基因突变引起的常染色体隐性神经退行性疾病。患病率为每 10 万人中 1～2.5 例。2～4 岁之间出现症状。患者通常 10 岁时需要轮椅,并且可以存活至 50 岁。AT 基因编码丝氨酸-苏氨酸激酶,后者在细胞周期调节和 DNA 损伤控制中起作用。临床表现包括脑、结膜和皮肤中的毛细血管扩张、细胞免疫和体液免疫缺陷、进行性小脑共济失调、动眼神经征、性腺功能低下、AFP 升高至 10 ng/ml 以上。病理改变包括浦肯野和小脑皮质颗粒细胞的明显丢失。患者常有构音障碍、手足舞蹈徐动症、深腱反射减弱、动眼神经麻痹和感觉运动性多发性神经病
Friedreich 共济失调	**MRI:** 小脑上脚、小脑半球的下内侧部分、延髓和颈髓萎缩。颈髓的外侧和后侧 T2WI 可见高信号区域 **DTI:** 视交叉、中脑、小脑上脚、小脑半球、蚓部、脑桥和延髓中可见白质萎缩,ADC 值增高,FA 值降低	常染色体隐性遗传性共济失调最常见的形式,继发于染色体 9q13 上 FRDA 基因突变(三核苷酸 GAA 序列的重复)。这些突变抑制线粒体蛋白 frataxin 的转录。患病率为每 10 万人中 2～4 例。疾病通常在 25 岁之前发病。临床表现包括脊髓小脑和感觉性共济失调、构音障碍、锥体束征、呼吸暂停、深腱反射减弱、肥厚性心肌病、脊柱侧凸和/或弓形足。病理改变包括神经元丢失和小脑白质、脑干、脊髓后柱、背根神经节和外周感觉神经纤维的退变
脊髓小脑性共济失调/变性 (**图 1.348**)	**MRI:** 所有脊髓小脑性共济失调(SCA)类型都有小脑蚓部和小脑半球的进行性萎缩。SCA 1～3,7,13 和 14 亚型中有脑桥萎缩;SCA 1～3 和 13 亚型中有脑干萎缩;SCA 1,2,12 和 17～19 亚型中有皮质萎缩。除 SCA 2 和 3 亚型外,通常不存在基底节和颅后窝信号异常	常染色体显性遗传性脊髓小脑性共济失调(SCA),是累及小脑的进行性神经退行性疾病,表现为对称性躯干和四肢共济失调(步态、站立和肢体的共济失调)、构音障碍和动眼神经麻痹。SCA 有 31 种亚型,基于三核苷酸 CAG 序列(谷氨酰胺密码子)重复的特定基因突变。在 SCA 1～3,6～8,12,14,15,17,19～21 和 27 亚型中通常可见运动机能亢进

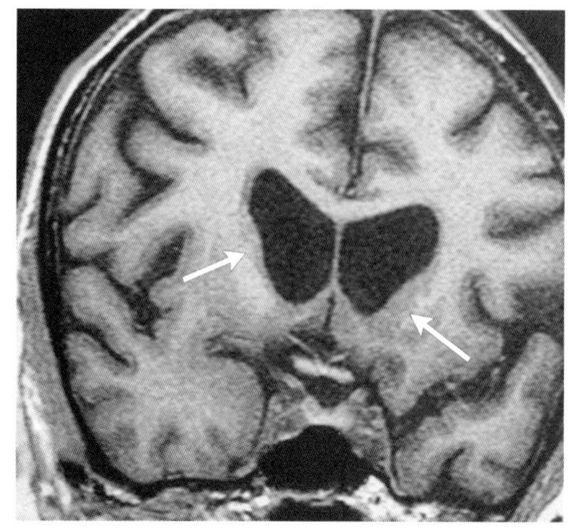

图 1.346　64 岁患有亨廷顿病的男性。在冠状位 T1WI 上可见双侧尾状核萎缩(↑),侧脑室的额角代偿性扩大

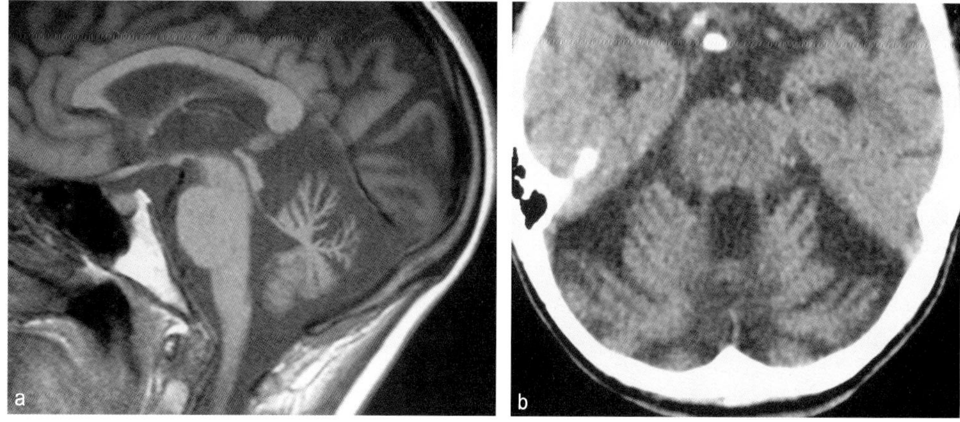

图 1.347　36 岁患有共济失调性毛细血管扩张症的女性。在矢状位 T1WI(**a**)和横断位(**b**)CT 上可见弥漫性小脑萎缩

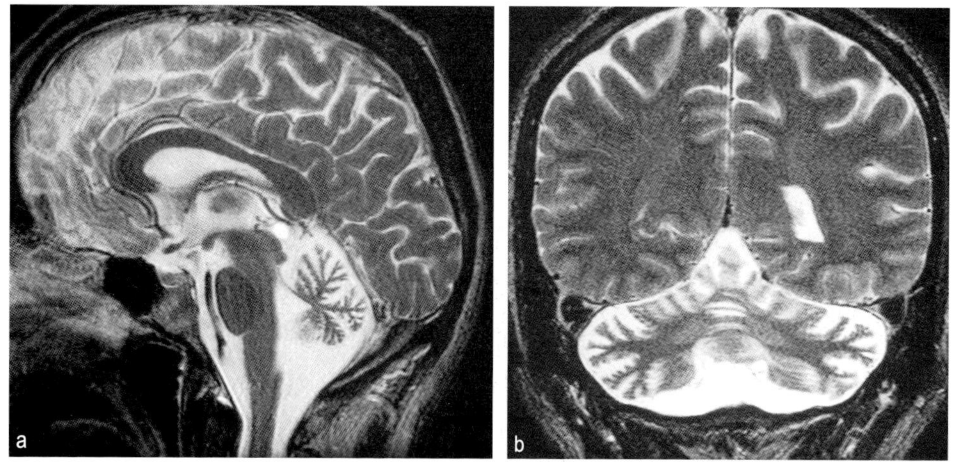

图 1.348　40 岁患有脊髓小脑性共济失调/变性的男性。矢状位(**a**)和冠状位 T2WI(**b**)显示小脑蚓部和半球的弥漫性萎缩

表 1.7(续) 神经退行性疾病

疾病	影像学表现	点评
线粒体脑病：MELAS/MERRF (**图 1.349**)	**CT**：基底节对称性低密度区，以及不限于单一血管分布的脑皮质梗死，伴或不伴基底节中的营养不良性钙化 **MRI**：基底节 T2WI 和 FLAIR 上呈高信号，通常是对称的；大脑和小脑皮质和皮质下白质 T2WI 和 FLAIR 上呈高信号，通常弥散受限。病变与特定的大动脉供血区不对应。异常信号可消失并复发。多次缺血发作后可导致大脑和小脑萎缩	MELAS 是一种影响线粒体中 tRNA 的母系遗传性疾病。MERRF 是一种与肌无力和肌阵挛性癫痫、身材矮小、眼肌麻痹和心脏病相关的线粒体脑病
获得性神经退行性疾病		
获得性肝脑变性 (**图 1.292**)	**CT**：基底节无明显异常密度，伴或不伴大脑和小脑萎缩 **MRI**：基底节/苍白球和中脑前部 T1WI 呈高信号，没有异常强化 **MRS**：显示胆碱峰和肌醇峰降低，以及与高氨血症毒性作用相关的谷氨酰胺/谷氨酸峰升高	继发于肝功能障碍(酒精性肝硬化、肝炎、门-腔静脉系统分流)，T1WI 信号增高与血清氨和锰水平升高有关。肝移植后 T1WI 的信号增高可逆转

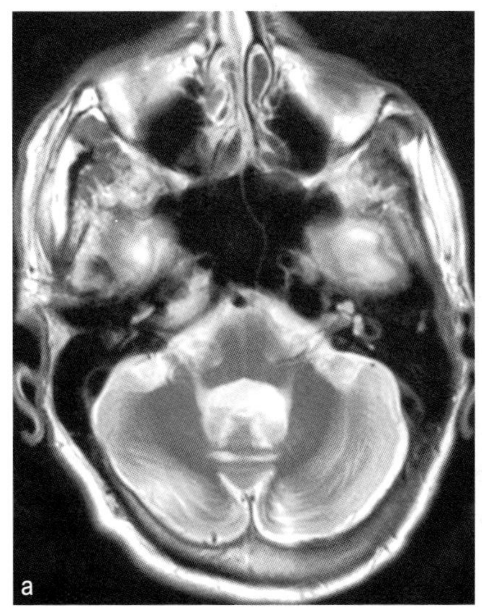

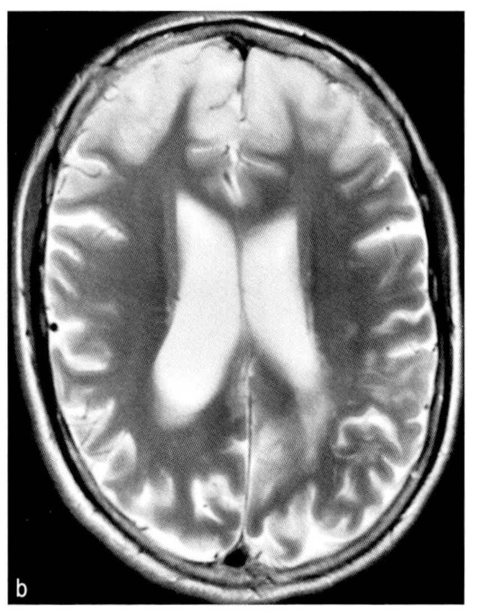

图 1.349 47 岁患有 MELAS 的男性，曾多次发生局部缺血，横断位 T2WI 显示导致的进行性大脑(**a**)和小脑(**b**)萎缩

表 1.7(续) 神经退行性疾病

疾病	影像学表现	点评
酗酒(ETOH) (**图 1.350**)	**MRI 和 CT**：小脑、脑桥、额叶和颞叶逐渐萎缩。Marchiafava-Bignami 病：胼胝体可见 T1WI 低信号、T2WI 和 FLAIR 高信号，没有明显的占位效应，伴或不伴出血。在急性期可见胼胝体强化和弥散受限 **DTI**：胼胝体、左侧大脑半球的下纵束和上纵束以及胼胝体枕束 FA 值降低	酒精是最常滥用的物质之一，酗酒是发展中国家疾病的第三大病因。酒精在胃中被吸收并在肝脏中代谢，被乙醇脱氢酶氧化成醛，然后通过乙醛脱氢酶氧化成乙酸，最终通过柠檬酸循环转化为 CO_2 和水。酒精主要对神经元具有毒性作用，因神经营养因子减少和脂质过氧化，导致脑容量减少。主要的直接毒性也是由同型半胱氨酸分解代谢异常引起，伴有 *N* -甲基- *D* -天冬氨酸受体增加而导致细胞膜离子通道功能受损以及谷氨酸对神经毒性作用的易感性增强。酒精滥用可导致进行性肝病，伴有肝硬化、凝血功能障碍和肝性脑病。与酒精滥用相关的其他慢性影响包括因营养不良引起的 Wernicke 脑病和维生素 B_1 缺乏、电解质紊乱引起的渗透性髓鞘溶解以及由于缺乏所有 B 族维生素引起的 Marchiafava-Bignami 病(胼胝体中央部的原发性毒性脱髓鞘和坏死)
Wernicke 脑病 (**图 1.293**)	**MRI**：内侧丘脑(70%～80%)、第三脑室附近的脑室周围(80%)、导水管周围(59%)、乳头体(45%)和/或顶盖(13%～36%)FLAIR 和 T2WI 对称性信号增高。非酗酒者中，在大脑皮质、尾状核、胼胝体压部、小脑和脑干中也可见病变 伴硫胺素缺乏的酗酒患者中，乳头体和丘脑的病变通常有强化。少见的 DWI 弥散受限、MRS 上乳酸峰增高和 NAA/Cr 降低，与不可逆的脑损伤和不良预后相关	由维生素 B_1(硫胺素)缺乏引起的严重神经系统疾病。人体内储备的硫胺素可在 3 周内耗尽。硫胺素是 Krebs 循环和戊糖磷酸途径中酶的重要辅助因子。缺乏硫胺素会对具有高代谢需求的脑区域造成损伤。通常发生在饮食不足的酗酒者身上，但也可发生在外科手术、胃肠道恶性肿瘤、化疗、剧吐和慢性营养不良或饥饿所致吸收不良的患者。临床表现包括意识障碍、眼功能障碍/眼肌麻痹和共济失调

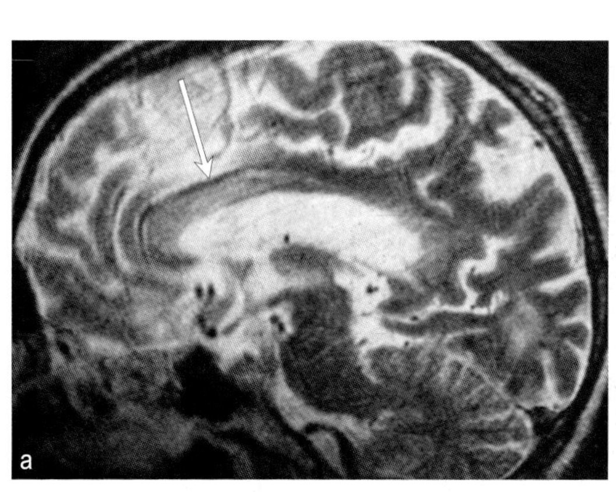

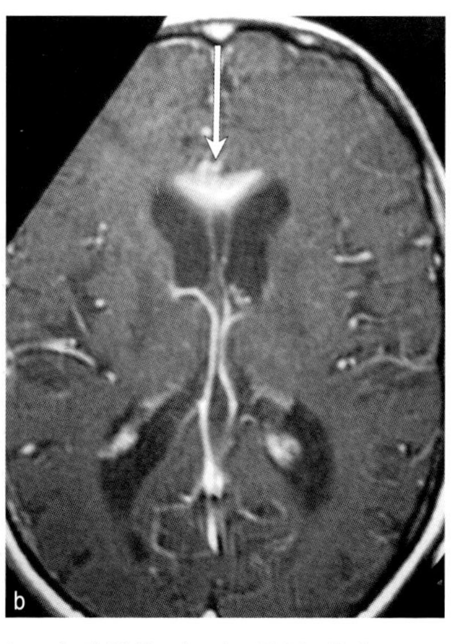

图 1.350 59 岁酗酒男性，患有 Marchiafava-Bignami 病。在胼胝体(↑)中可见矢状位 T2WI (**a**)异常高信号，边界不清，在横断位 T1WI(**b**)(↑)上相应部位有强化

表 1.7(续) 神经退行性疾病

疾病	影像学表现	点评
渗透性脑桥髓鞘溶解症 (**图 1.351**)	**MRI:** 脑桥中央部(脑桥中央髓鞘溶解症)T1WI 上呈等低信号,T2WI 呈高信号,边界不清。脑桥外髓鞘溶解表现为大脑白质、外囊、基底节、丘脑、中脑和小脑中脚 T2WI 高信号区,伴或不伴前 4 周内小灶性强化。渗透性髓鞘溶解症脑桥受损 23 天后,累及脑桥小脑束纤维的 Wallerian 变性可导致小脑中脚 T2WI 高信号 **DWI:** 急性期 ADC 值较低 **CT:** 脑桥的中央部(脑桥中央髓鞘溶解症)密度减低,边界不清。脑桥外髓鞘溶解发生在脑白质、外囊、基底节、丘脑、中脑和小脑中脚密度减低,伴或不伴偶尔强化	由于慢性疾病、营养不良或酒精中毒患者的低钠血症快速纠正引起的脱髓鞘疾病。与糖尿病、肝炎和肺、肝和/或肾的慢性疾病相关 髓鞘发生损伤,没有轴突的初始损坏。可导致痉挛性四肢瘫痪、四肢瘫痪、假性球麻痹、癫痫发作、昏迷和闭锁综合征。临床发现可以逆转或进展,偶尔会致命
多次癫痫发作 (**图 1.352 和图 1.353**)	**MRI:** 弥散受限的区域(DWI 高信号,ADC 参数图低信号)通常发生在癫痫持续状态、癫痫大发作和发热性惊厥患者的海马(70%)、丘脑枕(25%)和大脑皮质。在发作周期中也可以看到 T2WI 和 FLAIR 异常高信号以及脑肿胀。多次癫痫发作可导致受累部位的神经元变性,伴有进行性萎缩性改变。颞叶癫痫和多发性癫痫患者可有颞叶内侧硬化伴海马萎缩(80%单侧),T2WI 和 FLAIR 上呈异常高信号	复杂部分性癫痫发作和癫痫大发作(包括癫痫持续状态)的患者在脑内发作部位和周边部位出现局部能量代谢增高、过度灌注,以及表现为短暂弥散受限的细胞肿胀。癫痫大发作和癫痫持续状态的患者病变通常是双侧的,而复杂部分性癫痫发作的患者则是单侧的。多次癫痫发作可导致神经元细胞凋亡和变性,伴局部萎缩。累及颞叶的多次癫痫发作可导致颞叶内侧硬化
苯妥英钠相关性小脑萎缩 (**图 1.354**)	可见弥漫性、程度不等的小脑萎缩。DTI 上小脑中脚、小脑或脑桥横向纤维的 FA 值未见异常	长期使用抗癫痫药物苯妥英钠可引起小脑萎缩,可在 CYP2C9 突变的患者中加剧病情,因为该突变使苯妥英钠的代谢减低

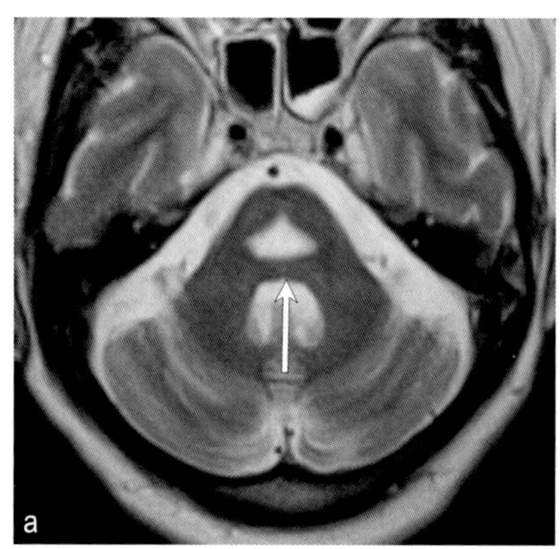

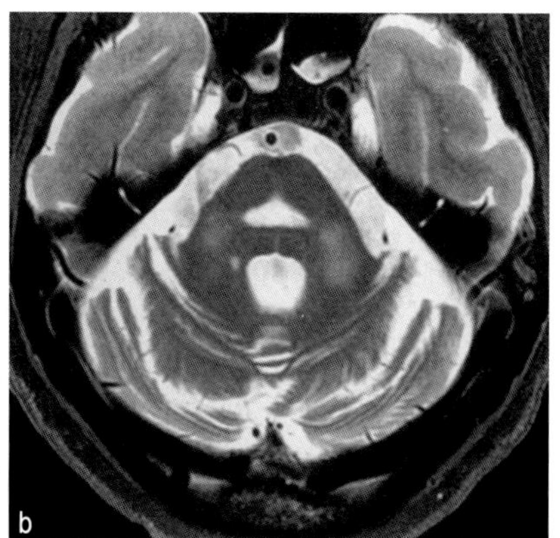

图 1.351 在渗透性脑桥髓鞘溶解症患者,脑桥(↑)的中央部分横断位 T2WI(**a**)可见异常高信号;4 周后横断位 T2WI(**b**)显示脑桥持续异常信号,累及脑桥小脑束纤维,在小脑中脚可见 Wallerian 变性的高信号

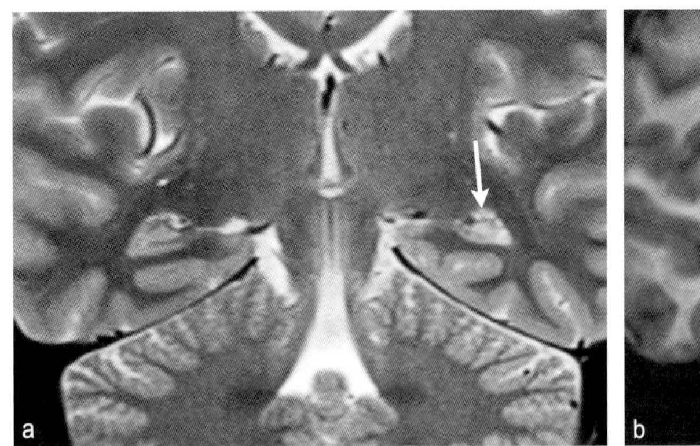
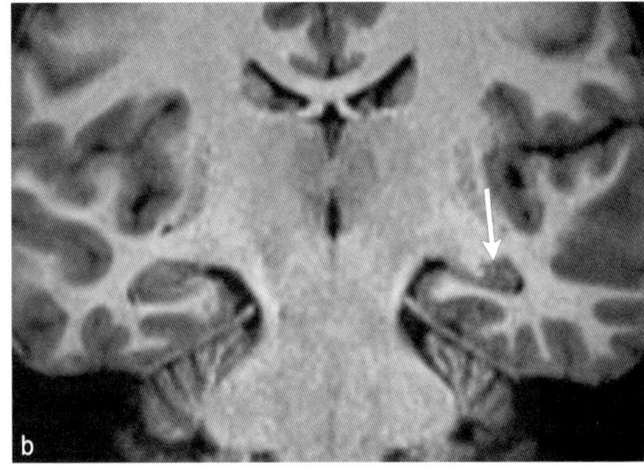

图 1.352 49 岁有颞叶癫痫病史的女性,伴有癫痫多次发作而导致左侧颞叶内侧硬化。冠状位 T2WI(**a**)显示左侧海马异常高信号(↑);冠状位 T1WI(**b**)上可见相对于右侧海马,左侧海马缩小(↑)

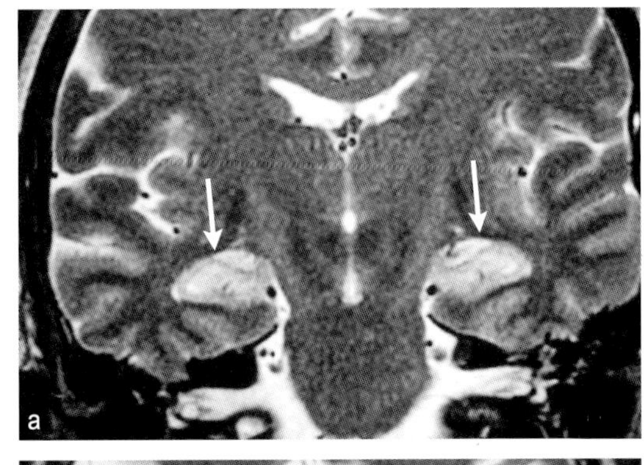
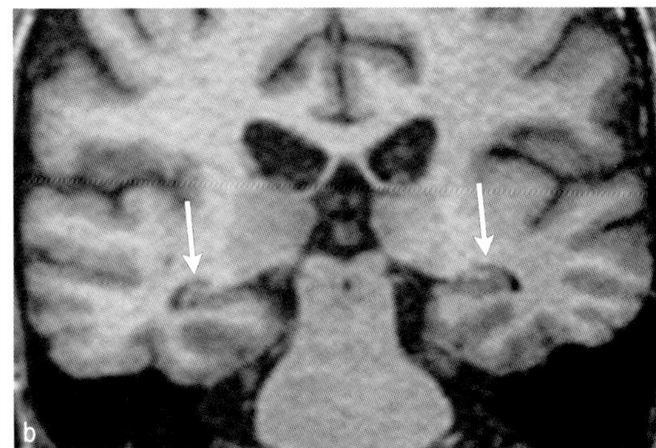
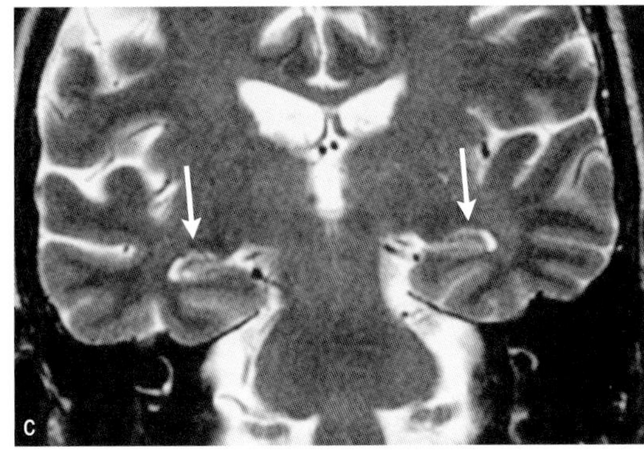

图 1.353 56 岁患有癫痫持续状态的女性。在冠状位 T2WI(**a**)上可见双侧海马肿胀和弥漫异常高信号(↑)。六个月后,在冠状位 T1WI(**b**)上双侧海马萎缩(↑),并且在冠状位 T2WI(**c**)见持续高信号(↑)

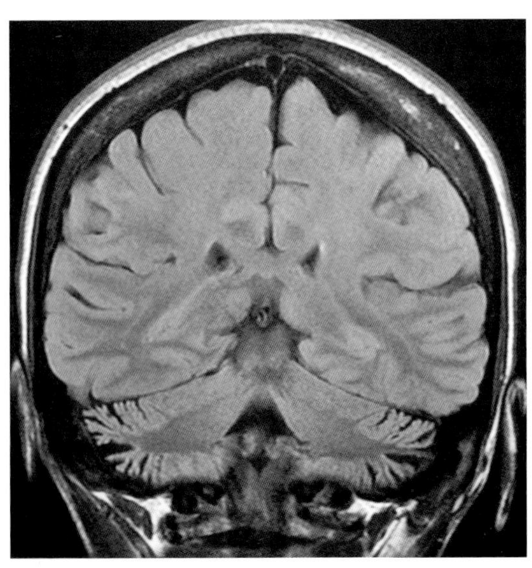

图 1.354 39 岁患有苯妥英钠相关性小脑萎缩的女性,如冠状位 FLAIR 所见

表 1.7(续) 神经退行性疾病

疾病	影像学表现	点评
副肿瘤综合征 (**图 1.355**)	**MRI:** 表现为包括边缘系统、大脑白质和/或脑干的 T2WI 和 FLAIR 异常高信号,伴小脑变性萎缩 **PET/CT:** 在脑炎以及原发性恶性肿瘤部位的出现高代谢	由外周免疫介导的针对肿瘤(肺癌、乳腺癌、卵巢癌、睾丸癌和胸腺癌的发生率<1%)中表达的自身抗原的反应引起的罕见神经系统综合征。对大脑的影响不是直接来自肿瘤侵袭或转移。神经特异性自身抗体包括针对 ANNA-1、PCA-1、CRMP-5 IgG、VGKC 复合蛋白、NOMA 和 GABA-B 受体的抗体。累及脑的副肿瘤综合征表现包括边缘和边缘系统外脑炎、脑干脑炎和/或小脑变性。针对 VGKC 复合蛋白的抗体导致肌无力(Lambert-Eaton 肌无力综合征)
放射性坏死 (**图 1.356**)	**MRI:** 脑内 T1WI 等低信号和 T2WI 等-高信号的局灶性病变,边界不清,伴或不伴占位效应,伴或不伴放疗野内脑组织(白质和/或灰质)强化。放射性坏死的 rCBV 值(0.6)显著低于复发性高级别胶质瘤的 rCBV 值(2.6)。手术切除转移性病灶部位的放射性坏死可能在 DWI 上显示 3 层特征,包括具有高 ADC 的内部液化部分、ADC 降低而无强化的中间层以及有强化且高 ADC 值的外层 **CT:** 局灶性等低密度病变,边界不清,伴或不伴占位效应,伴或不伴治疗区域脑组织(灰质和/或白质)强化	对剂量超过 65 Gy 放射治疗的严重局部组织反应。发生在放射治疗后 3~12 个月,偶尔在长达 10 年后发生。当化疗与放射治疗同时进行时,发生率增加 3 倍。由于血管内皮损伤和细胞凋亡,导致血栓形成、纤维蛋白渗出物、透明样变伴管腔狭窄、纤维蛋白和血管坏死以及神经胶质和白质损伤。与肿瘤鉴别较难。DSC-MRI 显示复发性肿瘤的 rCBV 最大值和 rCBV 平均值显著高于肿瘤坏死,有助于两种病变的鉴别。在 CT 灌注中有类似的发现。已证实 MRI 灌注在区分高级别胶质瘤和放射性坏死方面优于 ^{18}F-FDG PET 和 ^{11}C-蛋氨酸 PET。MRS 显示放射性坏死部位的 *N*-乙酰天冬氨酸(NAA)峰和胆碱峰降低,而残留和复发的肿瘤显示胆碱峰升高,胆碱/肌酸比>2
中毒性脑病的晚期效应 (**图 1.357**)	**MRI:** 脑室周围脑白质包括半卵圆中心和放射冠 T2WI 双侧对称性高信号,伴或不伴胼胝体、丘脑、苍白球和齿状核受累。病变进展可导致脑萎缩	可由药物(治疗癫痫发作的氨己烯酸盐、治疗感染的高剂量甲硝唑)、化疗药物(鞘内甲氨蝶呤)、免疫抑制治疗(他克莫司、环孢菌素 A 等)、暴露于环境毒素或非法药物或感染因子所致。病理改变包括髓鞘内空泡化、脱髓鞘、细胞死亡、毛细血管内皮损伤和脑软化

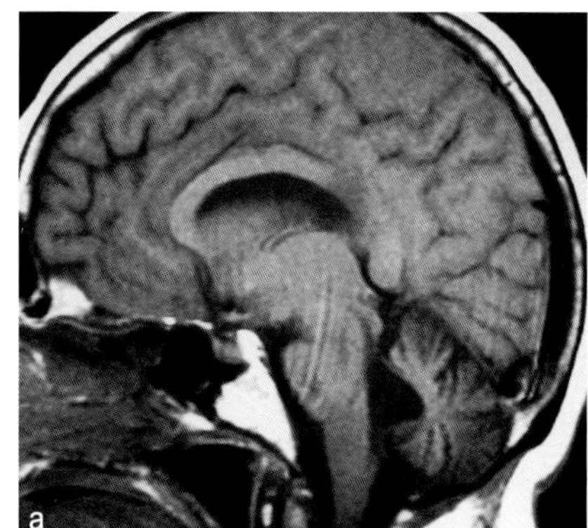

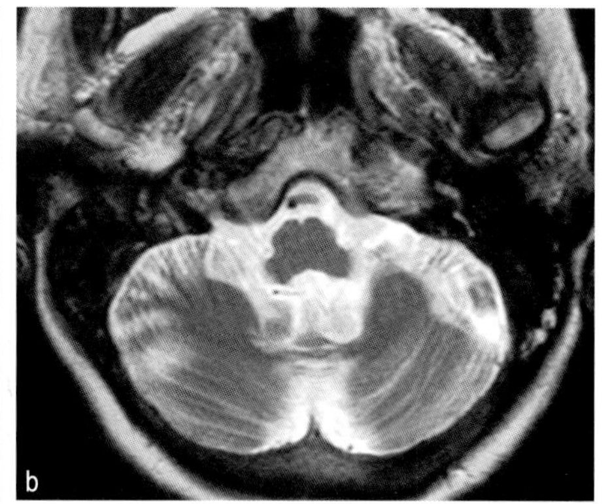

图 1.355 患有肺癌和副肿瘤综合征的患者。矢状位 T1WI(**a**)和横断位 T2WI(**b**)显示小脑萎缩

表 1.7(续) 神经退行性疾病

疾病	影像学表现	点评
表面铁沉积症(图 1.358)	**MRI:** 沿脑、脑干和脑神经的软脑膜表面分布的,T2WI、GRE 和 SWI 低信号。伴或不伴室管膜受累,可伴有脑萎缩,常累及小脑	蛛网膜下腔内出血可导致含铁血黄素沉积在脑、脑干的软脑膜表面。可继发于血管畸形、血管淀粉样、创伤、出血性血管病、肿瘤出血和动脉瘤破裂。导致对脑和耳蜗前庭神经的毒副作用,并且可能影响脑神经,包括听力丧失、步态共济失调和构音障碍

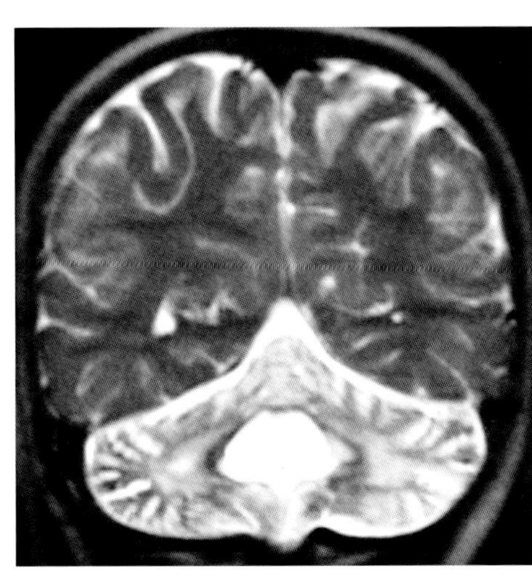

图 1.356 该患者接受了髓母细胞瘤的手术和放射治疗。冠状位 T2WI 显示与脑软化相关的小脑白质异常高信号,由放射性坏死晚期效应导致

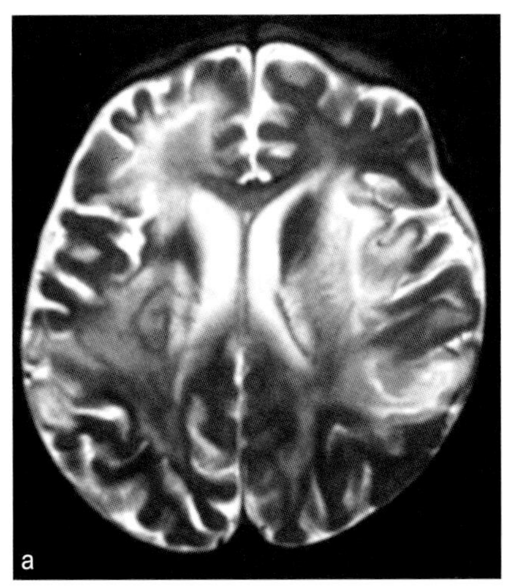

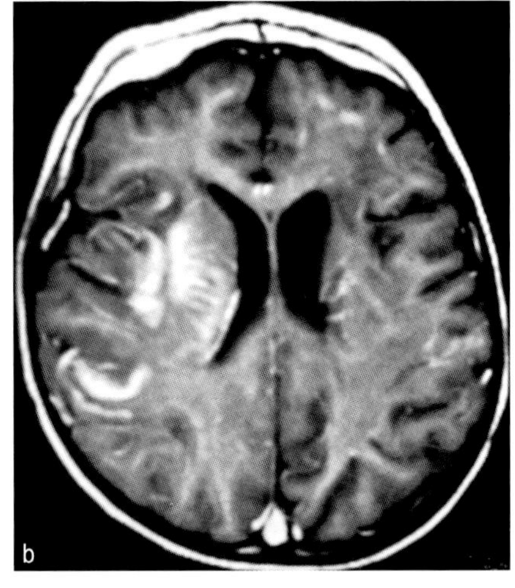

图 1.357 环孢菌素 A 引起的中毒性脑病。在双侧大脑白质可见横断位 T2WI(**a**)异常高信号和横断位 T1WI(**b**)强化,边界不清,伴有脑萎缩

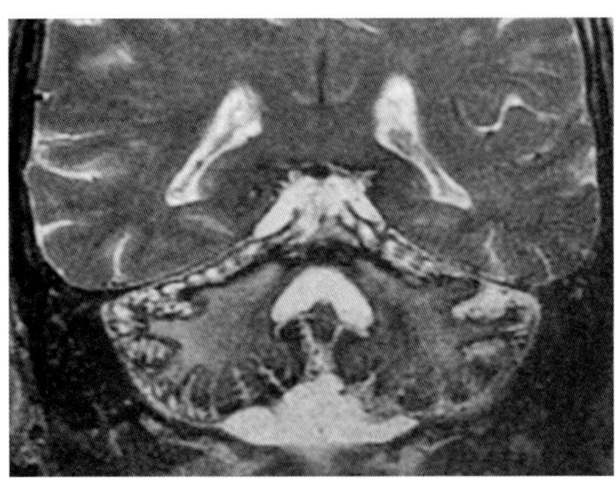

图 1.358 表面铁沉积症患者,冠状位 T2WI 显示沿着小脑的软脑膜和室管膜表面的低信号,伴有脑软化

1.8 成人脑和/或脑干的缺血和梗死

脑血流和灌注概述

在人体各种组织中，脑对缺血的耐受性最差。脑缺乏足够的血液供应5秒后便会出现意识丧失，几分钟后就会出现不可逆的脑缺血和梗死。正常的脑功能要求脑血流必须保持恒定的速率来输送氧气和葡萄糖，同时清除 CO_2 和代谢废物。可以使用脑灌注压(CPP)定义恒定的脑血流量，CPP＝平均动脉压(MAP)[舒张压＋1/3(收缩压-舒张压)]－颅内压(ICP)：CPP＝MAP－ICP。成人的正常CPP值为70～100 mmHg，儿童为40～60 mmHg。成人ICP的正常值低于10～15 mmHg，儿童为3～7.5 mmHg，婴儿为1.5～6 mmHg，新生儿为0.7～1.5 mmHg。在成人中，当CPP异常降低至50 mmHg以下时，会发生脑缺血和神经元电活动逐渐丧失。

临床实践中测量脑灌注、脑血容量(CBV)、脑血流量(CBF)和平均通过时间(MTT)所需的术语定义如下：

- 脑灌注是一个通用术语，描述流入大脑的血流量或水平。可以使用CBV、CBF和MTT等参数进一步定义颅内血流。
- 脑血容量(CBV)定义为单位体积脑组织中血液的总容量(每100 g脑组织的血液ml数)，包括小动脉、毛细血管、小静脉，以及动脉和静脉。
- 脑血流量(CBF)是每单位时间内通过一定量脑组织的血液量(每分钟每100 g脑组织血液的ml数)。正常CBF范围为50～60 ml/100 g/min。
- 平均通过时间(MTT)定义为血液通过脑组织区域的平均时间(以s为单位)。

CBF与CBV和MTT的关系可用以下等式表示：

$$CBF = CBV/MTT$$

CBF与CPP的关系由以下等式表示：

$$CBF = CPP/CVR$$

其中CVR是脑血管阻力。CVR与血管(主要是直径100～250 μm)的肌源性抵抗、脑血管交感神经和副交感神经支配相关的神经源性因素、代谢因素(血浆中 CO_2、O_2、乳酸盐水平)和ICP有关。ICP与颈静脉压和CBV有关。

脑组织正常血液灌注参数

	CBF	CBV	MTT
灰质	60 ml/100 g/min	4 ml/100 g	4 s
白质	25 ml/100 g/min	2 ml/100 g	4.8 s

脑血管反应性脑血流量维持

通过自动调节或脑血管反应性机制，在全身血压变化的情况下维持脑血流量(CBF)的稳定，从而实现适当的神经化学功能和神经电活动。如前所述，CBF＝CPP/CVR(脑血管阻力)。脑自动调节由调节CVR的3种机制(肌源性、代谢性和神经源性)介导，在一定范围的CPP和MAP内维持CBF。由肌源性机制介导对脑血流的抵抗主要涉及脑中小动脉(直径100～250 μm)对颅内压变化的反应。当全身血压降低时，这些小血管中的血管阻力也由于血管舒张而降低，从而维持CBF和CPP，并导致脑血容量(CBV)增加。肌源性调节被认为是继发于细胞膜中 K^+ 和 Ca^{2+} 通道的活化状态的变化，影响细胞膜极化、血压的变化以及磷脂酶和蛋白激酶C活性的改变。

第二种机制，是可直接影响小动脉的肌源性张力、引起血管舒张的代谢变化，包括血液中 CO_2 水平升高；血 O_2 水平降低，通过打开钙活化的 K^+ 和ATP-K^+ 膜通道导致平滑肌膜电位增加；乳酸水平升高和pH降低；内皮细胞产生的一氧化氮水平升高，导致平滑肌松弛，以及来自ATP分解代谢的腺苷水平升高。相反，CO_2 水平降低导致血管收缩。

颅内血管舒张或血管收缩的神经源性机制通过影响脑外动脉的同步和平衡血管活性机制起作用(来自颈上神经节的交感神经纤维，通过去甲肾上腺素和神经肽Y介导血管收缩；蝶腭神经节和耳神经节的副交感神经纤维通过血管活性肠肽、乙酰胆碱和一氧化氮引起血管舒张；三叉神经节的感觉纤维通过影响降钙素基因相关肽的释放,引起血管舒张)。脑血管阻力的另一种神经源性机制通过由颅内动脉、小动脉、毛细血管、神经、星形胶质细胞和周细胞组成的神经血管功能单元影响脑内小动脉。这种脑内神经血管单元受到皮质下神经元的支配,这些神经元从脑干的中缝核(与5-羟色胺诱导的血管收缩相关)、基底前脑(γ-氨基丁酸介导血管舒张)、丘脑和蓝斑核(在血管周围星形胶质细胞上具有去甲肾上腺素能神经元)投射到脑内小动脉和周围星形胶质细胞。血管活性神经递质(乙酰胆碱、γ-氨基丁酸和多巴胺)也可引起脑内小动脉神经血管单元的局部血管舒张。当MAP从50~60 mmHg上升到150~160 mmHg时,这些脑血管反应性保护机制维持CBF和CPP的稳定。在低血压和CPP轻微降低时,通过额外的代偿机制,如从血液中获取更多的营养和氧气以维持细胞功能。当CPP降低超过氧气摄取和血管扩张的极限时,全身血压的持续降低导致脑耗氧量和营养物质输送减少,引起晕厥和细胞活力丧失。

相反,当全身血压增加时,小血管中的血管阻力增加,从而维持CBF和CPP,并导致CBV降低。当MAP超过150~160 mmHg时,血脑屏障的渗透性发生异常改变,导致脑水肿。在脑动脉高压的早期阶段,水肿主要累及后循环供血的白质,通常称为可逆性后部脑病综合征(PRES)。与前循环相比,PRES更早累及后循环,是由于椎基底动脉系统中交感神经的支配程度更低,使其对脑动脉高压的脑血管自动调节能力较差。脑动脉高压的持续增加最终导致前循环结构的水肿。

导致脑缺血和梗死的脑血流量受损

CBF的维持对神经功能至关重要。动脉闭塞后,正常神经元在数秒内就会丧失电活动。细胞死亡取决于缺血的持续时间和程度、特定解剖部位的代谢易感性以及血液中的氧含量。正常CBF范围为50~60 ml/100 g/min。当CBF减少至15~20 ml/100 g/min且持续数小时(轻度-中度缺氧)时,缺血导致神经元自发性和诱发性电活动显著减少,但可通过CBF大于50 ml/100 g/min的再灌注逆转。当CBF低于10 ml/100 g/min时发生严重的缺氧,数分钟内出现细胞膜去极化和缺血,并导致脑梗死。在严重缺氧的情况下,脑缺血使细胞能量来源从高效的氧化磷酸化转变为低效的无氧代谢,导致细胞内ATP耗尽。细胞内ATP的消耗导致乳酸积累以及膜电位的丧失(去极化)。细胞膜去极化引起一系列不良反应(谷氨酸释放到细胞外间隙;膜受体激活,如*N*-甲基-D-天冬氨酸受体、α-氨基-3-羟基-5-甲基-4-异恶唑丙酸和钾盐镁矾;与细胞毒性水肿相关的钙和钠离子流入;蛋白水解酶的活化;自由基的产生;线粒体膜的破坏;脂肪分解和蛋白水解),最终导致坏死和/或凋亡(程序性细胞凋亡)。在CBF开始低于10 ml/100 g/min后,细胞膜内Na^+、K^+-ATP酶泵的损伤使细胞膜去极化,导致细胞毒性水肿,伴随ADC值在几分钟内呈指数下降和30分钟后净水含量(缺血性水肿)增加。在CT上,梗死灶净含水量增加的早期缺血征象出现较晚,且梗塞灶范围比MRI ADC参数图显示的要小。

当血栓形成或栓塞性动脉闭塞发生时,受累脑组织的CBF通常不均匀,中央核心区域的CBF下降最多并引起不可逆的细胞损伤和梗死,周围区域(称为可挽救的半暗带)的CBF中度减低,可导致可逆性缺血再灌注。半暗带通常显示神经元电活动丧失但没有立即缺氧去极化,以及自动调节丧失。如果没有再灌注,半暗带将发展为梗死。在半暗带周围也可见一个CBF轻度降低的区域,低血压区比半暗带更不易发生梗死。溶栓药物对于缺血半暗带的及时再灌注是有益的。可使用CT动态强化和/或MRI灌注检查来评估缺血半暗带的范围。CT灌注通过静脉推注碘造影剂,对比剂浓度和密度之间的线性关系可用于直接定量计算CBF、CBV和MTT。MRI灌注扫描通过静脉注射顺磁性钆对比剂,测量当对比剂通过毛细血管床时$T2^*$缩短增强效应的动态变化,可以间接估计CBF、CBV和MTT的相对值。因此,与CT灌注不同,MRI灌注缺乏简单可靠的方法来计算CBF和CBV。

不同时期脑梗死引起的病理变化已被描述。在前2天，未见明显大体病理变化。然而，梗死的细胞已出现固缩和肿胀。DWI MRI显示细胞毒性水肿导致的弥散受限，与梗死发生后几分钟出现的细胞膜去极化并导致细胞内水钠潴留有关。梗死部位的组织总含水量增加约3%～5%。缺血性损伤后4～6小时到3～5天，脑血管系统的毛细血管内皮细胞失去维持血脑屏障的能力，导致梗死区的血管源性水肿。约2天后发生脑皮质全层坏死，导致蛋白质变性、顺磁性物质（如锰离子）和巨噬细胞产生自由基。梗死后3～10天，在大体标本中可见梗死脑组织的肿胀和软化。水肿在第3～5天最明显。神经元、小胶质细胞、星形胶质细胞和少突胶质细胞显示细胞和膜破裂。之后数周至数月出现脑软化和神经胶质增生。

1.8 成人脑和/或脑干的缺血和梗死

- 成年人
  - 动脉狭窄或闭塞性缺血性脑卒中
- 大中型动脉闭塞性梗死
  - 动脉粥样硬化血栓形成和栓塞性超急性和急性梗死
  - 动脉粥样硬化血栓形成和栓塞性亚急性梗死
  - 远端动脉粥样硬化血栓形成和栓塞性梗死
  - 心脏性栓塞性脑卒中
- 小血管或腔隙性脑梗死
- 成人缺氧缺血性损伤
  - 成人严重的缺氧缺血性损伤
  - 成人轻度-中度缺氧缺血性损伤
- 成人静脉窦脑梗死

表1.8 成人脑和/或脑干的缺血和梗死

疾病	影像学表现	点评
动脉狭窄或闭塞性缺血性脑卒中		在成人中，大脑和小脑梗死最常见于动脉狭窄或闭塞（动脉粥样硬化或心源性栓塞性疾病），导致脑组织特定部分的血流量不足或严重减少，产生局灶性或局部缺血/梗死。成人中大约80%的脑卒中是由动脉闭塞或狭窄引起的缺血性脑梗死。危险因素包括高血压、心脏和外周血管疾病、糖尿病、烟草烟雾暴露、高脂血症和高胆固醇血症。由动脉疾病引起的脑卒中有3大类：动脉粥样硬化狭窄、大动脉和/或中动脉闭塞性梗死，占15%～40%；心源性栓塞，占15%～30%；小血管闭塞或腔隙性梗死，占15%～30%。在成人中，心脏骤停引起的脑灌注不足和严重的长期低血压也可导致缺血累及大部分脑组织，称为全脑性缺血。缺血引起的细胞死亡通常为缺血性坏死

表 1.8(续) 成人脑和/或脑干的缺血和梗死

疾病	影像学表现	点评
大中型动脉闭塞性梗死		
动脉粥样硬化血栓形成和栓塞性超急性和急性梗死 **(图 1.359、图 1.360、图 1.361、图 1.362 和图 1.363)** 超急性梗死(CT 上<12 小时) 急性梗死(CT 上 12～24 小时) 超急性梗死(MRI 上<3 小时) 急性梗死(MRI 上<12 小时) 急性梗死(MRI 上 12～24 小时)	**CT:** **超急性梗死(<12 小时):** • 水肿引起豆状核密度减低与内囊和外囊(**图 1.360a**)分界不清,并累及岛叶皮质,"岛带征"阳性[相对于邻近外囊(**图 1.360b**)脑岛叶皮质薄层高密度带模糊、密度减低] • 继发于血管内血凝块的动脉高密度(25%～50%),红色血栓的 HU 值为 60～90,而未凝固血液的 HU 值为 30～60(**图 1.360c**)。据报道,该征象的敏感性为 5%～50% • 在某些情况下,CT 上没有明显的发现 • CT 灌注显示,CBF 减少至 15～20 ml/(100 g·min)并持续数小时或低于 10 ml/(100 g·min)且持续数分钟(**图 1.361**) **急性梗死(12～24 小时):** • 基底节密度减低 • 脑皮质与邻近白质之间边界不清 • 脑梗死血管分布区密度轻度减低,伴或不伴局部水肿和脑沟消失 **MRI:** **超急性梗死(<3 小时):** • 梗死数分钟后 ADC 值呈指数下降,DWI 高信号和 ADC 参数图呈低信号 • 闭塞动脉无流空信号 • 血管增强 • MRS 显示在 1.32 ppm 处乳酸峰升高,伴或不伴有 2.02 ppm 处 NAA 峰略微降低 **急性梗死(<12 小时):** • DWI 上高信号和 ADC 参数图低信号(**图 1.359 和 1.363**) • 梗死区 T1WI 信号略减低,与动脉供面分布一致 • 脑皮质与邻近白质之间边界不清 • 局部轻度水肿和脑沟消失 **急性梗死(12～24 小时):** • DWI 高信号和 ADC 参数图低信号 • 质子密度加权成像、T2WI 和 FLAIR 上梗死区信号增高 • 局部占位效应 • 相邻软脑膜强化(**图 1.362**)	动脉粥样硬化斑块是大动脉卒中的最常见原因,由局部血栓性闭塞或下游的栓塞斑块引起。动脉粥样硬化斑块通常位于颈总动脉上部、颈动脉分叉处、颈内动脉近端、颈动脉虹吸部、大脑前动脉和大脑中动脉近端、椎动脉上部和基底动脉。继发于大动脉闭塞的梗死最常见于大脑中动脉。这些梗死通常由动脉粥样硬化栓塞或心脏栓塞引起。大动脉卒中的其他病因包括感染性动脉炎(细菌性、结核性、真菌性、病毒性)、非感染性动脉炎或血管病变(系统性红斑狼疮、硬皮病、全身性坏死性血管炎、类风湿性关节炎、结节病、巨细胞动脉炎和韦格纳肉芽肿病)、动脉夹层(创伤性、纤维肌性发育不良、结缔组织疾病,如马凡综合征、Ehlers-Danlos 综合征等)和高凝状态(蛋白 C、蛋白 S 或抗凝血酶Ⅲ缺陷、镰状细胞病、脱水、副肿瘤综合征、白血病)

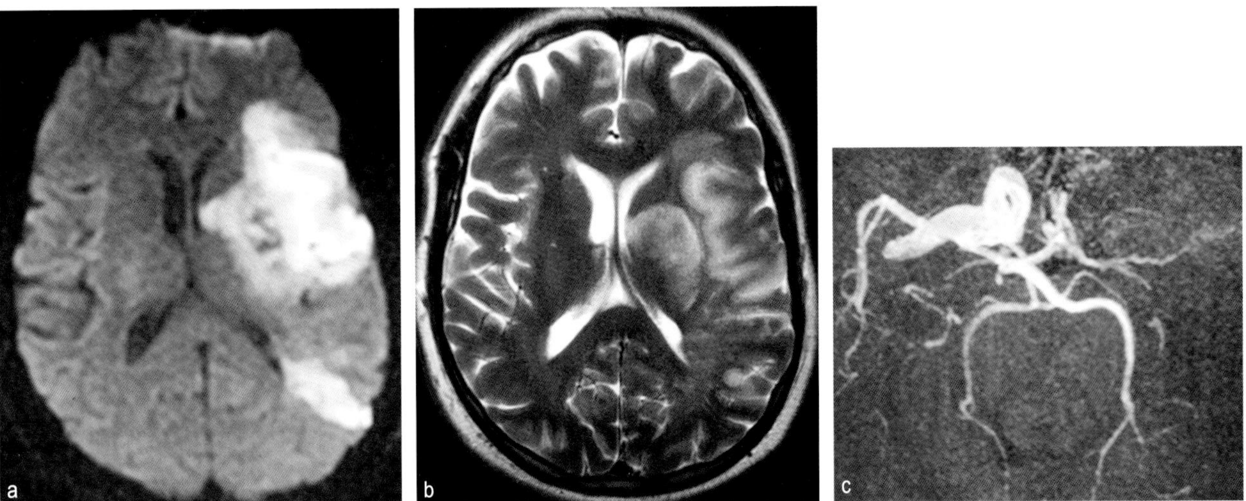

图 1.359 一名 57 岁患有左侧大脑半球大脑中动脉血管分布区急性梗死的男性。可见横断位 DWI(**a**)弥散受限和 T2WI(**b**)上高信号，横断位 3D-TOF MRA(**c**)显示左侧大脑中动脉闭塞

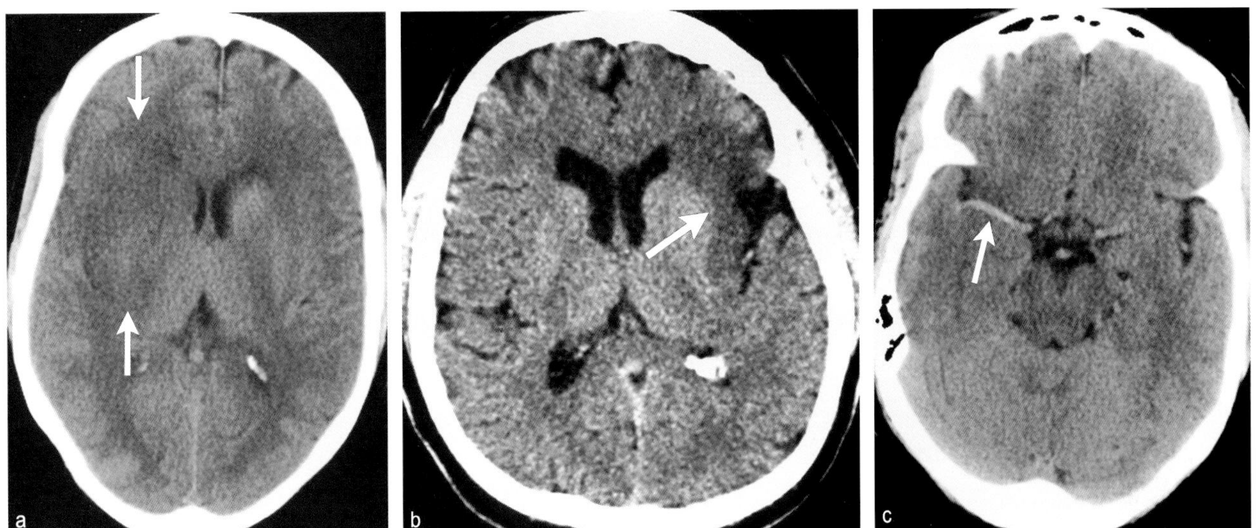

图 1.360 急性脑梗死的 CT 表现。横断位 CT(**a**)显示右侧额叶密度减低，边界不清，伴有基底节与邻近白质分界模糊(↑)；CT(**b**)显示左侧岛带征(↑)；CT(**c**)显示右侧大脑中动脉高密度征(↑)

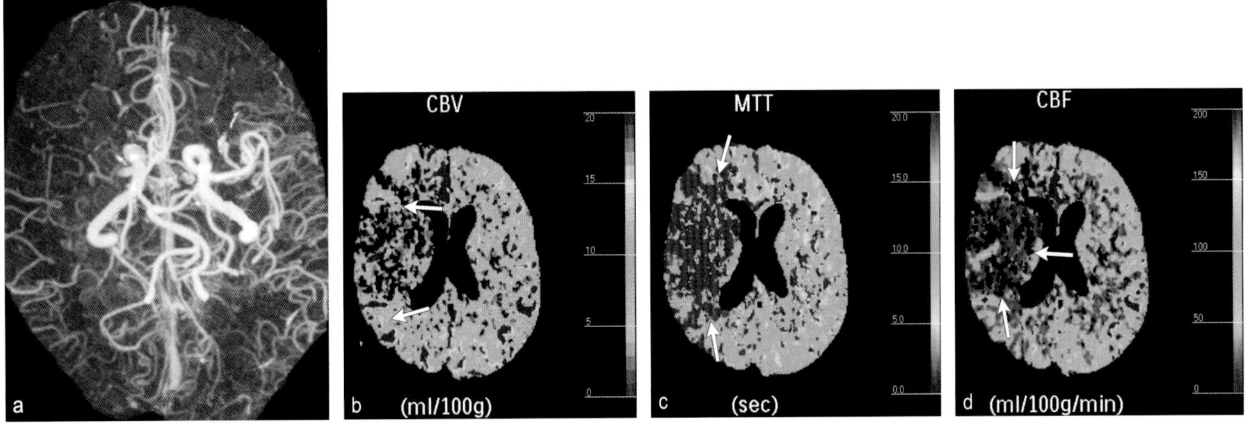

图 1.361 一名 69 岁右侧大脑中动脉几乎完全阻塞导致右侧大脑梗死的男性。横断位 CTA(**a**)上可见仅部分外侧裂分支有少量血流；脑灌注成像显示梗死部位(↑)CBV(**b**)降低；MTT(**c**)延长和 CBF(**d**)降低

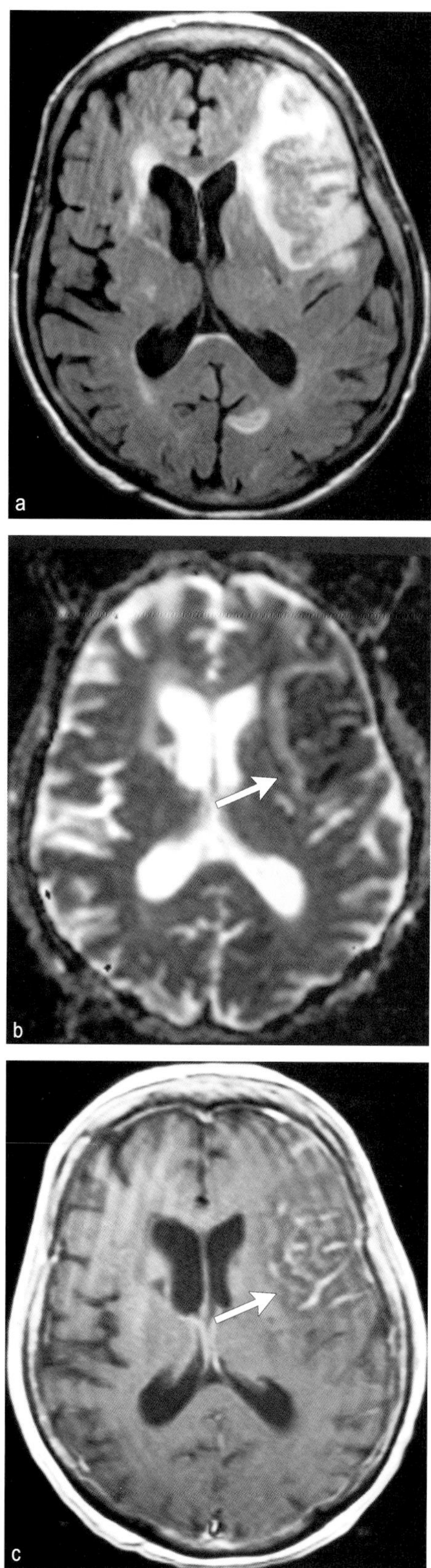

图 1.362 左侧急性脑梗死,可见横断位 FLAIR(**a**)高信号和横断位 ADC 图(**b**)弥散受限(↑),横断位 T1WI 增强见(**c**)软脑膜强化(↑)

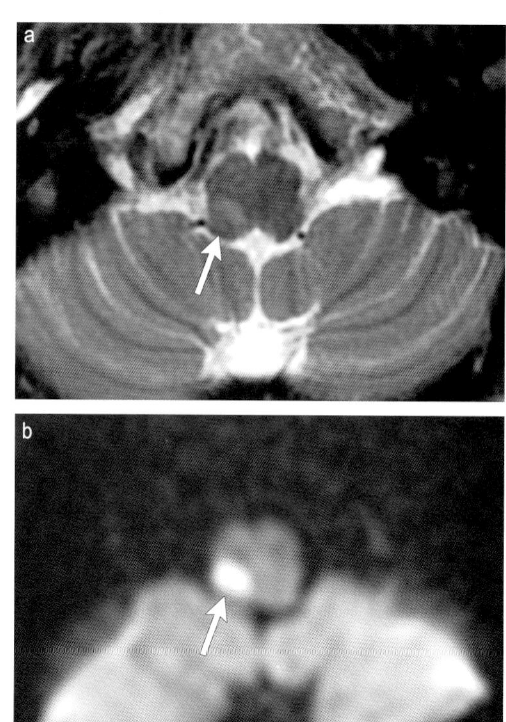

图 1.363 58 岁延髓右后外侧急性梗死的女性。在横断位 T2WI(**a**)呈高信号(↑)和横断位 DWI(**b**)(↑)弥散受限

表 1.8(续) 成人脑和/或脑干的缺血和梗死

疾病	影像学表现	点评
动脉粥样硬化血栓形成和栓塞亚急性梗死（**图 1.364、图 1.365、图 1.366、图 1.367、图 1.368、图 1.369 和图 1.370**）： 亚急性早期梗死（CT 上 1～3 天） 亚急性梗死（CT 上 4～7 天） 亚急性晚期梗死（CT 上 1～7 周） 亚急性早期梗死（MRI 上 1～3 天） 亚急性梗死（MRI 上 4～7 天） 亚急性晚期梗死（MRI 上 1～4 周）	**CT：** **亚急性早期梗死（1～3 天）：** ● 梗死处密度减低更加明显 ● 梗死伴随的水肿和局部占位效应增加（3～4 天达到高峰） ● 梗死灶可发生出血性转化 **亚急性梗死（4～7 天）：** ● 梗死伴随的占位效应和水肿持续存在 ● 梗死灶可发生出血性转化 ● 可见脑回样增强（**图 1.365**） **亚急性晚期梗死（1～7 周）：** ● 局部占位效应和水肿逐渐减轻 ● 低密度灶，边缘模糊；继发于巨噬细胞浸润和毛细血管增生的模糊效应 ● 梗死处持续增强 ● 可出现营养不良性钙化，儿童比成人多见 ● 继发于层状坏死的皮质密度增高（**图 1.370**） **MRI：** **亚急性早期梗死（1～3 天）：** ● DWI 高信号和 ADC 参数图低信号 ● 梗死在质子密度加权成像、T2WI 和 FLAIR 上信号逐渐异常增高 ● 梗死伴随的水肿和局部占位效应增加（3～4 天达到高峰） ● 梗死处可见早期强化 ● 梗死可能发生出血性转化（**图 1.364**） ● 脑膜和血管强化程度下降 **亚急性梗死（4～7 天）：** ● 梗死在质子密度加权成像、T2WI、FLAIR 和 DWI 上呈高信号，在 ADC 参数图呈低信号 ● 梗死处强化程度增加（**图 1.366、图 1.367** 和**图 1.368**） ● 局部占位效应和水肿逐渐减轻 ● 25％的病例可见出血 ● 血管内和脑膜强化消失 **亚急性晚期梗死（1～4 周）：** ● 梗死在质子密度加权成像、T2WI 和 FLAIR 上呈高信号。在 2 周时，DWI 可见 T2 穿透效应所致的高信号，而 ADC 图在梗死处未见低信号，表明在前 2 周内无弥散受限 ● 局部占位效应和水肿逐渐减轻 ● 梗死处持续强化 ● 2 周后，在 T1WI 上可见脑皮质呈曲线样薄层高信号，表明皮质层状坏死（**图 1.369**），在 1～2 个月时可逐渐显著并持续长达 1.5 年。高信号可能继发于皮质坏死的蛋白质变性、顺磁性化合物（如锰离子）和巨噬细胞产生的自由基 ● 营养不良性钙化表现为 T2WI 低信号，儿童较成人多见（**图 1.370**）	

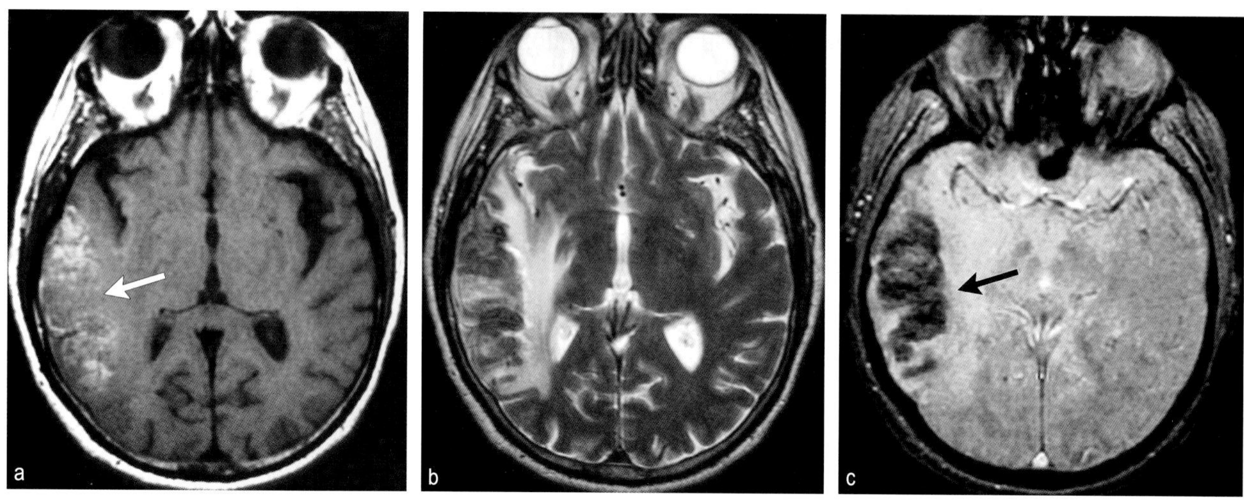

图 1.364　右颞叶亚急性早期梗死的出血性转化。可见横断位 T1WI(**a**)高信号(↑)、横断位 T2WI(**b**)及横断位 GRE(**c**)(↑)高低混杂信号

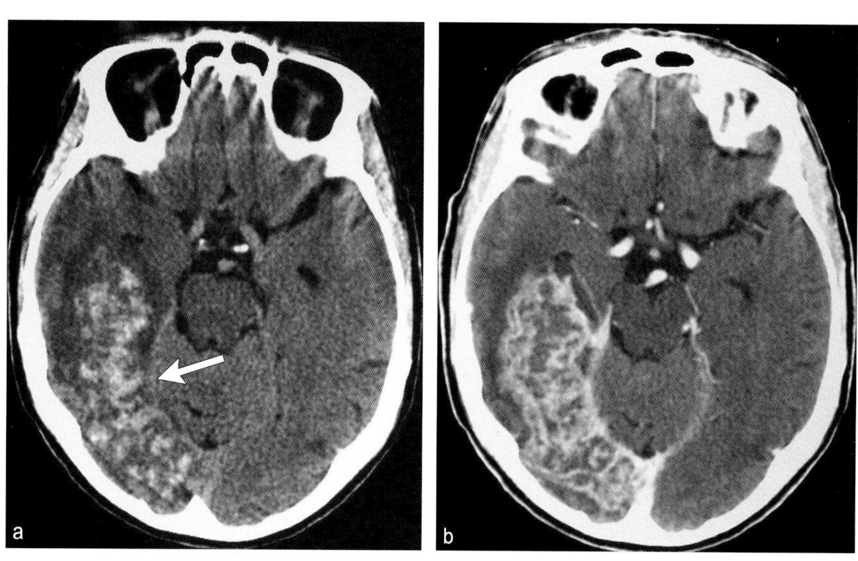

图 1.365　一名 61 岁患有右大脑半球亚急性梗死伴出血性转化的男性。横断位(**a**)CT 显示右侧颞叶和枕叶不规则混杂高低密度区(↑);(**b**)出血性梗死部分也可强化

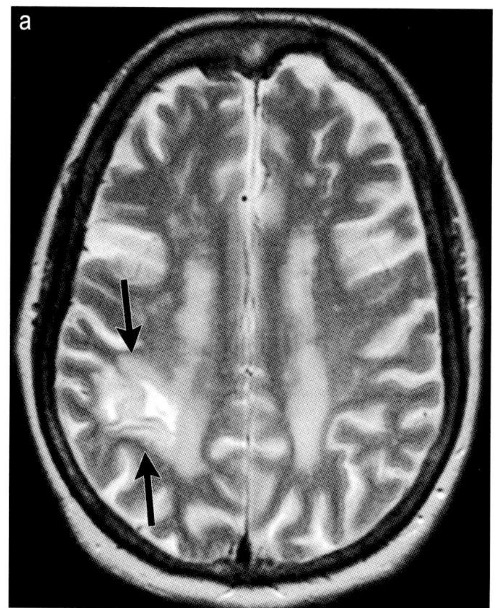

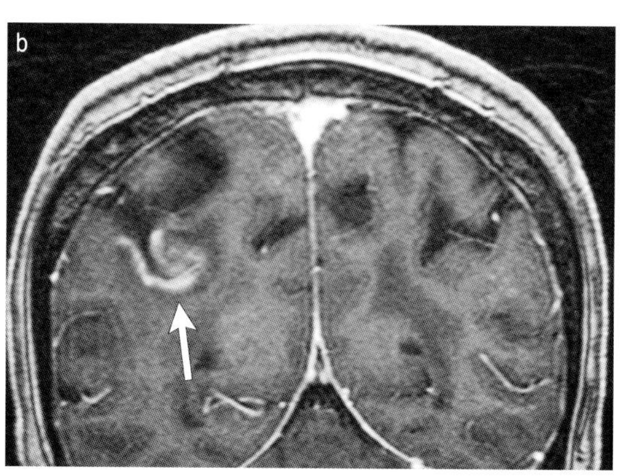

图 1.366　80 岁右上顶叶亚急性梗死的女性。在横断位 T2WI(**a**)高信号(↑);冠状位 T1WI 增强(**b**)上亚急性梗死处可见脑回样强化(↑)

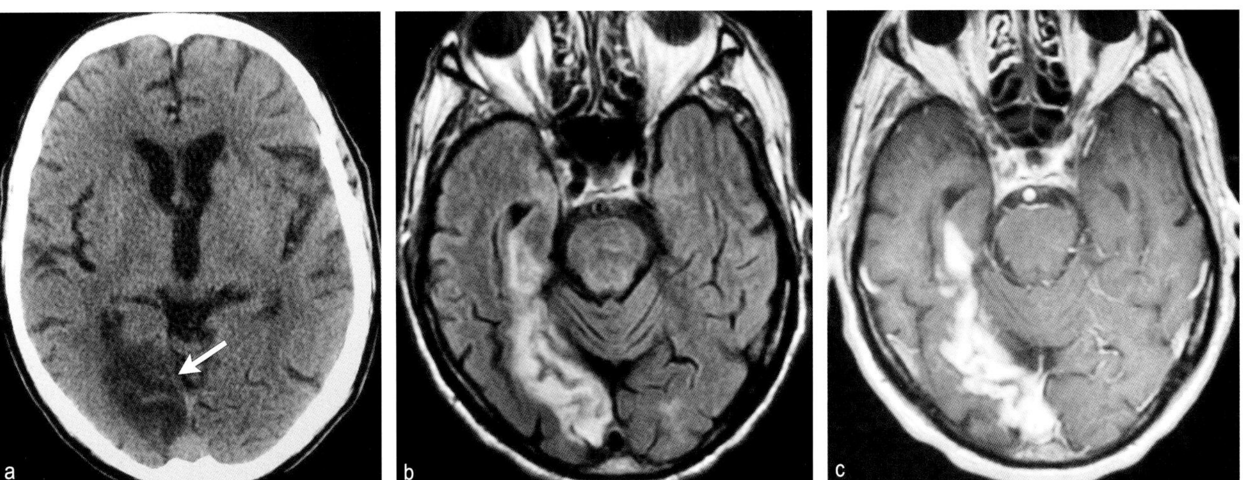

图 1.367 78 岁右颞叶和枕叶内侧部分右侧大脑后动脉血管分布区亚急性脑梗死的男性。亚急性梗死在横断位 CT(**a**)密度减低(↑);横断位 FLAIR(**b**)呈高信号并且在横断位 T1WI 增强扫描有(**c**)强化

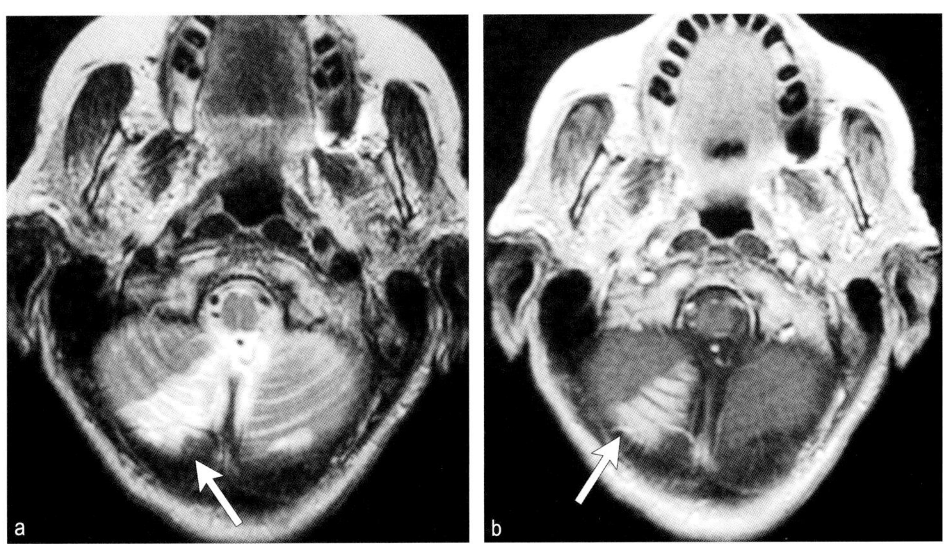

图 1.368 85 岁右小脑半球内下侧右小脑后下动脉血管分布区亚急性梗死的 85 岁男性。在横断位 T2WI(**a**)呈高信号(↑),在横断位 T1WI 增强有(**b**)强化(↑)

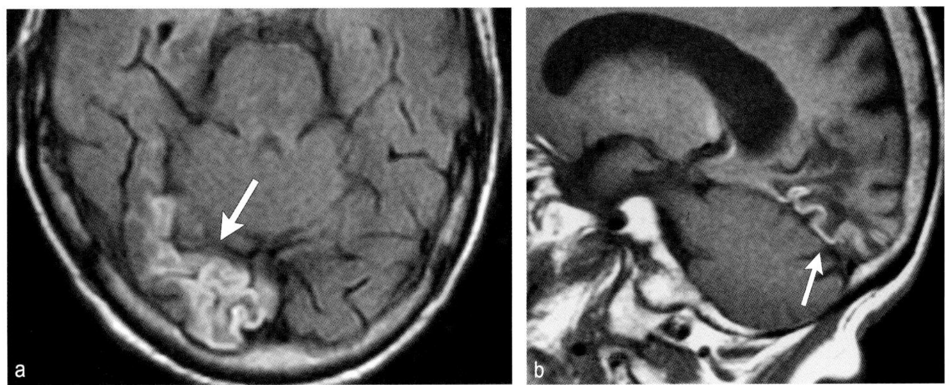

图 1.369 右枕叶亚急性晚期梗死。横断位 FLAIR(**a**)呈高信号(↑),矢状位 T1WI(**b**)呈脑回样高信号代表皮质层状坏死(↑)

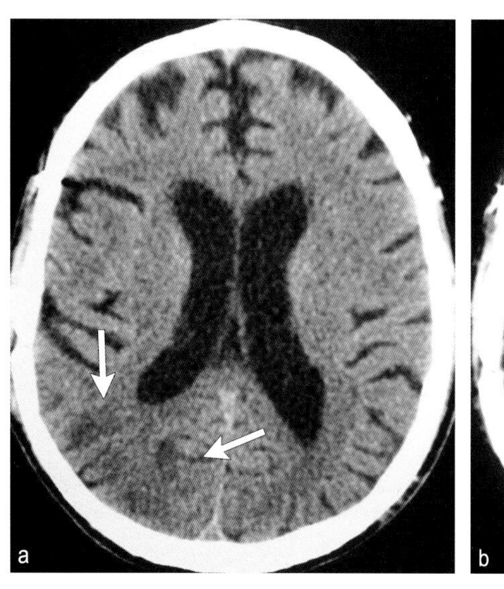

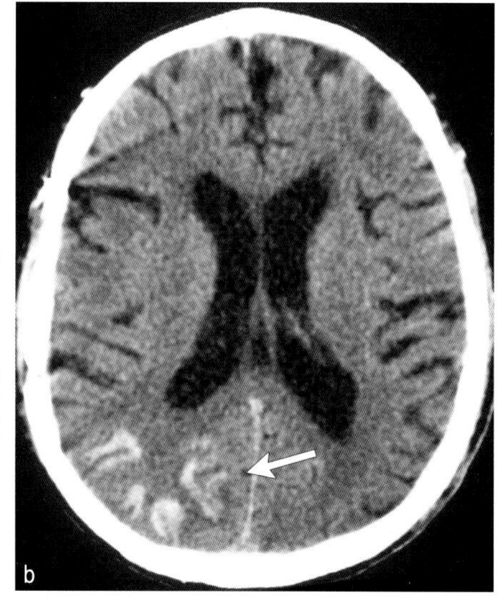

图 1.370 CT 显示右大脑半球后部急性脑梗死(↑)(**a**);4 周后,CT(**b**)显示皮质脑回样区高密度,代表皮质层状坏死(↑)

表 1.8(续) 成人脑和/或脑干的缺血和梗死

疾病	影像学表现	点评
远端动脉粥样硬化血栓形成和栓塞性梗死(**图 1.371 和图 1.372**);数月到数年(慢性/陈旧性梗死)	**CT:** 局限性脑软化和脑干同侧萎缩(Wallerian 变性) **MRI:** 局部脑软化和梗死处 T2WI、质子密度加权成像和 FLAIR 信号增高。T1WI 和 DWI 呈低信号和 ADC 参数图呈高信号。可见继发于含铁血黄素沉积的 T2WI 和 T2* WI 低信号区。脑干同侧萎缩(Wallerian 变性)	
心源性栓塞性脑卒中(**图 1.373 和图 1.374**)	**CT:** CT 显示高达 26%的脑卒中患者伴有出血。与动脉粥样硬化性脑卒中相比,心源性梗死的出血性转化发生率更高 **MRI:** 对脑卒中伴出血的检测敏感。在前 2 天,使用 GRE 和 SWI 的 T2* WI 可以检测梗死区急性出血磁敏感效应所致的低信号。此外,MRI 检测梗死处的小出血也比 CT 更敏感。通过显示邻近非出血性梗死脑组织的弥散受限,DWI 可用于区分其他原因所致的脑内出血和脑卒中出血性转化。CT 和/或 MRI 显示的脑卒中伴出血通常是溶栓治疗的禁忌证	由心肌梗死、心肌病、心房颤动或扑动、室壁瘤、与细菌性心内膜炎相关的瓣膜植入或非细菌性心内膜炎(如与系统性红斑狼疮相关的 Libman-Sacks 心内膜炎)、先天性心脏病伴右向左分流和高凝状态引起的血流紊乱或缓慢导致的栓塞可产生心脏性栓塞性脑卒中。上述情况下,沿着血管壁形成局部血凝块,停留在下游产生栓塞,引起梗死。心源性梗死的脑卒中出血转化发生率高于动脉粥样硬化性脑卒中。脑卒中出血性转化的机制与损伤的血管内皮细胞随后再灌注有关,导致血液外渗梗死部位从瘀点出血到大血肿。再灌注伴出血可能是由于栓子裂解和破裂,后者导致梗塞,或是由于侧支血流所致。在最初"温和"(非出血性梗死)的患者中,溶栓治疗也会增加出血的风险

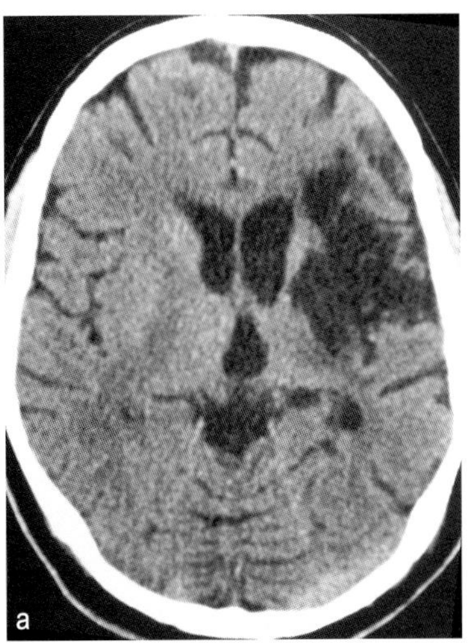

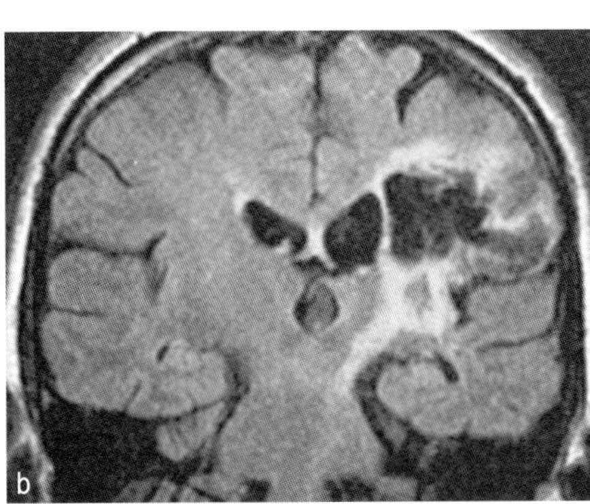

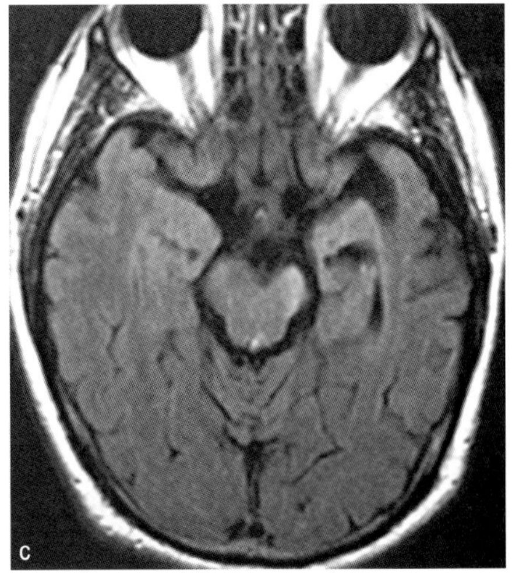

图 1.371 与图 1.359 同一患者的慢性/陈旧性梗死，18 个月后，在横断位 CT(**a**)、冠状位(**b**)和横断位 FLAIR(**c**)上显示脑软化和 Wallerian 变性

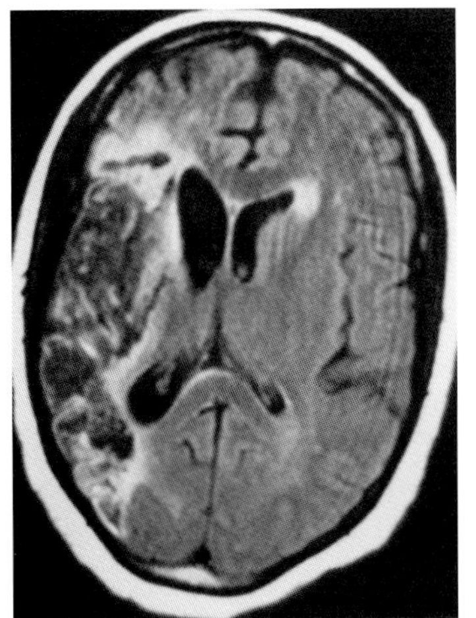

图 1.372 47 岁 7 个月前有脑梗死病史的女性，横断位 FLAIR 显示右侧大脑半球神经胶质增生和脑软化灶

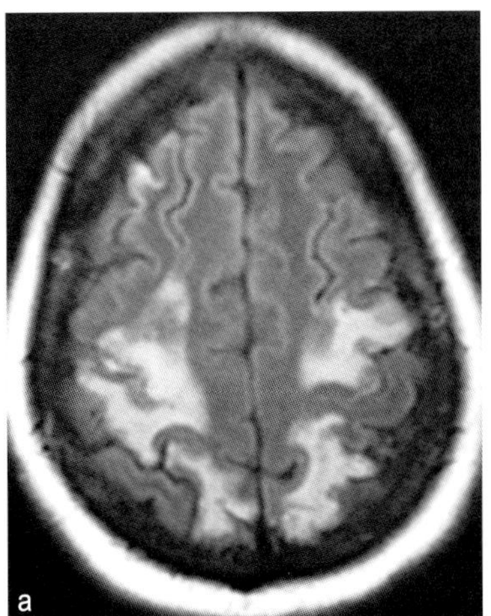

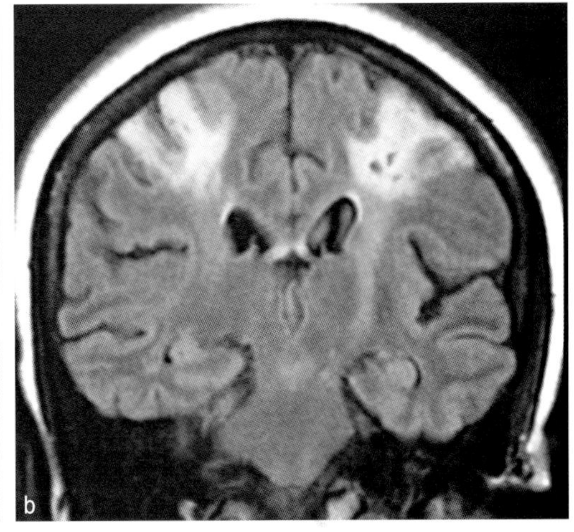

图 1.373 系统性红斑狼疮（Libman-Sacks 心内膜炎）患者，在横断位(**a**)和冠状位 FLAIR(**b**)上观察到心脏赘生物的非细菌性栓塞导致的双侧大脑梗死，心脏赘生物由纤维蛋白、淋巴细胞、组织细胞和中性粒细胞组成

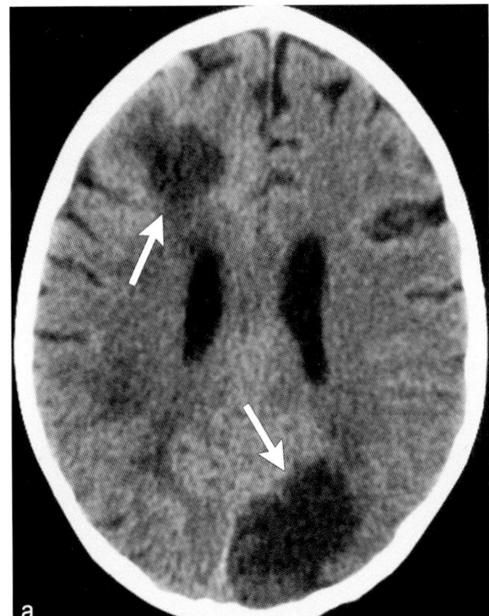

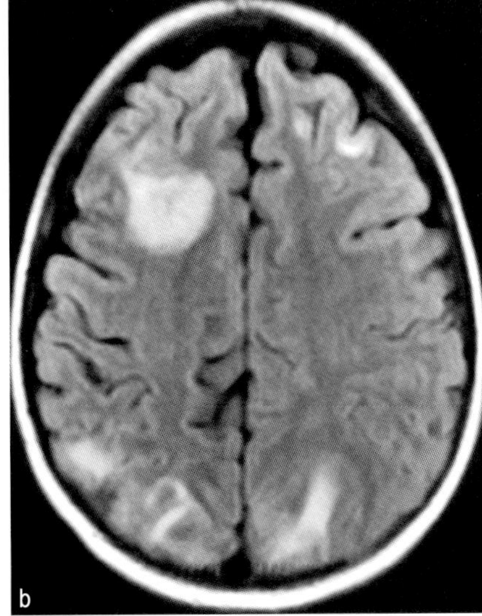

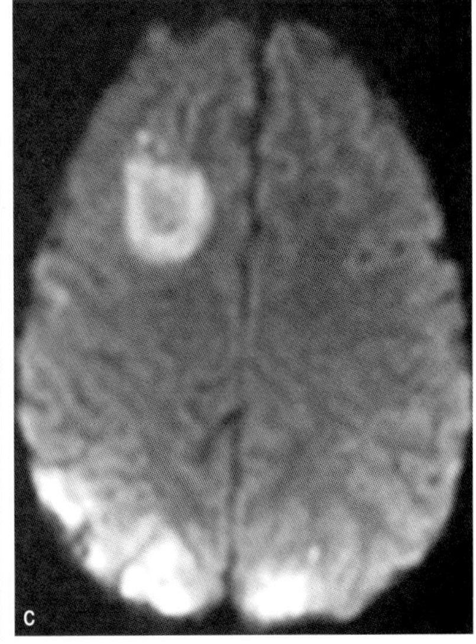

图 1.374 12 岁免疫功能低下的男性，患有真菌性栓塞性脑梗死。横断位 CT(**a**)上见密度减低(↑)，横断位 FLAIR(**b**)呈高信号，横断位 DWI(**c**)弥散受限

表 1.8(续) 成人脑和/或脑干的缺血和梗死

疾病	影像学表现	点评
小血管或腔隙性梗死（**图 1.375、图 1.376、图 1.377 和图 1.378**）	**CT：** ● 急性腔隙性梗死可表现为基底节、脑室周围和皮质下白质、脑干和小脑不规则低密度区，通常小于 15 mm ● 随着时间的推移，非急性小血管梗死变得更加明显，密度接近 CSF，边界清楚 **MRI：** ● 急性腔隙性梗死可表现为弥散受限，DWI 呈高信号，ADC 参数图呈低信号。通常在 T2WI 和 FLAIR 呈高信号 ● 亚急性腔隙性梗死通常在 T2WI 和 FLAIR 呈高信号，并且可有轻度强化 ● 陈旧性腔隙性梗死通常在 T1WI、FLAIR 和 DWI 呈低信号，在 T2WI 和 ADC 参数图上呈高信号，无强化 ● 病变通常累及双侧脑白质	小动脉闭塞导致小的腔隙性梗死，其直径通常小于 15 mm。受累血管是小的穿通动脉（来自前循环的豆纹动脉，丘脑穿通动脉以及来自后循环的穿通基底动脉分支），为基底节、内囊、深部脑白质和脑干供血。危险因素包括高血压、HgbA 1c 水平升高的糖尿病、烟草烟雾暴露和高同型半胱氨酸血症。小穿通动脉壁的病理变化包括纤维性坏死、脂质透明样变和微血管瘤。除了动脉粥样硬化高血压相关的病变外，小血管的闭塞也可由感染性动脉炎（细菌、结核、真菌、病毒）引起；非感染性动脉炎或血管病变，如结节性多动脉炎、系统性红斑狼疮、硬皮病、全身性坏死性血管炎、类风湿性关节炎、结节病、巨细胞动脉炎、多血管炎肉芽肿病（Wegener 肉芽肿病）和苯丙胺相关性动脉炎；动脉夹层（创伤性纤维肌性发育不良、结缔组织病如 Marfan 综合征、Ehlers-Danlos 综合征等）；高凝状态（蛋白质 C、蛋白质 S 或抗凝血酶Ⅲ缺陷、镰状细胞病、脱水、副肿瘤综合征）；脑膜炎；CADASIL；CARASIL 和 Fabry 病。急性腔隙性梗死的临床症状取决于病变位置。患者可出现运动功能障碍（偏瘫）而神经功能表现、单侧无力伴同侧本体感觉和痛觉丧失、共济失调性偏瘫、构音障碍-笨手综合征或单纯感觉缺失

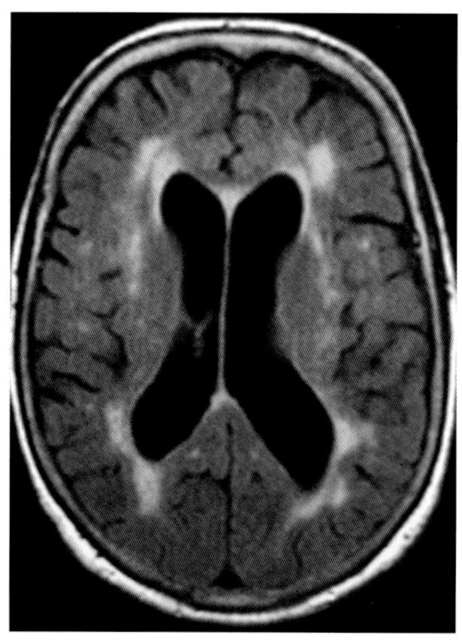

图 1.375 83 岁患有小血管缺血性疾病的女性，患者大脑白质在横断位 FLAIR 上显示多个高信号区

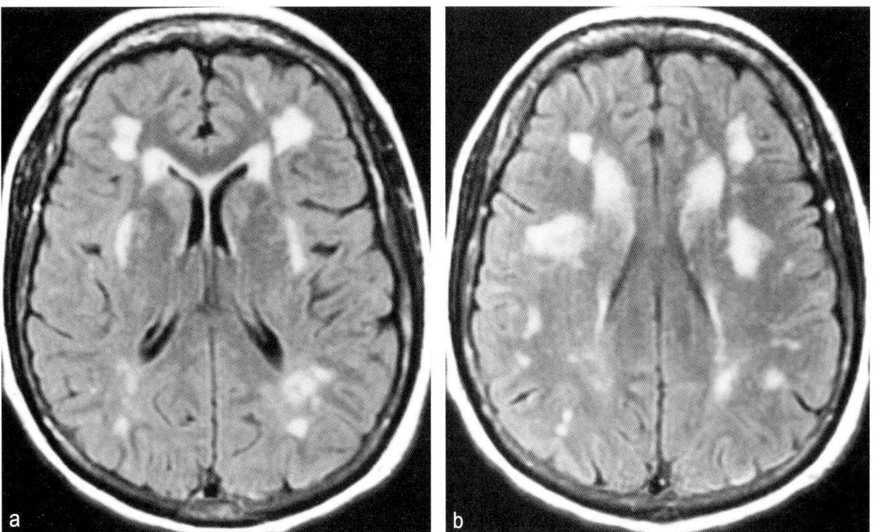

图 1.376 54 岁患有 CADASIL 的女性，双侧大脑白质在横断位 FLAIR(**a, b**)上见多个高信号区

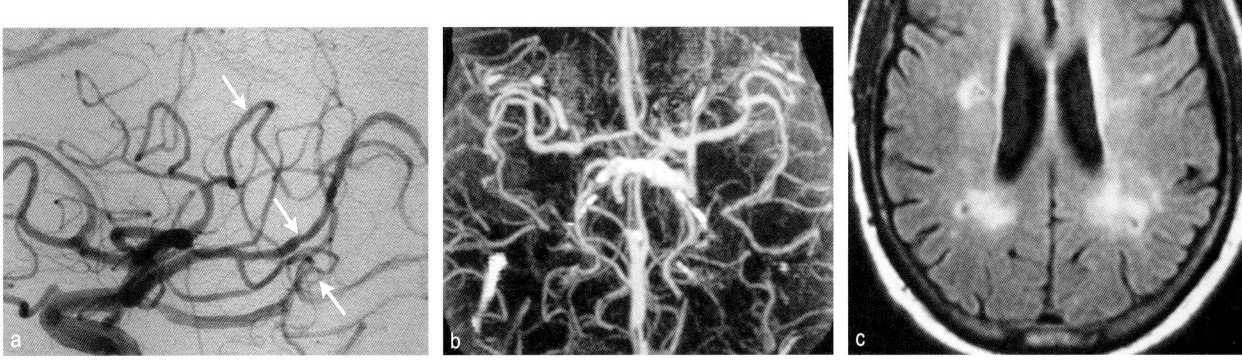

图 1.377 50 岁患有血管炎的女性。常规动脉造影(**a**)(↑)和横断位 CTA(**b**)上见大脑中动脉分支狭窄和串珠状改变；继发于血管炎的脑白质在缺血 FLAIR(**c**)上呈高信号区

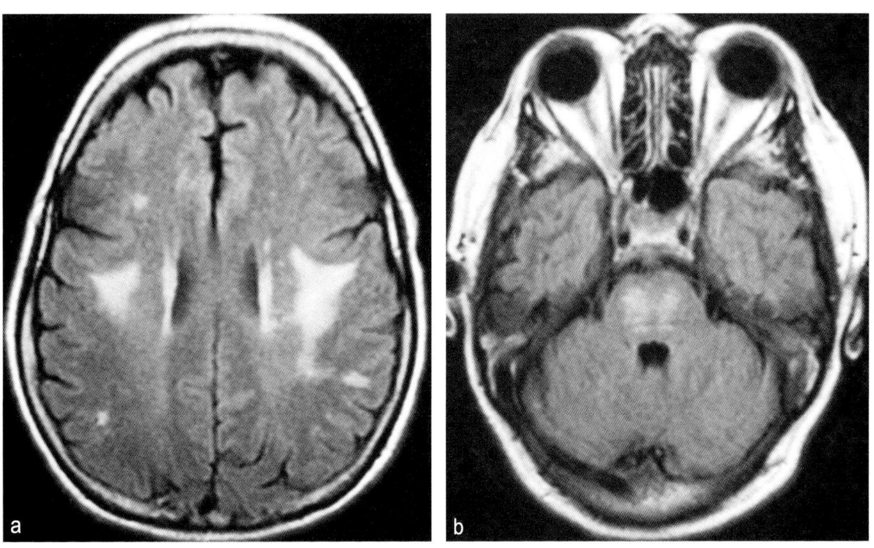

图 1.378 41 岁患有狼疮的女性。横断位 FLAIR 在大脑白质(**a**)和脑桥(**b**)中见多个梗死灶

表 1.8(续) 成人脑和/或脑干的缺血和梗死

疾病	影像学表现	点评
成人缺氧缺血性损伤		全脑缺氧缺血性损伤是由缺氧(窒息、溺水、一氧化碳中毒等)和/或灌注不足(心脏骤停复苏、心律失常、长期低血压)引起。脑缺氧缺血会导致不同程度和位置的脑损伤,取决于缺氧、低血压的持续时间和严重程度
成人严重的缺氧缺血性损伤 (**图 1.379**)	**CT:** 基底节以及大脑和小脑皮质密度减低,灰白质交界模糊。弥漫性脑水肿,伴有脑沟消失 **MRI:** ● 在最初 24 小时内,严重缺氧引起的缺血性改变可表现为基底节、大脑皮质(特别是枕叶和周围皮质)、丘脑、海马、小脑半球和脑丁的 DWI 高信号。24 小时内在大脑皮质中可见脑回样薄层弥散受限,并持续长达 2 周 ● 24 小时后,在缺血部位可见质子密度加权成像、T2WI 和 FLAIR 高信号。GRE T2* WI 显示低信号小出血灶 ● 2 周后,脑皮质中可见脑回样 T1WI 高信号,代表皮质层状坏死(假层状皮质坏死)。脑皮质 T1WI 高信号源于坏死导致的蛋白质变性、顺磁性化合物(如锰离子)和巨噬细胞产生的自由基 ● 在 3% 的缺氧患者中,缺氧后 1 周可见脑白质 T2WI 和 FLAIR 高信号伴有弥散受限的迟发性影像表现,其次是在缺氧 2～3 周后发生急性神经功能衰退(智力障碍、谵妄、运动障碍、癫痫发作)。这种迟发性缺氧后白质脑病可表现为持续的信号异常和脑萎缩。此类迟发性脑病的病因可继发于细胞凋亡(程序性细胞死亡) ● 在 MRS 中,NAA/肌酸比率大幅下降和乳酸峰升高与复苏后预后不良有关	当脑血流量低于 10 ml/(100 g · min)时,会发生严重的缺氧缺血性损伤,与细胞膜去极化和缺血有关,在几分钟内导致脑梗死。成人中,由于高代谢活性以及相对于白质的高能量需求,灰质对缺氧的敏感性更高。在灰质中,存在高密度的具有突触后谷氨酸受体的树突,导致其对谷氨酸和其他神经递质大量释放产生的谷氨酸兴奋毒性易感性增高,上述神经递质释放与缺氧和/或缺血后细胞 ATP 产生不是导致突触前神经元细胞膜去极化的原因。严重的缺血缺氧性病变累及基底节(双侧尾状核和壳核)、丘脑、海马和小脑

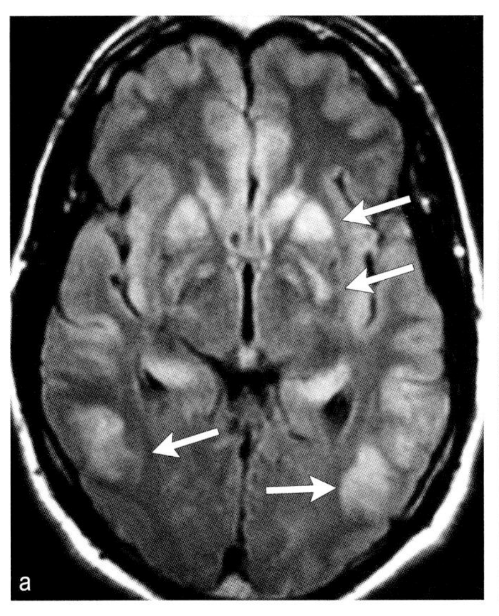
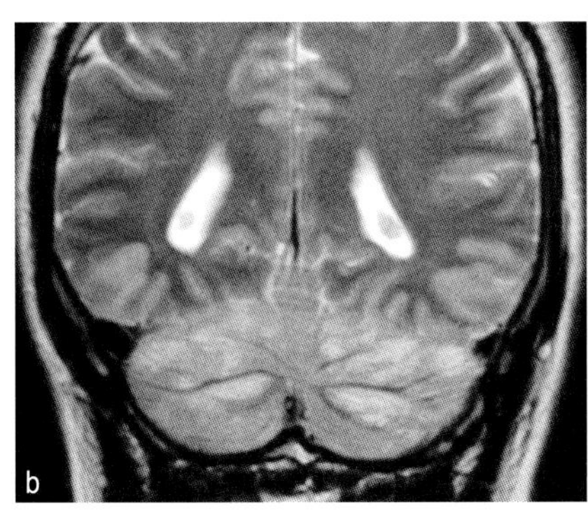
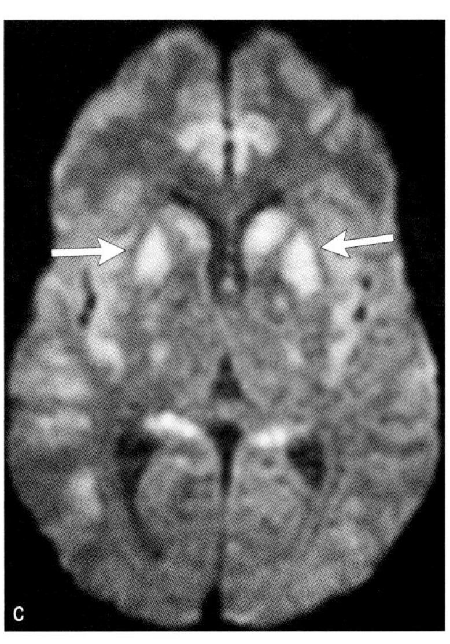

图 1.379 心脏骤停复杂后全脑缺氧性损伤的 46 岁男性。尾状核、壳核、苍白球、大脑和小脑皮质在横断位 FLAIR(**a**)(↑)和冠状位 T2WI(**b**)上可见异常高信号；基底节和大脑皮质在横断位 DWI(**c**)(↑)上可见弥散受限

表 1.8(续) 成人脑和/或脑干的缺血和梗死

疾病	影像学表现	点评
成人轻度-中度缺氧缺血性损伤 (**图 1.380、图 1.381 和图 1.382**)	**CT:** 轻度-中度缺氧缺血性和低灌注损伤导致主要大脑动脉(大脑前动脉、大脑中动脉和大脑后动脉)分布区之间以及小脑动脉分布区之间的边界区域(分水岭)的缺血性病变 **MRI:** 在轻度-中度缺氧的情况下，可在主要大脑动脉分布区之间的边界区域(分水岭)看到缺血性病变。12 小时后，在大脑中动脉和大脑后动脉之间的分水岭血管区的大脑皮质和皮质下白质中可见急性梗死的楔形弥散受限以及 T2WI 和 FLAIR 高信号。在大脑中动脉和大脑前动脉之间的分水岭血管区的大脑白质中可以看到多个 T2WI 高信号和弥散受限病灶。在 24 小时内，在大脑皮质中可见曲线样薄层弥散受限并持续达 2 周。分水岭梗死可发生在大脑深部白质，即大脑中动脉近端发出的豆纹动脉和大脑中动脉 M2、M3 和 M4 节段发出的穿通性浅表皮质分支分布之间的区域 在大脑前动脉和大脑中动脉的软脑膜分布之间、大脑中动脉和大脑后动脉分布之间以及小脑动脉的分布之间的皮质也可见信号异常	当脑血流量减少至 15～20 ml/100 g/min 且持续数小时时，会发生轻度-中度缺氧缺血性损伤。缺血导致自发性和诱发性神经元电活动显著降低，但当脑血流量高于 50 ml/(100 g·min)时可通过再灌注逆转。成人轻度-中度缺氧缺血性损伤可视为：在主要大脑动脉(大脑前动脉、中动脉和后动脉)分布之间以及小脑动脉分布之间边界区域(分水岭)的病变，信号异常通常累及第三、第五和第六大脑皮质层(通常涉及感觉运动和视觉皮质)，导致皮质层状坏死。因为仅涉及 3 个皮质层，不像大中型动脉闭塞性梗塞所见的全层皮质坏死，故又称为假层状皮质坏死

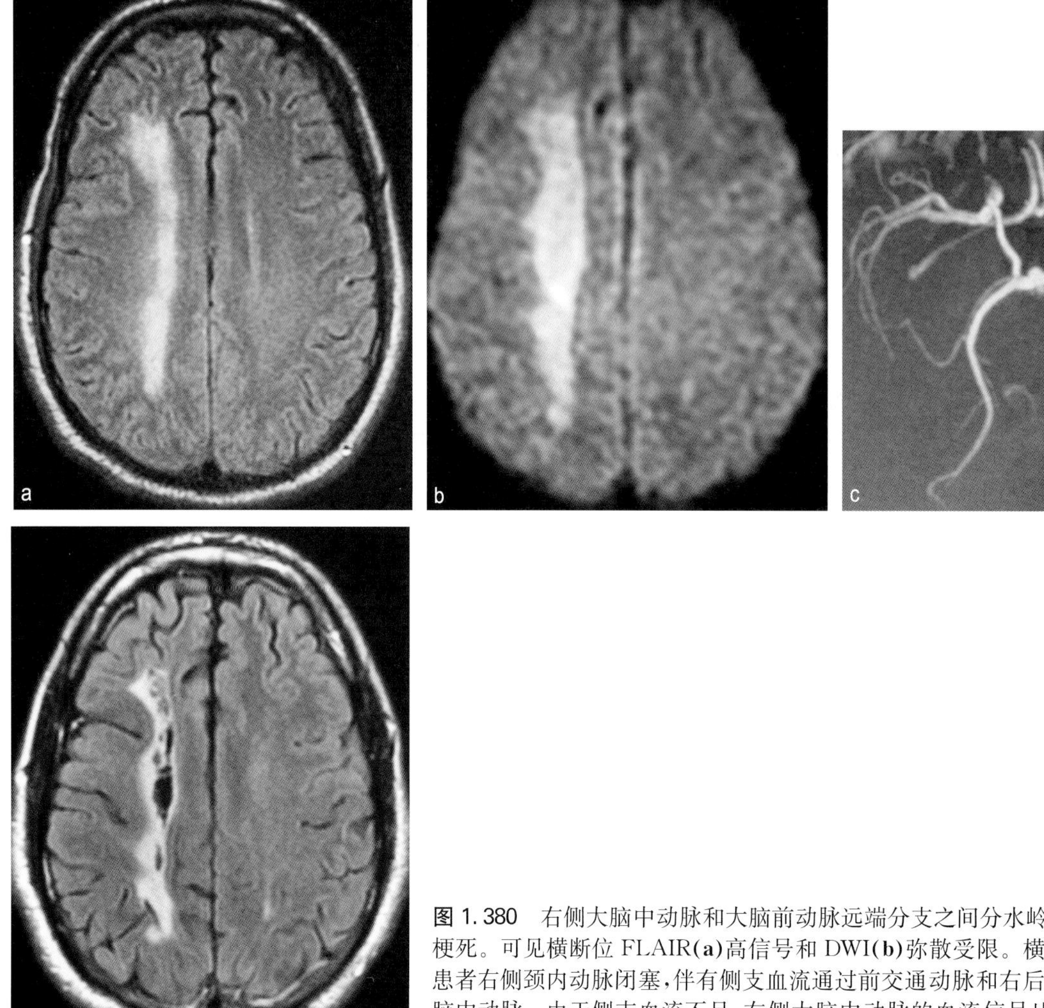

图 1.380 右侧大脑中动脉和大脑前动脉远端分支之间分水岭血管分布区的急性脑梗死。可见横断位 FLAIR(**a**)高信号和 DWI(**b**)弥散受限。横断位 MRA(**c**)上显示患者右侧颈内动脉闭塞，伴有侧支血流通过前交通动脉和右后交通动脉进入右侧大脑中动脉。由于侧支血流不足，右侧大脑中动脉的血流信号比左侧大脑中动脉弱；横断位 FLAIR(**d**)显示 2 年后梗死区的神经胶质增生和局限性脑软化

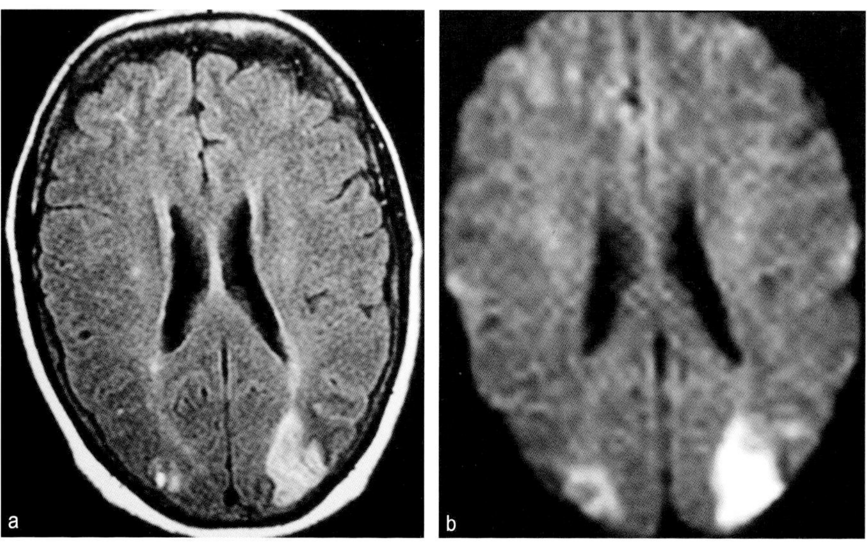

图 1.381 62 岁女性，在大脑中动脉和大脑后动脉远端分支之间的分水岭血管分布区有双侧急性梗死。横断位 FLAIR(**a**)和 DWI(**b**)上呈高信号

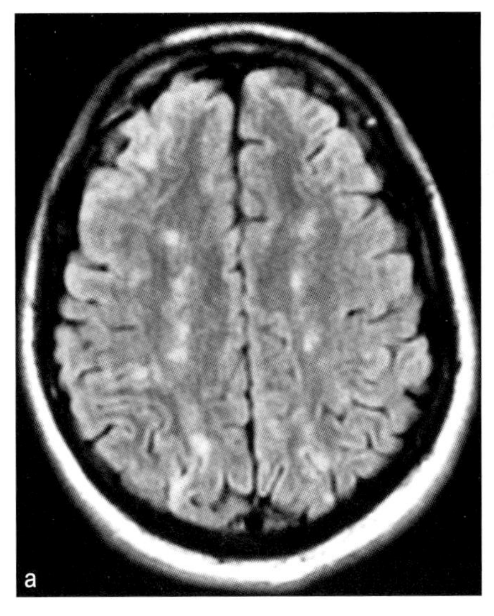

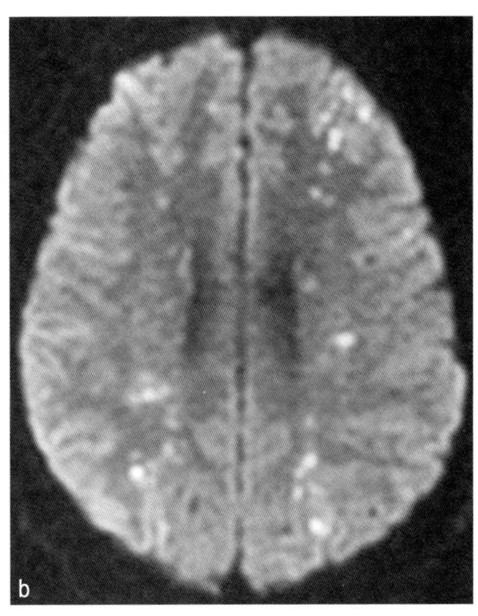

图 1.382 26 岁患有特发性嗜酸性粒细胞增多症的男性。在大脑前动脉与大脑中动脉远端分支之间、双侧大脑中动脉深部和浅表分支之间的分水岭血管分布区有急性梗死。可见横断位 FLAIR(**a**)呈高信号和 DWI(**b**)弥散受限。患者持续嗜酸性粒细胞增多超过 6 个月(大于 1 500 μL),导致血液高黏滞、微血栓栓塞或血栓栓塞,后者与心内膜心肌纤维化和/或局部血栓相关

表 1.8(续) 成人脑和/或脑干的缺血和梗死

疾病	影像学表现	点评
成人静脉窦脑梗死(**图 1.383、图 1.384 和图 1.385**)	**CT:** ● 继发于硬脑膜静脉窦闭塞的静脉梗死表现为皮质下白质的低或等低密度,边界不清,伴或不伴出血高密度。10%～50%病例伴有出血。涉及中央深静脉(大脑内静脉、Galen 静脉、直静脉窦)的静脉梗死通常位于基底节和丘脑,伴或不伴局部或脑室内出血 ● 在 CT 增强上静脉梗死处可见脑回样和/或圆形强化 ● 血栓可见于 CT 平扫上显示,表现为血管高密度征和/或缰绳征 ● 在 CT 增强上,可见空三角征,即硬脑膜静脉窦内见无强化区 ● 在 CT 血管造影中,静脉血栓显示相对于正常静脉强化的轻微强化区域 ● CT 增强可见侧支静脉和硬脑膜静脉窦的扩大 ● 当静脉血栓缓慢形成时,血栓性静脉窦上的蛛网膜颗粒 CSF 再吸收功能进行性障碍,可导致假性脑瘤(良性颅内高压) ● CSF 再吸收的快速进展性障碍引起脑室扩张	静脉梗死很罕见,仅占脑卒中的 0.1%。由硬脑膜静脉窦、浅表皮质静脉或深静脉的闭塞和/或血栓形成引起,导致静脉压升高并超过动脉灌注压。静脉阻塞可由感染(脑膜炎、鼻窦炎、乳突炎)、高凝状态(脱水、妊娠、白血病、镰状细胞病、地中海贫血、高胱氨酸血症、肾病综合征、抗心磷脂抗体、狼疮抗凝血剂、第 V 凝血因子 Leiden、凝血酶原基因突变和蛋白质 C、抗凝血酶、蛋白质 S、纤维蛋白原和纤溶酶原的缺乏和/或创伤),或者更慢性渐进性的肿瘤浸润或外部压迫引起硬脑膜静脉窦,硬脑膜静脉窦闭塞/血栓形成最好发于上矢状窦,其次是横窦、直窦和海绵窦 静脉闭塞时,受累静脉引流区域的静脉和毛细血管压力增加,引起间质性 CSF 的再吸收减少、间质水肿和充血,最终导致静脉梗死。静脉梗死通常发生在皮质下白质中,且 10%～50%的病例伴有出血。静脉梗死的位置与闭塞静脉或硬脑膜静脉窦的引流区域有关。上矢状窦的闭塞引起上额叶和顶叶白质矢旁梗死,伴或不伴脑皮质受累;Galen 静脉和/或直窦的闭塞导致丘脑和基底节梗死;Labbe 静脉及横窦和/或乙状窦的闭塞引起颞叶外侧梗死。当这些部位梗塞伴出血时,应怀疑静脉梗死。静脉窦梗死的患者可出现头痛(70%～91%)、视乳头水肿(32%)、呕吐、局灶性运动障碍(34%～79%)、意识障碍(26%～63%)和癫痫发作(29%～63%)。28%～54%的病例可在 48 小时内出现急性的体征和症状。假性脑瘤作为颅内静脉血栓形成的并发症可见于 10%～40%的病例。预后取决于静脉血栓形成的范围。皮质静脉血栓和相关静脉梗死的患者预后好于深静脉闭塞和梗死的患者

表 1.8(续) 成人脑和/或脑干的缺血和梗死

疾病	影像学表现	点评
成人静脉窦梗死 (**图 1.383、图 1.384** 和**图 1.385**)	**MRI:** ● 静脉梗死在 T1WI 上信号减低和 T2WI 和 FLAIR 上信号增高,边界不清。继发于浅静脉阻塞的病变通常累及皮质下白质而不是皮质。大脑内静脉、Galen 静脉和/或直窦的闭塞导致丘脑和基底节的静脉梗死 ● 静脉或硬脑膜静脉窦内的血栓在前 3 天内 T1WI 呈中、等信号;急性期后期(3~5 天)由于脱氧血红蛋白,T1WI 上呈等信号、FLAIR 及 T2WI 上呈低信号;亚急性期(6~30 天)由于高铁血红蛋白,T1WI 和 T2WI 上呈高信号。在慢性期(>30 天),血栓在 T1WI 上呈等信号,在 T2WI 上呈中等-高信号 ● 前 7 天内由于脱氧血红蛋白的顺磁效应 $T2^*$ GRE 成像和 $T2^*$ SWI 显示静脉血栓呈低信号 ● 由于细胞毒性水肿、出血和间质或血管源性水肿导致弥散受限,急性静脉梗死在 DWI 和 ADC 上呈不均匀混杂信号 ● 硬脑膜静脉血栓形成可引起蛛网膜颗粒对 CSF 重吸收障碍。静脉梗死的范围可能与静脉血栓形成伴随的硬脑膜静脉压异常的程度有关 ● 皮质下白质可见不同程度和范围的静脉梗死伴出血 ● 使用 2D 和 3D 相位对比的 MR 静脉成像、2D-TOF 技术和对比增强的时间分辨 3D-TOF 技术可显示硬脑膜静脉窦的闭塞。治疗方式通常为抗凝治疗 ● 增强 MRA 可在再通的静脉窦显示多个小的侧支血管	

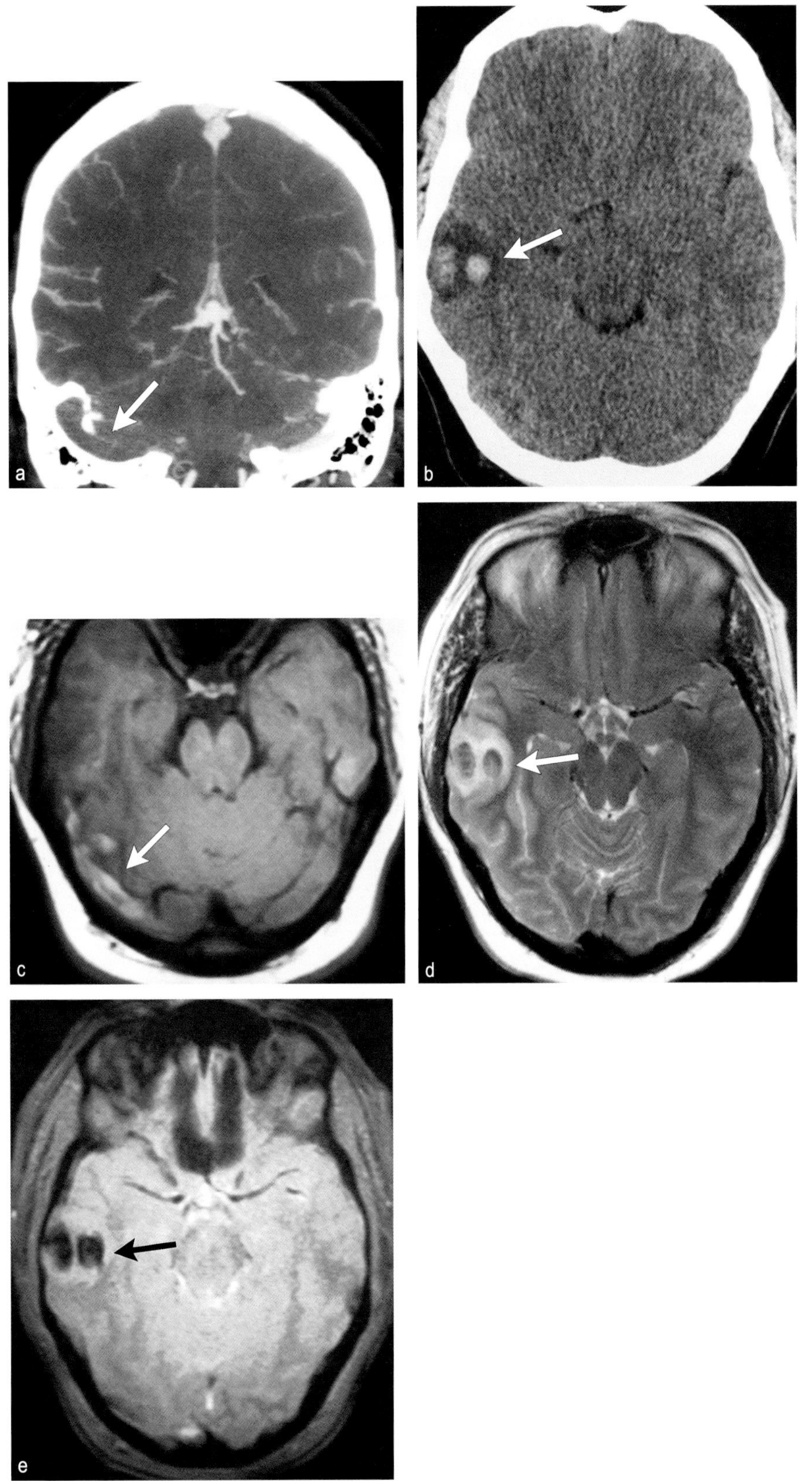

图 1.383 在冠状位 CTA(**a**)(↑)、横断位 CT(**b**)(↑)和横断位 T1WI(**c**)(↑)上可见血栓阻塞右侧横窦所致的右侧颞叶出血性静脉梗死。出血性静脉梗死在横断位 T2WI(**d**)(↑)和 GRE(**e**)(↑)呈高低混杂信号

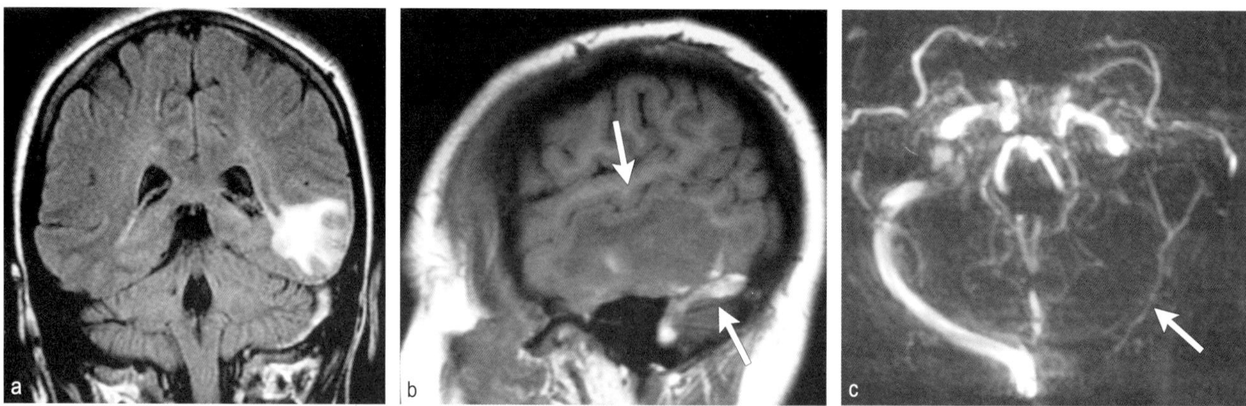

图 1.384　33 岁因左侧横窦血栓闭塞导致左侧颞叶静脉梗死的女性。静脉梗死在冠状位 FLAIR(**a**)呈高信号，并且在矢状位 T1WI(**b**)呈高信号(↑)的小出血部位；血栓在 FLAIR(**a**)和 T1WI(**b**)(↓)呈高信号；MRV(**c**)显示在闭塞的左侧横窦中没有流空信号(↑)

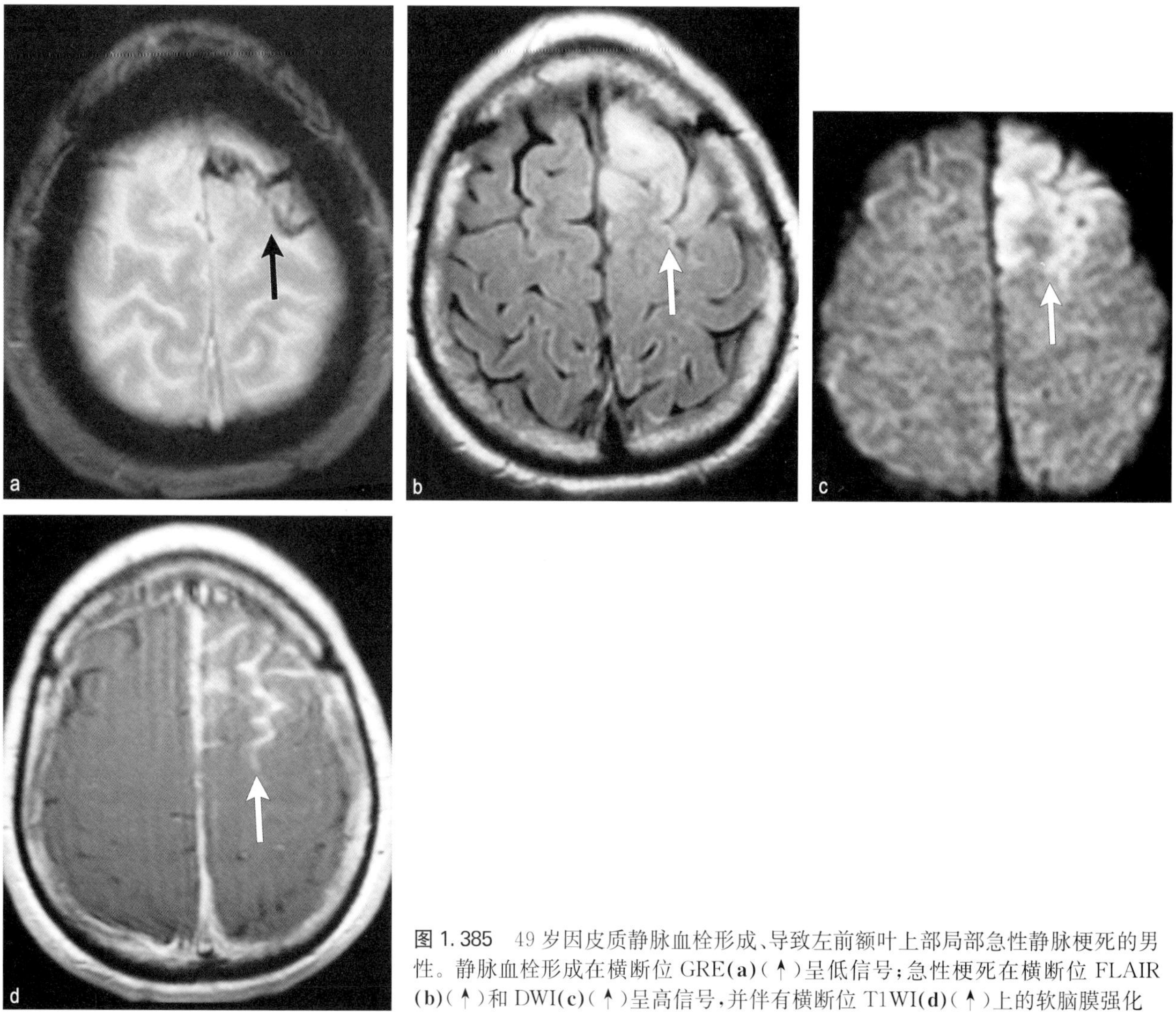

图 1.385　49 岁因皮质静脉血栓形成、导致左前额叶上部局部急性静脉梗死的男性。静脉血栓形成在横断位 GRE(**a**)(↑)呈低信号；急性梗死在横断位 FLAIR(**b**)(↑)和 DWI(**c**)(↑)呈高信号，并伴有横断位 T1WI(**d**)(↑)上的软脑膜强化

1.9 儿童脑和/或脑干的缺血及梗死

小儿脑卒中是指在妊娠 14 周～18 岁发生的脑血管损伤。按脑血管损伤时间可将小儿脑卒中分为：胎儿脑卒中（妊娠 14 周至分娩）、围生期/新生儿脑卒中（新生儿，胎龄>28 周和出生后 28 天内）以及儿童脑卒中（出生后 29 天～18 岁）。小儿脑卒中年发病率为 8/10 万人，其中 50%患者出现精神和认知障碍，死亡率高达 10%。约 30%患者随后发生脑血管事件。小儿脑卒中病因包括动脉闭塞（局灶性病变——梗死），全身性低血压（心律失常/心脏骤停、窒息导致的缺氧缺血和低灌注损伤），以及静脉窦血栓/闭塞。大多数动脉闭塞引起的儿童卒中累及前循环，后循环受累罕见。后循环梗死可继发于椎基底动脉系统的创伤性损伤、偏头痛相关的血管痉挛或代谢紊乱，如线粒体相关性脑病。

-胎儿脑卒中

-围生期/新生儿脑卒中

- 早产新生儿
  -重度缺血缺氧性损伤
  -轻-中度缺血缺氧性损伤
  -生发基质出血
  -脑室周围白质软化（PVL；早产儿脑白质损伤）
- 足月新生儿
  -重度缺氧性损伤
  -中-重度缺氧性损伤
  -轻-中度缺氧性损伤
  -缺氧导致的新生儿缺血、低灌注
  -动脉闭塞导致的超急性期-急性期梗死
  -动脉闭塞导致的亚急性梗死
  -动脉闭塞导致的远处梗死
  -新生儿静脉窦血栓和静脉性梗死
- 儿童脑卒中
  -儿童脑卒中：动脉闭塞引起的超急性和急性期梗死
  -动脉闭塞引起的亚急性期梗死
  -动脉闭塞引起的远处梗死
  -小血管缺血性损伤：镰状细胞病
  -儿童重度缺氧/缺血缺氧性损伤
  -儿童轻-中度缺氧/缺血缺氧性损伤
  -儿童静脉窦性梗死
  -遗传性代谢紊乱相关的儿童脑卒中
  - MELAS/MERRF
  - Leigh 综合征
  - Kearns-Sayre 综合征
  - Fabry 病

表 1.9 儿童颅脑和/或脑干缺血和梗死

疾病	影像学表现	点评
胎儿脑卒中（图 1.386、图 1.387）	超声可用于显示胎儿脑卒中 在弥散加权图像上，宫内急性期和亚急性早期脑梗死呈弥散受限 在妊娠中期，动脉性梗死可引起皮质组织内神经母细胞的改变，导致多小脑回和/或脑裂畸形 在妊娠的前 27 周，由于胎儿缺乏对脑损伤的星形胶质细胞对反应，早期胎儿脑梗死可导致脑穿通畸形 妊娠 27 周后，脑梗死灶可表现为脑软化，伴不同程度胶质增生和/或囊变 除了局灶性动脉闭塞导致脑卒中外，与妊娠 28～36 周的胎儿循环的轻-中度低血压相关的低灌注通常导致脑室周围白质软化，大脑皮质和皮质下白质不受累，如 MRI 和 CT 所示 产前期的重度低灌注/缺氧可导致出生后 MRI 上广泛囊性的脑软化以及基底节和丘脑异常的 T1WI 高信号	胎儿脑卒中发生于妊娠 14 周至分娩，大多数见于妊娠 24～34 周。胎儿动脉性梗死通常无明显临床表现，母体无症状。大多数胎儿脑卒中由局灶性动脉闭塞引起，常累及大脑中动脉。母体危险因素包括同种异体免疫性血小板减少症、糖尿病酮症酸中毒、抗凝治疗、抗癫痫治疗、创伤、胎盘梗死、出血或血栓形成对胎儿脑供血产生不利影响以及胎盘早剥和前置胎盘。在超过 50%的胎儿脑梗死中，没有发现明确的原因。预后取决于胎儿脑卒中的大小、是否出血和心室扩张。产前缺氧/低灌注可导致在出生后 MRI 上不同程度的脑损伤表现

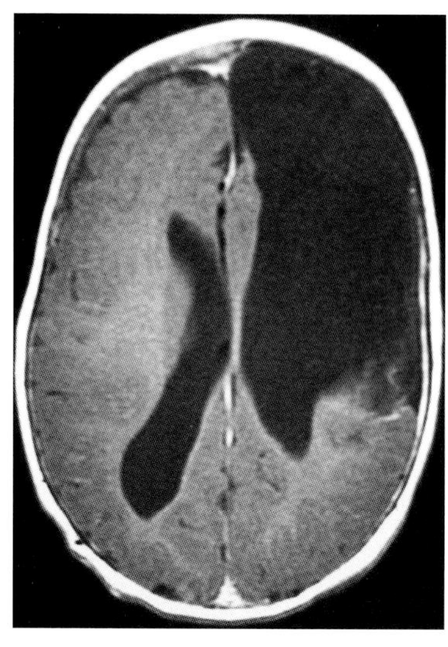

图 1.386　6 岁男孩横断位 T1WI 示继发于胎儿脑卒中的脑穿通畸形

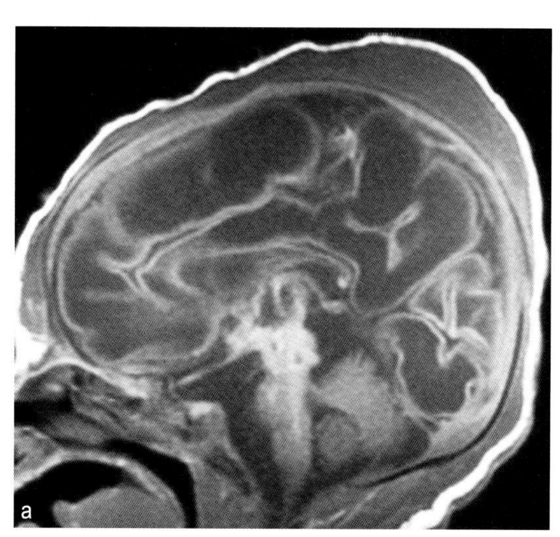

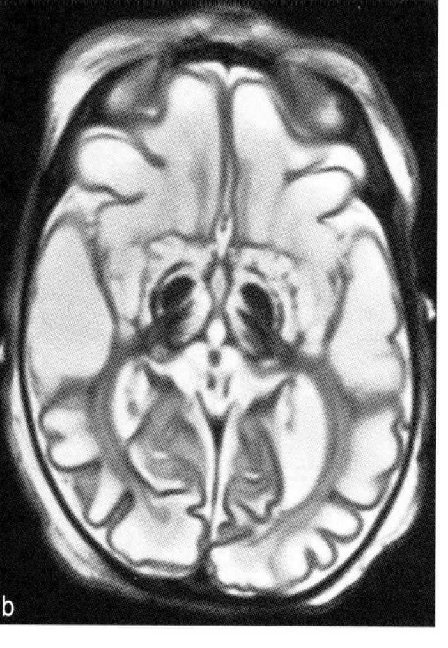

图 1.387　1 日龄男婴。在矢状位 T1WI(**a**)和横断位 T2WI(**b**)上示产前期重度缺氧/低灌注导致广泛囊样脑软化

表 1.9(续)　儿童颅脑和/或脑干缺血和梗死

疾病	影像学表现	点评
围产期/新生儿脑卒中	彩色血流多普勒可以用于检测 willis 环的动脉闭塞 新生儿缺血缺氧性损伤导致的颅脑及脑干不同位置和不同程度破坏,取决于损伤的严重程度(轻-中度或重度缺氧和缺氧持续时间)以及与胎龄相关的大脑发育阶段(如早产儿与足月新生儿)	围产期/新生儿脑卒中年发病率 1/4 000。围产期脑卒中的常见表现出生后 3 天内新生儿意外的局灶性癫痫发作。围产期/新生儿脑卒中可由全身缺血缺氧性损伤或局灶性动脉闭塞引起

表 1.9(续) 儿童颅脑和/或脑干缺血和梗死

疾病	影像学表现	点评
早产新生儿		缺血缺氧性损伤情况取决于缺氧和低血压的持续时间和严重程度，以及新生儿的胎龄。脑内的易感性区域选择因胎龄而易。在早产新生儿的大脑中，代谢需求高的区域对乏氧敏感性增加，往往位于相对高级的髓鞘形成部位。丘脑和苍白球在妊娠 24～25 周髓鞘化，在此之后表现出对缺氧的选择性敏感，而尾状核和壳核（纹状体）和中央沟周围皮质在妊娠 35～36 周髓鞘化，随后对缺氧性损伤表现出易损性。另一个与代谢需求高相关的对缺氧选择性敏感的区域为生发基质，在妊娠 8～28 周。发育中脑白质的选择性对缺氧敏感的部位，与少突胶质前体细胞（后期少突胶质细胞的前体细胞）的位置和介于脑室周围和皮质下白质交界处的分水岭血管区的位置有关
早产新生儿：重度缺血缺氧性损伤 **（图 1.388）**	**CT：** ● 重度缺血缺氧性损伤可表现为基底节区、丘脑以及大、小脑皮质密度减低区，脑灰、白质分界模糊 ● 弥漫性脑水肿伴脑沟闭塞 **MRI：** ● 发病前 24 小时内，重度缺氧导致的缺血改变表现为弥散加权成像高信号和 ADC 图低信号区，代表细胞毒性水肿，弥散受限区域累及丘脑、基底节区、小脑及脑干。发病第一周，重度缺氧损伤相关的丘脑及基底节区异常 ADC 值通常低于 0.8×10^{-3} mm^2/s，1 周后出现假阴性，2 周后 ADC 值可能升高 ● 在弥散张量成像（DTI）上，丘脑和基底节各向异性分数一般在出生后明显减低，持续至少 3 周，即使 ADC 值出现假阴性 ● 在磁共振波谱上，复苏后（48 小时内）新生儿不良结局与 *N*-乙酰门冬氨酸/肌酸比值减低、乳酸/*N*-乙酰门冬氨酸比值升高超过 0.5，以及乳酸/胆碱比值>1 有关 ● 出生后 2～3 天，T1WI 上也可见腹外侧丘脑和豆状核信号升高，豆状核信号升高程度较弱，并且通常持续 2～4 个月。这种信号改变可能继发于矿物质，髓鞘降解、释放的脂质，局部自由基的顺磁效应和出血 ● 7～10 天后，T2WI 显示这些区域信号减低 ● 慢性期损伤，T2WI 显示双侧腹外侧丘脑后部、豆状核和皮质脊髓束呈高信号	在早产新生儿重度缺氧/低血压性缺血性损伤中，在腹外侧丘脑、基底节、海马、小脑和皮质脊髓束可见细胞毒性水肿的异常弥散受限（中央分布模式）。新生儿缺血弥散受限和信号异常的中心分布特点与在相对较短的时间（几分钟）内大脑严重缺氧（缺氧）和血流缺乏（灌注不足）后高代谢需求区域破坏有关。当颅内严重低血压和脑血流量明显减少或缺乏至高代谢需求部位（基底节，丘脑和脑干）不再发生血液分流时，这种模式即发生。在 DWI 上，这些区域的异常信号升高在出生后 24 小时内可看到，在接下来 4～5 天 ADC 图上显示弥散受限进行性进展。大多数病例在 10～12 天后病灶未显示弥散受限，部分病例仅 4 天后就未显示。有证据显示，新生儿这些易感部位的严重缺氧相关的病理生理学机制与异常高毒性浓度的兴奋性神经递质（谷氨酸、天冬氨酸）导致新生儿高代谢活性的神经元膜去极化有关。这种过度兴奋状态产生一系列不良代谢事件，进展为神经细胞死亡。活化的新生儿髓鞘形成也可发生在这些区域，这些区域存在前少突胶质细胞和少突胶质细胞祖细胞，其内含有与谷氨酸能兴奋性毒性的易感性增加相关的谷氨酸受体，这也使得这些区域易于对急性重度缺氧发生缺血性损伤

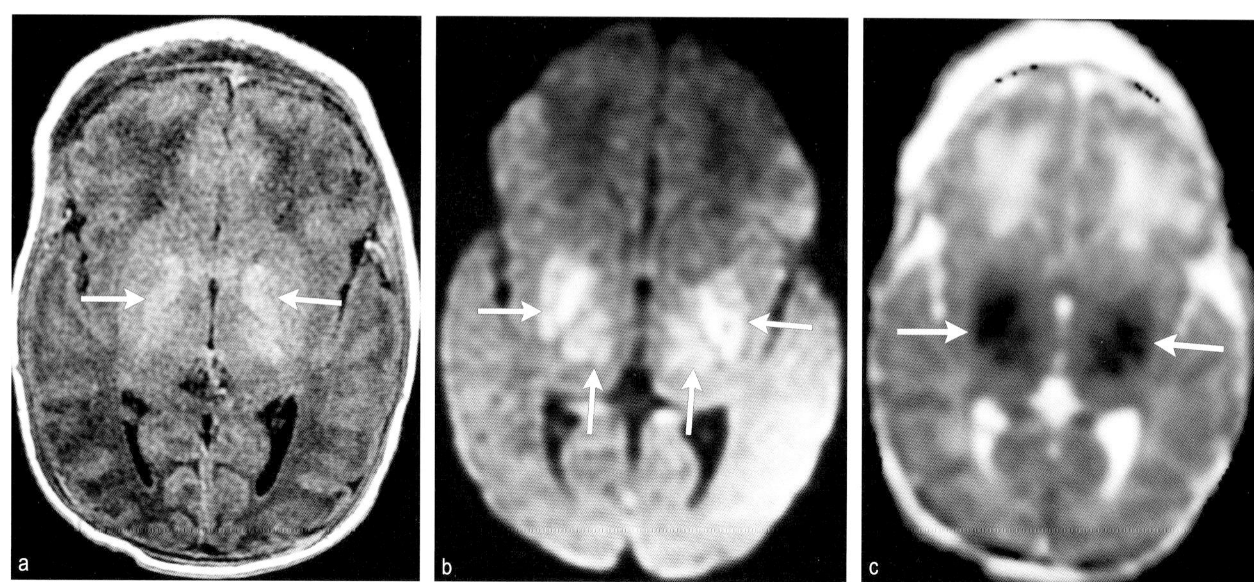

图 1.388 4 日龄早产新生儿,产前重度缺血缺氧性损伤。横断位 T1WI(**a**)上示豆状核和腹外侧丘脑异常高信号(↑),横断位 DWI(**b**)和 ADC 图(**c**)示弥散受限

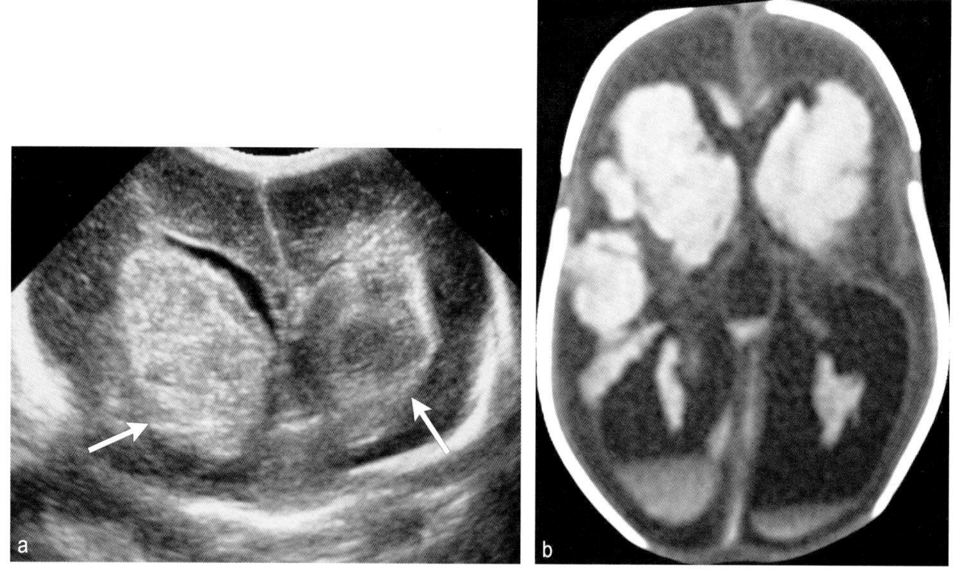

图 1.389 早产新生儿(妊娠 26 周)。冠状超声图(**a**)和随后的轴位 CT(**b**)示轻-中度缺血缺氧性损伤导致双侧生发基质血肿(↑)

表 1.9(续) 儿童颅脑和/或脑干缺血和梗死

疾病	影像学表现	点评
早产新生儿：轻-中度缺血缺氧性损伤		在暴露于轻-中度缺氧事件的早产新生儿中，可以发生 2 种类型的脑损伤，即生发基质出血和累及早产儿脑白质导致脑室周围白质软化
早产新生儿：生发基质出血 (图 1.389)	**超声：** • 在早期阶段，在尾状核头沿着后丘脑沟以及脑室内，尤其是在孟氏孔前部的脑室内超声显示回声增强的区域，这些区域没有脉络丛回声干扰。出血可以分为 4 级 **CT：** • 生发基质新近出血的典型表现为密度增高 • 脑室出血时呈高密度 • 脑室扩大 • 到第 2 周，出血引起组织缺失导致继发性局部脑室扩大 **MRI：** • 在早期阶段，生发基质出血在 T1WI 呈等-高信号(正铁血红蛋白)，T2WI 呈低信号(细胞内正铁血红蛋白) • 脑室内出血常见 • 到第 2 周，出血引起组织缺失导致继发性局部脑室扩大	生发基质是一个与高代谢需求相关的对缺氧选择性敏感的部位 生发基质位于后丘脑沟和小脑外颗粒层，其组成的细胞在妊娠 8～28 周衍生为神经元和胶质细胞。生殖基质在妊娠 28 周后退化，于 34 周完全退化。妊娠少于 34 周以及体重低于 2 000 g 的早产儿有 25%风险发生脑室周围和/或脑室内出血，其中 40%病例发生于出生后 24 小时内，90%发生于出生后 4 天内。这些出血大多数与生发基质有关。生发基质含有丰富的毛细血管网，仅由单层内皮细胞覆盖，缺乏肌层或胶原蛋白支持。生发基质的血供明显多于脑内其他部位。与系统内皮细胞相比，生发基质毛细血管内皮细胞的每个细胞线粒体数量也是全身其他血管的 3～5 倍，其毛细血管由于对氧化磷酸化的高需求而对乏氧敏感性增加。早产儿缺氧和缺血会破坏生发基质毛细血管。如发生再灌注，受损的生发基质就容易出血。生发基质出血的严重程度可分为 4 个等级： Ⅰ级：室管膜下出血，无或仅有极少的脑室内延伸 Ⅱ级：室管膜下出血延伸至脑室，无脑室扩大 Ⅲ级：室管膜下出血延伸至脑室，伴脑室扩大 Ⅳ级：继发与静脉性梗死的脑室周围出血延伸至脑室 Ⅲ和Ⅳ级出血的生存率为 26%，而Ⅰ级和Ⅱ级的生存率为 67%

表 1.9(续) 儿童颅脑和/或脑干缺血和梗死

疾病	影像学表现	点评
脑室周围白质软化(PVL;早产儿白质损伤) **(图 1.390 和图 1.391)**	**超声：** ● 在最初的 24 小时内，在脑室周围白质中可见不规则或球状的回声区 ● 2～4 周时，受损脑实质可表现假性正常化 ● 2～6 周，受损组织内可见无回声-低回声区，代表脑室周围囊性区 ● 6 个月时，脑室周围囊性区进展为组织缺失和脑室扩大(终末期 PVL) **CT：** ● 有助于确认或排除近期的生发基质出血 ● 前 4 周可能没明确异常表现 ● 可以显示亚急性期脑室周围囊性密度减低区 ● 显示终末期 PVL 的脑室扩大 **MRI：** ● 在早期阶段，未成熟白质中可见异常信号，表现为在发病 3～4 天，T2WI 上呈边界不清的信号增高区，伴或不伴 T1WI 中等-稍高信号。发病 6～7 天后，在 T2WI 上可见小范围的信号减低区，代表小出血或矿物质 ● 出生后第一周内，弥散加权图像(DWI)和 ADC 图上显示 PVL 急性改变呈脑白质内弥散受限区，ADC 值小于 1.10^{-3} mm^2/s。ADC 值通常在 1 周后表现“正常”(称为假性正常)，且在第二周后增高 ● 在弥散张量成像(DTI)上，脑白质中的各向异性分数(FA)值在分娩后至少 3 周内降低，即使 DWI 上 ADC 值呈假性正常 ● 在 2～6 周时，损伤组织可进展为脑室周围囊性区 ● 6 个月时，脑室周围囊性区演变为神经胶质增生和局限性脑软化，伴有继发性脑室扩大(终末期 PVL)	发育中脑白质对缺氧敏感的部位选择，与少突胶质前体细胞(后期少突胶质细胞的前体细胞)的位置和介于脑室周围和皮质下白质交界处的分水岭血管区的位置有关。敏感的前少突胶质细胞在妊娠 32 周逐渐成熟，之后脑白质的缺氧损伤频率下降。脑白质分水岭区的位置也随着成熟度不同而变化。在妊娠晚期，未成熟脑白质的分水岭区从脑室周围迁移到更靠近皮质下的位置。分水岭区的重新定位与未成熟白质的供血动脉发育有关，从脑外表面向脑室脑实质动脉逐渐迁移为离脑室动脉。早产新生儿脑白质缺氧性损伤在妊娠中晚期和妊娠晚期累及脑室周围白质的分水岭区，靠近皮质的位置(分水岭区已离心迁移)。未成熟脑白质的缺氧和低灌注病变导致脑室周围白质软化，也称为早产儿白质损伤
足月新生儿		MRI 可用于检查局部动脉闭塞和/或缺氧缺血性损伤引起的急性围产期/新生儿脑卒中。在新生儿脑卒中，MRI 上可观察到 3 种弥散受限和信号异常表现形式：继发于动脉闭塞的局灶性表现、继发于重度缺氧的中心分布模式以及继发于轻-重度缺氧的周围分布模式。在某些病例中，中心分布和周围分布兼有的弥散受限表现在严重缺氧的新生儿中可见

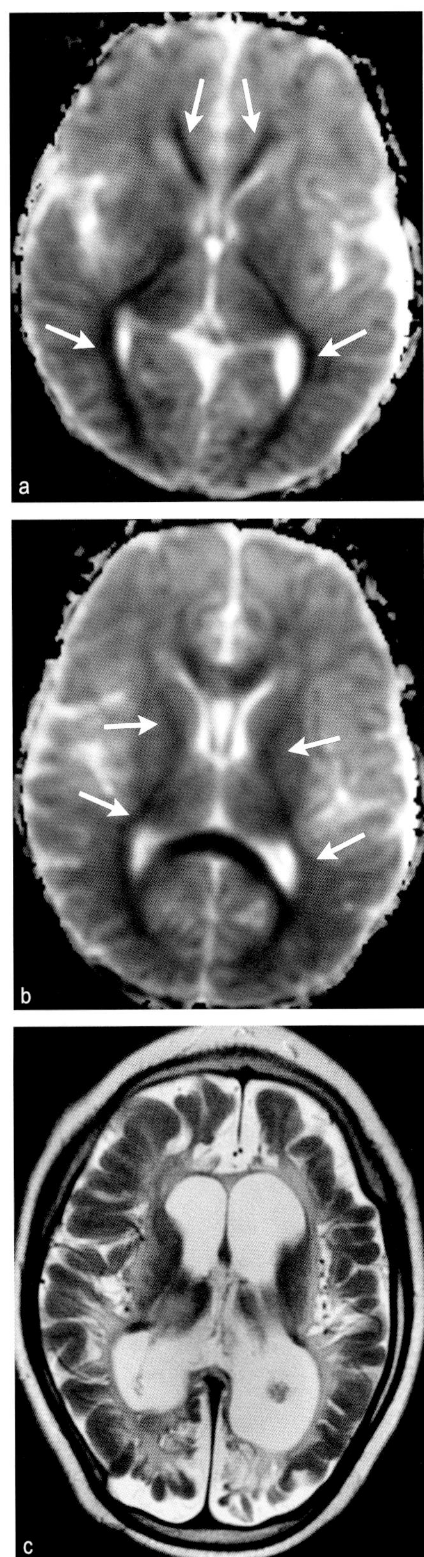

图 1.390 新生儿(妊娠 31 周),早产儿脑白质缺血性损伤。横断位 ADC 图(**a, b**)示双侧脑白质弥散受限区(↑);5 年后的横断位 T2WI(**c**)示脑室周围白质软化伴胶质增生和脑软化,并继发性脑室扩大(终末期 PVL)

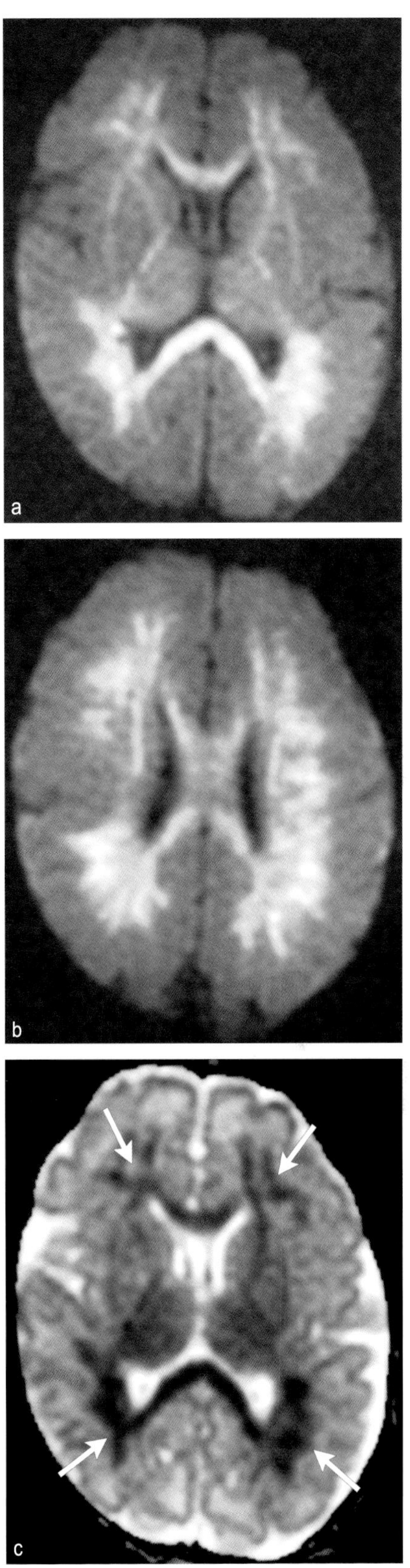

图 1.391 早产新生儿,广泛性早产儿白质损伤。横断位 DWI(**a, b**)和 ADC 图(**c**)(↑)上示脑白质大面积弥散受限区

表 1.9(续) 儿童颅脑和/或脑干缺血和梗死

疾病	影像学表现	点评
足月新生儿：严重缺氧损伤 (图 1.392 和 1.393)	**CT：** ● 重度缺血缺氧性损伤 1～7 天后可表现为基底节区、丘脑及大小脑皮质密度减低,以及灰白质分界模糊 ● 弥漫性脑水肿伴脑沟闭塞 **MRI：** ● 发病 24 小时内,重度缺氧导致的缺血改变表现为丘脑腹外侧核、豆状核、皮质脊髓束和/或中央沟周围皮质弥散加权成像上高信号和 ADC 图低信号区(继发于细胞毒性水肿的弥散受限)。发病第 1 周,重度缺氧损伤相关的丘脑及基底节区异常 ADC 值通常下降至小于正常值的 50%,低于 0.8×10^{-3} mm^2/s。1 周后 ADC 值呈假阴性,2 周后可能升高。发病前 1 周内,虽然 DWI 上基底节区和丘脑无明显异常信号或仅轻微异常信号,但是可见明显异常的 ADC 值 ● 在弥散张量成像(DTI)上,丘脑和基底节各向异性分数一般在出生后明显减低,持续至少 3 周,即使 ADC 值出现假性正常后 ● 在出生后 2～3 天,可见豆状核和丘脑腹外侧核 T1WI 上高信号,并且通常持续 2～4 个月。这些信号变化可能与矿物质、髓鞘降解释放的脂质、局灶性自由基的顺磁性和出血的影响有关 ● 7～10 天后,这些区域在 T2WI 上的信号减低 ● 胎龄大于 36～37 周的新生儿中,缺氧损伤 48 小时后,T1WI 上内囊后肢正常线样高信号区和 T2WI 线样低信号区消失 ● 对这些新生儿患者来说使用钆对比剂无助于诊断缺血缺氧性损伤,并且没有必要 ● 慢性损伤期,T2WI 示双侧豆状核后部、丘脑腹外侧核和皮质脊髓束呈高信号 ● 缺血缺氧性损伤氢磁共振波谱表现包括：胆碱/肌酸的比值升高,*N*-乙酰天冬氨酸(NAA)降低,以及出生后 48 小时内出现乳酸峰。基底节和脑白质中异常的乳酸峰升高在 24 小时内可见,通常在第 5 天时达到最大值。乳酸水平异常与预后不良有关 ● 尽管 FLAIR 序列对新生儿脑水肿不敏感,在初始新生儿评估缺氧性损伤时价值极小,但是可用于检测缺血缺氧性损伤晚期的胶质瘢痕	在早产新生儿重度缺氧/低血压性缺血性损伤中,在腹外侧丘脑、基底节、海马、小脑和皮质脊髓束可见细胞毒性水肿的异常弥散受限(中央分布模式,也称为基底节-优势模式)。新生儿缺血这种弥散受限和信号异常的中心分布特点与在相对较短的时间(几分钟)内大脑严重缺氧(缺氧)和血流缺乏(灌注不足),继而容易破坏高代谢需求区域有关。当颅内严重低血压和脑血流量明显减少或缺乏至高代谢需求部位(基底节、丘脑、脑干和感觉运动皮质)不再发生血液分流,这种模式即发生。在 DWI 上,这些区域的异常信号升高可在出生后 24 小时内看到,在接下来 4～5 天 ADC 图上显示弥散受限进行性进展。大多数病例在 10～12 天后病灶未显示弥散受限,部分病例仅 4 天后就未显示。有证据显示,新生儿这些易感部位的严重缺氧相关病理生理学机制与异常高浓度的兴奋性神经递质(谷氨酸,天冬氨酸)和 *N*-甲基-D-天冬氨酸膜受体有关,其导致新生儿高代谢活性的神经元膜去极化。这种过度兴奋状态产生一系列不良代谢级联反应(异常钙流入增加、第二信使系统的激活、蛋白酶和脂肪酶的激活、细胞内储存钙的释放、线粒体功能障碍、自由基和游离脂肪酸的形成),进展为神经细胞死亡。活化的新生儿髓鞘形成也可发生在这些区域,这些区域存在少突胶质前体细胞和少突胶质祖细胞,其内含有与谷氨酸能兴奋性毒性的易感性增加相关的谷氨酸受体,这也使得这些区域易于对急性重度缺氧发生缺血性损伤

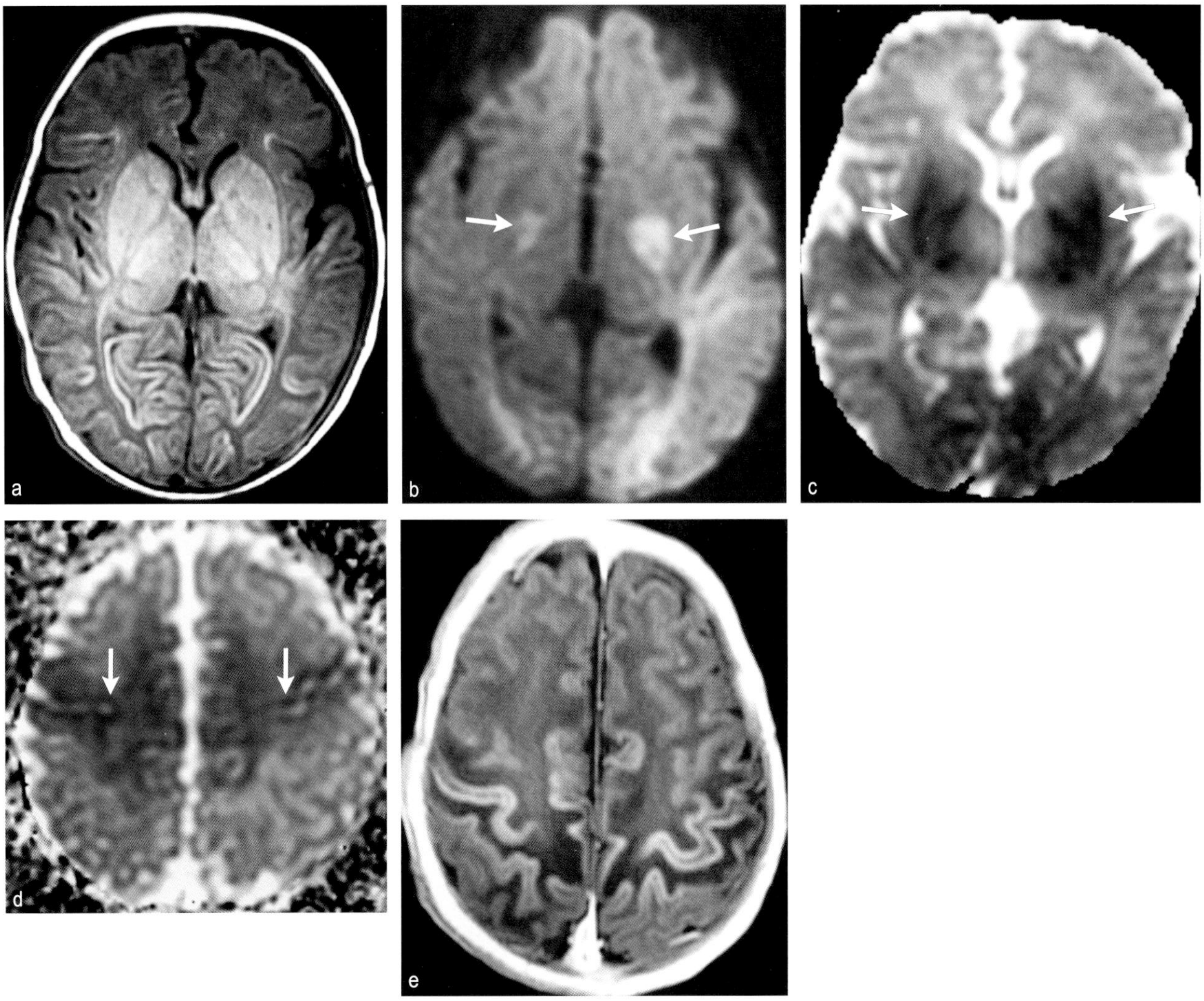

图 1.392　7 日龄足月新生儿，严重缺氧性损伤。与内囊相比，横断位 T1WI(**a**)上示豆状核和丘脑呈异常高信号；横断位 DWI(**b**)和 ADC 图(**c, d**)示豆状核、丘脑(↑)、顶叶及中央沟皮质呈相应弥散扩散。2 周后，中央沟周围皮质可见层状坏死，在横断位 T1WI(**e**)呈高信号

图 1.393　27 日龄足月新生儿的重度缺血缺氧性损伤。横断位 DWI(**a**)和 ADC 图(**b**)示丘脑、豆状核和内囊后肢弥散受限(↑)

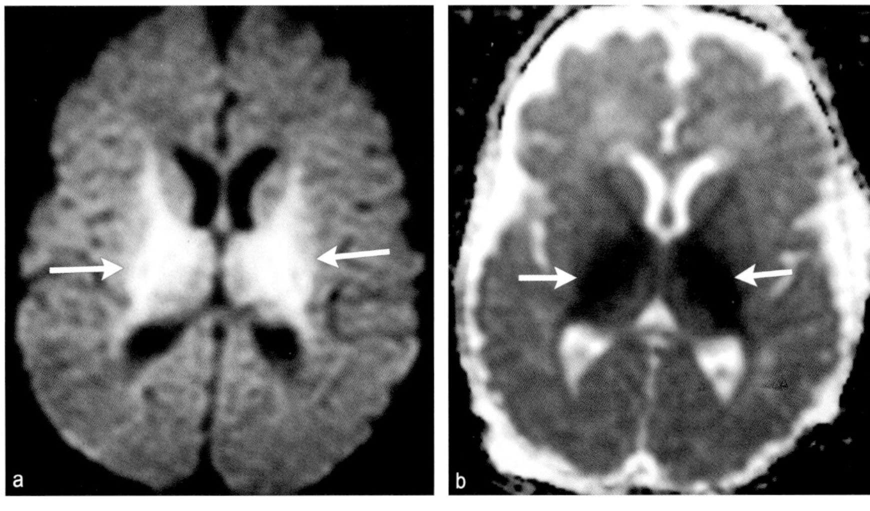

表 1.9(续) 儿童颅脑和/或脑干缺血和梗死

疾病	影像学表现	点评
足月新生儿：中-重度缺氧性损伤 (**图 1.394**)	**CT**：脑实质弥漫性密度减低，灰白质分界模糊。损伤后 1～7 天，基底节区及丘脑也可受累。弥漫性脑肿胀伴脑室及脑沟变小 **MRI**： ● 在最初的 24 小时内，中-重度缺氧引起的缺血性改变表现为在大脑皮质和皮质下白质，伴或不伴基底节和丘脑 DWI 高信号和 ADC 图低信号区 ● 出生后 2～3 天，T1WI 示豆状核和丘脑腹外侧核弥漫性稍高-高信号，常持续 2～4 个月 ● T2WI 示灰白质弥漫性异常信号增高，常不累及丘脑腹外侧核和豆状核 ● 随后的影像学检查可见广泛的囊性脑软化灶	新生儿中-重度缺氧/低血压的缺血性损伤，大脑及小脑皮质可见广泛的弥漫性损伤，表现为弥散扩散，基底节，丘脑和白质也可不同程度受累。在 DWI 上，这些区域的异常信号升高可以在出生后 24 小时内看到，接下来 4～5 天 ADC 图上显示弥散受限进行性进展。大多数病例在 10～12 天后病灶未显示弥散受限

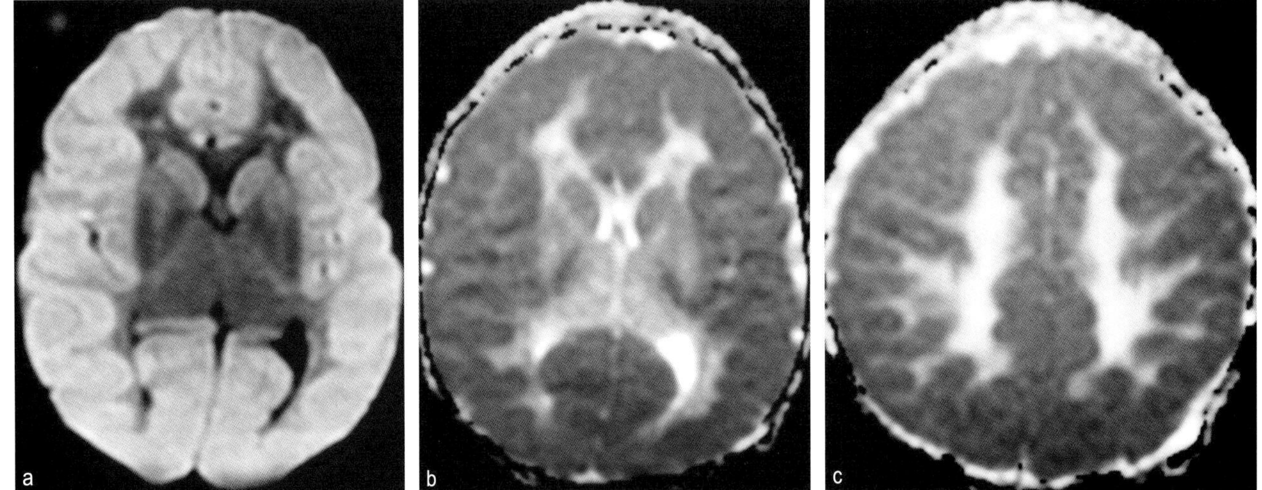

图 1.394 新生儿中-重度缺氧损伤。DWI(**a**)示大脑皮质及皮质下白质呈高信号；ADC 图(**b, c**)呈低信号

表 1.9(续) 儿童颅脑和/或脑干缺血和梗死

疾病	影像学表现	点评
足月新生儿：轻-中度缺氧性损伤 (图 1.395 和图 1.396)	**CT：** ● 脑水肿和脑沟闭塞 ● 急性期分水岭区大脑皮质密度异常可能不明显，推荐用 MRI 评估 **MRI：** ● 发病 24 小时内，轻-中度缺氧导致的缺血改变表现为大脑分水岭区(额叶及顶枕区)的皮质及皮质下白质、小脑在弥散加权成像上高信号和 ADC 图低信号(继发于细胞毒性水肿的弥散受限)。发病第 1 周，缺氧损伤相关的异常 ADC 值呈假阴性，可在 2 周后升高 ● 24 小时内，T1WI 和 T2WI 可能无信号异常 ● 在第 2 天，T2WI 示皮质信号增高，灰质与白质分界消失。T2WI 的信号异常通常会低估白质缺血的程度，如弥散加权成像所示。T1WI 比 T2WI 能更好显示白质水肿 ● 轻-中度缺氧，基底节或丘脑经常无明显异常信号 ● 出生后 48 小时内，磁共振氢质子波谱显示分水岭区的大脑皮质和皮质下白质胆碱峰相对于肌酸升高，*N*-乙酰天冬氨酸(NAA)降低，深部灰质程度较轻，乳酸峰值通常在 5 天时达到最大值。复苏后预后不良与第 1 天 *N*-乙酰天冬氨酸/肌酸比值明显降低和乳酸/肌酸比值升高有关 ● 在晚期阶段，分水岭区损伤部位可见白质体积减小和皮质变薄。相对于源于正常组织中髓鞘化信号的胶质增生对比，源于白质反应性星形胶质细胞的胶质瘢痕范围通常在第 1 年末显示最佳 ● 在弥散张量成像(DTI)上，丘脑和基底节各向异性分数一般在出生后明显减低，持续至少 3 周，即使 ADC 值出现假性正常后 ● 在出生后 2～3 天，可见豆状核和丘脑腹外侧核 T1WI 上的高信号，并且通常持续 2～4 个月。这些信号变化可能与矿物质，髓鞘降解释放的脂质，局灶性自由基的顺磁性和出血的影响有关 ● 7～10 天后，这些区域在 T2WI 上的信号减低 ● 胎龄大于 36～37 周的新生儿中，缺氧损伤 48 小时后，T1WI 上内囊后肢正常线样高信号区和 T2WI 线样低信号区消失 ● 对这些新生儿患者来说，使用钆对比剂无助于诊断缺血缺氧性损伤，并且无必要 ● 慢性损伤期，T2WI 示双侧豆状核后部、丘脑腹外侧核和皮质脊髓束呈高信号 ● 缺血缺氧性损伤氢磁共振波谱表现包括：胆碱/肌酸的比值升高，*N*-乙酰天冬氨酸(NAA)降低，以及出生后 48 小时内出现乳酸峰。基底节和脑白质中异常的乳酸峰升高在头 24 小时内可见，通常在第 5 天时达到最大值。乳酸水平异常与预后不良有关	在轻-中度缺氧性损伤中，大脑皮质和邻近白质可见弥散受限和信号异常(中央分布模式，也称为基底节-优势模式)，腹外侧丘脑、皮质脊髓束和中央沟周围皮质不受累。与成人缺氧性损伤导致缺血性坏死引起细胞快速死亡不同，新生儿相似的缺氧损伤不仅可导致缺血性坏死引起细胞直接死亡，还通过其他 3 种途径导致细胞死亡(延迟坏死、延迟凋亡和/或延迟凋亡/程序性凋亡)，这 3 种途径虽延迟但最终导致细胞死亡。尽管由于初始损伤继发的 ATP 功能障碍导致缺血性坏死最终导致细胞死亡，但是缺氧引起的延迟坏死细胞在再灌注后会短暂恢复。短暂的缺氧和缺血通过激活半胱天冬酶和半胱天冬酶非依赖性程序性细胞死亡(细胞凋亡)，而没有细胞 ATP 生成失常，即发生延迟性凋亡。延迟凋亡或程序性凋亡代表了程序性细胞死亡(凋亡)途径的激活和缺血性坏死。这些延迟细胞死亡机制可影响新生儿缺氧缺血损伤 MRI 所示弥散受限区域的时间和范围

表 1.9(续) 儿童颅脑和/或脑干缺血和梗死

疾病	影像学表现	点评
	• FLAIR 因其对新生儿脑水肿不敏感,在初始新生儿评估缺氧性损伤时价值极小,但是可用于检测缺血缺氧性损伤晚期的胶质瘢痕 • 使用钆对比剂无助于诊断缺血缺氧性损伤,并且其使用对这些患病新生儿患者来说不是必要的 • 晚期可能会显示瘢痕性脑回,在临近脑沟较深的脑回下白质呈不对称性胶质增生和体积减小,较表浅的皮质下白质更加明显,从而产生畸形的"蘑菇状"脑回。这是因为新生儿脑回的表浅部分较深部拥有更加稳定的血液供应。瘢痕脑回最常见于脑主要大动脉的分水岭区。尽管 FLAIR 因其对新生儿脑水肿不敏感,在初始新生儿评估缺氧性损伤时价值极小,但是可用于检测缺血缺氧性损伤晚期的胶质瘢痕	

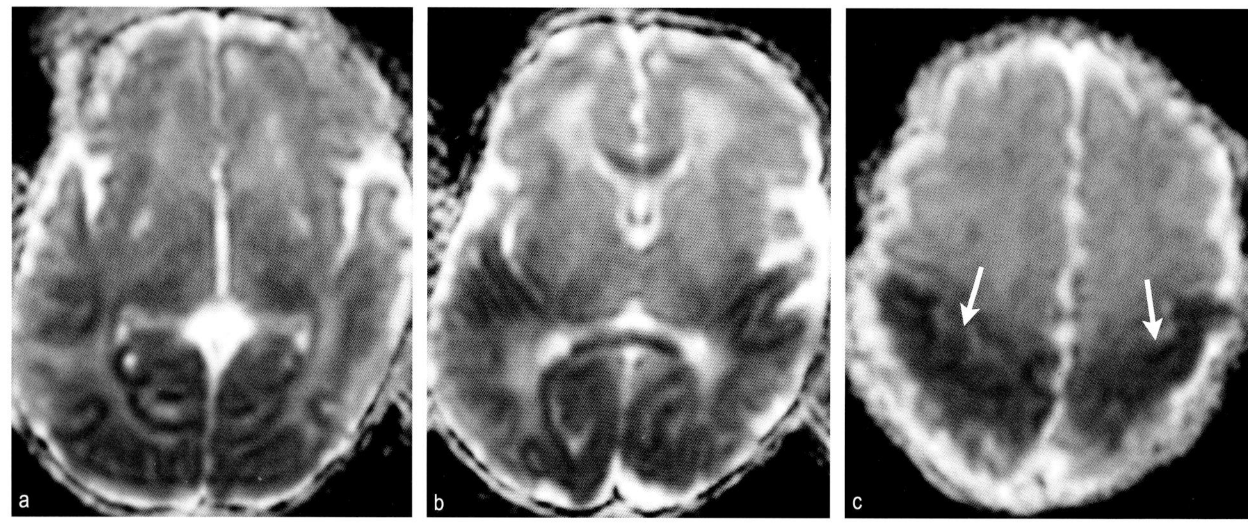

图 1.395 3 日龄足月新生儿,轻-中度缺氧性损伤。在 ADC 图(**a, b, c**)上额顶叶交界处大脑皮质及皮质下白质见低信号弥散受限的区域,也见于顶枕叶交界皮质及皮质下白质(↑)

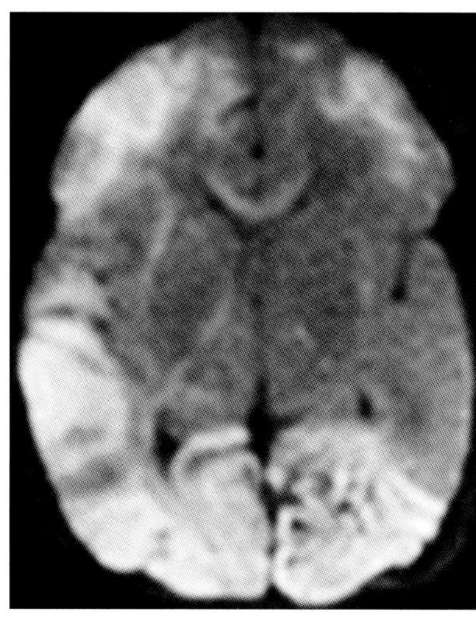

图 1.396 5 日龄足月新生儿,轻-中度缺氧性损伤。横断位 DWI 示额顶枕叶皮质及皮质下白质多发弥漫性弥散受限高信号灶

表 1.9(续) 儿童颅脑和/或脑干缺血和梗死

疾病	影像学表现	点评
足月新生儿：缺氧引起的新生儿缺血，随后低灌注	低灌注损伤有 2 种 MRI 表现类型。在足月儿中，低灌注缺血性改变见于侧脑室和皮质之间的半卵圆中心。低灌注缺血性改变也可见于大脑前动脉和大脑中动脉之间、大脑中动脉和后动脉之间的分水岭区。病变在 T2WI 呈分水岭区(前后象限)对称性异常高信号和弥散受限	在窒息和缺氧的新生儿中，可以发生心脏停搏，除导致缺氧缺血性损伤外，还可导致低灌注缺血性损伤
足月新生儿：超急性期和急性期梗死-动脉闭塞(**图 1.397**) 超急性期梗死(<12 小时) 急性期梗死(12～24 小时) 急性期梗死(24 小时)	**CT:** **超急性期梗死(<12 小时):** • 梗死区大脑皮质和邻近白质密度减低 • 部分患者在 CT 上无明显异常表现 **急性期梗死(12～24 小时):** • 基底节区密度减低 • 大脑皮质与邻近白质之间的边界不清 • 梗死血管分布区脑组织密度轻微减低，伴或不伴局部水肿和脑沟消失 **MRI:** **超急性期和急性期梗死:** • 梗死区弥散受限，弥散加权成像呈高信号，ADC 图呈低信号 • 闭塞动脉流空效应消失 • 血管内强化 • 磁共振氢质子波谱可显示 1.32 ppm 乳酸峰升高，伴或不伴 2.02 ppm NAA 轻微下降	由动脉闭塞引起的新生儿脑卒中导致受累血管区域局灶性弥散受限和信号异常。动脉闭塞可由栓子、血栓形成、血管痉挛引起或特发性动脉闭塞。新生儿脑卒中可能与先兆子痫、绒毛膜羊膜炎或长期破膜有关。局灶性脑卒中的新生儿通常具有正常的 Apgar 评分，出生后 2～3 天出现局灶性癫痫发作。大多数局灶性动脉性新生儿脑卒中可能在出生时发生。在闭塞动脉的供血区域中可见弥散扩散。在 T2WI 上，梗死的大脑皮质在 24 小时后呈与未髓鞘化相似的等信号，称为皮质缺失征。因为未成熟髓鞘的信号，新生儿局灶性梗死在 T2WI 及 FLAIR 上未发现明显信号异常。新生儿亚急性局灶动脉梗死因瘀点状出血、钙化及髓鞘代谢改变，在 T1WI 信号增高，T2WI 信号减低。在 CT 上，局灶性新生儿大脑梗死表现为异常密度减低区，类似于大龄儿童和成人梗死表现

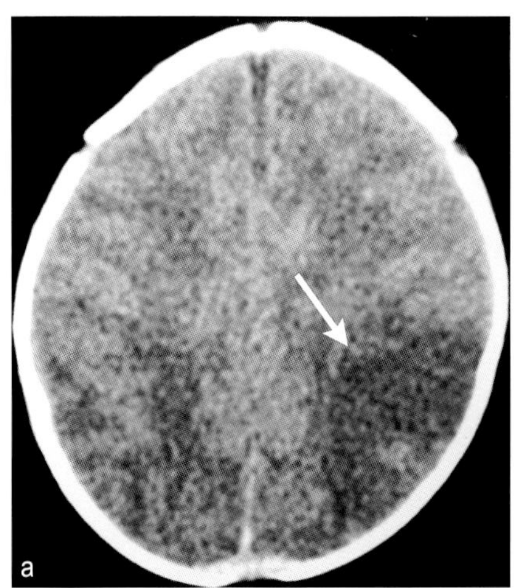

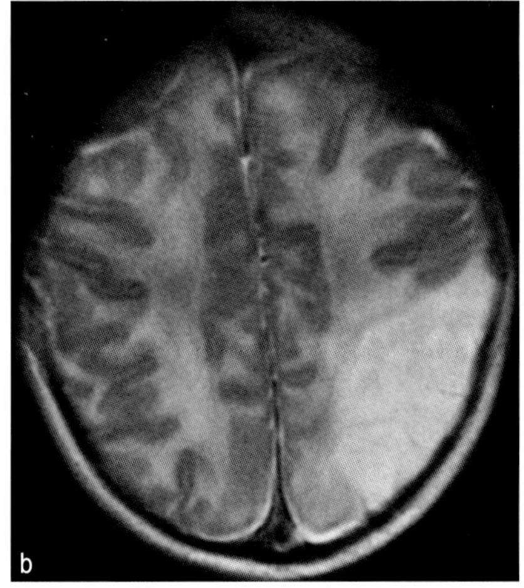

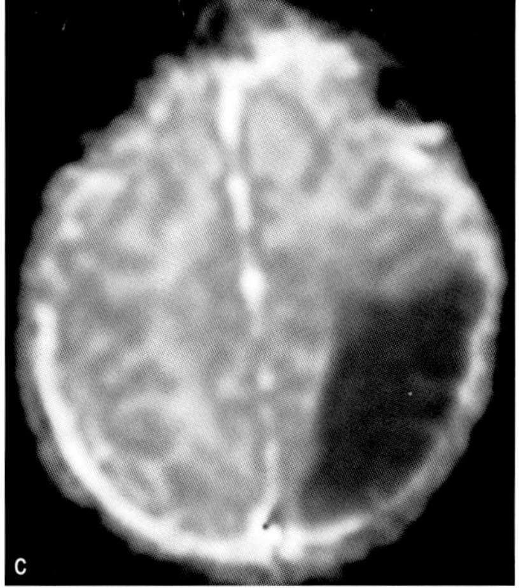

图 1.397 2 日龄足月新生儿，左大脑半球大脑中动脉供血区急性动脉性梗死。梗死在横断位 CT(**a**)上呈低密度(↑)；在横断位 T2WI(**b**)上呈高信号；ADC(**c**)上呈低信号弥散受限

表 1.9(续) 儿童颅脑和/或脑干缺血和梗死

疾病	影像学表现	点评
足月新生儿:亚急性期梗死-动脉闭塞 (**图 1.398**) 亚急性早期梗死(1~3 天 CT) 亚急性期梗死(4~7 天 CT) 亚急性晚期梗死(1~7 周 CT) 亚急性早期梗死(1~3 天 MRI) 亚急性期梗死(4~7 天 MRI) 亚急性期晚期(1~3/4 周 MRI)	**CT:** **亚急性早期梗死(1~3 天):** • 低密度梗死区更加明显 • 梗死相关的脑水肿和局部占位效应增加(3~4 天达到高峰) • 可能发生出血性转化 **亚急性期梗死(4~7 天):** • 梗死相关的占位效应和水肿持续存在 • 可见脑回样强化 **亚急性晚期梗死(1~7 周):** • 局部占位效应和水肿逐渐减少 • 低密度病变的密度稍增高、边缘模糊,伴有继发于巨噬细胞侵袭和毛细血管增生的模糊效应 • 梗死处强化持续存在 • 营养不良性钙化可能见到,儿童多于成人 **MRI:** **亚急性早期梗死(1~3 天):** • 弥散加权成像上呈高信号,ADC 图呈低信号 • 在 T2WI 上,受累皮质和/或基底节的异常信号区逐渐增高。由于无法区别梗死与邻近未成熟白质信号,FLAIR 可能无法显示新生儿梗死灶 • 受累基底节可能在 T1WI 出现信号增高,继发于瘀点状出血,髓鞘脂质和/或矿物质释放 • 梗死相关的脑水肿和局部占位效应增加(3~4 天达到高峰) • 梗死区早期可见强化 • 可发生梗死出血性转化 • 脑膜和血管内的强化减弱 **亚急性期梗死(4~7 天):** • 梗死在 T2WI 和 DWI 上呈高信号,ADC 图低信号 • 梗死区强化程度增加 • 局部占位效应和水肿逐渐减少 • 可见出血 • 血管内和脑膜强化吸收 **亚急性晚期梗死(1~3/4 周):** • 梗死灶在 T2WI 上呈高信号。在 2 周时,DWI 呈高信号,为 T2 穿透效应,ADC 图梗死区不呈低信号,表明梗死区无发病前 2 周内所示的弥散受限 • 局部占位效应和水肿逐渐减少 • 梗死区强化持续存在 • 可见营养不良性钙化,在 T2WI 上呈低信号,儿童多于成人	

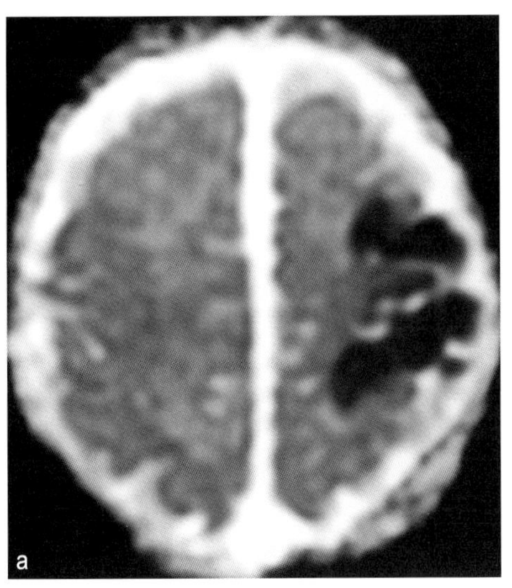

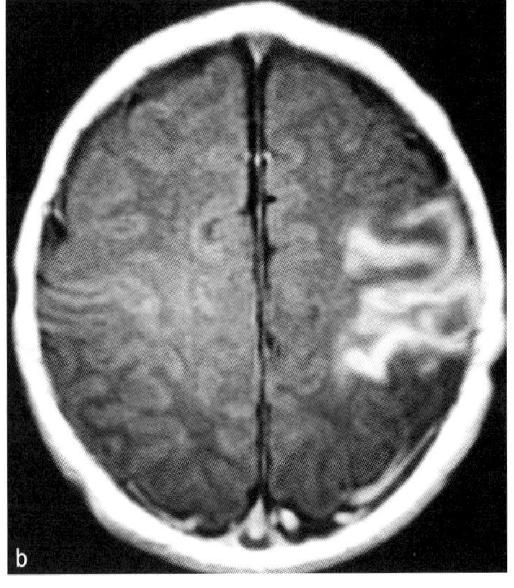

图 1.398 5 日龄足月新生儿，左侧大脑半球局灶亚急性动脉缺血性梗死。在横断位 ADC(**a**)上显示弥散受限；在横断位 T1WI(**b**)上可见病灶强化

表 1.9(续) 儿童颅脑和/或脑干缺血和梗死

疾病	影像学表现	点评
足月新生儿：远处梗死-动脉闭塞 数月至数年 (慢性/陈旧性梗死)	**CT：** ● 局灶性脑软化 ● 脑干同侧萎缩(华勒变性) **MRI：** ● 局灶性脑软化 ● 梗死区 T2WI 和 FLAIR 信号增加 ● T1WI 和 DWI 低信号和 ADC 图高信号 ● 存在 T2 和 T2* 低信号区，继发于含铁血黄素沉积 ● 脑干同侧萎缩(华勒变性)	
新生儿静脉窦血栓和静脉性梗死 (**图 1.399**)	**CT：** ● 继发于硬膜静脉窦闭塞的静脉性梗死表现为皮质下白质边缘模糊的低密度或混杂中等-低密度区，伴或不伴出血性高密度。在 10%～50%的病例中可见与静脉梗死相关的出血。中央深静脉(大脑内静脉、大脑大静脉、直窦)的静脉性梗死通常位于基底节和丘脑、通常合并脑室内或丘脑血肿 ● CT 上可见梗死区内曲线和/或圆形强化区 ● 平扫 CT 可显示血栓，表现为血管致密征和/或束带征 ● 增强 CT 可显示脉窦内无强化区，呈空三角征 ● 在 CT 血管造影成像上，与正常强化的静脉相比，静脉窦血栓几乎无强化 ● 增强 CT 示侧枝静脉及硬脑膜静脉窦扩大 ● 迅速进展的脑脊液吸收功能损伤可引起脑室扩大 **MRI：** ● 静脉性梗死区域边界不清，T1WI 上信号	新生儿颅内静脉性梗死很少见(每 100 万儿童中约 4 例)。静脉性梗死是由硬脑膜静脉窦、皮质浅静脉、或深静脉闭塞或血栓形成后、静脉压力升高超过动脉灌注压引起。新生儿颅内静脉闭塞可由羊水早破、妊娠期糖尿病、母体感染、出生时新生儿窒息、新生儿脱水、败血症和新生儿凝血酶源疾病(抗心磷脂抗体、狼疮抗凝剂、莱登第五因子、凝血酶原基因突变以及蛋白 C、抗凝血酶、蛋白 S、纤维蛋白原和血纤维蛋白溶酶原含量降低)迅速引起。最常见的闭塞/血栓形成的静脉窦是上矢状窦，其次是横窦、直窦、窦汇、乙状窦、大脑大静脉、大脑内静脉、皮质静脉和颈静脉。多发静脉窦血栓见于 71%的病例。在静脉闭塞的情况下，受累静脉引流区域的静脉和毛细血管压力增加，导致间质性脑脊液的再吸收减少，间质水肿和充血，最终导致静

表 1.9(续) 儿童颅脑和/或脑干缺血和梗死

疾病	影像学表现	点评
	减低,T2WI 信号升高。脑表面浅静脉阻塞导致的病灶更多见于皮质下白质,且多于灰质。大脑内静脉、大脑大静脉和/或直窦闭塞引起丘脑和基底节静脉性梗死以及脑室和丘脑出血 ● 静脉和硬脑膜静脉窦血栓在 T1WI 呈中等信号(发病 3 天内);急性晚期(3~5 天)血栓内脱氧血红蛋白形成,T1WI 呈中等信号 ● FLAIR/T2WI 低信号;亚急性期(6~30 天)血栓内正铁血红蛋白形成,T1WI 和 T2WI 呈高信号 ● 发病头 7 天内,T2* 梯度回波(GRE)和磁敏感加权成像(SWI)示静脉窦血栓和静脉性出血因脱氧血红蛋白的顺磁性效应呈低信号 ● DWI 和 ADC 图上示急性期静脉性梗死呈混杂不均匀信号,弥散受限区域与细胞毒性水肿、出血和间质性或血管源性水肿有关 ● 硬脑膜静脉窦血栓可能导致蛛网膜颗粒的脑脊液再吸收功能障碍。静脉性梗死的范围与静脉血栓相关的硬脑膜静脉压力增高有关 ● 皮质下白质可见不同程度和范围的静脉性梗死区内出血 ● MR 静脉成像如二维相位对比成像、二维时间飞跃技术和对比增强静脉成像等技术可显示硬脑膜静脉窦闭塞。治疗方式通常为抗凝治疗	脉性梗死。静脉性梗死常位于皮质下白质,见于 54% 的新生儿静脉闭塞病例。颅内出血见于 42% 的病例。静脉性梗死的部位与阻塞静脉/静脉窦的引流区域有关。上矢状窦闭塞引起额叶和顶叶上部的矢旁脑白质梗死、伴或不伴大脑皮质受累;Galen 静脉和/或直窦闭塞导致丘脑和基底节梗死;Labbe 静脉、横窦和/或乙状窦闭塞导致颞叶外侧部分梗死。出血可以见于这些病变区域,须警惕静脉性梗死可能。足月新生儿(胎龄 36 周)的深静脉血栓(大脑内静脉、Galen 静脉、直窦)与脑室、脉络丛和丘脑出血有关。新生儿静脉性梗死通常在出生后 48 小时内发作,临床症状包括癫痫发作、呼吸窘迫、缺氧、肌张力差、Apgar 评分低、囟门膨胀、摄食不足、嗜睡和易怒等

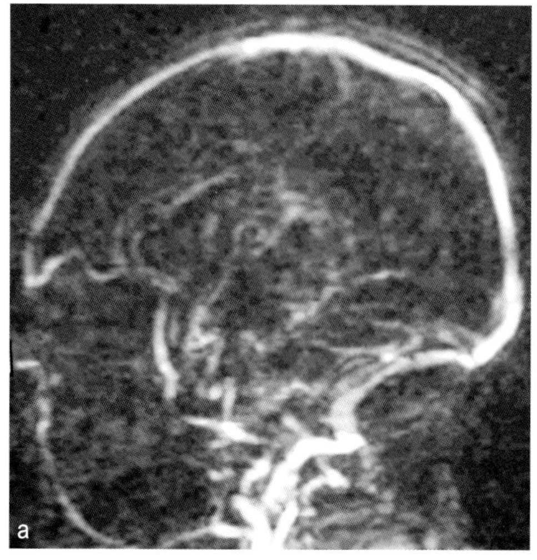

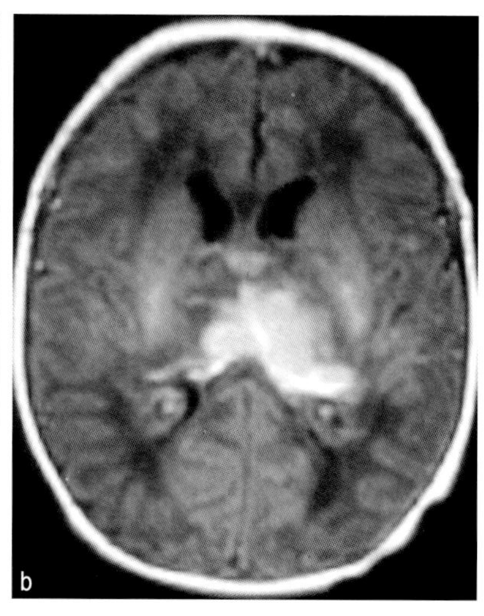

图 1.399 5 日龄男性新生儿,大脑内静脉、Galen 静脉及直窦内血栓形成。在矢状位磁共振静脉血管成像(MRV)(**a**)上流空信号消失;横断位 T1WI(**b**)示双侧丘脑静脉梗死性出血

表 1.9(续) 儿童颅脑和/或脑干缺血和梗死

疾病	影像学表现	点评
儿童脑卒中		年龄 29 天～18 岁的儿童脑卒中并不常见，年发病率 40 人/100 万。儿童脑卒中可由动脉闭塞(血栓形成或栓塞)，缺氧/低氧发作和静脉窦血栓形成引起。
儿童脑卒中：超急性期和急性期梗死-动脉闭塞 **(图 1.400)** 超急性期梗死(＜12 小时 CT) 急性期梗死(12～24 小时 CT) 超急性期梗死(＜3 小时 MRI) 急性期梗死(＜12 小时 MRI) 急性期梗死(12～24 小时 MRI)	**CT：** **超急性期梗死(＜12 小时)：** ● 壳核密度减低(水肿)，与内囊和外囊边界消失，并累及岛叶-岛带征消失(相对于邻近外囊，脑岛高密度细带增厚模糊) ● 继发于血管内血栓的高密度动脉(25%～50%)：红色血栓 CT 值为 60～90 HU，未阻塞的血管血液 CT 值为 30～60 HU。据报道这种征象的敏感性为 5%～50% ● 在某些病例中，CT 没有明显的异常表现 ● CT 颅脑灌注示脑血流量减少至 15～20 ml/(100 g・min)持续数小时，或低于 10 ml/(100 g・min)持续数分钟 ● 梗死区大脑皮质和邻近白质密度减低 ● 部分病例在 CT 上无明显异常表现 **急性期梗死(12～24 小时)：** ● 基底节区密度减低 ● 大脑皮质与邻近白质之间的边界不清 ● 梗死血管分布区脑组织密度轻微减低脑，伴或不伴局部水肿和脑沟消失 **MRI：** **超急性期梗死(＜3 小时)：** ● 数分钟后梗死区 ADC 值下降，弥散加权成像呈高信号、ADC 呈低信号 ● 闭塞动脉流空效应消失 ● 血管内强化 ● 磁共振氢质子波谱可显示 1.32 ppm 乳酸峰升高，伴或不伴 2.02 ppm *N* - NAA 轻微下降 **急性期梗死(＜12 小时)：** ● DWI 上高信号，ADC 图低信号 ● 动脉供血区分布的梗死灶在 T1WI 信号轻微减低 ● 大脑皮质与邻近白质之间的边界不明显 ● 轻微局灶性水肿和脑沟闭塞 **急性期梗死(12～24 小时)：** ● 弥散加权成像(DWI)上高信号，ADC 图低信号 ● DWI、T2WI 和 FLAIR 示梗死灶信号增高 ● 局灶占位效应 ● 相邻软脑膜强化	儿童局灶性脑卒中由动脉闭塞或狭窄引起，动脉闭塞或狭窄可能是由栓子、血栓形成、血液学异常(红细胞增多症、镰状细胞病、抗磷脂抗体、莱登凝血因子、蛋白 S 或蛋白 C 缺乏)、血管痉挛、心脏异常(紫绀型先天性心脏病、二尖瓣脱垂、心肌病或心内膜炎)、动脉夹层或者特发性引起。约 2/3 的儿童局灶性脑梗死累及颈内动脉床突上段或大脑中动脉 M1 段近端。T2WI 和 FLAIR 可显示闭塞动脉供血区的信号异常增高，在发作后 1 小时显示弥散受限，通常持续长达 14 天。对于没有潜在病因的局灶性梗死患儿的长期预后往往优于具有相似梗死面积的成人。神经功能障碍取决于梗死的大小、位置(功能区与非功能区)和梗死时的患者年龄。由于小儿大脑具有更强的功能可塑性，梗死面积相同的情况下，年龄较小的患者较年龄更大的儿童、青少年愈后更好

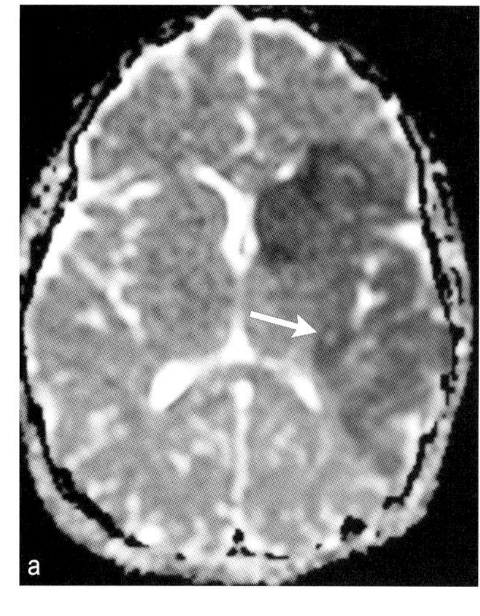

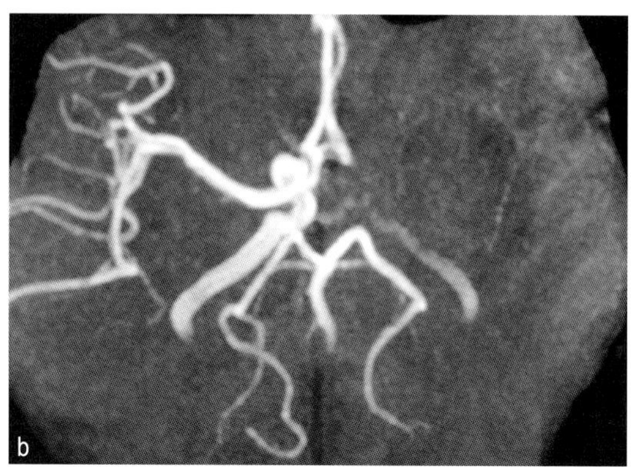

图 1.400 14 岁女性,左侧大脑半球急性动脉性梗死。如横断位 ADC(**a**)(↑)所示,左侧颈内动脉夹层闭塞;横断位 MRA(**b**)显示其血管流空信号消失

表 1.9(续) 儿童颅脑和/或脑干缺血和梗死

疾病	影像学表现	点评
亚急性期梗死-动脉闭塞 (图 1.401) 亚急性早期梗死(1～3 天 CT) 亚急性期梗死(4～7 天 CT) 亚急性晚期梗死(1～7 周 CT) 亚急性早期梗死(1～3 天 MRI) 亚急性期梗死(4～7 天 MRI) 亚急性期晚期(1～3/4 周 MRI)	**CT:** **亚急性早期梗死(1～3 天):** • 低密度梗死区更加明显 • 梗死相关的脑水肿和局部占位效应增加(3～4 天达到高峰) • 可能发生出血性转化 **亚急性期梗死(4～7 天):** • 梗死相关的占位效应和水肿持续存在 • 可能见到脑回样强化 **亚急性晚期梗死(1～7 周):** • 局部占位效应和水肿逐渐减少 • 病灶低密度稍增高、边缘模糊,伴继发于巨噬细胞侵袭和毛细血管增生的模糊效应 • 梗死处强化持续存在 • 可见营养不良性钙化,儿童多于成人 • 层状坏死,沿皮质分布的高密度灶 **MRI:** **亚急性早期梗死(1～3 天):** • 弥散加权成像上呈高信号,ADC 图低信号 • 在 PDWI、T2WI 和 FLAIR 上,梗死区信号区逐渐增高 • 梗死相关的脑水肿和局部占位效应增加(3～4 天达到高峰) • 可见早期强化 • 梗死出血性转化可能发生 • 脑膜和血管内的强化减弱 **亚急性期梗死(4～7 天):** • 梗死在 PDWI、T2WI 和 DWI 上呈高信号,ADC 低信号 • 梗死区强化程度增加 • 局部占位效应和水肿逐渐减少 • 25%病例可见出血 • 血管内和脑膜强化吸收 **亚急性晚期梗死(1～3/4 周):** • 梗死灶在 PDWI、T2WI 上和 FLAIR 呈高信号。在 2 周时,DWI 呈高信号,为 T2 穿透效应,ADC 图梗死区不呈低信号,表明梗死区无发病前 2 周内所示的弥散受限	

表 1.9(续) 儿童颅脑和/或脑干缺血和梗死

疾病	影像学表现	点评
	• 局部占位效应和水肿逐渐减少 • 梗死区强化持续存在 • 可见营养不良性钙化,在 T2WI 呈低信号,儿童多于成人 • 2 周后,在 T1WI 上大脑皮质可见曲细线样高信号,代表层状坏死,1～2 月后可更加明显,持续达 1.5 年。皮质高信号继发于皮质坏死性改变,如蛋白变性、顺磁性物质(如锰离子)、巨噬细胞产生的自由基	
远处梗死-动脉闭塞 **(图 1.402)** 数月至数年 (慢性/陈旧性梗死)	**CT:** • 局灶性脑软化 • 脑干同侧萎缩(华勒变性) **MRI:** • 局灶性脑软化 • 梗死区 T2WI 和 FLAIR 信号增加 • T1WI 和 DWI 低信号,ADC 高信号 • 存在 T2WI 低信号区,继发于含铁血黄素沉积 • 脑干同侧萎缩(华勒变性)	

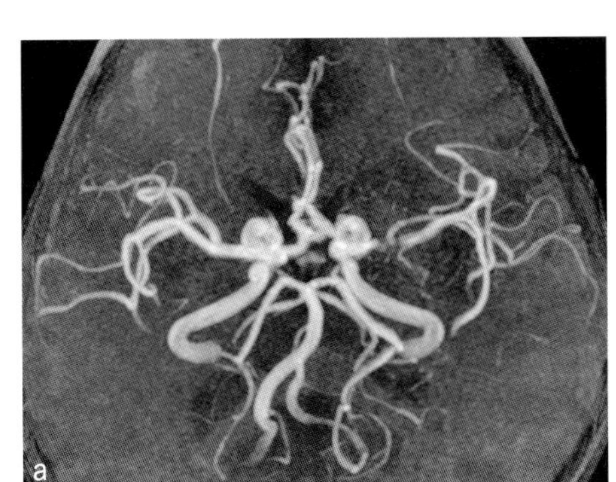

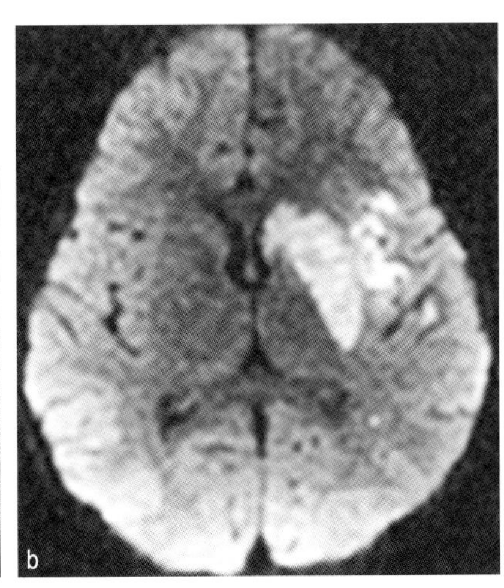

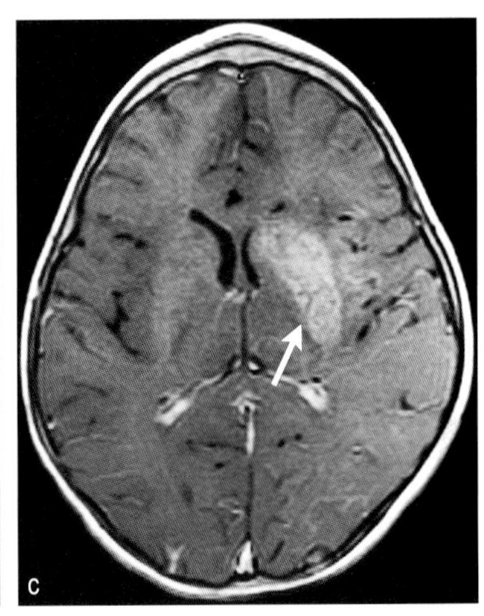

图 1.401 3 岁男性,镰状细胞病。横断位 MRA(**a**)示左侧大脑中动脉 M1 段重度狭窄;横断位 DWI(**b**)示左基底节区及邻近脑实质亚急性期梗死伴弥散受限,与 MRA 表现相对应;增强后横断位 T1WI(**c**)示左基底节区和邻近脑实质强化(↑)

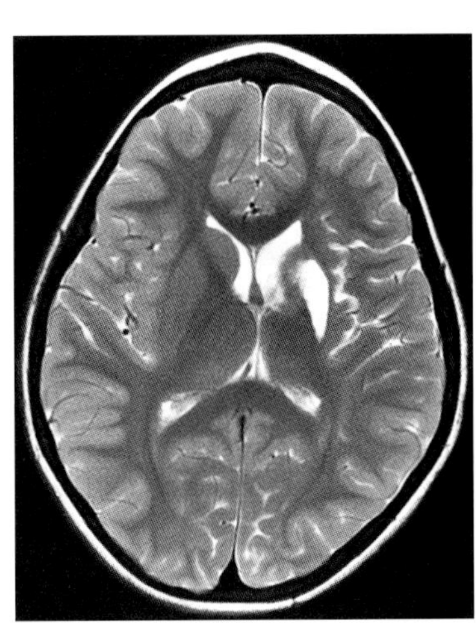

图 1.402 7 岁男性,图 1.401 所示患者 4 年后,横断位 T2WI 示先前检查中左侧大脑半球梗死部位呈神经胶质增生和局灶性脑软化

表 1.9(续) 儿童颅脑和/或脑干缺血和梗死

疾病	影像学表现	点评
小血管缺血性损伤：镰状细胞病 （**图 1.403**）	**MRI**：T2WI 示皮质下和脑室周围白质、基底节和脑干多发局灶性和/或融合性高信号区，无占位效应，通常无强化。慢性病变在 T1WI 上可能呈低信号 **CT**：脑白质、基底节及脑干密度减低区，无占位效应	脑白质和/或脑干病变与穿通动脉的闭塞性疾病有关，并且与镰状细胞病、地中海贫血和血管炎有关。不同于多发性硬化，缺血性小血管疾病通常不累及胼胝体，因为胼胝体有来源于胼周动脉多个分支的丰富血液供应

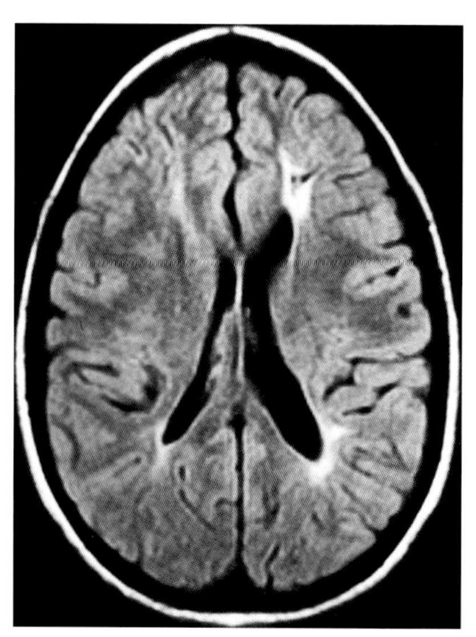

图 1.403 10 岁男性，镰状细胞病。脑白质小血管缺血性病变在横断位 FLAIR 呈高信号

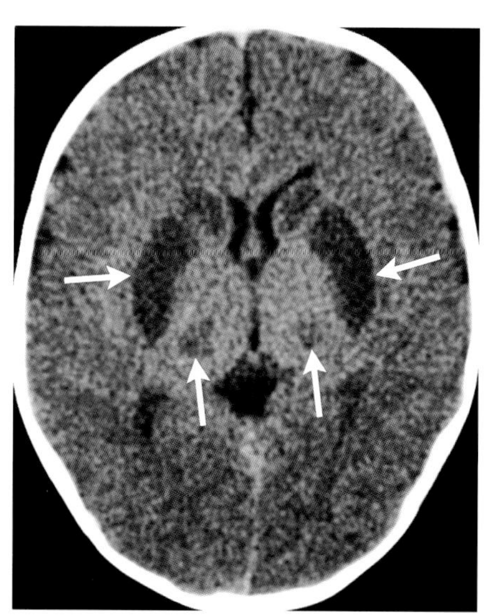

图 1.404 2 岁男性，因心脏骤停出现重度缺血缺氧性损伤。横断位 CT 示基底节和丘脑内的异常密度减低（↑）

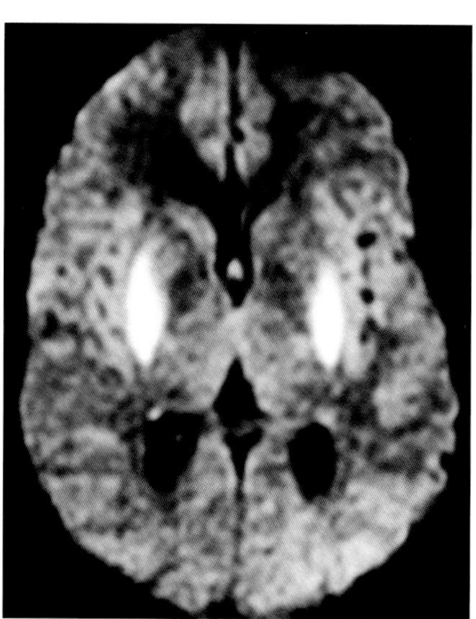

图 1.405 16 岁男性，因心脏骤停出现重度缺氧缺血性损伤。横断位 DWI 示豆状核弥散受限

表 1.9(续) 儿童颅脑和/或脑干缺血和梗死

疾病	影像学表现	点评
儿童重度缺氧/缺血缺氧性脑损伤	**CT:** ● 24 小时内，脑重度缺血缺氧性损伤表现为基底节和脑岛皮质密度减低 ● 1～3 天，弥漫性脑水肿伴灰白质分界模糊，脑沟脑池闭塞，这些影像表现与基底节和大脑皮质密度减低有关 ● 4～6 天，基底节可见出血，累及大脑皮质 ● 密度反转征，与脑灰质相比，白质呈相对异常高密度，继发于白质内静脉淤滞。如果存在此征象，与预后不良有关 **MRI:** ● 在最初 24 小时内，重度缺氧引起的缺血性改变表现为基底节、大脑皮质(特别是枕叶和中央沟周围皮质)、丘脑、海马、小脑半球和脑干 DWI 呈高信号 ● 24 小时后，PDWI、T2WI 和 FLAIR 示缺血区呈高信号 ● 平面回波梯度 T2* 图可显示低信号出血区 ● 2 周后，在大脑皮质中可见弯曲细线样 T1WI 高信号，代表皮质层状坏死(假皮质层状坏死)。脑皮质 T1WI 高信号由坏死引起的蛋白质变性、顺磁性物质(例如锰离子)和巨噬细胞产生的自由基所致 ● 在 3% 的缺氧患者中，缺氧后 1 周可见延迟影像学表现，脑白质 T2WI 和 FLAIR 高信号弥散受限，缺氧 2～3 周后急性神经功能减低(智力障碍、谵妄、运动障碍、癫痫发作)，这种延迟的缺氧后白质脑病变异型可表现为持续性信号异常和脑萎缩。延迟性脑病可能继发于细胞凋亡(程序性细胞死亡) ● 磁共振波谱示复苏后预后不良与 *N* -乙酰门冬氨酸/肌酸的比值大幅下降和乳酸水平升高有关	在儿童中，非偶然创伤、窒息和溺水是常见脑损伤的原因。其他可能降低缺氧缺血性损伤阈值的临床疾病包括获得性代谢紊乱(脱水、贫血/血容量耗尽)和先天性代谢疾病(MELAS, Leigh 综合征等)。复苏再复氧后，轻度缺氧改变可被逆转。在长时间缺氧下，心功能不全或心脏停搏可导致缺氧性脑损伤和低灌注损伤。在严重缺氧和随后心肺停搏的儿童中，不良结局(死亡或植物人状态)与损伤后 12～24 小时丘脑腹外侧核(也见于新生儿)和壳核后外侧部 DWI 上弥散受限有关，这些 DWI 信号异常早于 T1WI 和 T2WI 所示的信号改变。在愈后不良的儿童中，48 小时内基底节、丘脑、中央沟周围皮质和视觉皮质可见进展性弥散受限，72 小时整个脑皮质呈异常信号改变，伴有弥漫性脑肿胀
儿童轻-中度缺氧/缺血缺氧性损伤	**CT:** 轻-中度缺血缺氧性和低灌注损伤导致位于主要脑动脉(大脑前、大脑中和大脑后动脉)之间，以及小脑动脉之间的分水岭区病变 **MRI:** 轻-中度缺氧的缺血性病变位于介于主要脑动脉分布之间的分水岭区。在 24 小时内，大脑皮质可见弯曲细线样弥散受限，并持续长达 2 周。在大脑前动脉和大脑中动脉的软脑膜分布之间、大脑中动脉和后大动脉之间以及小脑动脉分布之间的皮质可见异常信号。位于大脑中动脉近端的豆纹动脉和大脑中动脉的 M2、M3 和 M4 节段的浅表穿通皮质分支之间的深部脑白质中也可发生分水岭梗死	

表 1.9(续) 儿童颅脑和/或脑干缺血和梗死

疾病	影像学表现	点评
儿童静脉窦梗死 **(图 1.406)**	**CT:** ● 硬脑膜静脉窦阻塞引起的静脉性梗死表现为皮质下白质边界不清的低或等-低混杂密度灶,伴或不伴高密度出血。10%~50%静脉性梗死合并出血。累及中央深静脉(大脑内静脉、大脑大静脉、直窦)静脉性梗死常位于基底节区及丘脑,常伴有丘脑或脑室内出血 ● 可见梗死区内曲线和/或圆形强化区 ● 平扫 CT 可检出血栓,表现为血管致密征和/或束带征 ● 强化 CT 上可见空三角征,显示硬脑膜静脉窦内无强化区 ● 在 CT 动脉成像/静脉成像上,与正常静脉强化相比,静脉窦血栓几乎无强化 ● 增强 CT 示侧枝静脉及硬脑膜静脉窦增粗 ● 进展迅速的脑脊液吸收功能损伤可引起脑室扩大 **MRI:** ● 静脉性梗死表现为边界不清病变,T1WI 上信号减低,T2WI 信号升高。脑表面浅静脉阻塞导致的病灶更常见于皮质下白质,多于灰质。大脑内静脉、大脑大静脉和/或直窦闭塞引起丘脑和基底节静脉性梗死、脑室内和丘脑出血 ● 静脉和硬脑膜静脉窦血栓在 T1WI 呈中等信号(发病 3 天内);急性晚期(3~5 天)血栓内脱氧血红蛋白形成,T1WI 呈中等信号,FLAIR/T2WI 低信号;亚急性期(6~30 天)血栓内正铁血红蛋白形成,T1WI 和 T2WI 呈高信号。慢性期(>30 天),血栓 T1WI 呈中等信号,T2WI 呈中等或高信号 ● 发病 7 天内,T2* 梯度回波(GRE)和磁敏感加权成像(SWI)示静脉窦血栓和静脉性出血因脱氧血红蛋白的顺磁性效应呈低信号 ● DWI 和 ADC 上示急性期静脉性梗死呈混杂不均匀信号,弥散受限区域与细胞毒性水肿、出血和间质性或血管源性水肿有关 ● 硬脑膜静脉窦血栓可能导致蛛网膜颗粒的脑脊液再吸收功能障碍。静脉性梗死的范围与静脉血栓相关的硬脑膜静脉压力增高有关 ● 皮质下白质可见不同程度和范围的静脉梗死区内出血 ● MR 静脉成像如二维相位对比成像、二维时间飞跃技术和对比增强静脉成像等技术可显示硬脑膜静脉窦闭塞	儿童颅内静脉梗死罕见(3/100万)。静脉性梗死是由硬脑膜静脉窦、皮质浅静脉、深静脉闭塞或血栓形成、静脉压力升高超过动脉灌注压引起。儿童颅内静脉闭塞可由脱水、乳突炎、败血症、贫血(镰状细胞病、地中海贫血、缺铁)和凝血酶原疾病(抗心磷脂抗体、狼疮抗凝剂、Leiden V 因子、凝血酶原基因突变以及蛋白 C、抗凝血酶、蛋白 S、纤维蛋白原和血纤维蛋白溶酶原含量降低)引起。颅内静脉血栓形成也可由创伤、留置导管、结缔组织疾病(如狼疮)、心脏手术与免疫抑制有关的感染和糖尿病引起。最常见的闭塞/血栓形成的静脉窦是上矢状窦,其次是横窦、直窦、窦汇、乙状窦、大脑大静脉、大脑内静脉、皮质静脉和颈静脉。多发静脉窦血栓见于 71%的病例。儿童静脉窦血栓合并脑梗死的见于 40%病例。静脉性梗死合并出血也见于 42%的病例。静脉性梗死的部位与阻塞静脉/静脉窦的引流区域有关。上矢状窦闭塞引起额叶和顶叶上部的矢旁脑白质梗死、伴或不伴大脑皮质受累;Galen 静脉和/或直窦闭塞导致丘脑和基底节梗死;Labbe 静脉、横窦和/或乙状窦闭塞导致颞叶外侧部分梗死。深静脉血栓(大脑内静脉、Galen 静脉、直窦)与脑室、脉络丛和丘脑出血有关。治疗无颅内出血的患者通常采取抗凝治疗

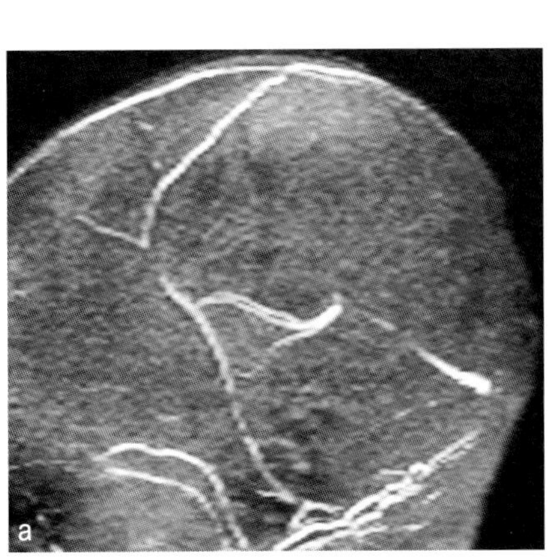

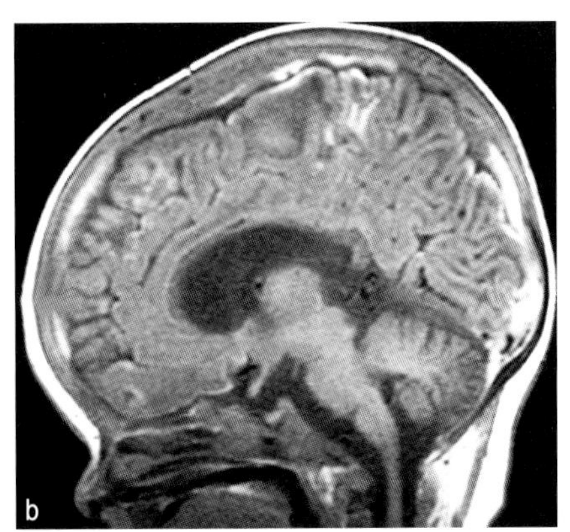

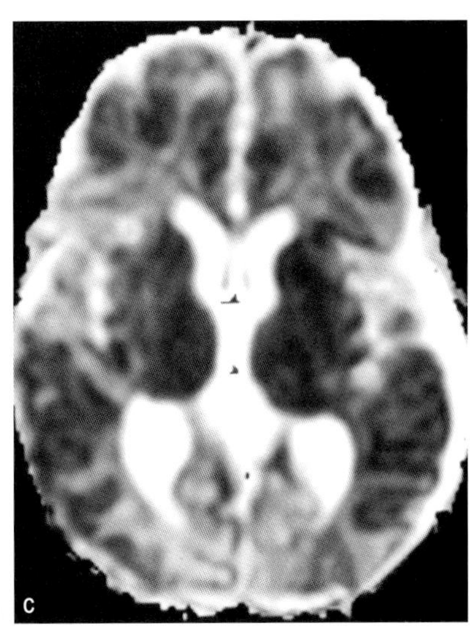

图 1.406 2 月龄女婴，静脉窦血栓阻塞上矢状窦、大部分的直窦和横窦矢状位 MRV(**a**)提示血管流空信号消失；静脉窦血栓在矢状位 T1WI(**b**)呈高信号；广泛的中央和外周脑缺血在横断位 ADC(**c**)上呈低信号

表 1.9(续) 儿童颅脑和/或脑干缺血和梗死

疾病	影像学表现	点评
遗传性代谢紊乱相关的儿童脑卒中		
MELAS/MERRF (见**图 1.210** 和**图 1.211**)	**CT**：基底节对称性密度减低区，不局限于一根血管分布的大脑皮质梗死，基底节营养不良性钙化 **MRI**：基底节区 T2WI 和 FLAIR 高信号通常对称；大脑和小脑皮质和皮质下白质 T2WI 和 FLAIR 高信号，常合并弥散受限。影像表现通常与大血管分布区不符。信号异常可吸收和复发	MELAS 是一种母系遗传的影响转运 RNA 的线粒体疾病。MERRF 是一种与肌无力和肌阵挛性癫痫、身材矮小、眼肌麻痹和心脏病相关的线粒体脑病
Leigh 综合征 (见**图 1.212**)	**CT**：尾状核和豆状核密度减低，伴或不伴白质密度减低，通常无强化 **MRI**：苍白球、豆状核和尾状核 T2WI 和 FLAIR 对称性高信号，以及丘脑、大脑和小脑白质、小脑皮质、脑干和脊髓灰质 T2WI 高信号，伴有急性缺血弥散受限。病变通常没有强化。代谢失代偿期乳酸性酸中毒，磁共振波谱可显示乳酸峰升高	Leigh 综合征是一种常染色体隐性遗传病也称为亚急性坏死性脑病，有 3 种形式(婴儿型、青少年型和成人发作型)。进行性神经退行性疾病，其病因与线粒体氧化代谢异常有关，由于线粒体和/或核基因突变导致的几种酶缺乏(辅酶 Q10、丙酮酸羧化酶、丙酮酸脱氢酶)。脑干病变与呼吸控制功能丧失有关
Kearns-Sayre 综合征 (见**图 1.213**)	**MRI**：苍白球、豆状核和尾状核 T2WI 和 FLAIR 对称性高信号以及丘脑、大脑和小脑皮质下白质、脑干后部和皮质脊髓束 T2WI 高信号，伴有急性缺血弥散受限。病灶通常没有强化 **CT**：大脑白质密度减低，伴或不伴苍白球和尾状核钙化	线粒体 DNA 的局灶性缺失累及编码呼吸链和/或 tRNA 蛋白质的基因。线粒体功能障碍导致大脑和小脑白质、基底节的海绵状变性、进行性眼外肌麻痹、视网膜色素变性和心脏传导阻滞

表 1.9(续) 儿童颅脑和/或脑干缺血和梗死

疾病	影像学表现	点评
Fabry 病 (见图 1.214)	**CT：**丘脑、基底节和白质密度减低，伴或不伴基底节和丘脑钙化。病变通常无强化 **MRI：**T2WI 示基底节、丘脑、大脑和小脑白质多发局灶性高信号，伴或不伴梯度回波成像(GRE)上低信号微出血灶见于10%病例。病灶通常无强化	一种 X 连锁溶酶体疾病，为编码 α-半乳糖苷酶的基因突变。这种酶的功能障碍导致鞘糖脂在多种组织内异常积聚，包括心脏、肾脏和血管，导致动脉病、栓子和脑卒中(患者<30 岁及以上的成年人)

1.10 垂体和下丘脑

垂体是一个重要的内分泌腺，位于蝶骨体的蝶鞍内。垂体由位于前方的腺垂体和位于后方的神经垂体组成。腺垂体分泌的激素包括生长激素、促甲状腺激素、催乳素、促肾上腺皮质激素、促卵泡激素和促黄体生成素。腺垂体激素的释放受到下丘脑室旁核、室周核、弓状核、视上核小细胞神经分泌细胞的调节。小细胞神经元的轴突向下延伸到大脑底部的正中隆起，正中隆起的神经末梢将信号肽释放到下丘脑-垂体门静脉系统的小血管中。信号肽通过下丘脑-垂体门脉系统向下运输到垂体前叶周围的毛细血管中，促进腺垂体释放激素。神经垂体分泌的肽类激素包括催产素和加压素。下丘脑视上核和室旁核的大细胞神经分泌细胞通过下丘脑漏斗(垂体柄)直接延伸至神经垂体，其中垂体后叶(神经节)的轴突末梢将激素释放入血(**图 1.407**)。

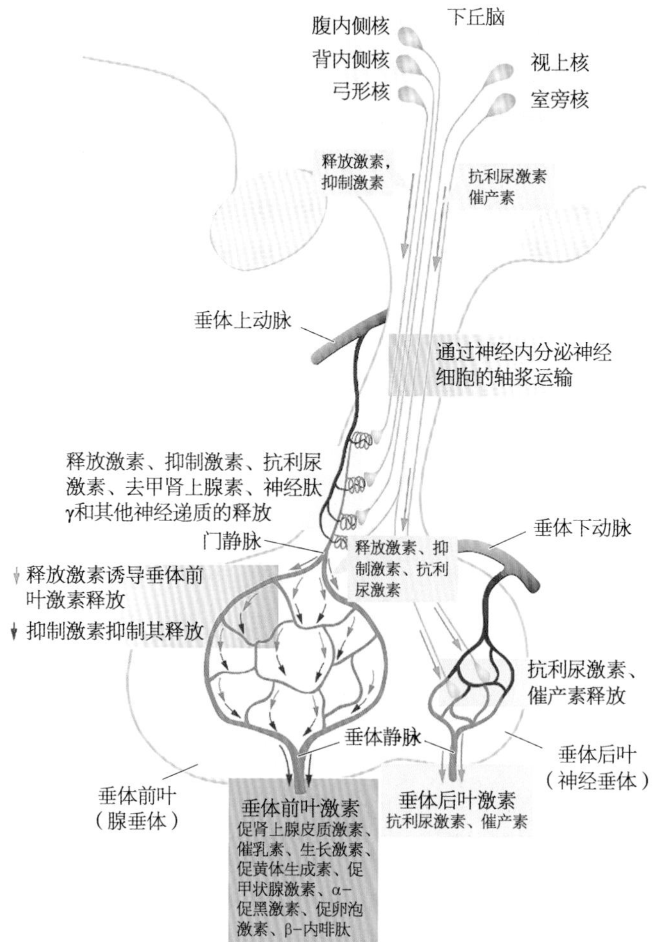

图 1.407 脑垂体前叶和后叶激素调控和下丘脑关系的解剖图。(From Tanner Thies R. Physiology: An Illustrated Review. New York. NY: Thieme; 2012.)

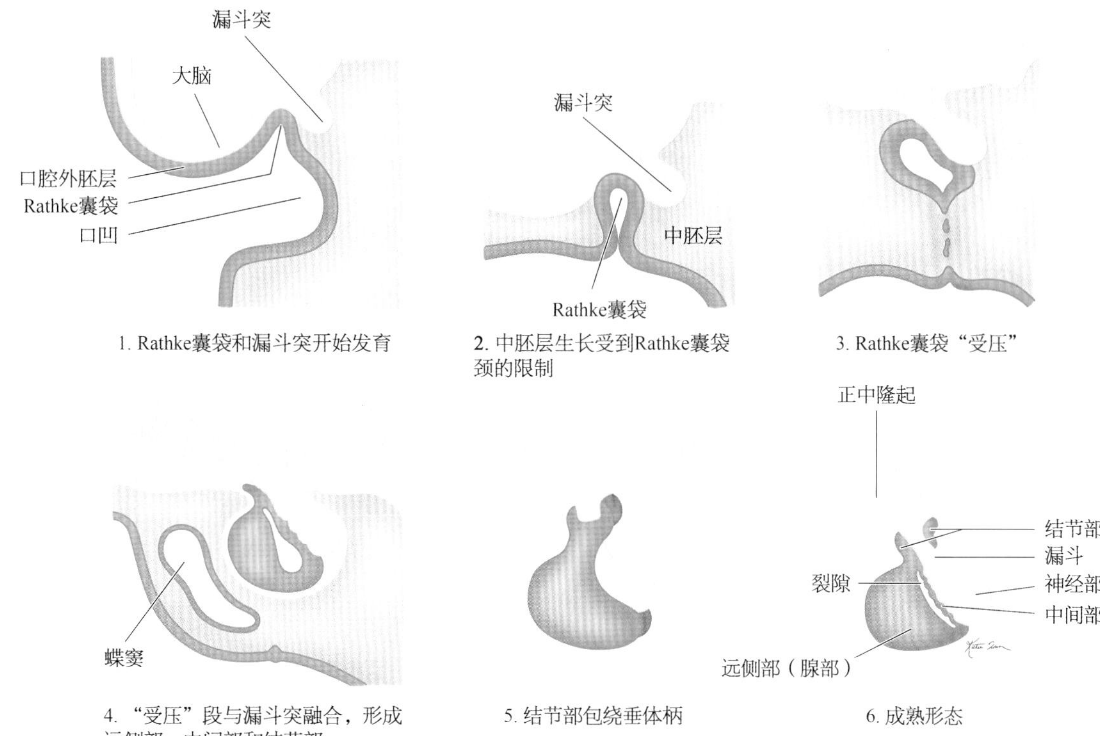

图 1.408 垂体逐渐发育模式示意图

从妊娠 24 天开始，腺垂体来自口咽膜前方口凹顶端的外胚层凸起即 Rathke 囊袋（**图 1.408**）。神经垂体起始于间脑底部的下突起（漏斗）。Rathke 囊袋逐渐向后向上延伸，最终与口凹分离。漏斗向前向下延伸，最终与迁移的 Rathke 囊袋融合。Rathke 囊袋分化为腺垂体，漏斗的远侧部分化为神经垂体。

出生时，腺垂体和神经垂体在 T1 加权成像上均呈高信号。到 6 周时，腺垂体在 T1 加权成像上呈中等信号。神经垂体因神经分泌颗粒和后叶激素运载蛋白的存在，通常仍为高信号。在 T1WI 上，腺垂体和垂体柄通常于钆剂增强后强化。对于 2 周岁前的足月儿，垂体高度保持不变。早产儿的腺垂体高度通常大于足月儿，这是由于其更高的生长激素水平和降低的胰岛素样生长因子 1 水平。在 0～10 岁，垂体高度范围为 2～6 mm；青春期其高度可达 10 mm。

鞍内及鞍旁病变

- 发育性异常
  - –垂体前叶发育不全（腺垂体）
  - –垂体前叶发育不良
  - –异位垂体后叶
  - –重复垂体
  - –下丘脑错构瘤
  - –持续性存在的颅咽管
  - – Rathke 囊肿
  - –垂体中间部囊肿
  - –脑膨出（脑膜或脑膜脑膨出）
  - –表皮样囊肿（先天性胆脂瘤）
  - –皮样囊肿
  - –胶样囊肿
  - –鞍区/下丘脑区的脂肪瘤
  - –空蝶鞍

- 垂体病变
  - -垂体肥大/增生
  - -尿崩症
- 肿瘤
  - -垂体腺瘤
  - -侵袭性垂体腺瘤
  - -垂体腺癌
  - -垂体细胞瘤
  - -颗粒细胞瘤(迷芽瘤或神经垂体的神经胶质瘤)
  - -腺垂体梭形细胞嗜酸细胞瘤
  - -累及垂体的转移瘤
- 鞍上病变
  - -颅咽管瘤
  - -胶质瘤(下丘脑,视交叉)
  - -毛细胞黏液样星形细胞瘤
  - -脑膜瘤
  - -神经鞘瘤
  - -副神经节瘤
  - -生殖细胞肿瘤
  - -畸胎瘤
- 鞍上病变
  - -动脉瘤
  - -囊状动脉瘤
  - -巨型动脉瘤
  - -梭形动脉瘤
  - -夹层动脉瘤
  - -颈内动脉海绵瘘
  - -动静脉畸形(AVMs)
  - -海绵状血管畸形
  - -海绵窦血管瘤
  - -鞍内或鞍上的蛛网膜囊肿
- 骨性病变:肿瘤
  - -累及蝶骨和鞍上池的转移瘤
  - -骨髓瘤/浆细胞瘤
  - -淋巴瘤
  - -脊索瘤
  - -软骨肉瘤
  - -骨肉瘤
  - -尤因肉瘤
  - -鼻窦鳞状细胞癌
  - -鼻咽癌
  - -腺样囊性癌
  - -嗅神经母细胞瘤
- 非肿瘤性骨源性异常
  - -纤维结构不良
  - -骨瘤
  - -佩吉特病
- 感染
  - -软脑膜感染
- 炎症
  - -朗格汉斯细胞组织细胞增生症
  - -淋巴细胞性腺垂体炎
  - -肉芽肿性腺垂体炎
  - -结节病
  - -肉芽肿病伴多血管炎(韦格纳肉芽肿病)
  - -Rosai-Dorfman 病

表 1.10 鞍内及鞍旁病变

疾病	影像学表现	点评
发育异常		
垂体前叶/腺垂体发育不全 (**图 1.409**)	**MRI**：缺少垂体前叶，蝶鞍窄浅，漏斗长短不一，垂体后叶可位于下丘脑到鞍区之间。漏斗部可能变薄，其终末部分参与形成球形的垂体后叶 **CT**：小蝶鞍	这是一种罕见先天性异常，新生儿即出现症状(代谢性酸中毒、甲状腺和肾上腺功能不全，低血糖和/或癫痫发作)。常伴有大脑和中线颅面骨质的其他异常。治疗方法主要包括生长激素、甲状腺激素和糖皮质激素替代
垂体前叶发育不良 (**图 1.410**)	**MRI**：垂体前叶不同程度的发育不良，漏斗大小和长度多变。垂体后叶可位于下丘脑到鞍区之间	伴有垂体前叶、漏斗及垂体后叶发育不良的鞍区罕见病变，患者常常出现不同程度的内分泌功能紊乱，包括全腺体机能减退以及其他先天性异常

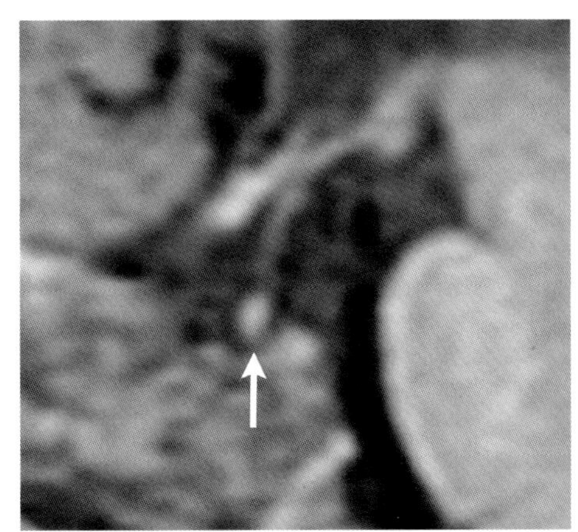

图 1.409 垂体功能减退症的婴儿患者出现垂体前叶发育不全。矢状位 T1WI 图像未见正常腺垂体。垂体柄的终末部向下在鞍背处形成球形高信号的神经垂体(↑)

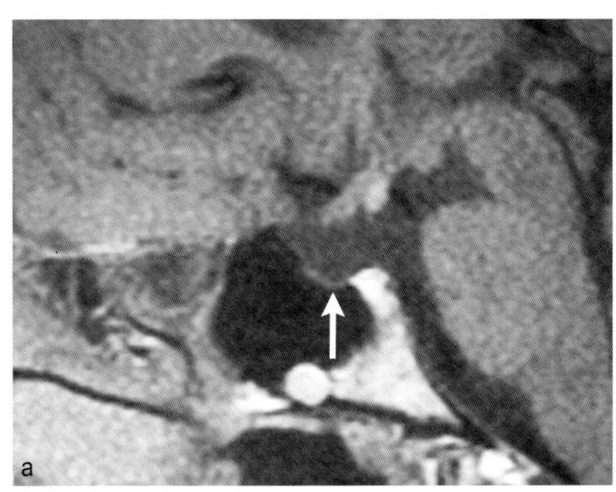

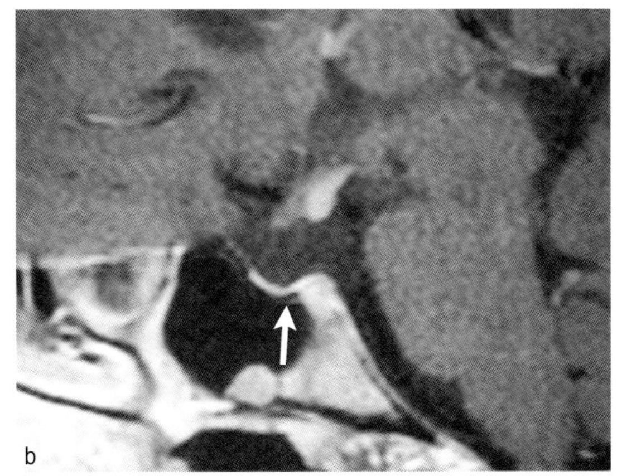

图 1.410 重度腺垂体发育不良。增强前后矢状位的 T1WI (**a**、**b**)图像可见贴于鞍底发育不良的垂体前叶(**a** 图↑)，对比增强之后病灶出现强化(**b** 图↑)

表 1.10(续) 鞍内及鞍旁病变

疾病	影像学表现	点评
异位垂体后叶 (**图 1.411**)	**MRI:** 与正常 T1WI 垂体后叶不同,异位垂体后叶(神经垂体)的"亮点征"位于漏斗或下丘脑的底部。垂体前叶出现不同程度的发育不良	这是一种伴有神经垂体(垂体后叶)位置异常的先天性变异,异位的神经垂体多位于下丘脑的底部,与垂体性侏儒症、迟发型骨骼成熟、Kallmann 综合征、视中隔发育不全、胼胝体发育不全、Chiari 畸形(Ⅰ型)或持续存在/扩大的颅咽管相关。与女性相比,这些畸形更常见于男性
重复垂体 (**图 1.412**)	**MRI:** 在蝶骨分隔的垂体窝内出现重复的垂体柄和腺体,常出现异常增厚的下丘脑(假性错构瘤)以及第三脑室内重复的漏斗隐窝,此外也可以出现重复的基底动脉	这是与胚胎发育过程中脊索前部和脊索前板异常分离相关的罕见的先天异常,可能与致畸物有关。临床表现包括性早熟、面部畸形、甲状腺功能减退和/或催乳素水平升高。可能也与其他异常有关,例如胼胝体发育不全、嗅球缺失、小脑发育不全、中线缺失和畸胎瘤
下丘脑错构瘤 (**图 1.413 和图 1.414**)	**MRI:** 位于下丘脑灰结节的孤立或有蒂的病灶,通常在 T1WI 和 T2WI 表现为类似于灰质的等信号,偶尔在 T2WI 表现为略高信号,增强检查通常无强化,极少出现囊变和/或脂质成分。在癫痫发作期,病变在 Lctal FDG PET 和 SPECT 表现为高灌注。DWI 上病灶不受限,MRS 可出现升高的肌醇峰 **CT:** 灰质近似呈等密度,典型者增强后无强化,极少出现囊变和/或脂质成分,与脑实质类似	在灰结节、下丘脑下部和/或乳头体罕见的先天性/发育性的异位/错构瘤(非肿瘤性的病变),由成簇分布于嗜中性粒细胞样基质的小神经元细胞(<12 μm)和散在的纤维状星形胶质细胞构成。病灶对 NeuN 和 GAD67 具有免疫活性,对胶质细胞原纤维酸性蛋白(GFAP)无免疫活性。好发于伴有同性性早熟(0~8 岁)或癫痫发作(痴笑样发作型癫痫或部分混合型癫痫)(10~20 岁)的儿童中,治疗方法包括手术或立体定向放射治疗

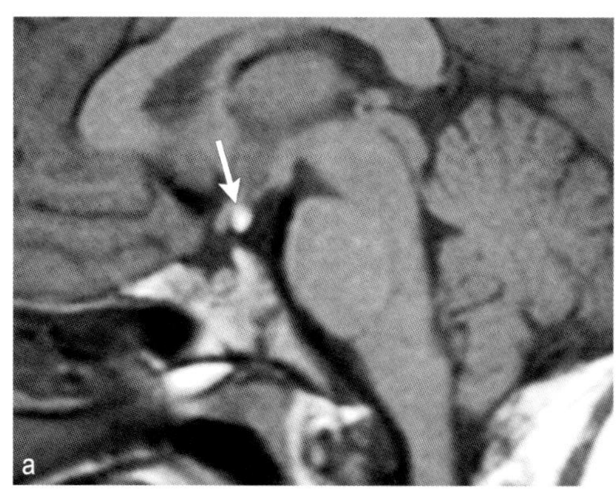

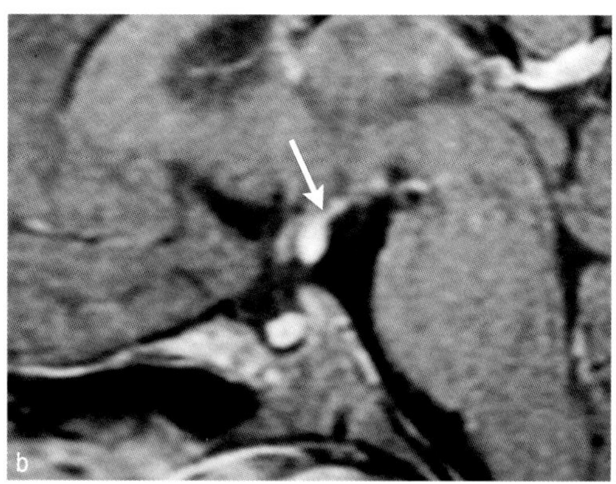

图 1.411 异位垂体后叶。垂体前叶在增强前后的矢状位 T1WI(**a**、**b**)图像上正常显示,位于视交叉旁边的异位垂体后叶(↑)均呈高信号

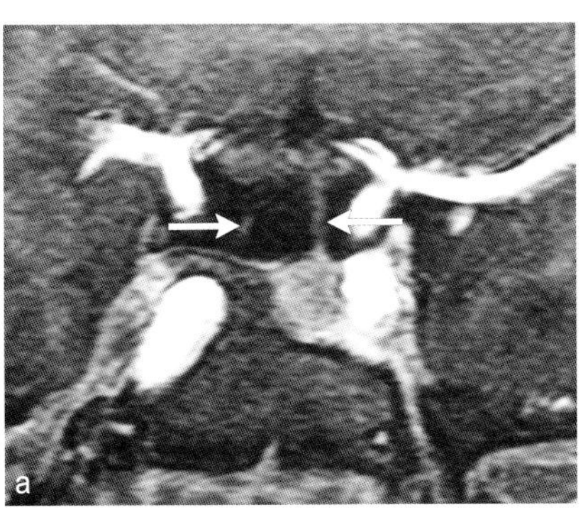
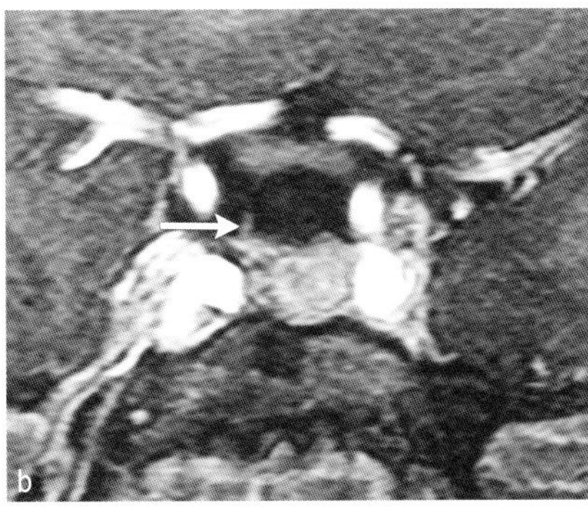
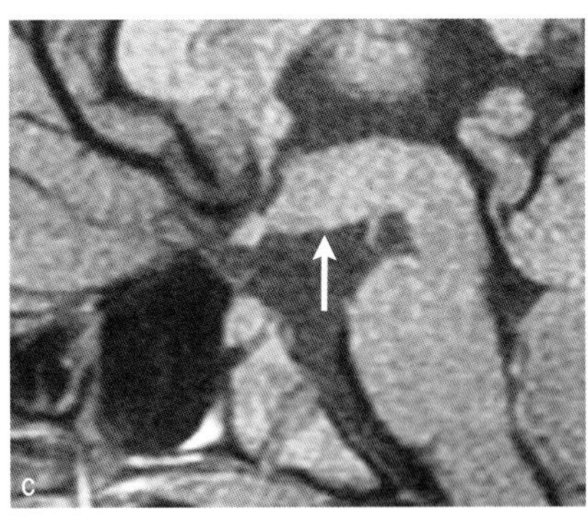

图 1.412 重复垂体。冠状位的 T1WI(**a**、**b**)增强图像可见两套垂体柄(↑)向下延伸至重复的垂体；矢状位 T1WI(**c**)图像可见明显增大的下丘脑(↑)，影像学上表现为无强化的假性错构瘤

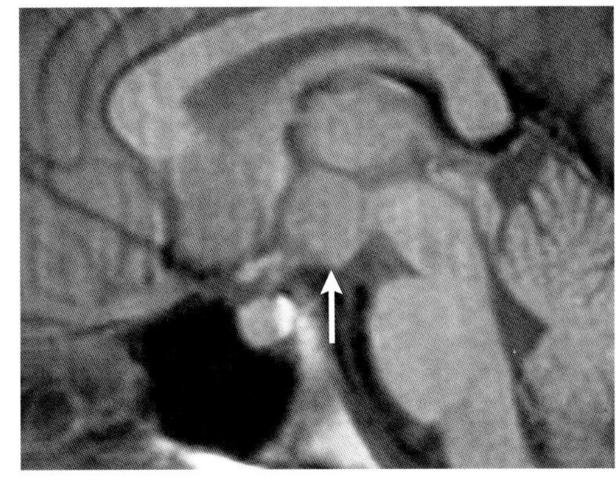

图 1.413 患有性早熟的儿童。矢状位 T1WI 图像上可见一孤立型的下丘脑错构瘤(↑)，信号类似于脑灰质

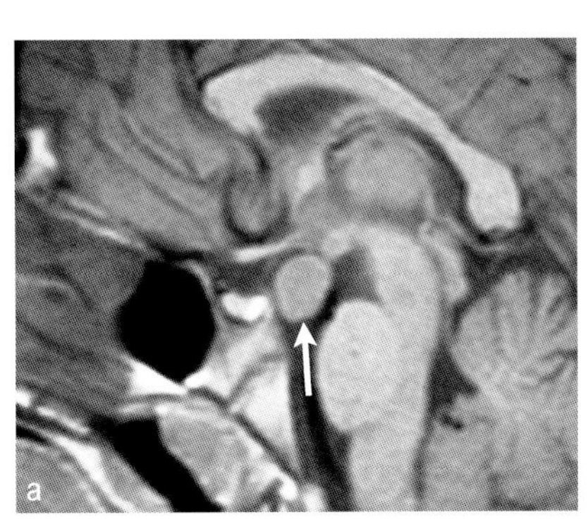
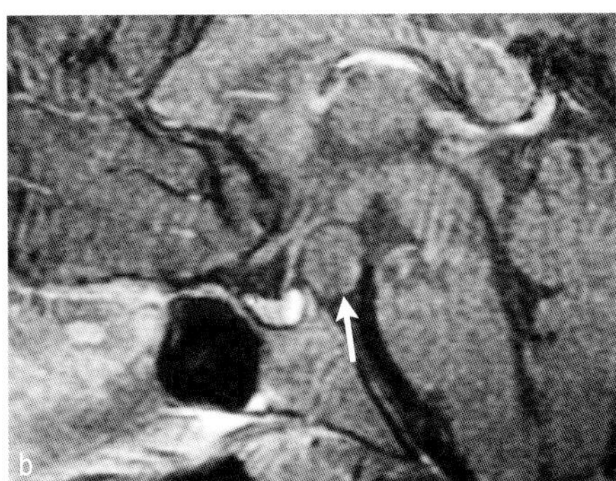
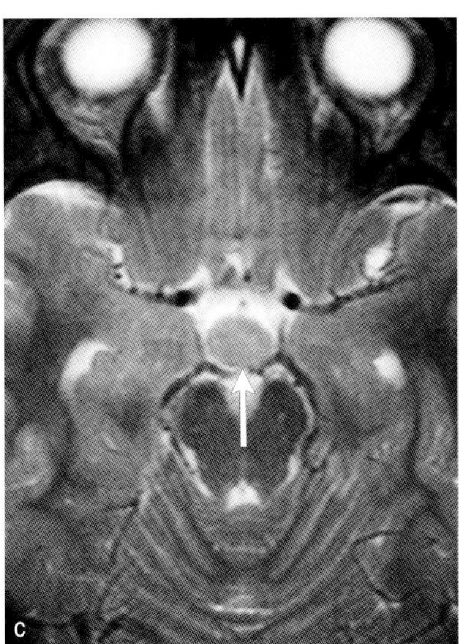

图 1.414 性早熟儿童患者。矢状位增强前后的 T1WI(**a**、**b**)图像上可见一等信号带蒂的下丘脑错构瘤(**a** 图↑)，增强后无强化(**b** 图↑)；病灶(↑)在横断位 T2WI(**c**)图像上类似于灰质呈等信号

表 1. 10(续) 鞍内及鞍旁病变

疾病	影像学表现	点评
持续存在的颅咽管 **(图 1.415)**	**CT:** 直径从 1～15 mm 不等,可由鞍区前部延伸至软腭与鼻中隔的连接处 **MRI:** 持续性存在的颅咽管可伴有经蝶骨的脑膜脑膨出、垂体组织异位、蝶骨畸胎瘤以及鞍下颅咽管瘤	垂体前叶(腺垂体)是妊娠 4～5 周时由原始口咽(Rathke 囊)后上部的外胚层细胞外翻形成。Rathke 囊穿经上斜坡和鞍区发育中的前蝶骨和基蝶骨软骨化中心,与漏斗部下降的神经外胚层相联系,后者继续形成后叶(神经垂体)。Rathke 囊的通路是颅咽管,逐渐在妊娠 6～7 周后消失。如果没有消失则会形成持续存在的颅咽管,其内可以包含垂体组织
Rathke 囊肿 **(图 1.416 和图 1.417)**	**MRI:** 边界清楚,信号多样,在 T1WI 及 T2WI 上可呈低、等或高信号。在 T1WI 图像上,2/3 的病灶呈高信号,1/3 呈低信号;在 T2WI 图像上,一般的病灶表现为高信号,1/4 的病灶呈低信号,其他呈等信号。在 T2WI 图像中,显著高信号的病灶内可存在一个低信号的结节。在增强图像上,病灶中央不强化,偶尔可因炎症表现为环形强化。一半的病灶位于鞍内,1/4 位于鞍上,其他可以同时位于鞍内及鞍上 **CT:** 低-等密度	鞍区/鞍旁的非常见良性病灶,其内含有液体及不同浓度的蛋白质、黏多糖和/或胆固醇。Rathke 囊肿起源于颅咽管上皮残基,女性发病率为男性的 2～3 倍,偶尔患者会因病灶压迫邻近结构而出现症状

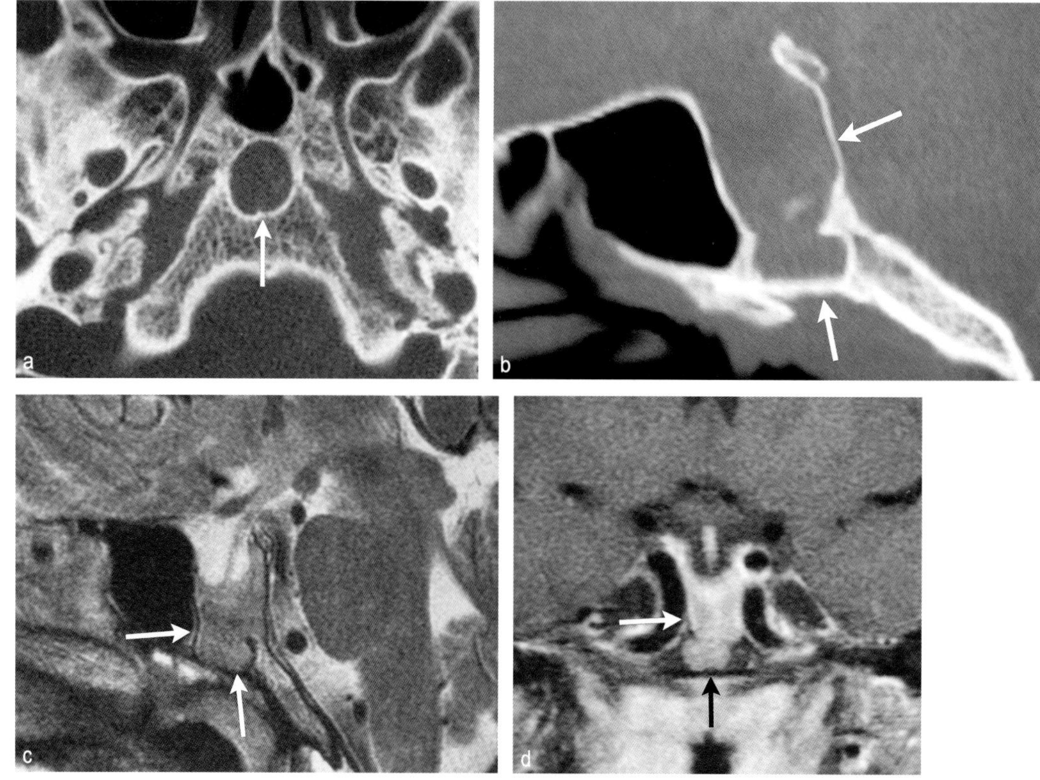

图 1.415 持续存在的颅咽管。横断位及矢状位(**a**、**b**)CT 显示一扩大的持续存在的颅咽管(↑),其内包含有下位垂体组织;矢状位 T2WI(**c**)图像呈等信号(↑);冠状位 T1WI(**d**)增强图像可见病灶强化(↑)

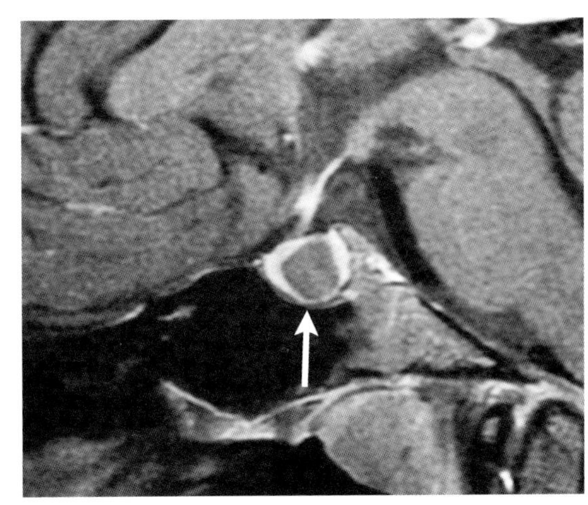

图 1.416　Rathke 囊肿。在矢状位 T1WI 增强图像上可见一无强化的囊性灶(↑),病灶位于腺垂体和神经垂体之间

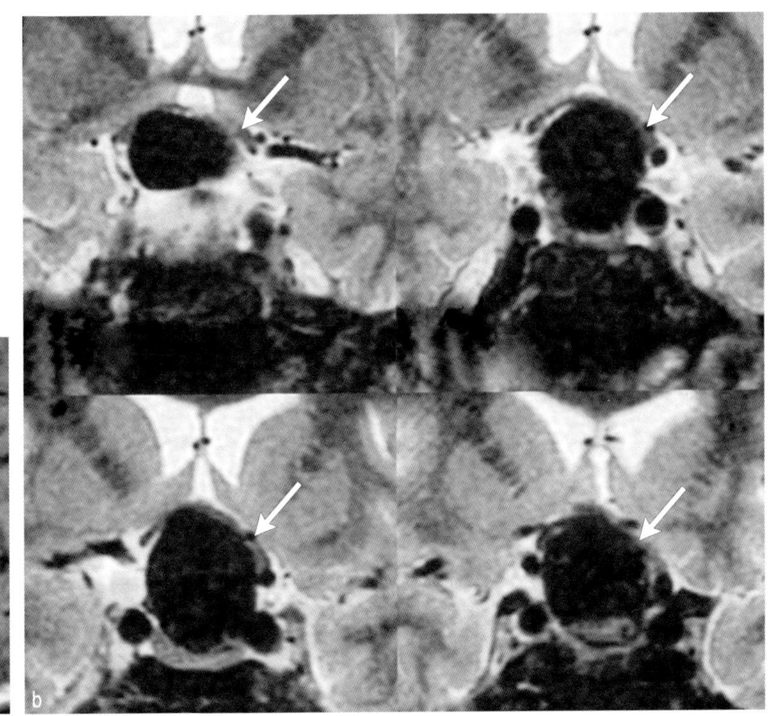

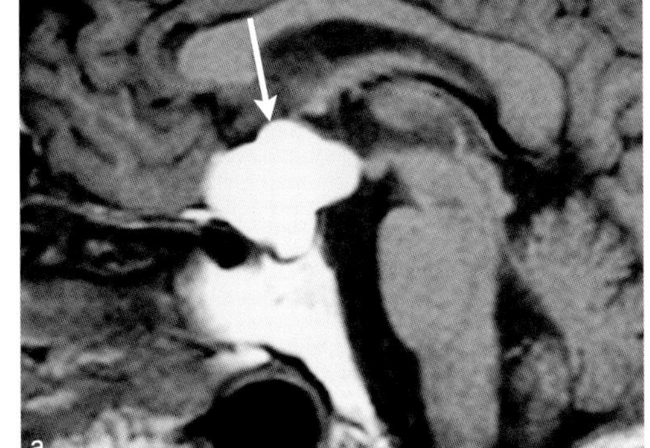

图 1.417　患 Rathke 囊肿的 60 岁女性。病灶在矢状位 T1WI(**a**)图像表现为高信号(↑);冠状位 T2WI(**b**)图像上呈低信号(↑)

表 1.10(续) 鞍内及鞍旁病变

疾病	影像学表现	点评
垂体中间部囊肿 (**图 1.418**)	**MRI:** 在垂体内局限性的小病灶,通常直径小于 3 mm,T1WI 图像上信号多样,可呈低、中等和/或高信号,T2WI 图像上呈稍高或高信号,增强检查无强化 **CT:** 垂体内无强化的小病灶	病灶较小,径约 2~3 mm,为位于垂体中间部的 Rathke 裂的囊性残留。囊壁的内层由单层的柱状或立方状上皮构成。囊内容物包括含蛋白质的液体和细胞碎屑。常为偶发性病变
脑膨出(脑膜或脑膜脑膨出) (**图 1.419**)	**CT 和 MRI:** 脑膜和脑脊液或脑膜、脑脊液和脑组织经由缺失的颅骨疝出,分别称为脑膜膨出和脑膜脑膨出	因神经内胚层与表面外胚层未分离导致局部骨质形成障碍的先天畸形。可累及蝶骨并延伸至蝶鞍、蝶骨和鼻窦及鼻咽。经蝶脑膜脑膨出的活产率为 1/70 万。临床表现包括出生第一年进食困难和鼻阻塞,此外还可发生脑脊液渗漏和脑膜炎
表皮样囊肿(先天性胆脂瘤) (**图 1.420**)	**MRI:** 位于颅外包含外胚层结构的囊性病变,边界清楚,呈球形或分叶状,T1WI 呈低-等信号,T2WI 及 DWI 呈高信号,相应 ADC 图呈低信号,FLAIR 呈混杂低、等或高信号,增强后无强化。相比于鞍旁和颅中窝,病灶更常见于颅后窝(桥小脑角池) **CT:** 低-等密度无强化的颅外病灶,伴或不伴有颅骨侵蚀/破坏	先天性/获得性颅外偏中线的非肿瘤性病变,其内充满脱落细胞和角化碎屑,对邻近脑实质可产生轻微的占位效应,伴或不伴相关的临床症状,幕上>幕下。在成人中,病灶发生无明显的性别差异
皮样囊肿 (**图 1.421**)	**MRI:** 边界清晰、球形或分叶状的颅外病变,T1WI 通常表现为高信号,T2WI 信号多样,呈低、等和/或高信号,增强后无强化,伴或不伴液-液平或液体碎屑平面。如果皮样囊肿破裂进入蛛网膜下腔,可导致化学性脑膜炎。病灶常位于中线或中线旁,幕上比幕下多见 **CT:** 球形或分叶状的颅外病变,密度多样呈低、等或高密度,无强化,伴或不伴液-液平或液体碎屑平面	先天性/获得性包含外胚层的非肿瘤性病变,其内充满脂质物质、胆固醇、脱落细胞和角化碎屑,对邻近脑实质通常产生轻度的占位效应。先天性皮样囊肿和表皮样囊肿是怀孕 4 周时在神经管闭合前将表面外胚层包入的结果。稍多见于成年男性,伴或不伴相关的临床症状

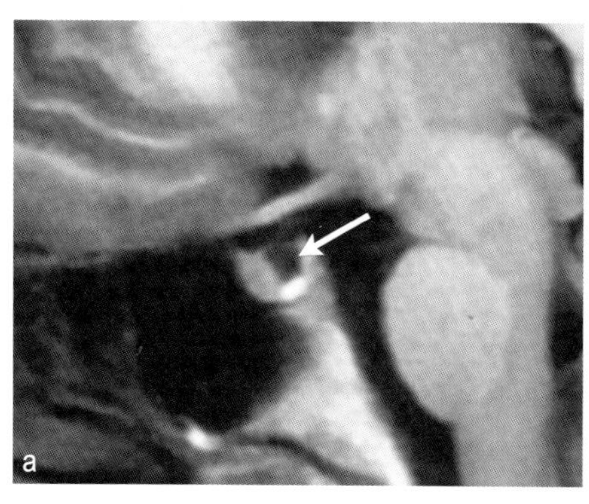

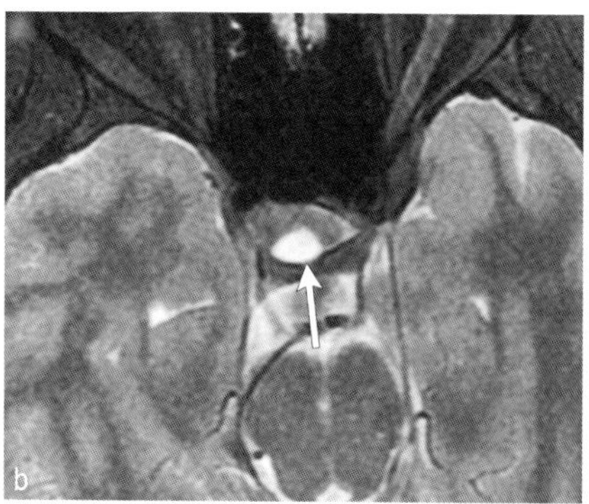

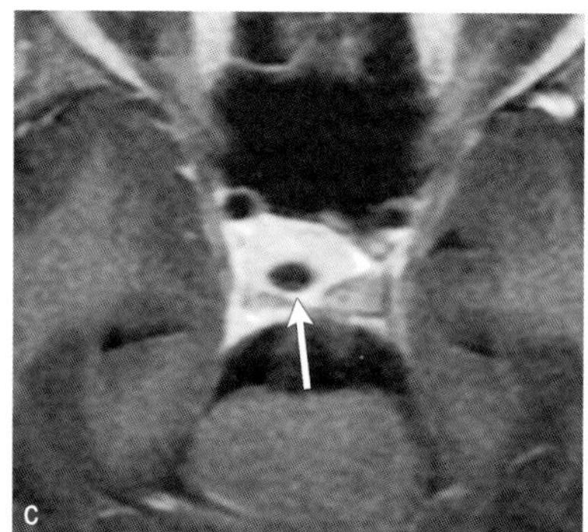

图 1.418 垂体中间部囊肿。矢状位 T1WI(**a**)图像(↑)和横断位 T2WI(**b**)图像(↑)可见位于垂体前后叶间的小囊性灶;横断位 T1WI(**c**)增强图像(↑)上病灶无强化

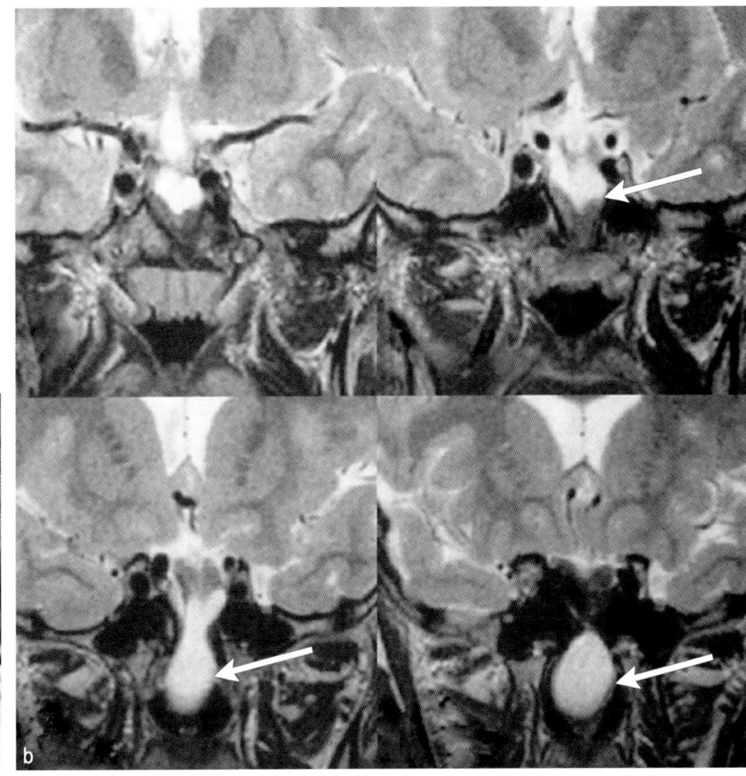

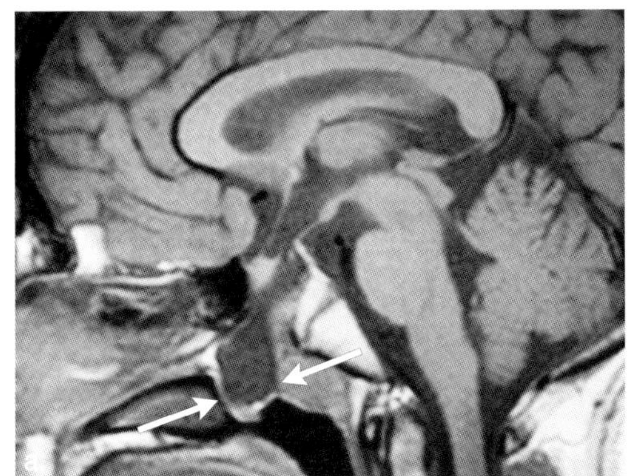

图 1.419　17 岁脑脊膜膨出女性患者。在矢状位 T1WI(**a**)(↑)和冠状位 T2WI(**b**)图像(↑)上，病灶经垂体后方的蝶骨骨质缺损处向前延伸至鼻咽部

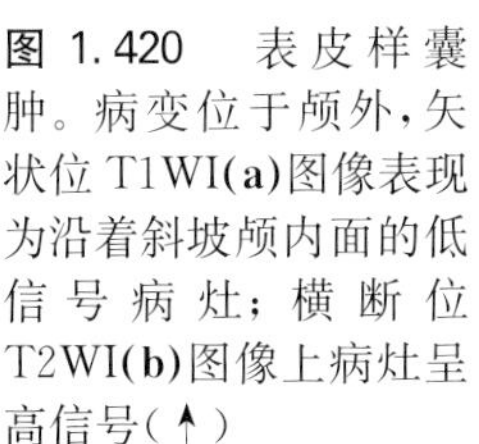

图 1.420　表皮样囊肿。病变位于颅外，矢状位 T1WI(**a**)图像表现为沿着斜坡颅内面的低信号病灶；横断位 T2WI(**b**)图像上病灶呈高信号(↑)

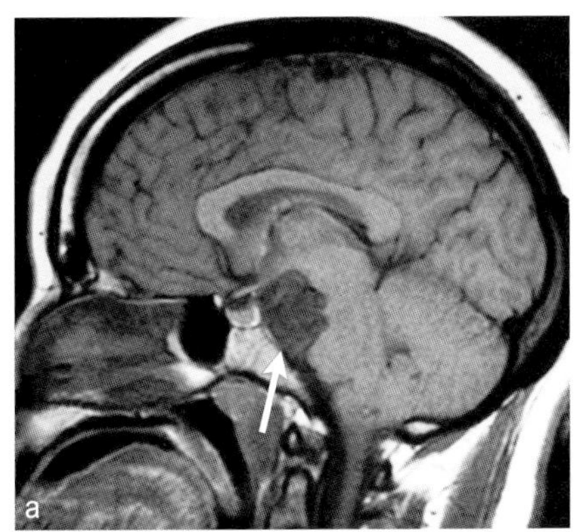

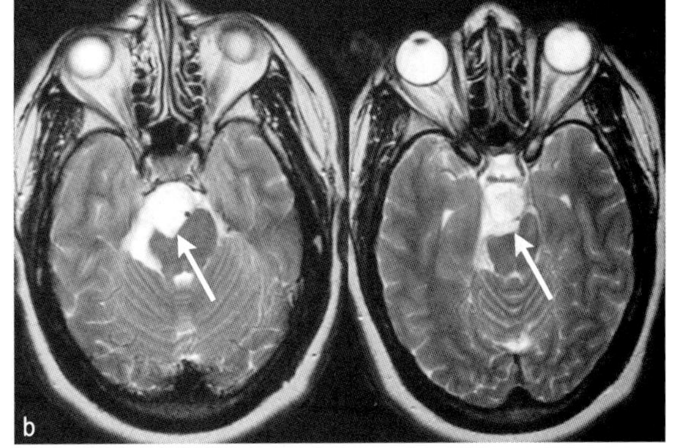

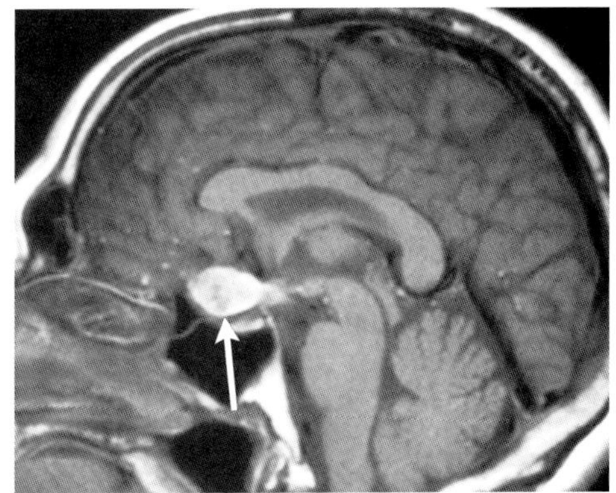

图 1.421　皮样囊肿。鞍上池的颅外病灶(↑)在矢状位 T1WI 表现为高信号。蛛网膜下腔可见多发小的高信号灶，代表破裂的皮样囊肿内容物

表 1.10(续) 鞍内及鞍旁病变

疾病	影像学表现	点评
胶样囊肿	**MRI:** 病灶边界清楚,呈球形,位于第三脑室前上部,T1WI 和 T2WI 信号多样(低、等或高信号),最常表现为 T1WI 高信号和 T2WI 低信号,对比增强后无强化 **CT:** 位于第三脑室前上部的球形病变,密度多样(低、等或高密度),无强化	生长缓慢的良性囊性病变,其壁上覆有单层上皮细胞。囊内成分可包含胆固醇颗粒、各种血液代谢物、巨噬细胞和各种矿物质和/或离子。大多数胶样囊肿发生在第三脑室的前上部,极少出现在鞍区或鞍上池。通常见于成人(50～60 岁)
鞍区/下丘脑区的脂肪瘤 (图 1.422)	**MRI:** 鞍区的脂肪瘤更多见于鞍上池而非鞍内。T1WI 信号与皮下脂肪类似,在 T2WI 中由于频率选择性脂肪饱和技术或短时反转恢复(STIR)技术,脂肪信号会受抑制。典型病灶在增强后无强化 **CT:** 低密度,类似于皮下脂肪	这些脂肪瘤是由先天性畸形引起的良性脂肪病变,通常位于中线或中线附近,其内可能含有钙化和/或横穿血管。除非病变引起占位效应,患者通常没有临床症状
空蝶鞍 (图 1.423)	**MRI:** 垂体变薄变平,位于鞍底,漏斗位于中线。扁平的垂体 MR 信号及强化正常 **CT:** 蝶鞍骨质扩大变薄,鞍内包含脑脊液密度	常见累及垂体和鞍区的偶发性病变。可由于鞍隔结构薄弱或破损后脑脊液搏动压迫垂体所致。女性发生率为男性的 5 倍,可能与脑积水和大脑假性肿瘤有关。围产期垂体坏死及手术放疗所致损伤可引起继发性空蝶鞍
垂体病变		
垂体肥大/增生 (图 1.424)	**MRI:** 在垂体增生/肥大患者中,垂体增大,其 MR 信号及增强无局灶性异常。正常成人垂体的高度可达 10 mm。青春期女性腺垂体高度可达 12 mm,上缘稍凸。产后早期,腺体高度可达 12 mm,这称为生理性肥大。在妊娠晚期和产后早期,垂体在 T1 加权成像上也有轻微的高信号。垂体肥大也可见于甲状腺功能减退	除了青春期和妊娠期,垂体增生/肥大还可能与下游内分泌器官衰竭相关,如甲状腺功能减退和中枢性早熟。在妊娠晚期,垂体的大小可以增加 30%～100%
尿崩症	**MRI:** 几乎所有正常人的神经垂体或垂体后叶在 T1WI 上均表现为高信号区(亮点)。T1WI 显示神经垂体的正常高信号是继发于含有神经垂体加压素的含脂分泌小泡。在中枢性尿崩症患者中,这一征象常缺失	尿崩症是一种液体平衡紊乱,伴有大量稀释尿液排出。中枢性尿崩症是由外伤、手术、肿瘤(生殖细胞瘤、星形细胞瘤)以及朗格汉斯细胞组织细胞增多症等炎症性疾病引起的下丘脑/垂体功能障碍导致抗利尿激素分泌不足所致

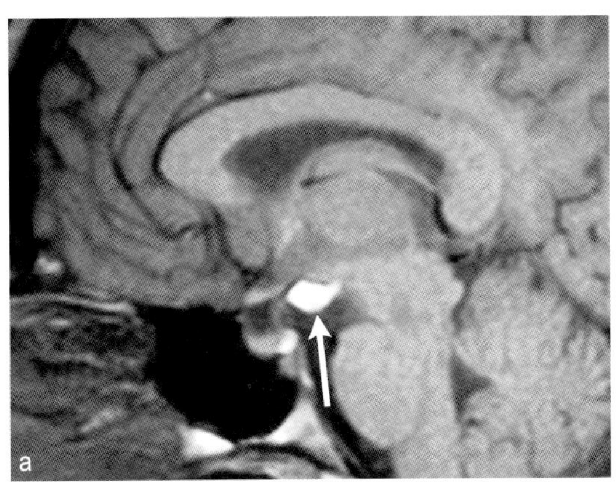

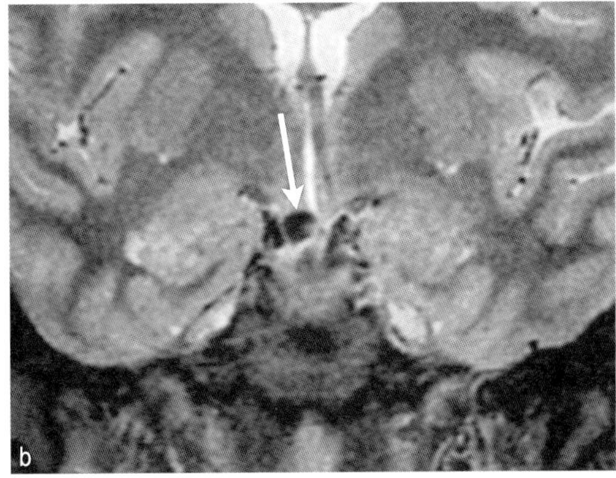

图 1.422 下丘脑脂肪瘤。矢状位 T1WI(**a**)呈高信号的脂肪瘤(↑)位于下丘脑的底面;在冠状位脂肪抑制 T2WI(**b**)图像上,脂肪瘤的高信号被抑制(↑)

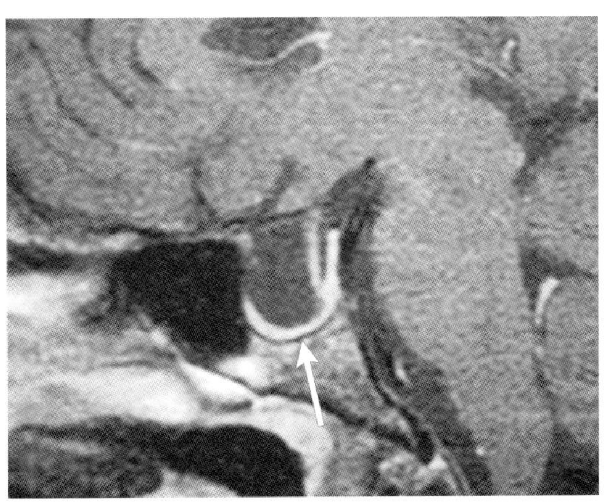

图 1.423 空蝶鞍。矢状位脂肪抑制的 T1WI 增强图像可见一扩大的蝶鞍,其内充满脑脊液。强化的垂体沿鞍底走形,受压扁平(↑)

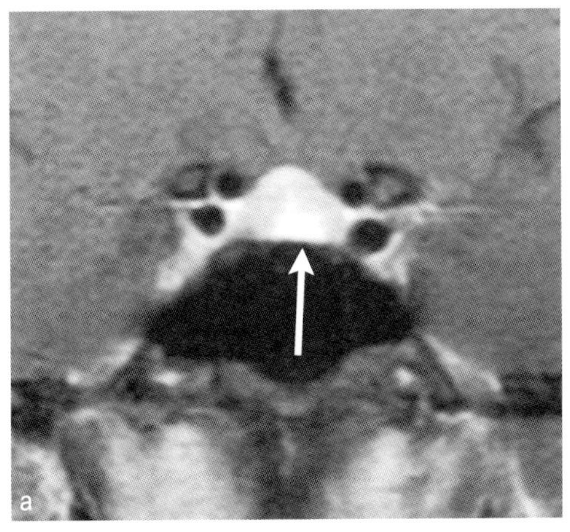

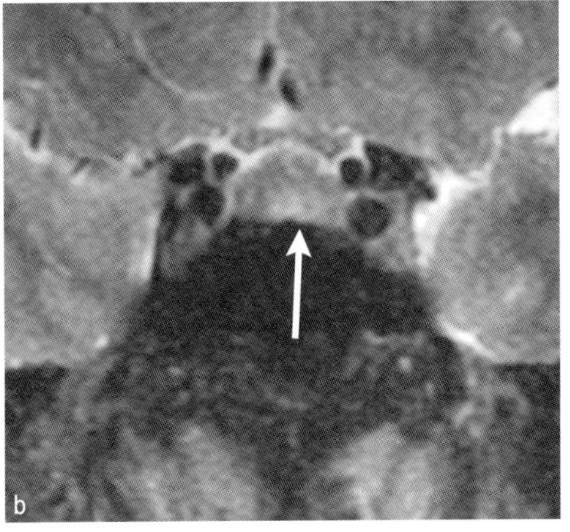

图 1.424 患有垂体增生/肥大的 8 岁女性。增强冠状位脂肪抑制的 T1WI(**a**)图像上可见轻度增大的垂体(↑);病变在冠状位 T2WI(**b**)图像表现为不均匀的等高信号(↑)

表 1.10(续) 鞍内及鞍旁病变

疾病	影像学表现	点评
肿瘤		
垂体腺瘤 (**图 1.425、图 1.426、图 1.427 和图 1.428**) 垂体微腺瘤(<10 mm) 垂体大腺瘤(>10 mm)	**MRI:** **垂体微腺瘤**:在 T1WI 和 T2WI 图像一般表现为等信号,伴或不伴囊变、出血或坏死。典型病变的强化程度低于正常垂体组织,在动态增强早期显示最佳 **垂体大腺瘤**:在 T1WI 和 T2WI 图像一般表现为等信号,类似于脑灰质,伴或不伴囊变、出血或坏死,注入对比剂后显著强化。病灶可延伸至鞍上池并受鞍隔阻挡形成"束腰征",伴或不伴病灶延伸入海绵窦,偶尔病变可侵犯颅底	垂体腺瘤为常见,良性、缓慢生长的肿瘤,占成人鞍区/鞍旁肿瘤的 50%,占原发颅内肿瘤的 15%。微腺瘤可能与激素分泌过多相关(催乳素>无功能型>生长激素>促肾上腺皮质激素>促甲状腺激素)。催乳素瘤:女性>男性;生长激素肿瘤:男性>女性。鞍上生长的大腺瘤可导致视交叉受压和移位,伴有相关视觉障碍(双颞偏盲)。大多数垂体肿瘤是散发性。5%的肿瘤可能与遗传性疾病有关,如 McCune-Albright 综合征、Carney 综合征和 1 型多发性内分泌肿瘤。少数情况下,垂体腺瘤可发生大出血,导致鞍内压力迅速升高,门静脉血流量减少,如果不及时使用类固醇伴或不伴经蝶窦手术减压治疗,可导致腺垂体急性缺血性坏死伴垂体功能减退(垂体卒中、席汉综合征)。患者常表现为急性、严重头痛、意识改变、垂体功能减退和/或眼肌麻痹

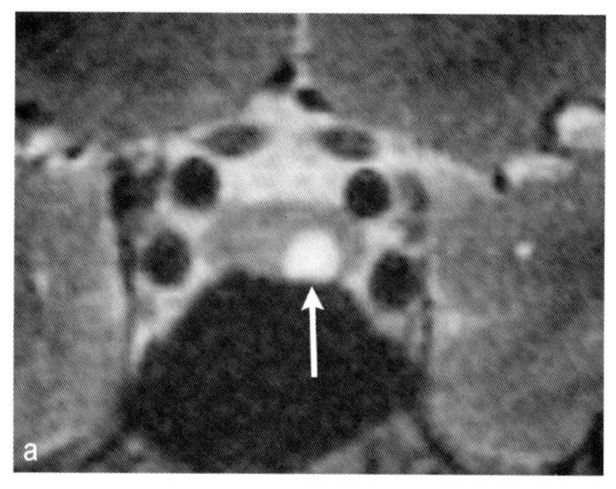

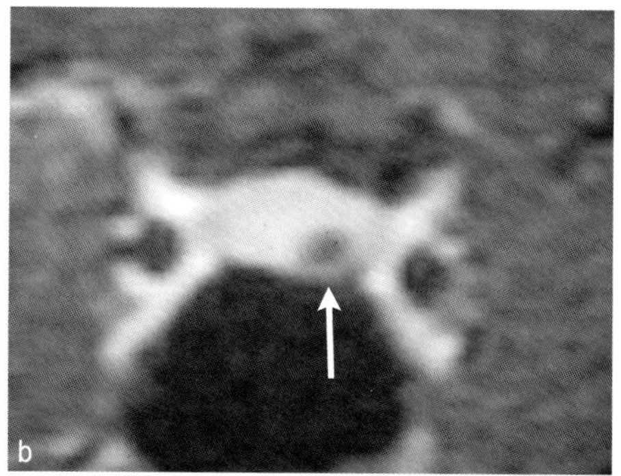

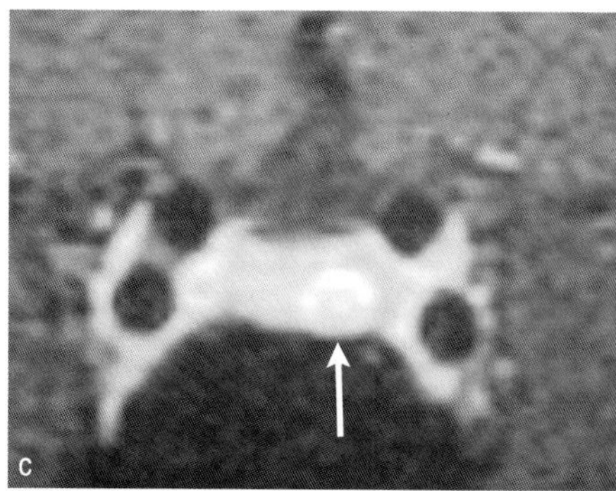

图 1.425 患有垂体微腺瘤的 19 岁女性。病变在冠状位 T2WI(**a**)图像呈高信号(↑);在早期冠状位 T1WI 增强(**b**)图像强化程度弱于正常垂体组织(↑);延迟期 T1WI 增强(**c**)图像上病变强化则较正常垂体组织明显(↑)

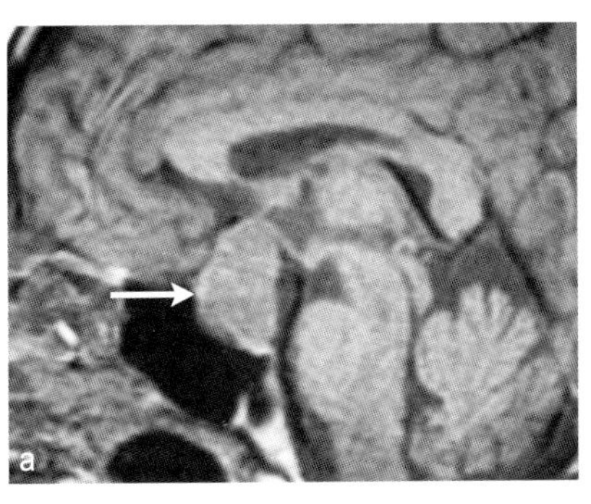
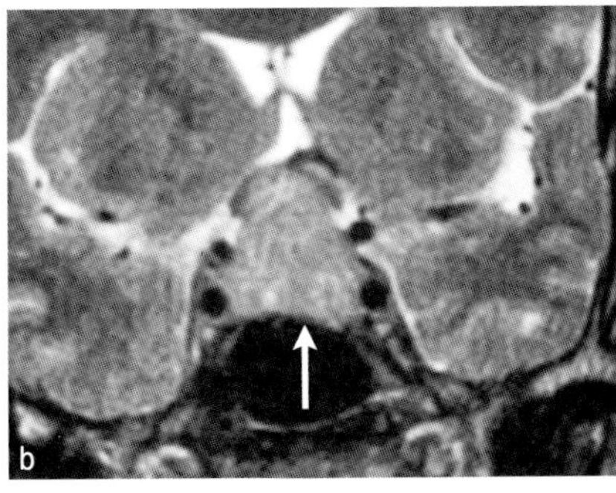
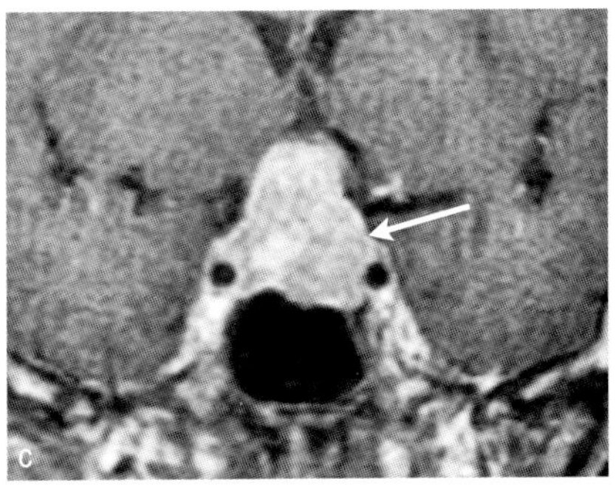

图 1.426 患有垂体大腺瘤的 52 岁男性。肿瘤在矢状位 T1WI(**a**)图像呈等信号(↑);冠状位 T2WI(**b**)图像呈稍高信号(↑);冠状位 T1WI 增强(**c**)图像可见病灶明显强化(↑)

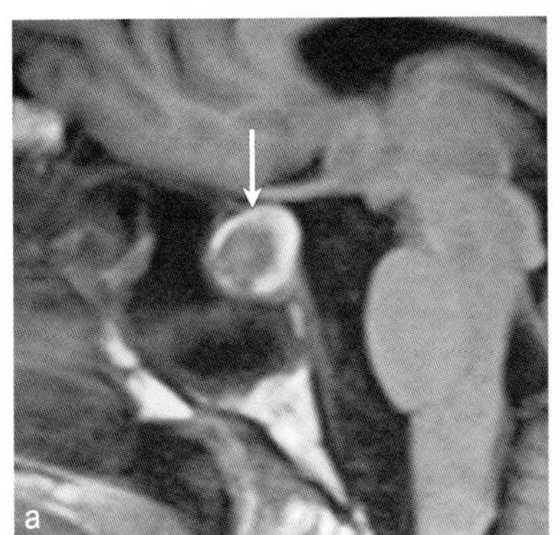
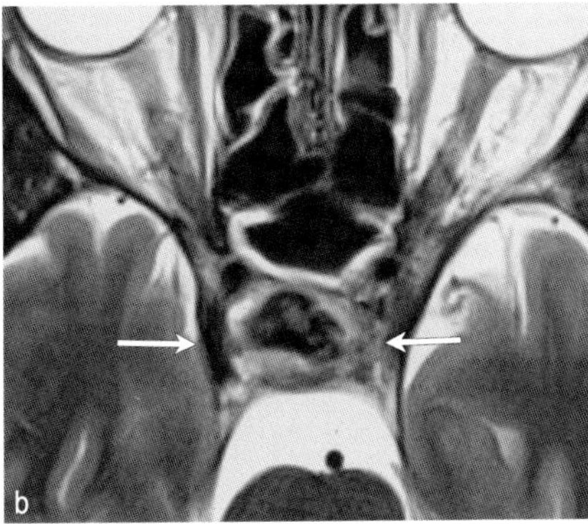
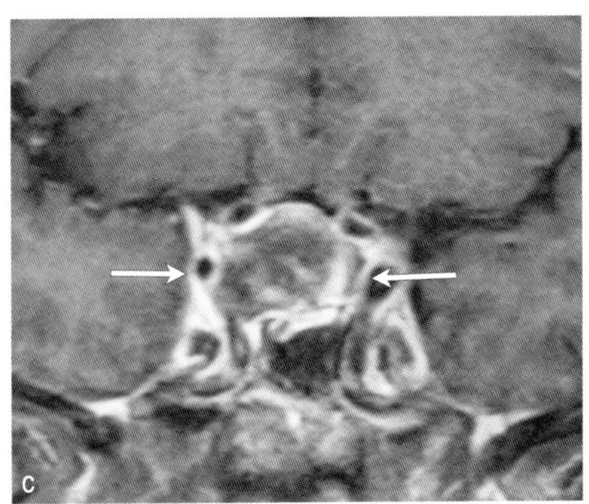
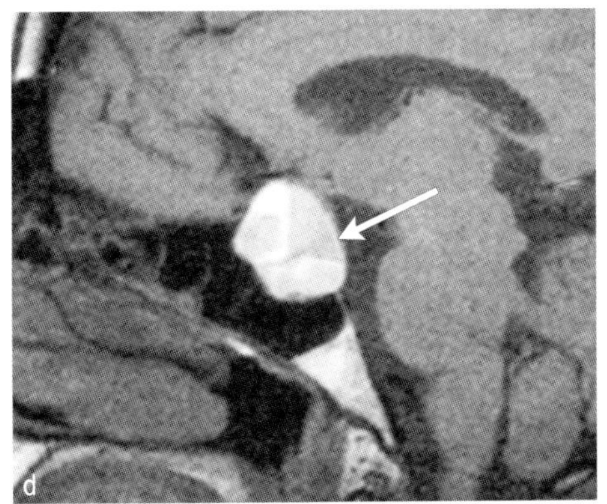

图 1.427 患有垂体卒中的 63 岁男性,可见垂体异常增大伴急性出血。矢状位 T1WI(**a**)图像呈混合等高信号(↑);横断位 T2WI(**b**)图像呈混杂性低-稍高信号;冠状位 T1WI 增强(**c**)图像可见不规则的环形强化(↑);在一名 50 岁女性的矢状位 T1WI(**d**)图像中,可见垂体大腺瘤内的高信号出血灶(↑)

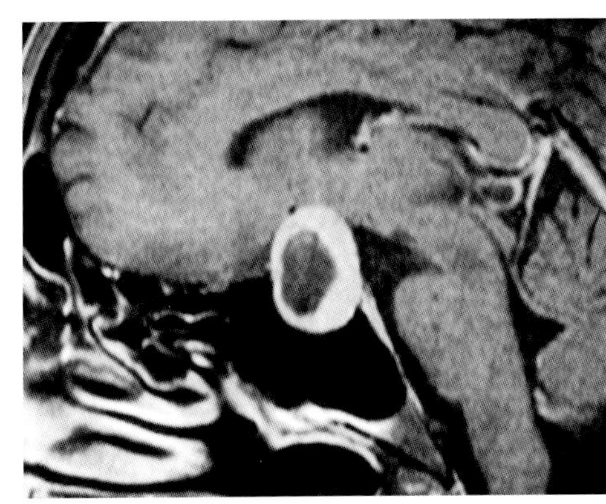

图 1.428 伴有囊变的垂体大腺瘤,矢状位 T1WI 上可见肿瘤内的无强化区

表 1.10(续)　鞍内及鞍旁病变

疾病	影像学表现	点评
侵袭性垂体瘤 (图 1.429)	**MRI**：在 T1WI 和 T2WI 图像一般类似于脑灰质表现为等信号，伴或不伴囊变、出血或坏死。对比增强后病灶呈明显强化，常延伸入鞍上池并出现“束腰征”，伴或不伴病灶延伸入海绵窦，偶尔侵犯颅底 **CT**：常呈等密度，伴或不伴囊变、出血或坏死，可强化，延伸入鞍上池并出现“束腰征”，伴或不伴病灶延伸入海绵窦，可侵犯颅底	组织学上，良性垂体大腺瘤偶可表现为侵袭性生长模式，可延伸至蝶骨、斜坡枕部、筛窦、眶和/或脚间池
垂体癌 (图 1.430)	**MRI**：在 T1WI 和 T2WI 图像一般类似于脑灰质表现为等信号，伴或不伴囊变、出血或坏死。增强后病灶呈明显强化，常延伸入鞍上池并出现“束腰征”，病灶可延伸至海绵窦，可侵犯颅底，出现软脑膜强化 **CT**：常呈等密度，伴或不伴囊变、出血或坏死，可强化，延伸入鞍上池并出现“束腰征”，病灶可延伸至海绵窦，可侵犯颅底	占垂体肿瘤的 0.5%，为累及腺垂体的罕见恶性垂体肿瘤。除了局部浸润和蛛网膜下腔播散外，有报道垂体癌可经血源转移播散至骨、肝、肺、淋巴结、胰腺、心脏、卵巢和子宫肌层
垂体细胞瘤 (图 1.431)	**MRI**：垂体柄和/或垂体后叶的圆形/卵圆形病变或弥漫性异常增大。大多数病灶位于鞍上或同时累及鞍区及鞍上池。病变在 T1WI 上呈等信号，T2WI 呈等-稍高信号，与脑实质信号相等。典型病灶增强后可见强化(均匀强化多于不均匀强化)，病灶范围 1.5～6 cm **CT**：病变通常与脑实质类似呈等密度	罕见、低级别的梭形细胞胶质肿瘤，病变起源于漏斗和/或神经垂体，来源于神经垂体的胶质细胞(垂体细胞)。通常发生在成人(平均年龄 50 岁)。S-100 蛋白、波形蛋白和胶质纤维酸性蛋白(GFAP)免疫组化染色阳性。临床症状主要表现为视交叉压迫(视觉障碍)和垂体功能障碍(闭经、催乳素升高)
颗粒细胞瘤(迷芽瘤或神经垂体胶质瘤) (图 1.432)	**MRI**：垂体柄和/或垂体后叶的圆形/卵圆形病变或弥漫性的异常增大。大多数病灶位于鞍上或同时累及鞍区及鞍上池。病变在 T1WI 呈等低信号，T2WI 呈等-稍高信号，与脑实质信号相等。典型病灶增强可见强化(均匀或不均匀强化) **CT**：病灶与脑实质相比常呈稍高密度，可强化	罕见、生长缓慢的良性原发性肿瘤，病变起源于神经垂体和/或漏斗部，肿瘤由成组含颗粒状嗜酸性细胞质的大多边形细胞构成。CD68、S-100 蛋白、A-1-抗胰蛋白酶、A-1-抗胸腺胰蛋白酶和组织蛋白酶 B 免疫组化染色阳性。通常发生在 30 岁以上的患者(年龄范围为 26～73 岁，平均年龄为 49 岁)，男女比例为 2∶1。临床症状主要表现为视交叉压迫(视觉障碍)和垂体功能障碍(闭经、催乳素升高)

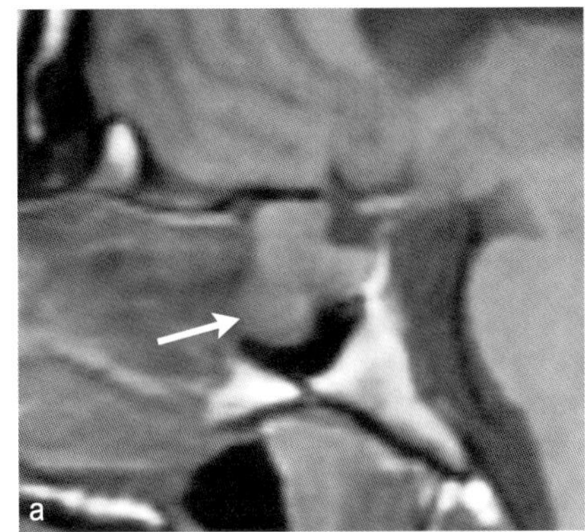
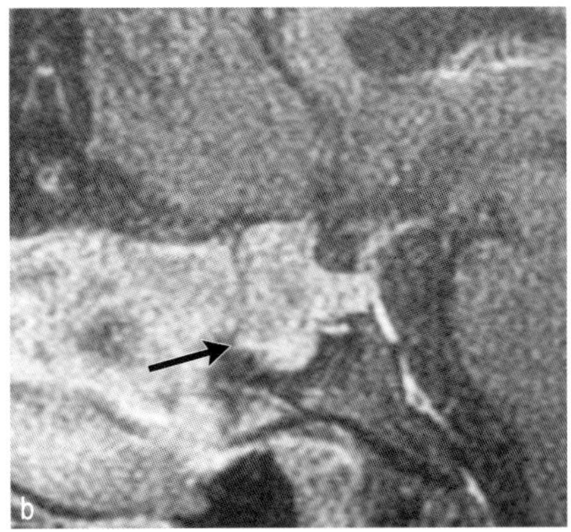

图 1.429 患有侵袭性垂体瘤(↑)的47岁女性,矢状位增强前后 T1WI(**a**、**b**)图像上可见病灶延伸入蝶窦

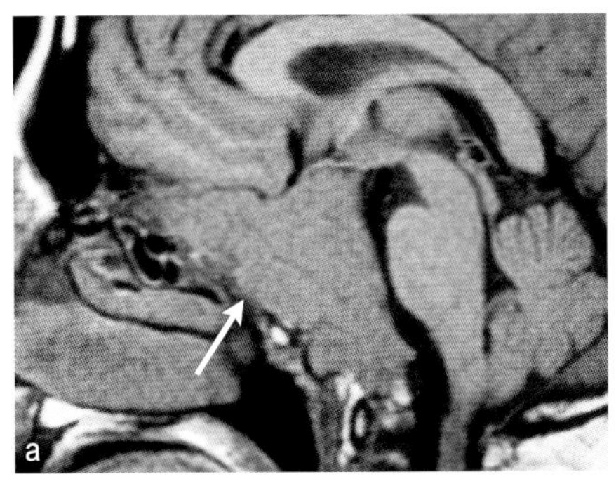
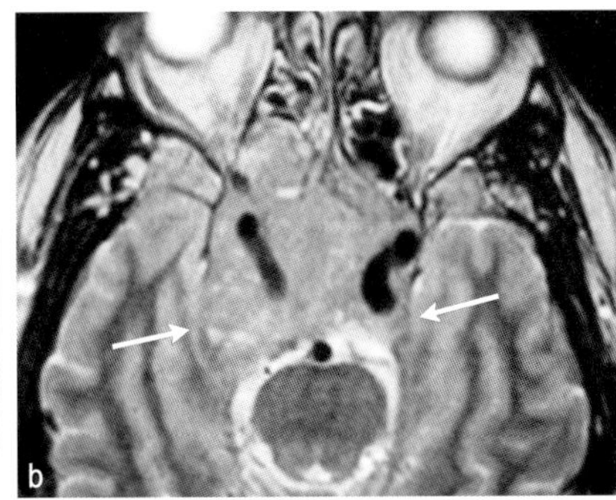
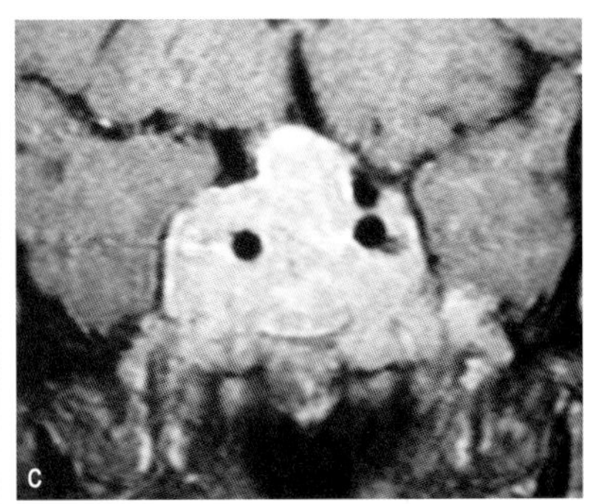

图 1.430 44岁男性,患有侵袭性垂体癌,侵犯蝶骨、斜坡枕部、海绵窦及蝶窦。肿瘤在矢状位 T1WI(**a**)图像上呈等信号(↑);横断位 T2WI(**b**)图像上呈等-稍高信号(↑);冠状位脂肪抑制 T1WI 增强(**c**)图像上可见强化

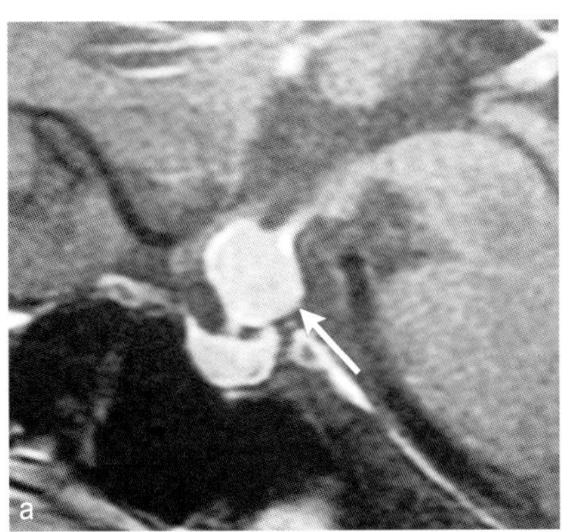
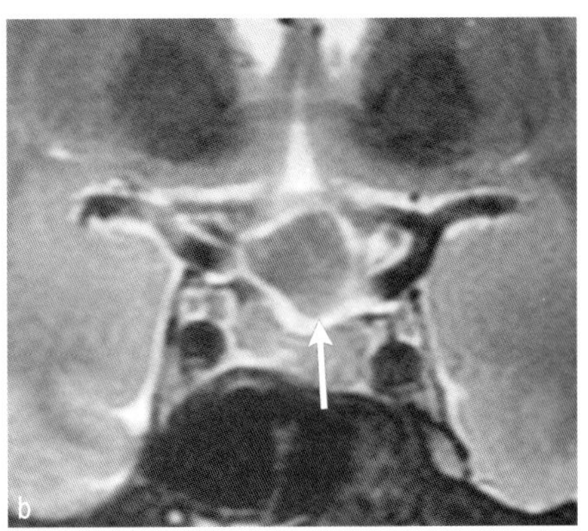

图 1.431 患有垂体细胞瘤的57岁女性。矢状位脂肪抑制 T1WI(**a**)图像可见垂体柄强化的病灶(↑);冠状位 T2WI(**b**)图像病灶呈等信号

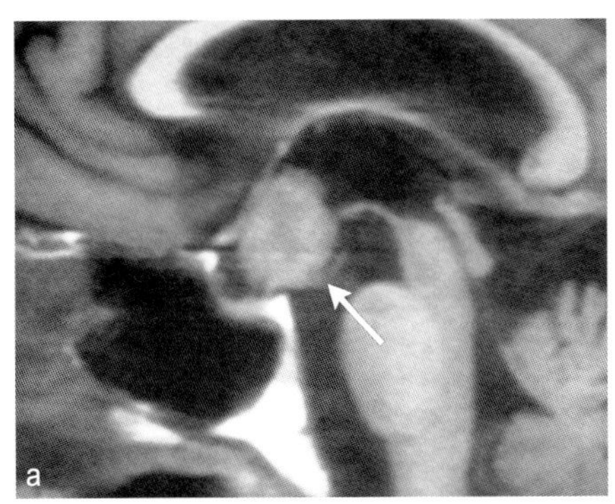
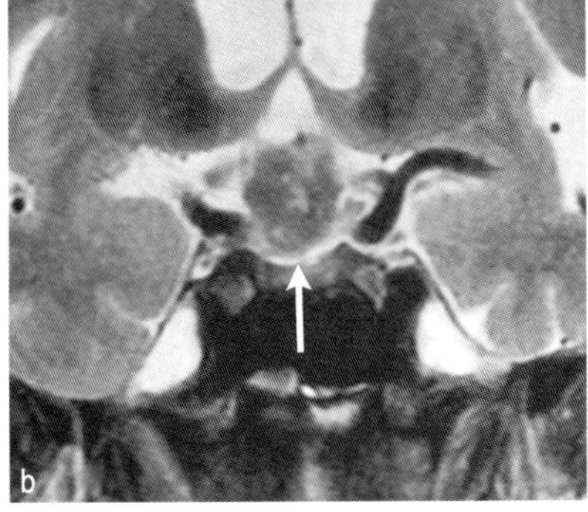
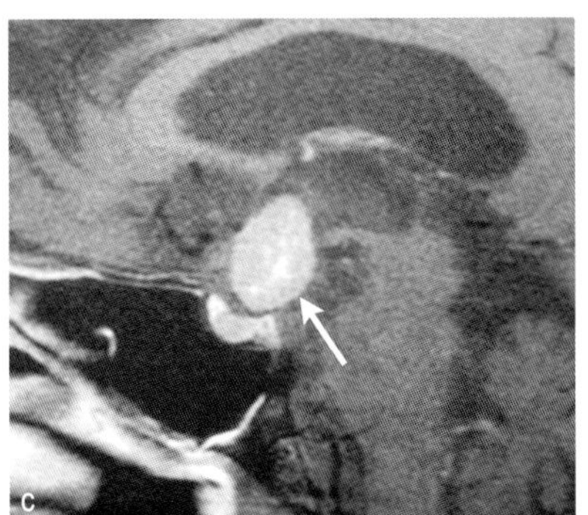

图 1.432 72岁女性,患有垂体柄和下丘脑区颗粒细胞瘤。肿瘤在矢状位 T1WI(**a**)图像上呈等信号(↑);冠状位 T2WI(**b**)图像上呈混合性等、稍高信号(↑);矢状位 T1WI(**c**)脂肪抑制图像上可见病灶明显强化

表 1.10(续) 鞍内及鞍旁病变

疾病	影像学表现	点评
腺垂体梭形细胞嗜酸细胞瘤	**MRI:** 垂体前叶弥漫性异常增大。病变可与脑实质呈等信号,在 T1WI 呈低-等信号。典型病灶增强后可强化(不均匀强化多于均匀强化)	腺垂体的罕见良性肿瘤,由梭形束和嗜酸性上皮细胞组成。有丝分裂活性低于每 10 个高倍视野(HPF)1 个。S-100 蛋白、波形蛋白、EMA 和抗线粒体抗体 113-1 免疫组化染色阳性。可能起源于腺垂体的滤泡星形细胞。通常发生在成人(平均年龄 59 岁)
累及垂体的转移性病灶(**图 1.433**)	**MRI:** 垂体局限性强化病灶,伴或不伴垂体的增大和骨质破坏 **CT:** 能显示鞍区和颅底骨质破坏部位	转移到垂体的病变可来源于血液转移,也可经脑脊液、硬膜或骨质直接侵犯。血源性转移瘤通常最先累及后叶和/或漏斗(垂体前叶主要由下丘脑门脉系统供应,垂体下动脉直接供应垂体后叶),最终延伸至前叶。最常见的原发性肿瘤是肺癌、乳腺癌和甲状腺癌。只有 15%的患者有与垂体转移灶相关的症状
鞍上病变		
颅咽管瘤(**图 1.434 和图 1.435**)	**MRI:** 造釉细胞型颅咽管瘤通常边界清楚,边缘呈分叶状。好发位置:鞍内和鞍上同时发生>鞍上>鞍内(10%)。病灶在 T1WI 及 T2WI 的信号多样,可呈低、等和/或高信号,伴或不伴结节状或环形强化,病灶内可含有囊性、脂质及钙化成分。鳞状乳头型颅咽管瘤可表现为实性病变,T1WI 呈等信号,增强可强化 **CT:** 呈分叶状病灶,边界清晰,密度多样呈低、等和/或高密度,伴或不伴结节状或环形强化,病灶内可含有囊性、脂质及钙化成分,钙化常见于造釉细胞型颅咽管瘤	颅咽管瘤组织学上常为良性病灶,偶具侵袭性,起源于沿 Rathke 裂走形的鳞状上皮细胞。发生在儿童(10 岁)和成人(40 岁以上)以及男女中的概率相同,占所有颅内肿瘤的 3%。病变可分为造釉细胞型及鳞状乳头型。造釉细胞型更为常见,年龄分布呈双峰,多见于儿童和成人,而鳞状乳头型多见于成人。颅咽管瘤生长方式隐匿,因此完全手术切除难度较大,通常难以实现
胶质瘤(视交叉、下丘脑)(**图 1.436 和图 1.437**)	**MRI:** 视交叉和/或视神经的梭形和/或结节状增大,T1WI 上通常呈等信号,T2WI 上呈等-高信号,强化方式多样,较大的病灶或可伴有囊性成分 **CT:** 常呈中等密度,强化多样或不强化,较大的病灶可伴有囊性成分	在儿童中,通常与 1 型神经纤维瘤病有关(NFL 患者占 10%)。大多数肿瘤都是生长缓慢的 WHO Ⅰ 级星形细胞瘤(通常是毛细胞型) T2WI 上可见肿瘤沿着视束侵犯,呈显著高信号

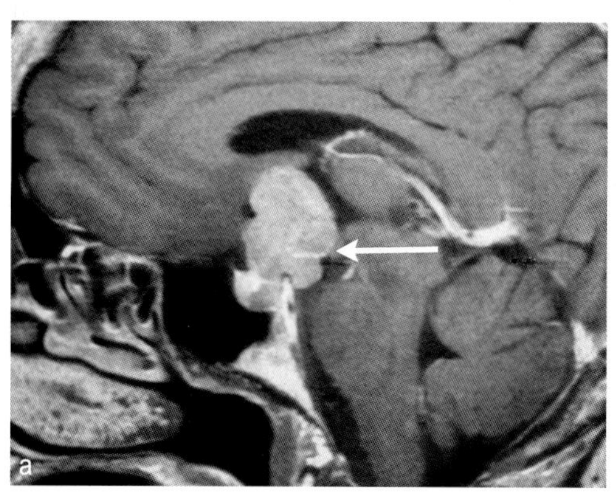

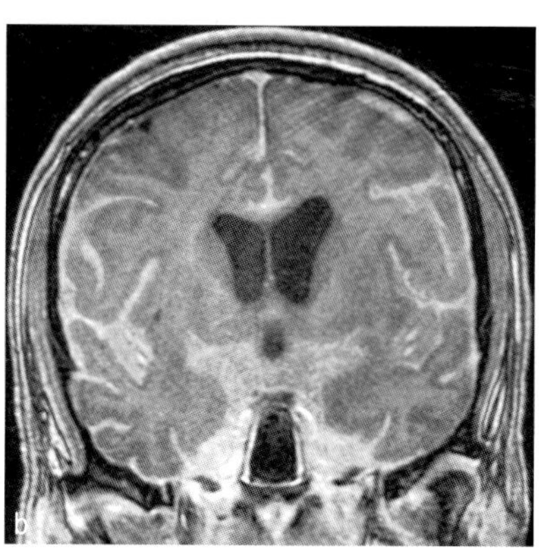

图 1.433 55 岁女性乳腺癌患者,矢状位 T1WI 增强(**a**)图像可见转移灶累及垂体后叶、垂体柄及下丘脑,病灶呈明显强化(↑);黑色素瘤蛛网膜播散患者,冠状位 T1WI(**b**)图像可见包括鞍上池在内的软脑膜弥漫性异常强化

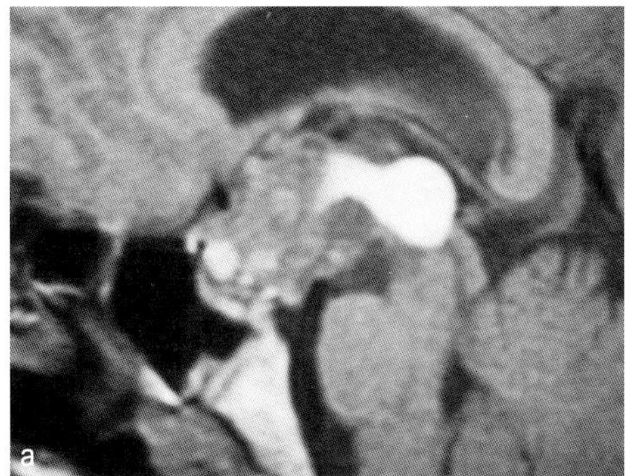
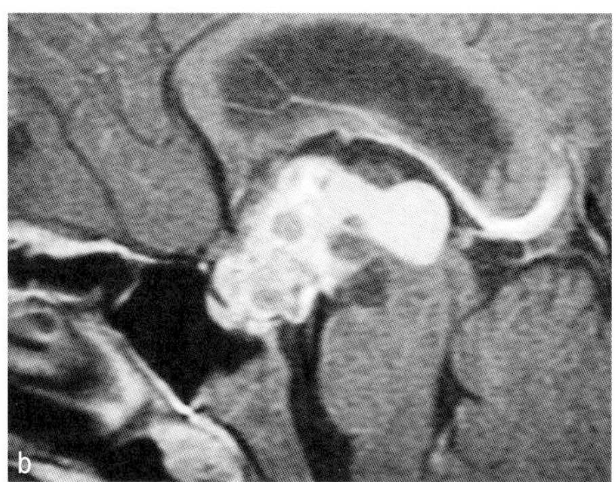

图 1.434 患有造釉细胞型颅咽管瘤的 17 岁男性。矢状位 T1WI(**a**)图像显示一鞍上池病灶，呈分叶状，信号多样，包含低、等及高信号区域；病变在矢状位 T1WI 增强(**b**)图像呈不均匀强化

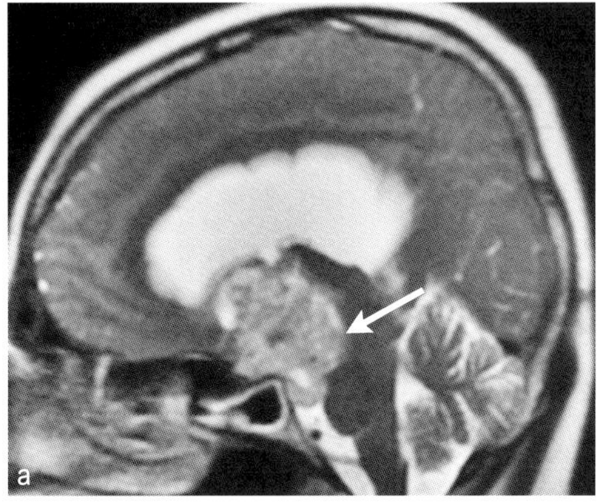
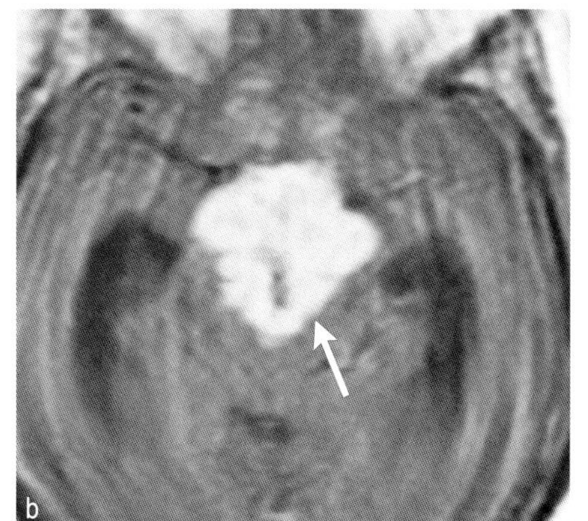

图 1.435 患有鳞状乳头型颅咽管瘤的 49 岁男性。矢状位 T2WI(**a**)图像可见病变位于鞍上、脚间池和桥前池，呈分叶状(↑)，其内包含低、中、稍高及高信号区域。颅外病变累及下丘脑、第三脑室并压迫脑干的腹侧缘；横断位 T1WI 增强(**b**)图像显示病变显著强化(↑)

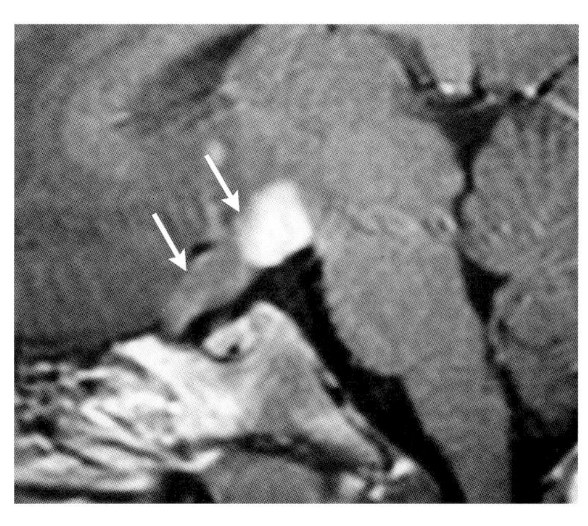

图 1.436 2 岁女性，患 1 型神经纤维瘤病及视交叉毛细胞星形细胞瘤。矢状位 T1WI 增强图像可见部分强化病灶(↑)，伴有视交叉及近端视束肿大

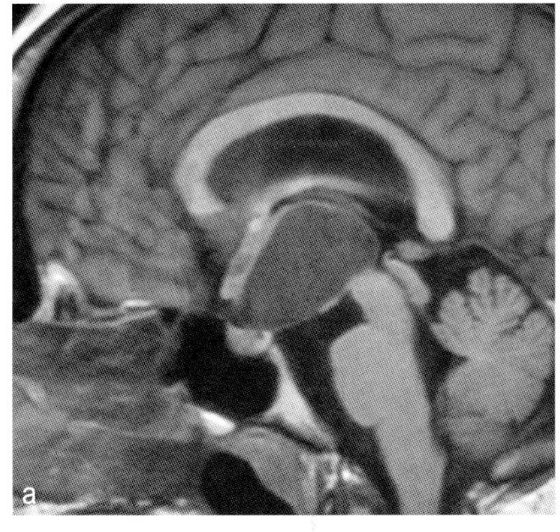
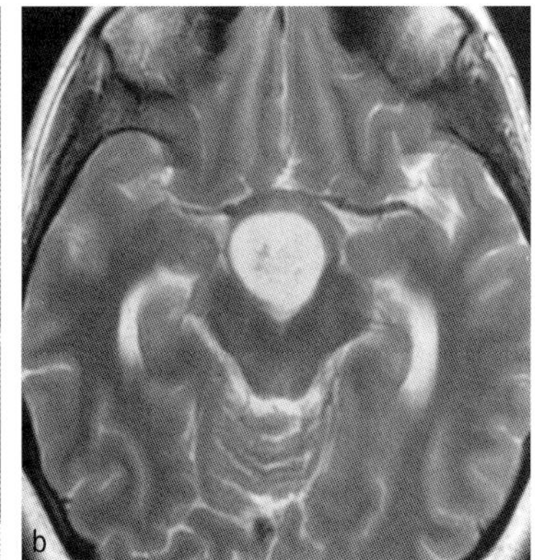
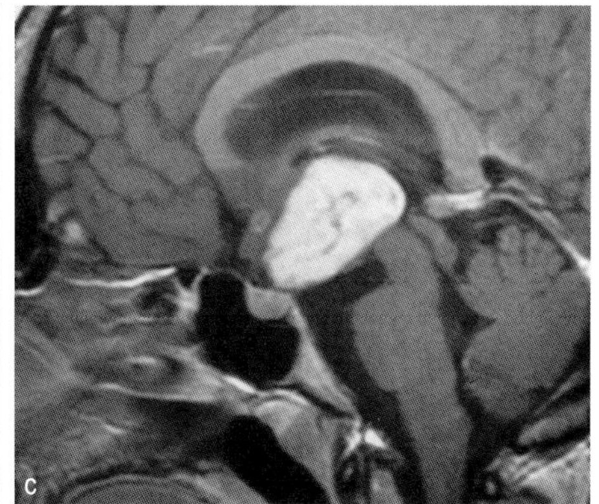

图 1.437 1 岁女性，患下丘脑星形细胞瘤，病变向上延伸，填满第三脑室并向下进入鞍上池。肿瘤在矢状位 T1WI(**a**)图像呈等低信号；横断位 T2WI(**b**)图像呈高信号；矢状位 T1WI(**c**)图像显示病灶明显强化

表 1.10(续) 鞍内及鞍旁病变

疾病	影像学表现	点评
毛细胞黏液样星形细胞瘤 (**图 1.438**)	**MRI**：实性/囊性局灶性病变，T1WI 上呈等低信号，T2WI 及 FLAIR 上呈高信号，强化方式多样。部分实性部分可轻度甚至无强化。病灶增强后可呈均匀强化或不均匀环形强化。25%的病例可发生瘤内出血。病变通常位于小脑、下丘脑、鞍上池和丘脑。弥散加权成像上病变可出现 ADC 值升高 **CT**：实性/囊性病灶，呈等低密度，强化方式多样	毛细胞黏液样星形细胞瘤（WHO Ⅱ级）是一种罕见的肿瘤，其内含有显著黏液基质和血管中心型双极性肿瘤星形细胞，缺乏 Rosenthal 纤维。典型病灶发生于 0～20 岁的儿童（9 个月～46 岁，平均年龄 7 岁）。病灶常位于下丘脑/鞍上池、丘脑、小脑、脑干、颞叶和脊髓。毛细胞黏液样星形细胞瘤比毛细胞星形细胞瘤更具侵袭性，局部复发率更高。据报道，软脑膜肿瘤播散的发生率高于毛细胞星形细胞瘤
脑膜瘤 (**图 1.439**)	**MRI**：附着于硬膜，边界清楚，幕上多于幕下，T1WI 上呈等信号，T2WI 上呈等高信号，强化明显，伴或不伴钙化 **CT**：病变常呈等密度，强化明显，伴或不伴钙化及邻近骨质的增生	最常见的脑外肿瘤，通常由肿瘤性脑膜上皮（蛛网膜或蛛网膜帽状）细胞构成的良性肿瘤。常发生在成人（>40 岁），女性多于男性。在 2 型神经纤维瘤病中，多发性脑膜瘤可压迫邻近脑实质、包裹动脉，并压迫硬脑膜静脉窦。侵袭性/恶性脑膜瘤较为少见
神经鞘瘤 (**图 1.440**)	**MRI**：局限性或分叶状的脑外病变，T1WI 上呈等低信号，T2WI 上呈等-稍高信号，伴或不伴显著强化。在较大的病灶中可出现 T2WI 高信号及不均匀强化 **CT**：卵圆形或梭形病变，呈等低密度，可强化，常侵蚀邻近骨质	神经鞘瘤是具有包膜的良性肿瘤，其内含有分化的肿瘤性施万细胞。听（前庭神经）神经鞘瘤占颅内神经鞘瘤的 90%，占桥小脑角池病变的 75%；三叉神经鞘瘤是第二常见的颅内神经鞘瘤，仅次于面神经鞘瘤；多发神经鞘瘤可发生于 2 型神经纤维瘤病。神经鞘瘤可累及海绵窦和/或眼眶内的Ⅲ、Ⅳ、Ⅴ和Ⅵ组脑神经
副神经节瘤	**MRI**：累及垂体和/或垂体柄的分叶状病变，T1WI 上呈等信号，T2WI 上呈稍高信号，其内伴有管状的流空信号影，增强后病灶明显强化 **CT**：脑外占位性病变，边界常清楚，呈等密度，可强化	副神经节瘤，也称为化学感受器瘤，起源于身体多个部位的神经嵴副神经节，并据此命名（颈静脉球、鼓室、迷走神经等）。极少发生在鞍上池、鞍区、松果体和马尾。副神经节瘤通常为分化良好的肿瘤，由排列成巢状的主细胞双向聚集形成（1 型）或是被单层支持细胞围绕形成小叶（zellballen 模式）（2 型）。常发生在 24～70 岁的患者中（平均年龄 47 岁）

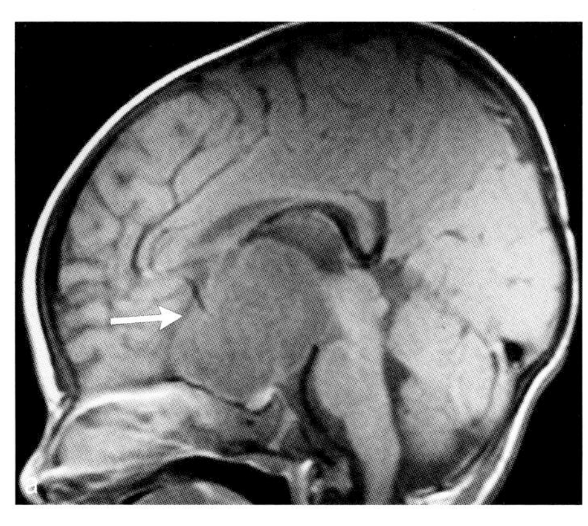

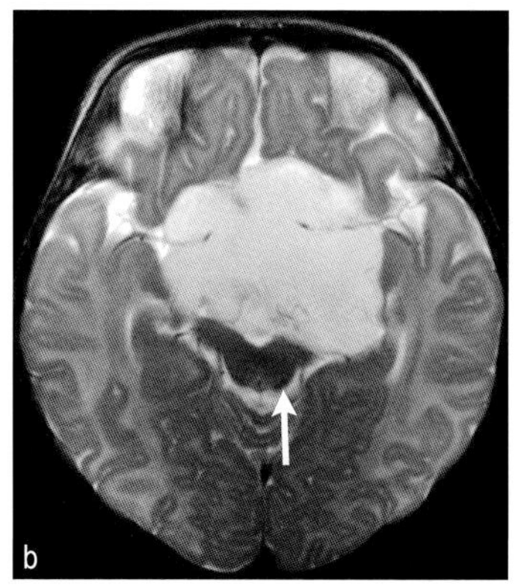

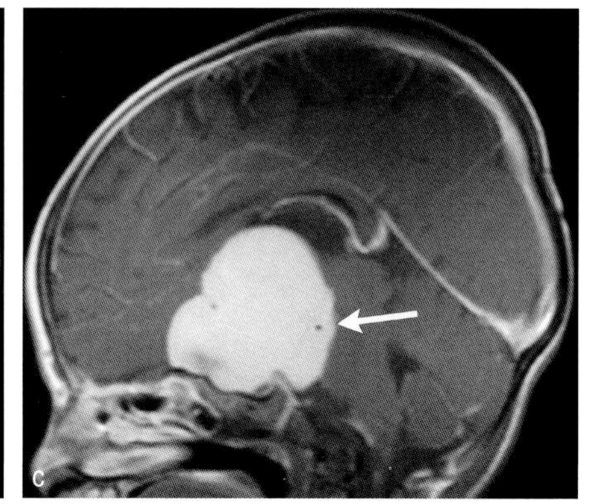

图 1.438 4 月龄女童，患毛细胞黏液样星形细胞瘤，病变位于下丘脑、第三脑室及鞍上池。矢状位 T1WI(**a**)图像上呈等信号(↑)；横断位 T2WI(**b**)图像上呈高信号(↑)；矢状位 T1WI(**c**)图像上可见病变明显强化(↑)

表 1.10(续) 鞍内及鞍旁病变

疾病	影像学表现	点评
生殖细胞肿瘤 (图 1.441)	**MRI:** 肿瘤通常在 T1WI 上呈等信号,T2WI 上呈稍高-高信号,增强后可强化,可伴囊变,蛛网膜下腔或脑室内可见肿瘤播散灶。其他生殖细胞肿瘤常因继发囊变、出血和/或钙化而在 T1WI 和 T2WI 上呈混杂信号 **CT:** 等-稍高密度的局限性病灶,可伴有蛛网膜下腔或脑室内的肿瘤播散灶	性腺外生殖细胞瘤包括生殖细胞瘤(最常见)、成熟畸胎瘤、恶性畸胎瘤、卵黄囊瘤、胚胎癌和绒毛膜癌。占原发性颅内肿瘤的 0.6%,发病率为 0.09/10 万。发病高峰年龄在 10~14 岁之间,90%发生在 25 岁以下的患者。男性比女性更常见。预后取决于组织学亚型。生殖细胞瘤的 10 年存活率大于 85%。其他生殖细胞肿瘤的生存率较低,尤其是那些含有非生殖性恶性细胞的肿瘤

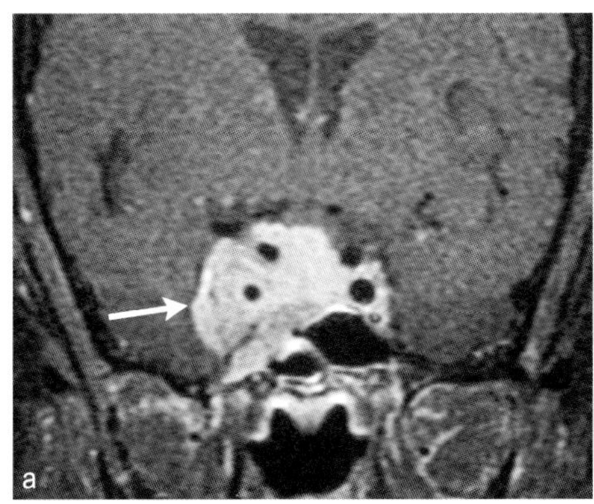

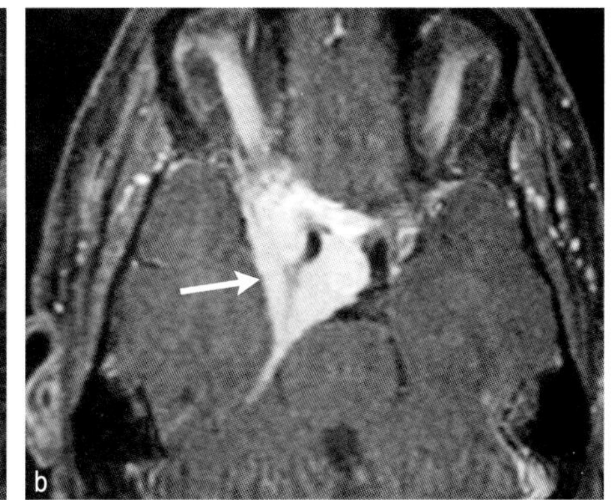

图 1.439 患脑膜瘤的 55 岁女性。冠状位(**a**)及横断位(**b**)脂肪抑制 T1WI 图像可见强化的病变位于右侧海绵窦、鞍上池、右颅中窝前内部及右侧小脑幕切迹。病灶包裹流空的右侧颈内动脉,管腔可见狭窄

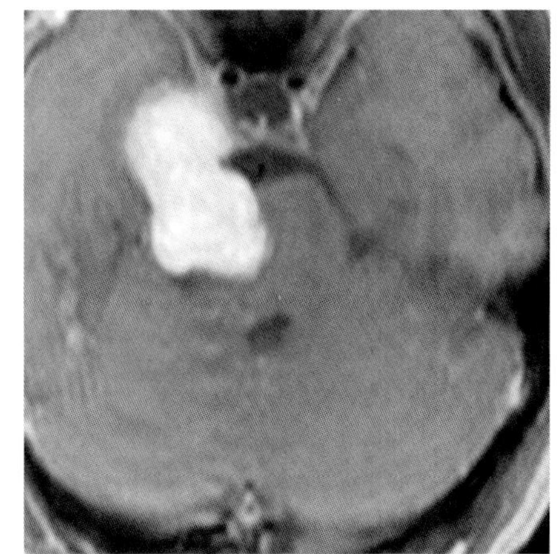

图 1.440 30 岁男性,横断位脂肪抑制 T1WI 图像上可见三叉神经鞘瘤明显强化并延伸至鞍上池的右侧面

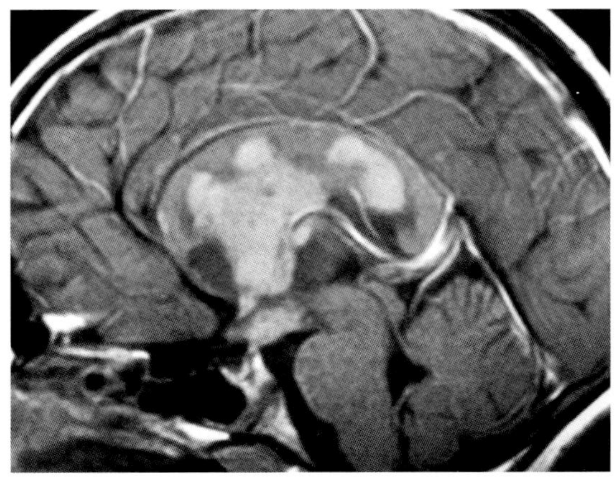

图 1.441 12 岁女性,矢状位 T1WI 上可见鞍上池、三脑室和侧脑室内强化的生殖细胞瘤。病灶呈播散性,视交叉及胼胝体受累

表 1.10(续) 鞍内及鞍旁病变

疾病	影像学表现	点评
畸胎瘤 (图 1.442)	**MRI**：局限性病变，松果体区＞鞍上区＞第三脑室。T1WI 和 T2WI 信号多样，呈低、等和/或高信号，伴或不伴强化。病灶可含长 T1 短 T2 的钙化以及短 T1 的脂质成分 **CT**：可含有钙化及脂肪	第二常见的生殖细胞肿瘤。发生于儿童，男性多于女性。可为良性或恶性，由外胚层、中胚层和/或内胚层衍生物组成
鞍上病变		
动脉瘤 (图 1.443) 囊性动脉瘤 巨大动脉瘤 梭形动脉瘤 夹层动脉瘤	**囊性动脉瘤**：T1WI 和 T2WI 上局限性流空信号区，边界清楚，血栓形成后信号多样 **巨大动脉瘤**：囊性动脉瘤直径＞2.5 cm 即被称为巨大动脉瘤。继发于不同时期形成的血栓，病变在 T2WI 上呈层状的低、中和高信号，如果血管腔尚存可表现为流空信号影，病灶局限，边界清楚。T1WI 上可见层状等信号、高信号区以及流空血管区 **梭形动脉瘤**：拉长、扩张的动脉，血流紊乱或减慢或部分/完全血栓形成可造成管腔内磁共振信号多变 **夹层动脉瘤**：累及的动脉壁增厚，T1WI 和 T2WI 上呈等-高信号，流空信号代表血管腔狭窄但尚通畅	异常梭形或局灶性扩张的动脉往往继发于获得性/退行性病因、多囊性疾病、结缔组织疾病、动脉粥样硬化、创伤、感染(霉菌性)、肿瘤性病变、动静脉畸形、血管炎和药物
颈内动脉海绵窦瘘 (图 1.444)	**CTA** 和 **MRA**：上可见海绵窦、上下眼静脉和面静脉明显扩张。在双侧海绵窦内可见多发血管流空影	颈内动脉海绵窦瘘通常是由于钝性创伤造成颈内动脉海绵窦段的夹层或撕裂所致。患者可表现为搏动性眼球突出
动静脉畸形(AVMs) (图 1.445)	**MRI**：病灶边缘不规则，可位于脑实质-软脑膜、硬脑膜或共同累及。AVMs 因内部的高流速血流，在 T1WI 和 T2WI 图像上可见多发迂曲的管状流空血管影，也可见信号多变的血管内血栓形成、不同阶段的出血区域、钙化和胶质增生。静脉部分常可见强化。梯度回波序列上 AVM 中通畅的动静脉因流入增强效应表现为高信号。时间飞跃法或多期增强 MRI 能够提供病灶、供血动脉、引流静脉和动脉瘤相关额外信息。硬脑膜动静脉畸形在血栓再通的硬脑膜静脉窦处可见多发迂曲小血管影 **CTA**：可显示硬脑膜 AVM 中血管畸形的通畅部分和静脉窦阻塞或血栓再通区域	幕上 AVMs 的发生率(80%～90%)高于幕下 AVMs(10%～20%)。每年都存在出血风险。动静脉畸形可以是散发性的、先天性的或与创伤史有关。硬脑膜动静脉畸形通常获得性损伤，是由颅内静脉窦血栓形成或闭塞后再通导致动脉-静脉窦直接连通后造成。横窦、乙状静脉窦＞海绵窦＞直窦、上矢状窦。除非近期有出血或静脉阻塞，否则病灶无占位效应

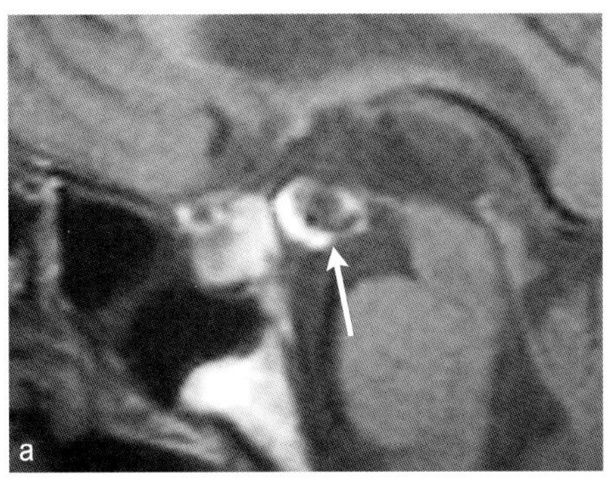
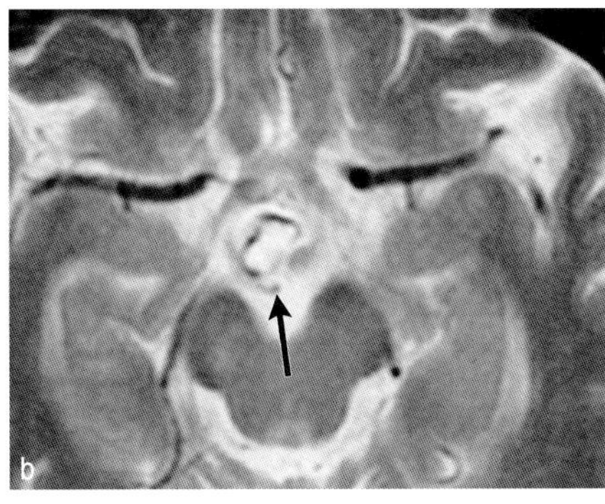
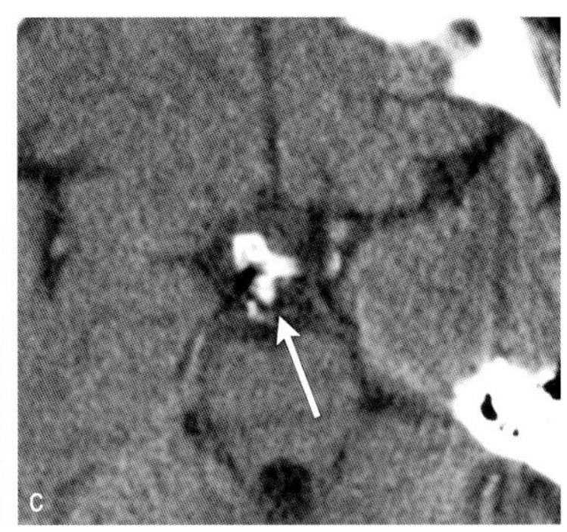

图 1.442 错构瘤。矢状位 T1WI(**a**)图像和横断位 T2WI(**b**)图像上见病灶(↑)位于下丘脑底部,信号混杂呈低、等及高信号;横断位 CT(**c**)图像可见病灶含钙化、脂肪及等信号的软组织密度(↑)

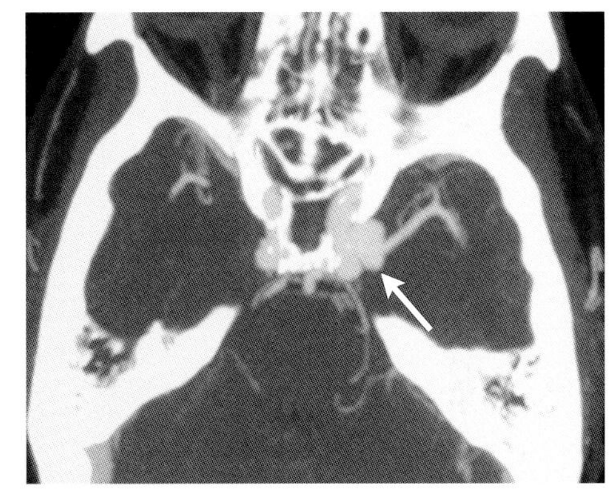

图 1.443 横断位 CTA 可见位于鞍旁的左侧颈内动脉动脉瘤(↑)

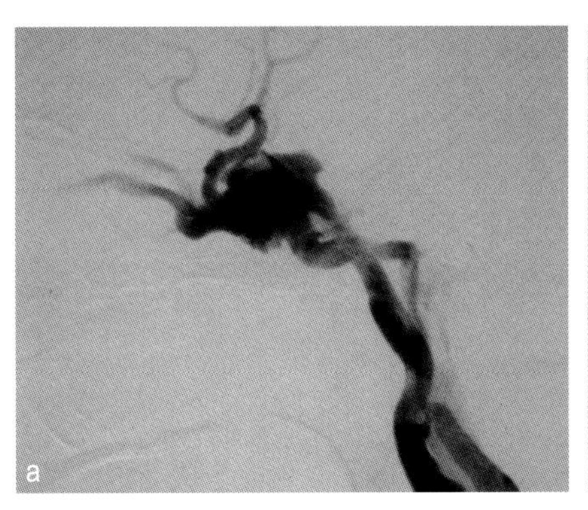
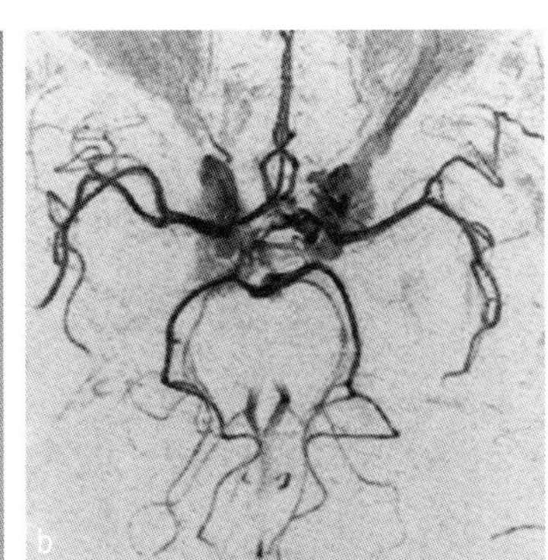
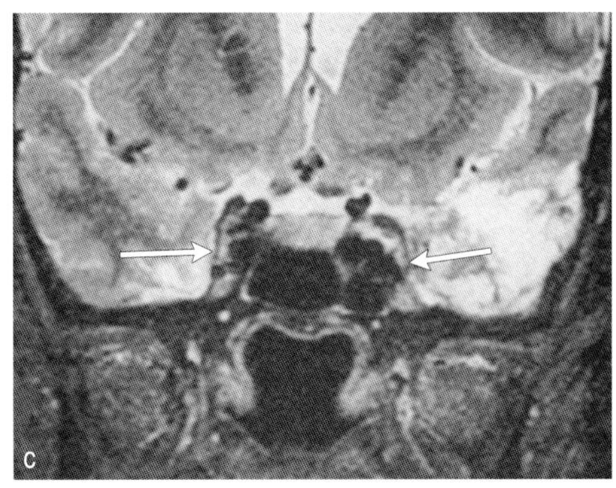

图 1.444 50 岁女性,外伤后发生颈内动脉海绵窦瘘。动脉造影侧位片(**a**)显示动脉早期对比剂填充海绵窦;横断位 MRA(**b**)可见双侧海绵窦内模糊的血流信号伴血液逆流至双侧眼眶;冠状位 STIR(**c**)图像可见双侧海绵窦扩大,其内存在多发血管流空影(↑)。双侧颞叶前部可见高信号的脑挫伤

图 1.445 23 岁女性,硬脑膜动静脉畸形。在冠状位 STIR(**a**)图像上显示双侧海绵窦扩大,其内可见多发的血管流空影;横断位 MRA(**b**)显示双侧海绵窦内模糊的血液信号

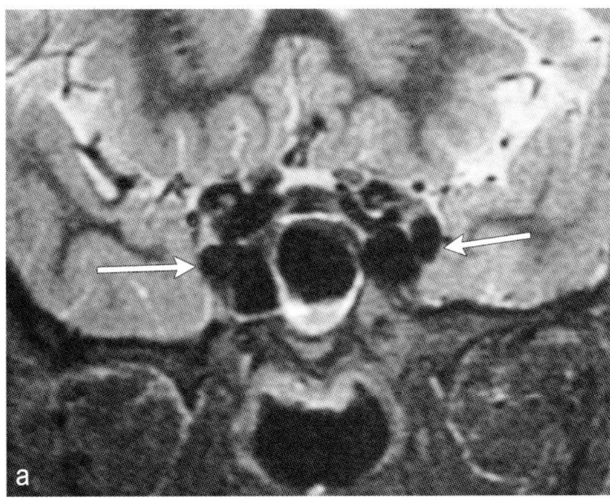
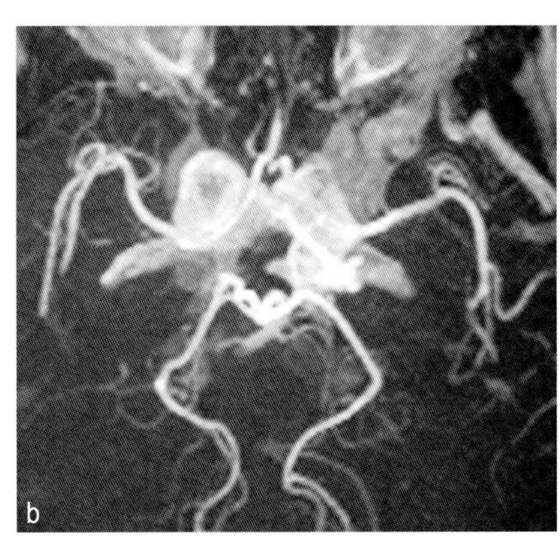

表 1.10(续) 鞍内及鞍旁病变

疾病	影像学表现	点评
海绵状血管畸形 (**图 1.446**)	**MRI:** 单发或多发的脑内病变,呈多发分叶状,病灶周围内因含铁血黄素于T2WI 上可呈环形或不规则的低信号,病灶中央区 T1WI 及 T2WI 信号多样(低、等、高或混合性),取决于出血所处时期。梯度回波序列和 SWI 技术可用于多发病灶的检测。增强通常不强化,部分可呈轻度不均匀强化 **CT:** 病灶呈等-稍高密度,伴或不伴钙化	海绵状血管畸形是一种错构瘤,由单层内皮排列的薄壁窦状体组成,缺乏平滑肌和弹性纤维,可以被纤维结缔组织分隔,不累及神经组织。病灶内常见吞噬含铁血黄素的巨噬细胞和窦内不同阶段的血栓。幕上病变比幕下更常见。病变可多发,多发病变占 50%以上。25%的病例与静脉血管瘤(发育性静脉畸形)相关。该病更易出血。发生多发性海绵状畸形的遗传综合征与 CCM1/KRIT1、CCM2/MGC4608 和 CCM3PDCD10 基因突变有关,出血风险(每年高达 5%)高于散发性海绵状畸形(0.25%~2.3%)
海绵窦血管瘤 (**图 1.447**)	**MRI:** 海绵窦单发的颅外病变,T1WI 上呈等信号,T2WI 上呈稍高和/或高信号,明显强化 **CT:** 等-稍高密度,可强化,无钙化,可侵蚀邻近骨质	发生于海绵窦的血管瘤是罕见、良性、单发的颅外病变,可缓慢生长并压迫邻近结构。这些病变有一个与邻近硬脑膜相关的包膜或假包膜,包绕着缺乏平滑肌和弹性纤维、仅由单层内皮质覆盖的薄壁窦状体。窦腔可被不同数量的纤维结缔组织隔开。与海绵状血管畸形不同,这些病变通常缺乏血栓形成或钙化区域。可能与术中严重出血相关
鞍区/鞍上蛛网膜囊肿 (**图 1.448**)	**MRI:** 边界清楚的颅外病变,T1WI 上呈低信号,FLAIR、T2WI 和 DWI 上呈近似脑脊液的高信号,无强化 **CT:** 边界清楚的颅外病变,呈近似脑脊液的低密度,可能伴有邻近骨质的慢性侵蚀	非肿瘤性先天性、发育性或获得性的颅外病变,其内充满脑脊液,通常对邻近脑实质有轻微的占位效应,幕上病变比幕下病变更常见,男性多于女性,伴或不伴相关临床症状
骨源性病变:肿瘤		
累及蝶骨和鞍上池的转移瘤 (**图 1.449**)	**MRI:** 累及颅骨、硬脑膜、腹膜、脉络丛或脑脊液的单发或多发病变,边界可清晰可模糊,T1WI 上呈等低信号,T2WI 上呈等高信号,增强后往往强化,伴或不伴骨质破坏、血管或神经组织的压迫。增强后往往可见强化软脑膜肿瘤 **CT:** 累及骨骼的病变通常伴有骨质破坏区	转移性病变是指位于远离其原发部位或器官的肿瘤细胞增生。转移性病变可通过动脉或静脉、脑脊液通路、手术区和淋巴结构进行血液播散。转移癌是累及骨骼最常见的恶性肿瘤。在成人中,骨转移最常见于肺癌、乳腺癌、前列腺癌、肾脏癌和甲状腺癌以及肉瘤的转移。肺、乳腺和前列腺的原发性恶性肿瘤占骨转移的 80%。转移瘤可累及单个或多个部位,可存在多种破坏或浸润性改变

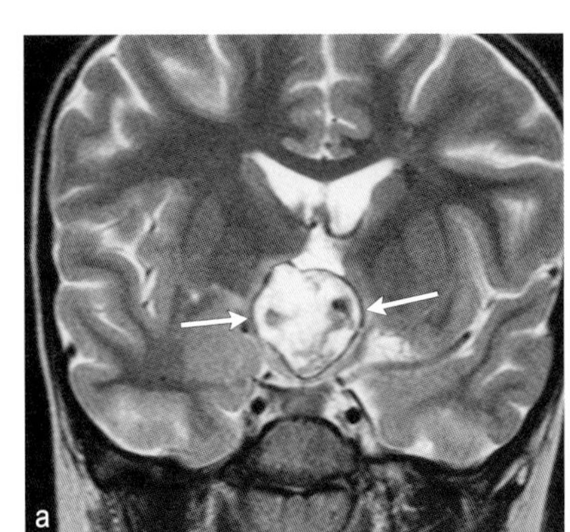

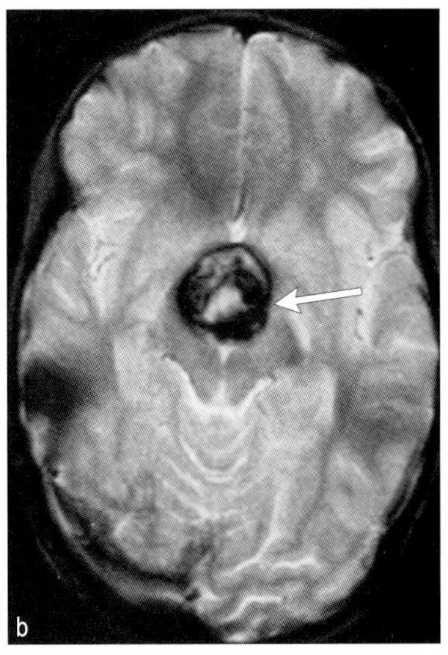

图 1.446 5 岁女童，患下丘脑海绵状血管瘤（↑）。冠状位 T2WI(**a**)示病灶中央呈混杂高低信号，周围呈环形低信号；横断位 GRE(**b**)图像上可见病灶呈显著低 $T2^*$ 信号

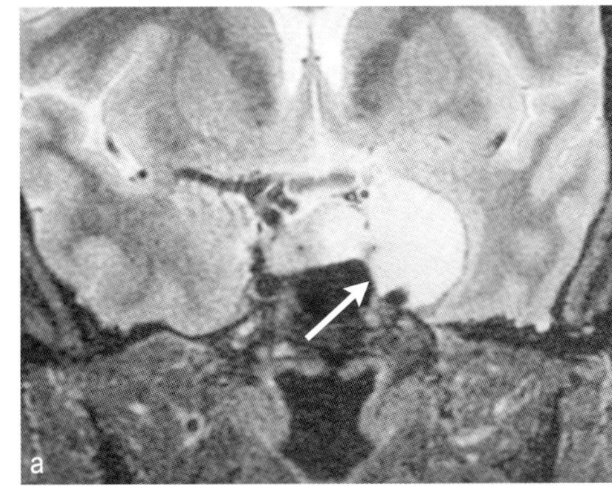

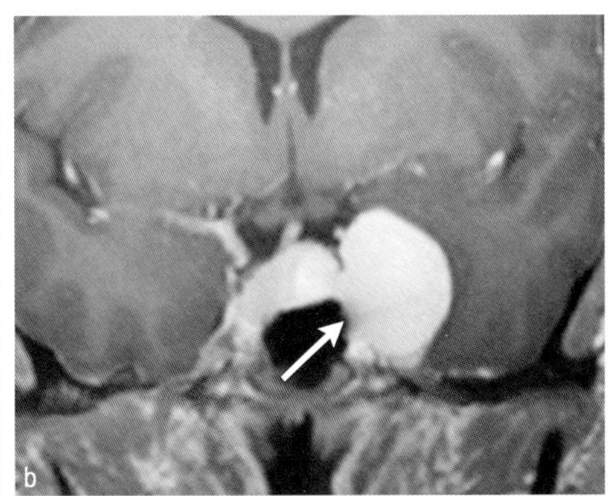

图 1.447 47 岁女性，患鞍旁海绵状血管瘤。病变在冠状位脂肪抑制 T2WI(**a**)呈高信号（↑）；冠状位 T1WI(**b**)图像可见病变明显强化（↑）

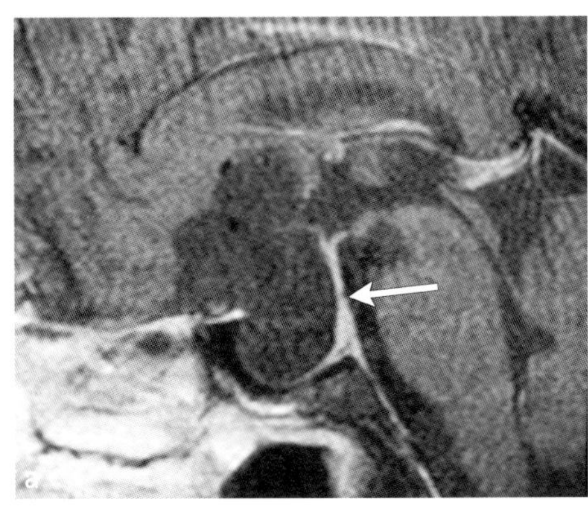

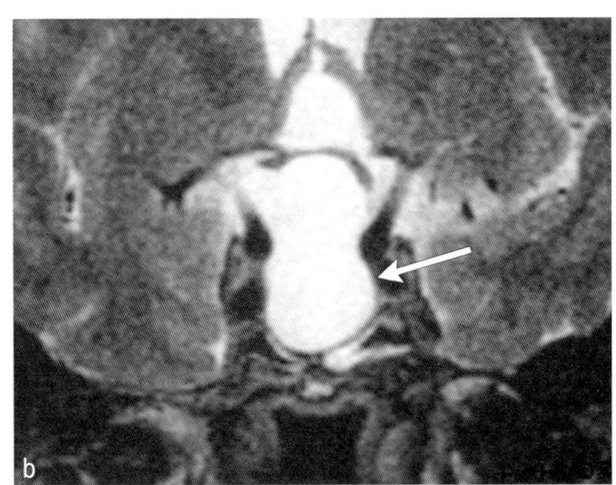

图 1.448 蛛网膜囊肿。矢状位 T1WI(**a**)和冠状位 T2WI(**b**)显示位于鞍区和鞍上池的囊性病变，边界清楚

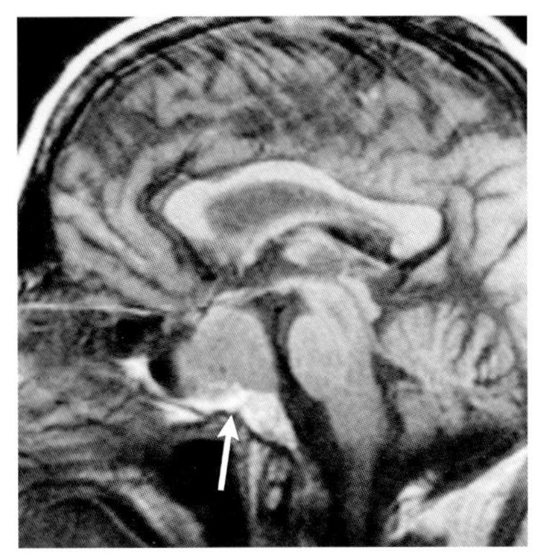

图 1.449 斜坡上部和鞍区的乳腺癌转移瘤（↑）在矢状位 T1WI 图像呈等信号

表 1.10(续) 鞍内及鞍旁病变

疾病	影像学表现	点评
骨髓瘤/浆细胞瘤 (**图 1.450**)	**MRI**:累及颅骨和硬膜的多发性(骨髓瘤)或单发性(浆细胞瘤)病灶,边界可清晰可模糊,T1WI 呈等低信号,T2WI 上呈等-高信号,增强后常强化,可出现骨质破坏 **CT**:等低密度,通常可强化,可出现骨质破坏	多发性骨髓瘤是一种恶性肿瘤,由单克隆起源分泌增殖抗体的浆细胞组成。多发性骨髓瘤主要位于骨髓中。孤立性骨髓瘤或浆细胞瘤是一种罕见的病变,其中浆细胞瘤可发生在骨或软组织的单一部位。在美国,每年有 14 600 起新发病例。多发性骨髓瘤是成人最常见的原发性骨恶性肿瘤。出现临床症状时的平均年龄为 60 岁。大多数患者年龄超过 40 岁
淋巴瘤 (**图 1.451**)	**MRI**:原发性中枢神经系统淋巴瘤可表现为位于基底节或颅后窝脑干的局灶性或浸润性病变,T1WI 上呈等低信号、T2WI 上呈等-稍高低信号,在免疫功能缺陷的患者中可出现出血或坏死,可强化。弥漫性软脑膜强化是颅内淋巴瘤的另一种类型 **CT**:等低密度,可强化,伴或不伴骨质破坏	原发性中枢神经系统淋巴瘤比继发性更常见,通常在 40 岁以上的成年人中。B 细胞性淋巴瘤比 T 细胞性淋巴瘤更常见,其发病率与人群中免疫功能受损患者的数量相关。颅内原发性和继发性淋巴瘤的 MRI 表现相互重叠。与原发性淋巴瘤相比,颅内继发性淋巴瘤更常累及软脑膜
脊索瘤 (**图 1.452**)	**MRI**:边界清楚的分叶状病灶,T1WI 表现为等低信号,T2WI 为高信号,增强后强化(通常是不均匀的)。局部侵袭性病变常伴有骨侵蚀/破坏及血管和神经包绕。脊索瘤好发于颅底斜坡,通常位于中线区,占颅底脊索瘤的 80%。软骨型脊索瘤通常位于远离中线靠近颅底软骨结合处附近 **CT**:病变呈等低密度,肿瘤破坏的骨质后可见钙化,增强后强化	脊索瘤是一种罕见、具有局部侵袭性、生长缓慢的中低级恶性肿瘤,起源于胚胎残留的脊索组织。软骨型脊索瘤(占脊索瘤的 5%~15%)同时含脊索瘤和软骨瘤成分。含有肉瘤成分的脊索瘤被称为去分化型脊索瘤或肉瘤样脊索瘤(占所有脊索瘤的 5%)。脊索瘤占原发性恶性骨肿瘤的 2%~4%,占所有原发性骨肿瘤的 1%~3%,占颅内肿瘤不足 1%。据报道,每年发病率为(0.18~0.3)/百万。去分化型脊索瘤或肉瘤样脊索瘤占所有脊索瘤比例不到 5%。颅内脊索瘤患者患病的平均年龄为 37~40 岁
软骨肉瘤 (**图 1.453**)	**MRI**:分叶状的病灶 T1WI 上呈等低信号,T2WI 上呈高信号,伴或不伴基质矿化(T2WI 上呈低信号),增强后病灶强化(通常是不均匀的)。局部侵袭性软骨肉瘤可伴发骨侵蚀/破坏以及血管和神经包绕。颅底岩枕关节是常见发生部位,通常远离中线 **CT**:病变呈等低密度,可伴有局部骨质破坏和软骨基质钙化,增强后强化	软骨肉瘤是一种在肉瘤样基质内形成软骨的恶性肿瘤。软骨肉瘤可以包含钙化/矿化、黏液样物质和/或骨化的区域。软骨肉瘤很少发生在滑膜内。软骨肉瘤占恶性骨病变的 12%~21%、原发性骨肉瘤的 21%~26%、骨肿瘤的 9%~14%、颅底肿瘤的 6%、颅内肿瘤的 0.15%
骨肉瘤	**MRI**:累及颅底的破坏性病变,T1WI 上呈等低信号,T2WI 上呈低、中、高混合信号,T2WI 上呈高信号,通常伴有 T2WI 低信号的基质矿化/骨化,增强后强化(通常不均匀) **CT**:肿瘤具有等低密度,往往伴基质矿化/骨化,增强后往往强化(通常不均匀)	罕见的恶性骨肿瘤,含有增生的肿瘤梭形细胞,形成类骨和/或未成熟的瘤骨。骨肉瘤通常累及颅底软骨内成骨部位,比软骨肉瘤和尤因肉瘤更常见。肿瘤具有局部侵袭性,可引起骨破坏,有高度转移潜能。儿童中骨肉瘤为原发性肿瘤,成人中骨肉瘤可与 Paget 病、放射性损伤、慢性骨髓炎、成骨细胞瘤、巨细胞瘤和纤维异常增生有关

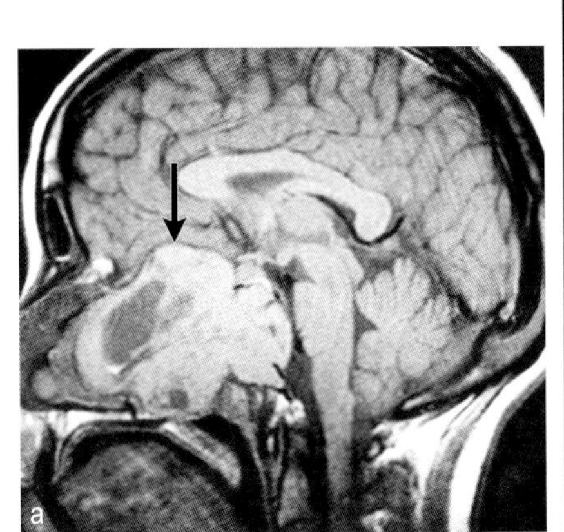

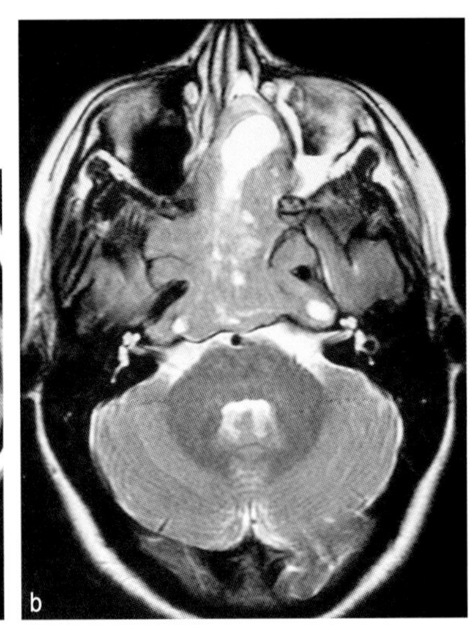

图 1.450 28 岁女性，患巨大浆细胞瘤。矢状位 T1WI 图像(**a**)和横断位 T2WI 图像上(**b**)显示病变位于鼻腔、鼻咽、斜坡和鞍区

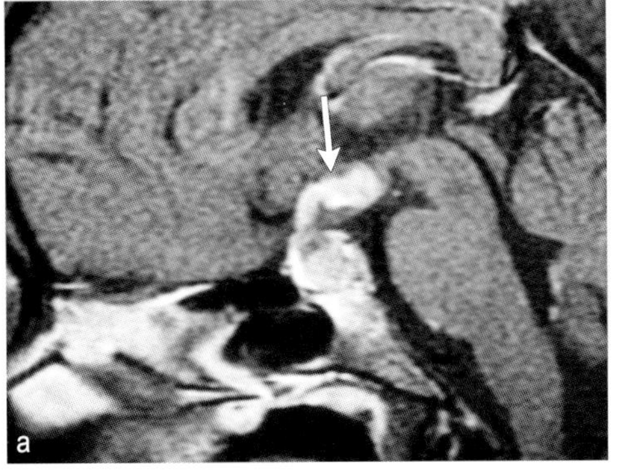

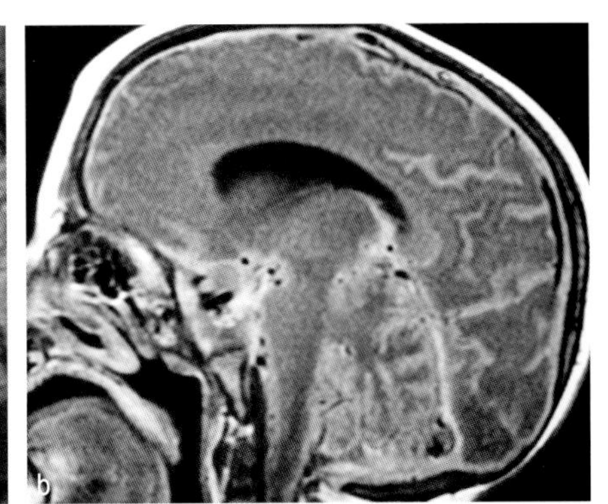

图 1.451 36 岁男性，HIV 阳性。矢状位 T1WI(**a**)图像上可见位于下丘脑和鞍上池的淋巴瘤，增强后可强化；2 岁男性，患淋巴瘤，矢状位 T1WI(**b**)图像上可见弥漫性软脑膜强化

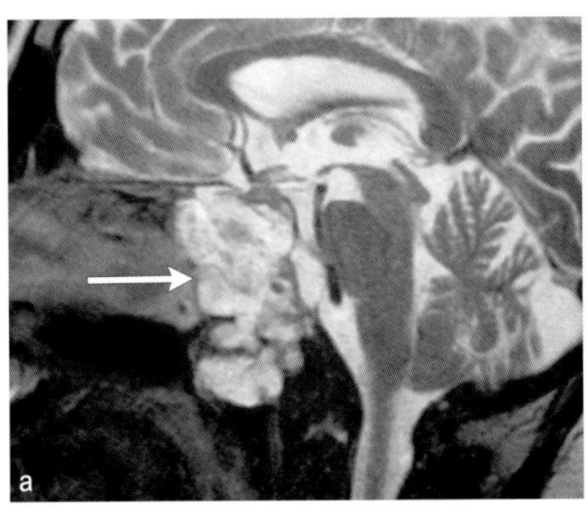

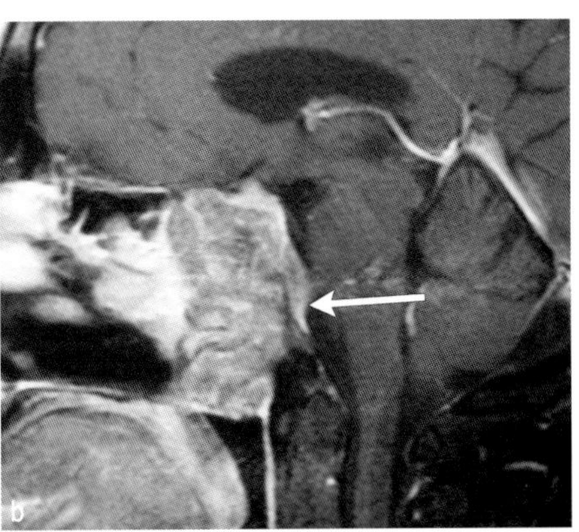

图 1.452 77 岁女性，斜坡及鞍部脊索瘤，并延伸至蝶窦、鼻咽及桥前池。肿瘤在矢状位 T2WI(**a**)(↑)上大部分呈高信号，并且在矢状位脂肪抑制 T1WI(**b**)(↑)上呈不均匀的强化

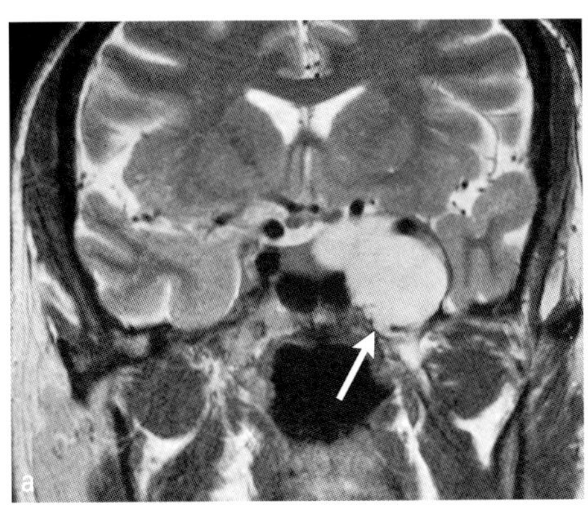

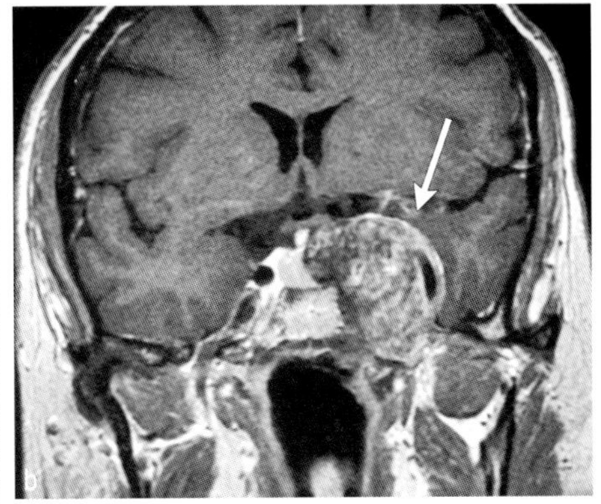

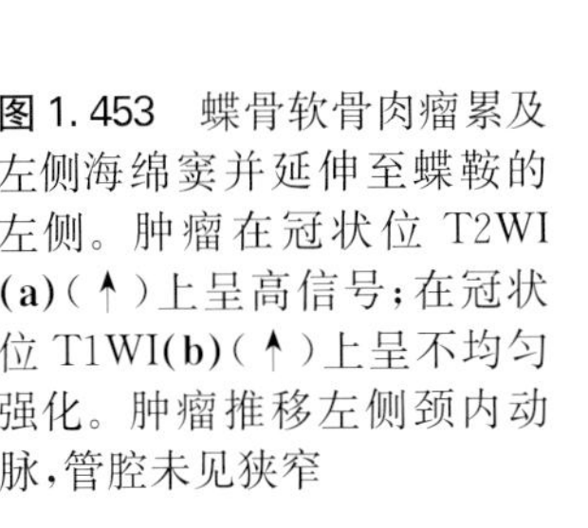

图 1.453 蝶骨软骨肉瘤累及左侧海绵窦并延伸至蝶鞍的左侧。肿瘤在冠状位 T2WI(**a**)(↑)上呈高信号；在冠状位 T1WI(**b**)(↑)上呈不均匀强化。肿瘤推移左侧颈内动脉，管腔未见狭窄

表 1.10(续) 鞍内及鞍旁病变

疾病	影像学表现	点评
尤因肉瘤	**MRI:** 累及颅底的破坏性病变，T1WI 呈等低信号，T2WI 上呈低、中、高混杂信号，可伴 T2WI 低信号的基质强化，增强后可见强化(通常是不均匀的) **CT:** 骨质破坏不伴有基质强化，肿瘤常向骨外延伸	骨原发性恶性肿瘤，由含圆形细胞核的未分化小细胞组成。占原发性恶性骨肿瘤的 6%～11%，占原发性骨肿瘤的 5%～7%。尤因肉瘤通常有涉及染色体 11 和 22：t(11;22)(q24：q12)的易位，导致 FL11 基因 11q24 与 EWS 基因 22q12 的融合。尤因肉瘤好发于 5～30 岁，男性多于女性。是一种累及颅底的罕见病变，具有局部侵袭性和高度转移潜能
鼻窦鳞状细胞癌 **(图 1.454)**	**MRI:** 累及鼻腔、副鼻窦和鼻咽的破坏性病变，可通过骨质破坏或神经周围侵犯向颅内延伸。T1WI 上呈等信号，T2WI 上呈等至稍高信号，增强呈轻度强化。较大的病灶可伴有坏死和/或出血 **CT:** 肿瘤表现为等密度灶，轻度强化。较大的病灶可伴有坏死和/或出血	恶性上皮性肿瘤起源于副鼻窦(上颌窦占 60%；筛窦占 14%；蝶窦和额窦占 1%)及鼻腔(25%)的黏膜上皮。分为角化型和非角化型。占头颈部恶性肿瘤的 3%。多见于成年人，通常大于 55 岁，男性多于女性。与职业或其他暴露于烟草烟雾、镍、氯酚、铬、芥子气、镭和木材制品制造材料有关
鼻咽癌 **(图 1.455)**	**MRI:** 鼻咽部侵袭性病变(外侧壁/Rosenmuller 窝及后上壁)，可通过骨质破坏或神经周围侵犯向颅内延伸。T1WI 上呈等信号，T2WI 上呈等至稍高信号。病灶通常表现为强化。较大的病灶可伴有坏死和/或出血 **CT:** 肿瘤表现为等密度灶伴轻度强化。较大的病灶可伴有坏死和/或出血	鼻咽癌起源于不同程度鳞状分化的鼻咽黏膜。亚型包括鳞状细胞癌、非角化性癌(分化型和未分化型)和基底样鳞状细胞癌。在南亚和非洲发生率高于欧洲和美洲。高峰年龄为 40～60 岁。男性发病率是女性的 2～3 倍。与 EB 病毒、饮食中含有亚硝胺、长期接触烟草烟雾、甲醛、化学烟雾和灰尘有关
腺样囊性癌 **(图 1.456)**	**MRI:** 破坏性病变，通过骨质破坏或神经周围侵犯向颅内延伸。肿瘤在 T1WI 上呈等信号，在 T2WI 上呈中-高信号，增强具有多样性，轻度、中度或显著强化 **CT:** 肿瘤表现为等密度，增强具有多样性，轻度、中度或显著强化	基底样肿瘤由肿瘤上皮细胞和肌上皮细胞组成。肿瘤根据生长方式分为管状、筛状和实性。占涎腺上皮性肿瘤 10%。最常见累及腮腺、下颌下腺和小唾液腺(上颚、舌头、颊黏膜和口腔底部等其他部位)。肿瘤常沿神经周围侵犯，可伴面神经麻痹。通常好发于 30 岁以上的成年人。实性腺样囊腺癌预后最差。高达 90%的患者在确诊后 10～15 年内死亡
鼻腔神经胶质瘤 **(图 1.457)**	**MRI:** 局部破坏性病变，T1WI 上呈等低信号，T2WI 上呈等高信号，增强后呈明显强化 **CT:** 肿瘤表现为等密度，增强具有多样性，轻度、中度或显著强化 **PET/CT:** FDG 可用于疾病分期和诊断转移	又被称为嗅神经母细胞瘤，为神经外胚层来源的恶性肿瘤，起源于上鼻腔和筛状区域的嗅上皮。肿瘤由未成熟神经母细胞构成，细胞核呈多形性，发生有丝分裂及坏死。肿瘤细胞发生在神经纤维细胞间基质中。发病年龄呈双峰状，青少年(11～20 岁)和成人(50～60 岁)多见，男性多于女性

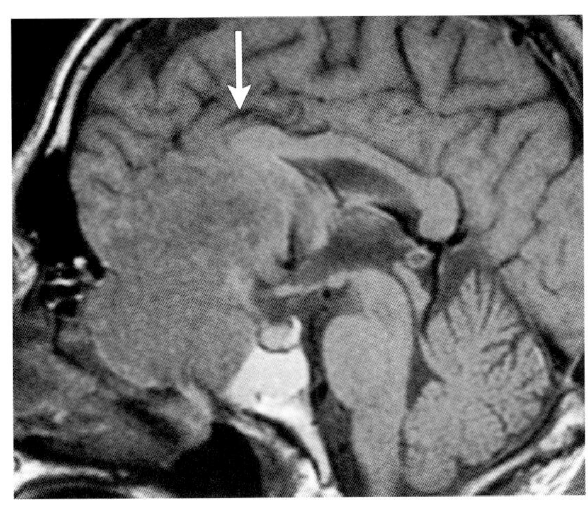

图 1.454 48 岁女性，患鼻窦鳞状细胞癌(↑)。病灶位于筛骨和蝶骨，包括鞍区前缘，在矢状位 T1WI 上可见肿瘤向颅内延伸

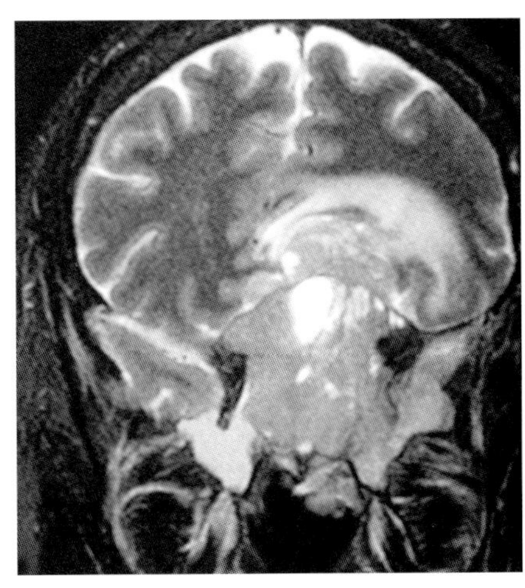

图 1.455 49 岁男性鼻咽癌患者，病灶位于蝶骨、蝶鞍和鼻咽。冠状位脂肪抑制 T2WI 上可见肿瘤向颅内延伸

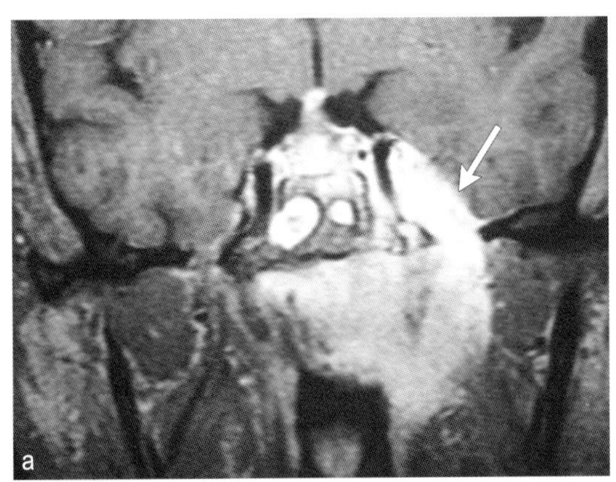

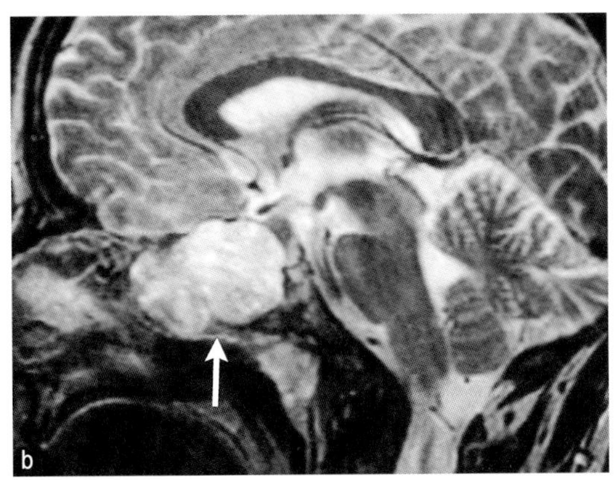

图 1.456 腺样囊性癌。冠状位脂肪抑制 T1WI(**a**)上可见鼻咽内肿瘤强化(↑)通过扩大的左卵圆孔延伸，侵犯蝶骨、蝶鞍、左侧三叉神经池及左侧海绵窦；肿瘤(↑)在矢状位脂肪抑制 T2WI(**b**)上呈高信号

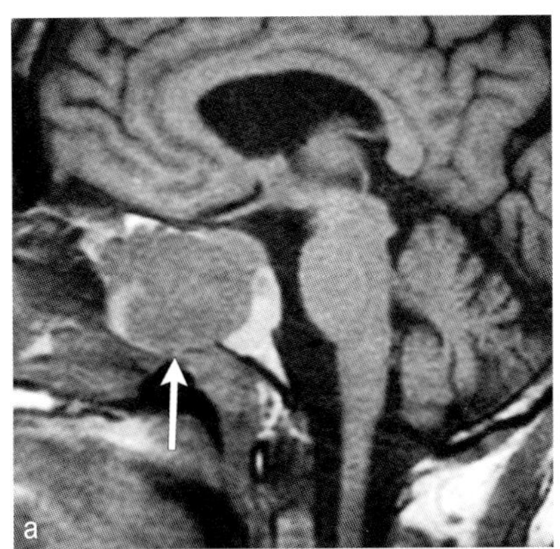

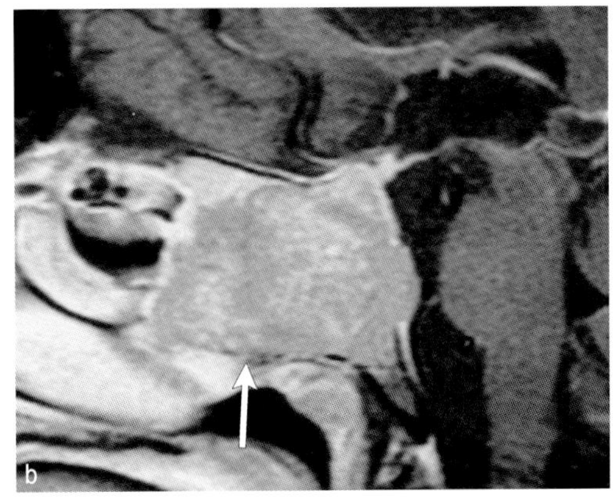

图 1.457 嗅神经母细胞瘤。矢状位 T1WI(**a**)和增强后 T1WI(**b**)显示蝶骨内等信号(↑)的破坏性肿瘤，侵犯蝶窦和鞍区；在矢状位脂肪抑制 T1WI(**b**)上，肿瘤呈轻度不均匀强化

表 1.10(续) 鞍内及鞍旁病变

疾病	影像学表现	点评
非肿瘤性骨异常		
骨纤维发育不良 (**图 1.458**)	**MRI:** 特征取决于骨小梁、胶原、成纤维梭形细胞、出血和/或囊变的比例,可能合并有病理性骨折。在 T1WI 和质子密度加权图像上,病变通常为边界清楚的低或等低信号。在 T2WI 上,病变可具有多样性,低信号、中信号和/或高信号,通常病灶边缘可见厚薄不均的低信号环。少数病灶内可见分隔及囊性改变。可见骨质膨胀伴皮质增厚和/或变薄。增强后强化程度和类型多变 **CT:** 膨胀性骨质改变伴有混杂性等和高密度,可表现为"毛玻璃样"改变。增强后可见强化	良性髓质纤维骨性病变,可累及单个部位(单发)或多个部位(多发)。在正常原始骨重塑为成熟板层骨的过程中发育异常,导致发育不良的纤维组织内形成未成熟骨小梁区。占良性骨病变的 10%。患者年龄在 1~76 岁之间,75%的患者在 30 岁之前发现 McCune-Albright 综合征是一种罕见的疾病,具有多发性骨纤维发育不良及边缘不规则的皮肤片状色素沉着斑(也称为牛奶咖啡斑)、性早熟和/或其他内分泌疾病,如肢端肥大症、甲状腺功能亢进、甲状旁腺功能减退和/或库欣综合征。临床上与 McCune-Albright 综合征相关的多发性骨纤维发育不良、牛奶咖啡斑及性早熟的三联症较为少见,仅在 3%的多发性骨骼纤维发育不良患者中发生
骨瘤 (**图 1.459**)	**MRI:** 颅内病变边界清晰,T1WI 和 T2WI 呈等低信号,增强后无明显强化 **CT:** 颅内病变边界清晰,表现为高密度,增强后病灶强化	由致密的板层、编织骨和/或致密的皮质骨组成良性原发性骨肿瘤。骨瘤的骨膜表面为层状骨,而较深的部分可能含有粗糙的板层骨结构。骨瘤中可能存在类似于 Paget 病的哈佛系统和骨粘合线。骨瘤通常被薄层无细胞异型的梭形细胞覆盖。骨瘤中无软骨成分 位于颅骨或副鼻窦(额窦>筛窦>上颌窦>蝶窦)
Paget 病	**CT:** 病变通常表现为中-高密度。骨髓与颅骨内外板内缘之间的边界不规则/模糊 **MRI:** Paget 病不同阶段 MRI 表现不同。大多数涉及颅骨的病例属于晚期或非活动期。骨质膨胀和皮质增厚在 T1WI 及 T2WI 上表现为低信号,增厚的皮质内缘不规则,边界模糊不清。外周骨髓内骨小梁增厚在 T1WI 和 T2WI 上表现为低信号区。晚期或非活动期 Paget 病可表现出正常骨髓类似的信号,可含有脂肪信号,骨质硬化在 T1WI 和 T2WI 上表现为低信号,水肿或持续性纤维血管组织在脂肪抑制(FS)T2WI 上表现为高信号。Paget 病也可出现上述多种表现	Paget 病是一种慢性骨骼疾病,骨质吸收及编织骨形成紊乱导致的骨畸形。病因可能与副黏病毒有关。高达 66%的 Paget 病患者表现为多发病灶。小于 1% Paget 病可发展为骨肉瘤。在白种人中,2.5%~5%发生于 55 岁以上,10%发生于 85 岁以上。可导致神经孔狭窄,伴有脑神经受压及颅底压迹,伴或不伴脑干受压
感染		
软脑膜感染 (**图 1.460**)	**MRI:** 单发或多发结节性增强病灶和/或鞍上池局灶性或弥漫性的异常蛛网膜下腔强化灶,向鞍内延伸。T1WI 呈等低信号,T2WI 及 FLAIR 呈中-高信号。在强化后见软脑膜感染 **CT:** 单发或多发结节性强化灶和/或局灶性或弥漫性异常蛛网膜下腔增强	颅内蛛网膜下腔(软脑膜)强化常源于显著的病理学改变(炎症和/或感染与肿瘤)。软脑膜炎症和/或感染可由化脓、真菌或寄生虫病以及结核引起。神经结节病导致软脑膜肉芽肿形成,从而产生类似的蛛网膜下腔强化表现

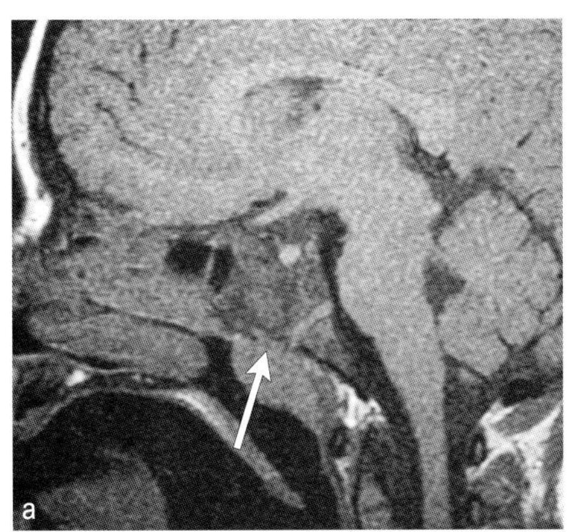
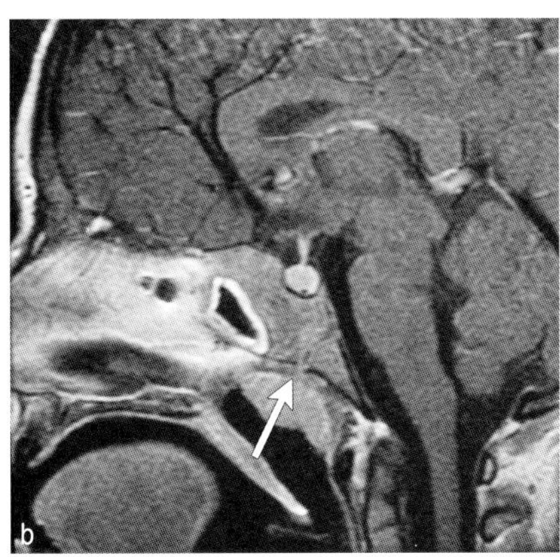
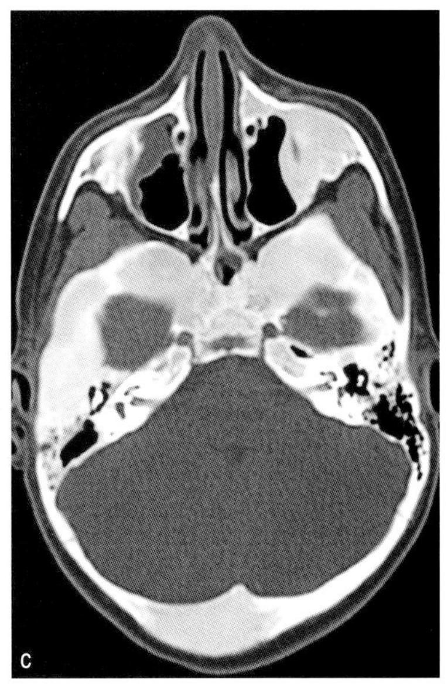

图 1.458　5 岁 McCune-Albright 综合征女性患者，合并骨纤维发育不良。矢状位 T1WI(**a**)显示斜坡的骨质膨大(↑)，表现为弥漫性低信号；矢状面脂肪抑制 T1WI(**b**)的对应病灶强化(↑)；横断位 CT(**c**)显示多发的、膨胀性的骨性病变，具有“毛玻璃”样表现，其代表多发性骨化性纤维发育不良

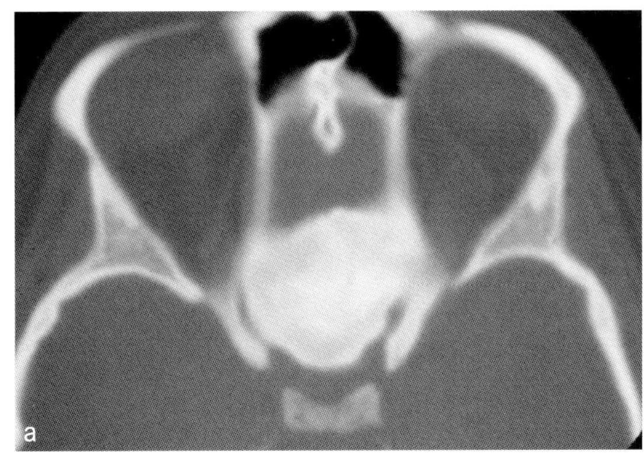
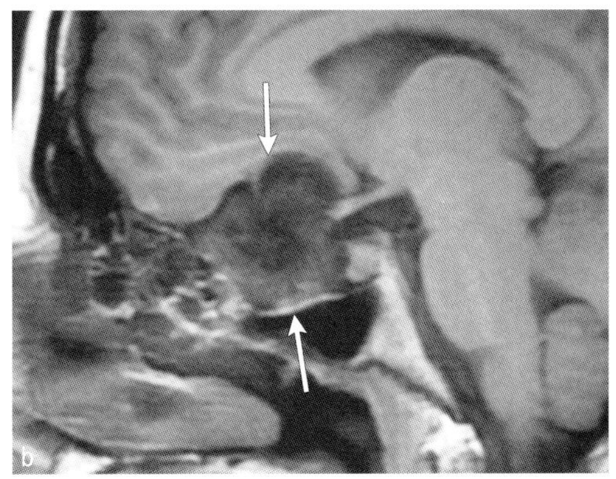

图 1.459　26 岁女性患者，蝶骨骨瘤。CT 横断位(**a**)上表现为高密度影；矢状位 T1WI(**b**)上表现为混杂低信号(↑)

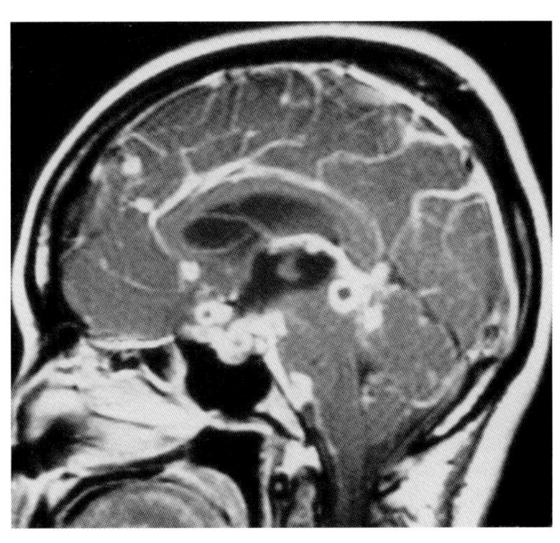

图 1.460　在矢状位增强 T1WI 上，结核性脑膜炎表现为环状不规则区，伴有包括鞍上池在内的异常蛛网膜下腔强化

表 1.10(续) 鞍内及鞍旁病变

疾病	影像学表现	点评
炎症		
朗格汉斯细胞组织细胞增生症 **(图 1.461)**	**MRI:** 在 T1WI 和 T2WI 中垂体柄表现为梭形或分叶状等信号。垂体柄宽度通常大于 3 mm，常伴发垂体后叶 T1WI 高信号消失。垂体病变增强后常强化 **CT:** 可见垂体柄增粗。骨内病变通常与局部骨破坏有关	由于网状内皮系统紊乱，骨髓来源的树突状朗格汉斯细胞浸润各器官，形成局灶性或弥漫性病变。朗格汉斯细胞的特征为苍白或嗜酸性包浆内可见偏心卵圆形或扭曲状细胞核。病变常由朗格汉斯细胞、巨噬细胞、浆细胞和嗜酸性粒细胞组成。病变 S－100、CD1a、CD207、HLA－DR 和 β2－微球蛋白免疫组化染色阳性。在小于 15 岁的儿童中，每 10 万人中有 2 名儿童患病；只有 1/3 的病变发生在成人。局限性病变(嗜酸性肉芽肿)可在颅内呈单发或多发，往往位于颅底。发生在垂体柄/下丘脑的硬膜内病变可发生尿崩症。病变很少发生在脑组织中(＜4%的朗格汉斯细胞组织细胞增生症患者)
淋巴细胞性垂体炎 **(图 1.462)**	**MRI:** 病变呈轻度分叶状，T1WI 上呈等信号，T2WI 上呈不均匀的低、中、高信号。病变累及垂体，垂体柄增粗，垂体及垂体柄、硬脑膜均有明显的均匀或不均匀强化 **CT:** 垂体增大及垂体柄增粗	罕见的垂体自身免疫性炎症过程，经活检确诊，镜下可见不同程度淋巴细胞浸润，浆细胞发生纤维化改变，无多核巨细胞。通常发生在成年人中，女性(80%)比男性更常见。临床表现包括头痛和垂体激素功能障碍(如尿崩症)，类固醇治疗有效。可能与桥本甲状腺炎、多发性肌炎、恶性贫血、萎缩性胃炎、银屑病、系统性红斑狼疮、肾上腺炎和/或卵巢衰竭有关
肉芽肿性垂体炎	**MRI:** 为累及垂体的病变，T1WI 上呈等信号，T2WI 上呈不均匀的低-中高信号，伴或不伴囊性变、出血、垂体柄增粗，增强后呈垂体内均匀或不均匀或环形强化。在硬脑膜、骨和蝶窦黏膜中也可见强化 **CT:** 垂体增大及垂体柄增粗	肉芽肿性垂体炎原发为一种罕见的慢性炎症性疾病，含非坏死性肉芽肿、组织细胞、淋巴细胞、浆细胞和多核巨细胞。继发于与垂体坏死性肉芽肿性病变相关的系统性疾病，如结节病、朗格汉斯细胞组织细胞增生症、Erdheim-Chester 病、Takayasu 病、克罗恩病、伴有多血管炎的肉芽肿性病变(韦格纳肉芽肿病)以及免疫缺陷患者的感染(真菌、结核或弓形虫病)

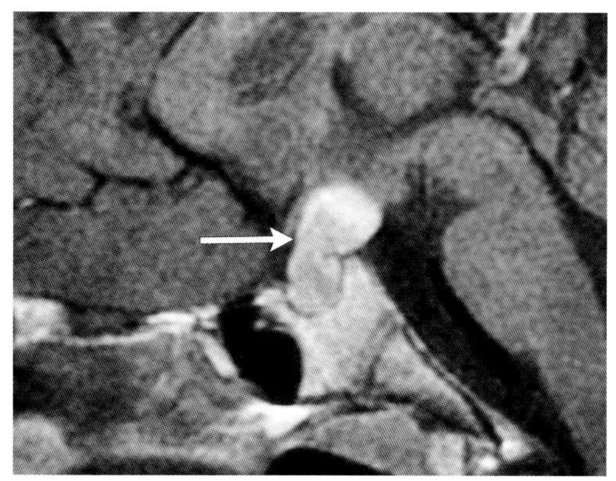

图 1.461 8 岁朗格汉斯细胞组织细胞增生症女性患者。在矢状位 T1WI 上表现为累及垂体柄及下丘脑(↑)的异常强化

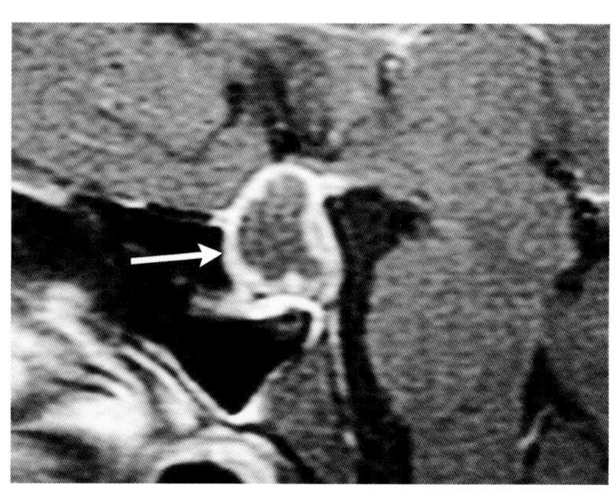

图 1.462 40 岁淋巴细胞性垂体炎女性患者。矢状位脂肪抑制 T1WI 显示垂体明显增大，周边可见不规则强化(↑)

表 1.10(续) 鞍内及鞍旁病变

疾病	影像学表现	点评
结节病 (**图 1.463**)	**MRI:** 病变可累及脑外,包括软脑膜,脑内或脑内外兼有。病灶在 T1WI 上表现为等低信号;在 T2WI、脂肪抑制质子密度加权成像(FS)和 FS T2WI 上表现为稍高至高信号。可侵蚀和破坏相邻骨皮质。原发于骨内的病变也可在肉芽肿进展过程中发生骨外侵犯。增强后,脑内及软脑膜病变可表现为中度至明显强化 **CT:** 脑内病变通常表现为等低密度,增强后强化。脑外病变累及脑膜可见软脑膜强化。骨内病变通常表现为髓内透亮区,很少出现高密度硬化	多系统非干酪性肉芽肿病,病因不明,5%～15%的病例可累及中枢神经系统,1%～15%的病例可累及骨质。若中枢神经系统病变未经治疗,可造成严重的神经功能损伤
肉芽肿伴多发血管炎 (韦格纳肉芽肿病)	**MRI:** 垂体增大,T1WI 上呈等信号,T2WI 上呈不均匀混杂信号,可伴垂体柄增粗,T1WI 上垂体后叶高信号消失。垂体增强后表现为均匀或不均匀强化。硬脑膜和骨质内也可见强化	多系统坏死性肉芽肿性疾病伴小血管炎,与抗中性粒细胞胞浆抗体(ANCA)相关。通常累及肺、上呼吸道和肾脏。1%的患者累及脑垂体(男女之比为 3∶1),可导致垂体功能减退和/或尿崩症
Rosai-Dorfman 病	**MRI:** 病变可以发生于鞍上或同时发生于鞍内及鞍上,还可累及硬脑膜、中脑或小脑。病变在 T1WI 上呈等信号,在 T2WI 上呈等和/或稍高信号,增强后呈均匀强化	罕见的良性组织细胞增生(也称为窦组织细胞增生症伴巨大淋巴结病),好发于儿童和青少年。男女比例为 3∶2。患者典型表现为无痛性腺病合并单个或多个结外病灶。中枢神经系统受累的发生率为 4%,通常累及颅内或脊椎硬膜。较少累及鞍区和鞍上区。患者可出现头痛、癫痫、视觉障碍、麻木和/或截瘫

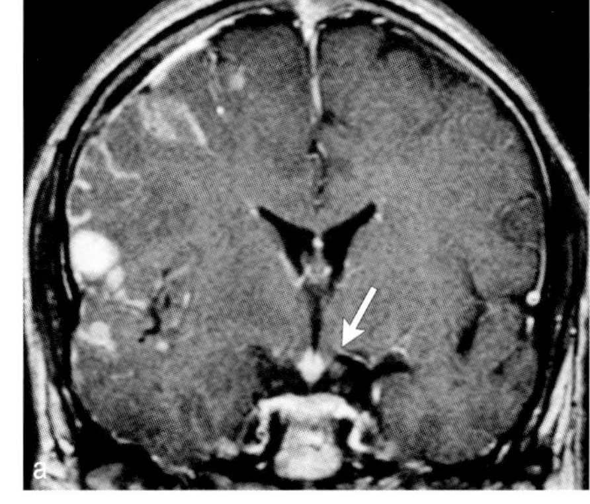

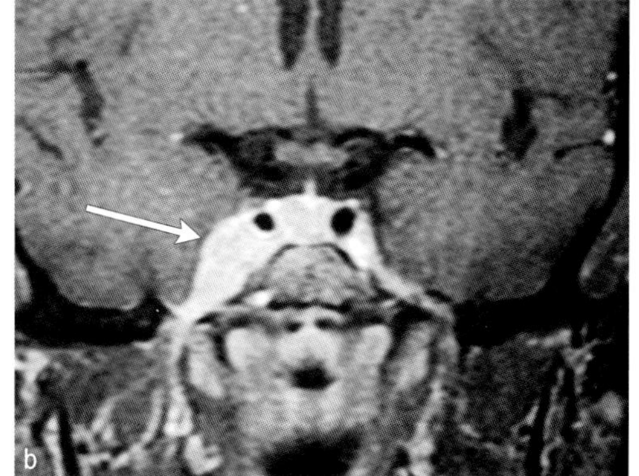

图 1.463 颅内结节病,33 岁男性患者。冠状位 T1WI **(a)**上可见颅内包括鞍上池(↑)在内的不规则蛛网膜下腔强化;**(b)**49 岁女性患者,右侧三叉神经池(Meckel 腔)异常强化,并延伸至右侧海绵窦,伴右颈内动脉管腔变窄(↑)

1.11 松果体

松果体是一种小的卵形内分泌腺,大小介于 10～14 mm 之间,附着于第三脑室的后缘,位于上丘上方,胼胝体压部下方(**图 1.464**)。松果体可分泌褪黑素,一种 5-羟色胺类激素,在调节清醒睡眠周期以及光周期/季节方面起主要作用。褪黑素还影响其他激素的释放,如促卵泡激素和黄体生成素。

松果体的中央核心包含由松果体细胞构成的小叶结构,产生和分泌褪黑素。松果体细胞占松果体细胞的 90%以上,具有显著呈颗粒状外观的细胞核

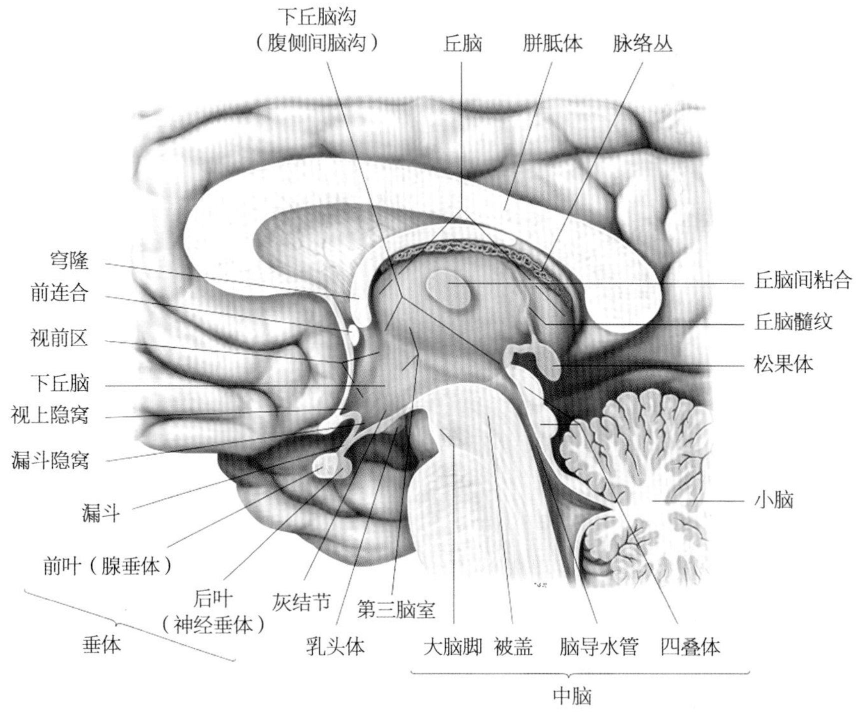

图 1.464 矢状位松果体及其邻近结构。(From THIEME Atlas of Anatomy, Neck and Internal Organs, © Thieme 2006, Illustration by Karl Wesker.)

仁、轻度嗜碱性细胞质及胞突,可延伸至结缔组织分隔及相邻有孔毛细血管。其他不常见的松果体细胞包括神经胶质细胞(纤维星形胶质细胞和小胶质细胞)、血管周围吞噬细胞和松果体神经元。出生时松果体内存在颗粒状钙沉积物,并在儿童期逐渐累积,最终在 CT 上可见。这些沉积物为钙、镁盐和羟基磷灰石形成的层状凝固物,存在于松果体细胞之间和细胞内部。胶质或良性室管膜囊肿常发生于松果体。

妊娠第 7 周,松果体在第三脑室的尾侧顶部由室管膜细胞凸起形成。发育中的松果体实质逐渐填满该凸起,形成实性松果体。松果体体积自出生起至 2 岁逐渐增大,并且在 2~20 岁间保持相对恒定。青春期后,松果体的重量逐渐增加。松果体主要由脉络丛后动脉供血,静脉引流至脑内静脉和 Rosenthal 基底静脉。动脉和静脉延伸到松果体门,并连接腺体中央核心小叶间隔中的毛细血管。松果体处无血脑屏障。

松果体区病变

- 松果体实质病变
  -松果体细胞瘤
  -中分化松果体实质肿瘤
  -松果体区乳头状瘤
  -松果体母细胞瘤
- 生殖细胞肿瘤
  -生殖细胞瘤
  -畸胎瘤
  -绒毛膜癌
  -卵黄囊瘤
  -胚胎癌
- 松果体内或邻近结构的其他病变
  -松果体囊肿
  -转移性疾病
  -松果体黑色素瘤
  -脑膜瘤
  -原始神经外胚层肿瘤(PNET)
  -非典型畸胎瘤/横纹肌肉瘤(AT/RT)
  -室管膜瘤
  -蛛网膜囊肿
  -表皮样囊肿
  -皮样囊肿
  -脂肪瘤

表 1.11 松果体区病变

疾病	影像学表现	点评
松果体实质病变		
松果体细胞瘤 (**图 1.465**)	**MRI:** 肿瘤在 T1WI 上表现为等低信号,在 T2WI 上表现为稍高-高信号,增强后强化 **CT:** 病变呈等低密度,伴或不伴周边钙化	松果体细胞瘤边界清晰,常小于 3 cm。松果体实质瘤(WHO Ⅰ级)少见、生长缓慢,由分化良好的细胞形成片状、小叶或松果体细胞瘤花环结构,在中度细胞嗜酸性胞浆内可见类圆形细胞核,极少见或未见有丝分裂活性,突触素、NSE 和 NFP 免疫组化染色阳性。占颅内肿瘤小于 1%。通常发生于成人(平均年龄 38 岁)。5 年生存率 86%~100%
中分化松果体实质肿瘤 (**图 1.466** 和**图 1.467**)	**MRI:** 肿瘤通常在 T1WI 中呈等低信号,在 T2WI 上呈稍高-高信号,增强后强化。在 WHO Ⅲ级肿瘤中可见软脑膜和/或脑室内的强化播散灶 **CT:** 肿瘤通常表现为等密度影	中分化松果体实质肿瘤边界清晰,通常小于 3 cm。为中等级别的松果体肿瘤(WHO Ⅱ~Ⅲ级),由具有轻中度核异型性、伴或不伴小花环状、伴中低度有丝分裂活性的均一肿瘤细胞构成。发病年龄 1~69 岁(平均年龄为 38 岁)。5 年生存率 39%~74%
松果体区乳头状瘤 (**图 1.468**)	**MRI:** 肿瘤在 T1WI 上常呈等信号,T2WI 呈稍高到高信号,增强后强化,可伴囊肿。当肿瘤存在囊变、出血和钙化时,在 T1WI 和 T2WI 上可表现为混杂信号 **CT:** 局限性肿瘤,呈等-稍高密度	松果体罕见的神经上皮瘤(WHO Ⅱ级或Ⅲ级),由巨大苍白的嗜酸性柱状细胞覆盖血管的乳头区、具有空泡状的细胞质和圆形或椭圆形核的细胞区组成。细胞区可呈现类似室管膜瘤的菊形团样结构。肿瘤乳头区角蛋白免疫组化染色阳性。发生于儿童和成人(平均年龄 32 岁)。肿瘤细胞处不同有丝分裂期。5 年总生存率为 73%,若肿瘤有丝分裂活性高,预后差

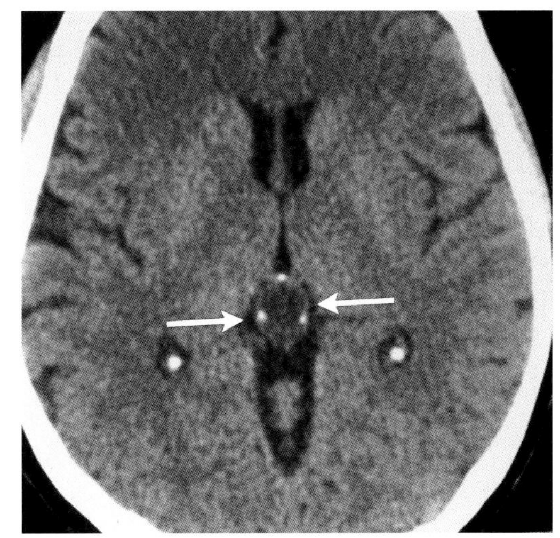

图 1.465 35 岁的女性,患有松果体细胞瘤。横断位 CT 上可见松果体内边界清晰的局灶性低密度病变(↑)及特征性周边“爆炸”样钙化

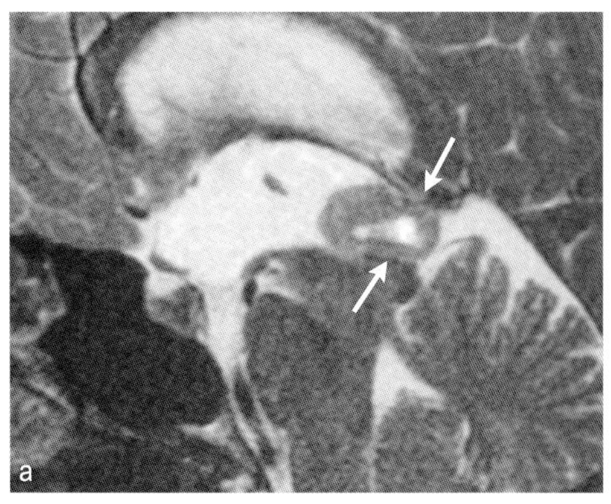

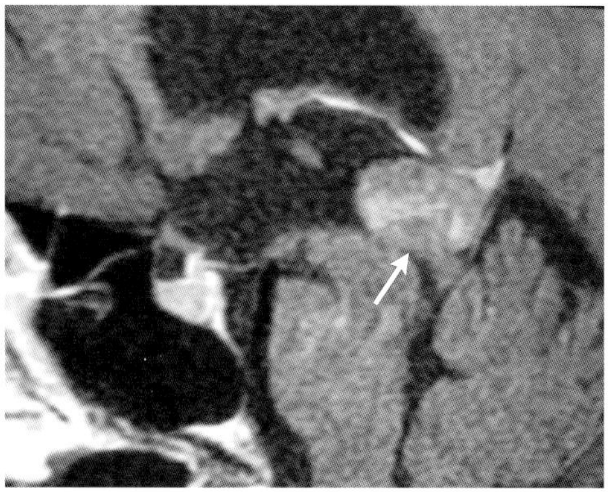

图 1.466 33 岁女性，患有中分化松果体实质肿瘤（PPTID）。肿瘤在矢状位 T2WI(**a**)上表现为混杂的等-高信号（↑）；矢状位 T1WI(**b**)显示病灶呈轻度不均匀强化（↑）

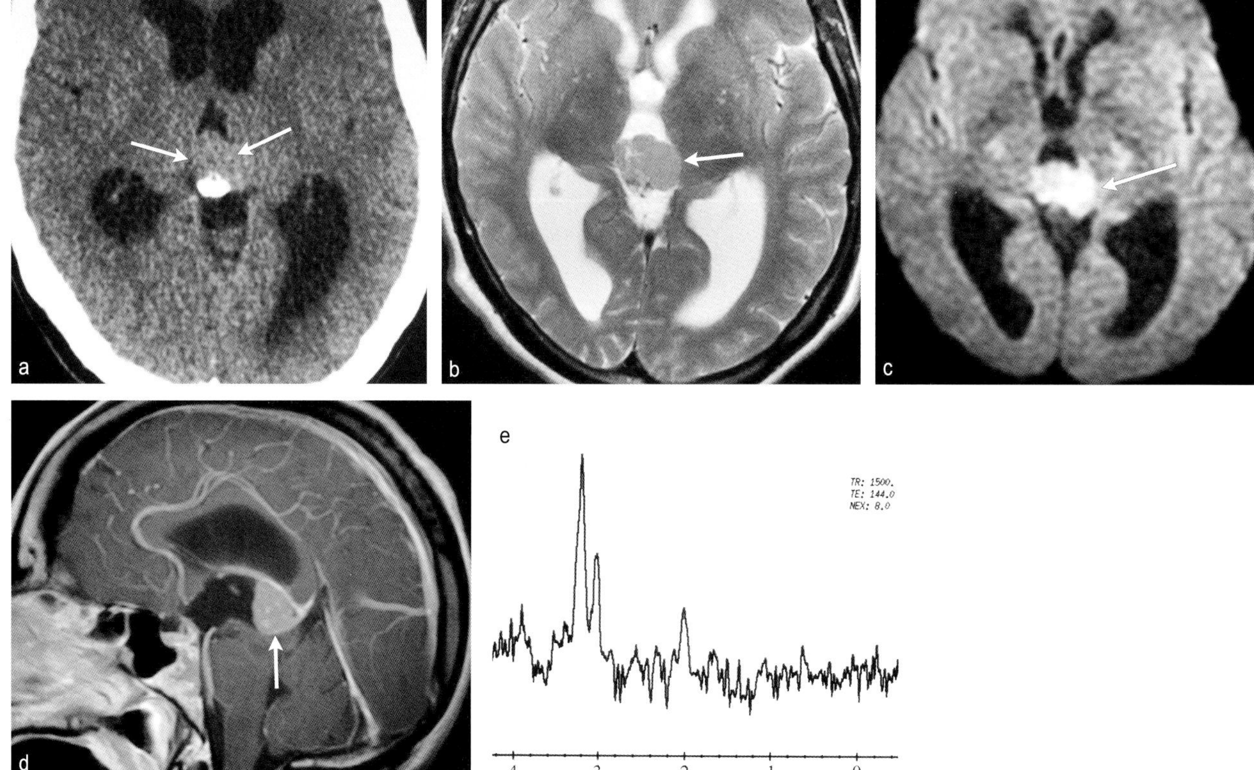

图 1.467 66 岁女性，患有 WHO Ⅲ级中分化松果体实质肿瘤（PPTID）。横断位 CT(**a**)上，肿瘤（↑）呈等密度伴有后方钙化；横断位 T2WI(**b**)上呈中-稍高信号（↑）；横断位 DWI(**c**)（↑）上可见弥散受限；矢状位 T1WI(**d**)上可见病灶强化（↑）；(**e**)磁共振波谱显示肿瘤在 3.2 ppm 处有升高的胆碱峰，在 2 ppm 处 *N*-乙酰天冬氨酸峰（NAA）降低

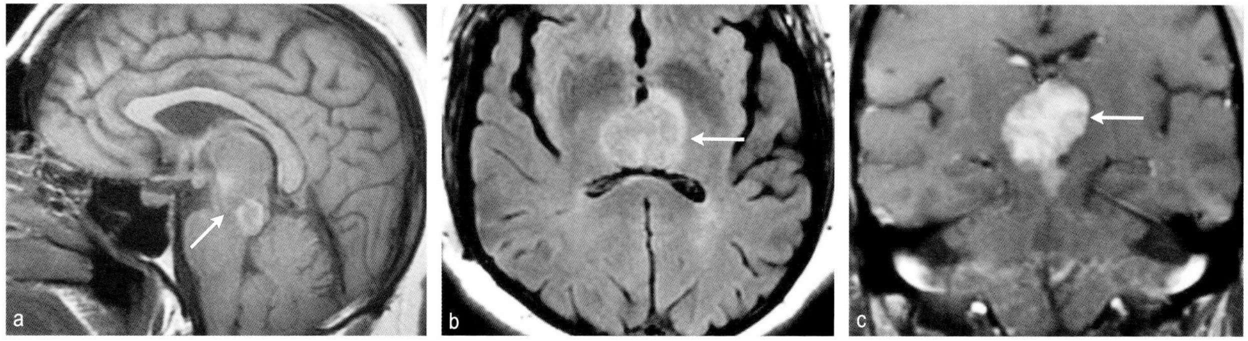

图 1.468 松果体区乳头状瘤。病变累及松果体并延伸至第三脑室，其边缘不规则，顶盖部位受累。病变在矢状位 T1WI(**a**)（↑）呈混杂的等-稍高信号；横断位 FLAIR(**b**)上病灶呈略高-高信号（↑）；冠状位脂肪抑制 T1WI(**c**)上病灶明显强化（↑）

表 1.11(续) 松果体区病变

疾病	影像学表现	点评
松果体母细胞瘤 (图 1.469 和图 1.470)	**MRI:** 肿瘤在 T1WI 呈等低信号,在 T2WI 呈中高信号和/或高信号,伴或不伴出血或坏死改变。肿瘤通常表现为明显强化。软脑膜和/或脑室内可见强化的播散病灶 **扩散加权成像:** 实性成分表现为弥散受限 **磁共振波谱:** 肿瘤显示 NAA 降低和胆碱峰升高 **CT:** 肿瘤表现为等-稍高密度、伴或不伴出血和坏死/囊变。软脑膜可见强化的播散病灶	松果体母细胞瘤通常为较大(>3 cm),分叶状,形态不规则。属于恶性胚胎肿瘤(WHO Ⅳ级),由弥漫、致密的细胞组成,胞浆含量少,细胞核呈圆形或不规则形,伴神经母细胞分化,出血和坏死。肿瘤突触素、NSE、NFP、Ⅲβ-微管蛋白类和嗜铬粒蛋白 A 免疫组化染色阳性。最常见发病于 20 岁之前(平均年龄 18.5 岁)。与家族性双侧视网膜母细胞瘤有关,预后差。据文献记载,肿瘤播散至软脑膜时其预后较差。5 年总生存率为 58%

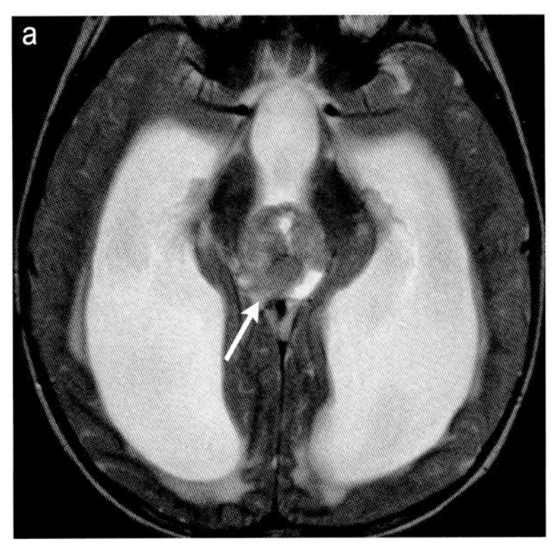

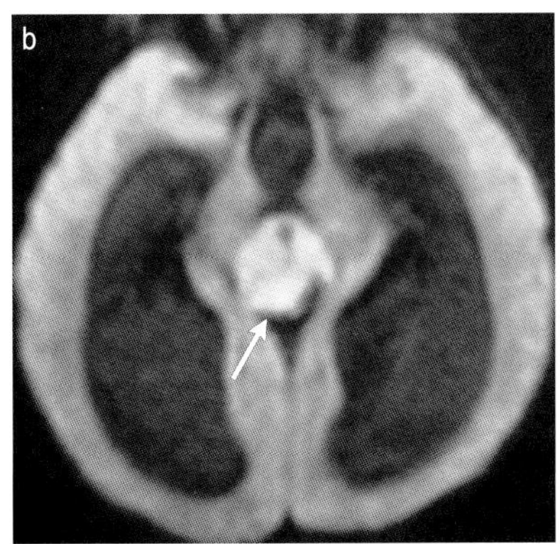

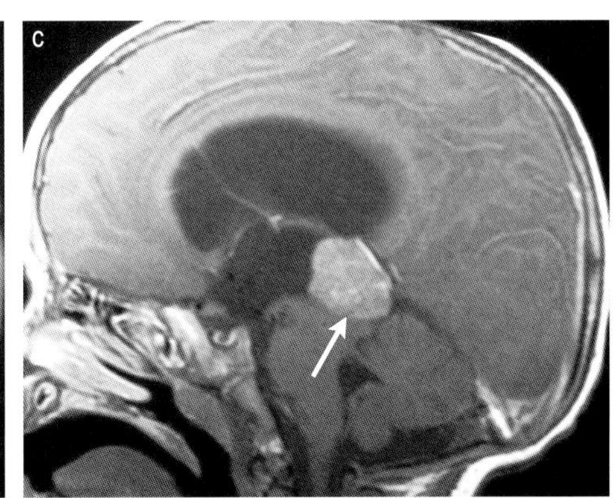

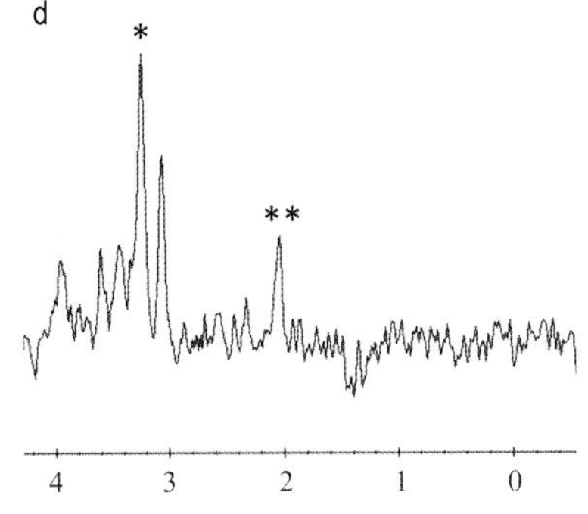

图 1.469 18 个月男性,患松果体细胞瘤。横断位 T2WI(**a**)上表现为混杂的等-稍高、高和低的信号(↑);DWI(**b**)上的弥散受限(↑)及矢状位 T1WI 增强(**c**)上可见强化(↑);磁共振波谱(**d**)显示 3.2 ppm 处胆碱峰(*)升高,2 ppm 处 *N*-乙酰天冬氨酸峰(**)降低

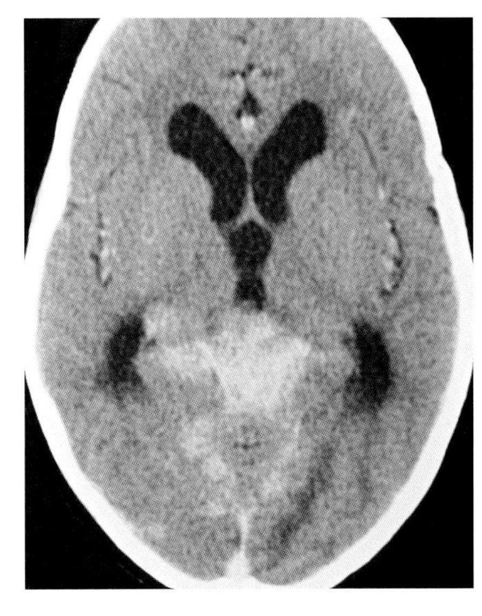

图 1.470 4 岁患有弥漫性松果体母细胞瘤女孩。在松果体隐窝和后方脑沟内可见边界不清的强化灶

表 1.11(续) 松果体区病变

疾病	影像学表现	点评
生殖细胞肿瘤		性腺外生殖细胞肿瘤包括生殖细胞瘤(最常见)、成熟畸胎瘤、恶性畸胎瘤、卵黄囊瘤、胚胎癌和绒毛膜癌。生殖细胞肿瘤占原发性颅内肿瘤的 1%,发病率为 0.09/10 万。发病高峰年龄在 10~14 岁,90% 发生在 25 岁以下的患者。通常男性多于女性。甲胎蛋白和 β-HCG 阳性。其预后取决于组织学亚型,生殖细胞瘤 10 年生存率大于 85%。其他生殖细胞肿瘤存活率较低,特别是含有非生殖细胞瘤的恶性肿瘤
生殖细胞瘤 **(图 1.471、图 1.472 和图 1.473)**	**MRI:** 肿瘤通常在 T1WI 呈等信号,在 T2WI 呈稍高-高信号,增强后强化,伴或不伴囊肿、增强后蛛网膜下腔和/或脑室内可见肿瘤播散 **CT:** 肿瘤呈局灶性,呈等或稍高密度,伴或不伴软脑膜和/或脑室内强化的肿瘤播散灶	生殖细胞瘤占所有松果体肿瘤的 70%,占小儿颅内肿瘤的 5%,占成人颅内肿瘤<1%。肿瘤含有大量未分化的肿瘤细胞,类似于原始细胞。肿瘤细胞具有位于中央的显著圆形细胞核及透明细胞质,内伴糖原沉积。有丝分裂现象较常见。坏死不多见。c-kit 和 OCT4 染色阳性
畸胎瘤 **(图 1.474)**	**MRI:** 局限性病变,T1WI 和 T2WI 可呈低信号、等信号和/或高信号;增强后可伴强化。可包含 T1WI 和 T2WI 为低信号的钙化,及脂肪/脂质成分(T1WI 为高信号);若病灶破裂可导致化学性脑膜炎 **CT:** 可能包含钙化以及等密度和脂肪密度的区域	畸胎瘤好发于儿童,是第二常见的生殖细胞肿瘤,且男性多于女性。可为良性或恶性,由外胚层、中胚层和/或内胚层的衍生物组成。成熟的畸胎瘤具有从外胚层(脑、皮肤和/或脉络丛)、中胚层(软骨、骨、肌肉和/或脂肪)和内胚层(具有肠道或呼吸上皮的囊肿)分化而来的细胞。未成熟畸胎瘤包含部分分化的外胚层、中胚层或内胚层细胞

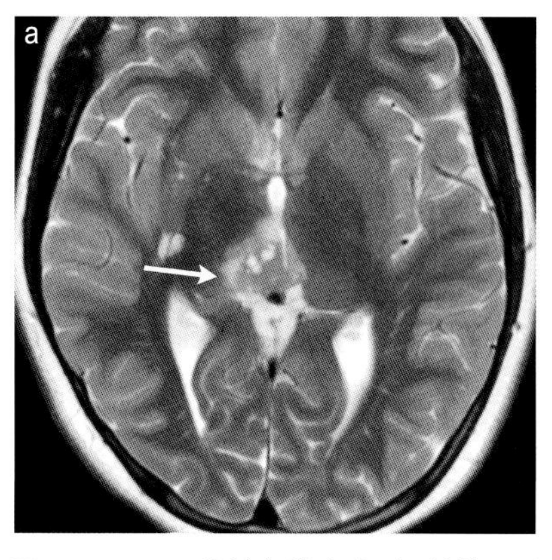

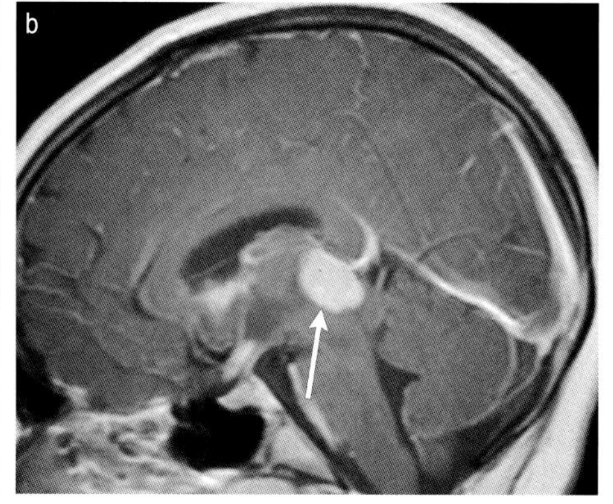

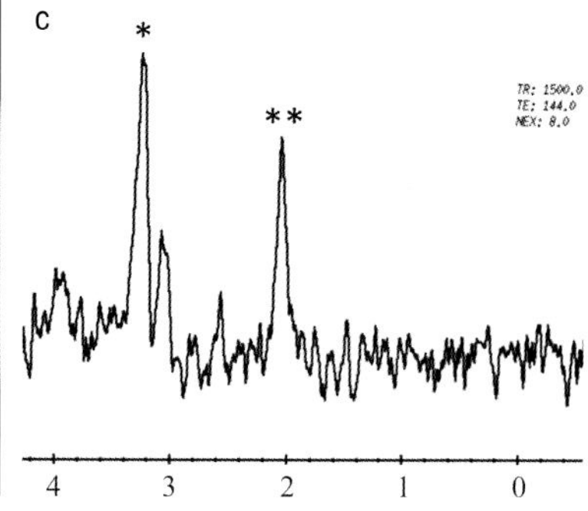

图 1.471 12 月龄女性患者,松果体生殖细胞瘤,病灶边缘不清,横断位 T2WI(**a**)上呈混杂等信号、稍高及高信号(↑);松果体肿瘤(↑)在矢状位 T1WI 增强(**b**)图上强化(↑),并且强化的肿瘤沿侧脑室底部和第三脑室前下部延伸;磁共振波谱(**c**)显示 3.2 ppm 处胆碱峰(*)升高,2 ppm 处 *N*-乙酰天冬氨酸(**)略有降低

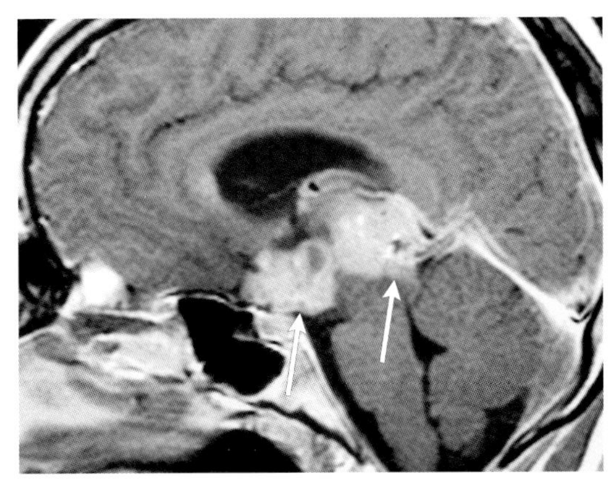

图 1.472 20 岁男性患颅内生殖细胞瘤。在松果体凹部和鞍上池边缘矢状位 T1WI 表现为边缘不规则的强化肿块(↑)

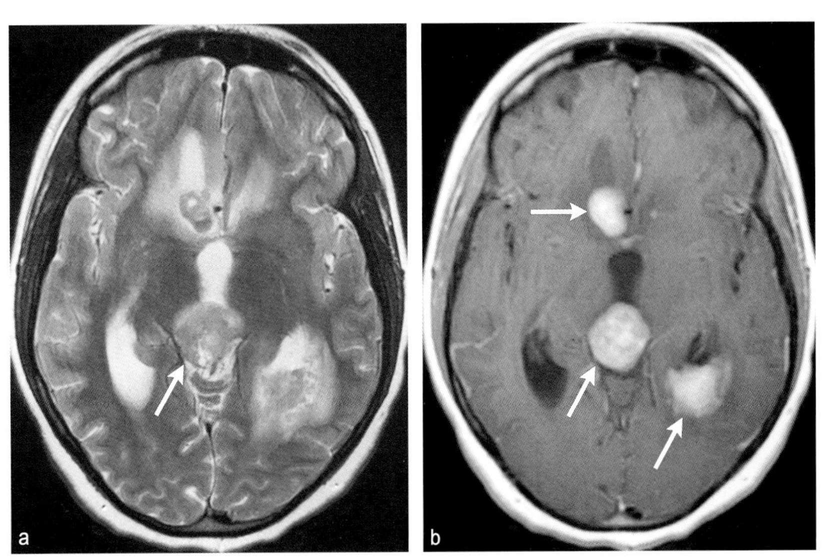

图 1.473 23 岁女性，患松果体生殖细胞瘤。在横断位 T2WI(**a**)上呈混杂的等-稍高信号(↑)；除松果体肿瘤外，在横断位 T1WI(**b**)上还可见脑室内室管膜的结节状播散病灶，增强后可见强化(↑)

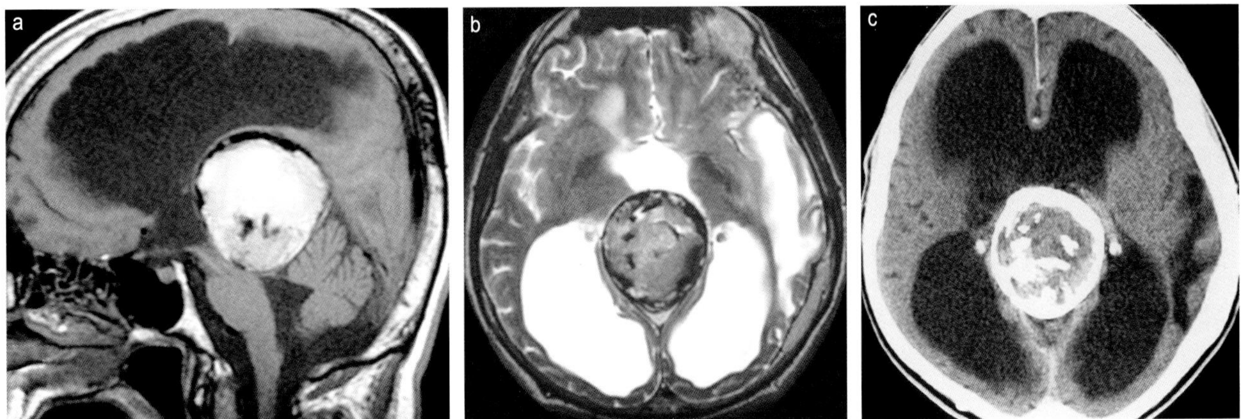

图 1.474 56 岁男性，松果体畸胎瘤患者。病灶在矢状位 T1WI(**a**)上呈混杂的高、稍高和低信号；在横断位 T2WI(**b**)上呈混杂等低信号；T1WI 和 T2WI(**c**)上位于病灶内及外周环形低信号对应 CT 横断位上的钙化灶

表 1.11(续) 松果体区病变

疾病	影像学表现	点评
绒毛膜癌	**MRI**：肿瘤通常在 T1WI 上呈等信号，在 T2WI 上呈稍高-高信号，增强后可见强化，伴或不伴囊肿、出血 **CT**：肿瘤呈局限性，表现为等-稍高密度	肿瘤含有细胞滋养层细胞和合体滋养层巨细胞，含多重深染细胞核和嗜碱性细胞质。β-HCG 和人胎盘催乳素(HPL)免疫染色阳性。脑脊液和血浆中 HCG 水平升高
卵黄囊瘤 (**图 1.475**)	**MRI**：肿瘤在 T1WI 上呈等信号，在 T2WI 呈稍高-高信号，增强后强化，伴或不伴囊肿、出血 **CT**：肿瘤呈局限性，表现为等-稍高密度	肿瘤包含原始上皮细胞，胞浆内含 PAS 染色阳性嗜酸性灶。肿瘤细胞通常发生在黏液样基质中。分泌甲胎蛋白(AFP)。血清和脑脊液中 AFP 水平升高
胚胎癌 (**图 1.476**)	**MRI**：肿瘤通常在 T1WI 上呈等信号，在 T2WI 呈稍高-高信号，增强后强化，可伴囊肿，蛛网膜下腔和/或脑室内可见强化肿瘤播散灶。其他生殖细胞肿瘤因伴囊肿、出血和/或钙化在 T1WI 和 T2WI 上呈混杂信号 **CT**：局限性肿瘤具有等-稍高密度，可伴软脑膜和/或脑室内播散灶的强化	肿瘤包含大的肿瘤细胞，具有增大的核仁、紫色细胞质、高有丝分裂活性和坏死区。细胞角蛋白、PLAP 和 OCT4 免疫染色阳性。通常血清和脑脊液中甲胎蛋白(AFP)和 HCG 水平不会升高
松果体内或邻近的其他病变		
松果体囊肿	**MRI**：病变呈球状或卵圆形薄壁单腔或多腔，含液体成分，T1WI 上呈低信号，T2WI 上呈高信号。囊肿内液体具有较高蛋白质含量时在 T1WI、T2WI 和 FLAIR 上可表现为等-稍高信号。病灶通常无弥散受限。囊肿壁薄，可见强化。延迟期囊肿内可见对比剂分层 **CT**：病灶为局限性，呈低密度，可伴囊壁钙化	囊壁由内层胶质组织、中层松果体实质组织和外层结缔组织组成。4%的病例在 MRI 检查时发现，30%的病例尸检才发现。大部分病灶可压迫中脑背侧缘。大多数松果体囊肿直径小于 10 mm 时无症状，偶尔较大的囊肿可引起头痛、脑积水、异常眼外运动和 Parinaud 综合征。仅有症状的患者适合手术切除
转移性疾病 (**图 1.478**)	**MRI**：脑内局限性球形病灶，可位于脑内各个部位，常位于灰白质交界处。病灶在 T1WI 上呈中-低信号，T2WI 上呈中高信号，可伴出血、钙化和囊肿。增强后信号多变，强化结节周围 T2WI 高信号代表发生轴索水肿。肿瘤位于蛛网膜下腔时，表现为软脑膜强化 **CT**：病变通常表现为等-低密度，可伴出血、钙化和囊肿。病灶强化不一，往往伴相邻组织的低密度轴突水肿	转移瘤占颅内肿瘤的 33%，为 40 岁以上成人常见的颅外肿瘤。原发肿瘤来源：肺>乳腺>胃肠道>生殖泌尿>黑色素瘤

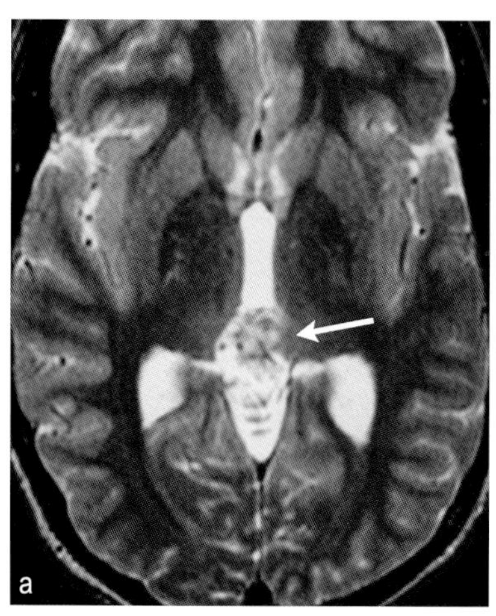

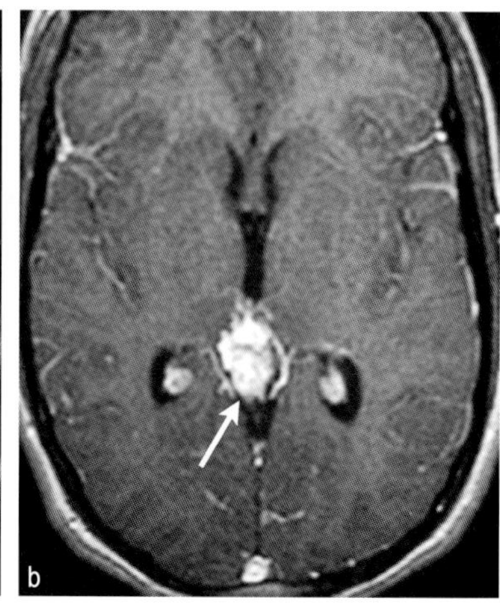

图 1.475 15 岁男性，患松果体卵黄囊肿瘤，边缘轻度分叶。横断位 T2WI(**a**)上呈混杂稍高、高和低信号(↑)；横断位 T1WI(**b**)上可见强化(↑)

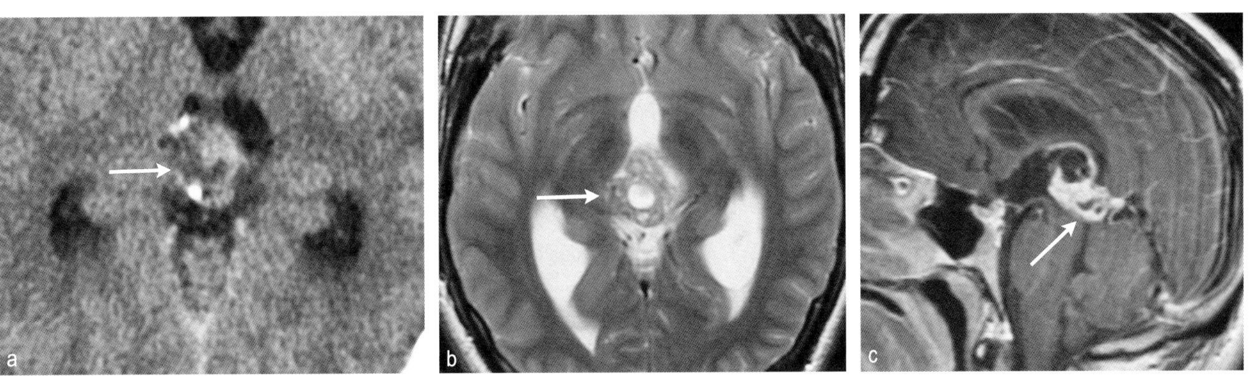

图 1.476　34 岁男性，患松果体胚胎癌。病灶在横断位 CT(**a**)上呈混杂等-低密度伴钙化(↑)；横断位 T2WI(**b**)上呈混杂的稍高和高信号(↑)；矢状位 T1WI(**c**)上呈不均匀强化(↑)

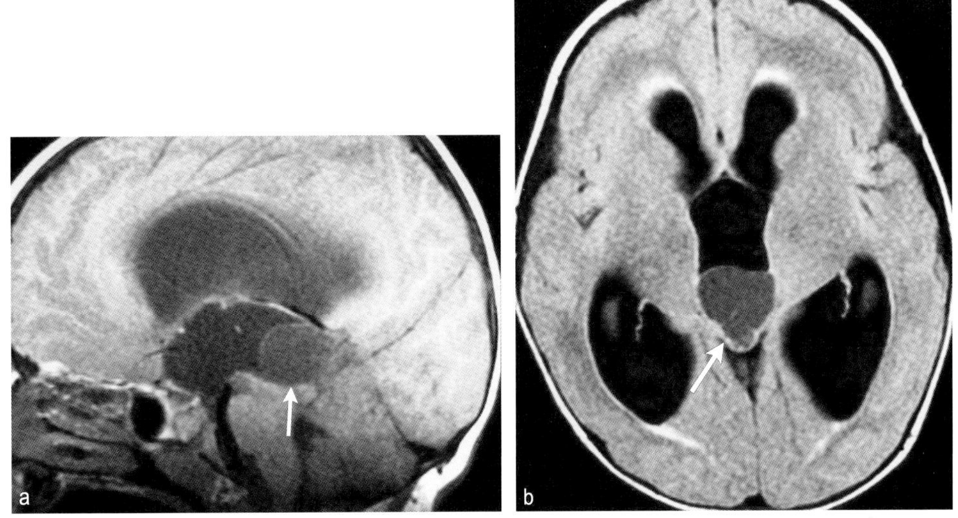

图 1.477　4 岁女童，较大松果体囊肿压迫中脑被盖。在矢状位 T1WI(**a**)及横断位 FLAIR(**b**)上，病灶(↑)信号与 CSF 相似

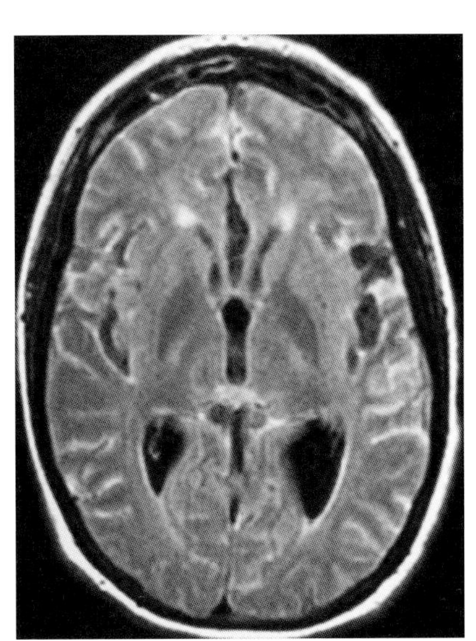

图 1.478　27 岁的女性，颅内黑色素瘤播散。软脑膜、脑室内和松果体窝内可见弥漫性异常强化

表 1.11(续)　松果体区病变

疾病	影像学表现	点评
松果体黑色素瘤 **(图 1.479)**	**MRI**：含黑色素的肿瘤因存在可缩短 T1 值的黑色素自由基，在 T1WI 上呈稍高、高信号，在 T2WI 上呈等-低信号。转移灶内可见出现肿瘤相关出血。乏黑色素性黑色素瘤通常在 T1WI 上呈低-等信号，T2WI 上呈稍高-高信号。增强后病灶通常强化，可伴蛛网膜下腔和/或脑室内播散	累及松果体的恶性黑色素瘤可起源于转移性病灶或起源于由邻近松果体的软脑膜内黑素细胞。大多数黑色素瘤(90%)含黑色素，而非乏色素。患者年龄介于 20～70 岁，更常见于女性。通常预后较差
脑膜瘤 **(图 1.480)**	**MRI**：表现为脑外硬膜病变，边界清晰，通常位于幕上而非幕下，T1WI 上呈等信号，T2WI 上呈等-稍高信号。通常增强后明显强化，可伴钙化 **CT**：病变通常表现为等密度，增强后明显强化，可伴钙化，可伴骨质增生	脑膜瘤为常见的脑外肿瘤，是由肿瘤性脑膜上皮(蛛网膜或蛛网膜帽状)细胞构成的良性肿瘤。好发于成人(>40 岁)，女性多于男性。多发性脑膜瘤见于 2 型神经纤维瘤病，可压迫邻近脑实质、包绕动脉及压迫硬脑膜静脉窦。脑膜瘤很少具有侵袭性/恶性
原始神经外胚层肿瘤(PNET) **(图 1.481)**	**MRI**：为局限性或侵袭性病变，T1WI 上呈等-低信号，T2WI 上呈等-高信号，可伴囊变或坏死。增强后，病灶往往呈相对高灌注(rCBV 升高)，伴肿瘤播散至软脑膜和/或脑室时可见强化 **扩散加权成像**：实性成分弥散受限 **磁共振波谱**：通常显示胆碱、脂质和牛磺酸峰升高，*N*-乙酰天冬氨酸(NAA)峰降低 **CT**：呈局限性或侵袭性病变，可表现为等-稍高密度，增强方式多样，常向软脑膜播散	高度恶性肿瘤(WHO Ⅳ级)位于大脑、松果体和小脑，经常沿着脑脊液播散。肿瘤由低分化或未分化细胞构成，并向神经元、星形胶质细胞或室管膜成分分化。好发年龄为 4 周～20 岁，平均年龄 5.5 岁。预后较髓母细胞瘤差
非典型畸胎瘤/横纹肌肉瘤(AT/RT) **(图 1.482)**	**MRI**：局限性或浸润性病变，T1WI 上呈等信号，可伴高信号出血区；T2WI 上呈混杂低、中和/或高信号。通常强化显著，可不均匀，可伴肿瘤播散，软脑膜和/或脑室内可见强化 **扩散加权成像**：实性成分弥散受限 **磁共振波谱**：通常显示胆碱、脂质和乳酸峰升高，*N*-乙酰天冬氨酸(NAA)峰降低 **CT**：局限性肿块，呈等密度或混杂等低密度，可伴出血、囊变和/或坏死。肿瘤内偶发钙化。通常增强后可强化，可不均匀，可伴肿瘤播散，软脑膜和/或脑室内可见强化	累及中枢神经系统罕见的恶性肿瘤(WHO Ⅳ级)，常发生于 10 岁以下患者，通常在 3 岁以前。Ki-67/MIB-1 细胞增殖指数较高，大于 50%。与染色体 22q11.2 上的 INI1(hSNF5/SMARCB1)基因突变有关。组织学上表现为实性肿瘤，可伴坏死区，与肾脏恶性横纹肌肿瘤相似。几乎所有的病例都是脑内的，可能发生在幕上和/或幕下。预后极差

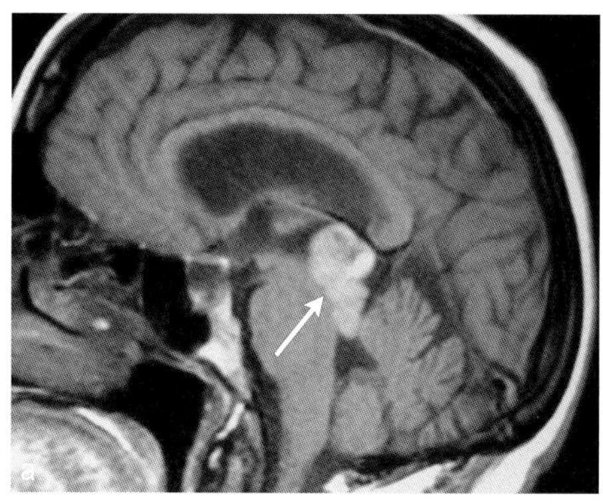

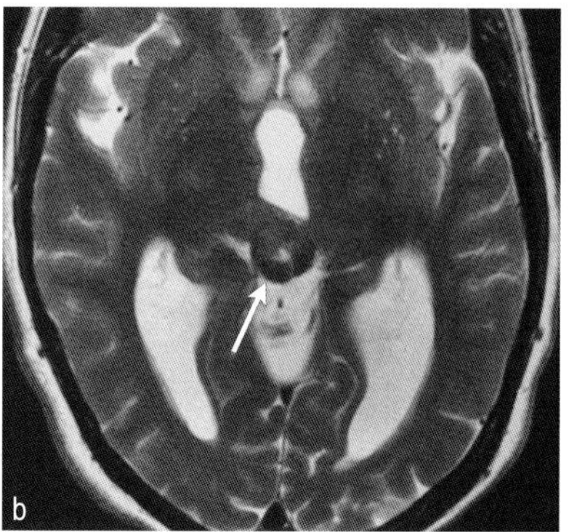

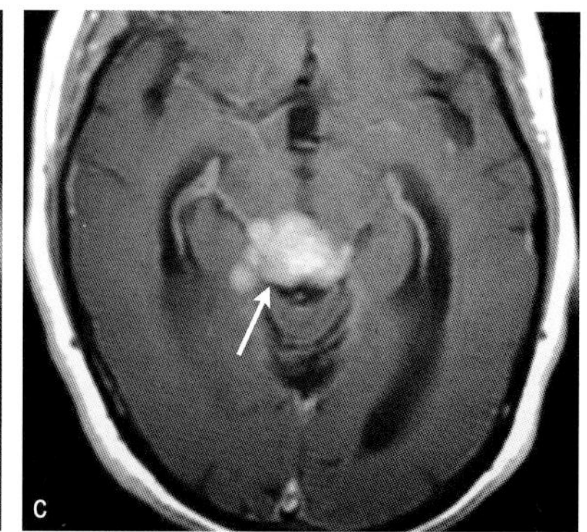

图 1.479　65 岁女性，患松果体黑色素瘤。矢状位 T1WI**(a)**上呈不均匀高信号(↑)和横断位 T2WI**(b)**上呈混杂等-低信号(↑)；**(c)**横断位 T1WI 上可见肿瘤强化(↑)，向右侧颞叶内侧延伸(↑)

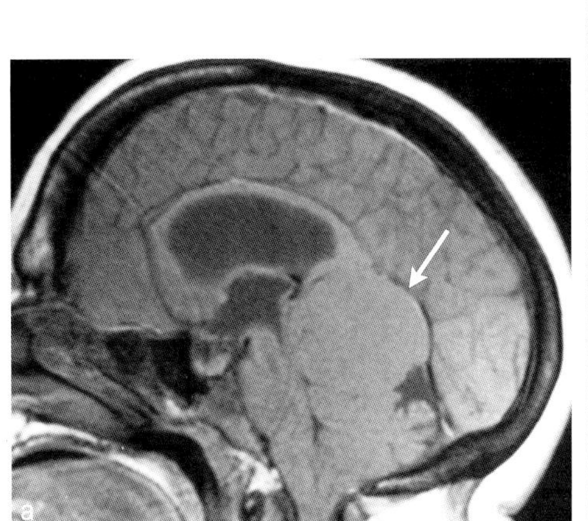
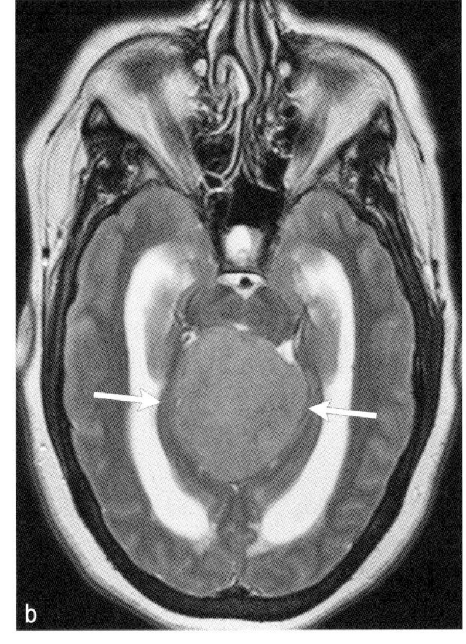
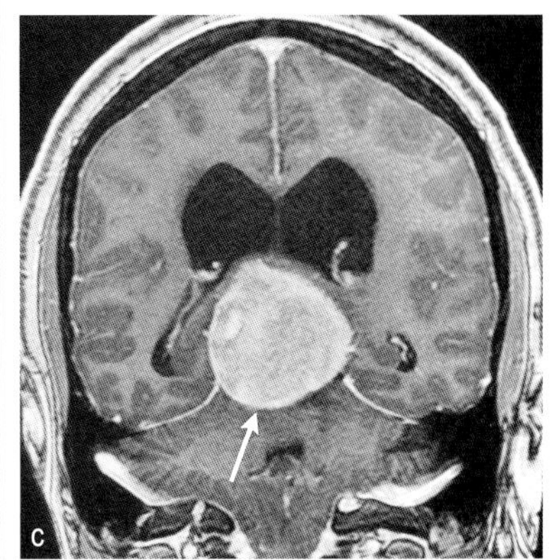

图 1.480 45 岁女性，天幕脑膜瘤（↑）延伸至松果体窝，压迫中脑被盖和小脑上蚓部，且伴有枕大孔下方的小脑扁桃体疝。脑膜瘤在矢状位 T1WI(**a**)及横断位 T2WI(**b**)上呈等信号（↑）；冠状位 T1WI 增强(**c**)上可见显著强化（↑）

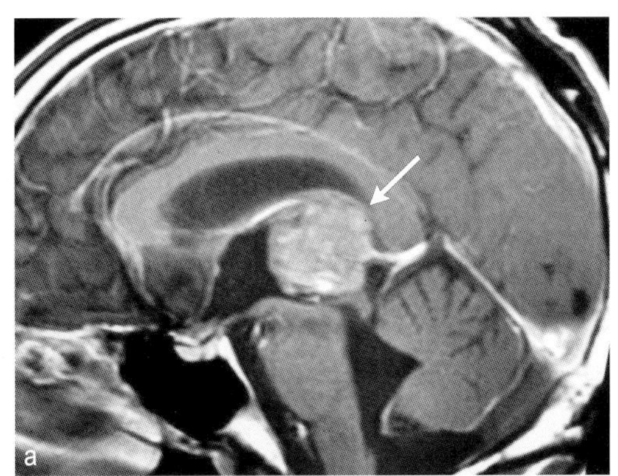
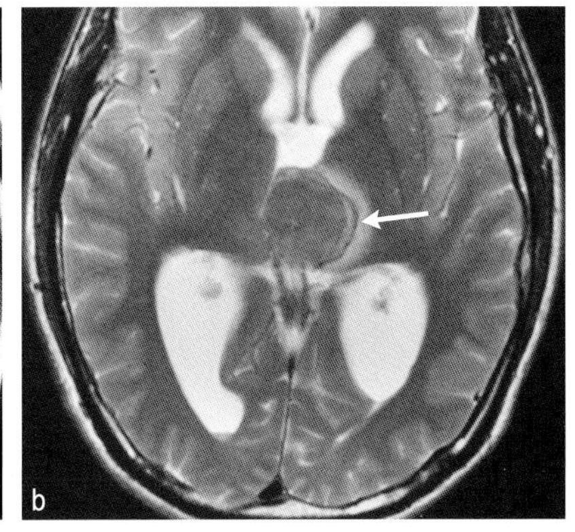

图 1.481 3 岁男孩，患有松果体原始神经外胚层肿瘤。肿瘤在矢状位 T1WI(**a**)上可见病灶强化（↑）；在横断位 T2WI(**b**)上表现为等信号灶（↑）。肿瘤通过压迫中脑被盖和中脑导水管引起梗阻性脑积水

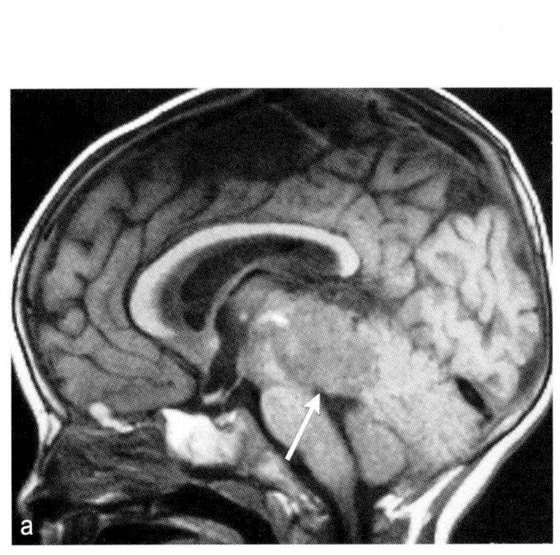
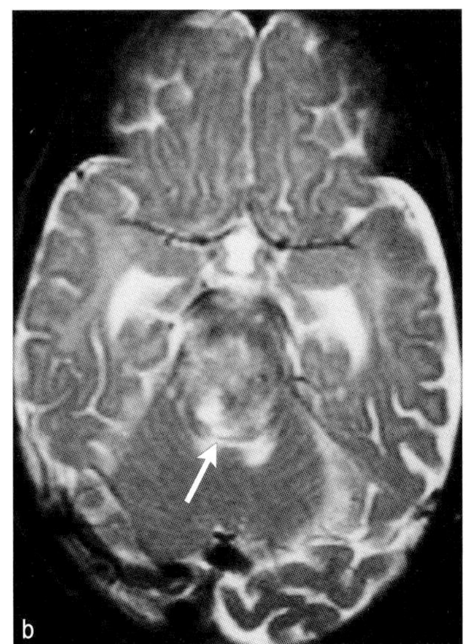
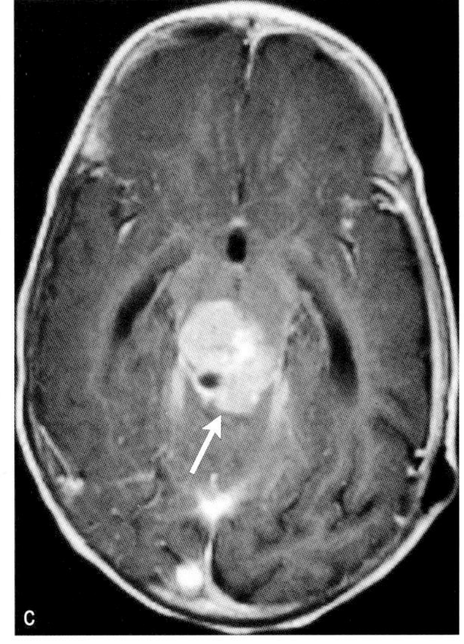

图 1.482 10 月龄男孩，松果体和中脑非典型畸胎瘤/横纹肌肿瘤（AT/RT）。肿瘤边缘不清，矢状位 T1WI(**a**)（↑）上几乎为等信号；横断位 T2WI(**b**)上呈混杂等信号、高信号和低信号（↑）以及在横断位 T1WI(**c**)上强化（↑）

表 1.11(续) 松果体区病变

疾病	影像学表现	点评
室管膜瘤 (**图 1.483**)	**MRI**:病变呈局限性及分叶状,可伴边界不清,位于脑室外或脑室内,可伴囊变、钙化和/或出血;T1WI 为低-等信号,T2WI 呈等-高信号,增强方式多样。肿瘤呈高灌注(rCBV 升高),肿瘤内血管渗漏导致对比剂延迟阔清 **扩散加权成像**:通常无弥散受限 **磁共振波谱**:胆碱峰升高,*N*-乙酰天冬氨酸(NAA)峰降低,与其他肿瘤相似 **CT**:病变呈局限性、分叶状,位于脑室外或脑室内,可伴囊肿和/或钙化(高达 50%),呈等-低密度,强化多样	为生长缓慢的肿瘤(WHO Ⅱ级),由肿瘤细胞、血管周围假菊形团和室管膜菊形团组成,肿瘤细胞内含单一形态的圆形/椭圆形细胞核,核内含斑点染色质。肿瘤内可发生黏液样变性、血管透明样变、出血和/或钙化灶。室管膜瘤占颅内肿瘤的 6%~12%,发病率为(0.22~0.29)/10 万。儿童比成人更常见。1/3 病灶位于幕上,2/3 位于幕下。幕下室管膜瘤患儿年龄 2 个月~16 岁(平均年龄 6.4 岁)。幕上室管膜瘤可发生于儿童和成人。胶质纤维酸性蛋白(GFAP)、S-1 00、波形蛋白和/或 EMA 免疫组化染色阳性。与神经纤维瘤病 2 型及 22、9、6 和 3 号染色体的遗传突变有关。5 年生存率为 57%,10 年生存率为 45%
蛛网膜囊肿 (**图 1.484**)	**MRI**:脑外病变,边界清晰,T1WI、FLAIR 和扩散加权成像上呈低信号,T2WI 呈高信号类似于脑脊液。病灶无强化 **CT**:局限性脑外病变,类似于脑脊液的低密度。可能伴邻近骨质慢性侵蚀	先天性或获得性的脑外非肿瘤性病灶,由脑脊液填充,通常对邻近脑组织有轻度占位效应,幕下多见于幕上,男性多于女性,可伴相应临床症状

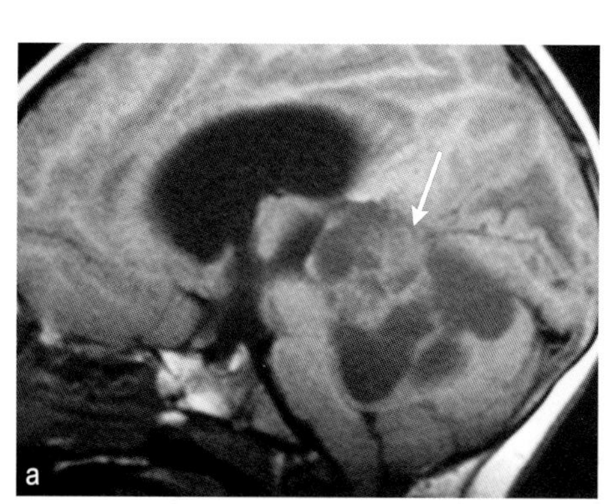
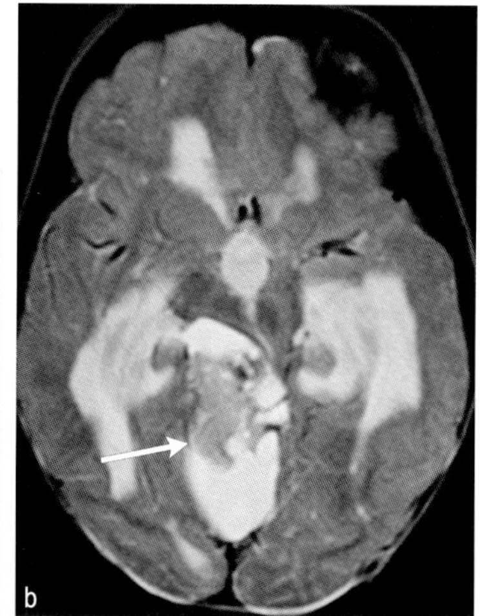
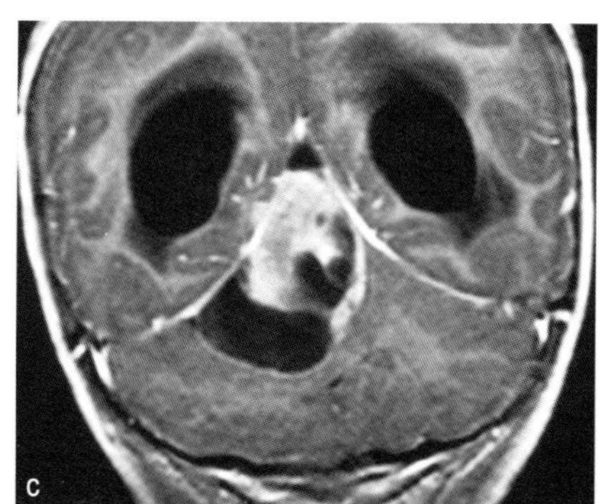

图 1.483 松果体区室管膜瘤。矢状位 T1WI(**a**)上呈等-低信号(↑);横断位 T2WI(**b**)上呈混杂稍高及高信号(↑);冠状位 T1WI(**c**)上呈不均匀强化

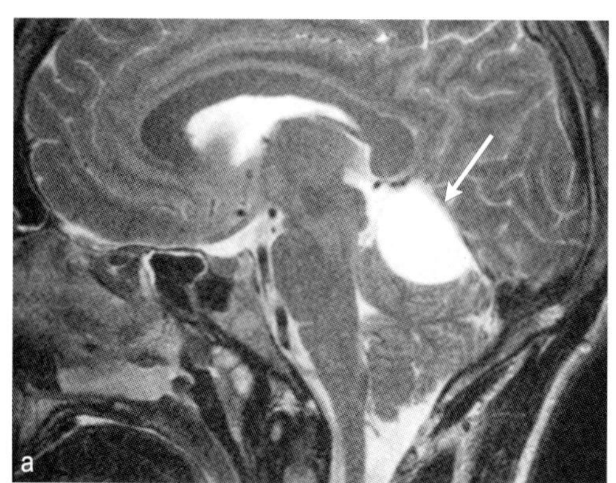
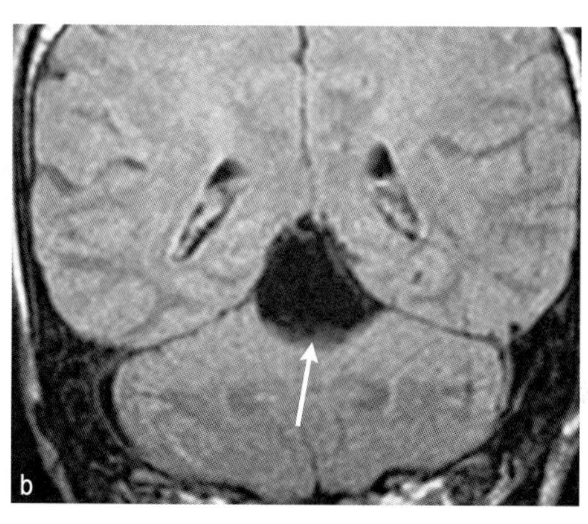

图 1.484 23 岁男性,松果体隐窝内蛛网膜囊肿,其信号与矢状位 T2WI(**a**)(↑)和冠状位 FLAIR(**b**)(↑)上的脑脊液信号相似

表 1.11(续) 松果体区病变

疾病	影像学表现	点评
表皮样囊肿	**MRI**：边界清晰的球形或多分叶状脑外含外胚层结构的囊性病变，T1WI 上呈等低信号，T2WI 和扩散加权成像上呈高信号，ADC 图上为低信号。FLAIR 表现为混杂低、等或高信号。增强后无强化。病灶部位：颅后窝（桥小脑角池）>颅中窝鞍旁 **CT**：脑外病变，等低密度，无显著强化，可伴骨质侵蚀/破坏	先天性或获得性脑外中线区非肿瘤性病变，内部充满脱落细胞和角质碎片，通常对邻近脑组织有轻度占位效应，幕下多于幕上；在成人中更为常见，男性和女性中发病率类似。可伴相应临床症状
皮样囊肿	**MRI**：边界清晰的球形或多分叶状的脑外病变，通常在 T1WI 上呈高信号，在 T2WI 呈低、中和/或高信号。增强后无强化，可见液-液平或液-固平。如果皮样囊肿破裂进入蛛网膜下腔可引起化学性脑膜炎。通常位于或靠近中线区，好发于幕上而非幕下 **CT**：球状或多分叶状脑外病变，可呈低、等和/或高密度，增强后无强化，可见液-液平或液体-固体平	先天性或获得性包含外胚层组织的非肿瘤性囊性病变，充满脂质、胆固醇、脱落细胞和角质碎片，通常对邻近脑组织有轻度占位效应。先天性皮样囊肿和表皮样囊肿源于妊娠 4 周神经管闭合前包裹的表层外胚层结构。发生于成人，男性略多于女性，可伴相应临床症状
脂肪瘤 (**图 1.485**)	**MRI**：脂肪瘤在 T1WI 上具有与皮下脂肪同等的 MR 信号（高信号），在 T2WI 上可通过频率选择性脂肪饱和技术或短时间反转恢复（STIR）方法来实现脂肪抑制。通常增强后无强化 **CT**：类似于皮下脂肪的低密度	脂肪瘤是由先天畸形引起的良性脂肪病变，通常位于中线或中线附近，可能含有钙化和/或穿行血管。若不引起占位效应通常无症状

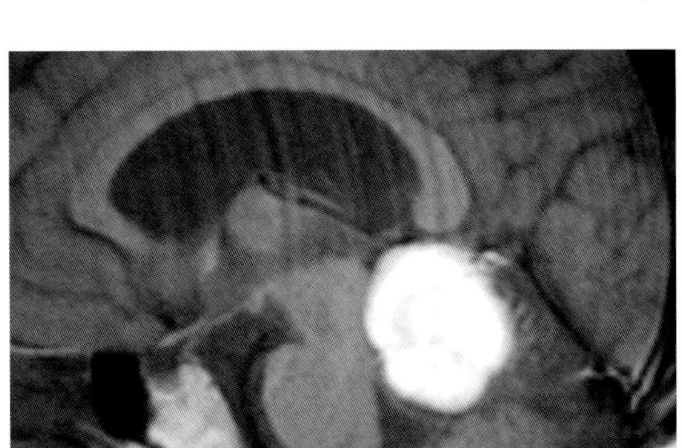

图 1.485 40 岁女性，累及松果体的脂肪瘤。在矢状位 T1WI 上呈高信号

2. 脑室和脑池

概述

脑室系统胚胎学发育起源于喙状神经管（妊娠4～5周）的3个（初级脑泡）膨大，分别称为前脑（前脑泡）、中脑（中脑泡）和后脑（后脑泡）（**图1.3**）。初级脑泡随后膨胀弯曲伴局限性缩窄形成5个次级脑泡（大约妊娠7周）。前脑初级脑泡发育为端脑（最终的大脑半球和侧脑室）和间脑（丘脑、下丘脑和第三脑室）。中脑初级脑泡最终形成次级囊泡，也就是中脑泡，最终形成被盖、脑干的中脑部分和中脑导水管。后脑初级脑泡演变为后脑（脑桥、小脑和第四脑室的上部）和髓脑（延髓和第四脑室下部）。

脑泡的发育异常导致先天畸形，如前脑无裂畸形、无脑回/巨脑回、Dandy-Walker畸形等。尾侧神经管闭合异常伴随内部压力动力学改变被认为是脑室以及Ⅱ型Chiari畸形相关异常的形成机制。

正常侧脑室呈双侧伸展的C型结构，各包含相邻的前角、体部、房部（三角部）、后角、下角（**图2.1**）。侧脑室通常对称，但不同程度的不对称也不少见。双侧侧脑室的前部往往被透明隔分开。

第三脑室为两侧丘脑之间充满脑脊液（CSF）的裂隙样腔隙。其下界是下丘脑，上界是脉络组织（脑室的软脑膜与室管膜层的融合）和脉络膜丛，前界为终板和前联合，后界包括松果体及其隐窝和后联合。第三脑室通过位于前外侧的孟氏孔与侧脑室相通，并通过后下方的中脑导水管与第四脑室相通。

第四脑室在矢状位上呈锥形，在横断位上呈倒C形或倒置的腰豆形。第四脑室位于脑桥的背侧，其顶部由小脑蚓部组成。第四脑室向上连通中脑导水管，向下通过四脑室正中孔和成对的外侧孔与蛛网膜下腔的小脑延髓池相通。

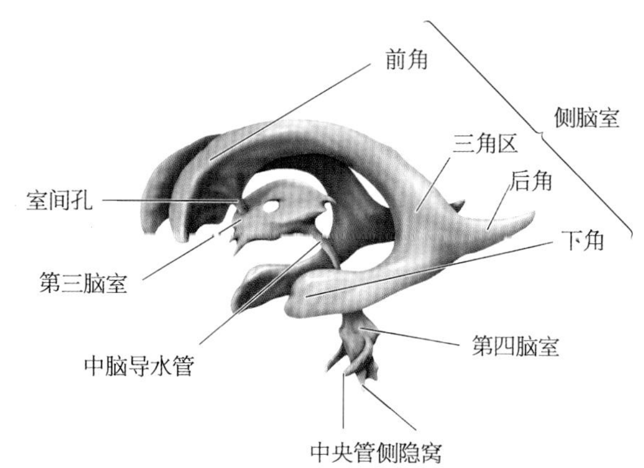

图2.1 颅内脑室系统侧面观。（From THIEME Atlas of Anatomy, Neck and Internal Organs, © Thieme 2006, Illustration by Karl Wesker.）

脑室内充满了由脉络丛产生的脑脊液，脉络丛位于侧脑室、第三脑室、第四脑室以及正中孔和外侧孔。由于缺乏血-脑屏障，静脉注射Gd-DTPA后脉络丛明显强化。脑室的脑脊液与脑脊髓周围的蛛网膜下腔通过正中孔以及外侧孔相连。脑脊液的基本功能是保护脑脊髓免于遭受创伤损害和静脉压迅速改变的影响。脑脊液占颅内及椎管内约10%的空间，总量约150 ml，存在于脑室和脑脊髓蛛网膜下腔。脉络丛每天产生500 ml的脑脊液，每天循环3～4次。超过90%的脑脊液通常由突入硬脑膜的蛛网膜绒毛或蛛网膜颗粒（绒毛分型）再吸收，进入颅内静脉窦。剩余少量液体由脑室室管膜内层重吸收。在心脏收缩期，脑容量增加，脑脊液通常由颅内流向脊髓蛛网膜下腔，而在舒张期呈相反方向（**图2.2**）。

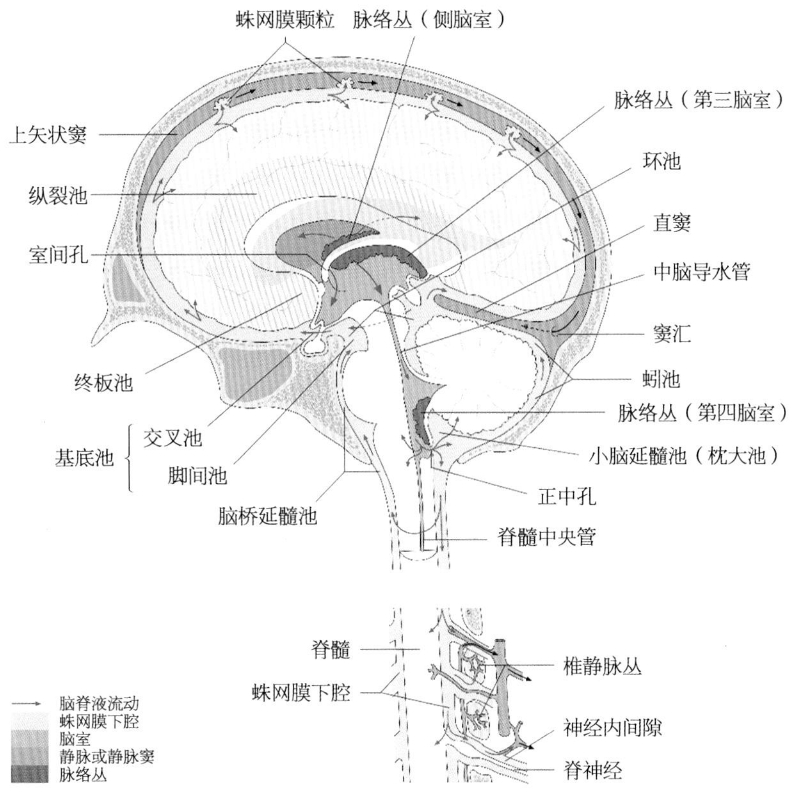

图 2.2 脑脊液循环矢状位示意图。脑脊液由脑室的脉络丛产生并通过正中孔及外侧孔流入蛛网膜下腔。颅内蛛网膜下腔与脊髓蛛网膜下腔相通。大部分脑脊液由突入硬脑膜的蛛网膜颗粒再吸收，液体排入颅内静脉窦。（From THIEME Atlas of Anatomy，Neck and Internal Organs，© Thieme 2006，Illustration by Karl Wesker.）

脑室内脑脊液流出受阻导致梗阻点近端的脑室扩张。梗阻可由先天畸形（如 Chiari 畸形Ⅱ型等）、肿瘤或其他脑内占位（如胶样囊肿等）、炎性病变、出血、脑水肿或脑肿胀（缺血、创伤）等引起。除了脑室扩张，MRI 还能显示通过室管膜渗出的液体。如果不治疗，梗阻或非交通性脑积水会导致颅内压升高，脑疝形成，甚至死亡。

交通性脑积水由脑脊液产生过多（脉络丛乳头状瘤或癌、蛛网膜绒毛对脑脊液的再吸收受损和/或脑池和脑沟内脑脊液流动障碍）所致。交通性脑积水中，脑室较脑沟不成比例显著扩张，MRI 上可见因脑脊液吸收障碍引起的室管膜下水肿。交通性脑积水的患者（正常压力的脑积水）也可能出现步态失调、失禁和/或进行性脑功能损害等临床特征。

脑梗死、脑萎缩、多种神经退行性病变也可以导致脑室扩大，这些病变中，脑沟扩大在 MRI 和 CT 上通常表现明显。

脑沟深浅变异很大，随着年龄增长而加深。脑沟扩大也可见于脱水的儿童。先天性畸形如无脑回和巨脑回畸形会分别导致脑沟消失或少许脑沟变浅。陈旧性大脑或小脑梗死、陈旧性脑内出血、挫伤、炎症或放射性损伤等部位脑沟通常不对称。

基底池是靠近脑和脑干下部软脑膜边缘的蛛网膜下腔。脑池根据邻近神经结构命名。较大的脑池包括小脑延髓池（小脑蚓部后下方）和小脑上池。

约 10%的中枢神经系统肿瘤延伸至或完全位于脑室内，患者的年龄和肿瘤部位影响疾病的鉴别诊断。

2.1 侧脑室常见病变

表 2.1 侧脑室常见病变

年龄	室间孔	三角区和房部	侧脑室体部
成人	胶样囊肿 囊虫病	脑膜瘤 脉络丛囊肿 中枢神经细胞瘤 转移瘤 神经上皮囊肿	室管膜瘤 胶质母细胞瘤 转移瘤 中枢神经细胞瘤 囊虫病
儿童(>5 岁)	巨细胞星形细胞瘤 毛细胞星形细胞瘤 囊虫病	室管膜瘤 室管膜囊肿 脉络丛囊肿 脉络丛乳头状瘤 脉络丛肿瘤 错构瘤-结节性硬化 灰质异位 囊虫病	室管膜瘤 毛细胞星形细胞瘤 错构瘤-结节性硬化 灰质异位 囊虫病
儿童(<5 岁)	巨细胞星形细胞瘤 毛细胞星形细胞瘤 囊虫病	脉络丛乳头状瘤 脉络丛肿瘤 囊虫病	脉络丛乳头状瘤 脉络丛肿瘤 原始神经外胚层肿瘤 畸胎瘤 囊虫病

2.2 第三脑室常见病变

表 2.2 第三脑室常见病变

年龄	室间孔	前隐窝	第三脑室体部	第三脑室尾部
成人	胶样囊肿 转移瘤 囊虫病	垂体瘤 脑膜瘤 转移瘤 动脉瘤 颅咽管瘤 淋巴瘤 囊虫病	神经胶质瘤 囊虫病	松果体肿瘤 神经胶质瘤 血管畸形 囊虫病
儿童	巨细胞星形细胞瘤 毛细胞星形细胞瘤 囊虫病	生殖细胞瘤 朗格汉斯细胞组织细胞增多症 神经胶质瘤 颅咽管瘤 囊虫病	脉络丛乳头状瘤 神经胶质瘤 囊虫病	松果体肿瘤 神经胶质瘤 血管畸形 囊虫病

2.3 第四脑室病变

表 2.3 第四脑室病变

年龄	肿瘤	肿瘤样病变
成人	转移性肿瘤 血管母细胞瘤 室管膜瘤 星形细胞瘤 脉络丛乳头状瘤 脉络丛肿瘤 脑膜瘤	蛛网膜囊肿 表皮样囊肿 脓肿 寄生虫感染
儿童	星形细胞瘤 髓母细胞瘤 非典型畸胎瘤/横纹肌样肿瘤 室管膜瘤 转移瘤 血管母细胞瘤(von-Hippel-Lindau 病) 脉络丛乳头状瘤 非典型脉络丛乳头状瘤 脉络丛肿瘤	脓肿 寄生虫感染

2.4 脑室过小

表 2.4 脑室过小

疾病	MRI 表现	点评
正常变异	脑室过小，脑实质正常，蛛网膜下腔及脑池内脑脊液正常	正常变异
分流后改变	小裂隙样脑室(可见分流导管)	脑室分流术长期过度引流导致脑室变小
颅内压增高 (图 2.3 和图 2.4)	小脑室伴蛛网膜下腔消失，伴或不伴脑实质 T2WI 高信号，脑水肿	创伤、代谢障碍(酮症酸中毒、肝性脑病、线粒体脑病)以及急性炎症或感染性病变引起的脑水肿可导致颅内压增高。脑室大小通常与颅内压没有明显的相关性
假性脑瘤-特发性颅内压增高 (图 2.5 和图 2.6)	形态正常的小脑室，可伴蛛网膜下腔轻度增宽，可伴空泡蝶鞍(发病率达 70%)，三叉神经池或 Meckel 腔扩大不伴有脑脊膜膨出(9%)和 Meckel 腔/岩尖脑膜瘤(11%)。眼眶改变包括扩张的视神经鞘复合体内液体增多(67%)、后巩膜扁平(发病率约 80%，特异性 100%)、视神经乳头向眼内突出(30%)、视神经迂曲和/或筛板前视神经增强后强化	特发性颅内压增高为不伴占位、脑积水或脑脊液异常的颅内高压综合征。钆对比增强 MRI 检查在排除脑及软脑膜肿瘤中发挥重要作用。磁共振静脉成像技术有助于排除颅内静脉窦血栓或狭窄引起的颅内高压 治疗方法包括药物降低脑脊液压力或脑脊液引流/分流术

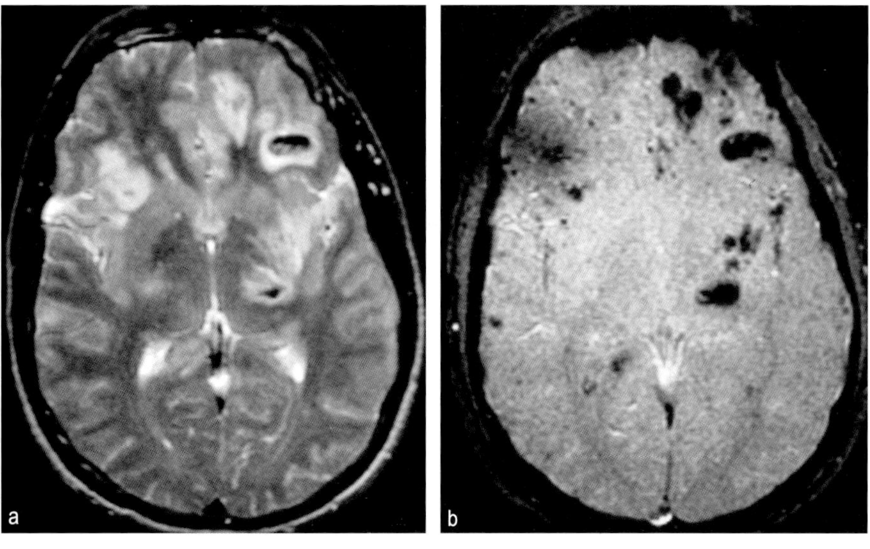

图 2.3　19 岁男性,头部遭受严重创伤,弥漫性轴索损伤,颅内多发出血引起脑白质区脑组织肿胀。横断位 T2WI(**a**)上呈混杂高低信号;横断位 GRE 序列(**b**)呈低信号

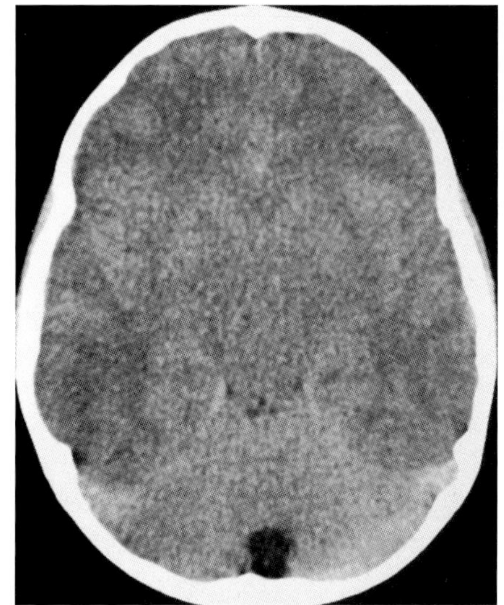

图 2.4　7 岁男童,糖尿病酮症酸中毒合并脑水肿。横断位 CT 显示脑室和脑池消失

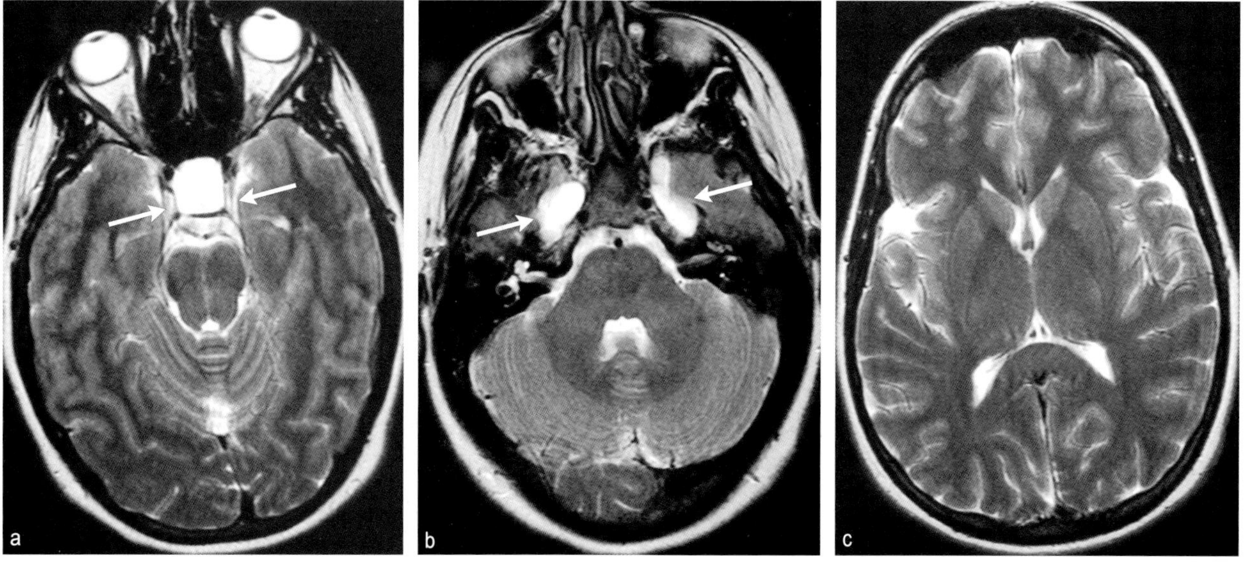

图 2.5　25 岁女性,假性脑瘤。横断位 T2WI(**a**)上可见明显的空泡蝶鞍结构(↑)和后壁扁平的眼球,(**b**)扩大的三叉神经池/Meckel 腔(↑)及(**c**)小脑室

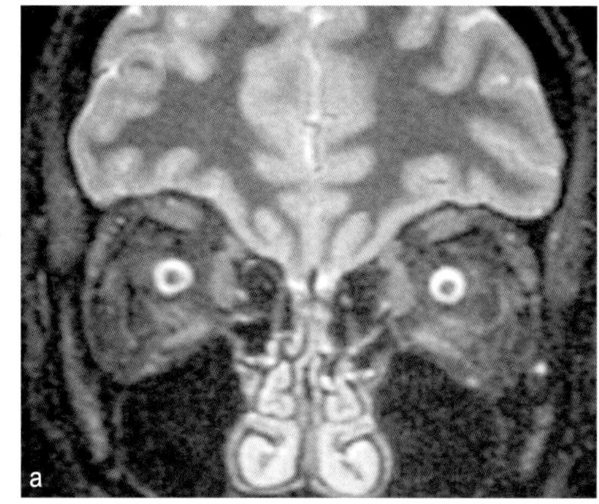
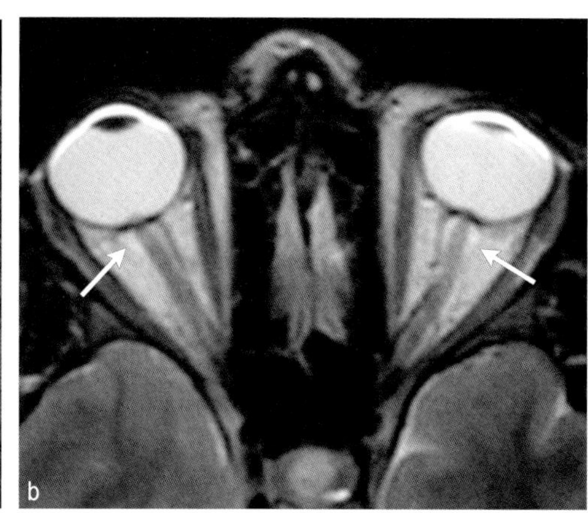

图 2.6 23岁女性，患假性脑瘤。冠状位STIR(a)显示视神经鞘复合体扩张伴内部液体增多；横断位T2WI(b)可见后巩膜扁平、视神经乳头向眼内突出(↑)

2.5 脑室扩张

- -正常变异
- -导水管狭窄
- 先天或发育异常
  - - Chiari 畸形Ⅰ型
  - - Chiari 畸形Ⅱ型
  - - Chiari 畸形Ⅲ型
  - - Dandy-Walker 畸形
  - -小脑蚓部发育不良(Dandy-Walker 畸形)
  - -空洞脑
- 导致梗阻性脑积水的病变
  - -转移瘤
  - -颅内原发肿瘤
    - -毛细胞星形细胞瘤
    - -弥漫性星形细胞瘤
    - -间变性星形细胞瘤
    - -多形性胶质母细胞瘤
    - -巨细胞星形细胞瘤
    - -髓母细胞瘤
    - -非典型畸胎瘤/横纹肌样肿瘤
    - -室管膜瘤
    - -恶性室管膜瘤
    - -血管母细胞瘤
- 脑室内肿瘤
  - -脉络丛乳头状瘤
  - -非典型脉络丛乳头状瘤
  - -脉络丛乳头状癌
  - -室管膜下瘤
  - -脑膜瘤
  - -血管外皮细胞瘤
  - -中枢神经细胞瘤
  - -松果体区病变和肿瘤
  - -脑室内非肿瘤性病变
  - -胶样囊肿
  - -室管膜囊肿
- 炎症/感染
  - -室管膜炎/脑室炎
  - - TORCH 和新生儿感染
  - -囊虫病
  - -包虫囊肿
  - -Rasmussen 脑炎
- 神经退行性变
  - -积水性无脑畸形
  - -脑穿通畸形囊肿
  - -脑软化
  - -Dyke-Davidoff-Mason 综合征
  - - Alzheimer 病
  - -额颞叶变性
  - - Huntington 病
  - -交通性脑积水，正常压力性脑积水
  - -脑室分流失败

表 2.5 脑室扩张

疾病	影像学表现	点评
正常变异	脑室轻度扩张不伴有大脑或小脑异常	脑室大小通常随年龄增大而增大,60 岁后尤为明显
导水管狭窄 (**图 2.7** 和**图 2.8**)	**MRI**:侧脑室和第三脑室扩张而第四脑室大小正常,中脑导水管上部可能扩张而下部分正常,可伴中脑散在或边界不清的病灶。FLAIR 上可见室管膜下脑水肿	中脑小的损伤或肿瘤,出血或炎症产生的碎片或粘连均可导致导水管狭窄。另外脑室显著扩张或脑室憩室压迫中脑被盖和导水管也可导致导水管狭窄。MRI 能排除因导水管阻塞导致脑脊液流动受阻的其他病变,如位于第三脑室后部或颅后窝的病变

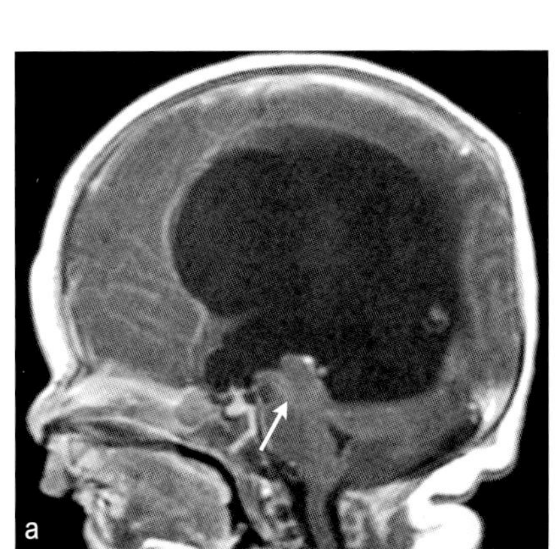

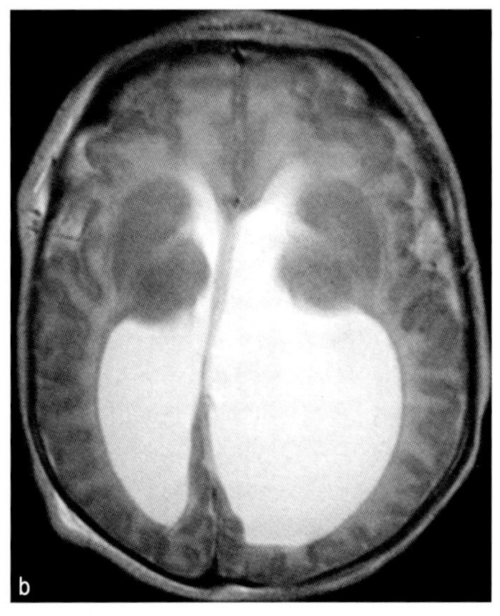

图 2.7 4 岁男童,先天性脑积水合并外源性导水管狭窄。矢状位 T1WI 增强(**a**)和横断位 T2WI(**b**)上可见显著扩张的侧脑室和第三脑室。扩大的侧脑室压迫小脑和脑干,包括中脑被盖(**a**, ↑),导致导水管闭塞

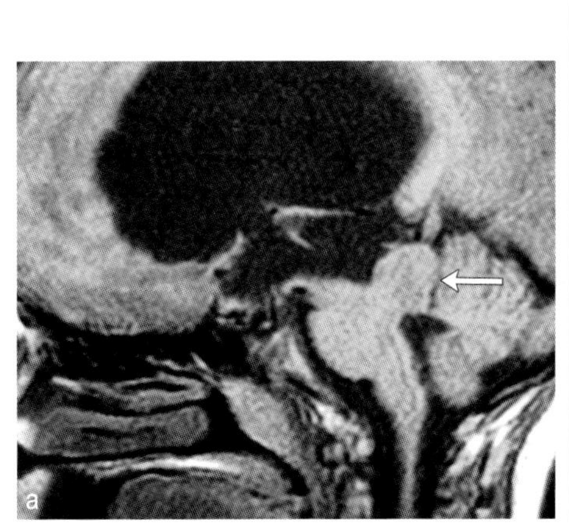

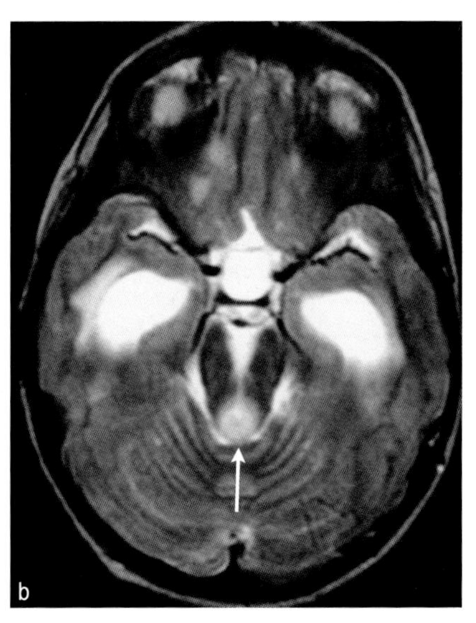

图 2.8 7 岁男童,因星形细胞瘤累及中脑被盖导致内源性导水管狭窄。在矢状位 T1WI(**a**)图像(↑)和横断位 T2WI(**b**)(↑)上可显示

表 2.5(续)　脑室扩张

疾病	影像学表现	点评
先天性/发育异常		
Chiari 畸形Ⅰ型 **(图 2.9)**	成人小脑扁桃体向下延伸超过枕骨大孔 5 mm,10 岁以下儿童超过 6 mm。20%～40%伴发脊髓积水空洞症,25%伴有脑积水,25%并发颅底凹陷症。少见并发症包括 Klippei-Feil 综合征与寰枕融合	小脑扁桃体异位,常有中枢神经系统异常,不合并脊髓脊膜膨出
Chiari 畸形Ⅱ型 (Arnold-Chiari) **(图 2.10,图 1.12)**	颅后窝小,枕骨大孔裂开,小脑蚓部位置下降伴颈髓延髓扭结。中脑被盖背侧缘呈鸟嘴状。几乎所有患者都存在脊髓脊膜膨出,脑积水和脊髓空洞症常见,其次为侧脑室扩张(空洞脑)	大脑、小脑、脑干、脊髓、脑室、颅骨和硬脑膜的复合畸形。胚胎神经皱褶发育异常导致中枢神经系统多个部位的发育改变

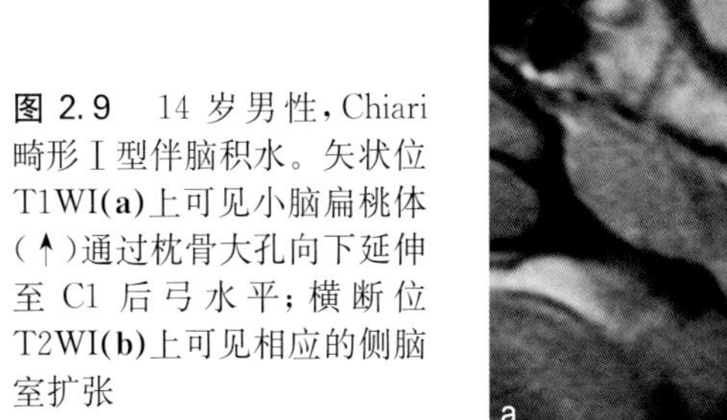
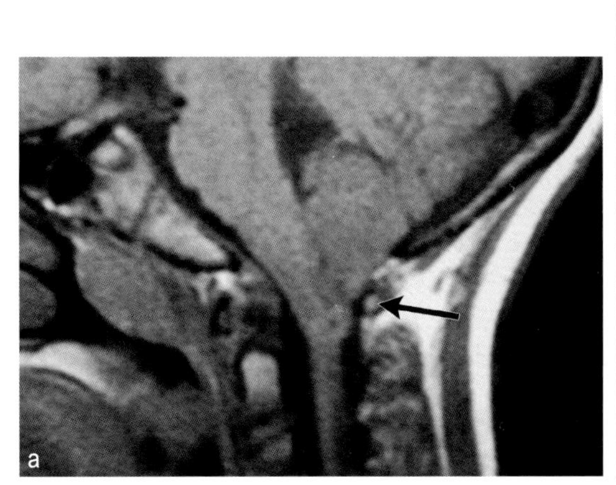

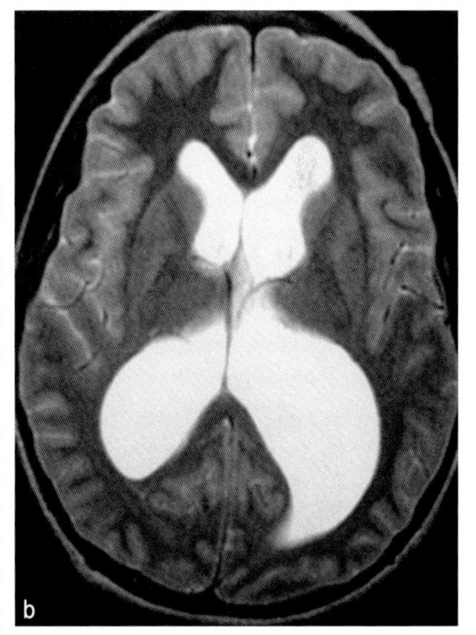

图 2.9　14 岁男性,Chiari 畸形Ⅰ型伴脑积水。矢状位 T1WI(**a**)上可见小脑扁桃体(↑)通过枕骨大孔向下延伸至 C1 后弓水平;横断位 T2WI(**b**)上可见相应的侧脑室扩张

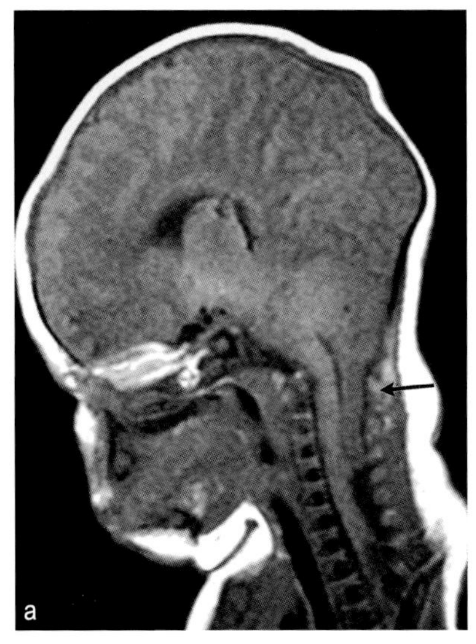

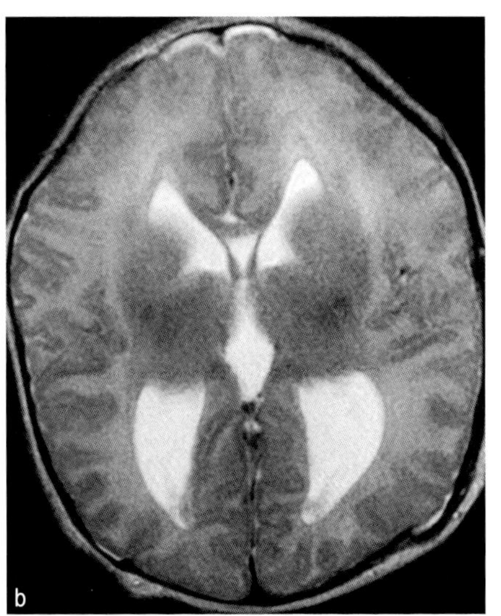

图 2.10　新生儿 Chairi 畸形Ⅱ型。矢状位 T1WI(**a**)上可见颅后窝较小,枕骨大孔开裂,小脑蚓部位置下降(↑);横断位 T2WI(**b**)可见侧脑室和第三脑室扩张,侧脑室枕角显著(空洞脑)

表 2.5(续) 脑室扩张

疾病	影像学表现	点评
Chiari 畸形Ⅲ型	Chiari 畸形Ⅱ型伴低位枕部或高位颈部的脑膨出	异常罕见,死亡率高
Dandy-Walker 畸形 (**图 2.11**)	小脑蚓部不发育或严重发育不全,第四脑室与小脑后囊肿相通,颅后窝扩大,小脑幕和横窦高位,脑积水常见。可伴随其他异常,如胼胝体发育不良、灰质异位、脑裂畸形、前脑无裂畸形、脑膨出等	第四脑室顶部形态异常,小脑蚓部缺如或发育不全
小脑蚓部发育不全 (Dandy-Walker 变异型) (**图 1.43**)	轻度蚓部发育不良,第四脑室后下部与小脑延髓池相通。不伴有颅后窝扩大	偶尔伴有脑积水,胼胝体发育不全,灰质异位或其他异常
空洞脑 (**图 2.10**)	侧脑室枕角不对称性增大	并伴 Chiari 畸形Ⅱ型和胼胝体发育不良
肿瘤(引起梗阻性脑积水)		
转移性肿瘤 (**图 2.12**)	**MRI:** 脑内局限性类圆形病变,可呈脑内多发(通常位于灰白质交界处),T1WI 通常为低信号,T2WI 为中等-高信号,伴或不伴出血、钙化和囊变。强化多样,通常表现为结节状强化灶伴周围 T2WI 高信号,代表轴索水肿。转移灶也可累及颅骨、硬脑膜、软脑膜、脑室、脉络丛或垂体。软脑膜肿瘤在增强后显示清晰 **CT:** 病变常为低-中等密度,伴或不伴出血、钙化和囊变。增强后强化多样,常伴周围低密度	占颅内肿瘤的 33%,通常来源于 40 岁以上成人颅外原发肿瘤。原发肿瘤来源:肺>乳腺>胃肠道>生殖泌尿>黑色素瘤
脑内原发肿瘤		
毛细胞星形细胞瘤 (**图 2.13**)	**MRI:** 实性或囊性局灶性病变,T1WI 上呈等-低信号,T2WI 及 FLAIR 上呈高信号,Gd 增强扫描时强化。病灶通常分布于小脑、下丘脑、视交叉、邻近第三或第四脑室、脑干。30%病变可具有侵袭性 MRI 表现,如不均匀强化,中央坏死区和不规则边界。 **DWI:** 通常没有弥散受限。扩散张量成像(DTI)可以显示局部皮质脊髓束被肿瘤取代 **MRS:** 可见矛盾现象,即儿童低级别肿瘤的波谱提示侵袭性更高(胆碱/*N*-乙酰天冬氨酸比值及乳酸峰升高) **CT:** 低密度实性或囊性局灶性病变,增强后常显著强化	儿童最常见胶质瘤,占所有胶质瘤 6%。缓慢生长的囊-实性星形细胞瘤,WHO Ⅰ级,具有密实的双极细胞、Rosenthal 纤维、多极细胞、微囊和嗜酸性颗粒的双相模式。与通过 MAPK 信号通路的 BRAF 突变相关,通常缺乏 IDH 突变 GFAP 和载脂蛋白 D 免疫染色阳性,可发生在大脑、小脑、脑干和视交叉。儿童中约 67%发生在小脑,如果完整切除则预后良好。神经纤维瘤病 1 型患者发病率增高。软脑膜播散少见(<3%)

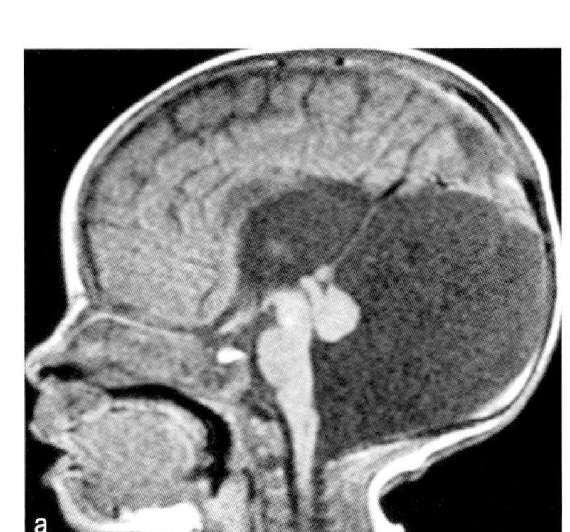
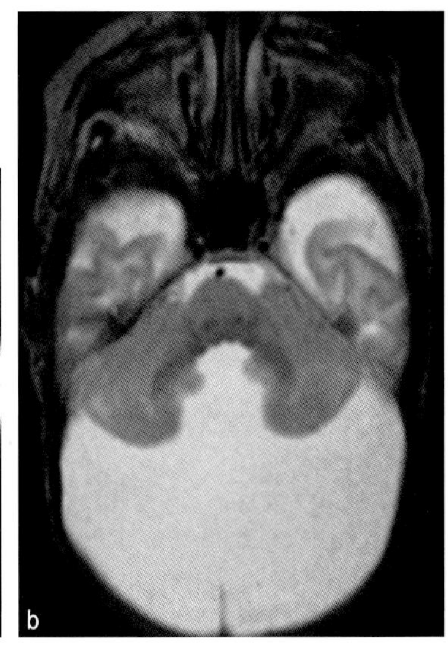

图 2.11 儿童 Dandy-Walker 畸形。矢状位 T1WI(**a**)和横断位 T2WI(**b**)显示小脑蚓部严重发育不全，小脑半球中度发育不良，第四脑室与小脑后囊肿相通，颅后窝扩大，高位小脑幕，胼胝体发育不良，脑积水

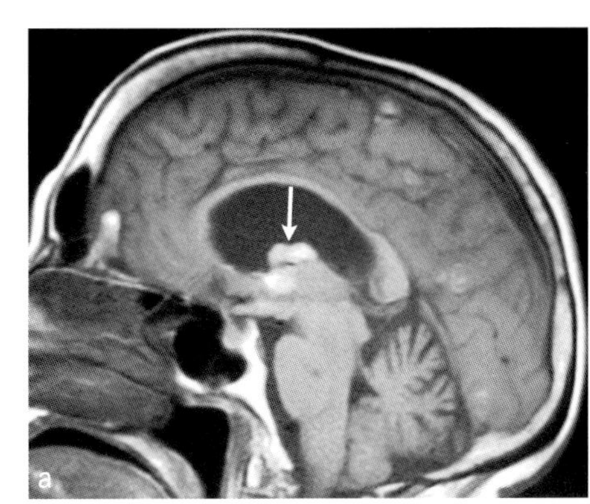
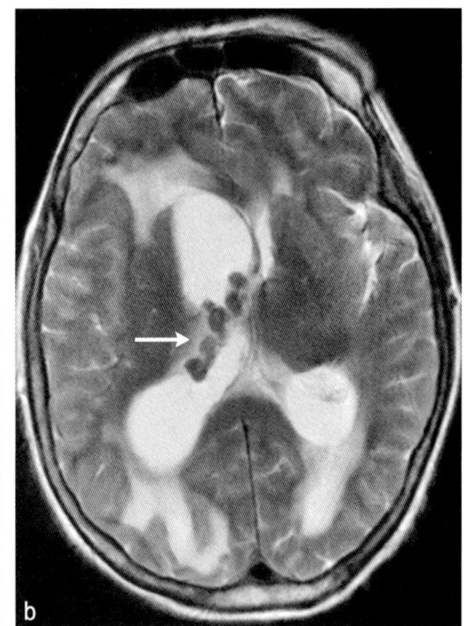

图 2.12 56 岁女性，脑室转移性黑色素瘤导致脑积水。脑室结节状病灶在矢状位 T1WI(**a**)上呈高信号(↑)；T2WI(**b**)上呈低信号(↑)，伴有脑室扩张以及经室管膜脑脊液外渗

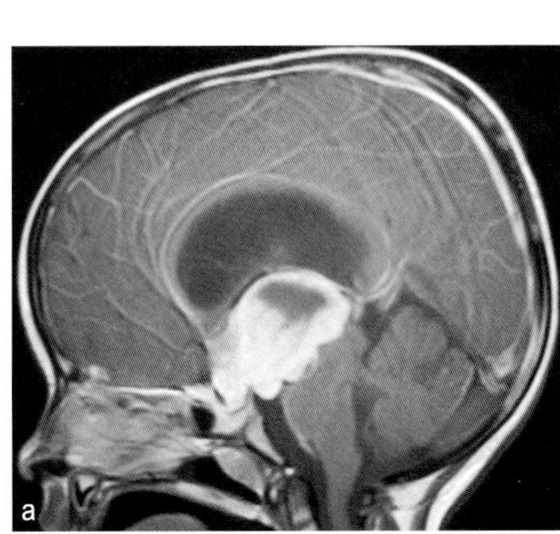
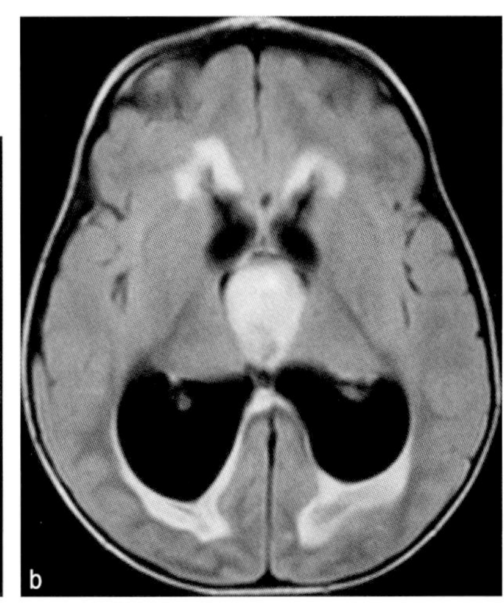

图 2.13 3 岁女童。增强后矢状位 T1WI(**a**)可见强化的下丘脑毛细胞星形细胞瘤；横断位 FLAIR(**b**)示病灶延伸入第三脑室导致梗阻性脑积水

表 2.5(续)　脑室扩张

疾病	影像学表现	点评
弥漫性星形细胞瘤	**MRI**：脑内边界稍模糊的病灶或白质内弥漫的占位性病变，T1WI 呈等-低信号，T2WI 为高信号，伴或不伴轻度强化，相对脑血容量(rCBV)通常较低。占位效应最小，通常无出血和瘤周水肿 **DWI**：肿瘤通常没有弥散受限 **CT**：位于脑白质的局灶性或弥漫性肿块，中-低密度，伴或不伴轻度强化。占位效应小	低级别星形细胞瘤(WHO Ⅱ级)，占脑内星形细胞瘤 10%～15%。好发于儿童和 20～40 岁成人，也可以发生于儿童和老年人。肿瘤由分化良好的纤维型或肥胖细胞型星形胶质细胞组成。与 TP53、异柠檬酸脱氢酶- IDH1 和 IDH2、端粒维持蛋白- ATRX 突变相关。平均存活期 6～8 年，可恶变为间变性星形细胞瘤或胶质母细胞瘤。发生 IDH 突变的肿瘤预后优于未发生突变的肿瘤
间变性星形细胞瘤 **(图 2.14)**	**MRI**：位于脑白质的边缘不规则病变，T1WI 呈等-低信号，T2WI 呈高信号，伴或不伴对比增强。肿瘤内相对脑血容量(rCBV)升高 **DWI**：通常不表现出弥散受限 **MRS**：*N* -乙酰天冬氨酸(NAA)峰降低，胆碱峰升高 **CT**：边缘不规则肿块，呈混合等-低密度，伴或不伴出血，显著不均匀强化，周围水肿。病灶可跨胼胝体生长	恶性星形细胞瘤(WHO Ⅲ级)，介于弥漫性星形细胞瘤和多形性胶质母细胞瘤之间。恶性星形胶质细胞核异型性并伴有丝分裂。Ki - 67/MIB - 1 范围为 5%～10%。可进展为胶质母细胞瘤。生存期约 2 年。启动子甲基化能抑制 DNA 修复酶 MGMT 的活动，从而改善肿瘤对烷基化化疗药物的反应。有 IDH 突变以及 MGMT 启动子甲基化的患者化疗疗效较好
多形性胶质母细胞瘤	**MRI**：形态不规则、边缘不清的肿块，伴囊变坏死，T1WI 呈混杂信号，T2WI 不均匀高信号，伴或不伴出血，增强后呈显著不均匀强化。高级别胶质瘤内脑相对血容量增加(rCBV)与肿瘤诱导血管生成有关。其他表现包括病灶周围水肿和肿瘤跨胼胝体生长 **DWI**：肿瘤通常弥散不受限 **MRS**：提示 *N* -乙酰天冬氨酸(NAA)峰降低，胆碱峰升高 **CT**：边缘不规则肿块伴囊变或坏死，呈混合低和中等密度，伴或不伴出血，显著不均匀强化，周围水肿。能穿过胼胝体	多形性胶质母细胞瘤为最常见的中枢神经系统原发肿瘤，占颅内肿瘤的 15%，占星形细胞肿瘤的 75%，发病率为 3/100 000。大部分患者超过 50 岁。这些高度恶性(WHO Ⅳ级)星形细胞肿瘤具有核异型性、核分裂增多、细胞多形性增加、坏死和微血管增生和浸润的特征。Ki - 67/MIB - 1 范围为 15%～20%。与 RTK/磷酸酶- PTEN/P13K 信号通路、TERT、TP53 和 RB1 抑癌基因的突变相关。启动子甲基化导致 MGMT DNA 修复酶失活，改善了 IDH 野生型恶性肿瘤对化疗的反应。MRI 会低估病变的范围，生存期往往小于 1 年。具有 IDH 突变的继发性胶质母细胞瘤患者较没有突变的患者对化疗有更好的反应以及预后

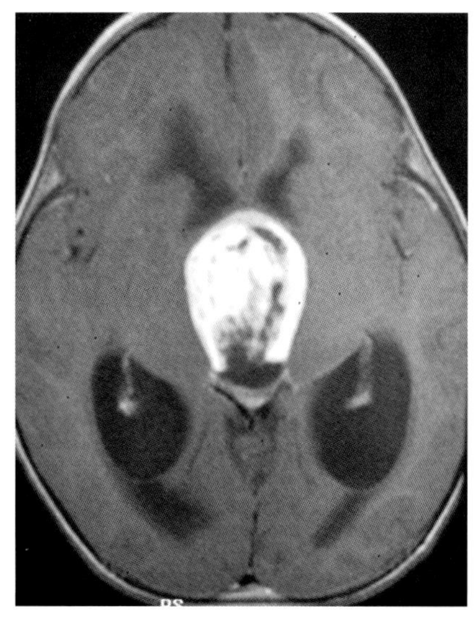

图 2.14　2 岁男童。横断位 T1WI 显示下丘脑间变性星形细胞瘤强化，且延伸至第三脑室并导致阻塞性脑积水

表 2.5(续) 脑室扩张

疾病	影像学表现	点评
脑内原发肿瘤		
室管膜下巨细胞星形细胞瘤 (结节性硬化) **(图 1.49)**	**MRI**: 位于室间孔附近的局限性占位,T1WI 混杂等-低信号,T2WI 呈混杂高信号,伴或不伴囊变和/或钙化,Gd 增强不均质强化 **DWI**: 室管膜下巨细胞星形细胞瘤通常弥散不受限 **MRS**: 室管膜下巨细胞星形细胞瘤能提高胆碱水平,降低 NAA 水平 **CT**: 混杂的等-低密度局限性病灶,伴或不伴囊变和/或钙化,强化不均匀	室管膜下巨细胞星形细胞瘤位于室间孔附近,6%~18%结节性硬化患者合并此病。患者年龄通常小于 20 岁(平均年龄 11 岁)。病灶生长缓慢,由大小不等的肿瘤星形胶质细胞组成,具有核多形性和低 Ki-67/MIB-1 水平(1.5%~7.4%)。对 GFAP、S-100 蛋白、神经丝蛋白和Ⅲ级 b-微管蛋白类免疫染色阳性。病变增大可逐渐引起室间孔阻塞。常染色体显性突变包括染色体 9q34 上的 TSC1 基因和 16p13.3 染色体上的 TSC2 基因。结节性硬化症的患病率为 1/6 000 的新生儿。肿瘤切除后可长期生存
髓母细胞瘤 (小脑原始神经外胚层肿瘤) **(图 2.15)**	**MRI**: 累及小脑的局灶性或侵袭性病变,T1WI 呈等-低信号,T2WI 呈中-高信号,伴或不伴囊变或坏死区,钆对比增强后强化多样,相对脑血容量(rCBV)高。可伴有肿瘤播散,引起软脑膜和/或脑室强化。可引起梗阻性脑积水 **DWI**: 实性成分可以有弥散受限 **MRS**: 通常显示胆碱、脂质和牛磺酸峰值升高,NAA 水平降低 **CT**: 局限性或侵袭性病灶,中等-稍高密度,增强后强化方式多样,常扩散到软脑膜	位于小脑的高度恶性肿瘤(WHO Ⅳ级),常随脑脊液循环播散。肿瘤由低分化或未分化的细胞组成,沿神经元、星形细胞或室管膜方向发生分化。组织学亚型包括经典型、促纤维增生型、大细胞型、间变型和广泛结节形成型。大细胞型和间变型预后最差。通常发生于 4 周~20 岁(平均年龄 5.5 岁)。也可发生在成人

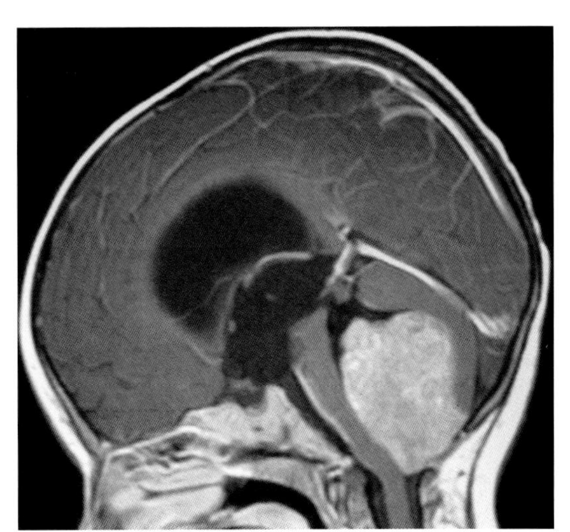

图 2.15 矢状位 T1WI 显示小脑蚓部强化的髓母细胞瘤,肿瘤占据第四脑室并导致梗阻性脑积水

表 2.5(续) 脑室扩张

疾病	影像学表现	点评
非典型畸胎瘤/横纹肌样肿瘤 **(图 2.16)**	**MRI:** 边界清晰或侵袭性肿块，T1WI 中等信号，伴或不伴 T1WI 高信号出血区，T2WI 多样混合低、中和/或高信号。实性部分可有弥散受限，Gd 增强通常呈显著强化，伴或不伴不均质强化。肿瘤播散时软脑膜和/或脑室内可出现强化 **DWI:** 实性部分可有弥散受限 **MRS:** 通常胆碱、脂质和乳酸峰升高，NAA 水平下降 **CT:** 局限性肿块，呈中等或混杂等-低密度，伴或不伴出血，囊变和/或坏死。偶尔有钙化。通常强化呈均匀或不均匀。伴肿瘤播散时，软脑膜和/或脑室内可见强化	少见的中枢神经系统恶性肿瘤(WHO Ⅳ级)，通常发生于 10 岁以下，一般 3 岁之前。Ki-67/MIB-1 往往较高，＞50%。与染色体 22q11.2 上 INI1 (hSNF5/SMARC81)基因突变相关。组织学上表现为实性肿瘤伴或不伴囊变区，类似肾脏的恶性横纹肌瘤。几乎所有都是脑内的，可发生于幕上和/或幕下。预后非常差
室管膜瘤 **(图 2.17)**	**MRI:** 位于幕上边界清晰的分叶状肿块，多位于脑室外，伴或不伴囊变、钙化和/或出血。T1WI 呈等-低信号，T2WI 呈等-高信号，强化多样。肿瘤内脑相对血容量(rCBV)升高，肿瘤内有孔血管引起对比剂潴留 **DWI:** 通常无弥散受限 **MRS:** 胆碱峰升高，NAA 水平下降，与其他肿瘤类似 **CT:** 位于幕上边界清晰的分叶状肿块，多位于脑室外，伴或不伴囊变和/或钙化(高达 50%)，低-中等密度，强化多变	肿瘤缓慢生长(WHO Ⅱ级)，肿瘤细胞内可见单一形态的圆形/卵圆形细胞核，内含斑点染色质，血管周围有假菊形团和室管膜菊形团。瘤内可出现黏液样变性区、血管玻璃样变、出血和/或钙化。室管膜瘤占颅内肿瘤的 6%～12%，发病率为 0.22‰～0.29‰。儿童较成人常见。1/3 肿瘤位于幕上，2/3 位于幕下。幕下室管膜瘤发生在 2 个月～16 岁(平均年龄为 6.4 岁)之间的儿童。幕上室管膜瘤发生于儿童和成人。对胶质纤维酸性蛋白(GFAP)、S-1、波形蛋白和/或上皮膜抗原(EMA)免疫染色阳性。与神经纤维瘤病 2 型和染色体 22、9、6 和 3 的基因突变有关。通常无 IDH 基因突变。5 年生存率 57%，10 年生存率 45%
间变性室管膜瘤 **(图 2.18)**	**MRI:** 边界不规则肿块伴囊变或坏死，T1WI 呈混杂信号，T2WI 呈不均匀高信号，伴或不伴出血、钙化，增强后不均匀强化，病灶周围可见水肿。病灶可沿脑脊液播散。 **CT:** 边界不规则肿块伴囊变或坏死，密度混杂，伴或不伴出血、钙化，强化不均匀，病灶周围可见水肿。病灶可沿脑脊液播散	恶性胶质瘤(WHO Ⅲ级)，内可见室管膜分化，活跃的核分裂象，微血管增生，“栅栏状”坏死。有显著间变性特征的患者预后差，易发生脑脊液播散，手术无法完全切除

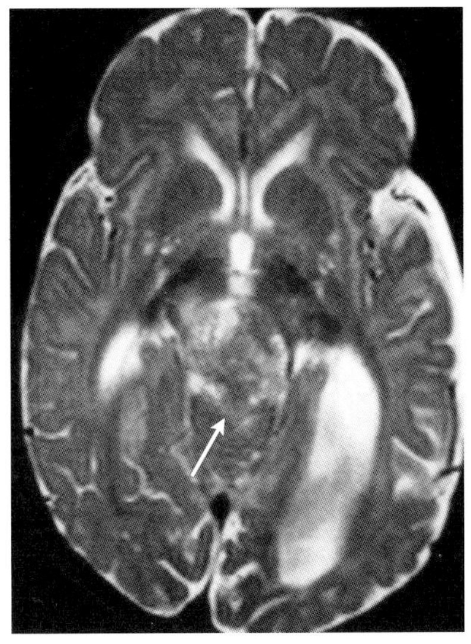

图 2.16 男，10 个月，松果体及中脑非典型畸胎瘤/横纹肌样肿瘤。肿瘤（↑）边界不清，横断位 T2WI 上呈中、高、低混杂信号。中脑导水管受压导致侧脑室扩张

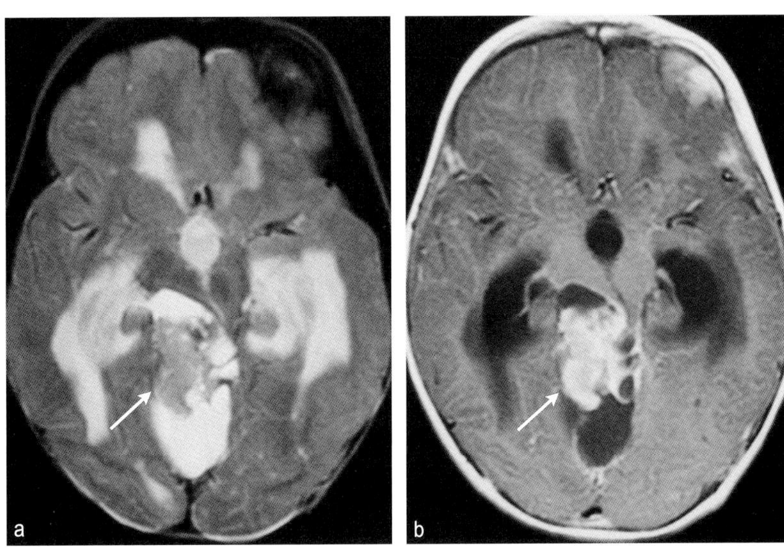

图 2.17 5 岁女童，室管膜瘤继发梗阻性脑积水，肿瘤呈囊实性，横断位 T2WI **(a)**（↑）上呈混杂稍高和高信号；Gd 增强扫描横断位 T1WI **(b)** 显示肿瘤呈不均匀强化（↑）

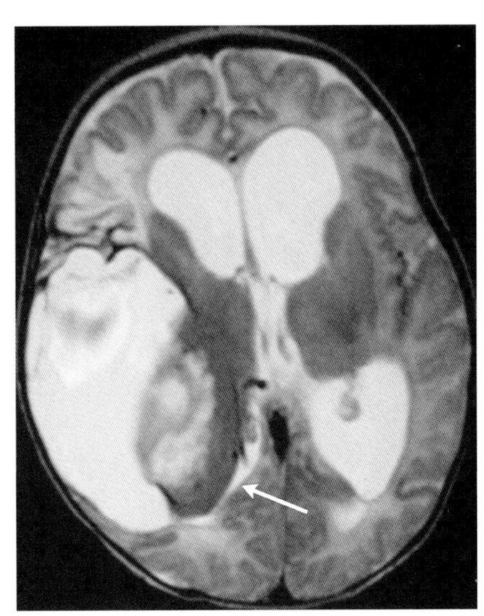

图 2.18 2 月龄女性，右侧大脑半球恶性室管膜瘤（↑），含实性和囊性成分，伴脑室扩张

表 2.5(续) 脑室扩张

疾病	影像学表现	点评
血管母细胞瘤	边界清晰的肿瘤，多位于小脑和/或脑干 **MRI：** Gd 强化的小结节伴或不伴囊变，或显著不均匀强化的大病灶伴或不伴病灶内或周围流空效应。T1WI 上中等信号，T2WI 上中-高信号。病灶内偶尔有近期或陈旧性出血征象。病灶内相对脑血容量(rCBV)较高 **CT：** 表现为小的强化结节伴或不伴囊变，显著不均匀强化的大病灶伴或不伴出血	生长缓慢的血管源性肿瘤(WHO Ⅱ级)，位于小脑、脑干和/或脊髓。占颅内肿瘤的 1%～3%，好发于中年人。除患有 VHL 病的儿童外，很少发生于儿童。肿瘤由许多薄壁血管和含脂空泡的大间质细胞组成，细胞核大小不一，核深染。有丝分裂象少见。间质细胞 VEGF、波形蛋白、CXCR4、水通道蛋白 1、碳酸酐酶、S-100、CD56、神经元特异性烯醇化酶和 D2-40 免疫组化染色阳性。血管网状蛋白染色呈典型阳性。邻近组织可发生反应性星形胶质细胞增生。肿瘤发生以 VHL 基因的散发性突变或 3p25-26 染色体 VHL 基因的常染色体显性生殖系突变，导致了 VHL 疾病。VHL 病为中枢神经系统多发血管母细胞瘤合并透明细胞肾癌、嗜铬细胞瘤、内淋巴囊肿瘤、神经内分泌肿瘤、胰腺腺瘤、附睾囊腺瘤。发生于青少年和中青年
脑室内肿瘤		
脉络丛乳头状瘤 (**图 2.19**)	**MRI：** 边界清晰和/或分叶状肿块伴乳头状突起。T1WI 中等信号，T2WI 混合中-高信号，Gd 对比增强后明显强化，可伴钙化。部位：侧脑室房部(儿童)＞第四脑室(成人)，其他部位少见，如第三脑室。脑脊液分泌过多或机械梗阻引起脑积水 **CT：** 局限性和/或分叶状肿块伴乳头状突起，中等密度，通常明显强化，伴或不伴钙化	脑室内少见良性肿瘤(WHO Ⅰ级)，来源于脉络膜丛上皮，核圆/卵圆形的单层立方或柱状上皮细胞覆盖在叶状纤维血管结缔组织上。发生于侧脑室(50%)、第四脑室/桥小脑角(40%)、第三脑室(5%)和多个脑室(5%) 见于儿童和成人。20 岁以下患者肿瘤 80%位于侧脑室。第四脑室病变在成人中最常见。肿瘤有丝分裂活性很低，细胞角蛋白、波形蛋白、平足蛋白、S-100 和甲状腺素运载蛋白免疫组化阳性。可以通过手术切除治愈
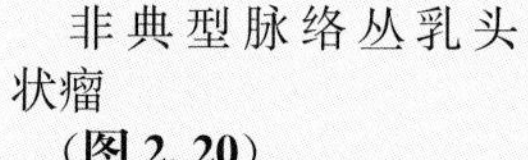 非典型脉络丛乳头状瘤 (**图 2.20**)	**MRI：** 边界清晰和/或分叶状肿块伴乳头状突起，T1WI 中等信号，T2WI 混合中-高信号，通常明显强化，伴或不伴钙化。部位：侧脑室房部(儿童)＞第四脑室(成人)，其他部位少见，如第三脑室，伴脑积水 **CT：** 边界清晰和/或分叶状肿块伴乳头状突起，中等密度，通常明显强化，伴或不伴钙化	脑室罕见肿瘤(WHO Ⅱ级)，来源于脉络膜丛上皮。其组织学特征与脉络丛乳头状瘤类似，但非典型乳头状瘤有丝分裂活性更高(＞2/HPF)、细胞增多、核多形性、乳头状形态部分丧失和/或坏死。细胞角蛋白、S-100 免疫组化染色阳性。可发生于儿童和成人。可以通过手术切除治愈

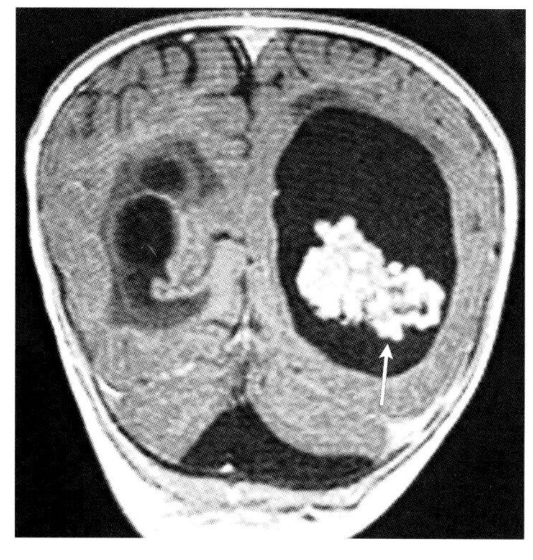

图 2.19 6 月龄女性患儿。冠状位 T1WI 增强可见强化的脉络丛乳头状瘤(↑)。肿瘤引起脑脊液分泌过多导致脑室扩张

表 2.5(续) 脑室扩张

疾病	影像学表现	点评
脉络丛乳头状癌 (**图 2.21**)	**MRI:** 大的分叶状肿块,平均直径 5 cm,通常边界不规则,可伴脑组织侵犯 T1WI 上肿瘤呈不均匀中等信号,45%可伴高信号出血区。T2WI 上肿瘤实性成分常呈不均匀的中-稍高信号。出血或钙化在 T2WI 上可表现为小低信号区。64%的肿瘤出现囊变或坏死区,在 T2WI 上呈高信号。高达 55%的肿瘤中存在代表血管的管状流空效应。病灶增强后呈显著强化。近 75%的肿瘤因侵犯室管膜而呈现不规则强化边缘。高达 45%的肿瘤可出现软脑膜播散强化灶。80%可合并脑积水 **CT:** 为脑室内的较大肿块,呈中等密度伴出血或钙化时呈高密度,伴囊变或坏死时呈低密度。增强后病灶显著强化	脉络丛上皮来源的少见脑室内恶性肿瘤(WHO Ⅲ级),含不规则肿瘤细胞,多形性核,有丝分裂活跃(>5/HPF),乳头状形态丧失,伴坏死和/或出血区。细胞角蛋白免疫染色阳性。占颅内肿瘤的 0.1%,原发性小儿中枢神经系统肿瘤 0.6%。该肿瘤发生率不足脉络丛乳头状瘤的 1/5。中位时间 12~32 个月。最常发生在侧脑室,其次是第四和第三脑室。这些肿瘤通常沿脑脊液途径扩散并侵犯脑组织。预后差,5 年生存率为 45%

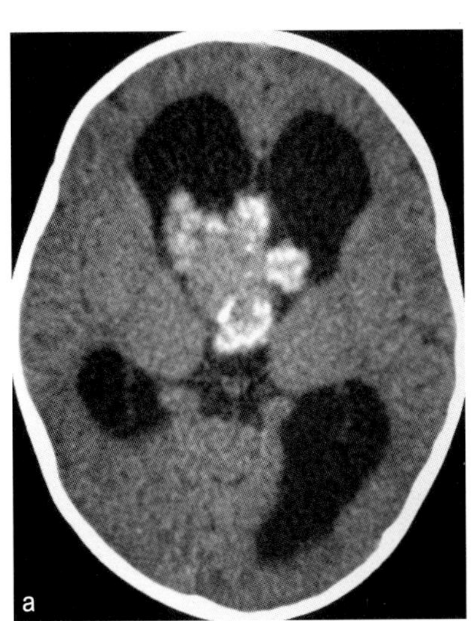
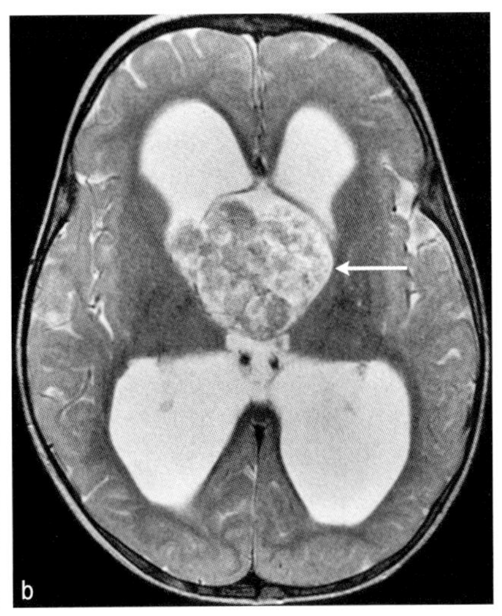
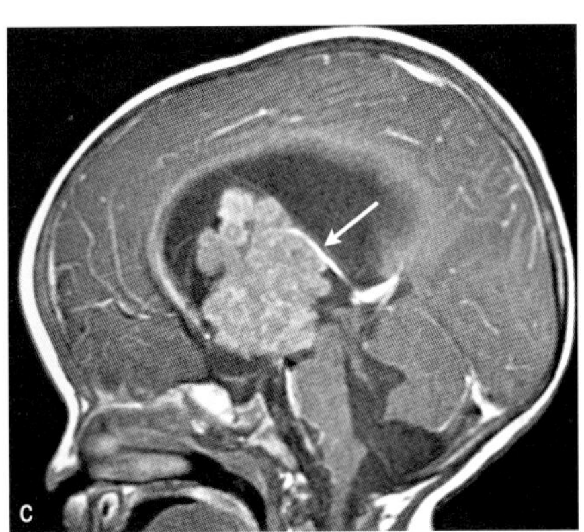

图 2.20 1 岁女童,第三脑室内非典型脉络丛乳头状瘤伴梗阻性脑积水。横断位 CT(**a**)上可见分叶状肿块伴钙化;横断位 T2WI(**b**)上可见混杂中、高信号灶(↑);矢状位 T1WI 增强(**c**)后肿瘤可见强化(↑)

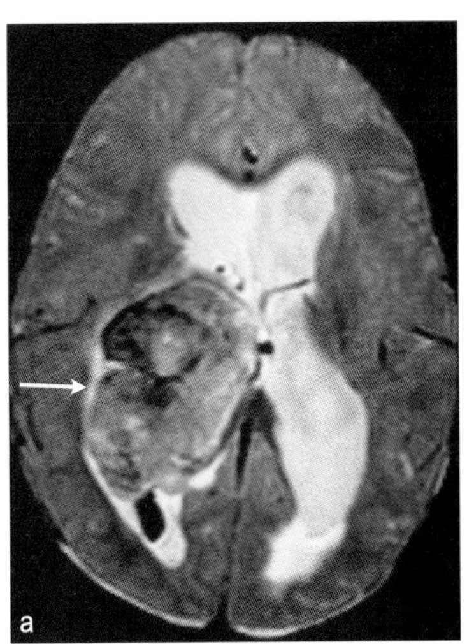
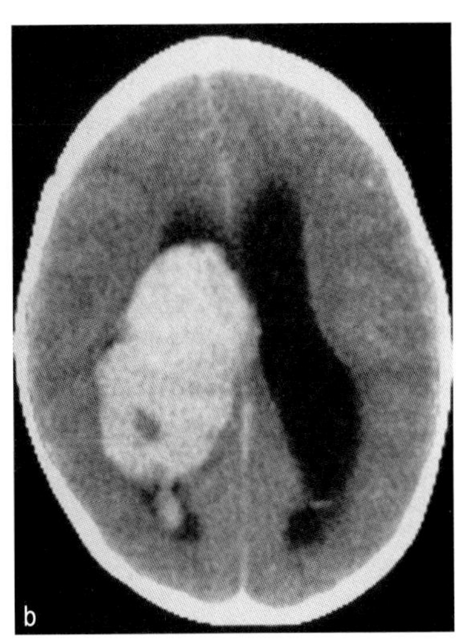

图 2.21 17 岁女性,右侧脑室脉络丛乳头状癌导致脑积水。横断位 T2WI(**a**)上肿瘤呈混杂中、低和高信号(↑);横断位 CT(**b**)上肿瘤呈显著强化

表 2.5(续) 脑室扩张

疾病	影像学表现	点评
室管膜下瘤 (**图 2.22**)	**MRI**：肿瘤通常附着于脑室壁(第四脑室 40%～50%；侧脑室 30%～40%；第三脑室 10%)。肿瘤边界清晰，T1WI 上呈中低信号，T2WI 上呈不均匀稍高-高信号。可伴出血或钙化。增强后呈不同程度强化。 **CT**：肿瘤边界清，呈中-低密度。可有出血或钙化。增强后呈不同程度强化	生长缓慢的低级别(WHO Ⅰ级)神经胶质瘤，由成簇的肿瘤细胞构成，细胞核同型，细胞排列密集。有丝分裂不可见或少见。神经胶质纤维酸性蛋白(GFAP)免疫组化染色阳性。占室管膜肿瘤的 8%。可通过肿瘤全切治疗
脑膜瘤 (**图 2.23**)	脑外硬脑膜病变，境界清晰。部位为幕上>幕下、矢状窦旁>脑凸面>蝶骨嵴>鞍旁>颅后窝>视神经鞘>脑室内 **MRI**：硬脑膜病变，在 T1WI 上呈中等信号，T2WI 上中-稍高信号，增强后明显强化，常伴脑膜尾征，伴或不伴钙化。肿瘤内出血和囊变或坏死发生率为 15%。 **DWI/DTI**：不同亚型脑膜瘤 ADC 值不同 有些肿瘤弥散受限，但良性肿瘤和不典型肿瘤均可出现 **MRS**：显示丙氨酸(1.5 ppm)、乳酸、胆碱、谷氨酰胺/谷氨酸水平升高，NAA 水平降低 **CT**：肿瘤呈中等密度，伴或不伴钙化、骨质增生，通常呈明显强化	最常见脑外肿瘤，占原发性颅内肿瘤的 26%。每年发病率是 6/10 万，通常发生于成人(>40 岁)，女性>男性。由肿瘤性脑膜上皮(蛛网膜的或蛛网膜帽状)细胞组成。脑膜瘤常为孤立、散发灶，在 2 型神经纤维瘤病患者中可呈多发。80%的脑膜瘤为良性(WHO Ⅰ级)，15%为不典型(WHO Ⅱ级)，约 5%具间变性组织学特征(WHO Ⅲ级)。可继发于放射治疗，潜伏期 19～35 年。分为不同亚型，如：脑膜上皮型、纤维(成纤维细胞)型、过渡(混合性)型、砂粒体型、血管瘤型、非典型性和间变型。脑膜上皮型、纤维型和过渡型脑膜瘤是最常见类型。通常上皮膜抗原(EMA)和波形蛋白染色阳性。分泌型脑膜瘤 CEA 染色阳性。22 号染色体缺失的相关细胞遗传学发现，在 60%的散发性脑膜瘤中存在 22 号染色体 NF2 抑癌基因突变

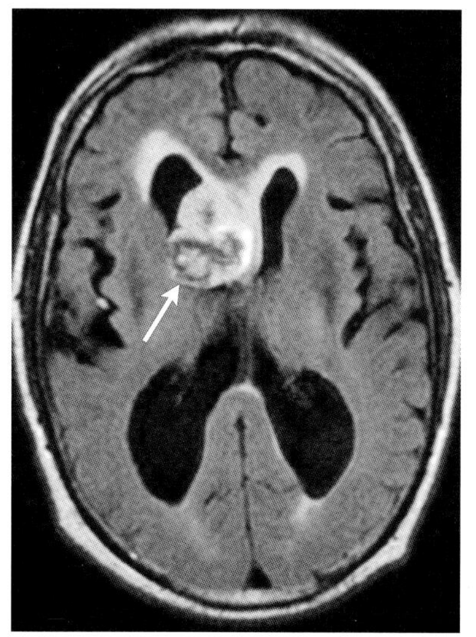

图 2.22 75 岁男性，室间孔处室管膜下室管膜瘤导致右侧脑室脑脊液流出受阻。横断位 FLAIR 序列显示病变呈不均匀高、低混杂信号(↑)

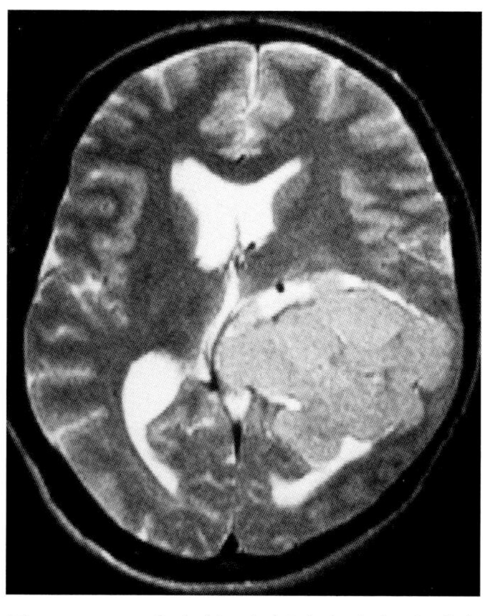

图 2.23 36 岁女性，左侧脑室房部脑膜瘤伴脑室扩张。肿瘤边缘稍分叶，横断位 T2WI 上呈稍高信号

表 2.5(续) 脑室扩张

疾病	影像学表现	点评
血管外皮细胞瘤	**MRI**：孤立性硬脑膜肿瘤，直径 2～7 cm 不等，T1WI 上低-中等信号，T2WI 上中-稍高信号，通常显著强化，多伴脑膜尾征，可伴钙化。30%的患者可出现瘤内出血及囊性或坏死灶 **MRS**：血管外皮细胞瘤中肌醇、葡萄糖和谷胱甘肽与谷氨酸的相对比值高于脑膜瘤 **CT**：肿瘤呈中等密度，伴或不伴钙化，通常强化明显	罕见肿瘤(WHO Ⅱ级)，占颅内原发肿瘤的 0.4%；低于脑膜瘤的 1/50，肿瘤细胞排列紧密，细胞质稀少，细胞核呈圆形、卵圆形或细长形，染色质中等致密。可见众多裂隙样血管通道，内衬扁平的内皮细胞，可伴坏死区。波形蛋白(85%)、因子Ⅻ a (80%～100%)免疫染色阳性。Leu－7 和 CD34 染色可呈阳性。疾病与 12 号染色体异常有关。通常发生于年轻人(平均年龄为 43 岁)，男性多于女性。有时被称为成脑膜血管母脑膜瘤或脑膜血管外皮瘤，起源于血管细胞-周细胞。复发和转移概率>脑膜瘤
脑室内肿瘤		
中枢神经细胞瘤 (**图 2.24**)	**MRI**：局限性病变，通常位于侧脑室或透明隔边缘并向室内突出，T1WI 呈不均匀中-低信号，T2WI 上不均匀中-高信号，可伴钙化和/或小囊变，增强后明显强化 **DWI**：病变 ADC 值可降低 **MRS**：甘氨酸(3.55 ppm)、胆碱和丙氨酸水平升高，NAA 降低。文献报道额、顶叶和鞍区也可发生罕见的脑室外神经细胞瘤 **CT**：位于侧脑室或透明隔边缘并突向脑室的局限性病变，不均匀中-低密度，可伴钙化和/或小囊变，不均匀强化	生长缓慢的罕见神经上皮肿瘤，由具有神经元分化的均一圆形细胞组成。突触小泡蛋白和神经元免疫染色阳性。占颅内肿瘤的 0.5%。患者年龄 8 天～67 岁(平均年龄为 29 岁)。影像学表现类似脑室内少突胶质细胞瘤。通常为良性肿瘤(WHO Ⅰ级)，术后预后良好

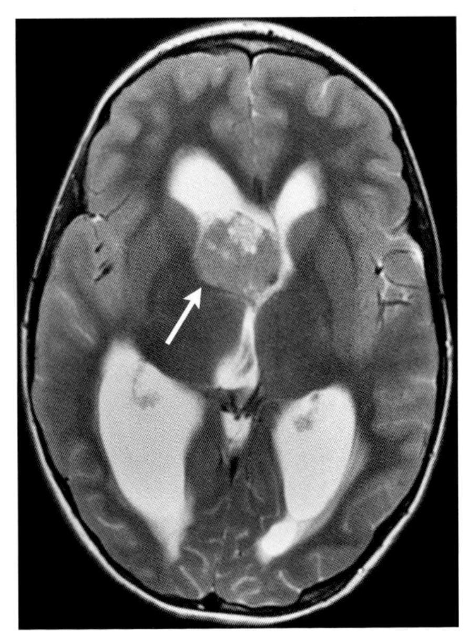

图 2.24 15 岁女性，透明隔中枢神经细胞瘤(↑)，引起阻塞性脑积水。肿瘤在横断位 T2WI 上呈中、高信号

表 2.5(续) 脑室扩张

疾病	影像学表现	点评
松果体区病变和肿瘤 (**图 2.25**)	松果体区病变及肿瘤的 MRI 及 CT 表现参照**表 1.11**	松果体病变包括原发性松果体瘤(松果体细胞瘤、中分化松果体实质肿瘤、乳头状瘤、松果体母细胞瘤)、生殖细胞瘤、胚胎瘤、室管膜瘤以及松果体区病变(室管膜瘤、脑膜瘤、蛛网膜囊肿、表皮样囊肿、皮样囊肿、脂肪瘤)
脑室病变		
胶样囊肿 (**图 2.26**)	**MRI**: 位于第三脑室前上部分的境界清晰的球形病变,在 T1WI 和 T2WI 上信号多样(低、中、高)。通常在 T1WI 上呈高信号、T2WI 上呈低信号。增强后无强化 **CT**: 位于第三脑室前上部的球形病灶,密度多样(低、中、高),无增强	生长缓慢的良性囊性病灶,其细胞壁含有一层上皮细胞。囊肿内容物包括胆固醇结晶、各种血液成分、巨噬细胞和各种矿物质和/或离子。大多数胶质囊肿发生在第三脑室前上段,很少发生在蝶鞍或鞍上池。通常见于成年人(50～60 岁)。可引起急性脑积水
室管膜囊肿 (**图 2.27**)	**MRI**: 位于侧脑室的边界清晰的薄壁囊肿,T1WI 和 DWI 呈低信号,T2WI 和 FLAIR 高信号。增强后通常无强化 **CT**: 位于侧脑室的薄壁囊肿,密度低,类似脑脊液	侧脑室的良性囊肿,含有浆液,薄壁由室管膜柱状细胞、细胞核泡状、胞质嗜酸性组成。可能来源于发育过程中被阻隔的神经外胚层。可引起脑室扩张
炎症/感染		
室管膜炎/脑室炎 (**图 2.28**)	**MRI**: 脑室/室管膜边缘曲线状和/或结节状强化,导致交通性或非交通性脑积水。T2WI 及 FLAIR 上可见室管膜下和脑室周围白质内边界不清的高信号区	颅内炎症过程如细菌、真菌或病毒感染,肺结核和寄生虫的并发症。可由脑脓肿扩展到脑室和脑脊液所致。非传染性疾病如结节病,也会导致类似的结果
TORCH 和新生儿感染 (**图 2.29 和图 2.30**)	**CT 和 MRI**: 产前和新生儿感染常导致脑内钙化。产前感染巨细胞病毒和风疹可导致小头畸形、脑裂畸形、灰质异位、横贯裂,脑穿通性囊肿和/或脑室周围白质软化。疱疹单纯型病毒和风疹常引起广泛的脑损害,导致多囊性脑软化	TORCH 是弓形虫病、风疹、巨细胞病毒或单纯疱疹病毒英文首字母的缩略词。产后的病毒、细菌和真菌感染可导致脑组织广泛破坏,脑室代偿性扩张
囊虫病 (**图 2.31**)	**MRI**: 脑或脑膜内单个或多个囊性病变。活动性囊泡期: T1WI、FLAIR 及 DWI 上显示低信号的囊样病变内含一 2～4 mm 小结节(头节)。T2WI 及 FLAIR 上呈高信号伴边缘薄壁,增强后呈薄壁强化或无强化,T2WI 及 FLAIR 上无周围水肿;活动性胶样囊泡期: 囊样病变,T1WI 呈低信号,T2WI 高信号,钆对比增强后呈环状和/或结节状强化,病灶周围可伴 T2WI 高信号区;活动性颗粒状结节期: 囊肿收缩成实性的强化肉芽肿结节 **CT**: 慢性非活跃期: 成为钙化结节性肉芽肿	因食用被猪带绦虫幼虫囊包污染的食物(未煮熟的猪肉)所致。累及脑膜、蛛网膜下腔和脑池>脑实质>脑室 为中枢神经系统最常见的寄生虫病,多见于 15～40 岁的患者。为流行地区获得性癫痫最常见的病因 并发症包括脑脊液梗阻引起的颅内高血压、蛛网膜炎、脑膜炎和血管闭塞

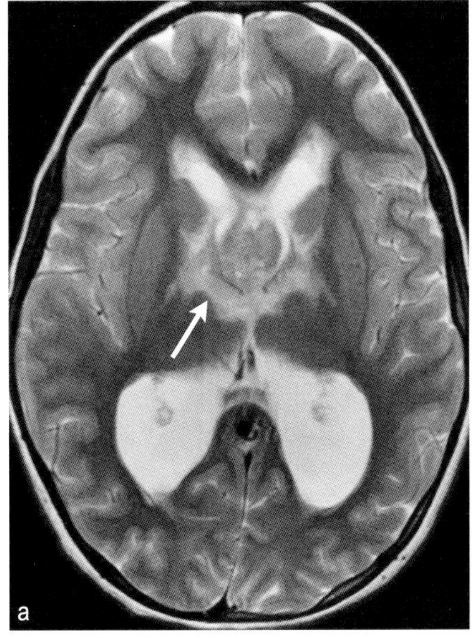

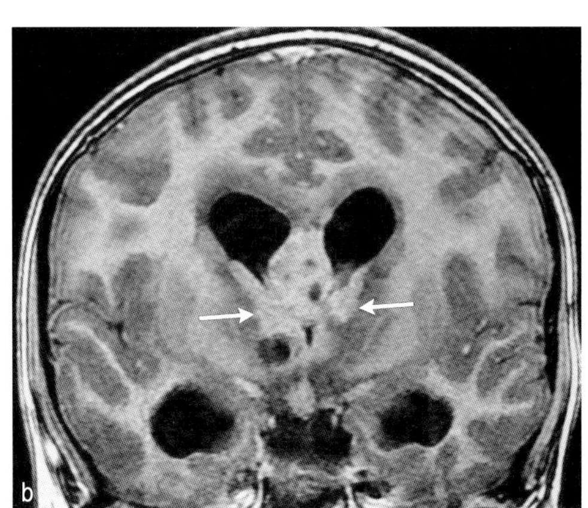

图 2.25 14 岁女性，第三脑室内播散性生殖细胞瘤，引起阻塞性脑积水。肿瘤形态不规则，边界不清，横断位 T2WI (**a**)(↑)上呈中等信号；冠状位 T1WI 增强(**b**)显示邻近脑实质受浸润(↑)

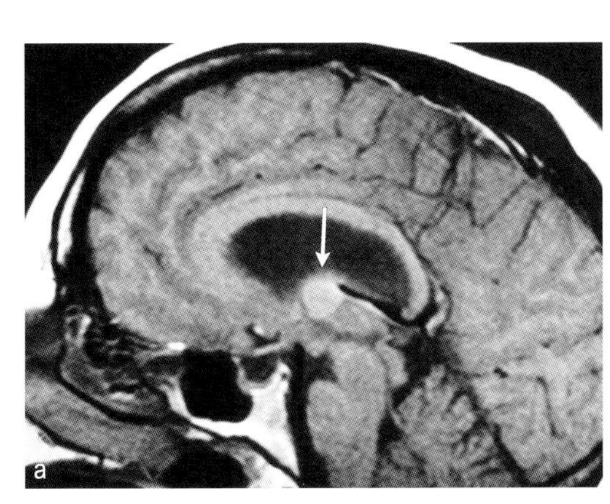

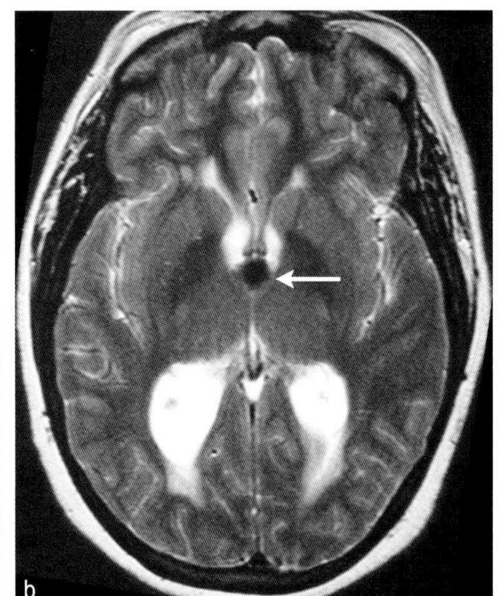

图 2.26 34 岁女性，第三脑室前上部胶样囊肿。矢状位 T1WI(**a**)呈高信号(↑)；横断位 T2WI(**b**)呈低信号(↑)。轻度脑积水，脑室轻度扩张以及侧脑室枕角旁的室管膜下水肿

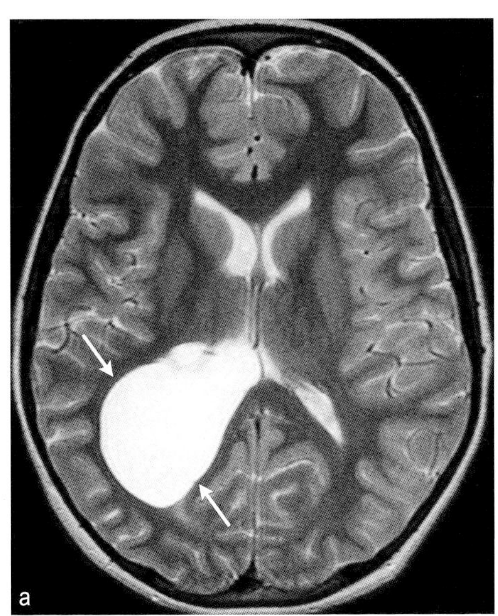

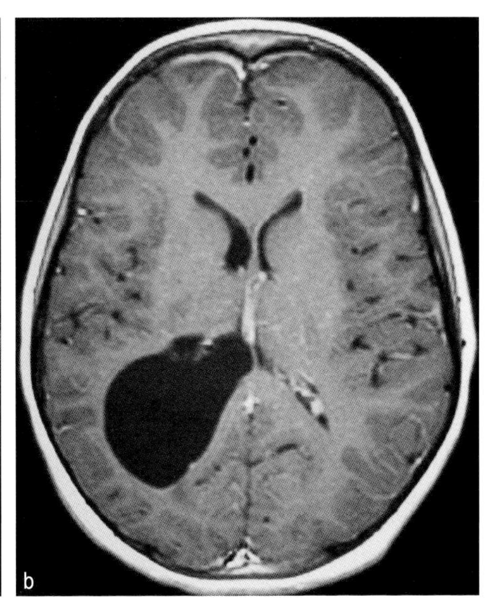

图 2.27 10 岁女性，室管膜囊肿导致右侧脑室房部及枕角扩大。横断位 T2WI(**a**)呈高信号(↑)；增强后 T1WI(**b**)呈低信号

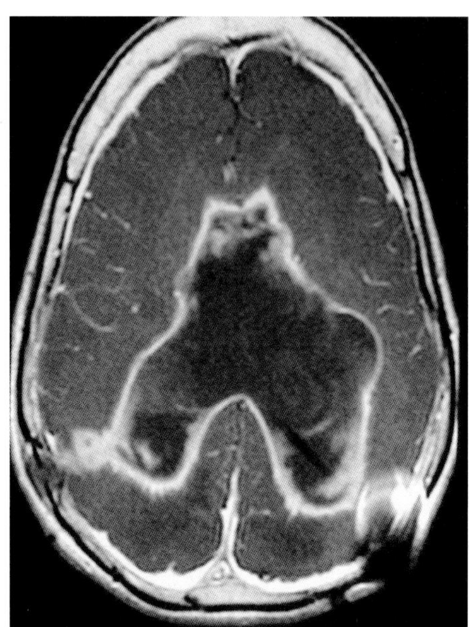

图 2.28 29 岁男性,化脓性室管膜炎/脑室炎,与分流感染有关。横断位 T1WI 增强可见扩张侧脑室边缘的室管膜线样强化以及右侧分流道的异常强化

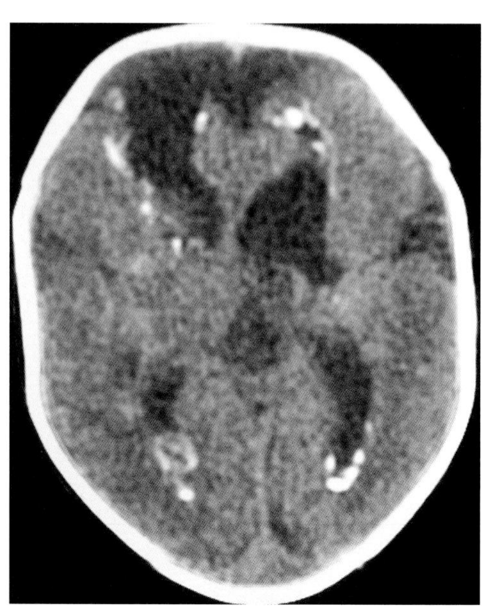

图 2.29 8 岁男性,产前巨细胞病毒感染,横断位 CT 上可见感染所致弥漫性和局灶性的脑软化灶,侧脑室扩张,右侧额叶脑穿通畸形,左侧大脑半球脑裂畸形以及多发颅内钙化灶

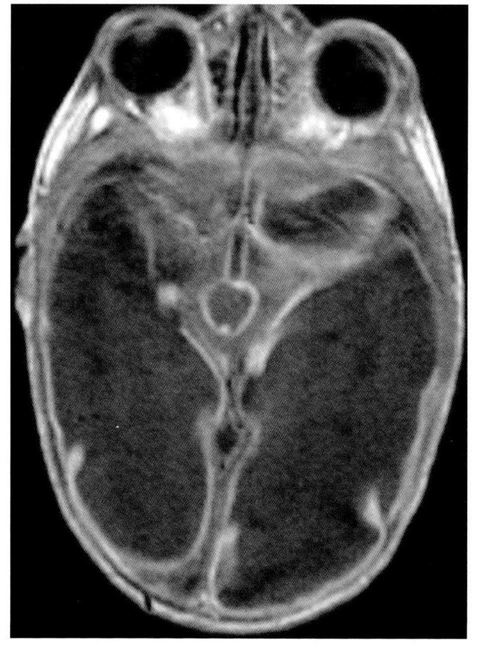

图 2.30 6 周龄男婴,横断位 T1WI 增强显示产后肠球菌感染性脑炎导致脑实质的广泛破坏和囊性脑软化。可见沿着扩张脑室内缘的异常强化

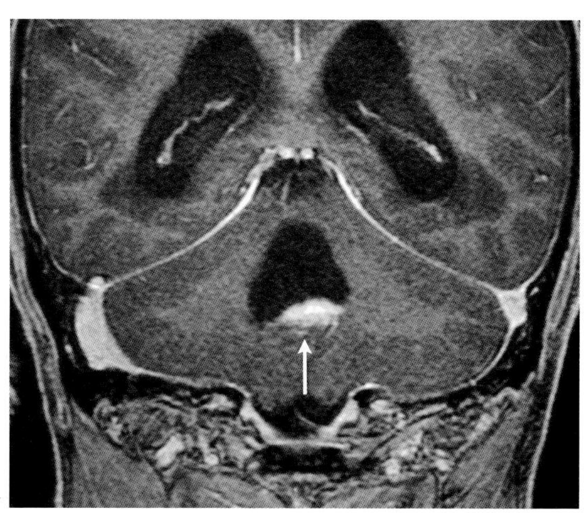

图 2.31 男性 35 岁,第四脑室囊虫病(↑)在冠状位 T1WI 上表现为结节状强化和囊性灶,并导致脑室梗阻

表 2.5(续) 脑室扩张

疾病	影像学表现	点评
包虫囊肿 **(图 2.32)** 细粒棘球绦虫 多房棘球绦虫	**细粒棘球绦虫** **MRI**：单发囊性病变，多发少见，T1WI 呈低信号，T2WI 上呈高信号周围包绕低信号薄壁。如无其他感染，病灶通常无强化或周边脑水肿。病灶常位于大脑中动脉血管区域。当内囊破裂而外囊未受损，破裂的包虫囊肿仍保持完整，在这些病例中，水肿和炎症反应导致外囊在 T2WI 上呈增厚高信号，增强后有强化。破裂的内囊在外囊液中呈飘带征或“涡旋状”，T1WI 和 T2WI 为低信号。包虫囊肿外包膜破裂可导致宿主炎症反应，并伴随相应部位并发症 **多房棘球绦虫** **MRI**：T2WI 可见囊性(可为多房)和/或实性病变伴中央中-高信号区，周围包绕稍厚的低信号环，增强后强化。病灶周围较常见 T2WI 高信号(水肿)和钙化	罕见的颅内寄生虫病变 细粒棘球绦虫(南美、中东、澳大利亚和新西兰)或多房棘球绦虫(北美、欧洲、土耳其和中国)。1%～4%的棘球蚴感染累及中枢神经系统。人类是中间宿主，通过摄入被粪便中绦虫卵污染的食品或接触受感染动物组织而感染。病变往往在出现颅内压升高症状前就长得很大。囊壁有 3 层。最外层为外囊，是由病灶周围宿主组织中的纤维及炎性细胞组成的一层薄薄致密层，通常无强化；中间层为非细胞膜；内层为生发上皮。非细胞膜和生发上皮代表囊肿的真壁，称为内囊。多重感染的包虫囊肿通常含有化脓性物质，常伴有金黄色葡萄球菌，一般会被邻近脑组织和/或脑膜组织产生的炎症反应包裹

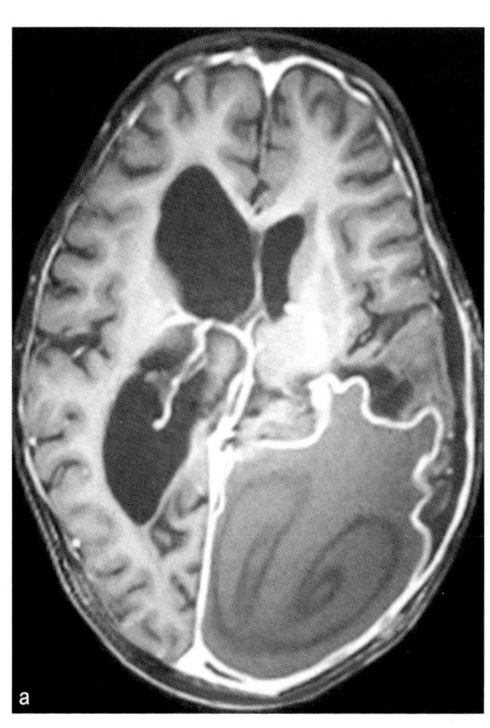

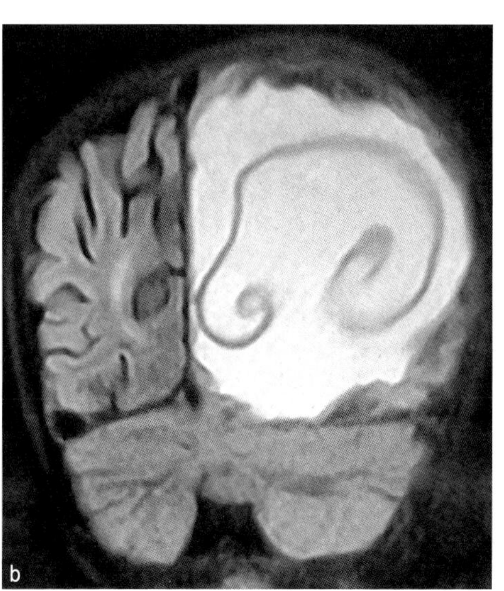

图 2.32 左侧大脑半球包虫囊肿破裂，横断位 T1WI 上可见病灶外囊边缘增强并包绕病灶内液体部分。塌陷的内囊壁在横断位 T1WI(**a**)和冠状位 FLAIR(**b**)上呈低信号，在蛋白质液体内呈现飘带征。破裂的包虫囊肿导致占位效应引起脑积水

表 2.5(续) 脑室扩张

疾病	影像学表现	点评
Rasmussen 脑炎 (**图 2.33**)	**MRI:**一侧大脑半球进行性萎缩,累及白质、基底节区和皮质,脑沟明显伴同侧侧脑室扩张。T2WI 和 FLAIR 上,脑灰质和白质内可见异常高信号。增强后通常无增强	罕见的慢性 T 细胞介导的免疫功能紊乱,常见于 10 岁以下儿童,伴严重进行性癫痫和单侧神经功能障碍,包括偏瘫和精神运动退化。活检提示以 T 细胞为主的脑炎伴小神经胶质细胞活化,无巨噬细胞、B 细胞、浆细胞及病毒包涵体。通过大脑半球切除术治疗
神经退行性病变		
积水性无脑畸形 (**图 2.34**)	含有脑脊液的薄壁囊替代大部分脑组织。额颞叶中下部分常保留,小脑和丘脑通常具有正常的外观	宫内损伤(血管源性、感染性如巨细胞病毒、弓形虫病等)导致脑实质的破坏。患者头颅可能形态正常,或呈小头畸形或大头畸形。儿童发育迟缓
脑穿通畸形囊肿 (**图 2.35**)	**MRI:**形态不规则,边界相对较清,T2WI 和 FLAIR 上呈高信号,T1WI 和 DWI 呈低信号,与脑脊液相似,FLAIR 上可见病灶周围包绕着边界模糊的较高信号区。无强化或周围水肿 **CT:**形态不规则、边界较清的低密度区,密度类似脑脊液,病灶周围包绕着边界模糊的较低密度区。无强化或周围水肿	妊娠中晚期远隔部位发生了脑损伤(创伤、梗死、感染、出血),脑内破坏区域逐渐演变为囊性区,表现在 MRI 上为由邻近脑实质增生胶质所包绕的脑脊液信号区。神经胶质增生(T2 高信号)有助于与脑裂畸形相鉴别
脑软化 (**图 2.36**)	脑组织(灰质和/或白质)内边界不清的 T2WI 高信号区,局部组织体积缩小,邻近脑室代偿性扩张	受损残余脑组织的特征表现为由陈旧性脑梗死、出血、炎症、感染和/或创伤后引起的星形胶质细胞增生,局部组织体积缩小伴发同侧脑室代偿性扩张。妊娠晚期、出生后或成熟的脑组织中星形胶质细胞均可发生增殖反应,即均可发生脑软化

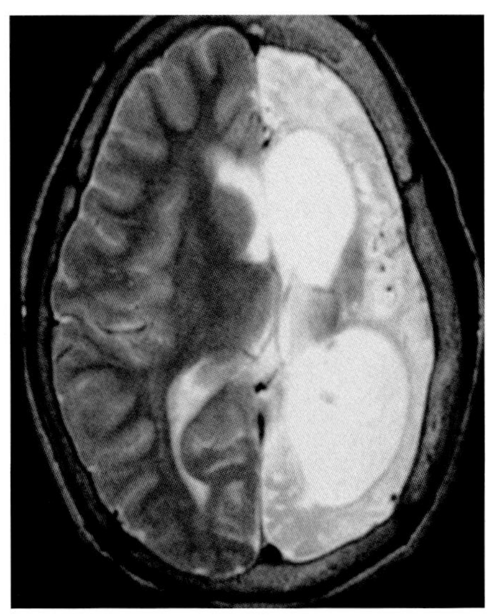

图 2.33 12 岁男性,Rasmussen 脑炎患者。横断位 T2WI 上可见左侧大脑半球弥漫性异常高信号,侧脑室代偿性扩张,颅骨左侧板障膨胀

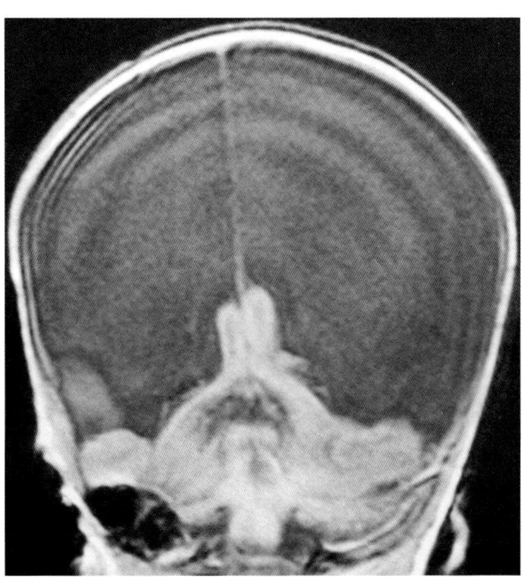

图 2.34 5 周龄男婴,积水性无脑畸形。冠状位 T1WI 显示脑组织上部被包含脑脊液的薄壁囊所替代,而大脑半球的中下部分相对保留。大脑镰可见,小脑半球形态正常

表 2.5(续) 脑室扩张

疾病	影像学表现	点评
Dyke-Davidoff-Mason 综合征 (图 2.37)	大脑半球萎缩/脑软化,同侧侧脑室代偿性扩张,中线结构移位,同侧颅骨增厚伴颅窝缩小,可伴同侧副鼻窦腔和乳突气房增大	青少年罕见障碍,表现为癫痫发作、智力障碍、轻偏瘫或偏瘫。可由先天性损伤引起,如脑中动脉闭塞导致的脑梗死,或由产后创伤、出血、缺血或感染引起的脑梗死

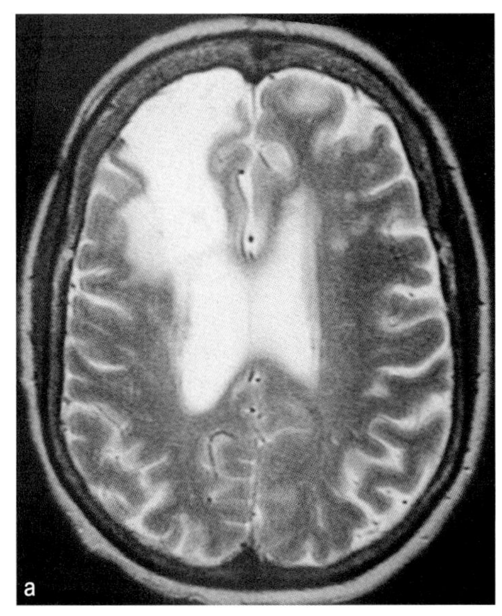

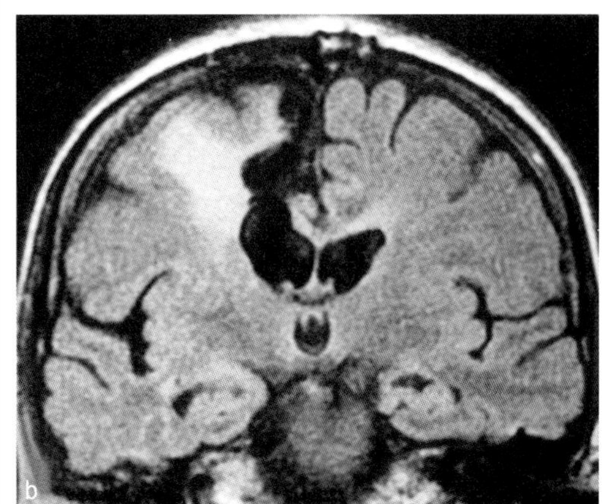

图 2.35 横断位 T2WI(**a**)和冠状位 FLAIR(**b**)上可见脑穿通畸形囊肿与右侧脑室额角相连

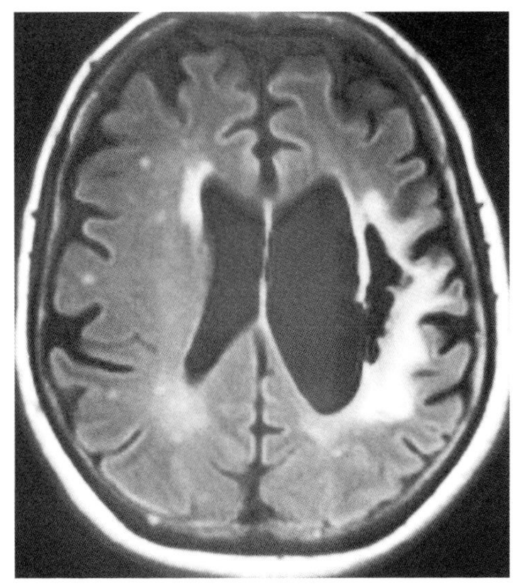

图 2.36 左侧大脑半球脑梗死后继发脑软化和神经胶质增生,横断位 FLAIR 上可见伴发左侧脑室代偿性扩张

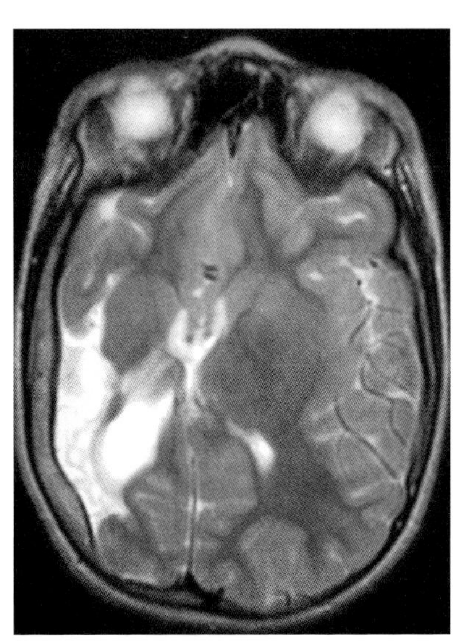

图 2.37 7 岁女童,Dyke-Davidoff-Mason 综合征。横断位 T2WI 示右侧大脑半球脑软化伴右侧侧脑室代偿性扩张,中线移位,同侧颅骨增厚伴颅窝缩小

表 2.5(续) 脑室扩张

疾病	影像学表现	点评
阿尔兹海默病 **(图 2.38)**	**MRI：**大脑萎缩最明显的部位是颞叶的海马和内嗅皮质，脑回变薄，脑沟和脑室扩张。皮质萎缩常见。萎缩性改变通常还会累及胼胝体后部 **DTI：**胼胝体压部的 FA 值降低，上纵束减少 **MRS：**NAA/肌醇降低 **PET/CT：**顶叶、上/后部颞叶、扣带回后部和楔前叶的 ^{18}F－FDG 活性/葡萄糖代谢降低。PET/CT 显示淀粉样蛋白结合放射性核素活性增加	阿尔兹海默病是最常见的进行性痴呆，65 岁以上的患者比例达 60%。病理改变包括：微管相关 tau 蛋白异常磷酸化（tau 蛋白病变）引起的神经纤维缠结；脑灰质中由神经毒性物质淀粉样蛋白－β42 沉积构成的灰质老年斑（血管中也可见沉积）；神经元死亡引起的神经元减少。损伤开始于内嗅皮质，然后累及海马，随后累及其他皮质。与 PSEN1、PSEN2 和 APOE* E4 基因相关的患者中，10%的患者家族风险增加。临床表现包括：近期记忆力差；对时间和地点的迷失；回忆、认知和工作记忆受损；词检索困难、会话功能受损、物体和空间感知能力受损
额颞叶变性 **(图 2.39)**	**MRI：**进行性脑萎缩最明显的部位是额叶和颞叶、海马和杏仁核。脑沟和脑室增宽。皮质萎缩常见。在萎缩的脑回皮质下白质中可见 T2WI 信号异常增高 可见胼胝体前部萎缩	额颞叶变性（FTLD）是一组多元的相互关联的神经退行性疾病，与额颞叶痴呆（FTD）临床诊断相关。FTD 不如阿尔兹海默病常见。患病率为 15/100 000，发病率为（2.2～8.9）/100 000 人。病理改变包括神经元丢失和胶质细胞增生，以及 3 种蛋白在脑神经元细胞质中的沉积：微管相关蛋白 tau（FTLD－tau）、反式激活应答 DNA 结合蛋白 43（TDP－43，FTLD－TDP）或肉瘤融合蛋白（FUS，FTLD－FUS）
亨廷顿病 **(图 2.40)**	基底节不成比例的萎缩（尾状核＞壳核＞小脑/脑干） **MRI：**双侧尾状核和壳核萎缩。T2WI 上可见双侧壳核呈低信号（铁沉积）或高信号（胶质增生）改变。通常增强后无显著强化 **CT：**双侧尾状核和壳核进行性萎缩	成人常染色体显性遗传性神经退行性多聚谷氨酰胺病，与携带亨廷顿基因 4 号染色体上 DNA 异常片段（CAG 重复）有关。导致亨廷顿蛋白的合成增加，引起神经元损伤和脑萎缩。纹状体中可见神经元丢失、星形胶质细胞增多和松质神经纤维网内少突胶质细胞增多。通常在 40 岁后发病，出现进行性运动障碍（舞蹈徐动症、僵直、运动功能减退）、行为异常和进行性精神障碍（痴呆）。青少年亨廷顿病也发生在少数患者的第 2 个十年。患者表现为僵直、运动功能减退、癫痫发作和进行性精神障碍

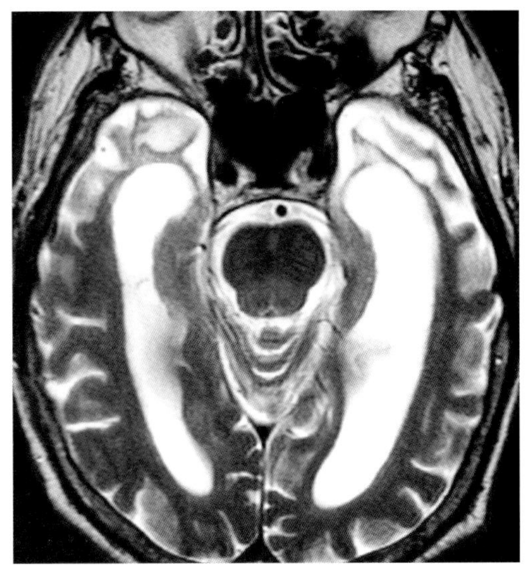

图 2.38 80 岁男性，阿尔兹海默病。横断位 T2WI 显示双侧颞叶前部显著不对称性萎缩

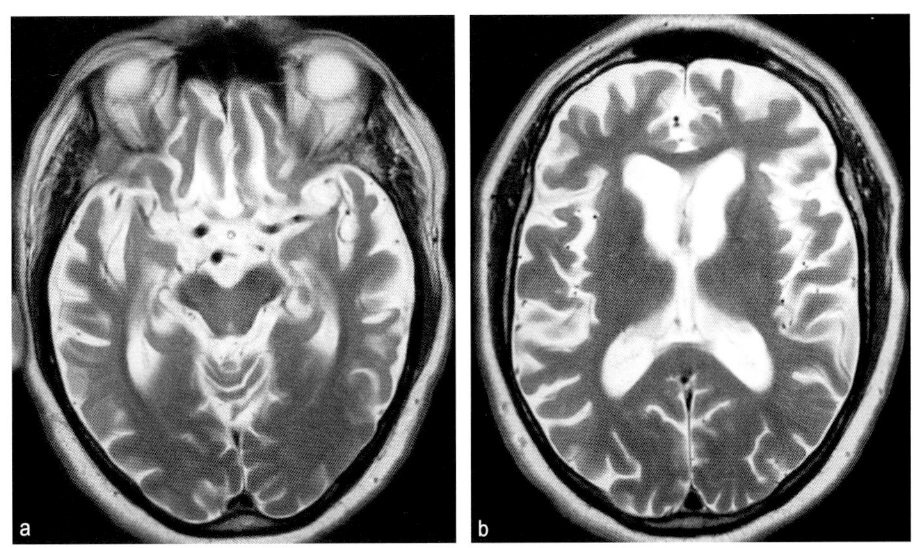

图 2.39 59 岁男性，患有额颞叶痴呆。横断位 T2WI 可见(a)额叶和(b)颞叶相对于大脑其他部位呈显著不对称萎缩

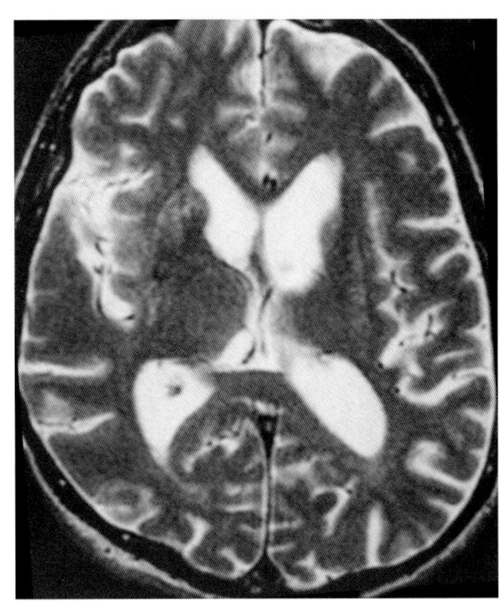

图 2.40 64 岁男性，亨廷顿病患者。横断位 T2WI 显示双侧尾状核和壳核萎缩、信号增高，伴侧脑室前角代偿性扩张

表 2.5(续) 脑室扩张

疾病	影像学表现	点评
交通性脑积水,正常压力性脑积水 (图 2.41)	**MRI**:相对于脑沟,脑室不成比例扩大,脑表面脑沟变窄,可伴侧脑室顶局部膨胀;二维相位对比 MRI 上可见第三脑室、中脑导水管、第四脑室的高动力性脑脊液循环,T1WI 和 T2WI 呈流空效应。跨室管膜脑脊液流出区域被视为室管膜下区,其在 T2WI 和 FLAIR 上呈高信号 **CT**:相对于脑沟,脑室不成比例扩大,脑室周围/室管膜下区密度减低 核医学:^{111}In-DTPA 脑池造影术在注射 24 小时后可见显著的脑脊液流动性	通常发生在 40 岁以上的患者。脑室扩张伴脑脊液经脑室周围流出,可能与蛛网膜颗粒对脑脊液的再吸收减弱有关。伴有进行性记忆减退、尿失禁和步态异常(正常压力性脑积水)。正常压力性脑积水患者脑脊液开放压力在 60～240 mm H_2O 或 4～17 mmHg。可呈特发性(原发性)或继发于脑膜炎或蛛网膜下腔出血(继发性)。采用脑室分流进行治疗
脑室分流失败 (图 2.42)	虽然存在脑室分流导管,脑脊液流出道梗阻,梗阻部位以上脑室扩大	脑室分流导管堵塞可导致进行性脑室扩张

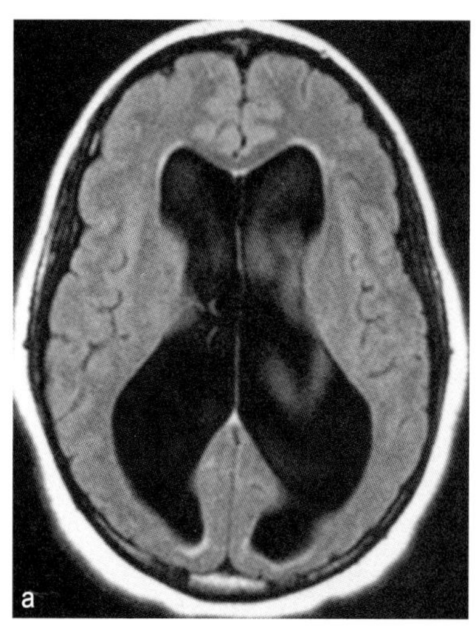
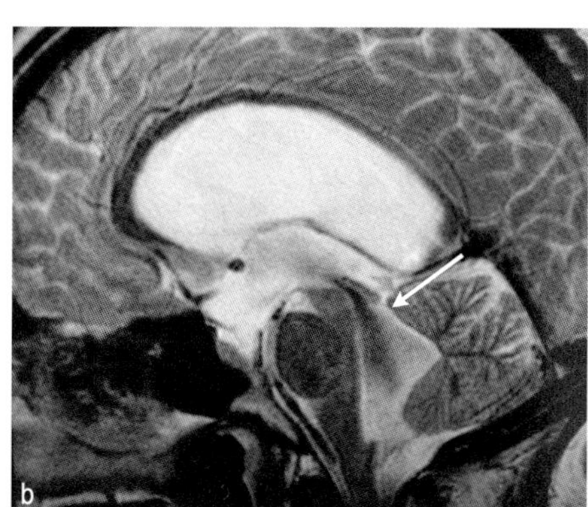
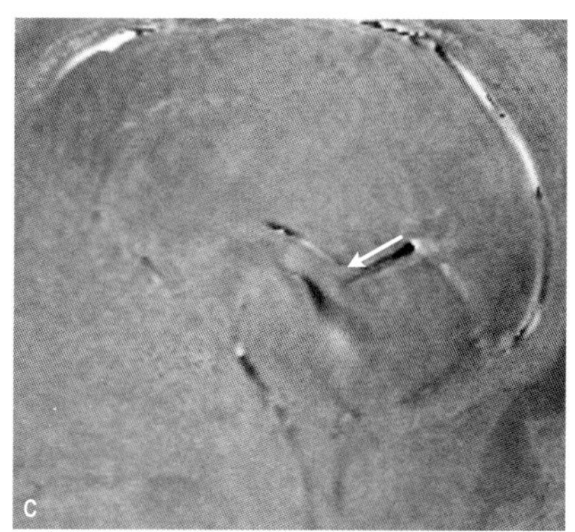

图 2.41 患交通性、正常压力性脑积水的患者。横断位 FLAIR(**a**)序列显示相对于脑沟,脑室不成比例扩大,脑室周围脑脊液流出导致室管膜下区呈高信号;矢状位 T2WI(**b**)显示中脑导水管内高动力性脑脊液流空效应(↑);矢状位二维相位对比 MRI(**c**)(↑)显示相应的高动力性脑脊液流动信号

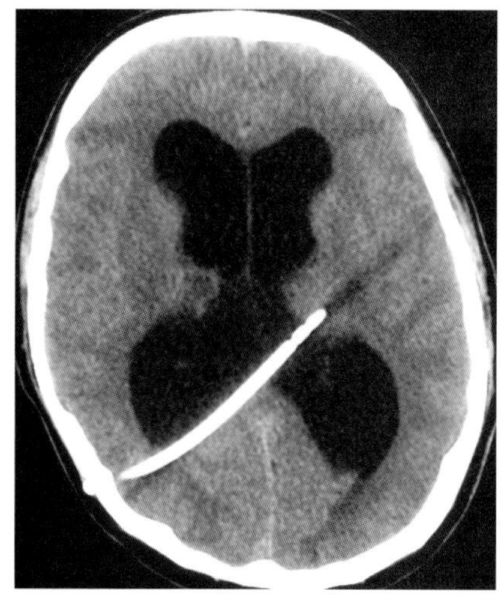

图 2.42 脑室分流失败,横断位 CT 上虽然可见脑室分流导管,侧脑室仍扩张

2.6 脑室形态及结构异常

- 先天/发育性
  - -Chiari 畸形Ⅱ型(Arnold-Chiari)
  - -前脑无裂畸形
  - -视-隔发育不良(De-Morsier 综合征)
  - -灰质异位
  - -半侧巨脑畸形
  - -皮质发育不良
  - -胼胝体发育不全
  - -Dandy-Walker 畸形
  - -小脑蚓部发育不良(也称为 Dandy-Walker 变异型)
  - -Joubert 综合征
  - -菱脑融合
  - -脑穿通畸形囊肿
  - -结节性硬化症
  - -透明隔腔/第六脑室(Verga 腔)
  - -中央帆腔
- 获得性疾病
  - -大脑镰下疝
  - -小脑幕疝

表 2.6 脑室形态及结构异常

疾病	影像学表现	点评
先天/发育性		
Chiari 畸形Ⅱ型(Arnold-Chiari)**(图 2.43 和图 2.44)**	颅后窝缩小,枕骨大孔裂开,小脑蚓部位置下降及颈髓延髓缠结。中脑被盖背侧缘呈鸟嘴状。几乎所有患者都存在脊髓脊膜膨出。脑积水和脊髓空洞症常见,其次为侧脑室扩张(空洞脑)	累及大脑、小脑、脑干、脊髓、脑室、颅骨和硬脑膜的复合畸形。胚胎神经皱褶发育异常导致发育改变,影响中枢神经系统的多个部位
前脑无裂畸形**(图 2.45、图 2.46、图 2.47 和图 1.17)**	**无脑叶型**:单一大脑室,后侧中线囊肿,无大脑半球结构,大脑镰、胼胝体及透明隔缺失。丘脑融合。可能伴颅面部畸形(面部裂隙,无鼻畸形,眼距过窄,单眼球) **半脑叶型**:额叶前部跨中线融合,大脑前部半球间裂缺失。大脑后部半球间裂、侧脑室枕角及颞角部分形成,丘脑部分融合。胼胝体前部缺如但压部显示。透明隔缺如。伴有轻度颅面畸形 **脑叶型**:大脑半球间裂和脑室几乎完全形成。额叶下部分融合。胼胝体发育不全,后部存在前部缺如。侧脑室额角畸形,透明隔缺失,丘脑分离,神经元迁移异常 **端脑融合畸形(中部半球间裂变异)**:前、后部分半球间裂部分形成,额叶上部、顶叶部分融合。胼胝体膝部和压部可见,体部局部缺失。透明隔通常缺失	前脑无裂畸形(HPE)是妊娠第 4～6 周发生的一连串脑泡形成障碍导致的疾病,特征为胚胎大脑前脑(前脑)分化为大脑半球和脑叶的缺失或部分分裂。病因包括孕妇糖尿病、致畸因子和胎儿遗传异常如 16-三体综合征(帕托综合征)和 18-三体综合征(爱德华兹综合征)。家族性 HPE 是由 21 号染色体 q22.3 上的 HPE1、2p21 上的 HPE2、7q36 上的 HPE3、18p 上的 HPE4、13q32 上的 HPE5、2q37 上的 HPE6、9q22.3 上的 HPE7、14q13 上的 HPE8、2q14 上 HPE9 突变造成,这些基因与前脑的腹侧及背侧诱导相关。ZIC2 突变也与 HPE 相关。临床表现取决于畸形的严重程度,包括早期死亡、癫痫、智力障碍、面部畸形和发育迟缓。端脑融合畸形的患者通常有轻度至中度认知功能障碍、痉挛和轻度视觉障碍
视-隔发育不良(De-Morsier 综合征)**(图 2.48)**	透明隔发育不全或不发育,视神经发育不全,侧脑室额角为方形。50%伴脑裂畸形。视神经管通常很小。可伴有灰质异位和多小脑回	患者可出现眼球震颤、视力下降和下丘脑-垂体功能障碍(促甲状腺激素和/或生长激素下降)。临床检查显示视盘小。可能是由于零星的子宫损伤,或基底前脑形成中的基因突变(染色体 3p21.1-3p21.2 上的 HESX1 基因在病例中<1%)。与轻度脑叶型前脑无裂畸形的部分表现相重叠

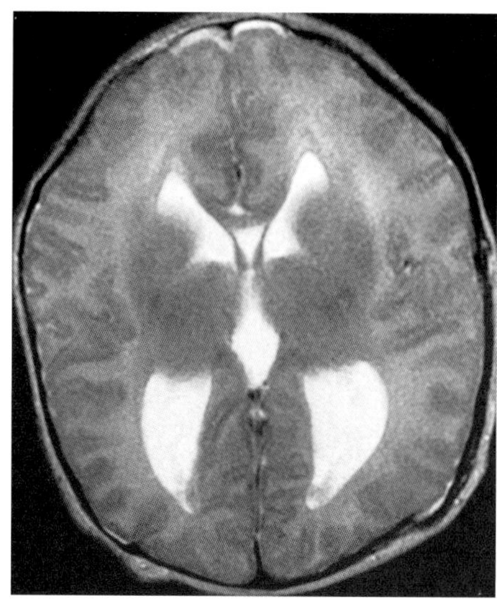

图 2.43 Chiari 畸形Ⅱ型(Arnold-Chiari 畸形)。横断位 T2WI 显示新生儿脑室扩张。侧脑室枕角呈轻度不成比例扩张(空洞脑)

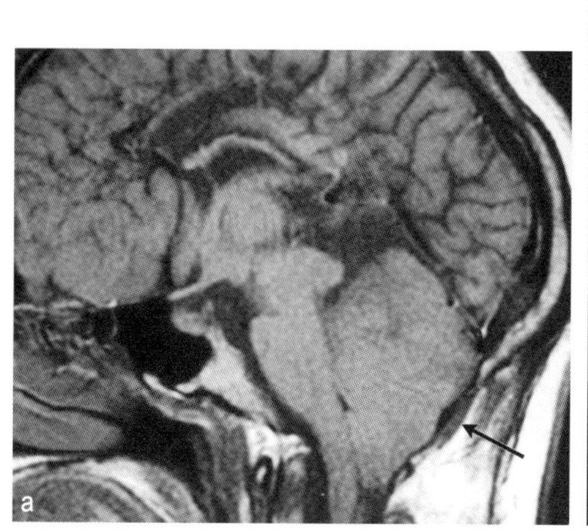

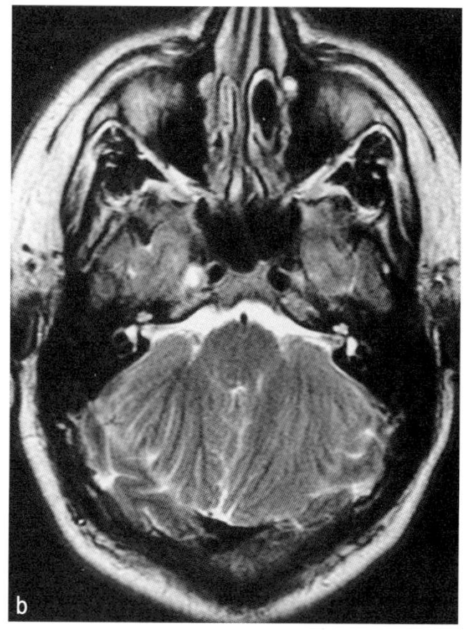

图 2.44 25 岁男性,患 Chiari 畸形Ⅱ型。矢状位 T1WI(**a**)和横断位 T2WI(**b**)显示第四脑室畸形,颅后窝狭小,小脑通过宽大的枕骨大孔向下下降(a,↑),被盖呈鸟嘴状,胼胝体发育不良

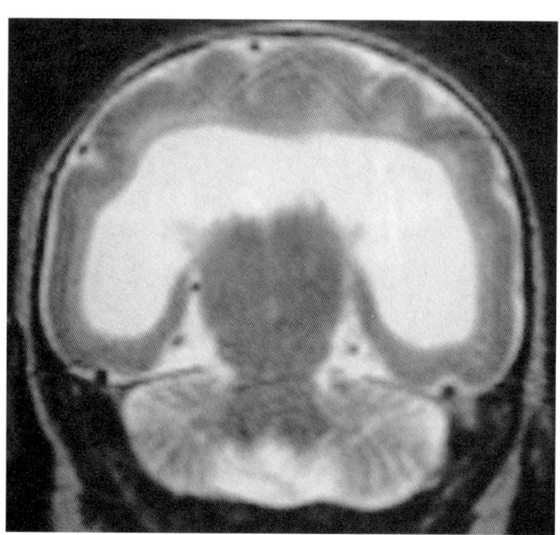

图 2.45 新生儿无脑叶型前脑无裂畸形。冠状面 T2WI 显示单脑室,大脑半球间裂和大脑镰缺如

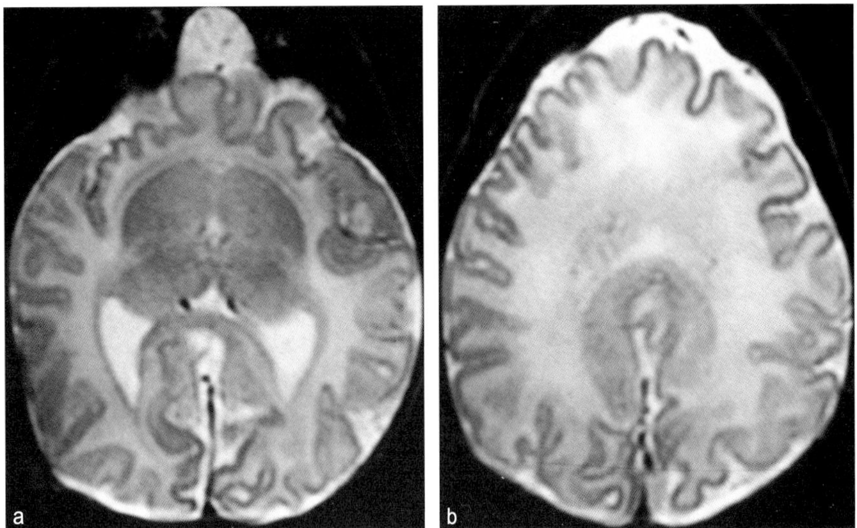

图 2.46 8 天大男婴，半叶型前脑无裂畸形。横断位 T2WI(a, b)显示仅有脑后部的脑叶和脑室形成，前部缺失

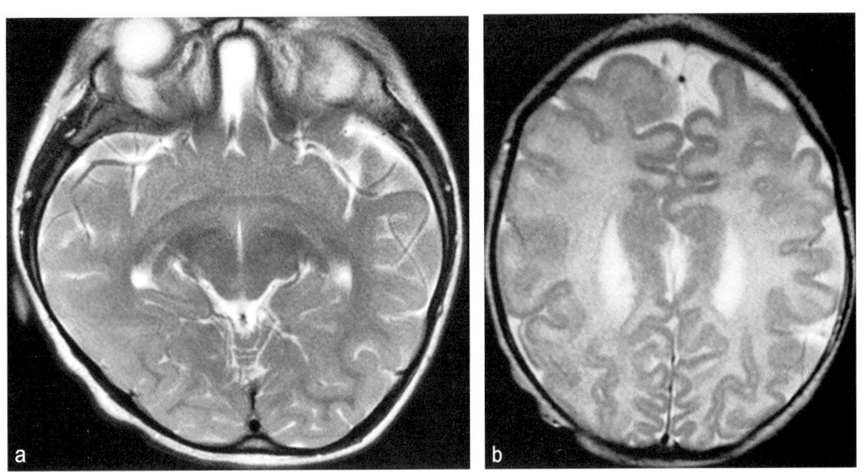

图 2.47 脑叶型前脑无裂畸形。横断位 T2WI(a, b)显示额叶前下部分融合，其他部分脑叶发育

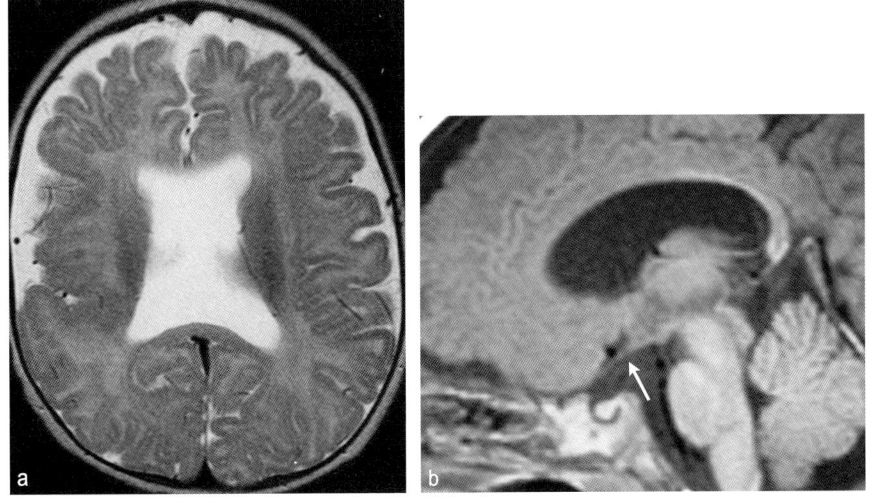

图 2.48 视-隔发育不良(De-Morsier 综合征)。横断位 T2WI(a)上可见透明隔缺如和右脑大脑半球多小脑回畸形；矢状位 T1WI(b)显示视交叉发育不全(↑)

表 2.6(续) 脑室形态及结构异常

疾病	影像学表现	点评
灰质异位 (图 2.49 和图 2.50)	结节状灰质异位表现为沿脑室或脑白质内单个或多个结节状灰质等信号灶	神经元迁移障碍(妊娠 7～22 周)所致,病灶位于脑室和大脑皮质之间的神经元集合处或神经元层。可表现为带状(层状)或结节样外观,与灰质信号相同,可为单侧或双侧。可伴癫痫发作及脑裂畸形
脑裂畸形 (图 2.51 和图 2.52)	脑内单侧或双侧裂隙,从脑室延伸至皮质表面,内衬异位灰质,可见多小脑回。裂隙可窄(闭唇型)或宽(开唇型)	伴癫痫、失明、发育迟缓和其他中枢神经系统异常(视-隔发育不良等)。临床表现与畸形的严重程度有关。由于大脑半脑形成前,部分胚胎生发基质缺血或损伤所致
单侧巨脑畸形 (图 2.53)	全部或部分大脑半球内可见灰质异位结节或多结节区,伴同侧侧脑室和半球的增大。脑白质中可见 T2WI 高信号区	不均匀散发性疾病,因神经元增殖、迁移和皮质形成发生紊乱导致的大脑半球错构性过度生长。可伴偏身肥大症和/或皮肤异常
皮质发育不良 (图 2.54)	多小脑回:单侧发生(40%)或双侧发生(60%)的多发小脑回,最常发生于双侧大脑侧裂,其次是单侧大脑半球和其他部位。MRI 上可见多发小脑回。在 CT 上,小脑回可表现为皮质区增厚 局灶性脑皮质发育不良,伴或不伴气球样细胞:MRI 表现为脑皮质局灶性和/或弥漫性变薄,信号与灰质相似,局部灰白质交界处模糊,T2WI 上偶尔可见白质下信号增高。CT 上类似灰质密度	神经元迁移后期的畸形导致大脑皮质的神经元结构异常。包括多小脑回,局灶性皮质发育不良不伴"气球样"细胞,穿通性皮质发育不良伴"气球样"细胞。组织学表现包括皮质分层异常、神经元发育不良和不典型胶质细胞形成。可伴有胚胎发育不良性神经上皮肿瘤(DNET)、神经节胶质瘤和中央颞叶硬化

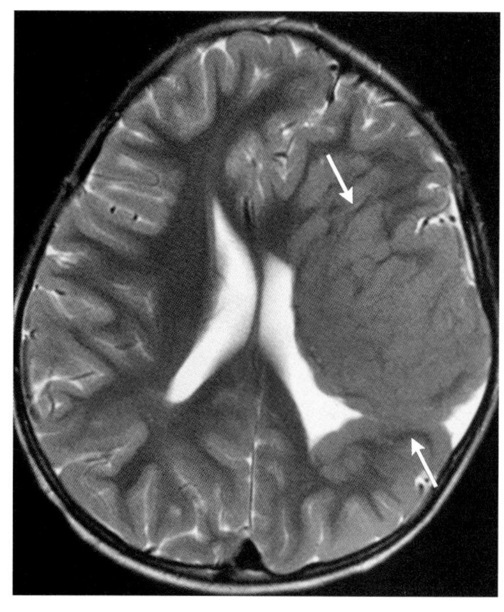

图 2.49 横断位 T2WI 显示左脑半球大量穿通样灰质异位(↑),伴闭唇型脑裂畸形继发左侧脑室结构改变

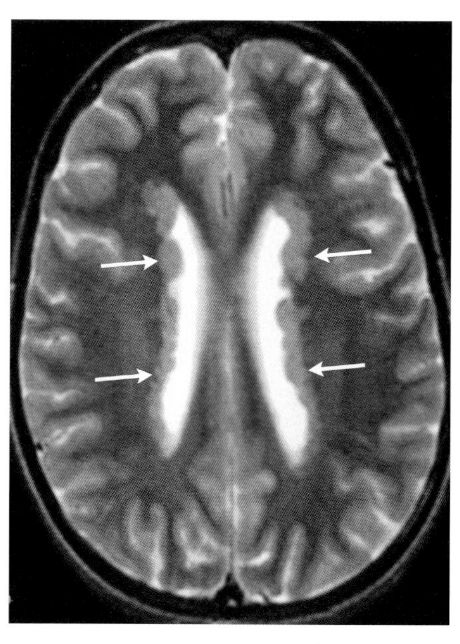

图 2.50 横断位 T2WI 显示室管膜下灰质异位结节(↑)

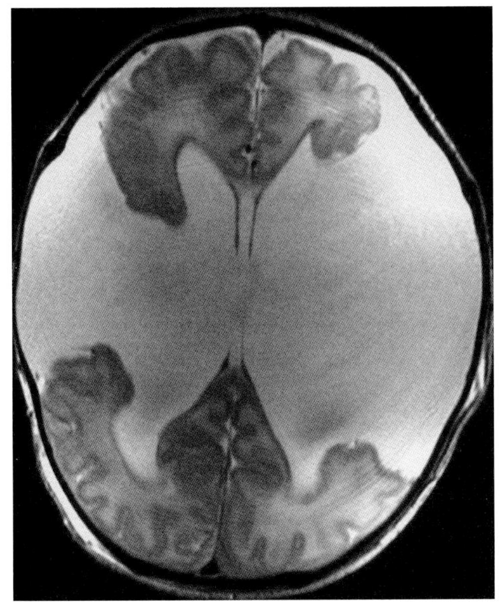

图 2.51 横断位 T2WI 显示开唇型脑裂畸形，脑缺损区边缘内衬灰质

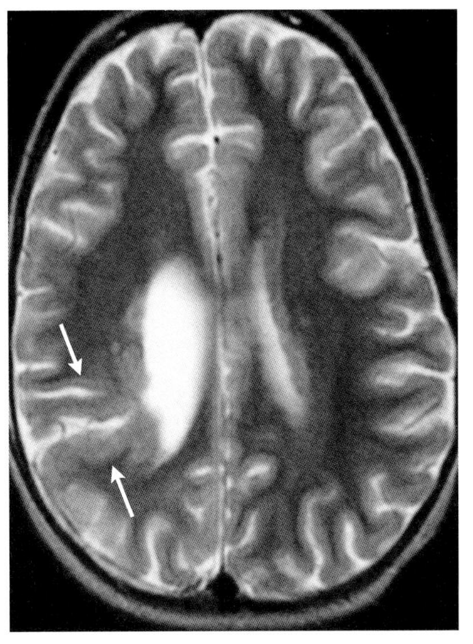

图 2.52 横断位 T2WI 显示闭唇型脑裂畸形（↑）。可见双侧室管膜下灰质异位结节

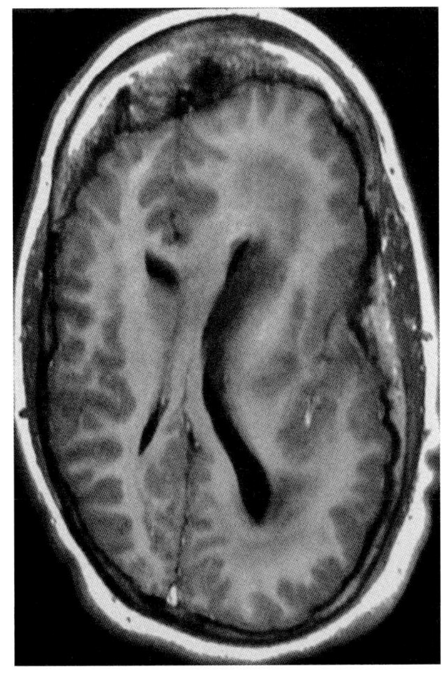

图 2.53 单侧巨脑畸形，横断位 T1WI 显示左侧大脑半球增大，皮质发育不良，左侧侧脑室不对称增大

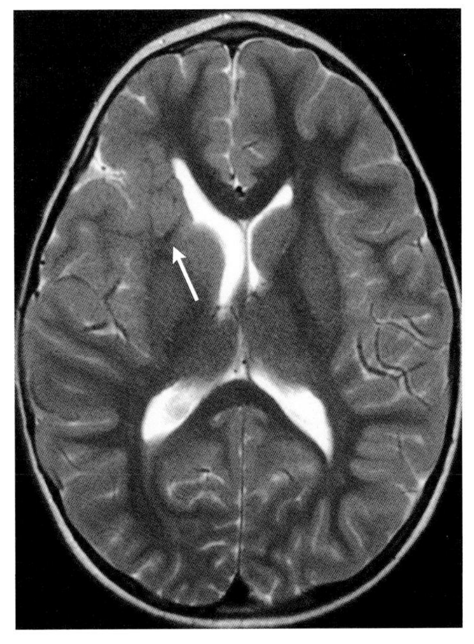

图 2.54 横断位 T2WI 显示右侧额叶皮质发育不良伴右侧额叶局限性多小脑回（↑），右侧侧脑室前角畸形

表 2.6(续) 脑室形态及结构异常

疾病	影像学表现	点评
胼胝体发育不全(**图 2.55**)	胼胝体完全或部分缺如。侧脑室前角与体部广泛分离并平行排列,第三脑室相对于大脑半球间裂位置较高,伴空洞脑。伴有大脑半球间囊肿和脂肪瘤,并伴有 Chiari 畸形Ⅱ型、灰质异位、Dandy-Walker 畸形、前脑无裂畸形、大脑前动脉不成对、脑膨出等异常	胼胝体未形成或不完全形成(妊娠 7~18 周)。轴突通常从一个半球交叉到另一个半球,沿侧脑室内壁平行排列(Probst 束)
Dandy-Walker 畸形(**图 2.56**)	小脑蚓部未形成或严重发育不全,第四脑室与小脑后囊肿相通,颅后窝扩大,小脑天幕及静脉横窦位置抬高。脑积水常见。伴有其他异常,如胼胝体发育不全、灰质异位、脑裂畸形、前脑无裂畸形、脑膨出等	第四脑室顶形成异常,小脑蚓部缺如或发育不全
小脑蚓部发育不良(也称为 Dandy-Walker 变异型)(**图 1.43**)	轻度蚓部发育不良,第四脑室后下部与小脑延髓池交通。不伴有颅后窝扩大	偶尔伴有脑积水、胼胝体发育不全、灰质异位等异常
Joubert 综合征(**图 2.57**)	小脑蚓部形态小且发育不全伴小脑半球间的中线裂形成。中脑变小及小脑上脚增厚呈臼齿症	蚓部发育不全、小脑核发育不良和异位畸形、小脑上脚交叉缺如、延髓锥体几乎完全缺失。临床表现包括共济失调、智力障碍和眼运动异常
菱脑融合(**图 2.58**)	小脑畸形,小脑半球无明显分隔,蚓部发育不全或严重发育不全	小脑半球、齿状核、小脑上脚融合畸形,小脑蚓部缺如或发育不全。临床表现包括躯体共济失调、脑瘫、智力障碍和癫痫发作

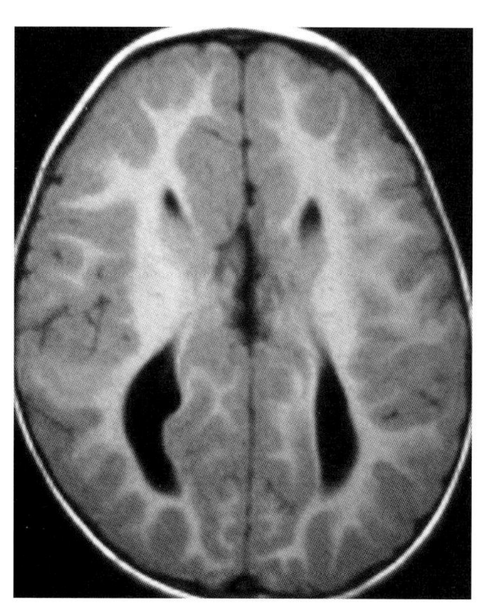

图 2.55 胼胝体发育不全,横断位 T1WI 上可见侧脑室前角与体部广泛分离并呈平行排列

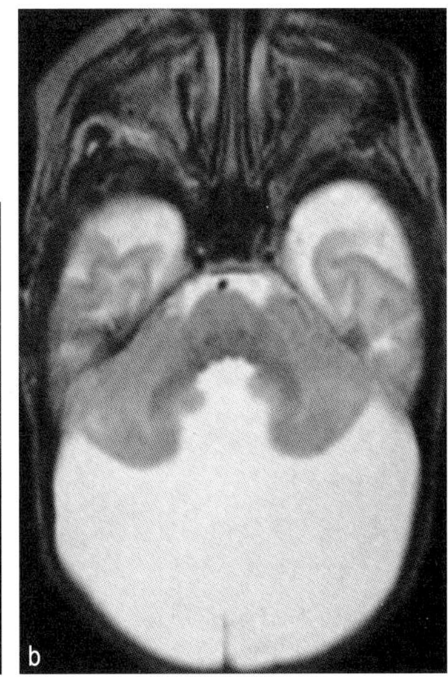

图 2.56 Dandy-Walker 畸形。矢状位 T1WI(**a**)和横断位 T2WI(**b**)上显示小脑蚓部重度发育不全，小脑半球轻度发育不全，第四脑室与小脑后囊肿相通，后窝增大，小脑天幕高位，胼胝体发育不全

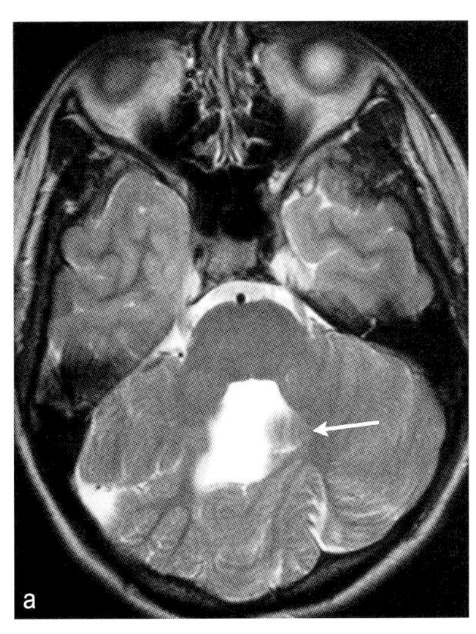

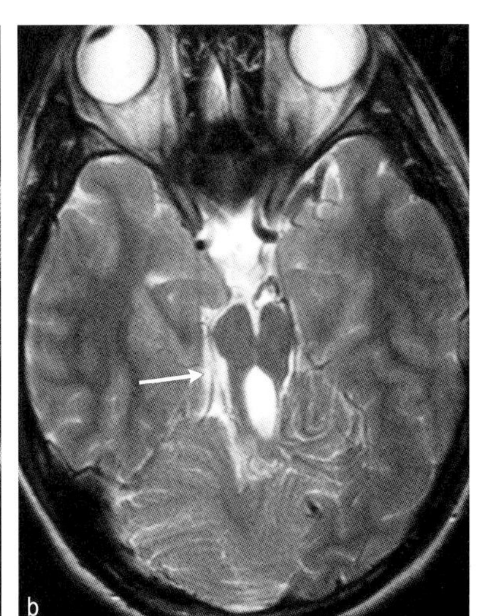

图 2.57 Joubert 综合征。横断位 T2WI (**a, b**)上显示蚓部体积缩小且发育不良伴小脑半球间的中线裂、第四脑室畸形、中脑缩小和小脑上脚增厚形成臼齿症(↑)

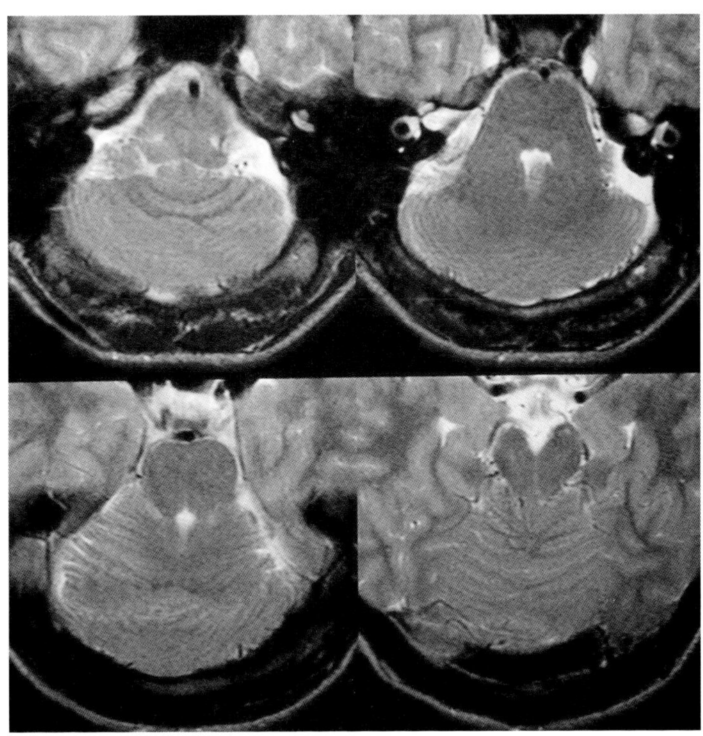

图 2.58 菱脑融合。横断位 T2WI 显示小脑畸形，小脑半球间分隔缺如，蚓部严重发育不全

表 2.6(续)　脑室形态及结构异常

疾病	影像学表现	点评
脑穿通畸形囊肿 (图 2.59)	**MRI**：不规则，边界相对较清，T2WI 和 FLAIR 上呈高信号，T1WI 和 DWI 上呈低信号，与脑脊液相似，FLAIR 上可见病灶周围被邻近脑组织中边界模糊的较高信号包绕。无强化或周围水肿 **CT**：不规则、边界较清的类脑脊液低密度区，周围被邻近脑组织中边界模糊的较低密度区包绕。无强化或周围水肿	妊娠中晚期远隔部位发生脑损伤(创伤、梗死、感染、出血)，由脑损伤演变为囊性区，MRI 上为脑脊液样信号被邻近脑实质内胶质增生所包绕。神经胶质增生(T2 高信号)的存在有助于与脑裂畸形相鉴别
结节性硬化症 (图 2.60)	室管膜下错构瘤：小结节沿侧脑室分布并突入侧脑室，T1WI 和 T2WI 上信号与皮质结节类似。通常病灶内有钙化，增强后可见强化	皮质和室管膜下错构瘤是结节性硬化相关非恶性病变。结节性硬化症是一种常染色体显性遗传病，伴多器官错构瘤。由 9q 上的 TSC1 基因或 16p 上的 TSC2 基因突变引起。新生儿中患病率为 1/6 000

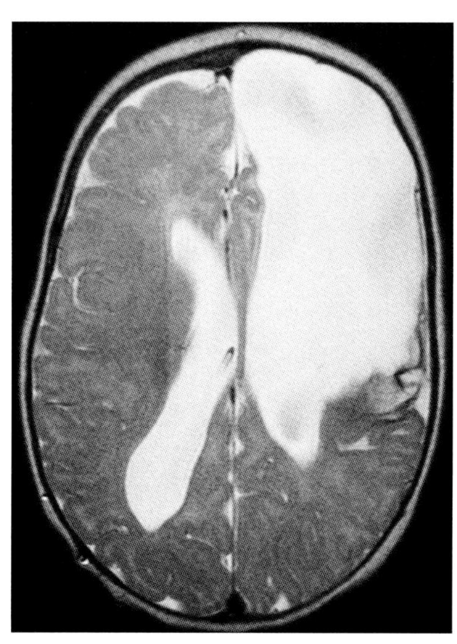

图 2.59　婴儿脑穿通畸形囊肿。轴位 T2WI 显示不规则、边界清楚的囊性区，其内为脑脊液信号并与左侧脑室相通，周围被邻近脑组织内薄而边界不清的高信号胶质增生所包绕

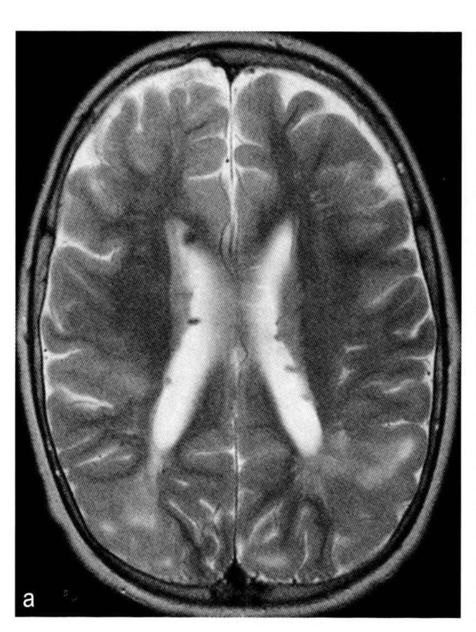

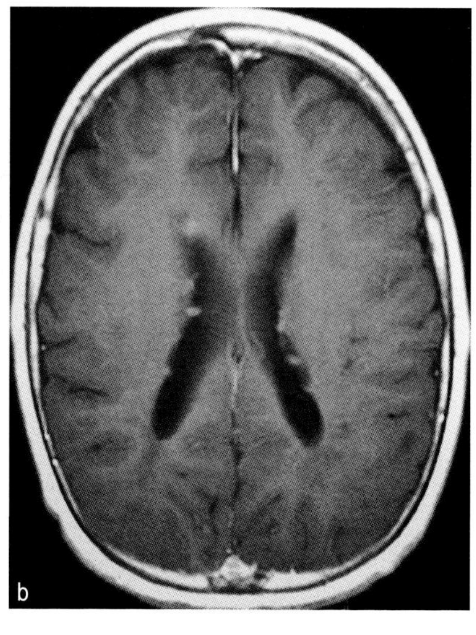

图 2.60　年轻结节性硬化患者伴发室管膜下错构瘤。小结节沿侧脑室分布并突入侧脑室，横断位 T2WI(**a**)上呈等-低信号；横断位 T1WI 增强(**b**)显示病灶强化

表 2.6(续) 脑室形态及结构异常

疾病	影像学表现	点评
透明隔间腔/第六脑室(Verga 腔) (**图 2.61 和图 2.62**)	透明隔间腔：透明隔两分叶之间前部的含脑脊液区 Verga 腔：与透明隔腔一样，为透明隔两分叶之间含脑脊液区向后扩展	透明隔两分叶缺乏正常融合的发育异常，发生于 3%的正常成人，无临床症状。透明隔两分叶后半部的中线融合通常发生在妊娠 6 个月时，而前半部分融合约 85%在出生后 3～6 个月

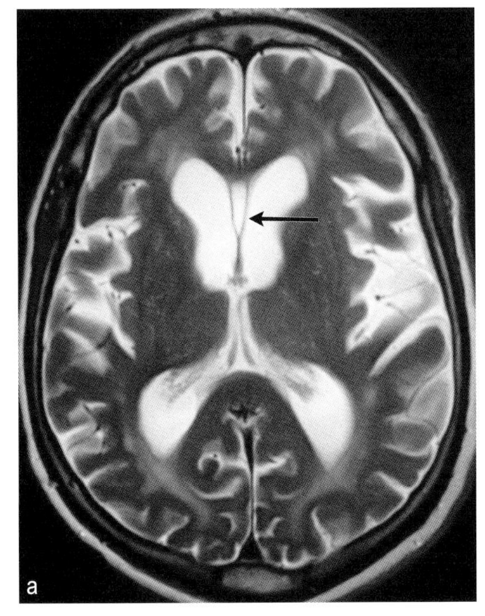

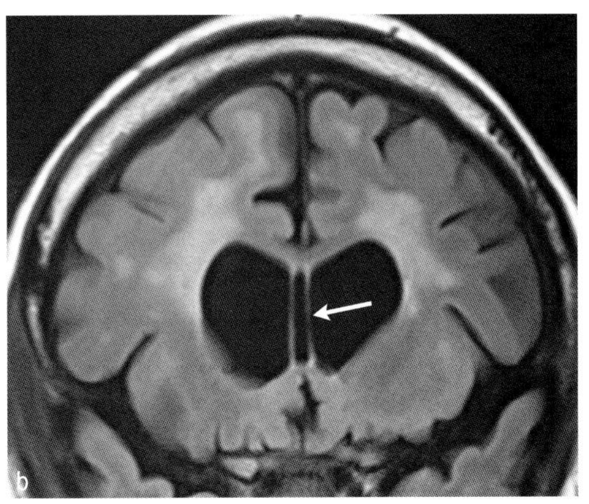

图 2.61 横断位 T2WI(**a**)(↑)和冠状位 FLAIR(**b**)(↑)显示透明隔两分叶之间前部的含脑脊液区

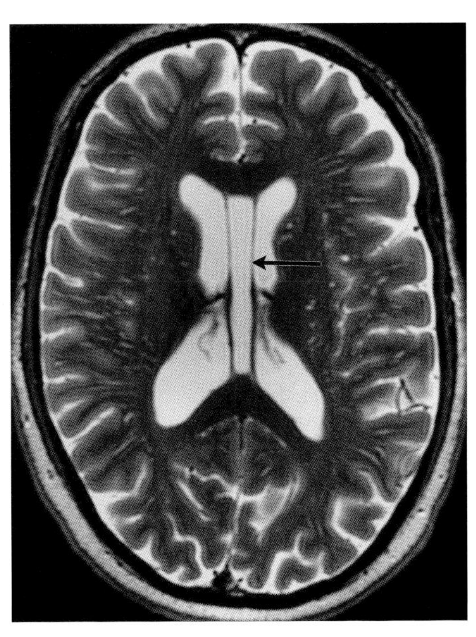

图 2.62 横断位 T2WI 显示两透明隔叶之间的脑脊液区，向前后延伸，覆盖透明隔全长(↑)

表 2.6(续) 脑室形态及结构异常

疾病	影像学表现	点评
中央帆腔 (图 2.63)	呈三角楔形区,MRI 信号和 CT 密度与脑脊液相同,位于两侧脑室体部后方之间,低于融合的穹窿,高于第三脑室顶部的脉络膜。大脑内静脉向外下方移位	胎儿大脑发育过程中第三脑室顶部折叠的脉络组织之间潜在的脑脊液腔隙扩张,形成的发育变异。结果导致四叠体池向前伸展高于松果体
获得性		
大脑镰下疝 (图 2.64)	大脑镰下方的侧脑室和第三脑室受压推移至对侧,若对侧室间孔受压可导致脑脊液流出受阻,对侧侧脑室扩张,可伴同侧大脑前脑动脉和室管膜下静脉移位	最常发生于原发性或转移性脑内肿瘤或出血
小脑幕疝 (图 2.65)	**上升型:**小脑蚓部和半球通过小脑幕切迹向上形成疝,中脑导水管和第三脑室的后部分受压移位,小脑蚓上池消失,第四脑室受压前移,可伴阻塞性脑积水 **下降型:**海马沟回和海马旁回在小脑幕下向内下方移位,鞍上池和基底池渐进性消失,同侧中脑受压向对侧移位,可伴 Kernahan 切迹,可伴脑干出血,脉络膜前动脉、后交通动脉和大脑后动脉以及基底动脉穿支可向下移位和/或受压,导致大脑、小脑和/或脑干梗死。往往导致患者死亡	下降型比上升型更常见。通常由于局灶性肿块或出血导致脑组织通过小脑天幕移位所致

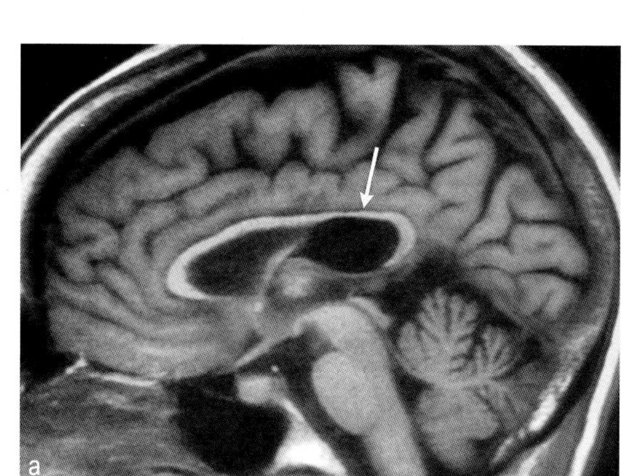

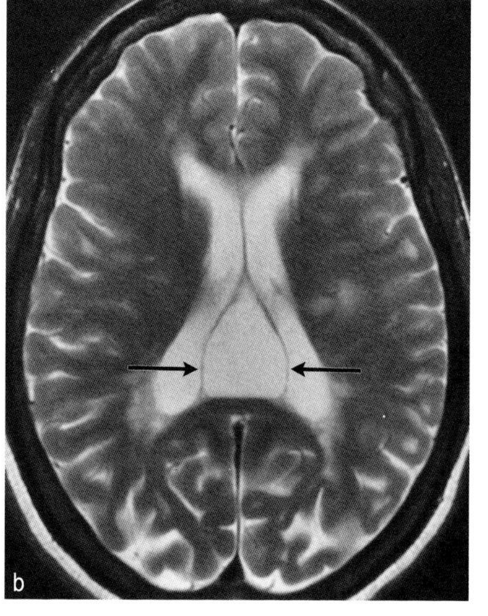

图 2.63 中央帆腔。与脑脊液 MRI 信号相同的三角形区域,在矢状位 T1WI(**a**)上显示病灶低于穹窿体,高于第三脑室顶部脉络膜(↑);横断位 T2WI(**b**)上病灶位于侧脑室后方体部之间(↑)

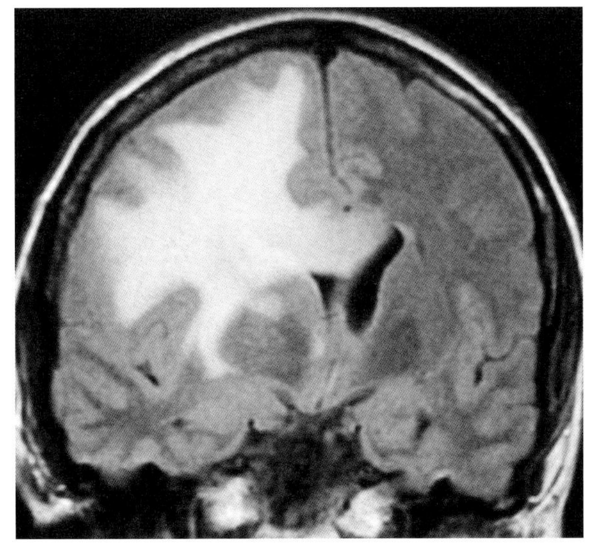

图 2.64 间变型星形细胞瘤导致大脑镰下疝。冠状位 FLAIR 上可见位于右侧大脑半球的异常高信号延伸到胼胝体。肿瘤占位效应导致大脑镰下的右侧脑室受压并移位至对侧

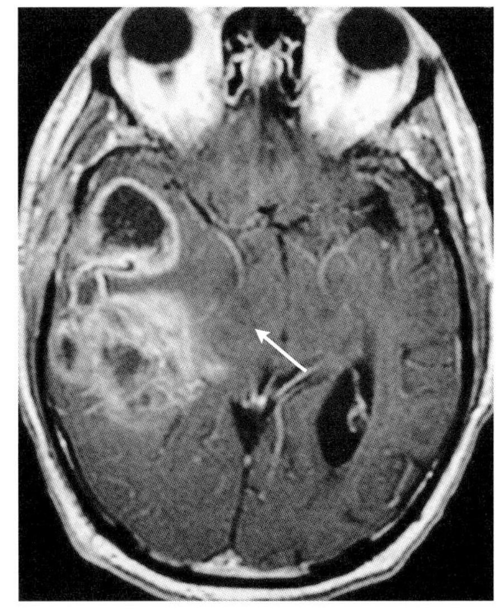

图 2.65 下降型小脑幕疝。横断位 T1WI 显示右侧颞叶强化的胶质母细胞瘤引起占位效应，影响右侧脑室的颞角、房部、枕角以及基底池。肿瘤引起右侧海马沟回（↑）增大，导致中脑受压、顺时针旋转并向左移位

2.7 儿童脑室内孤立性病变

- 肿瘤
  - 毛细胞星形细胞瘤
  - 弥漫性星形细胞瘤
  - 室管膜下巨细胞星形细胞瘤
  - 间变性星形细胞瘤
  - 多形性胶质母细胞瘤
  - 髓母细胞瘤（PNET）
  - 非典型畸胎瘤/横纹肌样肿瘤
  - 室管膜瘤
  - 转移瘤
  - 血管母细胞瘤
  - 脉络丛乳头状瘤
  - 非典型脉络丛乳头状瘤
  - 脉络丛癌
  - 中枢神经细胞瘤
  - 颅咽管瘤
  - 生殖细胞瘤
  - 松果体母细胞瘤
  - 下丘脑错构瘤
  - 脑膜瘤
- 肿瘤样病变
  - 室管膜囊肿
  - 脉络丛囊肿
  - 出血
- 血管畸形
  - 动静脉畸形（AVM）
  - Galen 静脉畸形/动脉瘤
  - 海绵状血管瘤
  - Sturge-Weber 综合征
- 感染
  - 脑室炎
  - 寄生虫感染/囊虫病
- 炎症
  - 朗格汉斯细胞组织细胞增多症

表 2.7 儿童脑室内孤立性病变

疾病	影像学表现	点评
肿瘤		
毛细胞型星形细胞瘤 **(图 2.66)**	**MRI:** 实性/囊性病灶,T1WI 上呈中-低信号,T2WI 和 FLAIR 上呈高信号,增强后往往强化。46%病变为大囊伴强化壁结节。病变通常位于小脑、下丘脑、视交叉、第三或第四脑室旁及脑干。30%的病例 MRI 上可见侵袭性特征,如不均匀强化,中央坏死区和不规则边缘 **DWI:** 通常没有弥散受限。弥散张量成像(DTI)可见皮质脊髓束受肿瘤推移 **MRS:** 这些低级别肿瘤中可见侵袭性肿瘤中的波谱表现(胆碱/NAA 和乳酸水平升高),呈矛盾性改变 **CT:** 实性/囊性病灶,呈中-低密度,通常强化明显	星形细胞瘤是儿童最常见的胶质瘤,占所有胶质瘤的 6%,儿童颅后窝肿瘤的 30%。缓慢生长的囊实性 WHO Ⅰ级星形细胞瘤内具有致密双极细胞双相模式、Rosenthal 纤维、多极细胞、微囊和嗜酸性颗粒小体。与 BRAF 突变相关,涉及 MAPK 信号传导途径。通常缺乏 IDH 突变。胶质纤维酸性蛋白质(GFAP)和载脂蛋白 D 免疫染色阳性,可发生在大脑,小脑、脑干和视交叉。儿童患者中,67%的病灶发生于小脑,如果完全切除,通常预后良好。神经纤维瘤病 1 型患者中该病患病率增加。肿瘤少见软脑膜播散(<3%)
弥漫型星形细胞瘤 **(图 2.67)**	**MRI:** 脑内病变位于白质或脑干,边缘略模糊或呈弥漫性肿块病变,T1WI 上呈中-低信号,T2WI 上呈高信号,可伴轻微强化,占位效应轻 **DWI:** 典型肿瘤没有弥散受限 **CT:** 局灶性或弥漫性肿块,通常位于白质或脑干,呈中低密度,可伴轻度强化,占位效应轻	低级别星形细胞瘤(WHO Ⅱ级)占脑星形细胞肿瘤的 10%~15%。通常发生于儿童和成人(20~40 岁),也能发生于老年人。脑干胶质瘤通常发生在 10 岁以下的儿童中。肿瘤由分化良好的纤维性或原浆性肿瘤性星性细胞构成。可发生于小脑或脑干。与 TP53、异柠檬酸脱氢酶- IDH1 和 IDH2 和端粒维持蛋白- ATRX 突变相关。平均存活期为 6~8 年,肿瘤可能恶变,进展为间变性星形细胞瘤或胶质母细胞瘤。神经纤维瘤病Ⅰ型患者中脑干胶质瘤累及延髓的比例增加。IDH 突变型肿瘤比野生型预后更佳
室管膜下巨细胞星形细胞瘤 **(图 2.68)**	**MRI:** 位于室间孔附近的局限性病灶,T1WI 呈混杂中低信号,T2WI 呈混杂高信号,可伴囊变和/或钙化,可呈不均匀强化 **DWI:** 室管膜下巨细胞星形细胞瘤通常无弥散受限 **MRS:** 室管膜下巨细胞星形细胞瘤可以胆碱峰升高和 NAA 峰降低 **CT:** 局限性病灶,呈混杂中低密度,可伴囊变和/或钙化,增强后不均匀强化	靠近室间孔的室管膜下巨细胞星形细胞瘤在结节性硬化患者中的发病率为 6%~18%,患者通常不到 20 岁(平均年龄为 11 岁)。病变生长缓慢,由不同大小的星形肿瘤细胞组成,该种细胞具有多形性细胞核,呈低水平 Ki-67/MIB-1:1.5%~7.4%。胶质纤维酸性蛋白(GFAP),S-100 蛋白,神经丝蛋白质和Ⅲ类 b-微管蛋白免疫反应阳性。病灶增大可以逐渐引起室间孔处脑脊液梗阻。发生常染色体显性突变,涉及 9q34 的 TSC1 基因和 16p13.3 的 TSC2 基因。结节性硬化在新生儿的发病率为 1/6 000。肿瘤全切后患者长期生存率佳

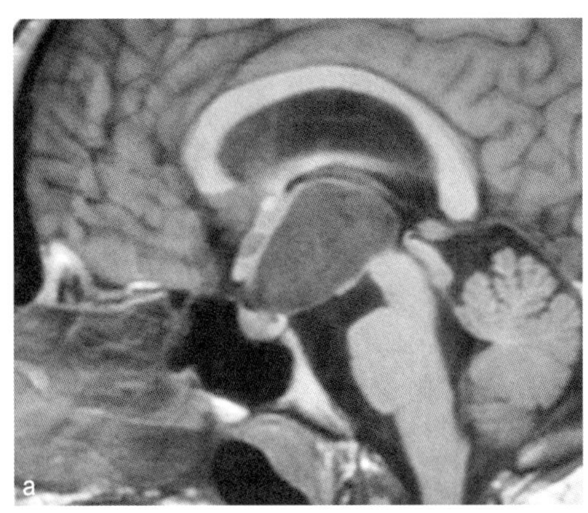
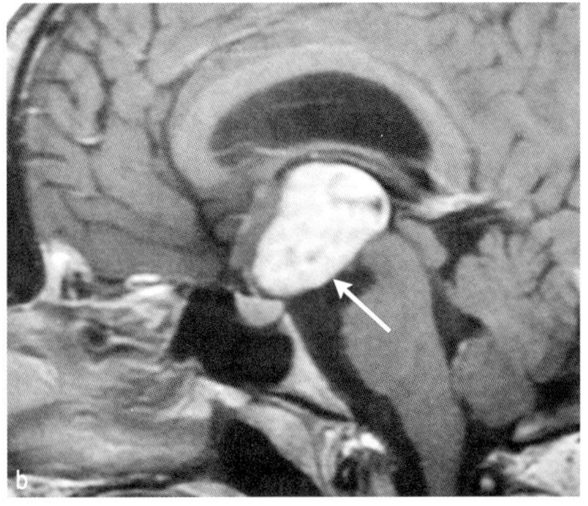

图 2.66 1 岁女童,患毛细胞型星形细胞瘤,病灶累及下丘脑并向上延伸至第三脑室。肿瘤在矢状位 T1WI(**a**)上呈中低信号;在矢状位 T1WI 增强扫描(**b**)上明显强化(↑)

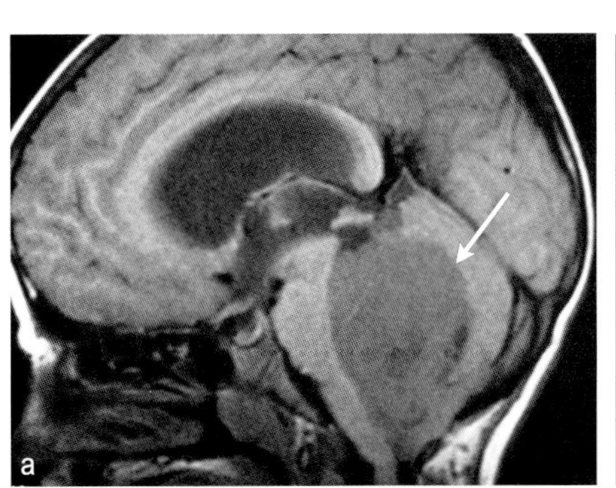
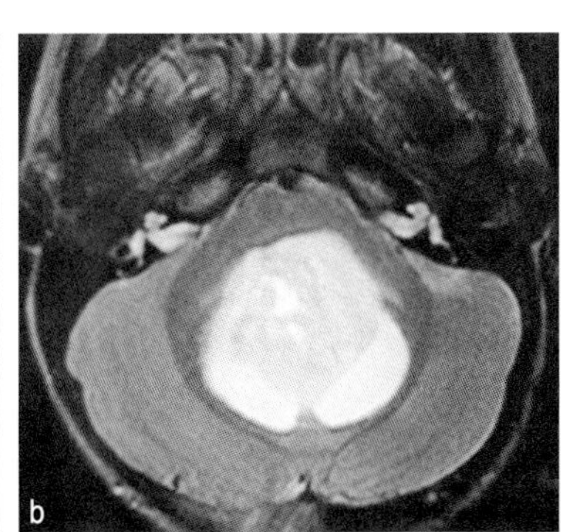
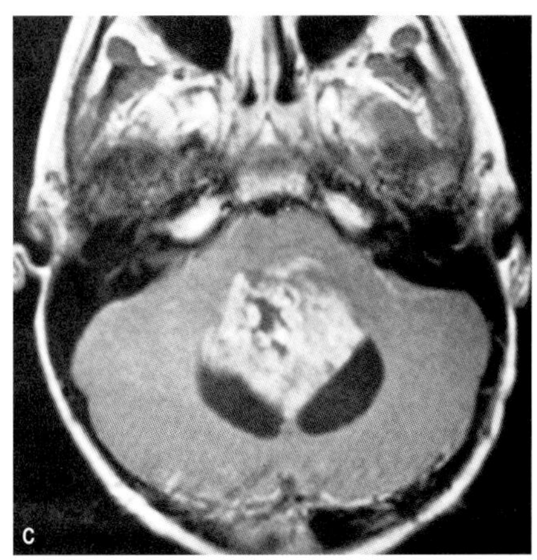

图 2.67 5 岁男性患儿,患有弥漫型星形细胞瘤,起源于小脑蚓部,延伸至第四脑室,引起梗阻性脑积水。肿瘤在矢状位 T1WI (**a**)上呈中-低信号(↑);横断位 T2WI 上(**b**)呈不均匀高信号;横断位 T1WI 增强(**c**)上可见肿瘤强化

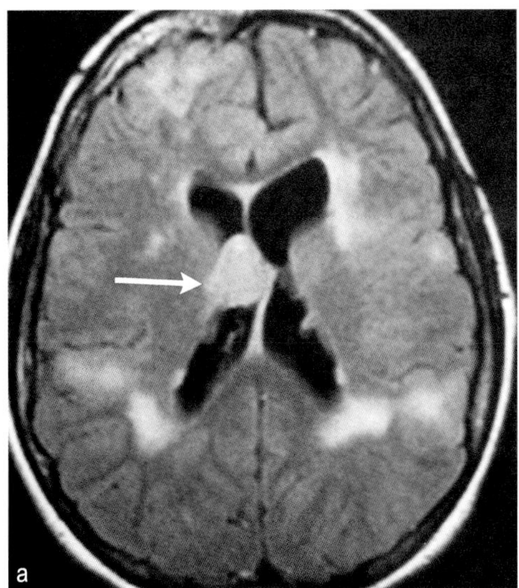
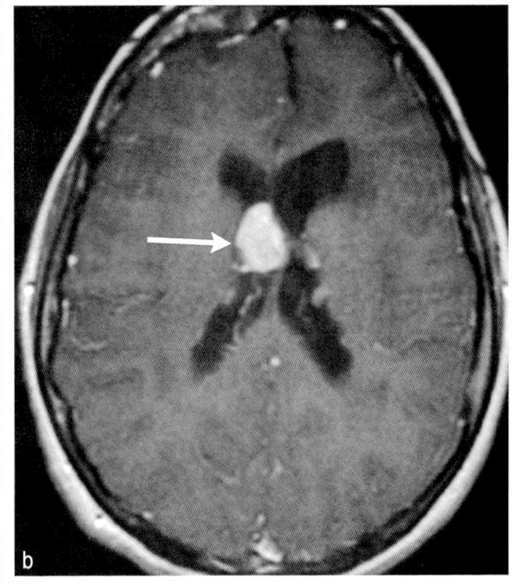

图 2.68 18 岁女性,患结节性硬化,位于右室间孔区的室管膜下巨细胞星形细胞瘤在横断位 FLAIR(**a**)上呈高信号(↑);在横断位 T1WI 增强(**b**)上可见强化(↑)。同时 FLAIR 上可见皮质结节、侧脑室体部周围脑白质信号异常及室管膜错构瘤。横断位 T1WI 增强上室管膜错构瘤可见强化

表 2.7(续) 儿童脑室内孤立性病变

疾病	影像学表现	点评
间变性星形细胞瘤 **(图 2.69)**	**MRI:** 为位于脑白质,边缘不规则病灶,T1WI 上呈中-低信号,T2WI 上呈高信号,可伴强化。肿瘤内相对脑血容量(rCBV)升高 **DWI:** 肿瘤往往无弥散受限 **MRS:** NAA 峰降低,胆碱峰升高 **CT:** 肿块边缘不规则,呈混杂中低密度,可伴出血,增强后呈显著不均匀强化和瘤周水肿。病灶可跨胼胝体生长	恶性星形细胞肿瘤(WHO Ⅲ级)的恶性程度介于弥漫性星形细胞瘤和多形性胶质母细胞瘤之间。恶性星形细胞中可见异型核及活跃有丝分裂,Ki - 67/MIB - 1 范围为 5%~10%。相比于儿童,更易发生于成人,可进展为胶质母细胞瘤。生存时间约 2 年。DNA 修复酶 MGMT 的启动子甲基化导致其作用失活,进而改善肿瘤对烷化剂的治疗反应。具有 IDH 突变以及有 MGMT 启动子甲基化的肿瘤患者,化疗效果更佳
多形性胶质母细胞瘤 **(图 2.70)**	**MRI:** 病灶形态不规则,边缘欠清,伴坏死或囊肿,T1WI 上混杂信号,T2WI 上不均匀高信号,可伴出血,增强后呈明显不均匀强化 高级别胶质瘤内因肿瘤新生血管形成导致瘤内相对脑血容量(rCBV)增加 其他影像学表现包括瘤周水肿和肿瘤跨胼胝体生长 **弥散加权成像(DWI):** 肿瘤通常无弥散受限 **磁共振波谱(MRS):** NAA 峰下降,胆碱峰升高 **CT:** 病灶边缘不规则,伴坏死或囊变,呈混杂中低密度,可伴出血,增强后呈明显不均匀强化,可见瘤周水肿,可跨胼胝体生长	多形性胶质母细胞瘤是最常见的原发性中枢神经系统肿瘤,占颅内肿瘤的 15%,占所有星形胶质细胞肿瘤的 75%,发病率为 3/100 000。大多数患者年龄超过 50 岁。只有 1%肿瘤发生在 20 岁以下的患者中。这些高度恶性(WHO Ⅳ级)星形细胞肿瘤具有核异型性,有丝分裂活跃,细胞呈多形性,可见坏死、微血管增殖和侵犯。Ki - 67/MIB - 1 范围为 15% ~ 20%。与 TERT、TP53 和 Rb1 肿瘤抑制基因突变相关,涉及 RTK/磷酸酶- PTEN/PI3K 信号通路。启动子甲基化导致 DNA 修复酶 MGMT 失活,可以改善 IDH 野生型患者对化疗的反应。MRI 上显示的病灶范围低于真实病灶大小,生存期通常小于 1 年。IDH 突变型继发型胶质母细胞瘤患者化疗效果更佳、预后更好
髓母细胞瘤(PNET) **(图 2.71)**	**MRI:** 局灶性或侵袭性病变累及小脑,T1WI 呈中-低信号,T2WI 呈中-高信号,可伴囊变或坏死。强化形式多样,肿瘤的相对脑血容量(rCBV)高,如肿瘤发生播散,可见软脑膜和/或脑室强化 **扩散加权成像(DWI):** 实性部分可出现弥散受限 **磁共振波谱(MRS):** 通常显示胆碱,脂质和牛磺酸峰升高,NAA 峰降低 **CT:** 局限性或浸润性病变,伴有中-稍高密度,强化方式多样,往往发生软脑膜播散	位于小脑的高度恶性肿瘤(WHO Ⅳ级),往往沿脑脊液(CSF)播散。肿瘤由不同分化方向(如神经元、星形细胞、室管膜细胞)的低分化或未分化细胞构成。组织学亚型包括经典型、促结缔组织增生型、大细胞(LC)型、间变型和广泛结节型。LC 和间变性预后最差,通常发生于 4 周~20 岁的患者(平均年龄为 5.5 岁)中,也可以发生在成年人

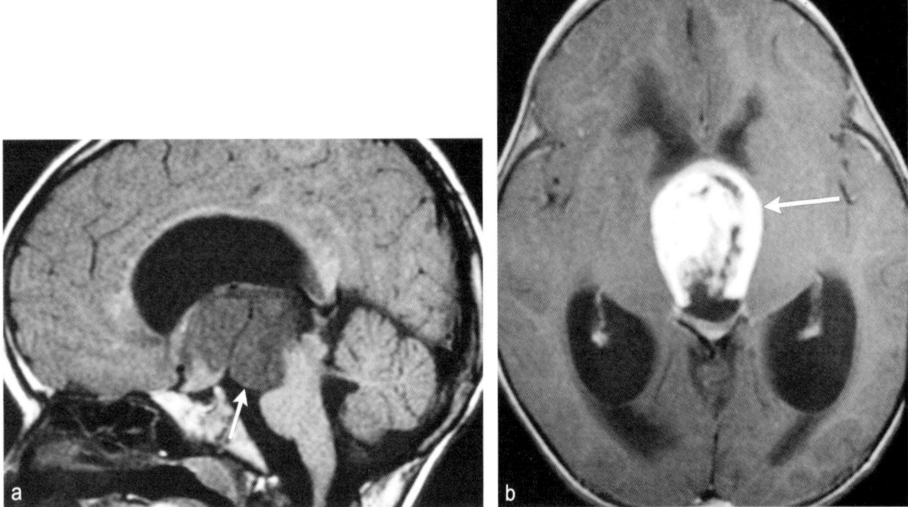

图 2.69 2 岁男性患儿，患间变性星形细胞瘤，病灶累及下丘脑并延伸至第三脑室，引起梗阻性脑积水。(a)矢状位 T1WI 上(↑)，肿瘤呈中-低信号；(b)横断位 T1WI 增强扫描上(↑)，肿瘤呈明显不均匀强化

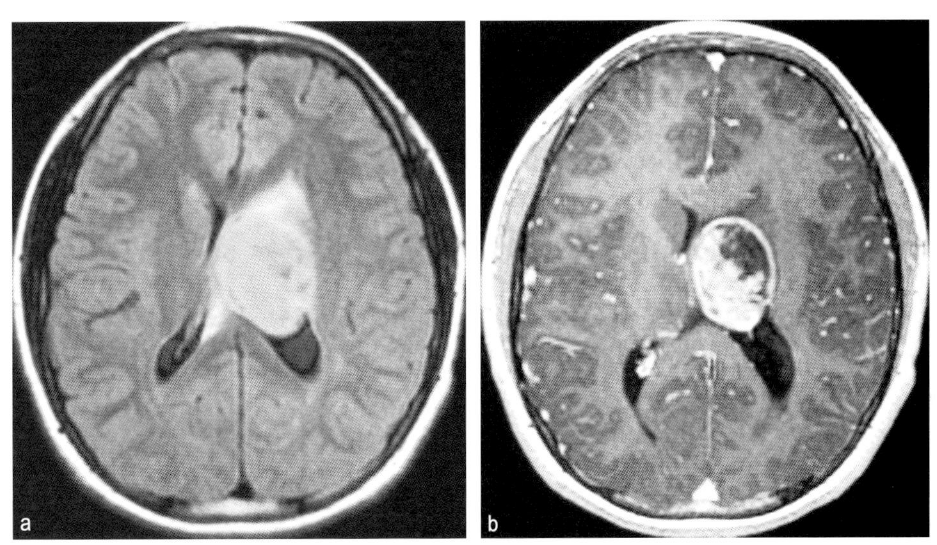

图 2.70 13 岁女性，患多形性胶质母细胞瘤，延伸至左侧脑室。(a)横断位 FLAIR 上呈高信号；(b)横断位 T1WI 增强上可见强化

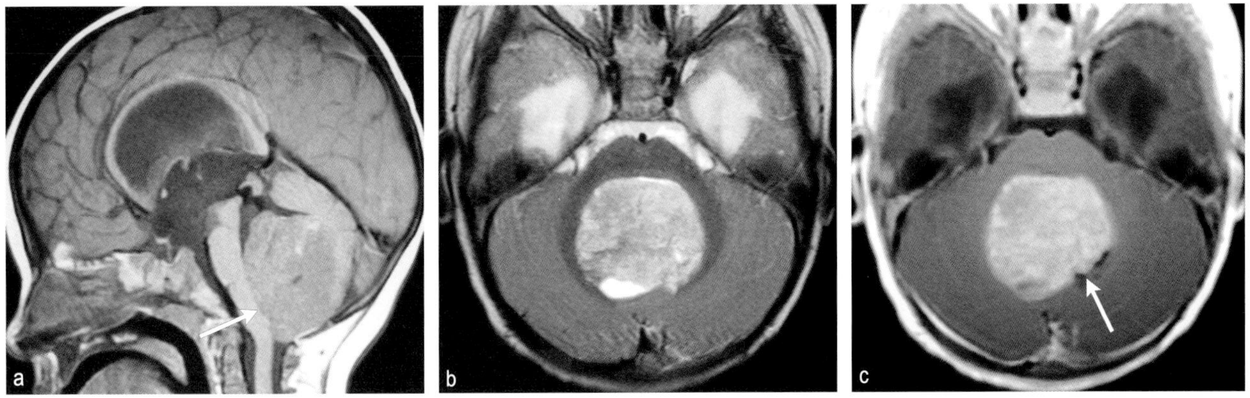

图 2.71 5 岁男性，患小脑蚓部髓母细胞瘤，病灶延伸至第四脑室，引起梗阻性脑积水。矢状位 T1WI(a)(↑)上，肿瘤大部分呈中等信号，小部分呈高信号；横断位 T2WI(b)上呈不均匀稍高-高信号；横断位 T1WI 增强(c)上(↑)可见强化

表 2.7(续) 儿童脑室内孤立性病变

疾病	影像学表现	点评
非典型的畸胎瘤/横纹肌肿瘤 (**图 2.72 和图 2.73**)	**MRI**：局灶性或侵袭性占位，T1WI 上呈中等信号，可伴 T1WI 上高信号出血区域，T2WI 上呈中-低和/或高的混杂信号，实心部分可见扩散受限，通常病灶强化明显，呈不均匀强化，伴肿瘤播散时可见软脑膜和/或脑室强化 **DWI**：实性部分可见弥散受限 **MRS**：胆碱、脂质和乳酸峰升高和 *N*-乙酰天冬氨酸(NAA)降低 **CT**：局灶性占位，呈中等密度或中-低混杂密度，可伴出血区域、囊变和/或坏死，偶见钙化，通常可见不均匀强化，伴肿瘤播散时可见软脑膜和/或脑室强化	罕见的累及中枢神经系统的恶性肿瘤(WHO Ⅳ级)，通常发生于 10 岁以下，小于 3 岁的患者常见。Ki-67/MIB-1 往往很高(>50%)。与染色体 22q11.2 上 INI1(hSNF5/SMARCB1)基因突变有关。组织学上可见实性肿瘤伴或不伴坏死区域，类似于肾脏的恶性横纹肌肿瘤。几乎所有肿瘤均为颅内病灶，可发生于幕上和/或幕下位置。预后非常差
室管膜瘤 (**图 2.72 和图 2.73**)	**MRI**：局灶性分叶状幕上病变，通常位于脑室外，伴或不伴囊变、钙化和/或出血，T1WI 上呈低-中等信号，T2WI 上呈中等-高信号，强化方式多样。肿瘤的相对脑血容量(rCBV)升高以及对比剂延迟廓清继发于肿瘤内有孔毛细血管 **DWI**：通常无弥散受限 **MRS**：胆碱峰升高，*N*-乙酰天冬氨酸(NAA)峰降低，与其他肿瘤类似 **CT**：局灶性分叶状幕上占位，通常位于脑室外，可伴囊变和/或钙化(高达 50%)，呈中-低密度，强化方式多样	缓慢生长的肿瘤(WHO Ⅱ级)，肿瘤细胞细胞核呈圆形(椭圆形)的单一形态，内含有斑点染色质、形成血管周围假菊形团和室管膜菊形团。肿瘤内可含黏液样退变区、透明化血管、出血和/或钙化。室管膜瘤占颅内肿瘤的 6%～12%，发病率为(0.22～0.29)/100 000。儿童较成人更常见，1/3 位于幕上，2/3 位于幕下。儿童幕下室管膜瘤年龄范围 2 个月～16 岁不等(平均年龄为 6.4 岁)。幕上室管膜瘤可发生在儿童和成人。胶质纤维酸性蛋白(GFAP)、S-100、波形蛋白和/或上皮细胞膜抗原(EMA)免疫染色阳性。与神经纤维瘤病 2 型及 22、9、6、3 号染色体基因突变相关。5 年生存率为 57%，10 年生存率为 45%
转移瘤 (**图 2.75**)	**MRI**：脑部局灶性球形病变，可位于脑内不同位置，通常位于灰白质交界处，T1WI 上常呈中-低信号，在 T2WI 上呈中-高信号，可伴出血、钙化、囊变，增强后强化方式多样。结节状强化病灶周围常可见 T2WI 高信号，代表轴突水肿 **CT**：病变通常呈中-低密度，可伴出血、钙化、囊变；强化方式多样，邻近组织低密度通常与轴突水肿相关	占颅内肿瘤的 33%，40 岁以上人群中转移灶往往来源于脑外原发性肿瘤，儿童罕见。原发肿瘤来源：肺>乳腺>胃肠道>GU>黑色素瘤。小脑转移性病变可以呈现梗阻性脑积水/神经外科急症

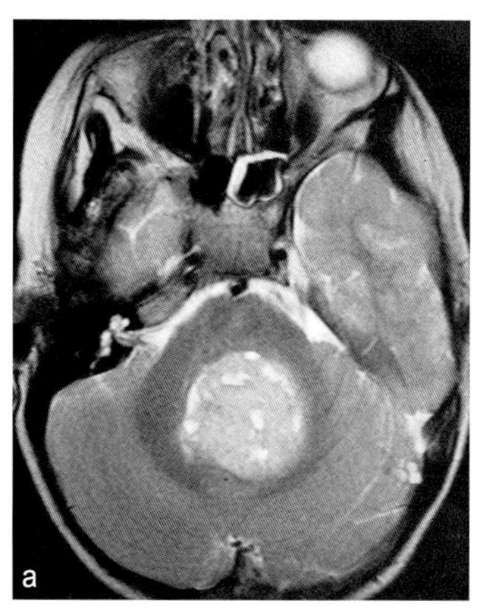

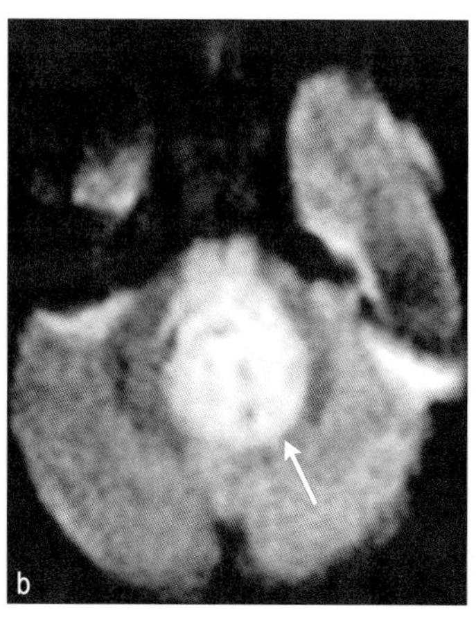

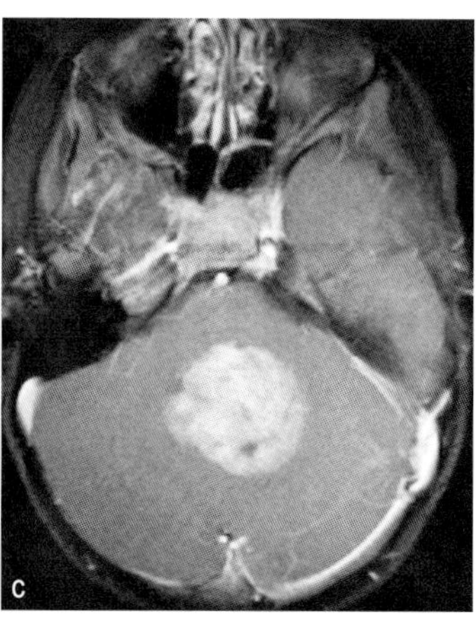

图 2.72 4 岁男性患儿，患非典型畸胎瘤/横纹肌瘤累及小脑蚓部，并延伸至第四脑室。肿瘤在横断位 T2WI(**a**)上呈不均匀等-稍高信号；在横断位 DWI(**b**)上(↑)弥散受限；在横断位抑脂 T1WI 增强(**c**)上可见强化

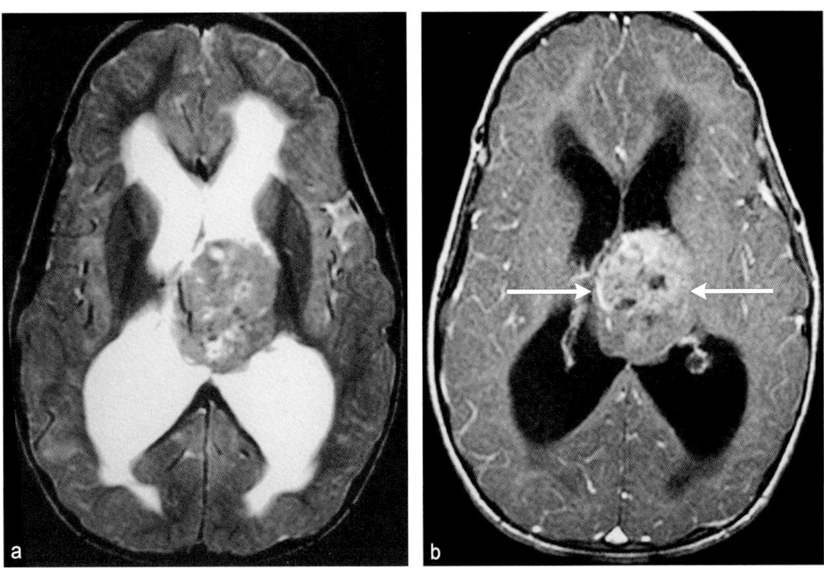

图 2.73 4 岁女性患儿，患有非典型畸胎/横纹肌瘤，累及透明隔膜并延伸至双侧脑室。肿瘤在横断位 T2WI(**a**)上呈不均匀中等-略高信号；在横断位抑脂 T1WI 增强(**b**)(↑)上呈不均匀强化

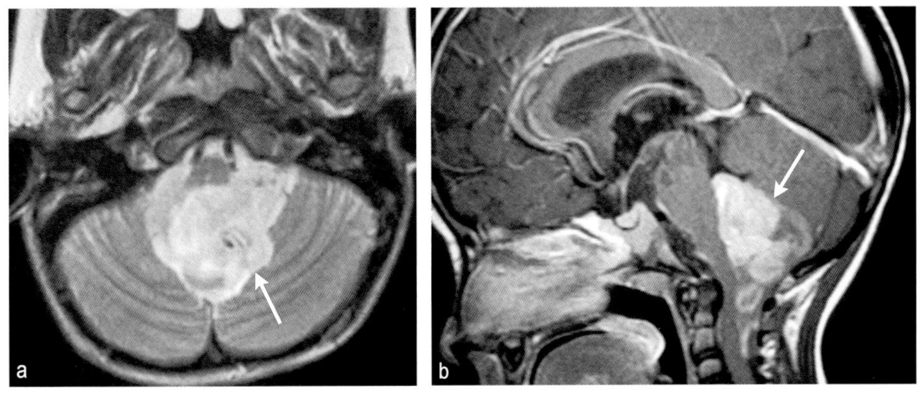

图 2.74 30 月龄女性患儿，患第四脑室室管膜瘤。在横断位 T2WI(**a**)上(↑)呈不均匀高信号；在矢状位 T1WI 增强(**b**)上(↑)有强化，横断位 T2WI 上可见肿瘤延伸至双侧 Luschka 孔，在矢状位 T1WI 上，见肿瘤钻过 Magendie 孔

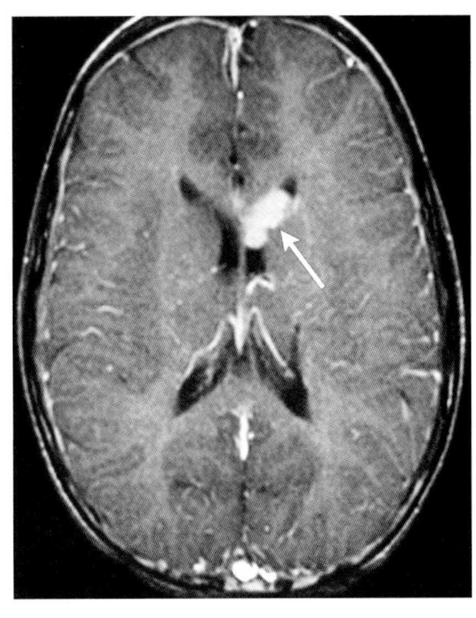

图 2.75 10 岁男童，患髓母细胞瘤。横断位 T1WI 上左侧脑室额角见结节性强化灶，为肿瘤播散性灶(↑)

表 2.7(续) 儿童脑室内孤立性病变

疾病	影像学表现	点评
血管母细胞瘤 (**图 2.76**)	通常位于小脑和/或脑干的局灶性肿瘤 **MRI**: 呈强化小结节,可伴囊肿或明显不均匀强化大病灶伴灶内或灶周流空效应。T1WI 上呈中等信号,T2WI 上呈中-高信号。偶尔病变内可见新鲜或陈旧性出血。病灶相对脑血容量(rCBV)升高 **CT**: 强化小结节可伴囊肿,或明显不均匀强化大病变,可伴出血	缓慢生长的血管性肿瘤(WHO Ⅰ级),可累及小脑、脑干和/或脊髓。占颅内肿瘤的1%～3%,通常发生于中年人。除 von Hippei-Lindau(VHL)患者外,较少发生于儿童。肿瘤由许多薄壁血管及大的、含脂质的空泡化基质细胞构成,其具有大小不一的深色细胞核。有丝分裂相罕见。基质细胞对 VEGF、vimentin、CXCR4、水通道蛋白 1、碳酸脱水酶、S-100、CD56、神经元特异性烯醇化酶和 D2-40 免疫反应阳性。血管通常网状蛋白染色阳性。反应性星形细胞性神经胶质增生可发生在邻近组织中。VHL 基因发生散发性突变或常染色体显性遗传染色体 3p25-26 上的 VHL 基因突变可导致 VHL 疾病进而产生肿瘤。在 VHL 疾病中可发生多发 CNS 血管母细胞瘤、透明细胞肾癌、嗜铬细胞瘤、内淋巴囊肿瘤、神经内分泌肿瘤、胰腺腺瘤和附睾囊腺瘤。VHL 疾病发生于青少年和中青年
脉络丛乳头状瘤 (**图 2.77 和图 2.88**)	**MRI**: 局灶性和/或分叶状病变,伴乳头状突起,T1WI 上呈等信号,T2WI 上呈不均匀等-高信号,通常强化显著,可伴钙化。发生部位:侧脑室后角(儿童)>第四脑室(成人),其他罕见部位包括第三脑室。脑脊液过量产生或机械性梗阻引起脑积水 **CT**: 局灶性和/或分叶状病变,伴乳头状突起,呈中等密度,通常显著强化,可伴钙化	罕见的脑室内良性肿瘤(WHO Ⅰ级),起源于脉络丛上皮,瘤内可见单层立方形或柱状上皮细胞,细胞核呈圆形或椭圆形,上方覆盖叶状结构纤维血管结缔组织。发生在侧脑室(50%)、第四脑室/CP 角(40%)、第三脑室(5%)和多个脑室(5%)。可发生于儿童和成人,侧脑室脉络丛乳头状瘤 80%发生于 20 岁以下人群,该肿瘤在成人中常见于第四脑室。肿瘤内有丝分裂相少见。对细胞角蛋白、波形蛋白、podoplanin、S-100 和转甲状腺素蛋白免疫染色阳性。可以通过手术切除治愈
非典型脉络膜丛乳头状瘤 (**图 2.76**)	**MRI**: 局灶性和分叶状病变,伴乳头状突起,T1WI 上呈中等信号,在 T2WI 上呈中-高混杂信号,通常有明显强化,可伴钙化 部位:侧脑室后角(儿童)>第四脑室(成人),其他罕见部位包括第三脑室。与脑积水相关 **CT**: 局灶性和/或分叶状病变,伴乳头状突起,呈中等密度,通常有明显强化,可伴钙化	脑室内罕见肿瘤(WHO Ⅱ级),起源于脉络丛,有丝分裂活性较高(>2/HPF)、细胞密度增高、核呈多形性、脉络丛乳头状形态部分消失,可伴坏死,部分组织学特征与脉络丛乳头状瘤相同。细胞角蛋白和 S-100 免疫染色阳性。可发生于儿童和成人。可以通过手术切除治愈

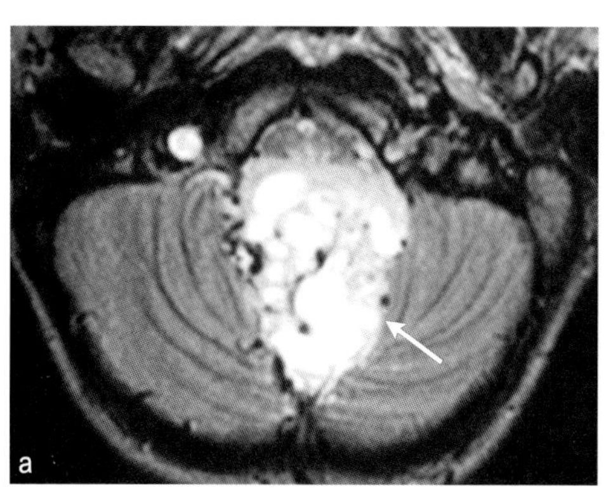

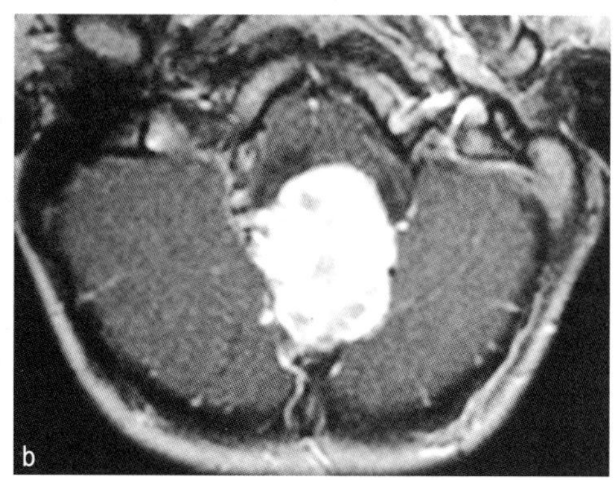

图 2.76 16 岁男性,患 von Hippei-Lindau 病。小脑蚓部下方及第四脑室处可见血管母细胞瘤,病灶在横断位 T2WI(**a**)上(↑)呈高信号及流空血管;在横断位 T1WI 增强(**b**)上可见明显强化

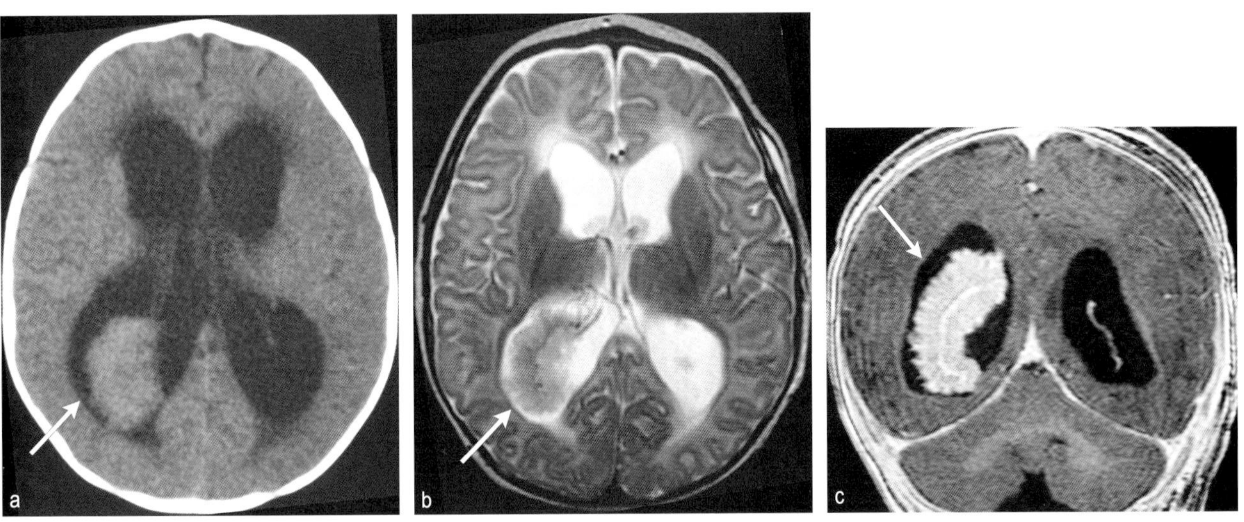

图 2.77 3 月龄男性患儿，患右侧侧脑室脉络丛乳头状瘤，CSF 过度产生导致脑积水。肿瘤在横断位 CT(**a**)上(↑)呈等密度；横断位 T2WI(**b**)上(↑)呈等-稍高混杂信号；冠状位 T1WI 增强(**c**)上，肿瘤边缘呈多个小的乳头状分叶(↑)并显著强化

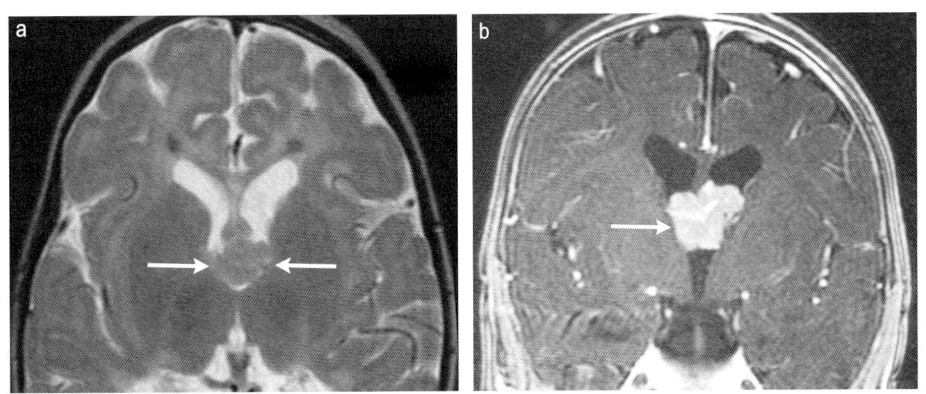

图 2.78 11 月龄女性患儿，患第三脑室脉络丛乳头状瘤。横断位 T2WI 上(**a**)(↑)呈等信号，冠状位 T1WI 增强(**b**)上(↑)可见显著强化

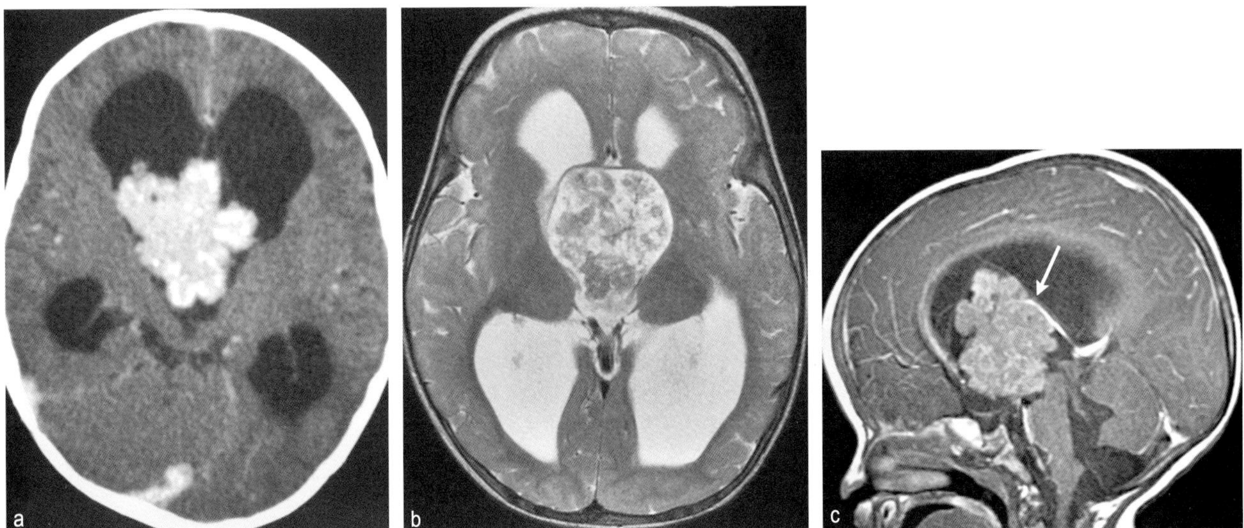

图 2.79 1 岁女性患儿，患第三脑室非典型脉络丛乳头状瘤伴梗阻性脑积水。在横断位 CT 增强(**a**)上，肿瘤边缘呈分叶状，并伴明显强化；在横断位 T2WI(**b**)上，肿瘤呈不均匀等-高信号，并可见多发乳头状突起；矢状位 T1WI 增强(**c**)上肿瘤可见强化

表 2.7(续) 儿童脑室内孤立性病变

疾病	影像学表现	点评
脉络丛癌 (**图 2.80** 和**图 2.81**)	**MRI:** 肿瘤较大,呈分叶状,肿瘤平均大小约 5 cm,通常边缘不规则,可伴脑组织侵犯。在 T1WI 上,肿瘤呈不均匀中等信号,45%病灶可伴高信号出血灶;在 T2WI 上,肿瘤实性部分通常呈不均匀中-稍高信号;T2WI 上小低信号区可能来自出血或钙化。64%肿瘤内可见囊变或坏死区,在 T2WI 上呈高信号。55%的肿瘤内可见代表血管的管状流空信号。肿瘤通常明显强化。近 75%的肿瘤侵犯室管膜,其边缘呈不规则强化。45%肿瘤合并强化的软脑膜播散灶。80%病例合并脑积水 **CT:** 脑室内较大肿瘤,呈中等密度,内含出血/钙化的高密度区及囊变/坏死的低密度区。肿瘤通常显著强化	罕见的脑室内恶性肿瘤(WHO Ⅲ级),起源于脉络丛上皮,并含有不规则层状肿瘤细胞,细胞核呈多形性、有丝分裂活跃(>5/HPF)、脉络丛乳头状形态消失、伴坏死和/或出血区域。细胞角蛋白免疫染色阳性。占所有颅内肿瘤的 0.1%,占所有儿童原发性 CNS 肿瘤的 0.6%。脉络丛癌的发生率为脉络丛乳头状瘤的 1/5。发病年龄中位数介于 12~32 个月。最常见于侧脑室,其次是第四脑室和第三脑室。肿瘤往往沿脑脊液播散并侵犯脑组织。预后不良,5 年生存率为 45%
中枢神经细胞瘤 (**图 2.82**)	**MRI:** 局灶性病变,通常位于侧脑室或透明隔边缘,向脑室内突出。T1WI 上呈不均匀中-低信号,T2WI 上呈上不均匀中-高信号,可伴钙化和/或小囊变,强化不均匀 **DWI:** 病变部位 ADC 值较低 **MRS:** 甘氨酸(3.55 ppm)、胆碱和丙氨酸水平升高,NAA 水平下降。罕见的脑室外神经细胞瘤可位于额叶、顶叶和鞍区 **CT:** 局灶性病变,通常位于侧脑室或透明隔边缘,向脑室内突出,呈不均匀中低密度,可伴钙化和/或小囊变,强化不均匀	生长缓慢的、罕见的神经上皮性肿瘤(WHO Ⅰ级),由具有神经元分化的大小一致的圆形细胞组成。突触素和 NeuN 免疫染色阳性。占颅内肿瘤的 0.5%。患者年龄 8 天~67 岁不等(平均年龄为 29 岁)。与脑室内少突瘤影像学表现相似。通常为良性肿瘤,术后预后良好
颅咽管瘤 (**图 2.83**)	**MRI:** 造釉细胞型颅咽管瘤通常有清晰的、分叶状边缘,同时发生于鞍上和鞍内>鞍上>鞍内(10%)。在 T1WI 和 T2WI 上呈低、中和/或高信号,信号多变,可伴结节状或环状强化。可含囊性、脂质成分和钙化。鳞状乳头型颅咽管瘤可呈实性病灶,在 T1WI 上呈中等信号,有强化 **CT:** 局灶性分叶状病变,密度多变,可呈低、中和/或高密度,可伴结节状或环状强化。可含囊性、脂质成分和钙化。造釉细胞型常发生钙化	为组织学上良性伴局部侵袭性的病灶,起源于 Rathke 裂的残余鳞状上皮。可发生于儿童(10 岁)和成人(>40 岁),男性与女性发生率相当。占所有颅内肿瘤的 3%。可分为造釉细胞型和鳞状乳头型。造釉细胞型更常见,发病年龄呈双峰分布,发生于儿童和成人,鳞状乳头型则通常发生于成人。颅咽管瘤组织学上为良性,但生长隐匿,手术全切非常困难,难以实现

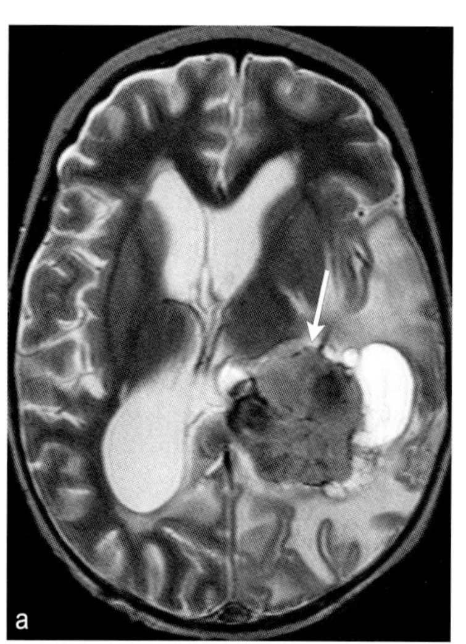

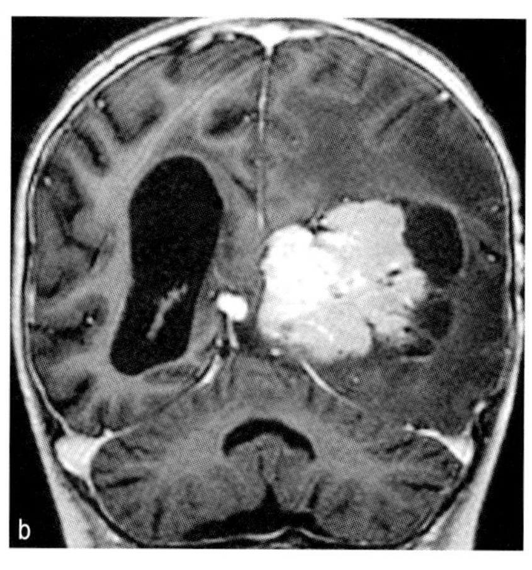

图 2.80 4 岁女性患儿,患左侧脑室后角脉络膜癌,肿瘤侵犯邻近脑实质并引起梗阻性脑积水。**(a)**横断位 T2WI 上(↑)肿瘤呈等-低混杂信号;**(b)**冠状位 T1WI 增强上,肿瘤强化且边缘不规则,提示与侵犯邻近脑实质相关

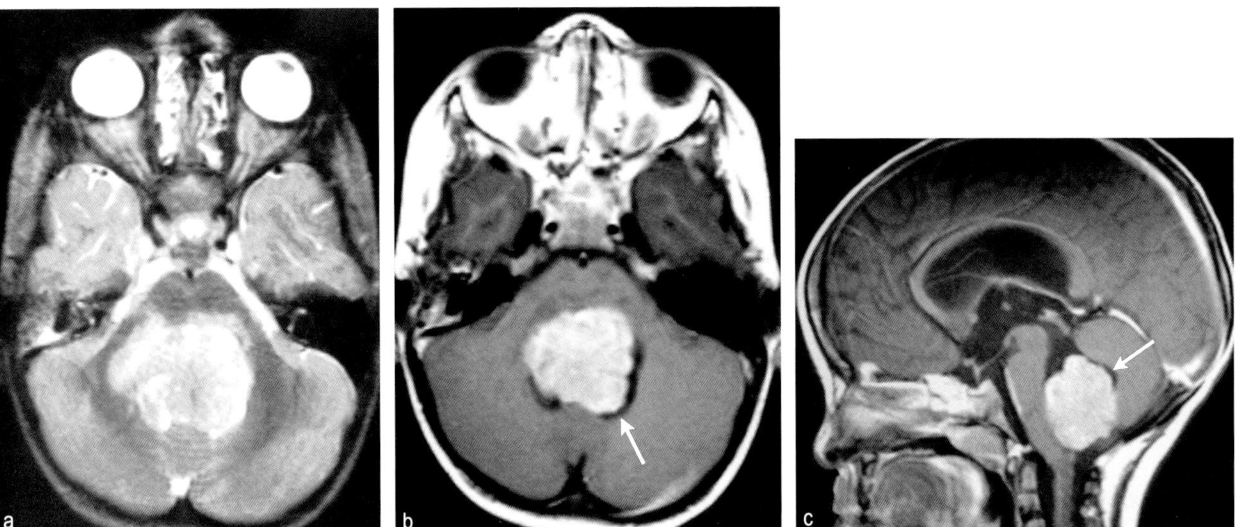

图 2.81　3 岁男性患儿，患第四脑室脉络丛癌伴发脑积水。横断位 T2WI(**a**)上，肿瘤边缘不规则，呈等高信号，邻近脑组织呈异常高信号，提示发生肿瘤侵犯；在横断位(**b**)和矢状位 T1WI 增强(**c**)上(↑)，肿瘤可见强化，边缘不规则

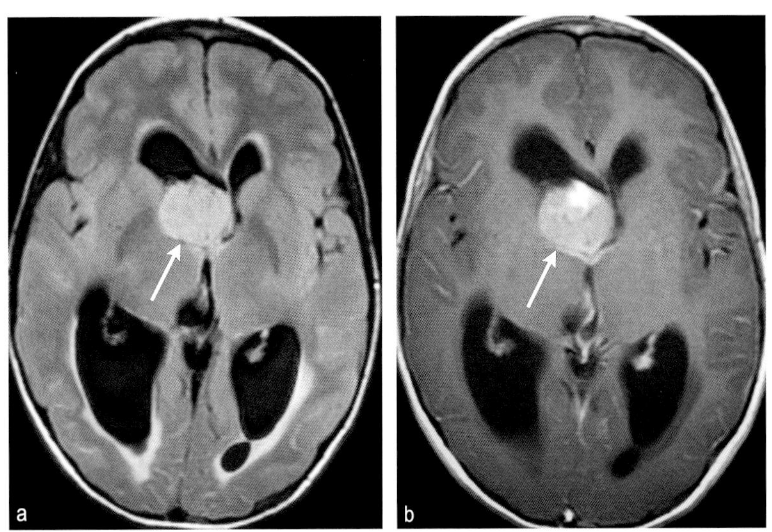

图 2.82　5 岁女性患儿，患中枢神经细胞瘤，累及透明隔并引起梗阻性脑积水。横断位 FLAIR(**a**)上肿瘤(↑)呈高信号，横断位 T1WI 增强(**b**)上肿瘤(↑)可见强化

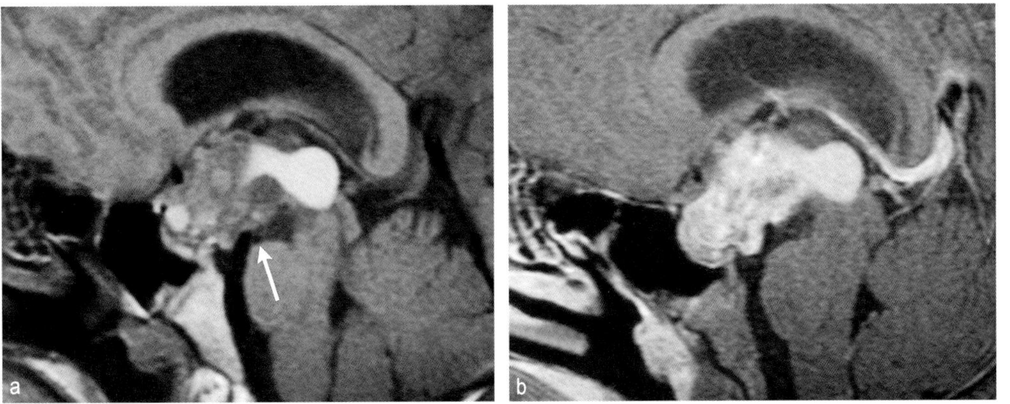

图 2.83　17 岁男性患者，患造釉细胞型颅咽管瘤。矢状位 T1WI(**a**)显示病变呈分叶状，充满鞍上池并累及第三脑室，病变呈低、中等和高信号(↑)；矢状位 T1WI 增强(**b**)可见病变呈不均匀强化

表 2.7(续) 儿童脑室内孤立性病变

疾病	影像学表现	点评
生殖细胞肿瘤 (**图 2.84**)	**MRI:** 肿瘤在 T1WI 上常呈中等信号,T2WI 上呈稍高-高信号,增强后可见强化,可伴囊变,可伴蛛网膜下腔和/或脑室内肿瘤播散性强化灶。部分生殖细胞肿瘤因发生囊变、出血和/或钙化,在 T1WI 和 T2WI 上呈混杂信号 **CT:** 局灶性肿瘤,呈中等-稍高密度,可伴软脑膜和/或脑室内肿瘤播散性强化灶	性腺外生殖细胞肿瘤包括生殖细胞瘤(最常见)、成熟畸胎瘤、恶性畸胎瘤、卵黄囊肿瘤、胚胎癌和绒毛膜癌。占颅内原发肿瘤的 0.6%,发病率为 0.09/100 000。发病高峰年龄介于 10～14 岁,90%发生于小于 25 岁患者,男性多于女性。预后取决于组织学亚型。生殖细胞瘤 10 年生存率>85%。其他生殖细胞肿瘤生存率更低,含有非生殖肿瘤性恶性细胞的肿瘤为甚
松果体母细胞瘤 (**图 2.85**)	肿瘤较大(>3 cm),通常呈分叶状,边缘不规则 **MRI:** 肿瘤在 T1WI 上呈中低信号,在 T2WI 上呈中-稍高和/或高信号,可伴出血或坏死。肿瘤通常显著强化。软脑膜和/或脑室肿瘤播散性强化灶并非少见 **DWI:** 实性部分弥散受限 **CT:** 肿瘤呈中-稍高密度,可伴出血和坏死/囊变。软脑膜内肿瘤播散性强化灶并非少见	恶性胚胎性肿瘤(WHO Ⅳ级),由弥漫性、密集分层的细胞构成,其细胞质量少,细胞核呈圆形或不规则形,可伴神经细胞分化、出血和坏死。突触素、神经元特异性烯醇酶、NFP、Ⅲ类-微管蛋白和嗜铬粒蛋白 A 免疫染色阳性。最常发生于 20 岁前(平均年龄为 18.5 岁)。与家族性双侧视网膜母细胞瘤相关,预后不良。当存在软脑膜播散时,肿瘤预后差。5 年总生存率为 58%
下丘脑错构瘤 (**图 2.86**)	**MRI:** 下丘脑灰质的无柄或带蒂病变,在 T1WI 和 T2WI 上通常呈与灰质类似的中等信号,在 T2WI 上偶尔呈稍高信号,往往增强后无强化。极少含囊性和/或脂肪部分。PET 和 SPECT 显示在癫痫发作期间病灶内可见过度灌注 **DWI:** 无弥散受限 **MRS:** 可显示肌醇峰升高 **CT:** 病变通常呈类似于灰质的中等密度,增强后往往无强化,类似于脑组织,很少含有囊性和/或脂肪部分	罕见的先天性/发育性异位/错构瘤(非肿瘤)病变,累灰结节、下丘脑下方和/或乳头体,由嗜中性基质内的簇状小神经元细胞(<12 μm)及散在的纤维型星形胶质细胞构成。NeuN 和 GAD67 免疫染色阳性,胶质纤维酸性蛋白(GFAP)免疫染色阴性。通常发生在同性性早熟孩子(0～8 岁)或十几岁癫痫发作孩子中(痴笑样或部分复杂型)。可以手术或立体定向放射治疗
脑膜瘤 (**图 2.87**)	基于硬脑膜的脑外病变,边界清楚。部位:幕上>幕下,矢状旁>凸面>蝶骨嵴>鞍旁>颅后窝>视神经鞘>脑室内 **MRI:** 基于硬脑膜的肿瘤,在 T1WI 上呈中等信号,T2WI 上呈中-稍高信号,通常显著强化,伴硬膜尾征,可伴钙化。15%的肿瘤内可见出血、囊变或坏死 **DWI/DTI:** 不同的脑膜瘤亚型中,ADC 值不同。部分肿瘤弥散受限,良性和非典型脑膜瘤中都有 **MRS:** 丙氨酸(1.5 ppm)、乳酸、胆碱和谷氨酰胺/谷氨酸水平升高,以及 NAA 降低 **CT:** 肿瘤呈中等密度,可伴钙化及骨质增生,通常呈显著强化	脑膜瘤是最常见的脑外肿瘤,占原发性颅内肿瘤的 26%。年发病率为 6/100 000。脑膜瘤通常发生在成人(>40 岁),女性多于男性。偶尔发生于儿童,相较于成年人,儿童脑膜瘤更具侵袭性。由肿瘤性脑膜上皮(蛛网膜或蛛网膜帽状)细胞组成。脑膜瘤通常为孤立及散发的,神经纤维瘤病 2 型患者中也可发生多灶性病变。80%脑膜瘤是良性的(WHO Ⅰ级),15%具有非典型特征(WHO Ⅱ级),5%具有间变性组织学特征(WHO Ⅲ级)。能够继发于放射治疗,潜伏期 19～35 年不等。分为不同亚型,例如脑膜上皮型、纤维型(成纤维型)、过渡型(混合型)、砂砾体型、血管瘤型、非典型和间变型。脑膜上皮型、纤维型和过渡型脑膜瘤是最常见的类型。通常上皮细胞膜抗原(EMA)和波形蛋白免疫染色阳性。分泌型脑膜瘤 CEA 免疫染色阳性。与 22 号染色体异常相关。60%散发性脑膜瘤中可发现 22 号染色体上 NF2 肿瘤抑制基因突变

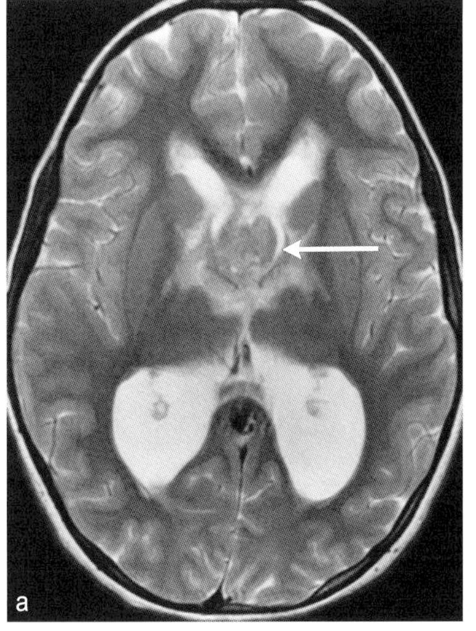
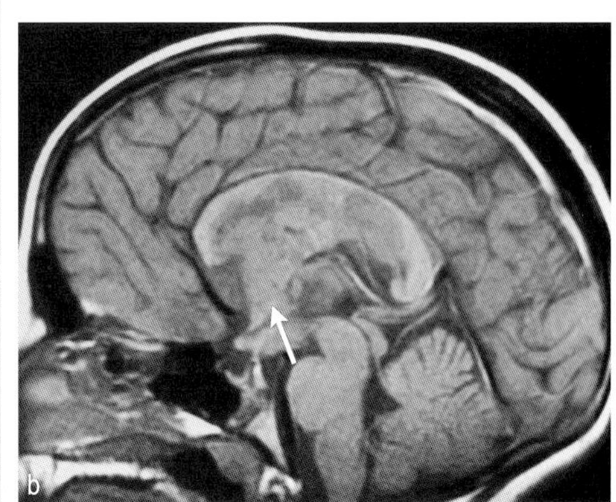

图 2.84 14 岁女性患者,患第三脑室内播散性生殖细胞瘤,引起阻塞性脑积水。横断位 T2WI(**a**)上,肿瘤(↑)呈不均匀中等信号,边缘欠清提示邻近脑组织受侵犯;矢状位 T1WI 增强(**b**)上可见肿瘤强化

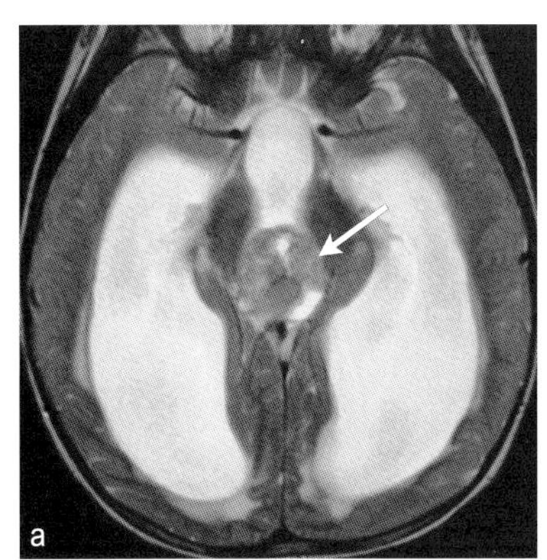
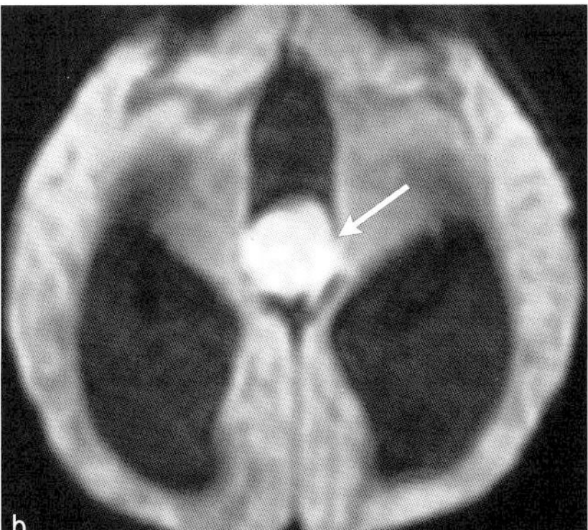
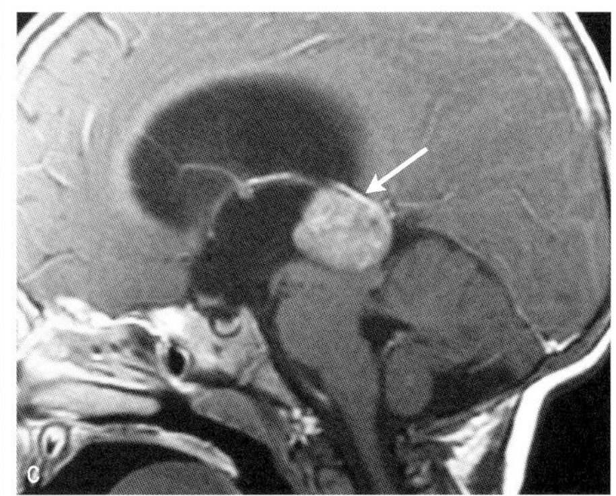

图 2.85 18 月龄男性患儿,患松果体母细胞瘤延伸到第三脑室后部,引起梗阻性脑积水。肿瘤在横断位 T2WI(**a**)(↑)上呈等、略高、高和低混杂信号;DWI 上(**b**)弥散受限(↑);矢状位 T1WI 增强(**c**)上(↑)可见强化

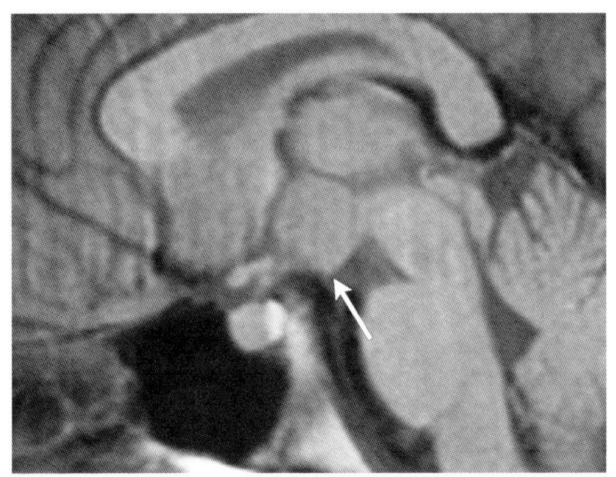

图 2.86 下丘脑错构瘤(↑)的性早熟患儿,矢状位 T1WI 显示错构瘤突入第三脑室下部,与灰质信号相等

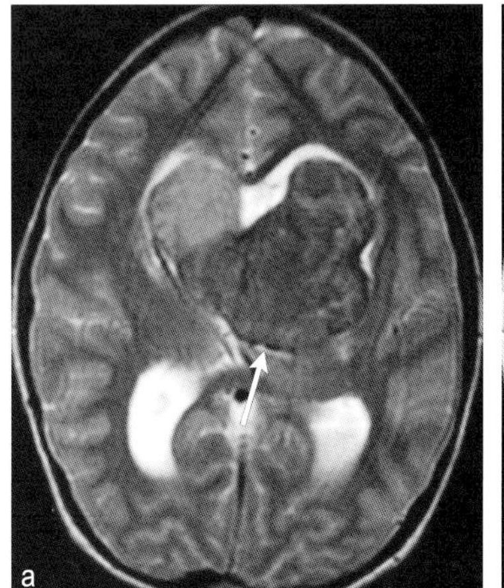
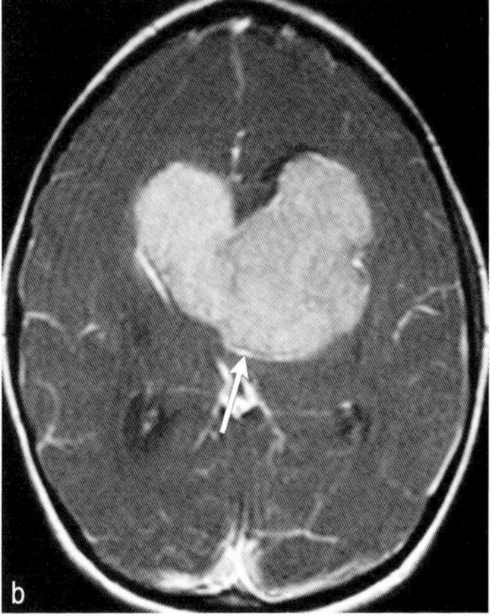

图 2.87 9 岁男性患儿,患第三脑室内大脑膜瘤,通过 Monro 孔延伸至双侧脑室额角,导致阻塞性脑积水。脑膜瘤在横断位 T2WI(**a**)(↑)上呈等-低混杂信号;在横断位 T1WI 增强(**b**)上(↑)可见强化

表 2.7(续) 儿童脑室内孤立性病变

疾病	影像学表现	点评
肿瘤样病变		
室管膜囊肿 (**图 2.88**)	**MRI**:侧脑室内边界清楚的薄壁囊肿,在 T1WI、DWI、FLAIR 上呈低信号,T2WI 上呈高信号,通常无强化 **CT**:侧脑室内薄壁囊肿,呈类似于 CSF 的低密度	侧脑室内良性囊肿,内含浆液,由含有室管膜柱状细胞的薄壁环绕,具有囊泡核和嗜酸性细胞质。可能起源于发育期间被隔离的神经外胚层
脉络丛囊肿	**MRI**:囊肿在 T1WI 上呈低或中等信号,在 FLAIR 上呈中等或稍高-高信号,在 T2WI 上呈高信号,在 DWI 上通常呈高信号。可以有环状或结节状强化 **CT**:通常呈中-低密度,可伴周边钙化	常见非肿瘤性囊肿,内衬上皮细胞,通常位于双侧侧脑室三角区脉络丛内。大小一般为 5~20 mm。由含有脂质组织细胞、胆固醇、液体、含铁血黄素、淋巴细胞和浆细胞浸润、细胞碎片和外周砂砾样钙化的结节状结构内脉络膜上皮脱落和变性引起。通常无症状偶然发现
出血	**CT**:CT 密度和血细胞比容、血红蛋白、蛋白质含量之间存在线性相关 **MRI**:血肿的信号取决于其时期、大小、位置、血细胞比容、血红蛋白中铁的氧化状态、血凝块回缩程度、水肿范围和 MRI 脉冲序列	可由创伤、动脉瘤破裂或血管畸形、凝血功能障碍、高血压、药物不良反应和病毒感染(单纯疱疹病毒或巨细胞病毒)导致

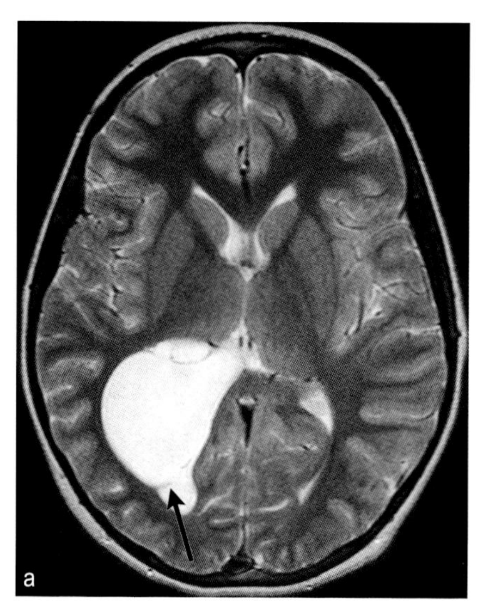

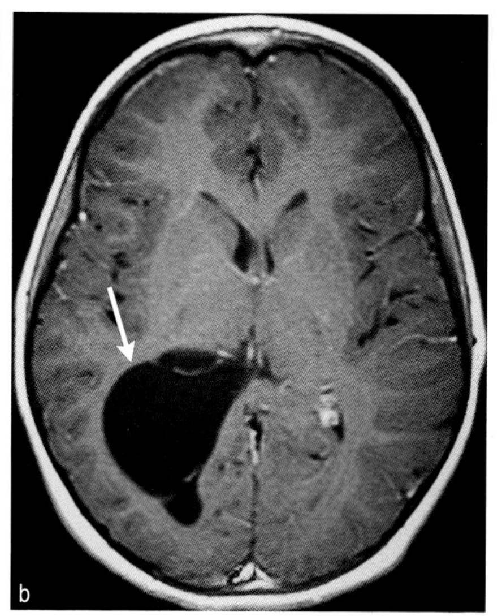

图 2.88 10 岁女性患者,室管膜囊肿致右侧脑室三角区扩大。在横断位 T2WI(**a**)(↑)和横断位 T1WI 增强(**b**)(↑)上,室管膜囊肿呈等 CSF 信号

表 2.7(续) 儿童脑室内孤立性病变

疾病	影像学表现	点评
血管异常		
动静脉畸形(AVM)	**MRI**：病变边缘不规则，可位于脑实质、软脑膜、硬脑膜和/或脑室。在 T1WI 和 T2WI 上，AVM 内可见由高血流动脉形成的多发、迂曲、管状流空信号，同时可见血栓形成及不同时期出血导致的各类信号。梯度回波 MRI 可用于显示血流相关强化(高信号)及 AVM 中的静脉。使用时间飞跃或相位对比 MRA 可以提供额外的细节信息，包括病灶、供血动脉、引流静脉及判断是否存在动脉瘤。若无近期出血或静脉闭塞，AVM 往往无占位效应 **CT**：病变边缘不规则，可位于脑实质、软脑膜、硬脑膜和/或脑室，可伴钙化。AVM 内包含多条迂曲血管。静脉部分常有强化。无占位效应，除非有近期出血或静脉闭塞。CTA 可以显示病灶及内部动静脉	AVM 可以是散发性、先天性或创伤后的。幕上 AVM(80%～90%)较幕下 AVM(10%～20%)发生率更高。每年都有出血风险。在 Rendu-Osler-Weber 综合征中可见多发性 AVM(脑和肺 AVM 及黏膜毛细血管扩张)和 Wyburn-Mason 综合征(脑和视网膜 AVM 伴皮肤痣)
Galen 静脉畸形/动脉瘤(**图 2.89**)	多条迂曲强化血管，累及脉络膜和丘脑穿支动脉、内部大脑静脉、Galen 静脉(动脉瘤形成)、直行及横向静脉窦和其他相邻动静脉。静脉部分通常有强化。CTA 和 MRA 显示血管畸形内管腔闭塞部分有强化	一组异质性血管畸形，伴有动静脉分流和深静脉扩张，血液流入或流出扩大的 Galen 静脉，可伴脑积水、出血、大头畸形、脑实质血管畸形、癫痫发作和新生儿高输出性充血性心力衰竭

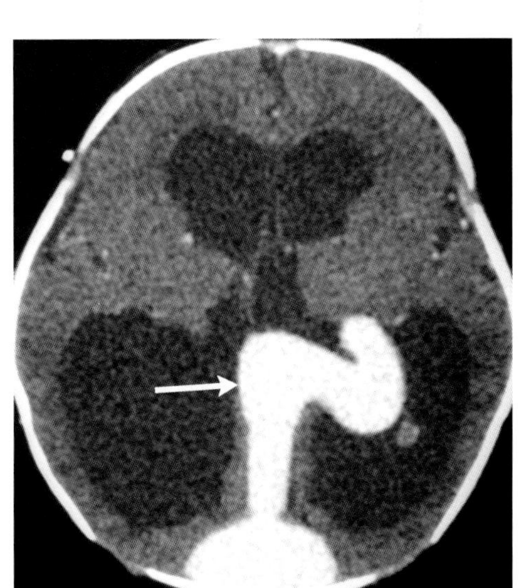

图 2.89 出生 1 日男性患儿，横断位 CT 增强上可见 Galen 静脉畸形/动脉瘤(↑)，伴脑积水

表 2.7(续) 儿童脑室内孤立性病变

疾病	影像学表现	点评
海绵状血管瘤 (图 2.90)	**MRI**：单发或多发多分叶状脑内病变，病变周围因含铁血黄色沉积呈环状或不规则 T2WI 低信号，中心出血区域在 T1WI 和 T2WI 上信号多变(低、中等、高或混合)，取决于出血所处时期。梯度回波和磁敏感加权技术利于检测多发病变。病灶通常无强化，仅部分病变呈轻度不均匀强化。高达 25%的散发性海绵状血管畸形与发育性静脉异常相关 **CT**：病变呈中等-稍高密度，可伴钙化	海绵状血管瘤由薄壁的血窦和无神经的血管构成。可见于不同部位。幕上相对幕下更常见。病变由位于胶原基质内含内衬上皮的血管通道构成。血栓及含铁血黄素的陈旧性出血灶较常见。可出现营养不良性钙化。25%病例中出现发育性静脉异常。合并多发性海绵状血管瘤的遗传性综合征，与 CCM1/KRIT1、CCM2/MGC4608 和 CCM3PDCD10 基因突变有关且相比于散发性海绵状血管畸形，具有较高的出血风险(高达 5%每年)
Sturge-Weber 综合征 (图 2.91)	**MRI**：单侧软脑膜局限性显著强化，通常位于儿童顶叶和或枕叶(单侧占 80%)。发生营养不良性钙化累及脑回时，T2WI 上呈低信号，可伴脑回强化，软脑膜血管瘤相邻脑组织发生局灶性萎缩改变，可伴髓内和/或室管膜下静脉扩张，可伴脉络丛的同侧扩大 **CT**：脑回钙化＞2 年，软脑膜血管瘤处呈进行性脑萎缩	也称为脑三叉神经血管瘤病，Sturge-Weber 综合征是一种非遗传性、散发性神经皮肤综合征，其中软脑膜血管瘤与同侧葡萄酒皮肤病变、癫痫发作、青光眼和偏瘫相关。原始软脑膜静脉的持续性引流和正常皮质静脉发育缺陷，造成静脉慢性充血和缺血。患者通常表现为进行性神经功能障碍
感染		
脑室炎	**MRI**：沿脑室/室管膜边缘曲线状和结节状强化，伴交通或非交通性脑积水	颅内炎症过程的并发症，如细菌、真菌和病毒(CMV)感染、结核病和寄生虫。非感染性疾病，如肉芽肿也可有类似的强化方式
寄生虫感染/囊虫病	**MRI**：脑或脑膜单发或多发囊性病变。活动性囊泡期：囊性病灶，包含 2～4 mm 小结节(头节)，在 T1WI、FLAIR 和 DWI 上呈低信号，FLAIR 和 T2WI 上呈高信号伴薄环，边缘环轻度强化或无强化，T2WI 和 FLAIR 上病灶周围水肿；活动性胶体囊泡期：囊性病变，T1WI 上呈中-低信号，T2WI 上呈高信号，环状和/或结节状强化，可伴 T2WI 上病灶周边高信号(水肿)；活动性颗粒状结节期：囊肿收缩为实性强化肉芽肿结节；慢性非活动期：钙化结节性肉芽肿	由污染食物(未煮熟的猪肉)中猪肉绦虫囊尾蚴的摄入引起。可累及脑膜、蛛网膜下腔，脑池＞脑实质＞脑室。为最常见的中枢神经系统寄生虫疾病，好发年龄为 15～40 岁。为流行地区获得性癫痫最常见病因。并发症包括 CSF 梗阻造成颅内压增高、蛛网膜炎、脑膜炎和血管闭塞

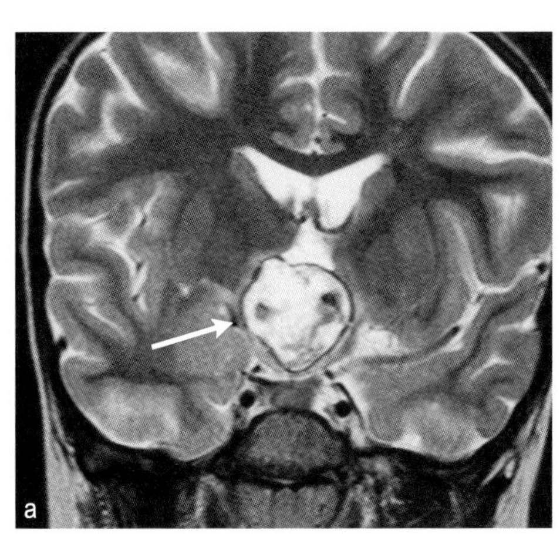

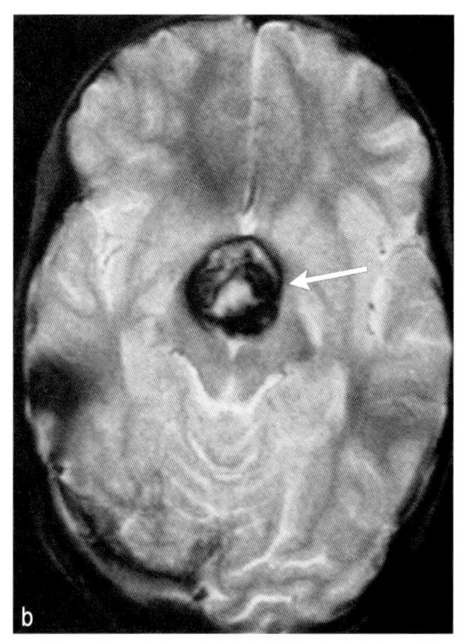

图 2.90 5 岁男性，患下丘脑海绵状血管瘤，延伸至第三脑室。冠状位 T2WI(**a**)上(↑)病灶内部可见高、低混杂信号，周边围绕一圈低信号；横断位 GRE(**b**)上(↑)病变可见明显 T2* 低信号

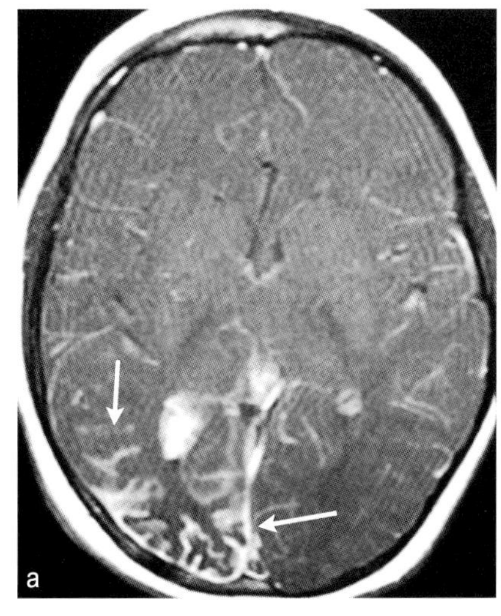

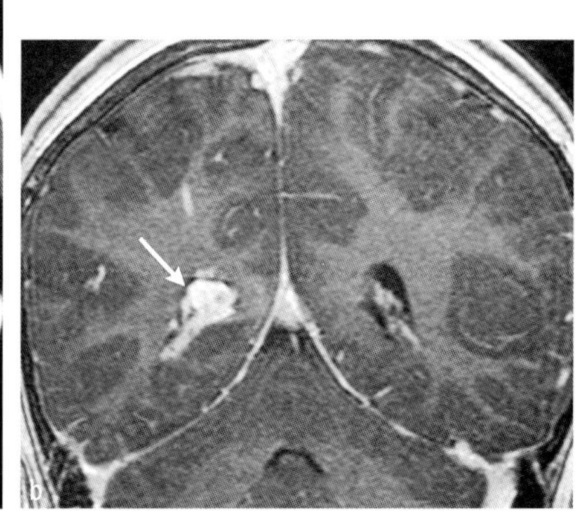

图 2.91 Sturge-Weber 综合征患者。在 T1WI 增强横断位(**a**)和冠状位(**b**)上，右顶枕叶后部单侧软脑膜局灶性明显强化，伴有右侧脑室后角(↑)脑回萎缩及脉络丛扩大(**b**)

表 2.7(续) 儿童脑室内孤立性病变

疾病	影像学表现	点评
炎症		
朗格汉斯细胞组织细胞增生症	**MRI**：梭形或分叶状病变，在 T1WI 和 T2WI 上呈中等信号，累及垂体柄和下丘脑，也可累及第三脑室。垂体柄厚度通常大于 3 mm，伴垂体后叶 T1WI 高信号消失。垂体病变通常有强化 **CT**：可见垂体柄增厚，骨内病变通常伴发局部骨质破坏	网状内皮系统紊乱，其中骨髓来源的树突状朗格汉斯细胞浸润不同器官，呈局灶性或弥漫性病变。朗格汉斯细胞的苍白或嗜酸性细胞质内可见偏心卵圆形或螺旋状细胞核。病变通常由朗格汉斯细胞、巨噬细胞、浆细胞和嗜酸性粒细胞组成。病变 S-100、CO1a、CD-207、HLA-DR 和 b2-微球蛋白免疫染色阳性。15 岁以下儿童发病率为 2/100 000，仅 1/3 病变发生在成年人。颅骨局灶性病变(嗜酸性肉芽肿)可以单发或多发，通常位于颅底。硬脑膜内病变可以发生在垂体柄/下丘脑和第三脑室。可出现尿崩症。病变很少发生在脑组织中(朗格汉斯细胞组织细胞增生症患者中该比例<4%)

2.8 成人脑室内孤立性病变

- 肿瘤
  - -转移瘤
  - -血管母细胞瘤
  - -低级别(弥漫性)星形细胞瘤
  - -间变性星形细胞瘤
  - -多形性胶质母细胞瘤
  - -淋巴瘤
  - -室管膜瘤
  - -间变性室管膜瘤
  - -室管膜下瘤
  - -血管外皮细胞瘤/孤立性纤维瘤
  - -脉络丛乳头状瘤
  - -非典型脉络丛乳头状瘤
  - -脉络丛癌
  - -中枢神经细胞瘤
  - -乳头状神经胶质瘤
  - -第三脑室脊索样胶质瘤
  - -颅咽管瘤
  - -生殖细胞肿瘤
  - -畸胎瘤
  - -松果体病变和肿瘤
- 肿瘤样病变
  - -表皮样囊肿
  - -胶样囊肿
  - -室管膜囊肿
  - -神经上皮(神经胶质)囊肿
  - -脉络丛囊肿
  - -血肿
  - -动静脉畸形(AVM)
  - -海绵状血管瘤
- 感染
  - -脑室炎/脓肿
  - -寄生虫感染/囊虫病
- 炎症
  - -神经结节

表 2.8 成人脑室内孤立性病变

疾病	影像学表现	点评
肿瘤		
转移瘤(**图 2.92**)	单发或多发界限清晰或模糊病变,可以累及头骨、硬脑膜、软脑膜、脑干、小脑、脑室、脉络丛或垂体。T1WI 上呈等-低信号,T2 上呈等-高信号,通常有强化,可伴骨破坏,可伴神经组织或血管受压改变。软脑膜肿瘤常在增强图像上显示最佳	占颅内肿瘤的 33%,40 岁以上人群中往往起源于颅外原发性肿瘤,不常见于儿童。原发肿瘤来源:肺>乳腺>胃肠道>泌尿生殖>黑色素瘤。小脑转移灶可出现阻塞性脑积水/神经外科急症

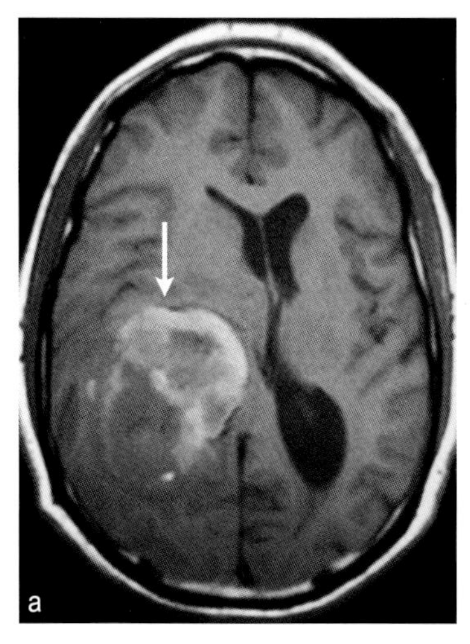

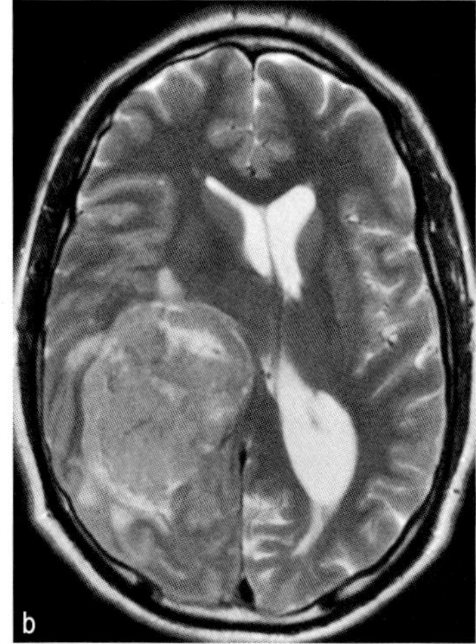

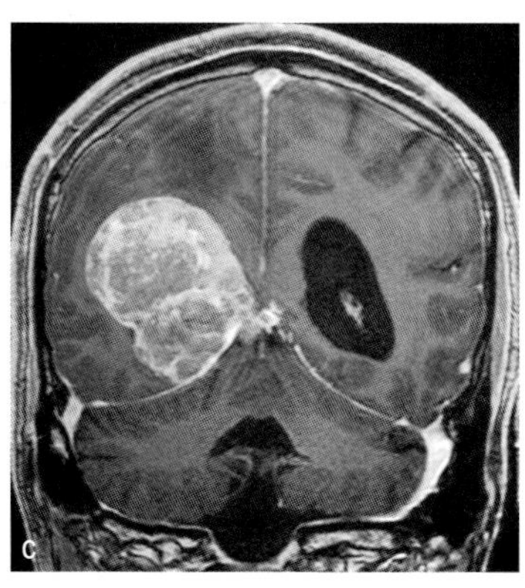

图 2.92 57 岁男性患者,患右侧脑室内转移性黑色素瘤,累及邻近脑实质。横断位 T1WI(**a**)上(↑)病灶呈混杂中-高信号;横断位 T2WI(**b**)上呈混杂中-高信号;冠状位 T1WI 增强(**c**)上可见强化

表 2.8(续) 成人脑室内孤立性病变

疾病	影像学表现	点评
血管母细胞瘤 **(图 2.93)**	肿瘤边界清楚,通常位于小脑和/或脑干。呈强化小结节伴囊变,或明显不均匀强化的较大病灶伴病灶内或边缘流空信号,T1WI 上呈中等信号,T2WI 上呈中-高信号。有时,病变可出现新鲜或陈旧性出血,破入脑室	生长缓慢的血管性肿瘤(WHO Ⅰ级),可以累及小脑、脑干和/或脊髓。占颅内肿瘤的 1%~3%。通常发生于中年人,除了 von Hippei-Lindau(VHL)患者外,儿童罕见。肿瘤由无数薄壁血管及大的、含脂空泡状基质细胞构成,基质细胞的细胞核大小不一,呈深染。有丝分裂相罕见。肿瘤基质细胞 VEGF、vimentin、CXCR4、水通道蛋白 1、碳酸脱水酶、S-100、CD56、神经元特异性烯醇化酶和 D2-40 免疫染色阳性。瘤内血管网状蛋白染色阳性。病灶周围脑组织可发生反应性星形细胞性神经胶质增生。无论是 VHL 基因的散发性突变或染色体 3p25-26 的 VHL 基因发生常染色体显性遗传突变导致 VHL 病均可导致肿瘤发生。在 VHL 病中,可发生 CNS 多发血管母细胞瘤伴肾透明细胞癌、嗜铬细胞瘤、内淋巴囊肿瘤、神经内分泌肿瘤、胰腺腺瘤和附睾囊腺瘤。VHL 病发生在青少年和中青年
肿瘤		
低级别(弥漫性)星形细胞瘤	**MRI:** 边缘欠清的颅内病灶或位于白质或脑干弥漫性肿块,T1WI 上呈中-低信号,T2WI 上呈高信号,可伴轻度强化,可见轻度占位效应 **DWI:** 肿瘤通常无弥散受限 **CT:** 局灶性或弥漫性占位,通常位于白质或脑干,呈中-低密度,可伴轻度强化,轻度占位效应	低级别星形细胞瘤(WHO Ⅱ级)占脑内星形细胞肿瘤的 10%~15%。常发生于儿童和成人(20~40 岁)。脑干胶质瘤常发生 10 岁以下儿童。肿瘤由分化良好的纤维型或原浆性肿瘤星形胶质细胞构成。可以发生在小脑或脑干。与 TP53、异柠檬酸脱氢酶-IDH1 和 IDH2 及端粒维持蛋白-ATRX 突变相关。平均生存期为 6~8 年,肿瘤可发生恶变,成为间变性星形细胞瘤或胶质母细胞瘤。神经纤维瘤病 1 型患者发生累及延髓的脑干胶质瘤比例增加。相较无 IDH 突变,发生 IDH 突变的肿瘤患者预后较好

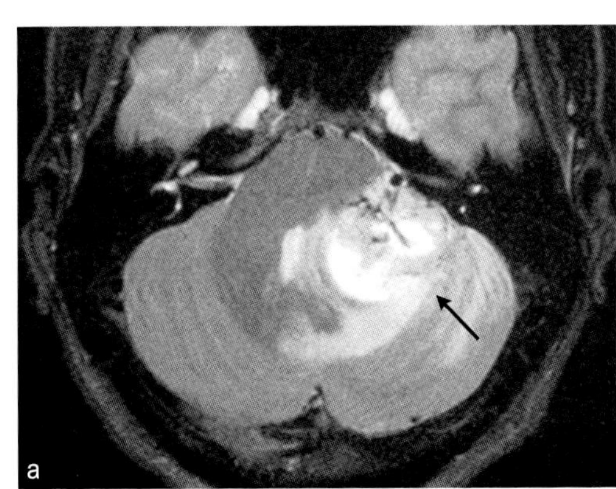

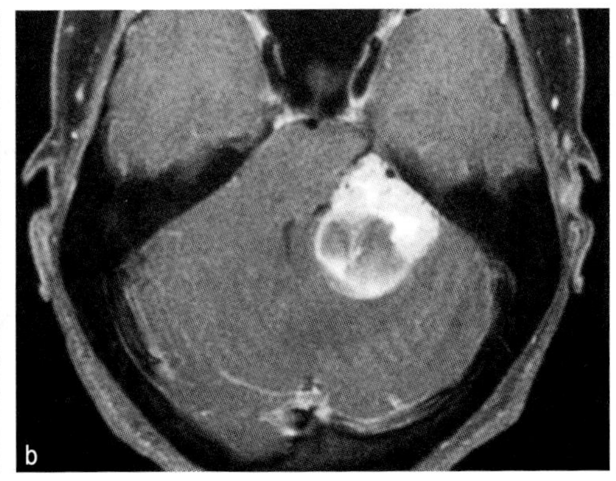

图 2.93 41 岁女性患者,患左侧中小脑脚血管母细胞瘤,累及第四脑室左侧。在横断位脂肪抑制 T2WI(**a**)上(↑)呈混杂略高和高信号,伴流空信号和周围水肿;在横断位脂肪抑制 T1WI 增强(**b**)上病灶呈不均匀强化

表 2.8(续) 成人脑室内孤立性病变

疾病	影像学表现	点评
间变性星形细胞瘤 (图 2.94)	**MRI**: 通常病变边缘不规则,位于脑白质,T1WI 上呈中-低信号,T2WI 上呈高信号,增强后可见强化。肿瘤内相对脑血容量可升高(rCBV) **DWI**: 肿瘤通常无弥散受限 **MRS**: NAA 降低和胆碱峰升高 **CT**: 肿块边缘不规则,呈中-低混杂密度,可伴出血,呈显著不均匀强化,周围可见水肿,可跨胼胝体生长	恶性星形细胞肿瘤(WHO Ⅲ级)介于弥漫性星形细胞瘤和多形性胶质母细胞瘤之间。恶性星形胶质细胞具有核异型及有丝分裂活动,Ki-67/MIB-1 的范围为 5%~10%,可以进展为胶质母细胞瘤,生存期约 2 年。启动子甲基化可以使 DNA 修复酶 MGMT 作用失活,并能够改善肿瘤对烷化化疗药物的反应。IDH 突变患者及 MGMT 启动子甲基化患者对化疗反应更好
多形性胶质母细胞瘤 (图 2.95)	**MRI**: 肿块边界欠清,形态不规则,伴坏死或囊变,T1WI 上信号混杂,T2WI 上不均匀高信号,伴或不伴出血,明显不均匀强化。相对脑血容量(rCBV)增加与肿瘤诱导血管生成的高级别神经胶质瘤相关。其他表现包括周围水肿和肿瘤穿过胼胝体扩展 **DWI**: 肿瘤通常无弥散受限 **MRS**: NAA 减少和胆碱升高 **CT**: 肿块边缘不规则,伴坏死或囊变,低-中等混杂密度,伴或不伴出血,明显不均匀强化和周围水肿。可以穿过胼胝体	多形性胶质母细胞瘤是最常见的原发性中枢神经系统肿瘤(WHO Ⅳ级),占颅内肿瘤的 15%和高达 75%的星形细胞肿瘤,发病率为 3/100 000。大多数患者年龄超过 50 岁。这些高度恶性的星形细胞肿瘤具有核异型性伴有丝分裂活动、细胞多形性、坏死、微血管增生和侵袭。Ki-67/MIB-1 的范围为 15%~20%。与 TERT、TP53 和 Rb7 肿瘤抑制基因突变相关,累及 RTK/磷酸酶-PTEN/PI3K 信号通路。启动子甲基化导致 MGMT DNA 修复酶的失活,并能够改善缺乏 IDH 突变的肿瘤恶性患者对化疗的反应。MRI 会低估病变程度,且生存率常小于 1 年。相较无 IDH 突变,有 IDH 突变的继发型胶质母细胞瘤患者可以有更好的化疗反应及预后
淋巴瘤 (图 2.96)	**MRI**: 原发性中枢神经系统淋巴瘤为局灶性或浸润性病变,可位于基底神经节、颅后窝/脑干、脑室、软脑膜和/或硬脑膜,在 T1WI 上呈中-低信号,T2WI 上呈中-稍高信号,可伴出血/坏死。病灶通常有强化 **CT**: 病变呈中-低密度,有强化,可伴骨质破坏	原发性中枢神经系统淋巴瘤比继发性常见,通常发生在 40 岁以上成年人。B 细胞淋巴瘤比 T 细胞淋巴瘤更常见,发病率随着人群中免疫功能低下患者数目增加而增加。脑原发性和继发性淋巴瘤的 MRI 特征类似。颅内淋巴瘤可以累及大脑、硬脑膜、软脑膜和/或脑室

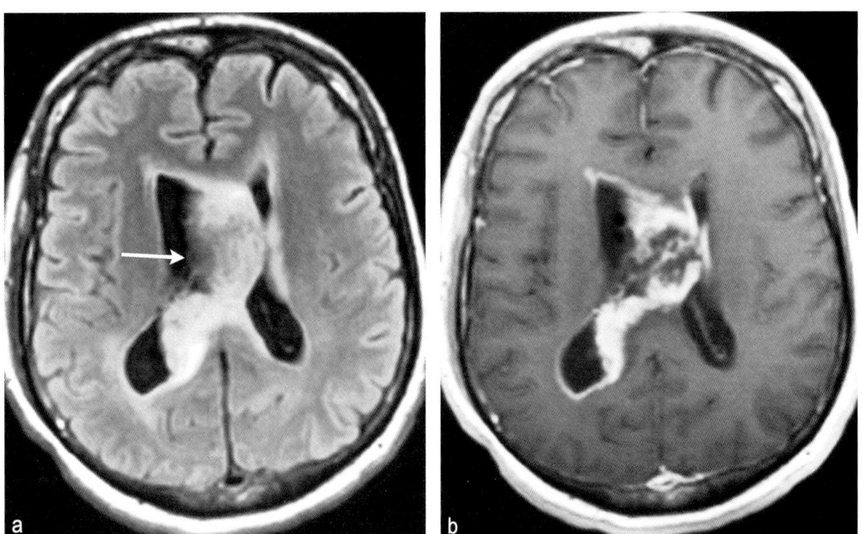

图 2.94 51 岁男性，患透明隔间变性星形细胞瘤，延伸进脑室。横断位 FLAIR(**a**)上(↑)呈高信号；横断位 T1WI 增强(**b**)上病灶呈不均匀强化，右侧脑室室管膜可见线性强化，提示肿瘤播散

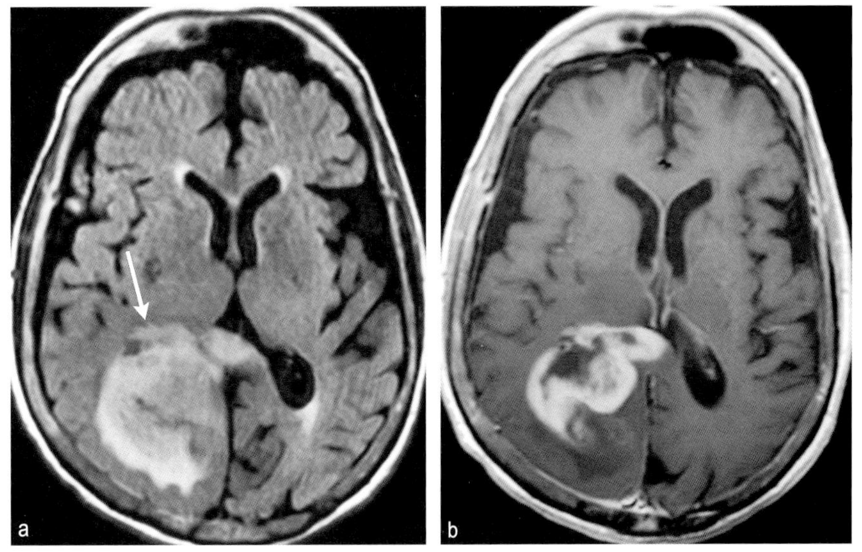

图 2.95 81 岁女性，患右侧大脑半球后部多形性胶质母细胞瘤，累及右侧脑室后角和胼胝体压部。肿瘤边界不清晰，横断位 FLAIR(**a**)上(↑)呈高信号；横断位 T1WI 增强(**b**)上呈不均匀强化

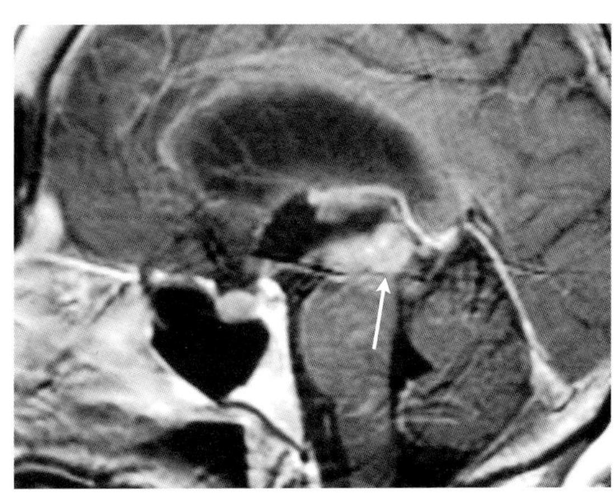

图 2.96 62 岁女性，患有大 B 细胞非霍奇金淋巴瘤。在矢状位 T1WI 增强上，第三脑室内可见强化病变(↑)

表 2.8(续) 成人脑室内孤立性病变

疾病	影像学表现	点评
室管膜瘤 (图 2.97)	**MRI**: 局灶性分叶状幕上病变,通常位于脑室外,可伴囊变、钙化和/或出血。T1WI 上呈中-低信号,T2WI 上呈中-高信号,增强后强化方式多样。肿瘤内含有孔血管,故肿瘤内相对脑血容量(rCBV)增高,对比剂廓清延迟 **DWI**: 通常没有弥散受限 **MRS**: 胆碱峰升高,NAA 峰降低,与其他肿瘤类似 **CT**: 局灶性分叶状幕上病变,通常位于脑室外,可伴囊变和/或钙化(高达 50%),中-低密度,增强后强化方式多样	缓慢生长的肿瘤(WHO Ⅱ级),肿瘤细胞细胞核呈圆形(椭圆形)的单一形态,内含有斑点染色质、形成血管周围假菊形团和室管膜菊形团。肿瘤内可含黏液样退变区、透明化血管、出血和/或钙化。室管膜瘤占颅内肿瘤的 6%～12%,发病率为(0.22～0.29)/100 000。儿童较成人更常见,1/3 位于幕上,2/3 位于幕下。儿童幕下室管膜瘤年龄范围 2 个月～16 岁不等(平均年龄为 6.4 岁)。幕上室管膜瘤可发生在儿童和成人。胶质纤维酸性蛋白(GFAP)、S-100、波形蛋白和/或上皮细胞膜抗原(EMA)免疫染色阳性。与神经纤维瘤病 2 型及 22、9、6、3 号染色体基因突变相关。5 年生存率为 57%,10 年生存率为 45%
间变性室管膜瘤 (图 2.98)	**MRI**: 病变边缘不规则,伴坏死或囊变,T1WI 上呈混杂信号,T2WI 上呈不均匀高信号,伴或不伴出血、钙化、不均匀强化及病灶周围水肿,可通过 CSF 播散 **CT**: 病变边缘不规则,伴坏死或囊变,密度混杂,伴或不伴出血、钙化、不均匀强化及周围水肿,可以在 CSF 内播散	恶性胶质瘤(WHO Ⅲ级)伴室管膜分化,有丝分裂活跃,微血管增殖和假栅栏样坏死。与患者预后不良有关的因素包括显著的间变性特征,脑脊液播散和不完全切除

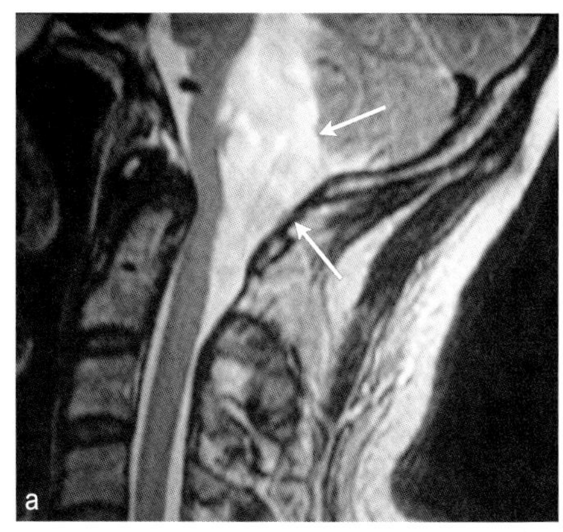

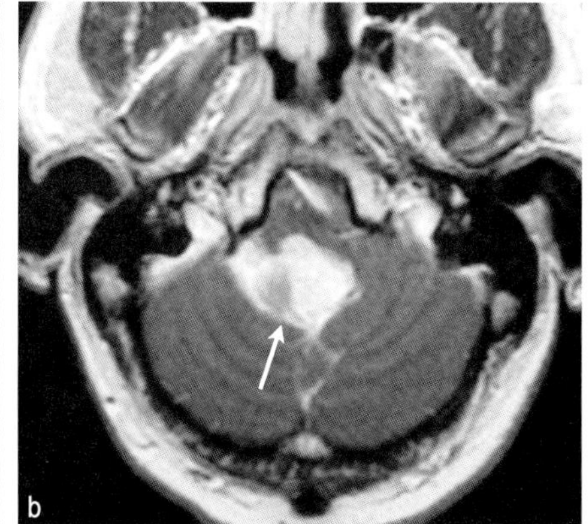

图 2.97 34 岁男性患者,患第四脑室内室管膜瘤。矢状位 T2WI (**a**)(↑)上呈高信号;横断位 T1WI 增强(**b**)上(↑)可见强化。肿瘤通过扩大的 Magendie 孔向下延伸(**a**)和侧面进入右侧 Luschka 孔(**b**)

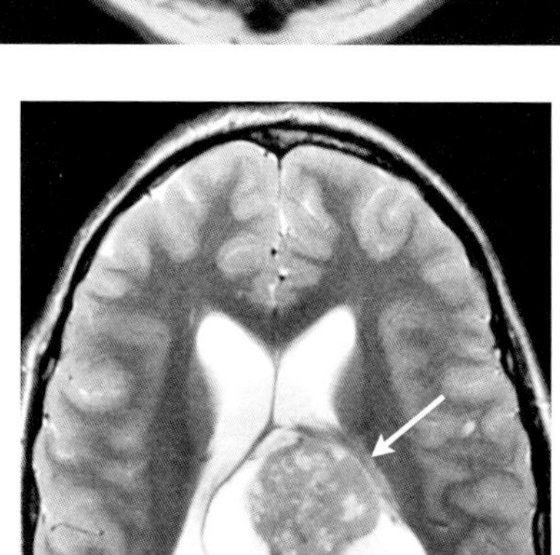

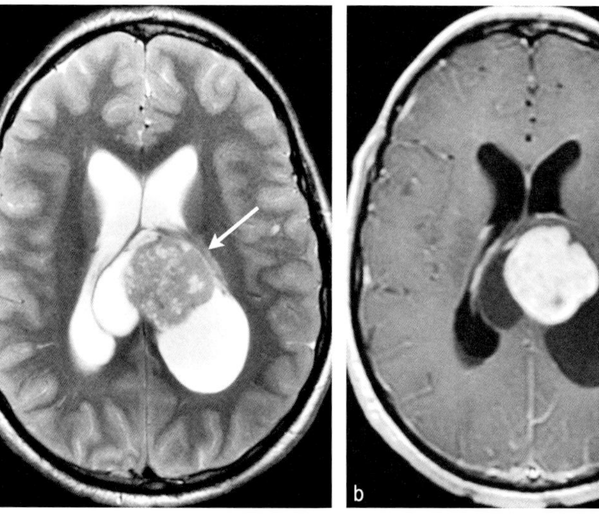

图 2.98 横断位 T2WI(**a**)上(↑)可见左侧脑室内间变性室管膜瘤,内可见实性部分呈混杂中-高信号,以及位于肿瘤内侧的囊性部分;横断位 T1WI 增强(**b**)上,肿瘤实性部分显著强化

表 2.8(续) 成人脑室内孤立性病变

疾病	影像学表现	点评
室管膜下瘤 (图 2.99、图 2.100 和图 2.101)	**MRI:** 肿瘤通常附着在脑室壁上(第四脑室 40%～50%;侧脑室 30%～40%;第三脑室 10%)。病变边界清晰,T1WI 上呈低-中等信号,T2WI 上呈不均匀稍高-高信号。可能含有出血或钙化,增强可见不同程度强化 **CT:** 病变边界清晰,低-中等密度,可能含有出血或钙化,增强可见不同程度强化	生长缓慢的低级别神经胶质肿瘤(WHO Ⅰ级),由具同型核的簇状肿瘤细胞构成,分布密集。无或少见有丝分裂活动。胶质纤维酸性蛋白(GFAP)免疫染色阳性。占所有室管膜肿瘤的 8%。完全切除可以治愈
脑膜瘤 (图 2.102)	以硬脑膜为基底的脑外病变,边界清晰。部位:幕上>幕下,矢状旁>凸面>蝶骨嵴>鞍旁>颅后窝>视神经鞘>脑室内 **MRI:** 硬脑膜为基底的肿瘤,T1WI 上呈中等信号,T2WI 上呈中等-稍高信号,通常呈显著强化伴硬膜尾征,可伴钙化。约 15%肿瘤内可发生出血、囊变或坏死 **DWI/DTI:** 不同亚型的脑膜瘤,ADC 值不同。有些肿瘤可表现为弥散受限,良性和非典型脑膜瘤中均可发生 **MRS:** 丙氨酸(1.5 ppm)、乳酸、胆碱和谷氨酰胺/谷氨酸峰升高和 NAA 峰降低 **CT:** 肿瘤中等密度,可伴钙化,可伴骨质增生,通常呈显著强化	脑膜瘤是最常见的脑外肿瘤,占原发性颅内肿瘤的 26%。年发病率为 6/100 000。脑膜瘤通常发生在成人(>40 岁),女性多于男性。由肿瘤性脑膜上皮细胞(蛛网膜或蛛网膜帽状细胞)构成。脑膜瘤通常为孤立及散发的,神经纤维瘤病 2 型患者中也可发生多灶性病变。80%脑膜瘤是良性的(WHO Ⅰ级),15%具有非典型特征(WHO Ⅱ级),5%具有间变性组织学特征(WHO Ⅲ级)。能够继发于放射治疗,潜伏期 19～35 年不等。分为不同亚型,例如脑膜上皮型、纤维型(成纤维型)、过渡型(混合型)、砂砾体型、血管瘤型、非典型和间变型。脑膜上皮型、纤维型和过渡型脑膜瘤是最常见的类型。通常上皮细胞膜抗原(EMA)和波形蛋白免疫染色阳性。分泌型脑膜瘤 CEA 免疫染色阳性。与 22 号染色体异常相关。60%散发性脑膜瘤中可发现 22 号染色体上 NF2 肿瘤抑制基因突变

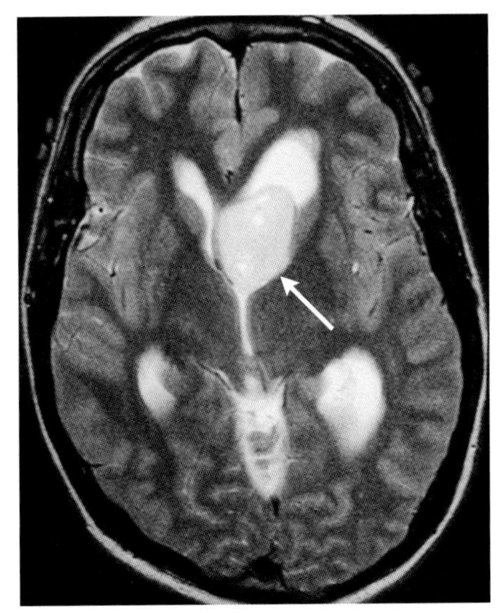

图 2.99 40 岁男性,患左侧脑室额角室管膜下瘤(↑)引起脑积水,横断位 T2WI 上呈高信号

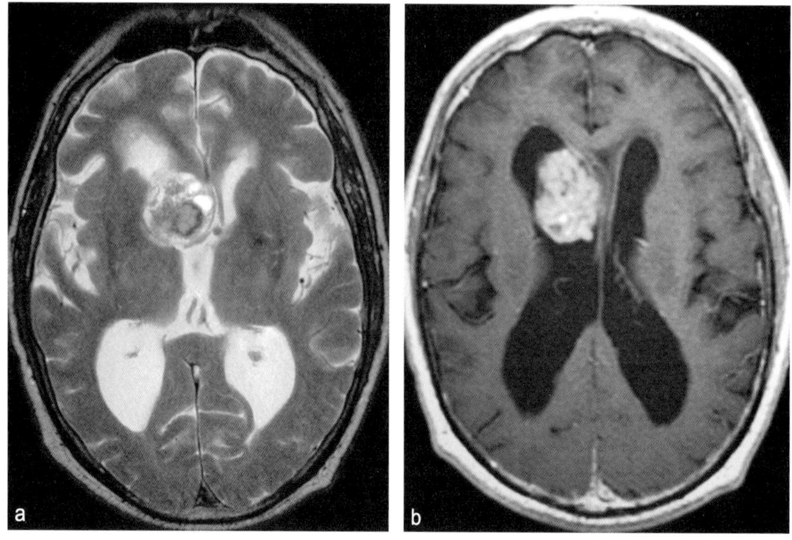

图 2.100 75 岁男性，患室间孔室管膜下瘤，引起右侧脑室 CSF 流出受阻。横断位 T2WI(**a**)上，病变呈不均匀混杂高，低和中等信号；横断位 T1WI 增强(**b**)上可见强化

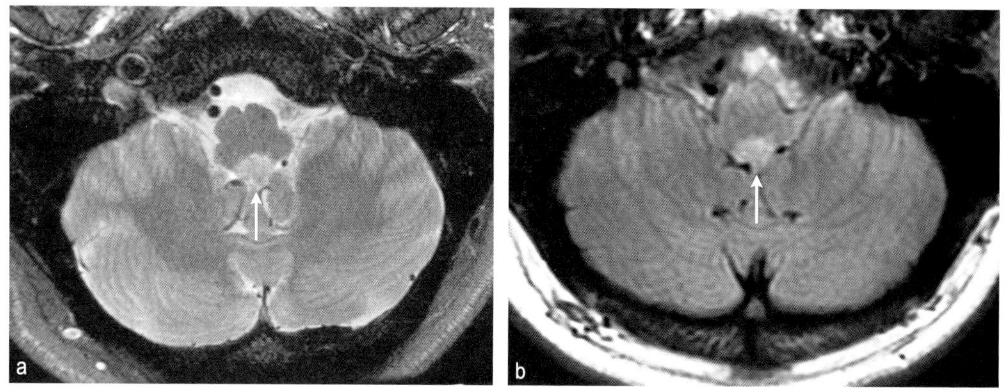

图 2.101 43 岁男性，患第四脑室下部室管膜下瘤。横断位 T2WI(**a**)上(↑)病灶呈中等信号；FLAIR(**b**)上(↑)呈稍高信号

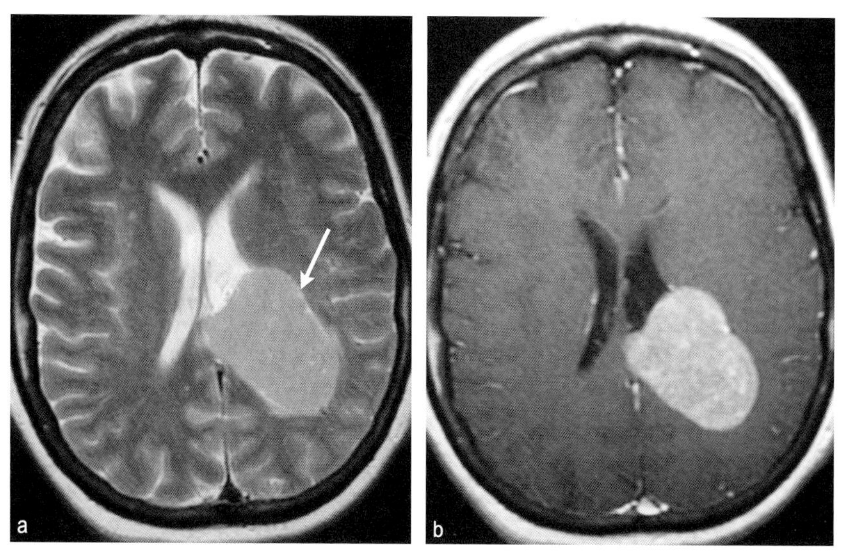

图 2.102 62 岁女性，患左侧脑室内脑膜瘤。横断位 T2WI(**a**)上(↑)病灶呈中等和稍高信号；横断位 T1WI 增强(**b**)上可见强化

表 2.8(续) 成人脑室内孤立性病变

疾病	影像学表现	点评
血管外皮细胞瘤/孤立性纤维瘤 (**图 2.103**)	**MRI:** 孤立性硬脑膜肿瘤,直径 2～7 cm 不等,脑室内罕见。肿瘤通常在 T1WI 上呈中-低信号,T2WI 上呈中等-稍高信号,肿瘤内可见流空效应。肿瘤通常强化明显伴硬膜尾征,可伴钙化。约 30%肿瘤可发生瘤内出血和囊性或坏死 血管外皮细胞瘤中肌醇、葡萄糖和谷胱甘肽与谷氨酸的相对比值高于脑膜瘤 **CT:** 肿瘤中等密度,可伴钙化,通常呈显著强化	罕见肿瘤(WHO Ⅱ级),占颅内原发肿瘤的 0.4%;低于脑膜瘤的 1/50,肿瘤细胞排列紧密,细胞质稀少,细胞核呈圆形、卵圆形或细长形,染色质中等致密。可见众多裂隙样血管通道,内衬扁平的内皮细胞,可伴坏死区。波形蛋白(85%)、因子Ⅷa(80～100%)免疫染色阳性。Leu-7 和 CD34 染色可呈阳性。疾病与 12 号染色体异常有关。通常发生于年轻人(平均年龄为 43 岁),男性多于女性。有时被称为成脑膜血管母脑膜瘤或脑膜血管外皮瘤,起源于血管细胞-周细胞。复发和转移概率大于脑膜瘤
脉络丛乳头状瘤 (**图 2.104**)	**MRI:** 局灶性和/或分叶状病变伴乳头状突起,T1WI 上呈中等信号,在 T2WI 上呈混杂中-高信号,通常显著强化,可伴钙化 位置:侧脑室房部(儿童)>第四脑室(成人),其他部位少见,如第三脑室。脑脊液分泌过多或机械梗阻引起脑积水 **CT:** 局灶性和/或分叶状病变伴乳头状突起,中等密度,通常显著强化,可伴钙化	脑室内少见良性肿瘤(WHO Ⅰ级),来源于脉络膜丛上皮,核圆/卵圆形的单层立方或柱状上皮细胞覆盖在叶状纤维血管结缔组织上。发生于侧脑室(50%)、第四脑室/桥小脑角(40%)、第三脑室(5%)和多个脑室(5%)。 见于儿童和成人。20 岁以下患者肿瘤 80%位于侧脑室。第四脑室病变在成人中最常见。肿瘤有丝分裂活性很低,细胞角蛋白、波形蛋白、平足蛋白、S-100 和甲状腺素运载蛋白免疫组化阳性。可以通过手术切除治愈

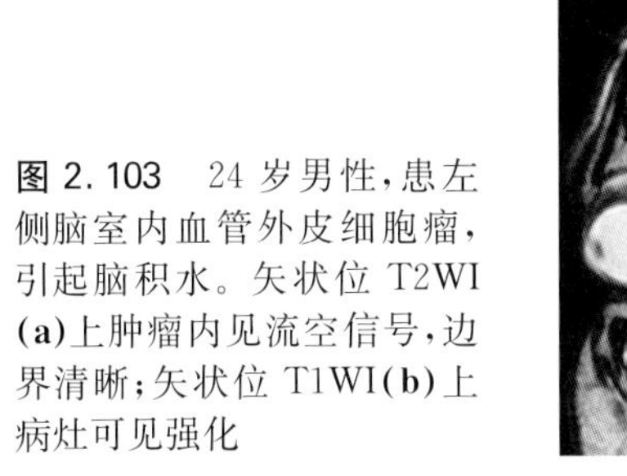

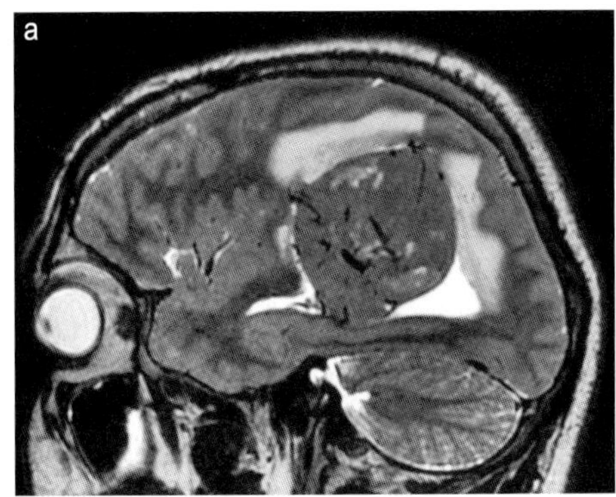

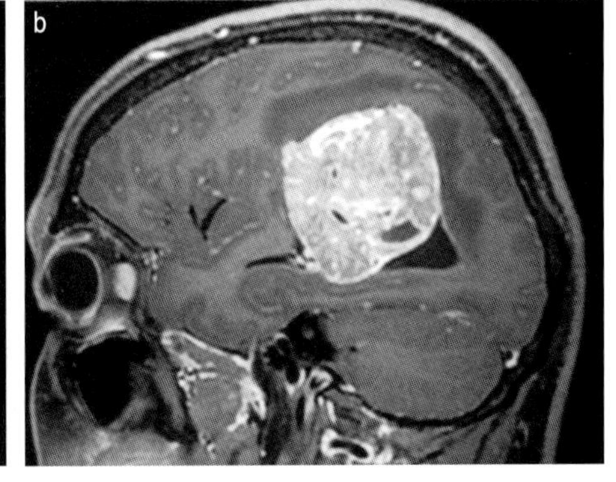

图 2.103 24 岁男性,患左侧脑室内血管外皮细胞瘤,引起脑积水。矢状位 T2WI (**a**)上肿瘤内见流空信号,边界清晰;矢状位 T1WI(**b**)上病灶可见强化

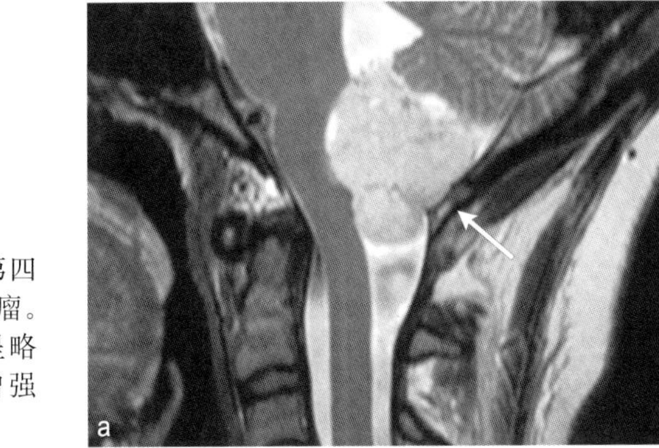

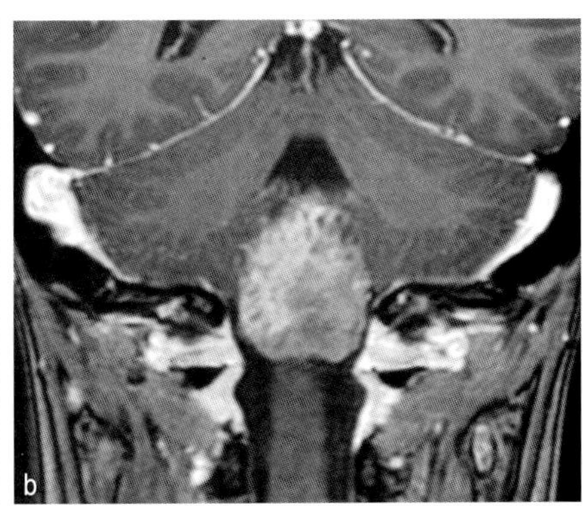

图 2.104 25 岁女性,患第四脑室下部脉络丛乳头状瘤。矢状位 T2WI(**a**)上(↑)呈略高信号;冠状位 T1WI 增强(**b**)上可见强化

表 2.8(续) 成人脑室内孤立性病变

疾病	影像学表现	点评
非典型脉络丛乳头状瘤	**MRI:** 局灶性和/或分叶状病变伴乳头状突起,T1WI 上呈中等信号,T2WI 上呈混杂中-高信号,通常显著强化,可伴钙化 位置:侧脑室房部(儿童)>第四脑室(成人),其他部位少见,如第三脑室,伴脑积水 **CT:** 局灶性和/或分叶状病变伴乳头状突起,中等密度,通常显著强化,可伴钙化	脑室罕见肿瘤(WHO Ⅱ级),来源于脉络膜丛上皮。其组织学特征与脉络丛乳头状瘤类似,但非典型乳头状瘤有丝分裂活性更高(>2/HPF)、细胞增多、核多形性、乳头状形态部分丧失和/或坏死。细胞角蛋白、S-100 免疫组化染色阳性。可发生于儿童和成人。可以通过手术切除治愈
脉络丛癌 **(图 2.105)**	**MRI:** 大的分叶状肿块,平均直径 5 cm,通常边界不规则,可伴脑组织侵犯 T1WI 上肿瘤呈不均匀中等信号,45%可伴高信号出血区。T2WI 上肿瘤实性成分常呈不均匀的中-稍高信号。出血或钙化在 T2WI 上可表现为小低信号区。64%的肿瘤出现囊变或坏死区,在 T2WI 上呈高信号。高达 55%的肿瘤中存在代表血管的管状流空效应。病灶增强后呈显著强化。近 75%的肿瘤因侵犯室管膜而呈现不规则强化边缘。高达 45%的肿瘤可出现软脑膜播散强化灶。80%可合并脑积水 **CT:** 为脑室内的较大肿块,呈中等密度伴出血或钙化时呈高密度,伴囊变或坏死时呈低密度。增强后病灶显著强化	脉络丛上皮来源的少见脑室内恶性肿瘤(WHO Ⅲ级),含不规则肿瘤细胞片,多形性核,有丝分裂活跃(>5/HPF),乳头状形态丧失,伴坏死和/或出血区。细胞角蛋白免疫染色阳性。占颅内肿瘤的 0.1%,原发性小儿中枢神经系统肿瘤 0.6%。该肿瘤发生率不足脉络丛乳头状瘤的 1/5。中位年龄从 12~32 个月不等。成年人罕见。最常发生在侧脑室,其次是第四和第三脑室。这些肿瘤通常沿脑脊液途径扩散并侵犯脑组织。预后差,5 年生存率为 45%
中枢神经细胞瘤 **(图 2.106)**	**MRI:** 局限性病变,通常位于侧脑室或透明隔边缘并向室内突出,T1WI 呈不均匀中-低信号,T2WI 上不均匀中-高信号,可伴钙化和/或小囊变,增强后明显强化 **DWI:** 病变 ADC 值可降低 **MRS:** 甘氨酸(3.55 ppm)、胆碱和丙氨酸水平升高,NAA 降低。文献报道额、顶叶和鞍区也可发生罕见的脑室外神经细胞瘤 **CT:** 位于侧脑室或透明隔边缘并突向脑室的局限性病变,不均匀中-低密度,可伴钙化和/或小囊变,不均匀强化	生长缓慢的罕见神经上皮肿瘤,由具有神经元分化的均一圆形细胞组成。突触小泡蛋白和神经元免疫染色阳性。占颅内肿瘤的 0.5%。患者年龄 8 天~67 岁(平均年龄为 29 岁)。影像学表现类似脑室内少突胶质细胞瘤。通常为良性肿瘤(WHO Ⅰ级),术后预后良好
神经胶质乳头状瘤	**MRI:** 大脑半球的局灶性病变,偶尔位于脑室内。肿瘤在 T1WI 上呈不均匀中-低信号,在 T2WI 上呈中-高信号,有强化 **CT:** 局灶性病变,不均匀中-低密度,强化不均匀	罕见的低级别肿瘤(WHO Ⅰ级),由假复层含圆形细胞核的小立方状胶质细胞组成,肿瘤内具透明血管、神经细胞和神经节细胞。胶质纤维酸性蛋白(GFAP)、神经元、突触素、神经元特异性烯醇化酶(NSE)和Ⅲ类 b-微管蛋白免疫染色阳性。患者年龄从 4~75 岁不等(平均年龄为 27 岁)。手术切除后,往往可长期生存

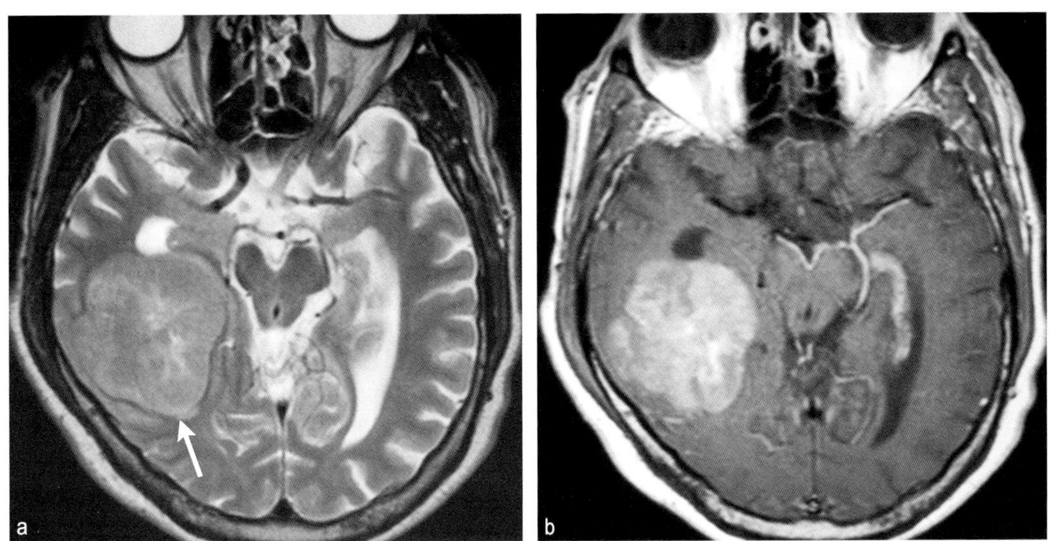

图 2.105 49 岁男性，患右侧脑室脉络丛癌。在横断位 T2WI(**a**)上(↑)，肿瘤边缘略微不规则，呈不均匀中等和稍高信号；在横断位 T1WI 增强(**b**)上病灶(↑)可见强化，后外侧边界不清晰，提示邻近脑实质受浸润

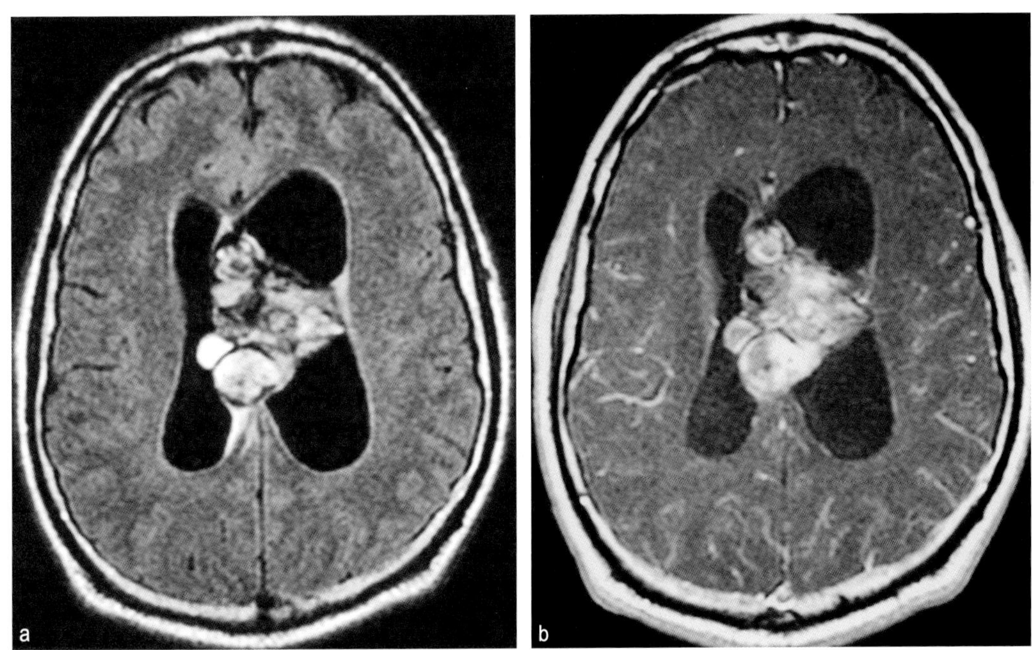

图 2.106 38 岁男性，患透明隔中枢神经细胞瘤，延伸至双侧脑室。肿瘤呈分叶状，横断位 FLAIR(**a**)上肿瘤呈不均匀高-低信号；横断位 T1WI 增强(**b**)上呈不均匀强化

表 2.8(续)　成人脑室内孤立性病变

疾病	影像学表现	点评
第三脑室脊索样胶质瘤 (图 2.107)	**MRI:** 局灶性病变,位于第三脑室前下部,在 T1WI 上呈中等信号,T2WI 上呈中-稍高信号,可伴囊性变。肿瘤通常显著强化 **CT:** 病变通常呈中等密度,有强化	罕见的、缓慢生长的胶质瘤(WHO Ⅱ级),由上皮样肿瘤细胞构成,细胞质呈嗜酸性,细胞核呈中等均一大小(有丝分裂活性低,<1/HPF)。在黏液基质内,肿瘤细胞排列成簇或索状,伴有淋巴浆细胞浸润。胶质纤维酸性蛋白(GFAP)、EGFR 和 merlin(NF2 基因产物)免疫染色阳性。通常发生于成人(平均年龄为 46 岁),女性多于男性(2∶1)。肿瘤通常发生在第三脑室的前下部,邻近下丘脑。手术后可能出现局部复发和下丘脑功能障碍
颅咽管瘤 (图 2.108)	**MRI:** 造釉细胞型颅咽管瘤通常边界清楚,边缘呈分叶状,好发位置:鞍内和鞍上同时发生>鞍上>鞍内(10%)。病灶在 T1WI 及 T2WI 的信号多样,可呈低、等和/或高信号,伴或不伴结节状或环形强化,病灶内可含有囊性、脂质及钙化成分。鳞状乳头型颅咽管瘤可表现为实性病变,T1WI 呈等信号,增强可强化 **CT:** 呈分叶状病灶,边界清晰,密度多样呈低、等和/或高密度,伴或不伴结节状或环形强化,病灶内可含有囊性、脂质及钙化成分,钙化常见于造釉细胞型颅咽管瘤	颅咽管瘤组织学上常为良性病灶,偶具侵袭性,起源于沿 Rathke 裂走形的鳞状上皮细胞。发生在儿童(10 岁)和成人(40 岁以上)以及男女中的概率相同,占所有颅内肿瘤的 3%。病变可分为造釉细胞型及鳞状乳头型。造釉细胞型更为常见,年龄分布呈双峰,多见于儿童和成人,而鳞状乳头型多见于成人。颅咽管瘤组织学上是良性的,但颅咽管瘤生长方式隐匿,因此完全手术切除难度较大,通常难以实现
生殖细胞肿瘤 (图 2.109)	**MRI:** 肿瘤通常在 T1WI 呈等信号,T2WI 呈稍高-高信号,增强后可强化,可伴囊变,蛛网膜下腔或脑室内可见肿瘤播散灶。其他生殖细胞肿瘤常因继发囊变、出血和/或钙化而在 T1WI 和 T2WI 上呈混杂信号 **CT:** 等-稍高密度的局限性病灶,可伴有蛛网膜下腔或脑室内的肿瘤播散灶	性腺外生殖细胞肿瘤包括生殖细胞瘤(最常见)、成熟畸胎瘤、恶性畸胎瘤、卵黄囊肿瘤、胚胎癌和绒毛膜癌。占原发性颅内肿瘤的 0.6%,发病率为 0.09/100 000,发病高峰年龄在 10~14 岁,90%发生在 25 岁以下的患者中,男性多于女性。预后取决于组织学亚型,生殖细胞瘤十年生存率大于 85%,其他生殖细胞肿瘤生存率较低,特别是含有非生殖细胞瘤恶性细胞
畸胎瘤 (图 2.110)	**MRI:** 局限性病变,松果体区域>鞍上区>第三脑室,在 T1WI 和 T2WI 上呈低、中等和/或高混杂信号,可伴强化,可能钙化成分,在 T1WI 和 T2WI 上呈低信号,也可含 T1WI 上呈高信号的脂肪成分。如果病灶破裂会引起化学性脑膜炎 **CT:** 可含钙化密度、等密度及脂肪密度区	第二常见的生殖细胞肿瘤,好发生儿童,男性多于女性,可为良性或恶性,由外胚层、中胚层和/或内胚层衍生物组成

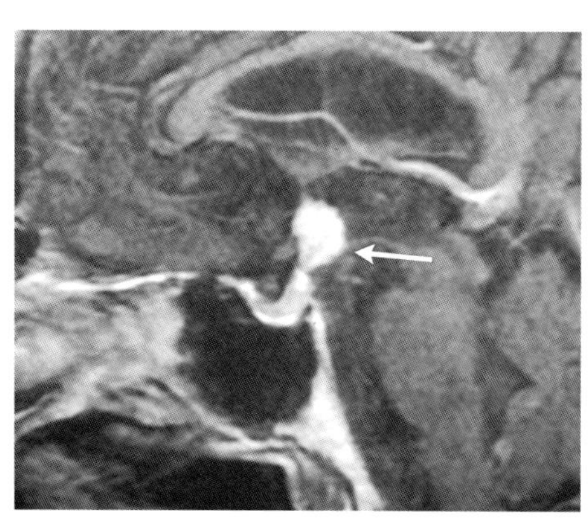

图 2.107　矢状位 T1WI 增强显示第三脑室前下部强化的脊索样胶质瘤(↑)

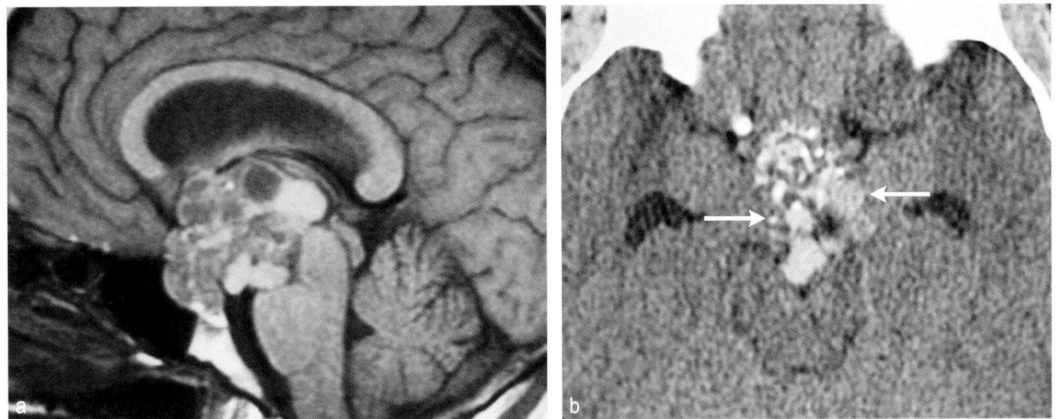

图 2.108　23 岁男性，患鞍上池和蝶鞍颅咽管瘤，延伸到第三脑室。在矢状位 T1WI(**a**)上病灶呈低、中和高信号和在横断位 CT(**b**)上呈稍高-低密度伴钙化(↑)

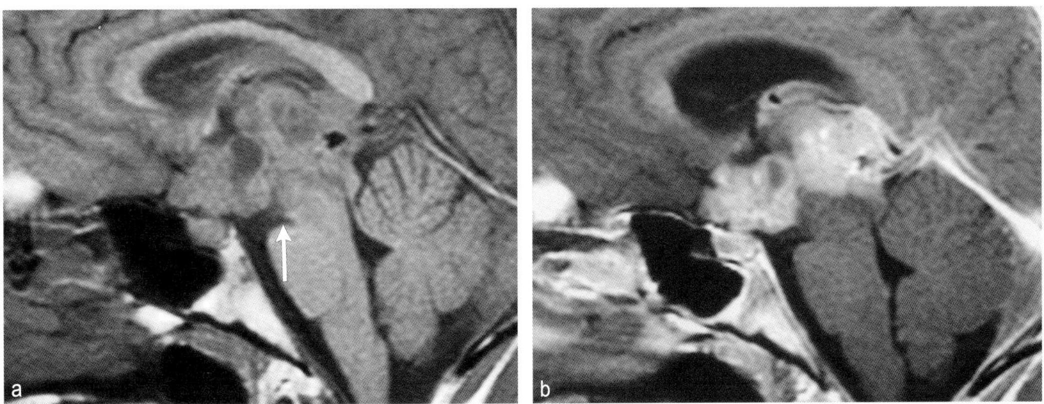

图 2.109　20 岁男性，患生殖细胞瘤位于鞍上池，第三脑室和松果体窝处。矢状位 T1WI(**a**)上(↑)病灶呈混杂中-低信号；矢状位 T1WI 增强(**b**)上可见强化

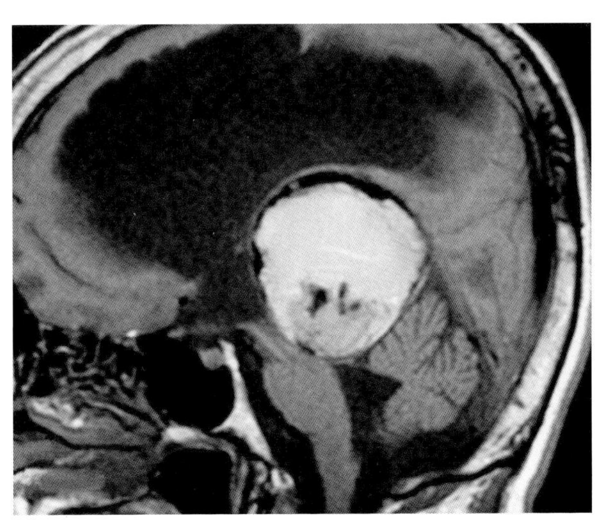

图 2.110　50 岁男性，患松果体窝处畸胎瘤，延伸到第三脑室，在矢状位 T1WI 上肿瘤大部分呈高信号，中心和周边区域含钙化呈低信号

表 2.8(续) 成人脑室内孤立性病变

疾病	影像学表现	点评
松果体病变和肿瘤（**表 1.11**）	松果体区域病变和肿瘤 MRI 和 CT 表现详见**表 1.11**	累及松果体的病变包括原发性松果体肿瘤（松果体细胞瘤、松果体实质肿瘤中等分化、乳头状肿瘤和松果体母细胞瘤）、生殖细胞肿瘤、胚胎肿瘤、室管膜瘤以及松果体区病变（室管膜瘤、脑膜瘤、蛛网膜囊肿、表皮样、皮样和脂肪瘤）
肿瘤样病变		
表皮样囊肿（**图 2.111**）	**MRI**：边界清晰的球形或多分叶状脑外含外胚层结构的囊性病变，T1WI 上呈等低信号，T2WI 和扩散加权成像上呈高信号，ADC 图上为低信号。FLAIR 表现为混杂低、等或高信号。增强后无强化。病灶部位：颅后窝（桥小脑角池）＞颅中窝鞍旁 **CT**：脑外病变，等低密度，无显著强化，可伴骨质侵蚀/破坏	先天性或获得性脑外中线区非肿瘤性病变，内部充满脱落细胞和角质碎片，通常对邻近脑组织有轻度占位效应，幕下多于幕上。在成人中更为常见，男性和女性中发病率类似。可伴相应临床症状
胶样囊肿（**图 2.112、图 2.113 和图 2.114**）	**MRI**：病灶边界清楚，呈球形，位于第三脑室前上部，T1WI 和 T2WI 信号多样（低、等或高信号），最常表现为 T1WI 高信号和 T2WI 低信号，对比增强后无强化 **CT**：位于第三脑室前上部的球形病变，密度多样（低、等或高密度），无强化	生长缓慢的良性囊性病变，其壁上覆有单层上皮细胞。囊内成分可包含胆固醇颗粒、各种血液代谢物、巨噬细胞和各种矿物质和/或离子。大多数胶样囊肿发生在第三脑室的前上部，极少出现在鞍区或鞍上池。通常见于成人（50～60 岁）
室管膜囊肿（**图 2.115**）	**MRI**：位于侧脑室的边界清晰的薄壁囊肿，T1WI 和 DWI 呈低信号，T2WI 和 FLAIR 高信号。增强后通常无强化 **CT**：位于侧脑室的薄壁囊肿，密度低，类似脑脊液	侧脑室的良性囊肿，含有浆液，薄壁由室管膜柱状细胞组成，细胞核泡状，胞质嗜酸性。可能来源于发育过程中被阻隔的神经外胚层

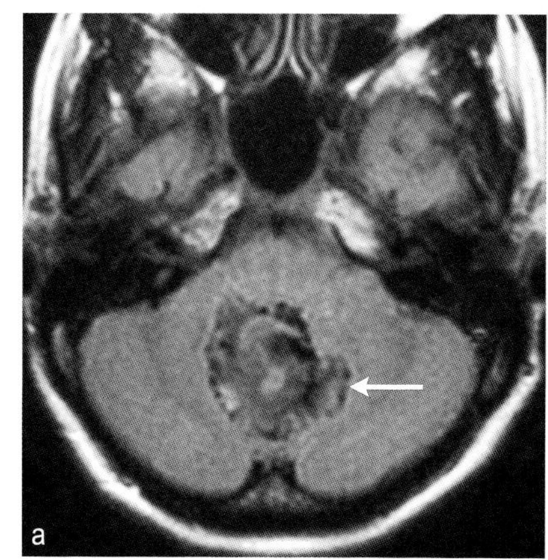

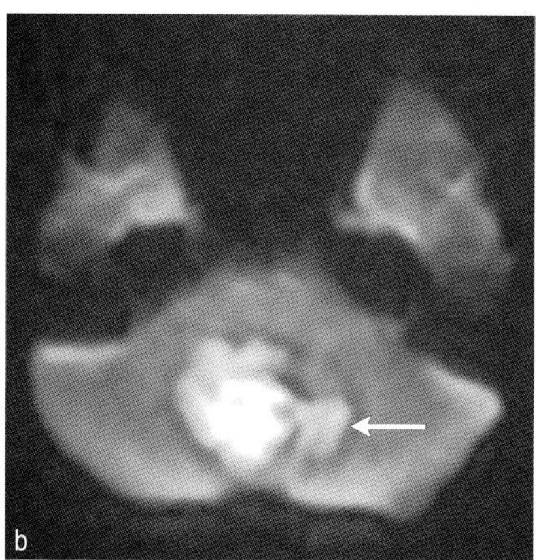

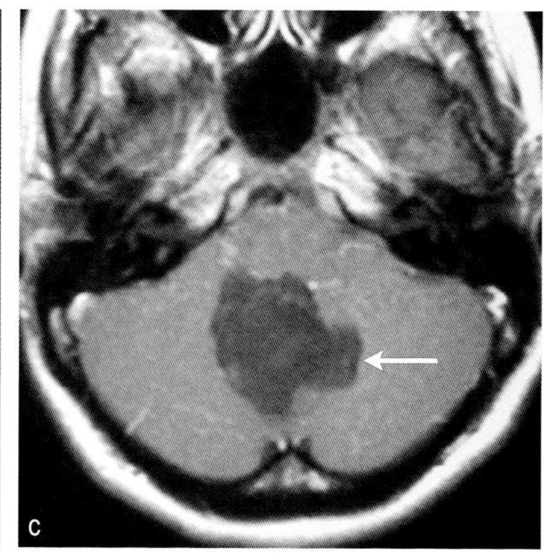

图 2.111 第四脑室内表皮样囊肿。在横断位 FLAIR(**a**)上(↑)呈混杂的低，中，高信号；在横断位 DWI(**b**)上(↑)弥散受限和在横断位 T1WI 增强(**c**)上(↑)呈低信号，无强化

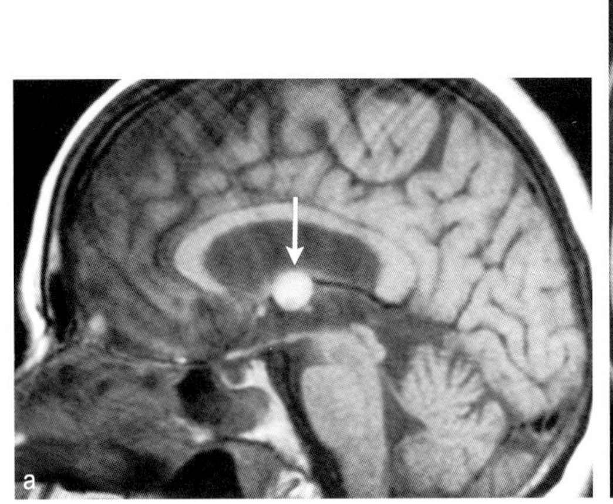

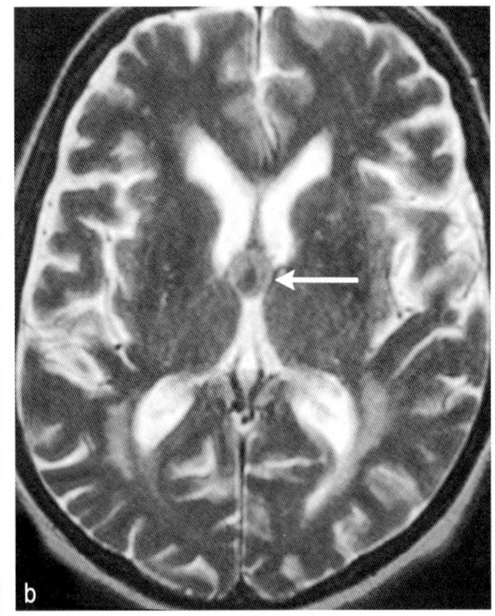

图 2.112 67 岁女性，患第三脑室前上部胶样囊肿。矢状位 T1WI(**a**)上(↑)病灶呈高信号；横断位 T2WI(**b**)上(↑)呈混杂中等和低信号

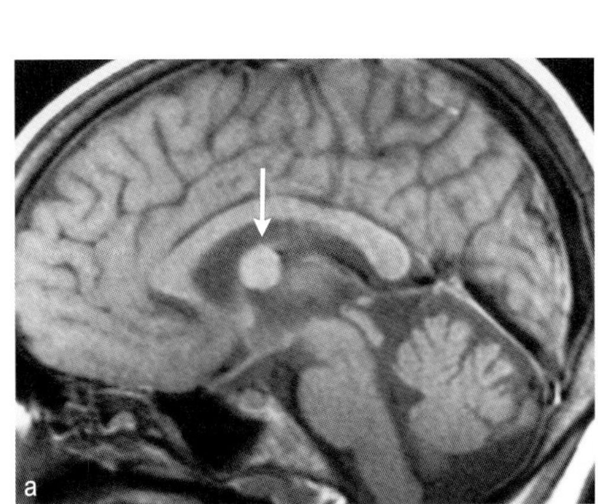

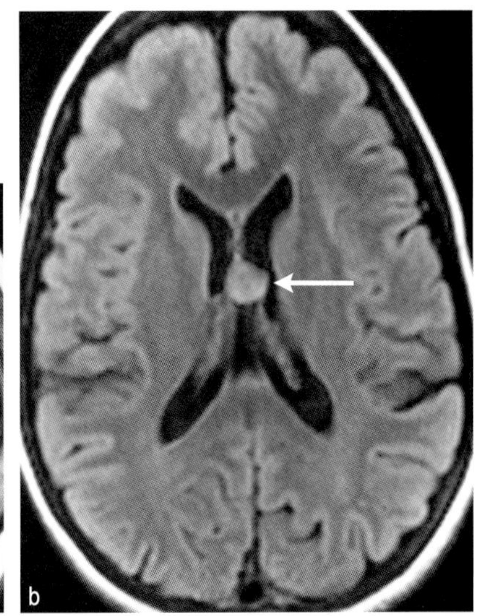

图 2.113 32 岁女性，患第三脑室胶样囊肿在矢状位 T1WI(**a**)上(↑)呈中等-略高信号和在横断位 FLAIR(**b**)上(↑)呈稍高信号

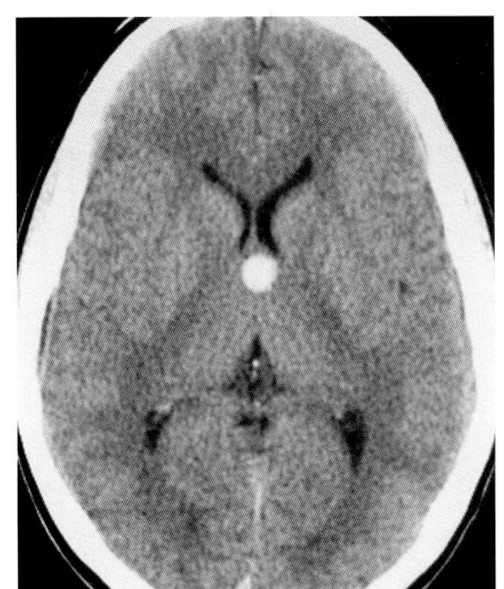

图 2.114 25 岁女性，患第三脑室胶样囊肿，在横断位 CT 上呈高密度

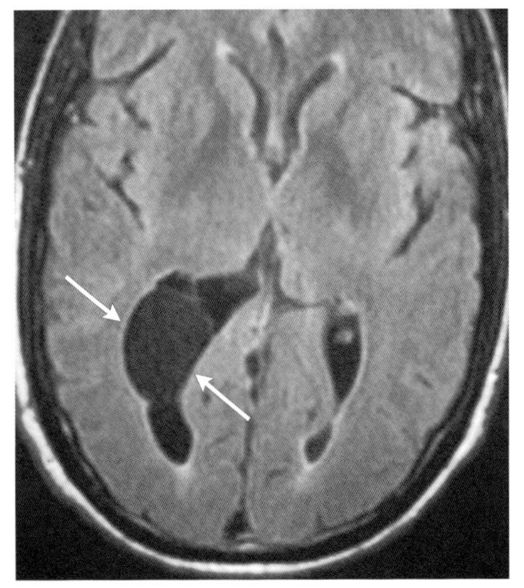

图 2.115 55 岁男性，患右侧脑室后角室管膜囊肿(↑)，在横断位 FLAIR 上(↑)与 CSF 呈等信号

表 2.8(续) 成人脑室内孤立性病变

疾病	影像学表现	点评
神经上皮(神经胶质)囊肿 (**图 2.116**)	**MRI：**边界清晰的囊肿，T1WI、FLAIR 和 DWI 上呈低信号，T2WI 和 ADC 图上呈高信号，薄壁，无强化及周围水肿 **CT：**边界清晰的囊肿，呈低密度，无强化	包含 CSF 的罕见良性囊性病变，通常无症状。可位于脑内、脑外或脑室内。脑室内病变与脑室内脑脊液不相通。囊壁包含立方上皮细胞。神经上皮囊肿位于脑实质(通常在额叶)>脉络膜裂>脑室
脉络丛囊肿 (**图 2.117 和图 2.118**)	**MRI：**囊肿通常在 T1WI 上呈中-低信号，FLAIR 上呈中等信号或稍高或高信号，T2WI 上呈高信号。DWI 上通常呈高信号。增强后可见环状或结节状强化 **CT：**通常呈中-低密度，病灶边缘可伴钙化	常见的非肿瘤性囊肿，内衬线样上皮，通常发生在双侧侧脑室后角的脉络丛，大小约 5～20 mm。由脉络膜上皮脱皮和变性所致，结节状结构内包含脂质的组织细胞、胆固醇、液体、含铁血黄素、淋巴细胞和浆细胞浸润、细胞碎片和外周砂砾样钙化。通常为无症状偶然发现
血肿 (**图 2.119**)	**CT：**CT 密度与血细胞比容、血红蛋白和蛋白质含量之间存在线性关系 **MRI：**血肿的信号取决于其时期、大小、位置、血细胞比容、血红蛋白中铁的氧化状态、血凝块收缩程度、水肿范围和 MRI 脉冲序列	可由创伤、动脉瘤破裂或血管畸形、凝血功能障碍、高血压、药物不良反应、淀粉样血管病、脑梗死的出血性转化、转移、脓肿和病毒感染(单纯疱疹病毒，巨细胞病毒)导致
动静脉畸形(AVM)	**MRI：**病变边缘不规则，可位于脑实质、软脑膜、硬脑膜和/或脑室。AVM 因内部的高流速血流，在 T1WI 和 T2WI 上可见多发迂曲的管状流空血管影，也可见信号多变的血管内血栓形成及不同阶段的出血区域 **CT：**病灶边缘不规则，可位于脑实质-软脑膜、硬脑膜或共同累及。AVM 包含多条迂曲血管。静脉部分通常有强化。如无近期出血或静脉闭塞，通常无占位效应。CTA 可以显示 AVM 的病灶、动脉和静脉部分	AVM 可以是散发性、先天性或创伤相关造成的。与幕下 AVM(10%～20%)相比，幕上 AVM(80%～90%)发生更多见。每年都存在出血风险

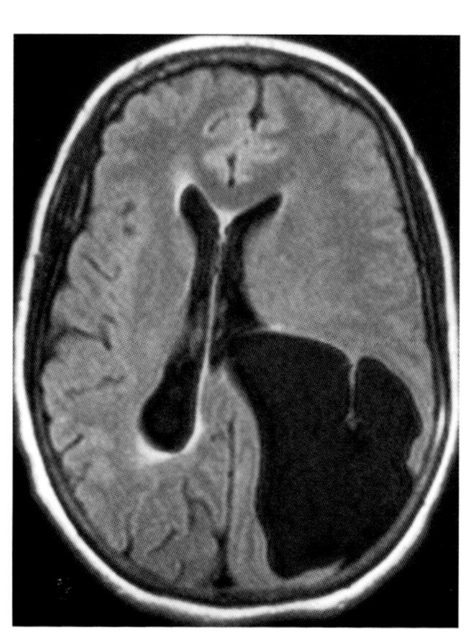

图 2.116 51 岁女性，患左侧大脑半球神经上皮(神经胶质)囊肿，突入左侧脑室，如横断位 FLAIR 所示

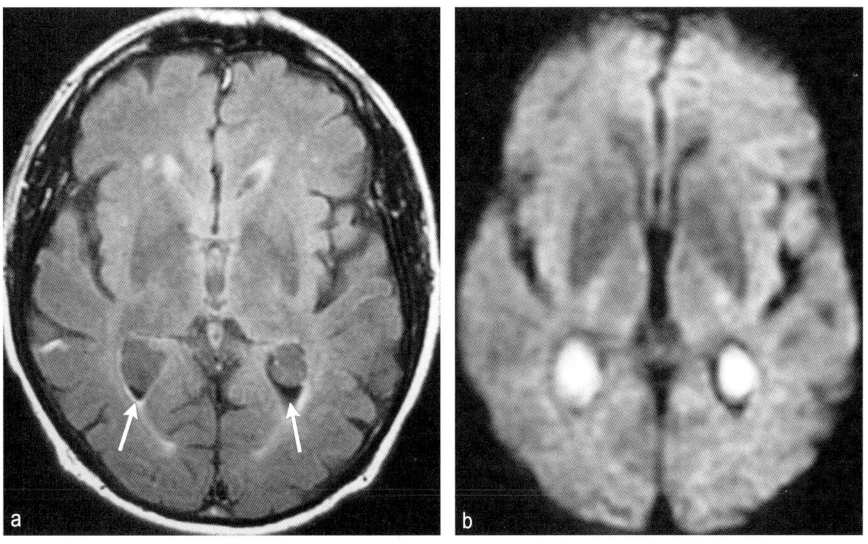

图 2.117 77 岁男性，患双侧侧脑室后角脉络丛囊肿。在横断位 FLAIR(**a**)上(↑)呈中-低信号和在横断位 DWI(**b**)上弥散受限

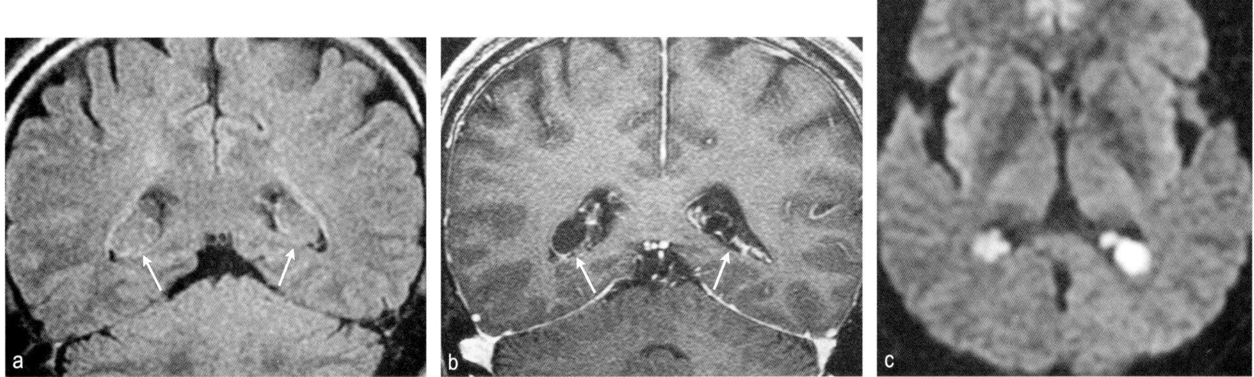

图 2.118 58 岁男性，患双侧脉络丛囊肿。冠状位 FLAIR(**a**)上(↑)病灶呈中等信号；在冠状位 T1WI 增强(**b**)(↑)上，病灶中心呈低信号伴边缘强化；横断位 DWI(**c**)上弥散受限

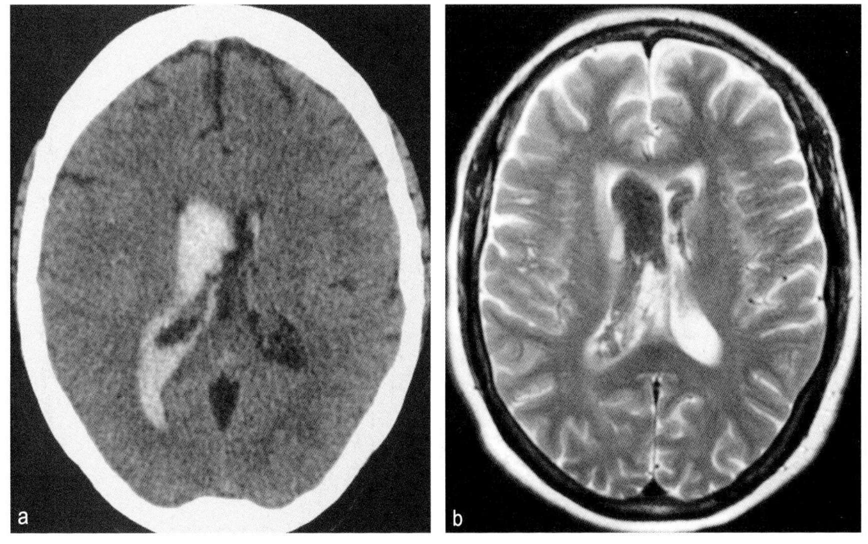

图 2.119 右侧脑室出血。在横断位 CT(**a**)上呈高密度；在横断位 T2WI(**b**)上大部分为低信号，左侧脑室内也可见少量血液

表 2.8(续) 成人脑室内孤立性病变

疾病	影像学表现	点评
海绵状血管瘤	**MRI:** 单发或多发的脑内病变,呈多发分叶状,病灶周围内因含铁血黄素于T2WI上可呈环形或不规则的低信号,病灶中央区T1WI及T2WI信号多样(低、等、高或混合性),取决于出血所处时期。梯度回波序列和SWI技术可用于多发病灶的检测。增强通常不强化,部分可呈轻度不均匀强化 **CT:** 病灶呈等-稍高密度,可伴钙化	海绵状血管瘤,由薄壁的血窦和无神经的血管构成。可见于不同部位。幕上相对幕下更常见。病变由位于胶原基质内含内衬上皮的血管通道构成。血栓及含铁血黄素的陈旧性出血灶较常见。可出现营养不良性钙化。25%病例中出现发育性静脉异常。合并多发性海绵状血管瘤的遗传性综合征,与CCM1/KRIT1、CCM2/MGC4608和CCM3PDCD10基因突变有关且相比于散发性海绵状血管畸形,具有较高的出血风险(高达5%每年)
感染		
脑室炎/脓肿 (**图 2.120**)	**MRI:** 沿脑室/室管膜边缘曲线和/或结节状强化,伴交通或非交通型脑积水	颅内炎症过程,如细菌、真菌和病毒(CMV)感染,结核病和寄生虫的并发症,非感染性疾病如肉芽肿也可导致类似的强化模式
寄生虫感染/囊虫病 (**图 2.121**)	**MRI:** 脑或脑膜内单个或多个囊性病变。活动性囊泡期:T1WI、FLAIR及DWI上显示低信号的囊样病变内含一2～4 mm小结节(头节)。T2WI及FLAIR上呈高信号伴边缘薄壁,增强后呈薄壁强化或无强化,T2WI及FLAIR上无周围水肿;活动性胶样囊泡期:囊样病变,T1WI呈低信号,T2WI高信号,钆对比增强后呈环状和/或结节状强化,病灶周围可伴T2WI高信号区;活动性颗粒状结节期:囊肿收缩成实性的强化肉芽肿结节 **CT:** 慢性非活跃期:成为钙化结节性肉芽肿	因食用被猪带绦虫幼虫囊包污染的食物(未煮熟的猪肉)而导致。累及脑膜>脑实质>脑室。颅内病变可伴发癫痫发作,脑室内病变可导致脑积水。当脑干受压时,常行第四位脑室内肿瘤切除手术
炎症		
神经结节 (**图 2.122**)	**MRI:** 脑内和/或脑室内边界不清的病变,T1WI上呈低-中等信号,T2WI和FLAIR上呈略高-高信号,通常有强化,可伴局部占位效应和周围水肿。常伴软脑膜和/或硬脑膜强化 **CT:** 边界不清的脑内病变,呈中-低密度,通常有强化,可伴局部占位效应和病灶周围水肿。通常可见软脑膜强化	神经结节病史一种多系统非干酪性肉芽肿性病变,病因不明,5%～15%病例涉及中枢神经系统。如果不予以治疗,可造成严重的神经系统损伤,如脑病、脑神经病变及脊髓病变。当神经系统病变较其他系统性改变(如肺、淋巴结、皮肤、骨骼及/或眼)先出现时,诊断较为困难

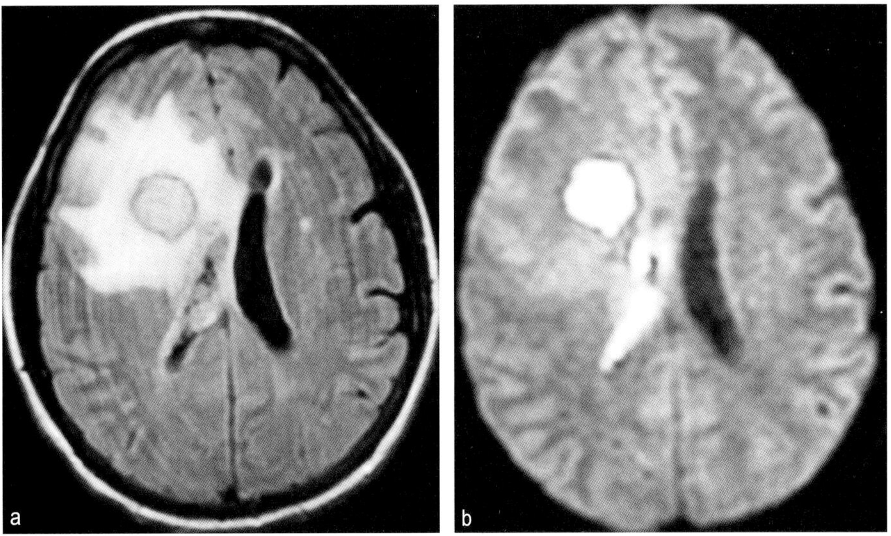

图 2.120 53 岁女性，患右额叶化脓性脑脓肿，感染延伸至右侧脑室。在横断位 FLAIR(**a**)上，右额叶球状脓肿周围可见高信号水肿，右侧脑室内可见高信号；在横断位 DWI(**b**)上，脓肿及右侧脑室内病灶弥散受限，代表脑室炎

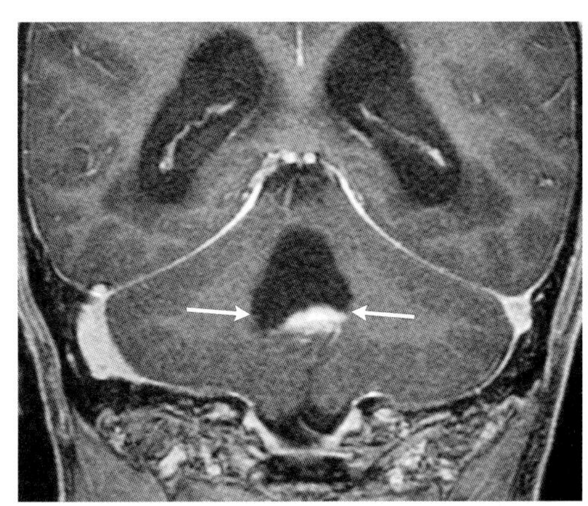

图 2.121 35 岁男性，患第四脑室囊虫病，在冠状位 T1WI 上病灶(↑)含结节性强化和囊性部分，可导致脑室梗阻

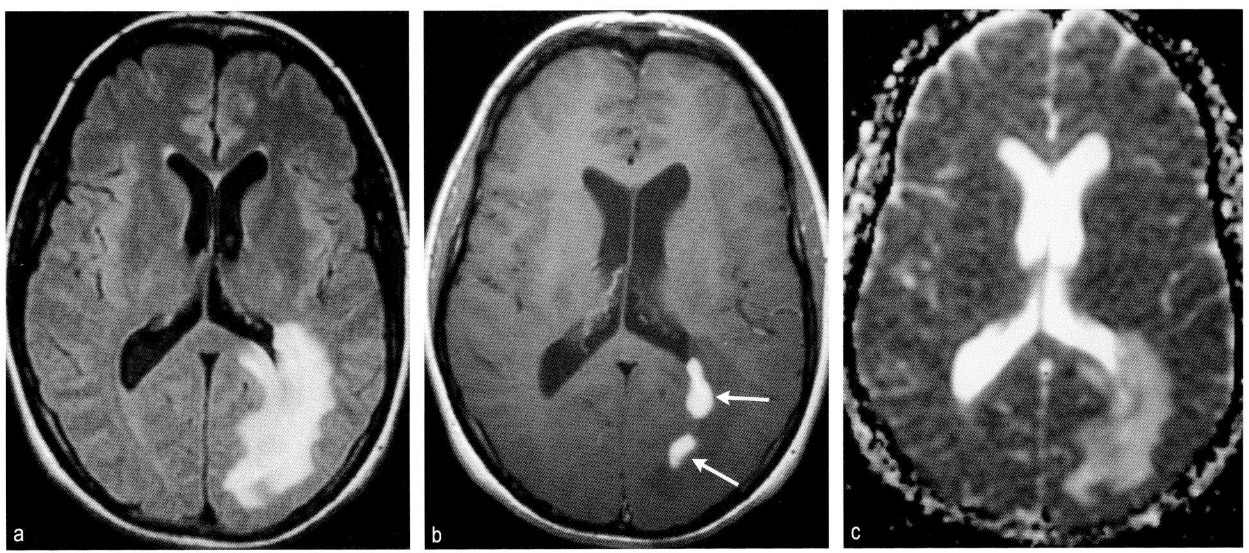

图 2.122 40 岁女性结节病患者，左侧脑室后角周围可见病灶延伸至左侧脑室。横断位 FLAIR(**a**)上病灶为高信号；横断位 T1WI 增强(**b**)上(↑)病灶可见强化；在横断位 ADC(**c**)上可见沿着脑室壁走形的细长低信号区，提示扩散受限，周围伴高信号水肿

2.9 脑室边缘强化

- 正常血管结构
- 肿瘤病变
  - 中枢神经系统外原发性肿瘤的转移性病变
  - 中枢神经系统原发性肿瘤的播散病变
  - 直接延伸至脑室的恶性脑肿瘤
  - 室管膜-室管膜下错构瘤-结节性硬化
- 炎症性疾病
  - 脑室炎/室管膜炎
  - 化学性脑室炎
  - 放射性损伤/坏死
- 创伤后病变
  - 分流管放置
  - 手术
  - 血肿
- 血管病变
  - 动静脉畸形(AVM)
  - 发育性静脉异常/静脉血管瘤
  - Sturge-Weber 综合征

表 2.9 脑室边缘强化

疾病	影像学表现	点评
正常血管结构 (**图 2.120**)	**MRI 和 CT**:室管膜室管膜下静脉(线管状结构)和脉络膜可见正常强化结构	血流缓慢的(静脉和静脉窦)血管结构通常有强化,这是由钆对比剂缩短 T1 效应及脉络丛经缺乏血脑屏障所致
肿瘤病变		
中枢神经系统外原发性肿瘤的转移性病变 (**图 2.123**)	脑室内单发或多发病灶,边界清楚或模糊,可伴软脑膜,硬脑膜和/或头骨侵犯 **MRI**:病变在 T1WI 上通常呈中-低信号,在 T2WI 上呈中-高信号,可伴线性或结节状强化,可伴脑积水及骨质破坏,病灶可压迫神经组织或血管	脑室内转移瘤可由中枢神经系统外的原发性肿瘤,如肺癌、乳腺癌、黑色素瘤、淋巴瘤和白血病引起
中枢神经系统原发性肿瘤的播散病变 (**图 2.124 和图 2.125**)	脑室内单发或多发病灶,边界清楚或模糊,可伴软脑膜、硬脑膜和/或头骨侵犯。 **MRI**:病变在 T1WI 上通常呈等-低信号,在 T2WI 上呈等-高信号,可伴线性或结节状强化,可伴脑积水及骨破坏,病灶可压迫神经组织或血管	脑室内播散性肿瘤可以由中枢神经系统原发性恶性肿瘤引起,如原始神经外胚层肿瘤(PNET)、髓母细胞瘤、松果体母细胞瘤、脉络丛癌、多形性胶质母细胞瘤、间变性星形细胞瘤、间变性室管膜瘤、间变性少突神经胶质瘤、少突星形细胞瘤、原发性中枢神经系统淋巴瘤和其他高级别肿瘤
直接延伸至脑室的恶性脑肿瘤 (**图 2.126 和图 2.127**)	**MRI**:邻近脑室的脑内病灶,在 T1WI 上呈等-低信号,在 T2WI 上呈等-高信号,增强后可见强化灶延伸到侧脑室并沿着脑室播散,呈线状或结节状强化	高级别原发性或转移性脑内肿瘤可以延伸至脑室,可见强化。肿瘤播散也可引起脑室内强化

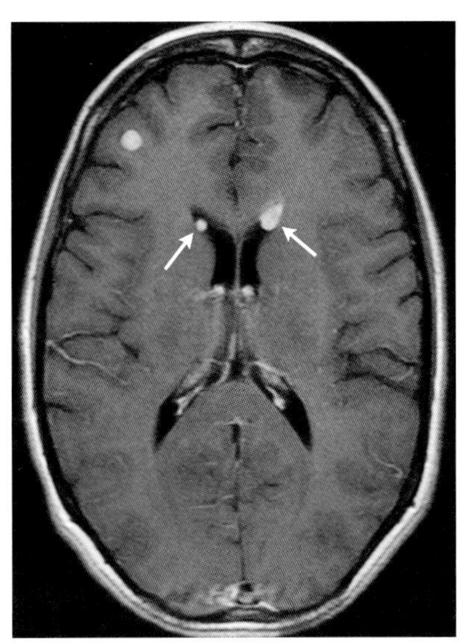

图 2.123 31 岁女性，患有黑色素瘤。横断位 T1WI 增强上侧脑室和右额叶（↑）可见强化转移性病变

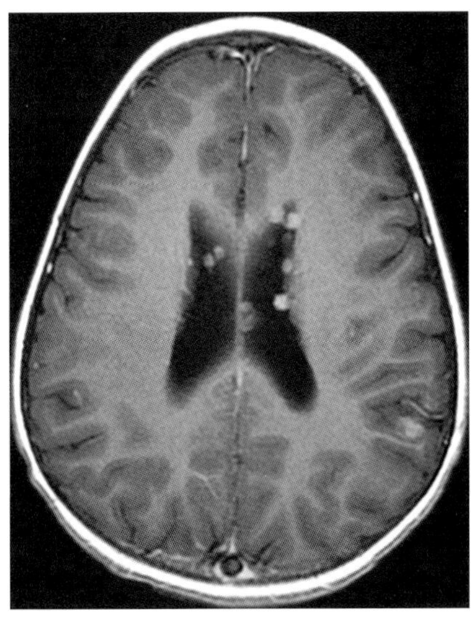

图 2.124 5 岁女性，在横断位 T1WI 增强上可见侧脑室内多个结节性强化病变，提示中枢神经系统室管膜瘤的播散

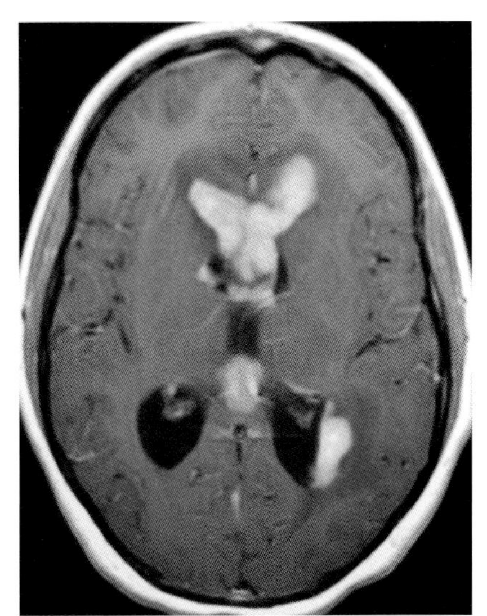

图 2.125 23 岁女性，患有松果体生殖细胞瘤和播散性肿瘤，在横断位 T1WI 增强上可见脑室内多发性强化病变

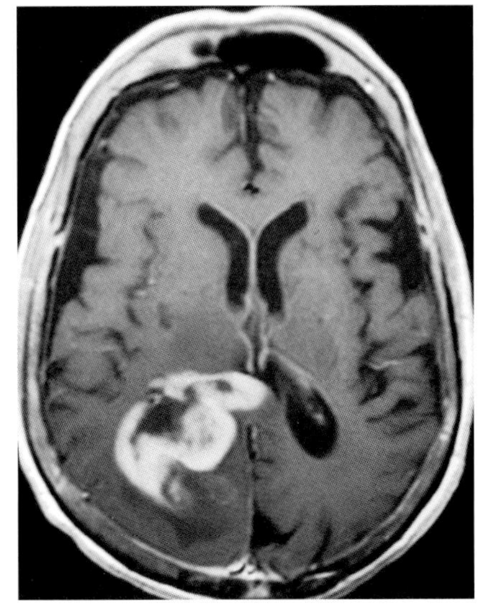

图 2.126 81 岁女性，患右侧大脑半球后部多形性胶质母细胞瘤，延伸至右侧脑室后角和胼胝体压部，在横断位 T1WI 上呈不均匀强化

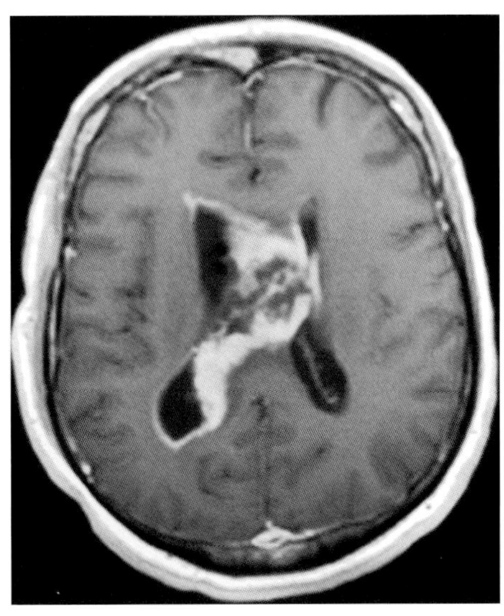

图 2.127 51 岁男性，患有间变性星形细胞瘤，累及透明隔伴脑室扩张。在横断位 T1WI 上，肿瘤呈不均匀强化；可见沿右侧脑室室管膜的线状强化，提示肿瘤播散

表 2.9(续)　脑室边缘强化

疾病	影像学表现	点评
室管膜-室管膜下错构瘤-结节性硬化 (**图 2.128**)	**MRI**:小结节沿侧脑室走形并突入侧脑室,T1WI、T2WI 和 FLAIR 上信号类似于皮质结节,钙化和强化较常见 **CT**:小结节沿侧脑室走形并突入侧脑室。在儿童中,结节钙化通常发生于早期	皮质和室管膜下错构瘤是与结节性硬化相关的非恶性病变。结节性硬化是与多器官错构瘤相关的常染色体显性疾病。神经系统外病变包括皮肤血管纤维瘤(皮质腺瘤)、甲下纤维瘤、内脏囊肿、肾血管平滑肌瘤、肠息肉、心脏横纹肌瘤和肺淋巴管血管平滑肌瘤病。由 9q 上 TSC1 基因突变或 16P 上 TSC2 基因突变引起。在新生儿中患病率为 1/6 000
炎症性疾病		
脑室炎/室管膜炎 (**图 2.129**、**图 2.130** 和**图 2.131**)	**MRI 和 CT**:沿脑室/室管膜边缘曲线和/或结节状强化,伴交通或非交通性脑积水。急性感染在 DWI 上可以显示相应的弥散受限	颅内炎症过程如细菌、真菌或病毒(CMV)感染,结核病和寄生虫的并发症,非感染性疾病像肉芽肿可以导致类似的强化方式
化学性脑室炎	**MRI 和 CT**:沿脑室/室管膜边缘曲线状和/或结节状强化,伴交通或非交通性脑积水	与化疗药物鞘内给药或颅内皮样囊肿破裂进入脑室相关
放射性损伤/坏死	**MRI**:局灶性病变,可伴占位效应,病变边界模糊,在 T1WI 上呈等-低信号,在 T2WI 上呈等-高信号,可伴治疗部位受累组织(灰质和/或白质)强化。病变可以延伸至受累及的脑室边缘	通常发生在放射治疗后 4 个月～10 年,很难与肿瘤进行鉴别,PET 和磁共振波谱可能有助于评估

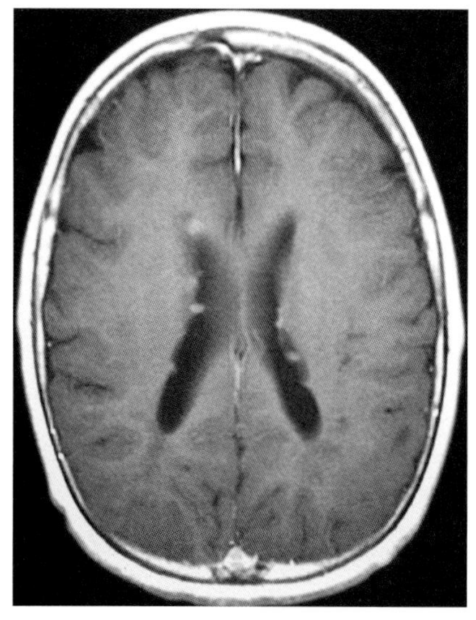

图 2.128　结节性硬化症患者,在横断位 T1WI 上,表现为多个小的强化室管膜错构瘤

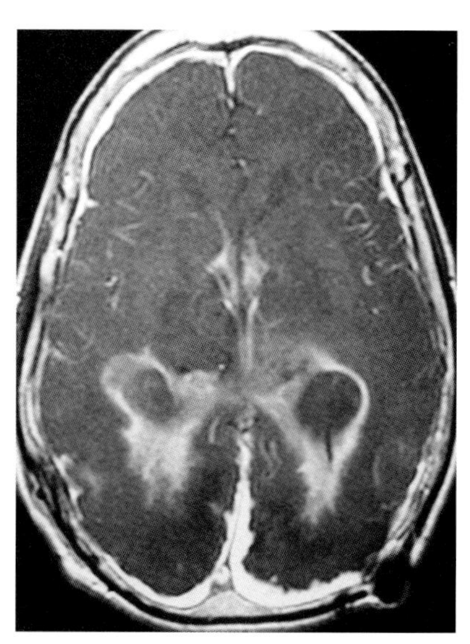

图 2.129　男性,分流管感染导致化脓性室管膜炎/脑室炎。在横断位 T1WI 上可见沿着侧脑室室管膜的线状强化

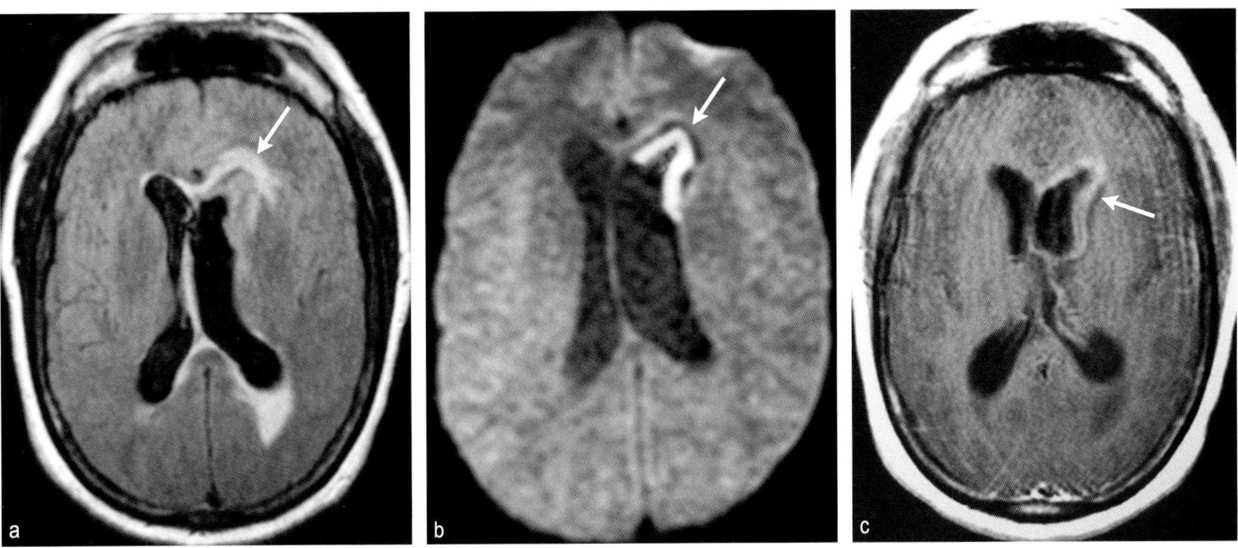

图 2.130 47 岁女性，患化脓性脑室炎/室管膜炎。在横断位 FLAIR(**a**)上可见沿左侧脑室壁的异常高信号(↑)；在横断位 DWI(**b**)上，左侧脑室额角有弥散受限(↑)；横断位 T1WI(**c**)上可见强化(↑)

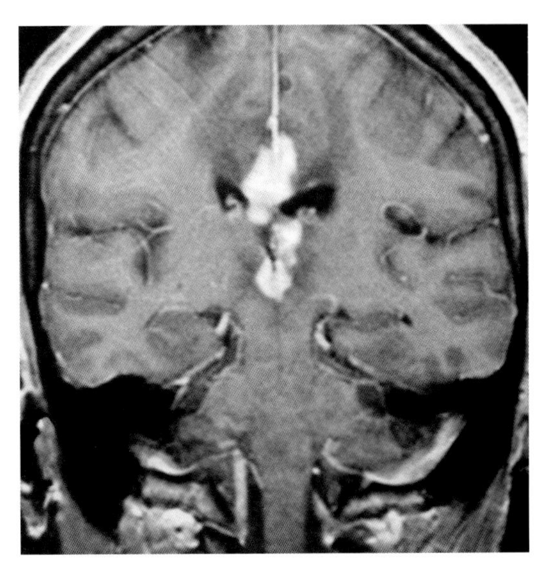

图 2.131 53 岁女性神经结节病患者。冠状位 T1WI 显示病灶形态不规则，伴侧脑室和第三脑室内异常强化

表 2.9(续) 脑室边缘强化

疾病	影像学表现	点评
创伤后病变		
分流管放置	**MRI**：沿脑室/室管膜边缘一过性曲线形强化	近期放置脑室分流后出现一过性强化，可能与轻度出血相关
手术	**MRI**：沿着脑室/室管膜边缘及手术边缘走形的一过性曲线形强化	一过性强化与近期手术相关，通常 2～3 个月后消失

表 2.9(续) 脑室边缘强化

疾病	影像学表现	点评
血肿 (**图 2.132**)	**CT**:CT 密度与血细胞比容、血红蛋白和蛋白质含量之间存在线性关系 **MRI**:血肿的信号取决于其时期、大小、部位、血细胞比容、血红蛋白中铁的氧化状态、凝块收缩程度、水肿范围和 MRI 脉冲序列。在亚急性早期(3～7 天),血红蛋白氧化成了 Fe3+状态/高铁血红蛋白。在早期,细胞内高铁血红蛋白在 T1WI 上呈高信号和 T2WI 上呈低信号;最终,红细胞膜逐渐裂解形成细胞外高铁血红蛋白,T2WI 上呈高信号。血肿边缘可见强化。脑室内血液引起的炎症反应可导致沿着脑室边缘的强化	可由创伤、动脉瘤破裂或血管畸形、凝血功能障碍、高血压、药物不良反应、淀粉样血管病、脑梗死的出血性转化、转移、脓肿和病毒感染(单纯疱疹病毒、CMV)引起
血管病变		
动静脉畸形(AVM)	病灶边缘不规则,可位于脑实质-软脑膜、硬脑膜或共同累及 **MRI**:AVM 因内部的高流速血流,在 T1WI 和 T2WI 图像上可见多发迂曲的管状流空血管影,也可见信号多变的血管内血栓形成、不同阶段的出血区域、钙化和胶质增生。静脉部分常可见强化。梯度回波序列上 AVM 中通畅的动静脉因流入增强效应表现为高信号。时间飞跃法或多期增强 MRI 能够提供病灶、供血动脉、引流静脉和动脉瘤相关额外信息。若无近期出血或静脉闭塞,通常没有占位效应	幕上 AVM 的发生率(80%～90%)高于幕下 AVM(10%～20%)。每年都存在出血风险。动静脉畸形可以是散发性的、先天性的或与创伤史有关。多发性 AVM 可见于 Rendu-Osler-Weber 综合征(发生于脑和肺的 AVM 和黏膜毛细血管扩张)和 Wyburn-Mason 综合征(脑和视网膜的 AVM 及皮肤痣)
发育性静脉异常/静脉血管瘤	**MRI**:在 T1WI 增强扫描,静脉血管瘤为强化的跨皮质静脉,负责引流髓质小静脉。在 T2WI 和磁敏度加权成像上,引流静脉表现为低信号线性区域	静脉形成异常,一般与出血无关,如不合并海绵状血管畸形,通常偶然发现
Sturge-Weber 综合征 (**图 2.133**)	**MRI**:单侧软脑膜局部显著强化,通常位于儿童顶叶和/或枕叶,可伴脑回强化,邻近脑回 T2WI 信号略有下降,邻近脑组织呈轻度局灶性萎缩性改变,可伴显著的髓质和/或室管膜下静脉显影,可伴同侧脉络丛显影 **CT**:脑回钙化大于 2 年,软脑膜血管瘤处进行性脑萎缩	也称为脑三叉神经血管瘤病,Sturge-Weber 综合征是一种神经皮肤综合征,软脑膜血管瘤与同侧葡萄酒皮肤病变和癫痫发作有关。其发病机制为原始软脑膜静脉的持续性引流和正常皮质静脉发育缺陷,造成静脉慢性充血和缺血

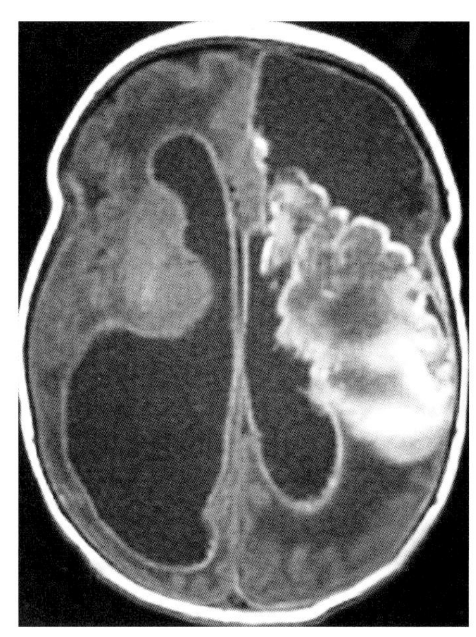

图 2.132 新生儿，患有出血性梗死和坏死，累及左额叶，并且与横断位 T1WI 上沿着侧脑室边缘的强化相关

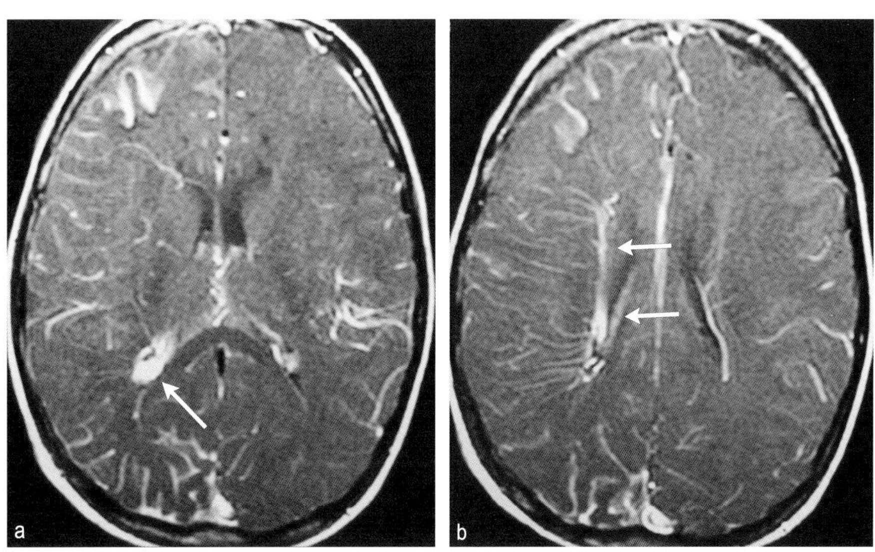

图 2.133 6 岁男性患儿，患有 Sturge-Weber 综合征。横断位 T1WI(**a, b**)扫描显示邻近右侧大脑半球单侧软脑膜强化，伴白质和室管膜下静脉显影，及同侧明显脉络丛强化(↑)

3. 脑外病变

概述

颅内病灶通常分为脑外和脑内病灶。脑外病变起源于颅骨、脑膜或脑实质以外其他组织。脑内病变位于脑实质内；脑外的病灶典型分布在硬膜外、硬膜下和(或)蛛网膜下腔以及其间隙。累及脑膜的病变可进一步分为硬脑膜病变(如良性的术后硬膜纤维化)和软脑膜病变。脑膜病变通常在静脉注射后钆剂后显示最佳，呈线性强化。而累及软脑膜的病变则表现为脑沟和基底池的异常线状强化。软脑膜强化常提示严重的病理改变，如肿瘤或炎性疾病。

3.1 脑外单发病变

- 良性肿瘤
  -脑膜瘤
  -血管外皮细胞瘤/孤立性纤维瘤
  -脑膜血管瘤病
  -神经鞘瘤
  -神经纤维瘤
  -良性间质非脑膜上皮肿瘤
  -骨瘤
  -垂体腺瘤
  -颅咽管瘤
  -脉络丛乳头状瘤
- 恶性肿瘤
  -恶性脑膜瘤
  -间变性血管外皮细胞瘤/孤立性纤维瘤
  -转移瘤
  -淋巴瘤
  -浆细胞瘤/骨髓瘤
  -恶性间质非脑膜上皮瘤
  -脊索瘤
  -软骨肉瘤
  -骨肉瘤
  -尤因肉瘤
  -鼻窦鳞状细胞癌
  -鼻咽癌
  -腺样囊腺癌
  -嗅神经母细胞瘤
- 血肿
  -硬膜外血肿
  -硬膜下血肿
  -骨化血肿
- 感染/炎症
  -硬膜外或硬膜下脓肿
  -朗格汉斯细胞组织细胞增生症/嗜酸性肉芽肿
- 血管病变
  -动脉瘤
  -硬脑膜动静脉畸形
  -Galen 静脉瘤
- 肿瘤样病变
  -蛛网膜囊肿
  -软脑膜囊肿
  - Rathke 裂囊肿
  -表皮样囊肿
  -皮样囊肿
  -神经肠源性囊肿
  -脂肪瘤
  -硬膜钙化及骨化
  -外被脊索鞘软骨瘤

表 3.1 脑外单发病变

疾病	影像学表现	点评
良性肿瘤		
脑膜瘤 (**图 3.1、图 3.2 和图 3.3**)	边界清楚的脑外硬脑膜病变。分布：幕上>幕下，矢旁>脑凸面>蝶骨嵴>鞍旁>颅后窝>视神经鞘>脑室内 **MRI**：起源于硬脑膜的肿瘤，T1WI 上呈等信号，T2WI 上呈等-稍高信号，增强后明显强化，常伴有脑膜尾征，可有钙化。约15%的病灶内合并出血、囊变和坏死，邻近脑实质受压、动脉闭塞、静脉窦受压。侵袭性或恶性少见 **DWI/DTI**：不同亚型脑膜瘤 ADC 值各不相同。良性和非典型脑膜瘤都可表现出弥散受限 **MRS**：丙氨酸(1.5 ppm)、乳酸、胆碱、谷氨酰胺/谷氨酸水平升高，NAA 降低 **CT**：肿瘤呈等密度，伴或不伴钙化、骨质增厚，增强后常明显强化	脑膜瘤是最常见的脑外肿瘤，占颅内原发性肿瘤的 26%。年发病率为 6/100 000，成人多见(40 岁以上)，女性多于男性。脑膜瘤起源于脑膜上皮(蛛网膜或蛛网膜帽)细胞 脑膜瘤通常单发、散发，但在神经纤维瘤 2 型(NF2)病患者中为多发。80%的脑膜瘤为良性(WHO Ⅰ级)，15%为非典型脑膜瘤(WHO Ⅱ级)，5%为间变性脑膜瘤(WHO Ⅲ级)。可继发于放射治疗后，潜伏期从 19～35 岁不等 脑膜瘤分不同亚型，如上皮型、纤维型(成纤维细胞)、过渡型(混合性)，沙砾型、血管瘤型、非典型和间变性，上皮型、纤维型和过渡型脑膜瘤为最常见类型。通常对上皮膜抗原(EMA)和波形蛋白(Vimentin)的免疫反应表达阳性。分泌型脑膜瘤通常对 CEA 免疫反应阳性。细胞遗传学研究发现脑膜瘤与 22 号染色体缺失相关，60%散发脑膜瘤患者 22 号染色体 NF2 抑癌基因突变
孤立性纤维瘤/血管外皮细胞瘤 (**图 3.4**)	**MRI**：硬脑膜起源的单发肿瘤，直径 2～7 cm，T1WI 上呈等、低信号，T2WI 为等或稍高信号，增强后明显强化，可伴有脑膜尾征，伴或不伴钙化。30%的肿瘤内合并出血以及囊变、坏死 **MRS**：胆碱峰升高，血管外皮细胞瘤的肌醇、葡萄糖和谷胱甘肽与谷氨酸的比值高于脑膜瘤 **CT**：肿瘤呈等密度，伴或不伴钙化，增强后明显强化	罕见(WHO Ⅱ级)肿瘤，占颅内原发性肿瘤 0.4%，比脑膜瘤低 50 倍。肿瘤由密集的细胞组成，细胞质稀少，细胞核呈圆形、卵圆形或伸长，染色质中等稠密。肿瘤内可见大量的裂隙状血管通道，其内衬有扁平的内皮细胞，可有坏死区。对波形蛋白(85%)、Ⅻa 因子(80%～100%)、Leu-7 和 CD 34 有不同程度的免疫表达 血管外皮瘤与 12 号染色体异常有关，通常发生在年轻人(平均年龄 43 岁)，男性多于女性。有时称为血管母细胞脑膜瘤或脑膜血管外皮细胞瘤，这些肿瘤起源于血管周细胞，复发率和转移均高于脑膜瘤

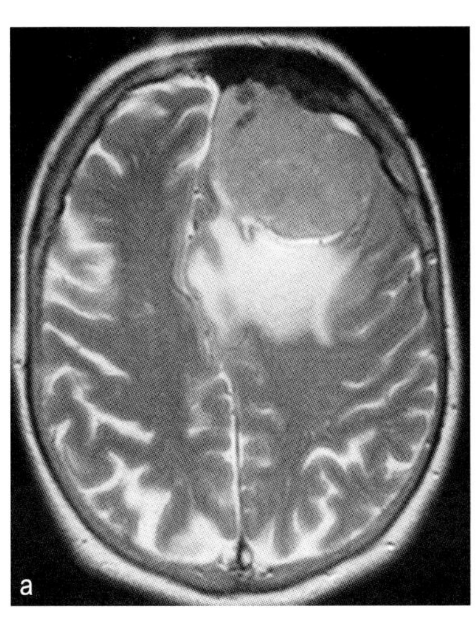
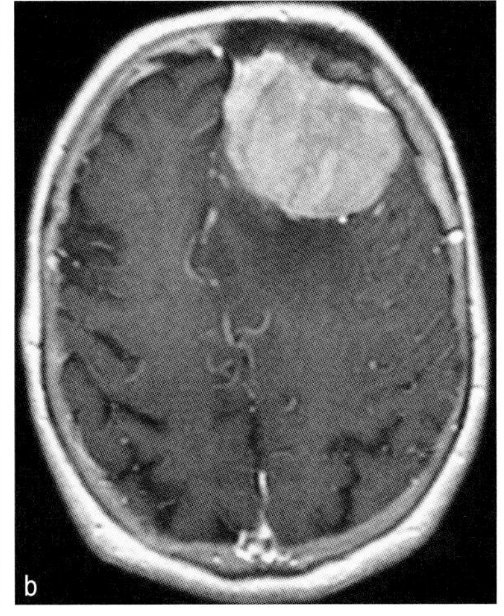
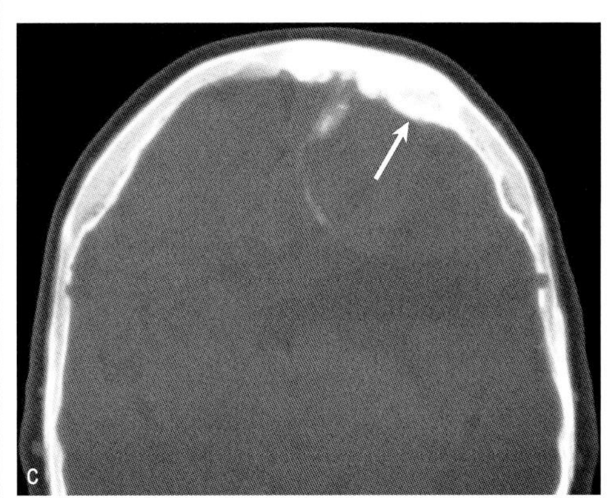

图 3.1 75 岁女性，左额部脑膜瘤。横断位 T2WI(**a**)显示低信号肿瘤伴瘤周水肿；增强后横断位 T1WI(**b**)显示病灶强化；横断位 CT(**c**)显示颅骨增厚(↑)

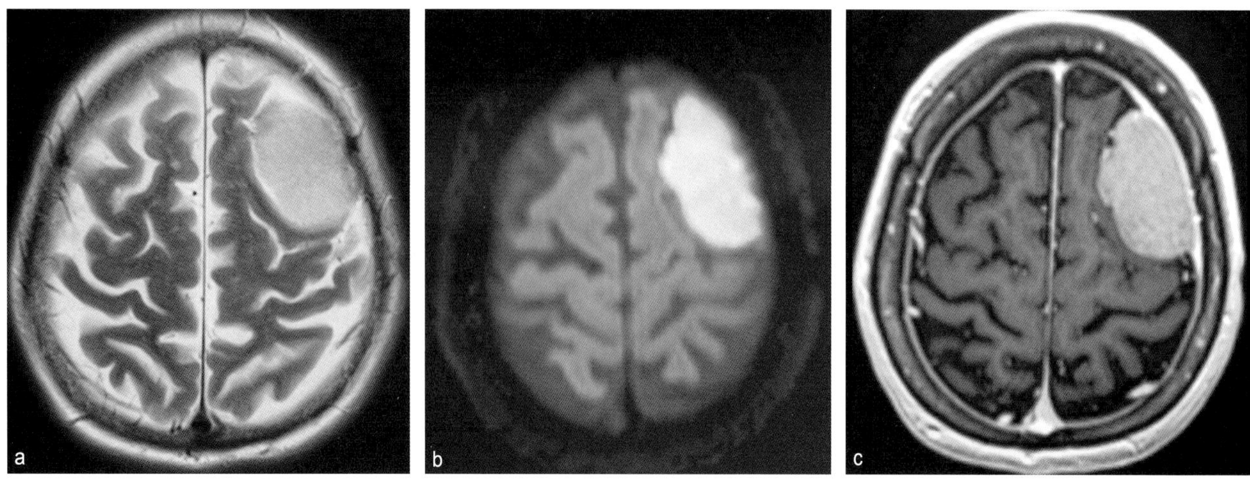

图 3.2　76 岁女性,左额部低级别脑膜瘤。横断位 T2WI(**a**)提示稍高信号病灶;横断位 DWI(**b**)显示病灶弥散受限;横断位 T1WI 增强(**c**)后显示脑膜尾征

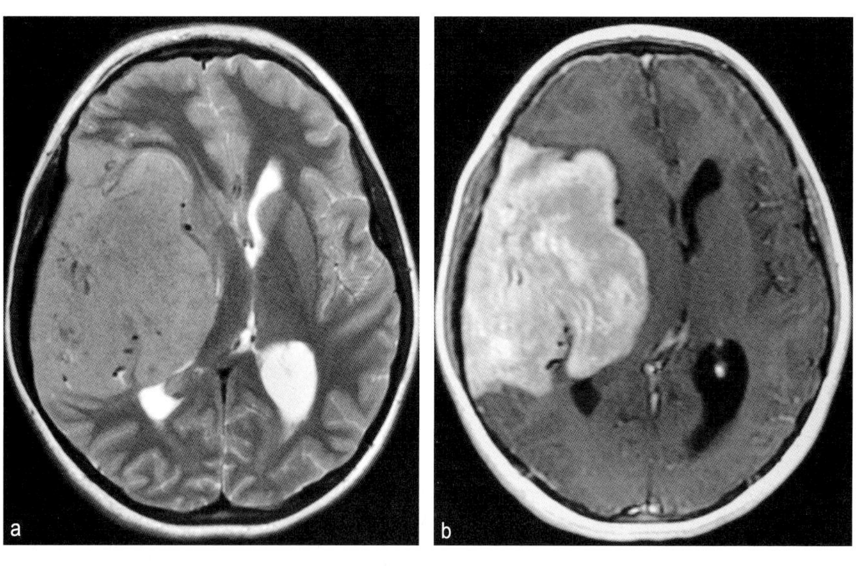

图 3.3　11 岁女性,乳头状脑膜瘤,边缘呈分叶状。横断位 T2WI(**a**)显示病灶为中等-稍高信号,其内可见流空血管;横断位 T1WI 增强(**b**)后可见病灶均匀强化

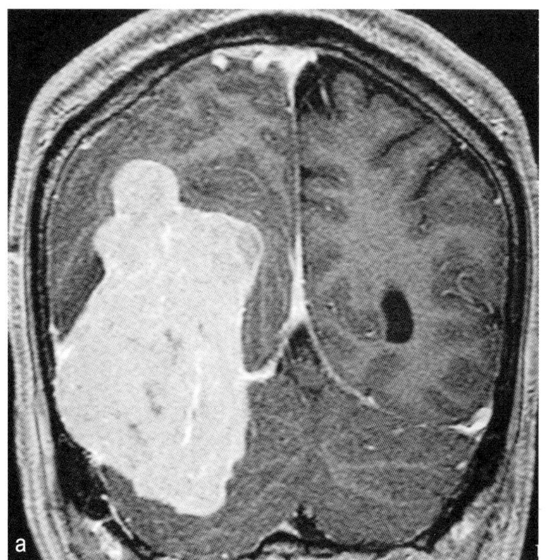

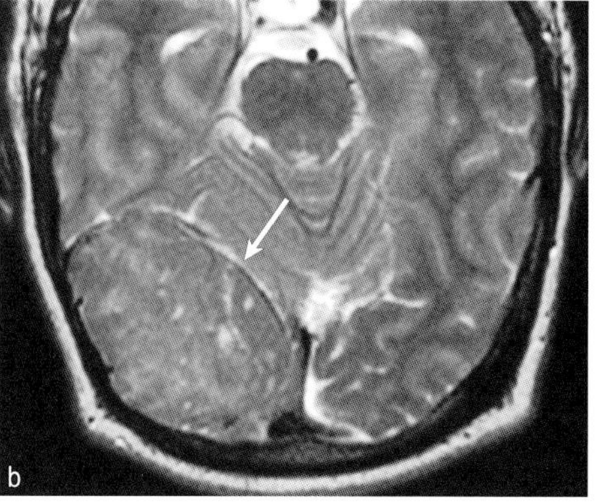

图 3.4　32 岁男性,血管外皮细胞瘤累及天幕,跨幕上、幕下。增强后冠状位 T1WI(**a**)可见肿瘤呈分叶状;横断位 T2WI(**b**)表现病灶呈等信号,内见斑点状高信号(↑)

表 3.1(续) 脑外单发病变

疾病	影像学表现	点评
脑膜血管瘤病 (**图 3.5**)	**MRI:** 病灶通常累及浅表脑组织和软脑膜,T1WI 呈等、低信号,T2WI 呈高信号,FLAIR 呈脑回样高信号。伴或不伴钙化为低信号,增强后明显强化 **MRS:** 胆碱峰升高 **CT:** 结节样低密度病灶,累及浅表脑组织,伴或不伴钙化,伴或不伴瘤周水肿,增强后常明显强化	罕见的良性错构性病变,累及软脑膜和邻近大脑皮质。病变包含众多增厚的血管,周围是高分化的脑膜上皮细胞鞘和同心层的胶原蛋白束。伴或不伴沙砾小体,MIB-1 增殖率低(<1%) 平均发病年龄约 18 岁,最常累及部位是颞叶和额叶。在散发病例中病变是孤立的,而在神经纤维瘤 2 型(NF2)病患者中病变是多发的
神经鞘瘤 (**图 3.6**)	**MRI:** 边界清晰、分叶状病灶,T1WI 为低信号,T2WI 和 T2WI 压脂呈高信号,增强后通常明显强化。病灶较大时,其内的囊变坏死、纤维化和/或出血致使 T2WI 呈高信号,增强后信号不均匀强化。累及颞骨的神经鞘瘤包括来自第Ⅴ(三叉神经池)、第Ⅵ(Dorello 管)、第Ⅶ和第Ⅷ(Lac 和 CPA 池)、第Ⅸ、第Ⅹ和第Ⅺ(颈静脉孔)对脑神经的神经鞘瘤 **CT:** 边界清晰、分叶状病灶,呈等密度,增强后明显强化,病灶较大时可伴囊变、出血	神经鞘瘤是一种包膜完整的良性肿瘤,含有不同分化程度的肿瘤性施万细胞。大部分为孤立散发的病变。多发的神经鞘瘤常与神经纤维瘤 2 型(NF2)病有关,一种常染色体显性遗传疾病,累及染色体 22q12 基因。除了神经鞘瘤,NF2 患者还可伴多发脑膜瘤和室管膜瘤。神经鞘瘤占颅内原发性肿瘤 8%,占脊柱原发性肿瘤 29%。NF2 在新生儿的发病率为 1/37 000~1/50 000。始发年龄为 22~72 岁(平均 46 岁)。发病高峰 40~60 岁。许多 NF2 患者在 30~40 岁表现为双侧前庭神经鞘瘤

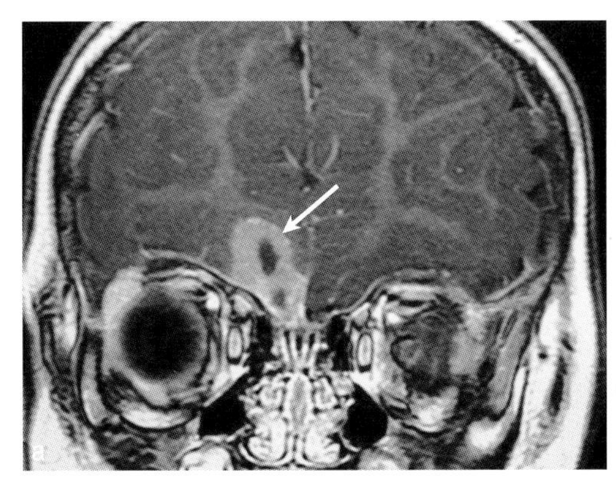

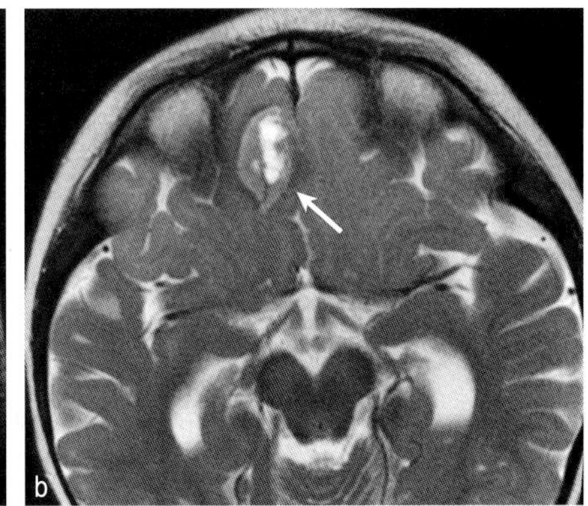

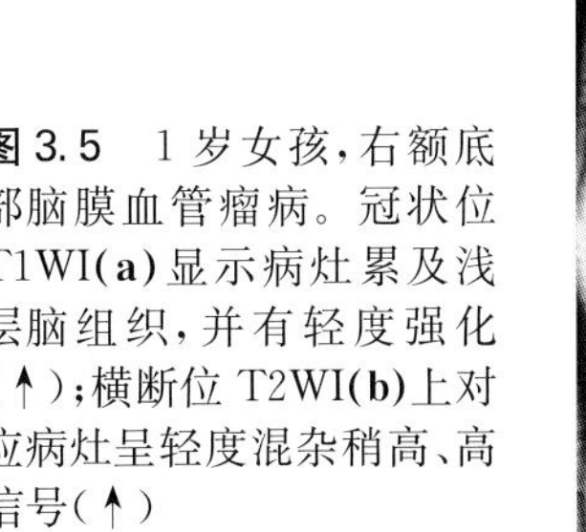

图 3.5 1 岁女孩,右额底部脑膜血管瘤病。冠状位 T1WI(**a**)显示病灶累及浅层脑组织,并有轻度强化(↑);横断位 T2WI(**b**)上对应病灶呈轻度混杂稍高、高信号(↑)

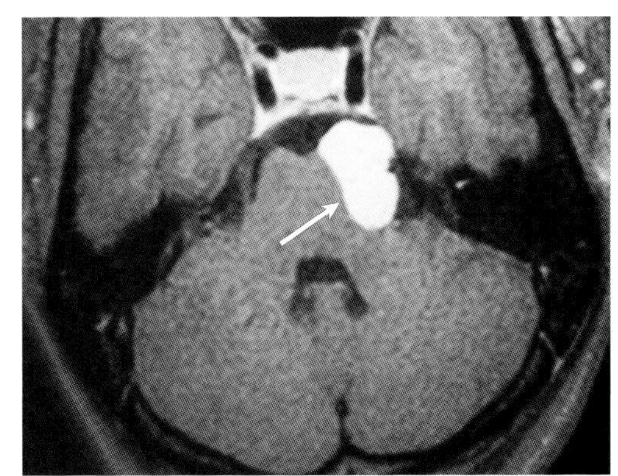

图 3.6 17 岁女性,左侧三叉神经鞘瘤。增强后横断位压脂 T1WI 可见病灶明显强化(↑)

表 3.1(续) 脑外单发病变

疾病	影像学表现	点评
神经纤维瘤	**MRI:** 孤立性神经纤维瘤,为脑外边界清晰、分叶状病变,T1WI 呈等、低信号,T2WI 为等、高信号,增强后明显强化。病灶较大时,T2WI 和增强后的高信号可不均匀。丛状神经纤维瘤病表现为曲线状和多结节样病变,累及多个神经分支,T1WI 呈等、低信号,T2WI 压脂前后可为等、稍高、高信号,伴或不伴条带状低信号,增强后通常明显强化 **CT:** 卵圆形或梭形病变,呈等、低密度,增强后病灶强化,常侵犯邻近的骨质	良性神经鞘瘤,内含施万细胞、神经周围样细胞以及与丰富胶原蛋白相关的成纤维细胞交错束。与神经鞘瘤不同,神经纤维瘤缺乏 Antoni A 和 B 区,且在病理上不能与神经干分离 最常见的是散发的、局限性、孤立性病变,弥漫性或丛状病变少见 多发的神经纤维瘤通常见于神经纤维瘤病 1 型,这是一种常染色体显性疾病(新生儿发病率 1/2 500),与染色体 17q11.2 上的神经纤维瘤基因突变相关,是神经皮肤综合征最常见的类型,且与中枢、外周神经系统(视神经胶质瘤,星形细胞瘤,丛状和孤立性神经纤维瘤)和皮肤(咖啡斑,腋窝和腹股沟雀斑)相关,还与脑膜和颅骨发育不良以及虹膜的错构瘤(Lisch 结节)有关
副神经节瘤 (**图 3.7**)	**MRI:** 球状或分叶状病变,T1WI 等信号,T2WI 压脂前后呈等、高信号,伴或不伴管状流空信号,增强后明显强化。伴或不伴肿瘤内黏液或出血在 T1WI 上为高信号,伴或不伴 T2WI 上病灶周围环状低信号(含铁血黄素) **CT:** 等、低密度的卵圆形或梭形病变,增强后可明显强化,常侵蚀邻近的颅骨	良性的、包膜完整神经内分泌肿瘤,起源于与全身自主神经节(副神经节)相关的神经嵴细胞,又被称为化学感受器瘤,并根据位置命名(颈静脉球、鼓室)。副神经节瘤占头颈部肿瘤的 0.6%,占所有肿瘤的 0.03%
良性间质非脑膜上皮肿瘤	**MRI** 和 **CT** 表现取决于病变的组织学特征	良性间质性肿瘤(WHO Ⅰ级)很少以单发的形式出现,可累及脑膜和颅骨。病变包括脂肪瘤、血管脂肪瘤、动脉瘤、孤立性纤维瘤、平滑肌瘤、横纹肌瘤、软骨瘤和骨瘤
骨瘤 (**图 3.8**)	**MRI:** 典型骨瘤表现为致密骨边界清晰的凸起,T1WI、FLAIR、T2WI 压脂前后均为低信号 **CT:** 致密的圆形或椭圆形病变,边界清晰、边缘光整,与皮质骨相连,通常颅骨内、外边界光滑或呈分叶状	原发性骨肿瘤,由致密层状骨、编织骨和/或致密的皮质骨组成,通常位于骨表面。可合并 Gardner 综合征,一种常染色体显性疾病,与肠道息肉、纤维瘤和硬纤维瘤有关
垂体腺瘤 (**图 3.9**)	**微腺瘤(<10 mm):** 在 T1WI 和 T2WI 通常为等信号,偶尔 T2WI 上为高信号,伴或不伴囊变、出血和坏死。增强后病灶强化程度低于正常垂体组织,以垂体动态增强早期观察最佳 **大腺瘤(>10 mm):** T1WI 和 T2WI 常为等信号,信号强度近似脑灰质,伴或不伴坏死、囊变和出血,增强后病灶通常明显强化,向上延伸至鞍上池,向两侧累及海绵窦,偶侵犯颅底骨质	常见的良性、生长缓慢的肿瘤,占成人鞍区肿瘤的 50%,与激素分泌过多引起的内分泌异常有关(催乳素>非分泌型>生长激素>ACTH>其他)。泌乳素瘤发生在女性多于男性。生长激素肿瘤男性发生率高于女性

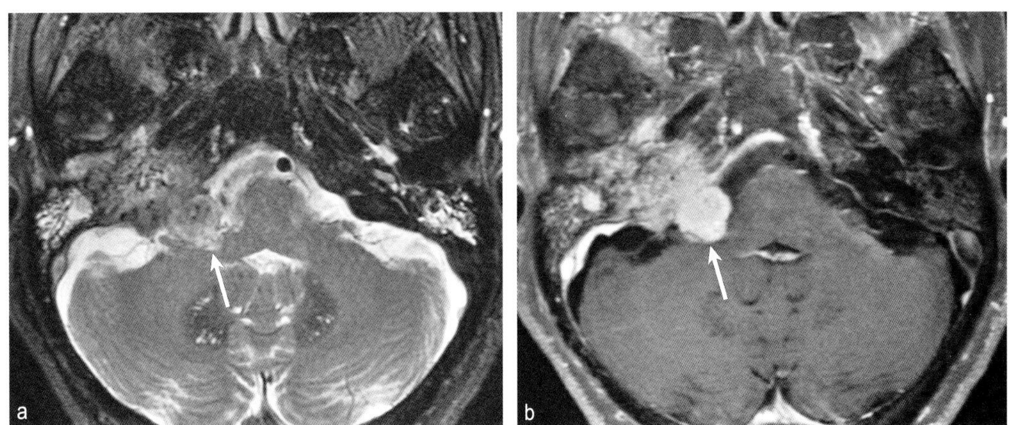

图 3.7 83岁女性副神经节瘤/血管球瘤患者，病灶侵犯右侧颈静脉孔，并且向颅内进展。压脂后横断位 T2WI(**a**)呈不均匀等信号，其内见多个小的血管流空信号(↑)和增强后横断位 T1WI(**b**)压脂(↑)可见病灶明显强化

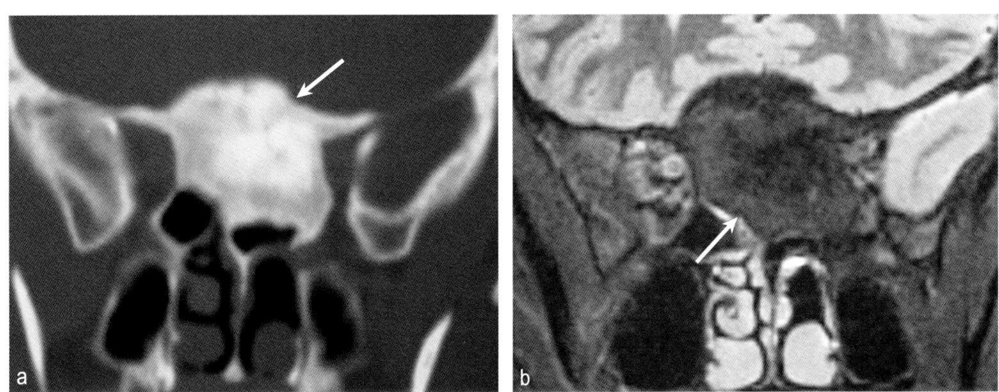

图 3.8 26岁的女性骨瘤患者，累及筛骨，并向上延伸达额叶下缘，横向进展至左侧眼眶。冠状位 CT(**a**)上骨瘤为高密度(↑)；冠状位(**b**)压脂(↑)表现信号不均匀，以低信号为主

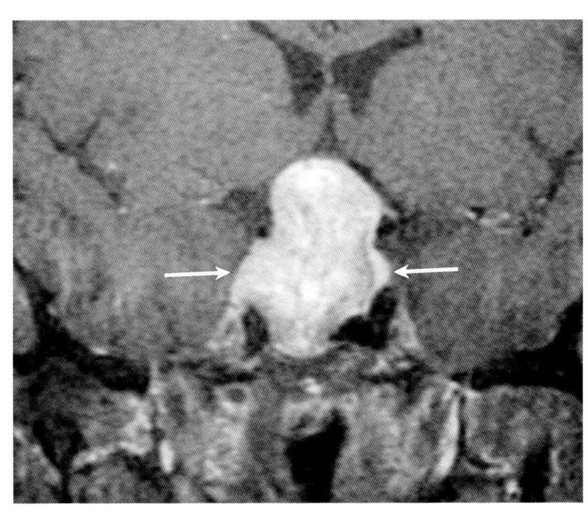

图 3.9 67岁女性，垂体大腺瘤。向上延伸至鞍上池，冠状位压脂 T1WI 显示增强后病灶压迫视交叉(↑)

表 3.1(续) 脑外单发病变

疾病	影像学表现	点评
颅咽管瘤 (**图 3.10**)	边界清晰、分叶状病变;发病部位:鞍上和鞍内>鞍上>鞍内。病灶可含囊液、脂质成分和钙化 **MRI:** 病灶在 T1WI 和 T2WI 上信号多样,表现为低、等和/或高信号,增强后呈结节状或环状强化 **CT:** 边界清晰、分叶状病变,可为低、等、高密度,伴或不伴增强后结节状或环状强化,伴或不伴钙化	组织学上通常为良性,但部分沿 Rathke 裂隙生长的鳞状上皮具有侵袭性。病灶含有条索和小叶状排列的鳞状上皮,灰白色柱状上皮,鳞状碎片和/或胆固醇的囊腔,以及伴 Rosenthal 纤维的神经状胶质增生。70%患者伴有 β-连环蛋白基因突变。颅咽管瘤占所有颅内肿瘤的 1.2%～4.6%,每年发病率为 2/1000 000。好发于儿童(10 岁)和成人(>40 岁),男女发病率相仿
脉络丛乳头状瘤 (**图 3.11**)	**MRI:** 边界清晰、分叶状伴乳头样突起的病变,T1WI 为等信号,T2WI 为混杂等、高信号,增强后常明显强化,伴或不伴钙化 位置:侧脑室(儿童)>第四脑室(成人),其他部位如第三脑室少见。与脑脊液分泌过多引起的交通性脑积水相关 **CT:** 边界清晰和/或分叶状病变,伴乳头状突起,呈等密度,增强后通常明显强化,伴或不伴钙化	脑室内罕见的良性肿瘤(WHO Ⅰ级),起源于脉络丛上皮,其中单层立方或柱状上皮细胞具有圆形/椭圆形核,表面覆盖着分叶状纤维血管结缔组织。50%发生于侧脑室、第四脑室、CP 角 40%、第三脑室 5%和多脑室 5%。儿童和成人均可发病。在 20 岁以下的患者中,侧脑室占 80%。成人好发于第四脑室。肿瘤的有丝分裂活性很低。细胞角蛋白、波形蛋白、平足蛋白、S-100 和甲状腺运载蛋白免疫反应阳性。可通过手术切除
恶性肿瘤		
恶性脑膜瘤 (**图 3.12 和图 3.13**)	**MRI:** 起源于硬脑膜肿瘤,T1WI 为等信号,T2WI 为等或稍高信号,增强后常明显强化,伴或不伴钙化。恶性脑膜瘤通常体积较大,边缘不规则,伴有脑组织侵犯和明显的瘤周水肿。 **DWI/DTI:** 不同亚型脑膜瘤的 ADC 值各不相同。良恶性脑膜瘤弥散均可受限 **MRS:** 可显示丙氨酸(1.5 ppm)、乳酸、胆碱、谷氨酰胺/谷氨酸峰升高,以及 NAA 降低。MRS 不能完全鉴别良恶性脑膜瘤 **CT:** 肿瘤呈等密度,可伴有钙化,可累及邻近颅骨,增强后明显强化	尽管 15%为非典型(WHO Ⅱ级)、5%为间变性/恶性组织学特征(WHO Ⅲ级),但 80%的脑膜瘤是良性的(WHO Ⅰ级) 非典型和间变性/恶性脑膜瘤的 5 年复发率分别为 40%和 50%～80%
间变性血管外皮细胞瘤/孤立性纤维瘤	**MRI:** 孤立性、分叶状、起源于硬脑膜的肿瘤,T1WI 上呈等、低信号,T2WI 上为混杂等、稍高、高信号,增强后常明显强化。肿瘤常合并出血、囊变或坏死性病灶,伴或不伴脑膜尾征、钙化、骨质破坏和瘤周水肿 **CT:** 肿瘤呈等密度,伴或不伴钙化,增强后常明显强化	间变性血管外皮细胞瘤(WHO Ⅲ级)细胞核异质性高,有丝分裂活性大于 5/10 HPF。Ki-67 大于 15%。复发和转移率均高于 WHO Ⅱ级血管外皮细胞瘤

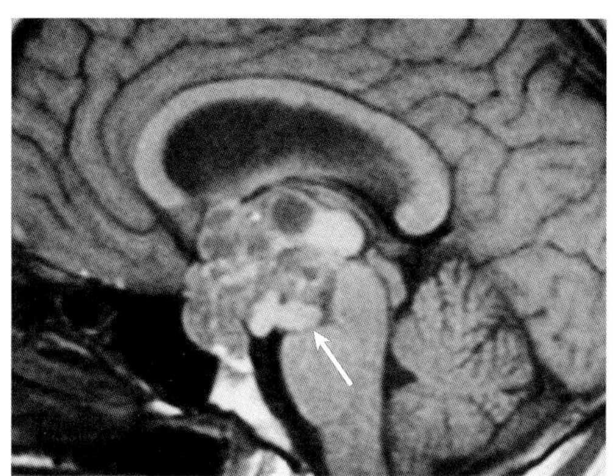

图 3.10 23 岁女性，鞍内及鞍上颅咽管瘤，矢状位 T1WI(↑)呈低、中等、高混杂信号

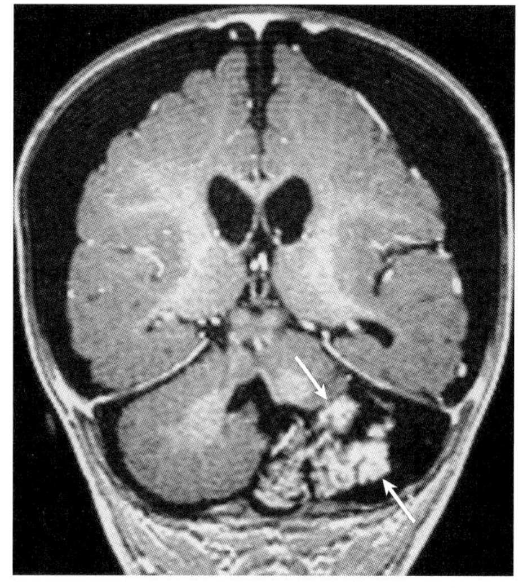

图 3.11 6 个月男孩，左侧颅后窝脉络丛乳头状瘤(↑)伴明显强化，合并左侧小脑半球发育不全。如冠状位 T1WI 所示，病灶位于第四脑室和蛛网膜下腔交界。肿瘤产生的脑脊液过多导致脑积水

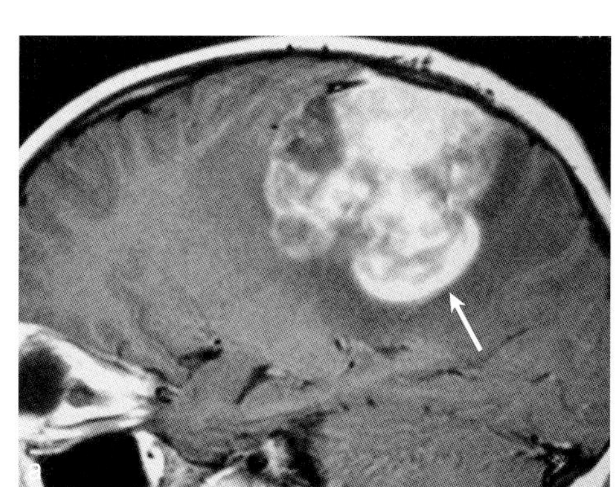

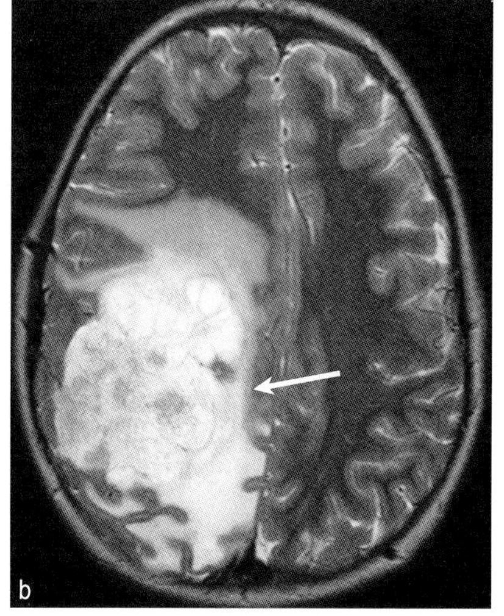

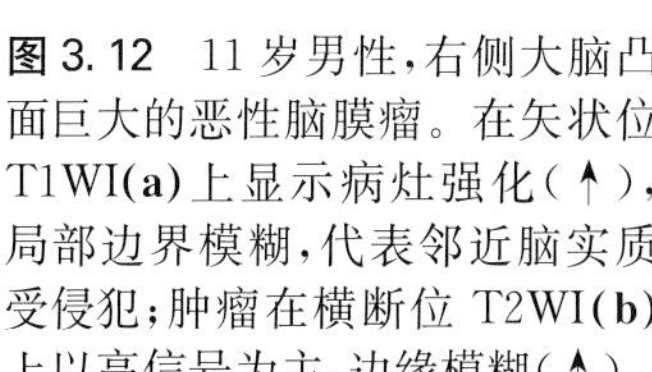

图 3.12 11 岁男性，右侧大脑凸面巨大的恶性脑膜瘤。在矢状位 T1WI(**a**)上显示病灶强化(↑)，局部边界模糊，代表邻近脑实质受侵犯；肿瘤在横断位 T2WI(**b**)上以高信号为主，边缘模糊(↑)

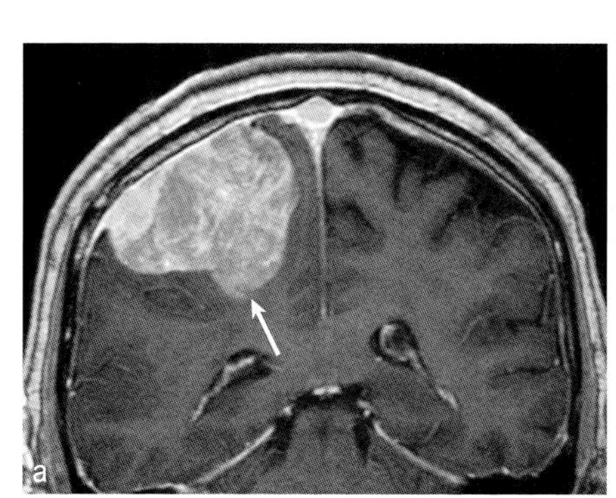

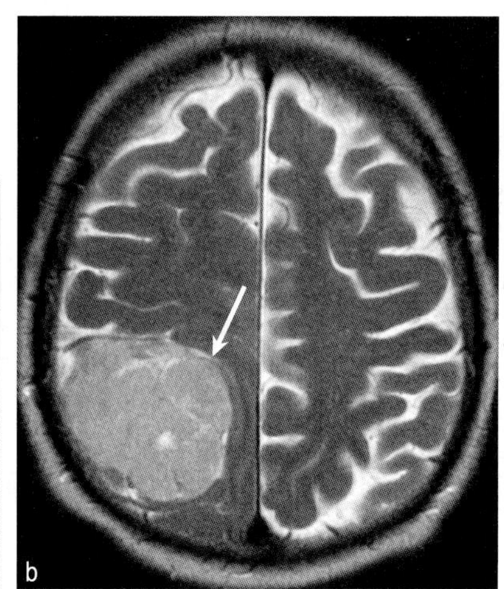

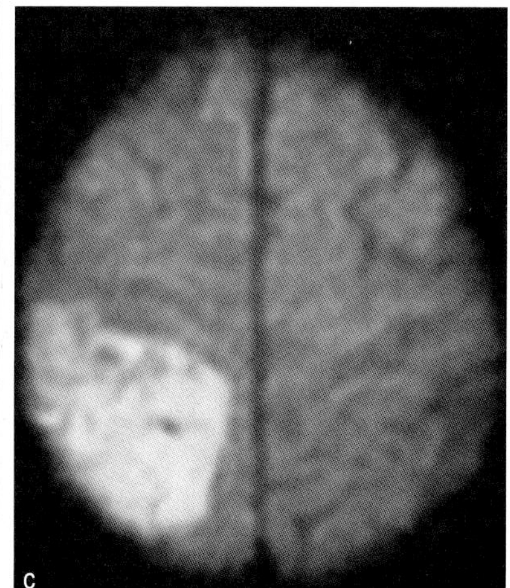

图 3.13 右额叶凸面恶性脑膜瘤。冠状位 T1WI(**a**)(↑)病灶略不均匀强化；横断位 T2WI(**b**)(↑)为稍高信号；DWI(**c**)显示病灶弥散受限

表 3.1(续) 脑外单发病变

疾病	影像学表现	点评
转移瘤 (**图 3.14**)	**MRI**：骨、硬脑膜、软脑膜和/或脉络丛中边界清晰的球形肿块。T1WI 通常为等、低信号，T2WI 为高信号，伴或不伴出血、钙化、囊变。增强后信号多变 **CT**：病变通常为等、低密度，伴或不伴出血、钙化、囊变。强化程度多样，伴或不伴骨质破坏，伴或不伴脑组织或血管的受压。软脑膜转移的病灶于增强后显示最佳	40 岁以上成年人，颅内约 1/3 肿瘤来自颅外原发性肿瘤，原发肿瘤包括：肺癌＞乳腺癌＞胃肠道肿瘤＞泌尿生殖系统＞黑色素瘤。表现为累及颅骨、硬脑膜、软脑膜和/或脉络丛的单个或多个边界清或不清的病灶 转移性肿瘤可在单个或多个部位引起浸润或破坏性改变
淋巴瘤 (**图 3.15**)	在免疫功能正常的患者中，65％的原发性中枢神经系统淋巴瘤(PCNSL)为孤立的局灶性或浸润性病变 **MRI**：单发或多发边界清或不清的病变，累及颅骨、硬脑膜和/或软脑膜。T1WI 为低信号，T2WI 呈等、高信号，增强后可强化，伴或不伴骨质破坏。软脑膜病灶在增强后显示最佳 **CT**：中枢神经系统淋巴瘤呈等、高密度，主要与肿瘤细胞核浆比较高有关。PET/CT 可显示肿瘤的 FDG 摄取增加，可与免疫功能低下患者的脑弓形虫病鉴别，表现为 FDG 摄取降低	在大于 40 岁的成人中，原发性中枢神经系统淋巴瘤比继发性更常见，占原发性脑肿瘤的 5％。目前发病率为原发性颅内肿瘤的 0.8％～1.5％。通过有效的抗病毒治疗，艾滋病患者的目前发病率较前降低了 6％ B 细胞淋巴瘤比 T 细胞淋巴瘤更常见 脑原发性和继发性淋巴瘤的 MRI 表现相仿 继发性淋巴瘤较原发性淋巴瘤更易累及软脑膜
浆细胞瘤/骨髓瘤 (**图 3.16**)	多发性(骨髓瘤)或单发(浆细胞瘤)为边界清或不清的病变，累及颅骨和硬脑膜 **MRI**：累及颅骨和硬脑膜的界限清晰或界限不清的病变，T1WI 为等、低信号，T2WI 呈等、高信号。通常伴有明显强化以及骨质破坏 **CT**：病灶为等、低密度，增强后常有强化，伴骨质破坏	在多发性骨髓瘤中，恶性肿瘤由来自单克隆的增殖抗体分泌的浆细胞组成。多发性骨髓瘤主要位于骨髓。孤立性骨髓瘤或浆细胞瘤为罕见的变异型，主要发生在骨或软组织的单个部位 在美国，每年有 14 600 例新发病例。多发性骨髓瘤是成人最常见的原发性骨肿瘤。发病中位年龄为 60 岁，大多数患者年龄在 40 岁以上

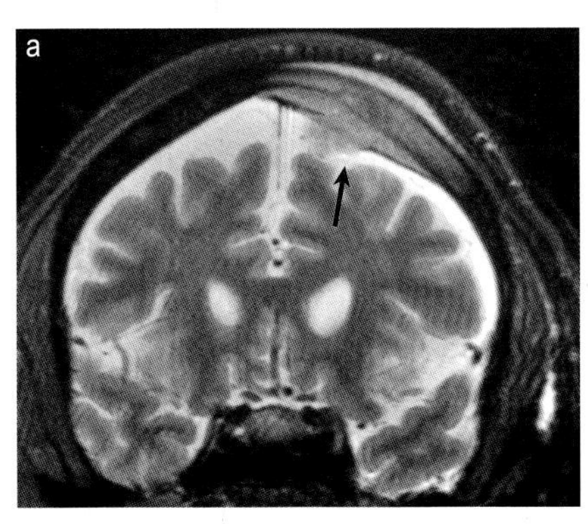

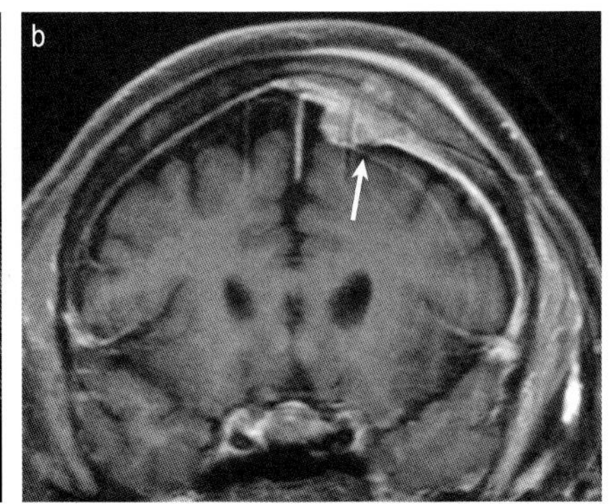

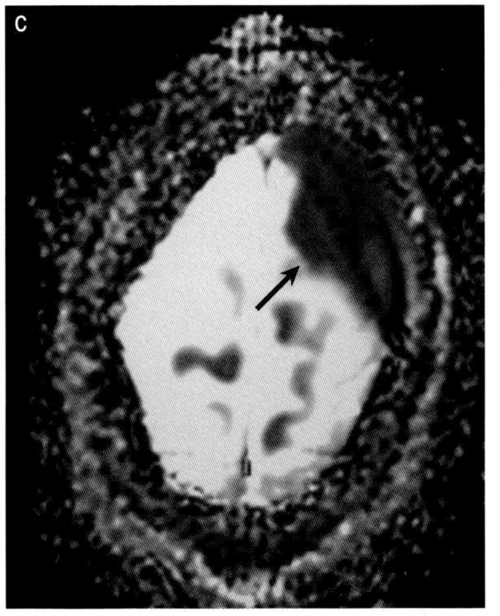

图 3.14 68 岁男性，左额骨肺癌转移，侵犯邻近脑膜，累及硬脑膜和硬膜外腔和蛛网膜下腔。肿瘤在冠状位压脂 T2WI(**a**)(↑)上为等信号；冠状位 T1WI(**b**)(↑)显示病灶强化；(**c**)ADC 参数图提示病灶受弥散受限(↑)

表 3.1(续) 脑外单发病变

疾病	影像学表现	点评
恶性间质非脑膜上皮肿瘤 (**图 3.17**)	**MRI** 和 **CT** 表现取决于其组织学特征 恶性肿瘤侵犯邻近的脑组织、骨和/或软脑膜	恶性间质肿瘤(WHO 分级Ⅲ和Ⅳ级)很少以单发病灶的形式出现,累及脑膜和颅骨。病变包括:恶性纤维组织细胞瘤、纤维肉瘤、横纹肌肉瘤、平滑肌肉瘤、脂肪肉瘤、软骨肉瘤、骨肉瘤、尤因肉瘤和血管肉瘤

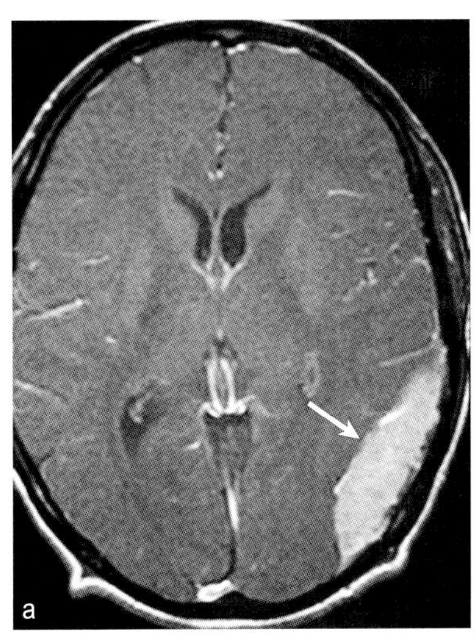
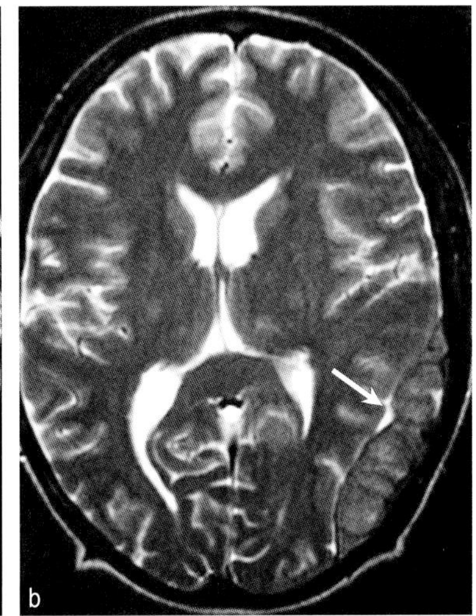

图 3.15 25 岁男性,非霍奇金淋巴瘤患者,病灶累及左侧顶部硬脑膜。横断位 T1WI 增强(**a**)显示病灶强化(↑);横断位 T2WI (**b**)上病灶呈等、低混杂信号(↑)

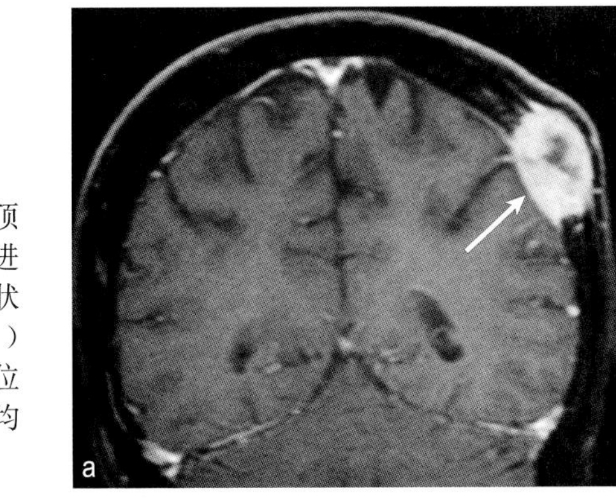
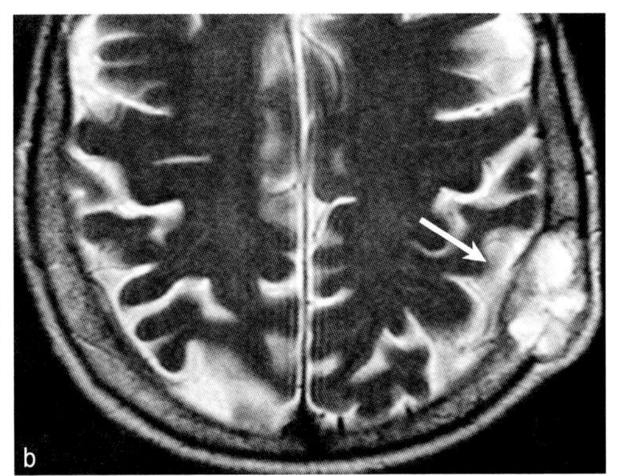

图 3.16 65 岁女性,左顶骨浆细胞瘤,病灶向骨外进展破坏颅骨内外层。冠状位 T1WI(**a**)压脂增强(↑)显示肿瘤明显强化;横断位 T2WI(**b**)(↑)病灶呈不均匀高信号

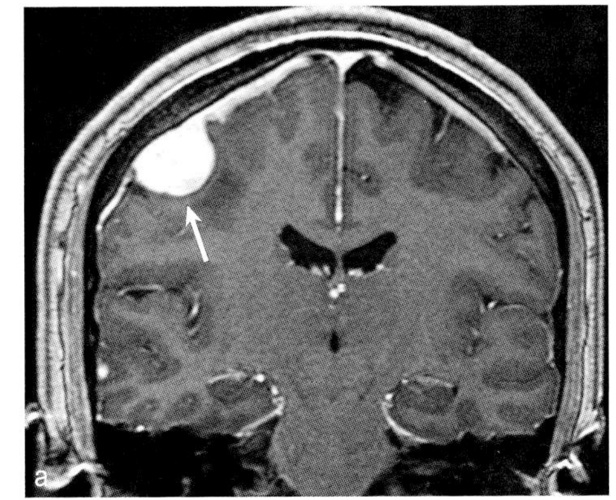
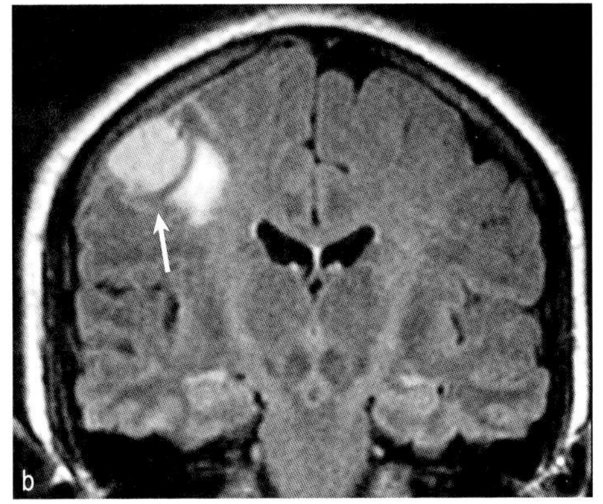

图 3.17 35 岁女性,患有原发性恶性纤维组织细胞瘤,累及右额骨、硬脑膜。肿瘤冠状位 T1WI 增强(**a**)(↑)明显强化,显示硬膜尾征;肿瘤在冠状位 FLAIR (**b**)(↑)上为高信号,并引起邻近脑实质受压、水肿

表 3.1(续) 脑外单发病变

疾病	影像学表现	点评
脊索瘤 (**图 3.18**)	沿斜坡背侧、椎体或骶骨生长的分叶状病变,伴局部骨质破坏 **MRI:** 病灶在 T1WI 呈低信号,T2WI 为高信号,增强后强化(通常不均匀)。局部具有侵袭性,伴有骨质侵蚀、破坏,可包绕血管(通常没有管腔狭窄)和神经。病灶通常位于颅底-斜坡的中线位置 **CT:** 病灶为等、低密度,伴或不伴钙化(肿瘤所致骨质破坏残留所致),伴增强后强化	脊索瘤是一种罕见的、具有局部侵袭性、生长缓慢、起源于脊索残余物的低-中度级别恶性肿瘤。软骨瘤(5%～15%脊索瘤)既有脊索瘤又有软骨分化成分。含有肉瘤成分的脊索瘤称为去分化脊索瘤或肉瘤样脊索瘤(占所有脊索瘤的 5%)。脊索瘤占原发性骨恶性肿瘤的 2%～4%,占所有原发性骨肿瘤的 1%～3%,占颅内肿瘤比例不到 1%。据报告,年发病率为 0.18～0.3/100 万。去分化脊索瘤或肉瘤样脊索瘤占所有脊索瘤的不到 5%。颅骨脊索瘤患者的平均年龄为 37～40 岁
软骨肉瘤 (**图 3.19**)	颅软骨结合处分叶状病灶伴有椎体骨质破坏。 **MRI:** 病灶 T1WI 上呈等、低信号,T2WI 为高信号,伴或不伴钙化的基质(T2WI 为低信号),增强后强化(通常不均匀)。具有局部侵袭性的,与骨侵蚀/破坏有关,包绕血管和神经。好发于颅底岩枕关节软骨结合,通常偏离中线 **CT:** 病灶为等、低密度,伴局限性骨质破坏,伴或不伴软骨样基质钙化,增强后强化	软骨肉瘤为软骨源性恶性肿瘤,其内包含在肉瘤基质内形成的软骨成分,软骨肉瘤含有钙化、矿化,黏液样物质和骨化成分。滑膜内很少出现软骨肉瘤 软骨肉瘤占恶性骨病变的 12%～21%,骨原发性肉瘤的 21%～26%,所有骨肿瘤的 9%～14%,颅底肿瘤的 6%以及所有颅内肿瘤的 0.15% MRI 对于手术策略制定很重要
骨肉瘤 (**图 3.20**)	破坏颅底或颅骨的恶性病变 **MRI:** 肿瘤边界不清,并且常从骨髓开始,通过破坏骨皮质浸润邻近的软组织中。肿瘤通常在 T1WI 上具有等、低信号,低信号区通常对应肿瘤内钙化、矿化和/或坏死的区域。在 T2WI 中,坏死区域通常为高信号,而矿化区域通常为低信号。肿瘤在 T2WI 压脂前后信号多变,取决于钙化/矿化的类骨质、软骨样、纤维瘤和出血和坏死成分的相对比例以及分布和位置 肿瘤在 T2WI 压脂前后具有低、等、高混杂信号。增强后骨肉瘤的非矿化、非钙化部分强化 **CT:** 肿瘤具有等低密度,通常伴有基质钙化、骨化,并且强化(通常不均匀)	骨肉瘤是罕见的恶性肿瘤,由增生的梭形肿瘤细胞组成,产生类骨质和/或未成熟的肿瘤骨 儿童多为原发肿瘤,成年人则多与 Paget 病、放疗骨、慢性骨髓炎、成骨细胞瘤、巨细胞瘤和纤维异常增生有关,具有局部侵袭性以及潜在较高的转移率
尤因肉瘤 (**图 3.21**)	**MRI:** 累及颅骨的破坏性病变,T1WI 为等、低信号,T2WI 混合低、等、高信号,伴或不伴恶性骨膜反应在 T2WI 上为低信号,增强(通常不均匀) **CT:** 累及颅骨的破坏性病变,具有等低信号,增强后可强化(通常不均匀)	骨的原始恶性肿瘤,含有未分化的小圆细胞,占原发性恶性骨肿瘤的 6%～11%,占原发性骨肿瘤的 5%～7%。通常发生在 5～30 岁,男性多于女性。尤因肉瘤通常伴有染色体 11 和 22 的易位:t(11;22)(q24:q12),导致 11q24 的 FL1 - 1 基因与 22q12 的 EWS 基因融合。具有局部侵袭性以及潜在高转移率。是累及颅骨的罕见病

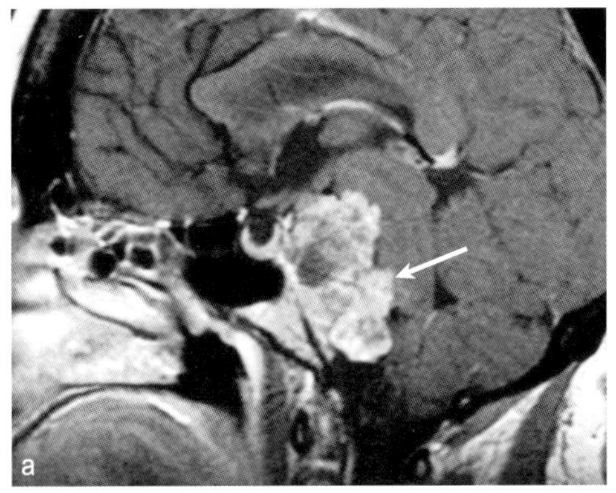
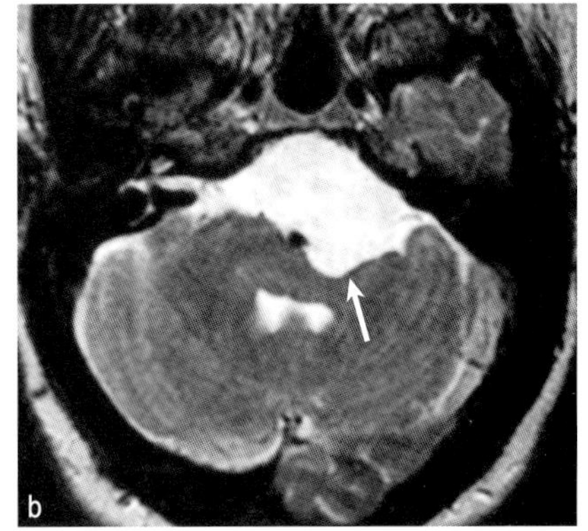

图 3.18 55 岁女性,脊索瘤患者,病灶沿着斜坡生长,紧贴脑组织,压迫脑干,左小脑脚和左小脑半球向后移位。肿瘤在矢状位 T1WI(**a**)(↑)上显示不均匀强化;在横断位 T2WI(**b**)(↑)上为高信号

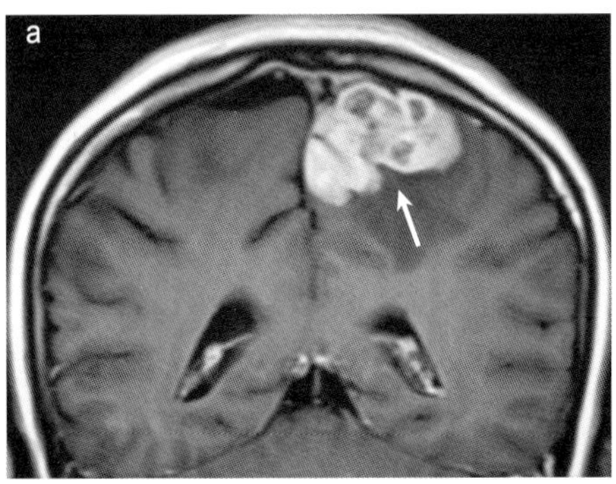
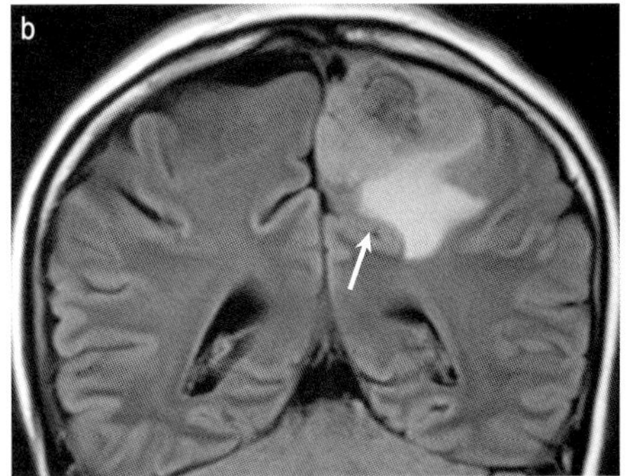

图 3.19 30 岁硬脑膜起源的软骨肉瘤女性患者。冠状位 T1WI(**a**)上肿瘤为分叶状,增强后伴有显著强化(↑);在冠状位 FLAIR(**b**)上,病灶呈高低混杂信号(↑)。肿瘤引起邻近脑实质的移位和瘤周水肿

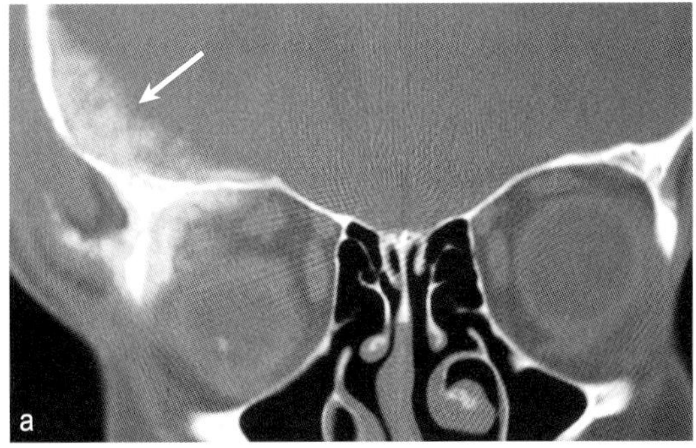
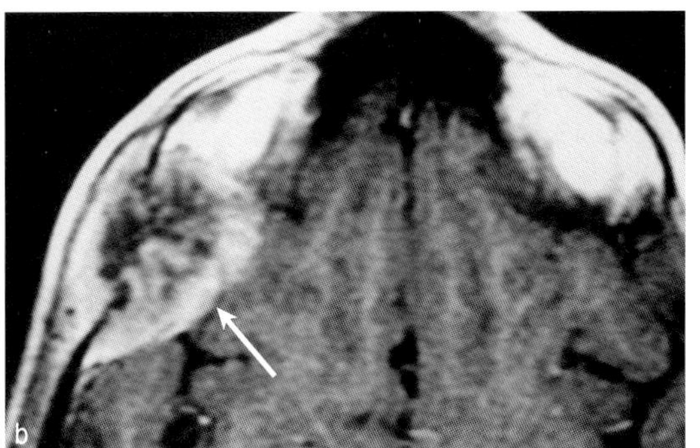

图 3.20 10 岁女性,患有右额骨的成骨肉瘤。冠状位 CT(**a**)显示恶性肿瘤(↑)内的骨化肿瘤基质,累及前颅窝和右上眼眶壁;横断位 T1WI 增强(**b**),肿瘤呈不均匀强化、骨质破坏,并且向骨外延伸,硬脑膜和颅内组织均受累(↑)

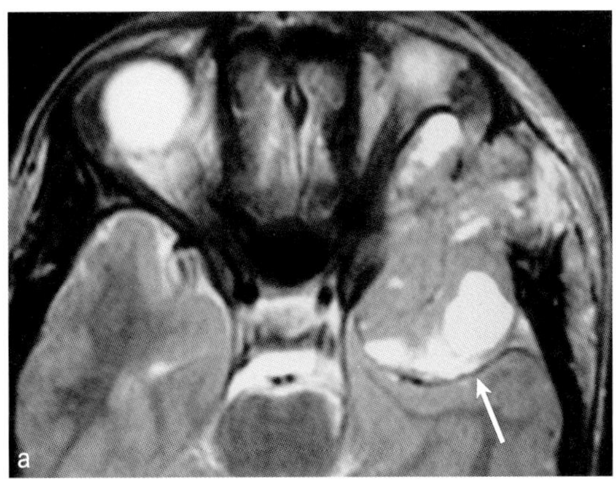
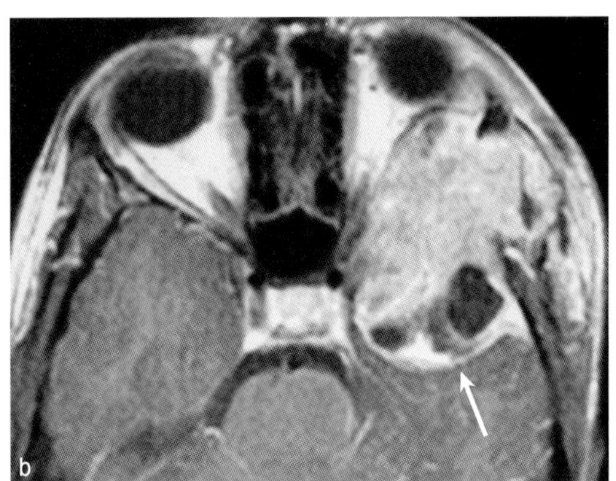

图 3.21 11 岁女性,左颅中窝前部尤因肉瘤,伴骨质破坏,并向颅内进展。横断位 T2WI(**a**)上肿瘤呈等、高混杂信号(↑);增强后横断位 T1WI(**b**)不均匀强化(↑)

表 3.1(续) 脑外单发病变

疾病	影像学表现	点评
鼻窦鳞状细胞癌 (**图 3.22**)	累及鼻腔和副鼻窦的破坏性病变,通过骨质破坏或神经周围扩散向颅内进展 **MRI:** 鼻腔、鼻窦和鼻咽的破坏性病变,通过骨破坏或神经周围扩散而向颅内进展。T1WI 为等信号,T2WI 呈等、稍高信号,常伴有增强。较大体积病灶,伴或不伴坏死、出血 **CT:** 肿瘤呈等密度、轻度强化,病灶较大时,伴或不伴坏死和(或)出血	起源于鼻旁窦黏膜上皮(上颌骨占 60%;筛窦占 14%;蝶窦和额窦占 1%)和鼻腔(25%)的恶性上皮肿瘤,同时含有角化和非角化类型,占头颈部恶性肿瘤的 3%。成年人发病年龄通常大于 55 岁,男性多于女性,与职业或其他接触烟草烟雾、镍、氯酚、铬、芥子气、镭和木制品制造材料有关
鼻咽癌 (**图 3.23**)	**MRI:** 鼻咽部(咽隐窝和鼻咽部后上壁的侧壁)侵袭性病变,通过骨破坏或神经周围扩散向颅内进展。T1WI 呈等信号,T2WI 等、稍高信号,伴强化。病灶较大可伴有坏死和/或出血 **CT:** 肿瘤具有等密度和轻度强化,病灶较大时可伴有坏死和/或出血	鼻咽黏膜起源,具有不同程度鳞状上皮化生的肿瘤,亚型包括鳞状细胞癌,非角化癌(分化和未分化)和基底样鳞状细胞癌。南亚和非洲的发病率高于欧洲和美洲。高峰年龄为 40~60 岁。男性发病率比女性高出 2~3 倍。与 EB 病毒感染、长期亚硝胺饮食以及长期接触烟草烟雾、甲醛、化学烟雾和灰尘相关
腺样囊性癌 (**图 3.24**)	**MRI:** 鼻窦、鼻腔和鼻咽的破坏性病变,可通过骨破坏或沿着神经侵袭而向颅内进展。T1WI 为等信号,T2WI 为等、高信号,增强后强化程度多样,可低度、中度或显著强化 **CT:** 肿瘤表现为等密度,增强后可轻度、中度或明显强化	肿瘤细胞由上皮细胞和肌上皮细胞组成,肿瘤形态类型包括管状、锥状和实体状,占上皮性涎腺肿瘤的 10%,最常累及腮腺、颌下腺和小唾液腺(腭、舌、颊黏膜和口底等其他部位)。肿瘤常沿神经侵袭,伴或不伴面神经麻痹。通常发生在 30 岁以上的成年人,实性型肿瘤预后最差,高达 90% 的患者在确诊后 10~15 年内死亡

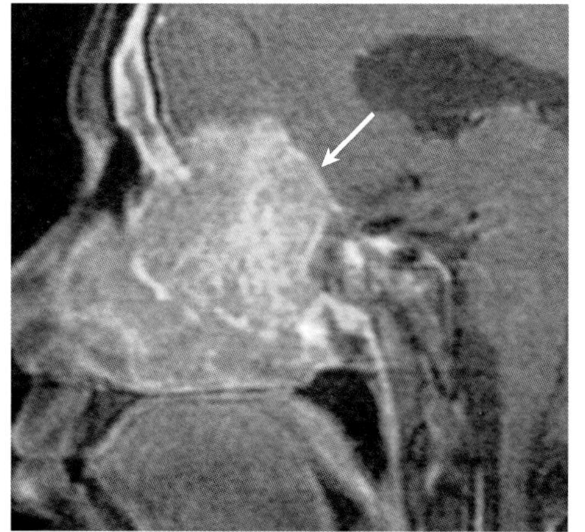

图 3.22 37 岁男性,鼻窦鳞状细胞癌。矢状位 T1WI 压脂增强显示病灶经筛窦破坏颅底骨质,向颅内进展,累及邻近脑组织(↑)

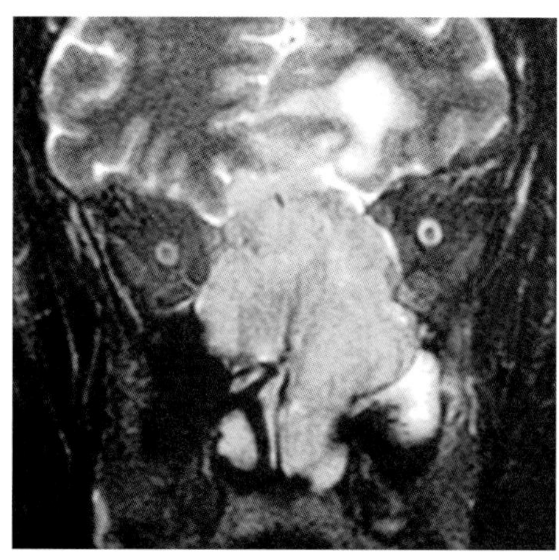

图 3.23 48 岁男性,筛窦内鼻咽癌伴骨破坏,向右侧眼眶和上颌窦进展。肿瘤在冠状位压脂上呈稍高信号

表 3.1(续) 脑外单发病变

疾病	影像学表现	点评
嗅神经母细胞瘤(图 3.25)	**MRI**：局部破坏性病变，T1WI 呈等、低信号，T2WI 呈高信号，增强后显著强化 位置：上鼻腔，筛窦气囊，偶延伸到其他鼻旁窦、眼眶、前颅窝和海绵窦 **CT**：具有等低密度的局部破坏性病变，增强后通常强化 位置：上鼻腔，筛窦气囊，偶尔延伸到其他鼻旁窦、眼眶、前颅窝和海绵窦	嗅神经母细胞瘤，起源于上鼻腔内嗅上皮细胞。肿瘤由未成熟的成神经细胞组成，不同分化程度的细胞核核呈多形性，伴有丝分裂和坏死。肿瘤细胞存在于神经原纤维细胞间基质中。青少年(11～20 岁)和成人(50～60 岁)双高峰发生，男性多于女性

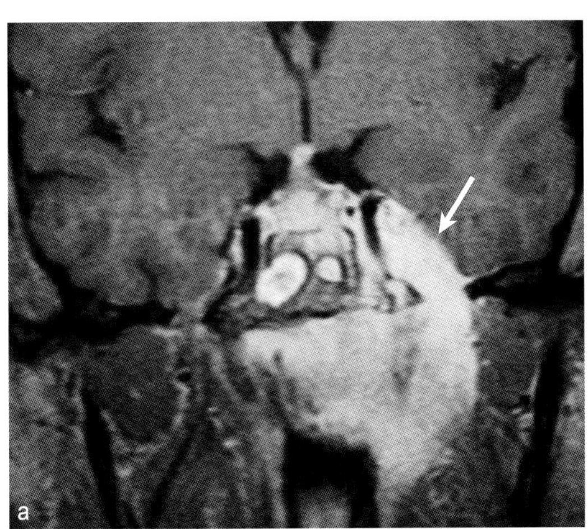
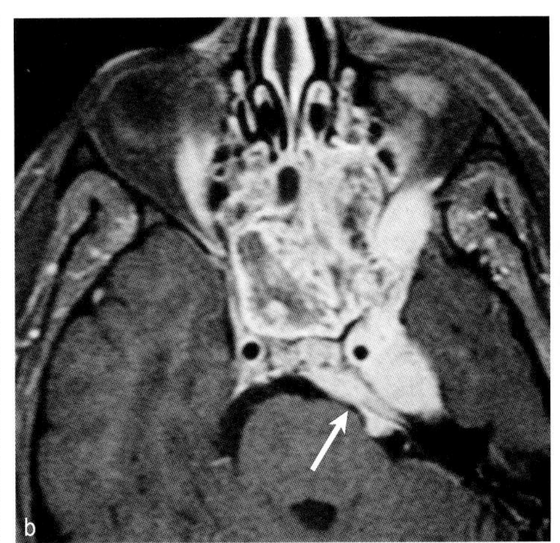

图 3.24　46 岁女性，左侧鼻咽腺样囊性癌，经扩大的左侧卵圆孔，延伸至左侧三叉神经池/Meckel 腔、左海绵窦、左颅中窝前内侧部。冠状位(**a**)(↑)和横断位 T1WI(**b**)压脂(↑)

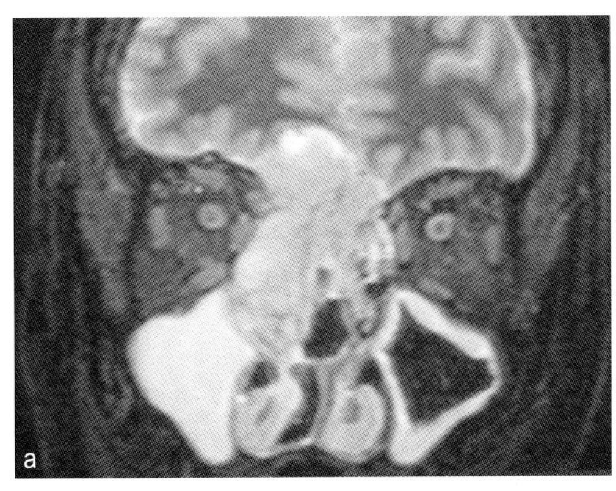
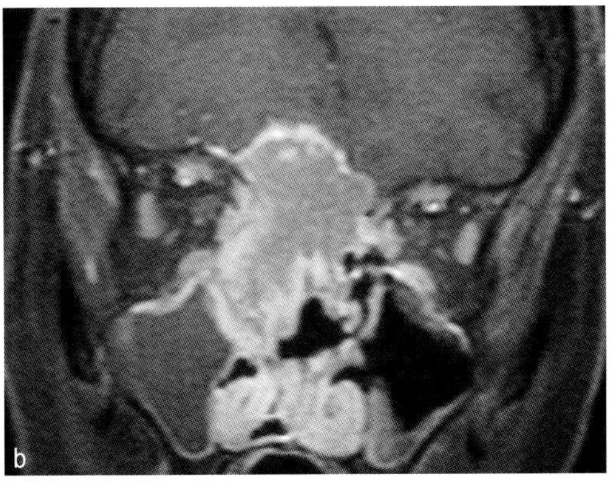

图 3.25　30 岁女性，筛窦内神经母细胞瘤，伴有骨破坏，肿瘤向颅内进展，进入右眶和右上颌窦。该肿瘤在冠状位压脂序列(**a**)上为不均匀、稍高-高信号，右侧上颌窦内有高信号的分泌物残留于右侧骨膜复合体的漏斗中；在冠状 T1WI(**b**)压脂像上强化

表 3.1(续) 脑外单发病变

疾病	影像学表现	点评
血肿		
硬膜外血肿 (图 3.26 和图 3.27)	**MRI:** 位于颅骨与硬脑膜之间的脑外梭形血肿(移位的硬脑膜在 T2WI 为低信号)、伴或不伴水肿(脑实质水肿在 T2WI 为高信号)、伴或不伴大脑镰下疝/颞叶钩回疝。血肿信号取决于其时期、大小、血细胞比容和氧分压 **超急性期:** T1WI 等信号,T2WI 等、高信号 **急性期:** T1WI 等、低信号,T2WI 高信号 **亚急性早期:** T1WI 高信号,T2WI 低信号 **亚急性晚期:** T1WI 和 T2WI 高信号 **CT:** 位于颅骨与硬脑膜之间的脑外梭形血肿(移位的硬脑膜为高密度)、伴或不伴水肿(脑实质水肿在 CT 上为低密度)、伴或不伴大脑镰下疝/颞叶钩回疝。血肿密度取决于时间、大小、血细胞比容和氧分压	硬膜外血肿通常由硬膜外动脉(通常为脑膜中动脉)或硬膜外静脉窦外伤后/破裂引起,伴或不伴颅骨骨折,硬膜外血肿不跨越颅缝
硬膜下血肿 (图 3.28 和图 3.29) 超急性血肿 亚急性血肿 慢性血肿	脑外新月形血肿,位于硬脑膜内缘与蛛网膜外缘之间的间隙,移位的脑实质伴或不伴水肿(CT 低密度,T2WI 高信号),伴或不伴大脑镰下疝/颞叶钩回疝。血肿的 CT 密度和 MRI 信号强度取决于其时间、大小、血细胞比容和氧分压 **超急性血肿** **CT:** 可为高密度,或高、中和/或低混杂密度 **MRI:** T1WI 等信号,T2WI 为等、高信号 **急性血肿** **CT:** 高密度,或高、中和/或低混杂密度 **MRI:** T1WI 低信号,T2WI 低信号 **亚急性血肿** **CT:** 可有等密度(等脑组织密度)和/或等、低密度 **MRI:** T1WI 和 T2WI 上高信号 **慢性血肿** **CT:** 常表现为低密度(低于脑密度) **MRI:** T1WI 常为等、低信号,T2WI 高信号。增强后血肿可强化。慢性期血肿发生再出血时,可导致 MRI 呈混杂信号	硬膜下血肿通常是由于皮质静脉的损伤、拉伸或撕裂,进入硬膜下间隙,再引流入静脉窦,伴或不伴颅骨骨折。硬膜下血肿可跨越颅缝

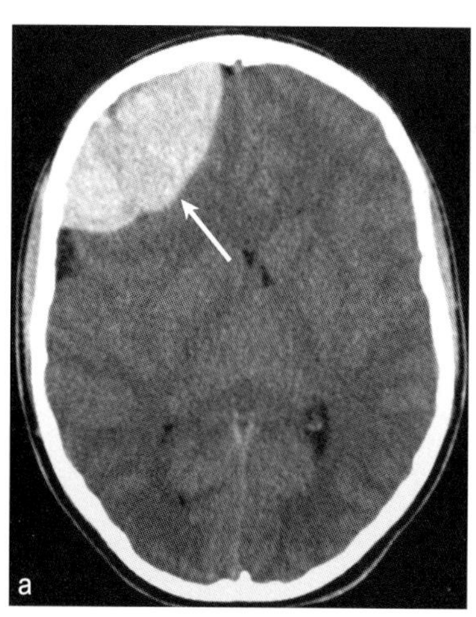

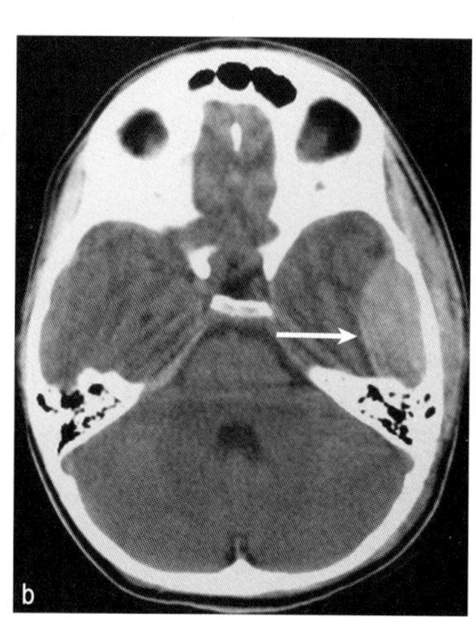

图 3.26 两硬膜外血肿患者。右额部硬膜外血肿(↑),CT**(a)**上高密度;**(b)**左颞部硬膜外血肿(↑),头皮血肿

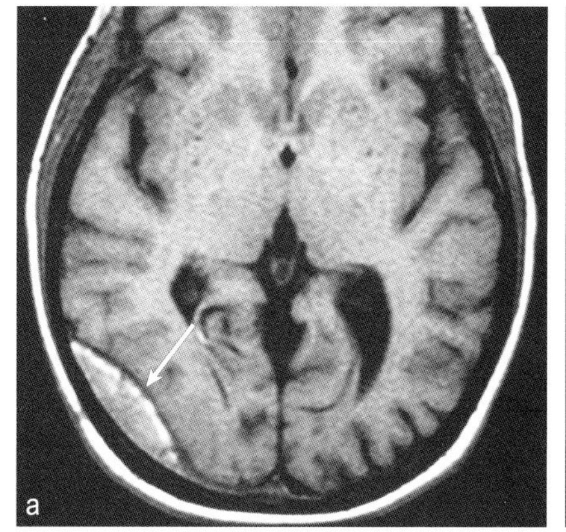

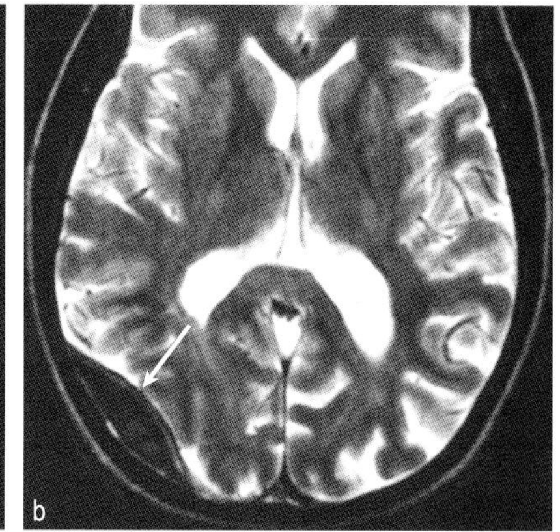

图 3.27 右枕部亚急性早期硬膜外血肿。横断位 T1WI(**a**)呈稍高信号(↑)和横断位 T2WI(**b**)呈低信号(↑)

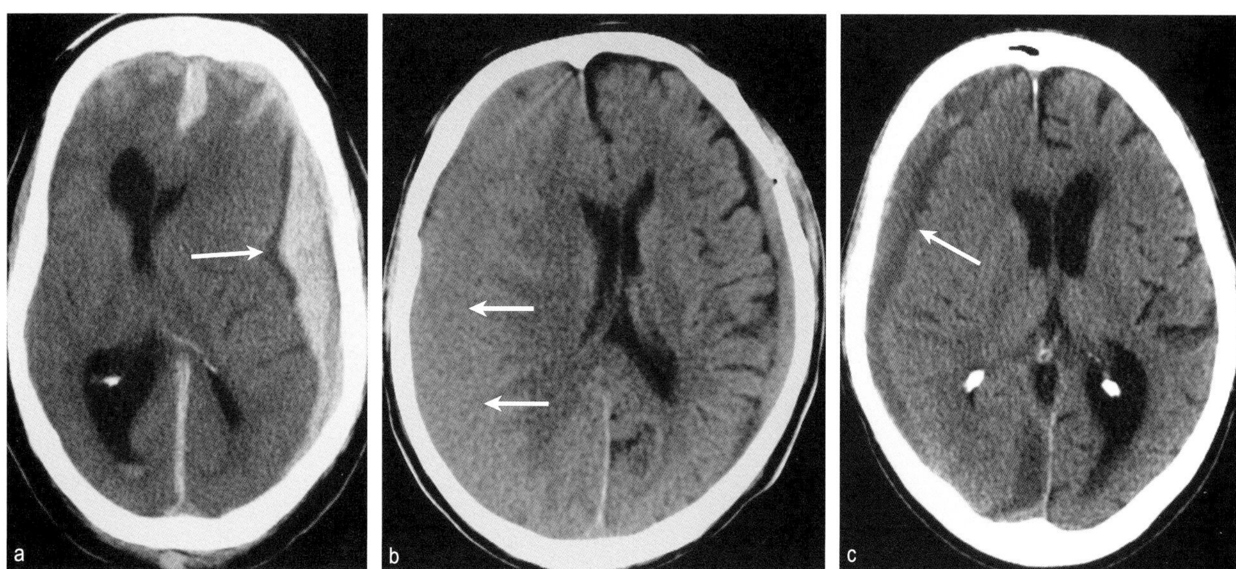

图 3.28 硬膜下血肿患者。横断位 CT(**a**)显示急性硬膜下血肿(↑),左额颞部蛛网膜下腔出血均为高密度;(**b**)右侧等密度硬膜下血肿(↑),左侧是小的等密度硬膜下血肿;(**c**)右侧的硬膜下血肿(↑),大部分为低密度,边缘不规则的高密度提示新发出血进入慢性硬膜下血肿

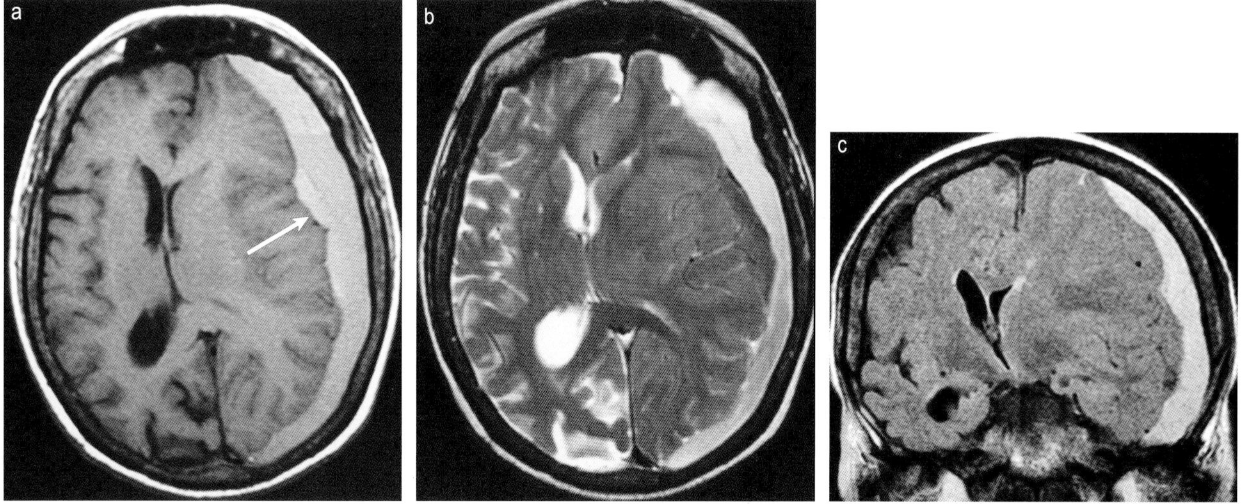

图 3.29 左侧硬膜下血肿。横断位 T1WI(**a**)为高信号(↑);横断位 T2WI(**b**)高信号;冠状位 FLAIR(**c**)亦为高信号。硬膜下血肿具有明显的占位效应,左侧脑室受压,左侧大脑镰下疝

表 3.1(续) 脑外单发病变

疾病	影像学表现	点评
骨化血肿	**MRI**：周围带薄或不规则，伴有低信号钙化；周边和/或中央骨化积聚物，T1WI 和 T2WI 上信号变化多样，可表现为低、中、高信号。再出血积聚在慢性期血肿中，导致混杂信号 **CT**：通常有致密、薄或不规则的周边钙化和/或周围和中央骨化周围积血可呈低、等、高密度	慢性硬膜下血肿或硬膜外血肿极少发生钙化或骨化，称为“装甲脑”。因为血肿紧密黏附于脑表面和/或硬脑膜，手术切除困难较大
感染/炎症		
硬膜外或硬膜下脓肿 （**图 3.30** 和**图 3.31**）	**MRI**：硬膜外或硬膜下脓肿，T1WI 低信号，T2WI 高信号，增强后可见周围线状强化 **CT**：硬膜外或硬膜下脓肿，具有低密度和周围区域线状强化	常由鼻窦炎（通常为额叶）、脑膜炎、中耳炎、脑室分流或手术的并发症。可能与静脉窦血栓形成、静脉脑或小脑梗死、脑炎或脑脓肿有关，死亡率为 30%

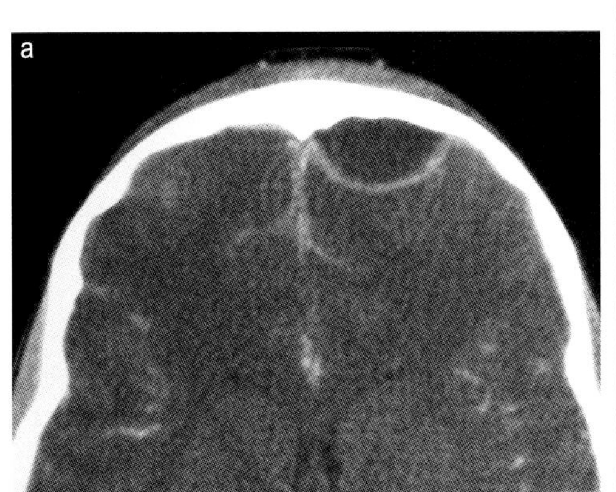

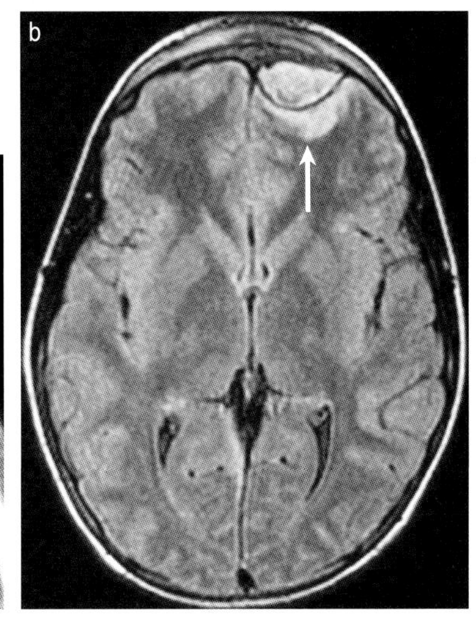

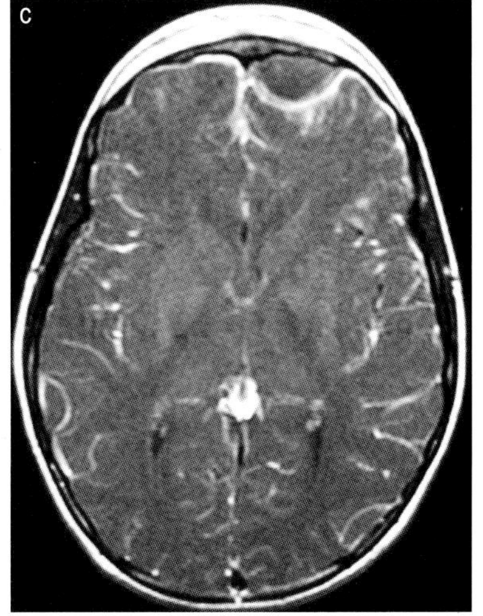

图 3.30 9 岁女性，筛窦感染引起的硬膜外脓肿。横断位 CT(**a**)显示左额低密度灶，周围薄、线状强化；横断位 FLAIR(**b**)显示硬膜外脓肿呈不均匀高信号，周围包绕着线状低信号，代表移位的硬脑膜，邻近脑组织可见水肿(↑)；感染累及的硬脑膜在增强后横断位 T1WI(**c**)上强化

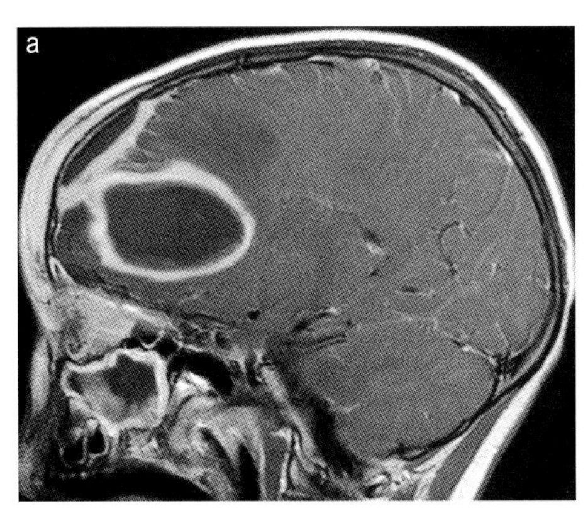

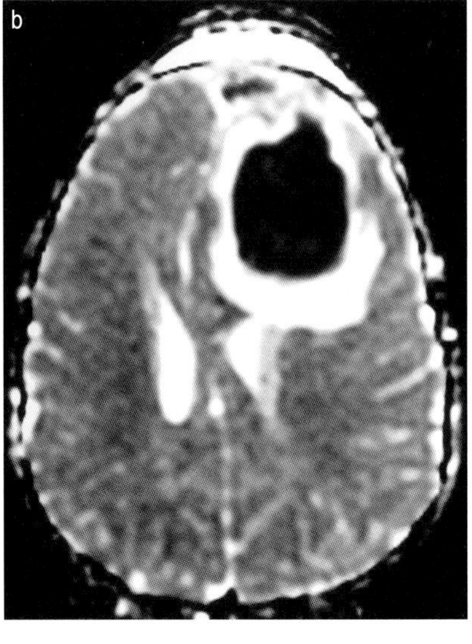

图 3.31 8 岁女性，左额部硬膜下积脓，并伴有邻近左额叶组织脓肿。矢状位 T1WI(**a**)显示硬膜下脓肿以及脑脓肿周围环形强化；脑脓肿及硬膜下脓腔内化脓性物质弥散受限，横断位 ADC(**b**)呈低信号

表 3.1(续) 脑外单发病变

疾病	影像学表现	点评
朗格汉斯细胞组织细胞增生症/嗜酸性肉芽肿(**图 3.32**)	**MRI**：颅骨骨髓单个或多个边界清晰的软组织病变，伴有局灶性骨质破坏、侵蚀，可同时向颅内外进展。病变通常在 T1WI 上为等、低信号，在 T2WI 上具有混杂等、稍高信号，伴强化，邻近硬脑膜强化 **CT**：颅骨骨髓单个或多个边界清晰的软组织病变，伴有局灶性骨质破坏/侵蚀，可同时向颅内外进展。病灶通常有等、低密度，增强后可强化。伴或不伴邻近硬脑膜强化	单发病变：男性多于女性，年龄小于 20 岁，髓腔组织细胞增生，邻近软组织局部骨质破坏。 多发病变：常与 2 岁以下儿童的 Letterer-Siwe 病(淋巴结肿大和肝脾肿大)、5～10 岁儿童的韩-薛-柯病(淋巴结病、突眼症、尿崩症)相关
血管病		
动脉瘤 (**图 3.33** 和**图 3.34**) 囊状动脉瘤 巨型动脉瘤 梭形动脉瘤	**囊状动脉瘤** **MRI**：T1WI 和 T2WI 边界清晰、局灶性流空信号，伴血栓形成时，呈混杂信号 **CT**：局灶性、边界清晰的高密度灶，动脉瘤内非血栓部分可强化，病灶在 CTA 上显示最佳 **巨大动脉瘤** **MRI**：边界清楚的、局灶性病灶，继发不同时期血栓时，在 T2WI 上可伴有层状低、等、高信号，血流通畅的管腔，可清楚地观察到流空信号。T1WI 上，同样可见流空信号内，层状等、高信号 **CT**：局灶性、边界清晰的病灶，继发不同时期血栓时可伴有低、中和/或高密度，血流通畅的管腔，可观擦到其内对比剂填充，伴或不伴管壁钙化 **梭形动脉瘤** **MRI**：伸长和扩张动脉，MRI 可显示腔内多变的信号，主要与湍流、缓慢的血流或部分/完全血栓形成有关 **CT**：等密度伸长和扩张的动脉，伴或不伴钙化，多变的强化程度与湍流或缓慢血流、部分/完全血栓形成相关	继发于获得性/退变等病因、多囊肿病、结缔组织病、动脉粥样硬化、创伤、感染(霉菌)、肿瘤受累、动静脉畸形、血管炎和药物引起的动脉异常梭形或局灶性扩张。局灶性动脉瘤也称为囊状动脉瘤，通常发生在动脉分叉处，20%病例为多发 直径大于 2.5 cm 的球状动脉瘤称为巨大动脉瘤 梭形动脉瘤常与动脉粥样硬化或胶原血管疾病(马凡综合征、Ehlers-Danlos 综合征等)有关。动脉瘤解剖时，出血可继发在动脉壁偶然或严重创伤后
硬脑膜动静脉畸形	**MRI**：在 T1WI 和 T2WI 上，硬膜动静脉畸形包含多个弯曲、管状流空信号。静脉部分常表现强化。GRE 和 TOF - MRA、PC - MRA 可显示血管畸形通畅的部分、闭塞或再通部分静脉窦的血流信号。通常无占位效应，除非伴出血或静脉闭塞 **CT**：静脉窦血栓再通后，CTA 可显示硬膜动静脉畸形包含的多发迂曲的血管。通常无占位效应	硬脑膜 AVM 通常是由颅内静脉窦血栓形成、闭塞再通后引起的后天性病变所致，导致动脉直接与静脉相通。发病部位：横窦和乙状窦>海绵窦>直窦和上矢状窦

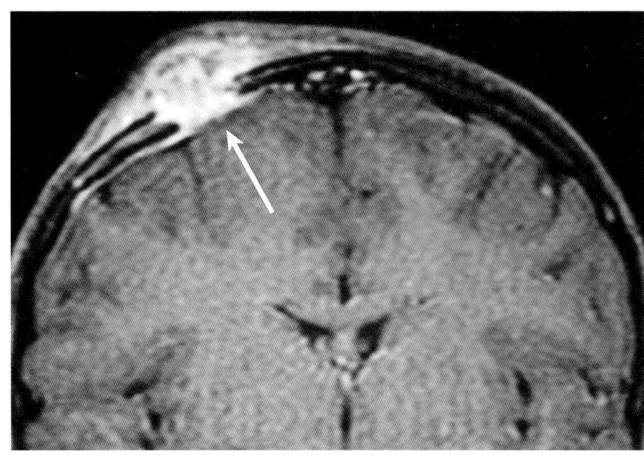

图 3.32 7 岁男性,嗜酸性肉芽肿(↑)患者。冠状位 T1 压脂上可见颅骨内、外的骨质破坏,并向骨外进展、邻近硬脑膜增厚

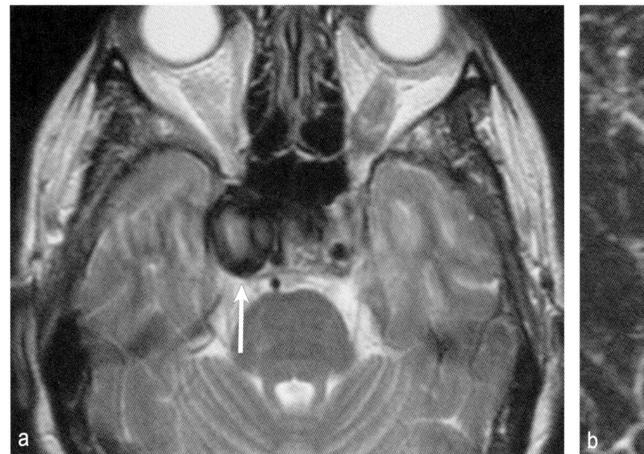

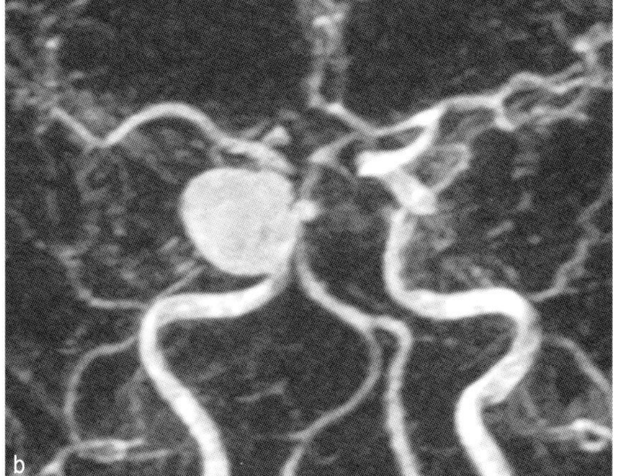

图 3.33 右颈内动脉海绵窦段巨大动脉瘤。横断位 T2WI(**a**)显示病灶伴搏动伪影(↑)和冠状位 MRA(**b**)显示巨大的动脉瘤

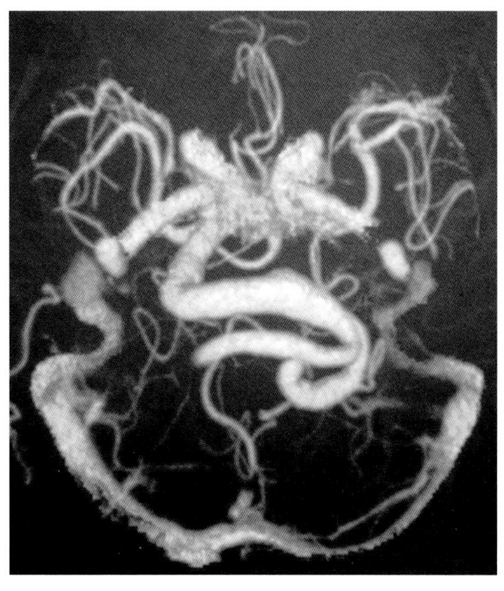

图 3.34 横断位 CTA VR 显示基底动脉迂曲的梭形动脉瘤

表 3.1(续) 脑外单发病变

疾病	影像学表现	点评
Galen 静脉瘤 (**图 3.35**)	**MRI**：T1WI 和 T2WI 上多发、迂曲、管状流空血管，包括脉络膜和丘脑动脉、大脑内静脉、Galen 静脉(动脉瘤形成)、直窦和横窦及其他邻近静脉和动脉。静脉部分常呈强化。GRE 和 TOF - MRA、PC - MRA 可显示血管畸形通畅部分血管的血流信号 **CT**：累及脉络膜和丘脑动脉、大脑内静脉、Galen 静脉(动脉瘤形成)、直窦、横窦及其他邻近静脉和动脉的多发、迂曲增强血管。静脉部分增强后常强化。畸形血管通畅部分在 CTA 上显示清楚	不同组血管畸形，伴动静脉分流和扩张的深静脉，引流入增粗的 Galen 静脉，伴或不伴脑积水、出血、大头畸形、脑实质内血管畸形和癫痫发作。新生儿心脏的高排量导致充血性心力衰竭
肿瘤样病灶		
蛛网膜囊肿 (**图 3.36**)	**MRI**：边界清晰的脑外病变，T1WI、FLAIR 和 DWI 均为低信号，T2WI 为高信号，类似于脑脊液，无增强。常见位置：前颅中窝＞鞍上/四叠体池＞额叶凸面＞颅后窝 **CT**：边界清楚的脑外病变，低密度，无强化	非肿瘤性、先天发育性或后天性脑外病变，内有脑脊液填充，通常伴邻近脑轻度的占位效应，幕上＞幕下，男性＞女性，伴或不伴相关临床症状

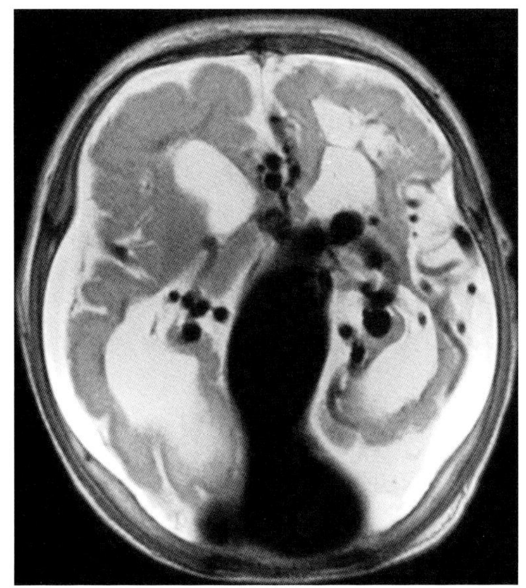

图 3.35 横断位 T2WI 上显示颅内多发流空信号，Galen 静脉和静脉窦明显扩张，提示静脉的 Galen 动脉瘤/畸形

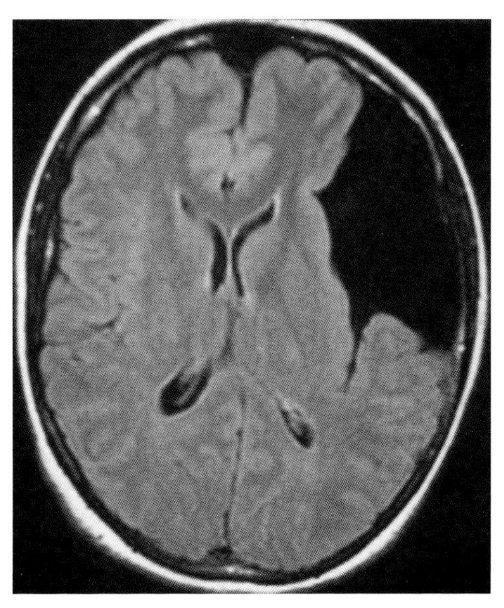

图 3.36 29 岁女性，左额部蛛网膜囊肿。横断位 FLAIR 显示病灶内脑脊液信号

表 3.1(续) 脑外单发病变

疾病	影像学表现	点评
软脑膜囊肿 **(图 3.37)**	**MRI:** 边界清楚的脑外病变，T1WI 为低信号，T2WI 为高信号，与脑脊液相似，无强化。可累及邻近颅骨 **CT:** 边界清楚的脑外病变，低密度，与脑脊液相似，无强化	非肿瘤性脑外病灶，其内有脑脊液填充，多认为是继发于外伤后合并硬膜撕裂/颅骨骨折，对邻近大脑有轻微的占位效应以及邻近颅骨进行性侵蚀。偶尔出现头皮病变，发病率儿童高于成人
Rathke 裂囊肿 **(图 3.38)**	**MRI:** 在 T1WI 和 T2WI 上具有可变低、等或高信号的边界清晰病灶。T1WI 上约 2/3 为高信号，1/3 为低信号；T2WI 上 1/2 为高信号，1/4 为低信号，1/4 为等信号，无强化，伴或不伴壁周边强化。病变部位：鞍内 50%，鞍上 25%，鞍内和鞍上 25% **CT:** 低、等、高密度，无强化，边界清晰的病变	少见的鞍区良性囊性病变，内含由颅咽导管上皮分泌的各种蛋白质、黏多糖和/或胆固醇的囊液
表皮样囊肿 **(图 3.39)**	**MRI:** 边界清楚的球状或分叶状外胚层包涵体囊性病变，T1WI 上呈等、低信号，T2WI 及 DWI(弥散受限)上呈高信号，FLAIR 上呈低、等、高混杂信号，无增强。通常沿着脑脊液间隙生长，引起邻近神经组织(脑干，脑实质)慢性变形 **CT:** 边界清楚的球形或多叶外胚轴外包裹体囊性病变，呈等、低密度	非肿瘤性、先天性或后天性脑外偏中线病变，其内充满脱落细胞和角质碎屑，通常对邻近脑和幕下>幕上部位有轻微的占位效应 好发于成年人，男女发病率相仿，伴或不伴相关临床症状。多位于颅后窝(桥小脑角池)>鞍旁/颅中窝

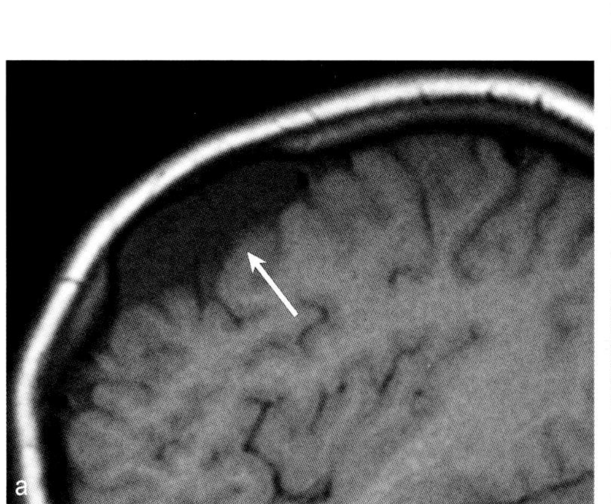

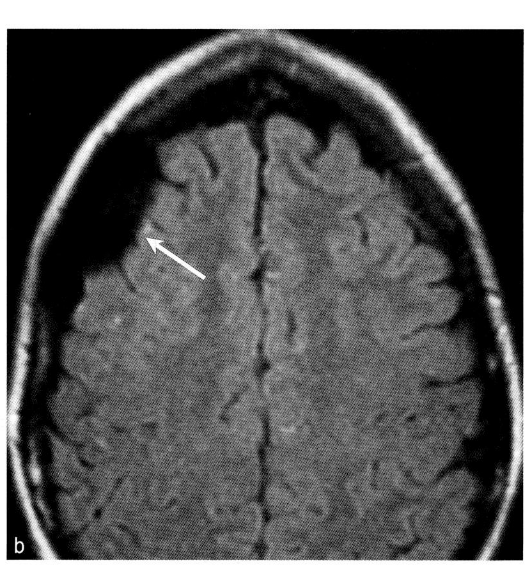

图 3.37 16 岁女性，软脑膜囊肿患者。在**(a)**矢状位 T1WI(↑)和**(b)**横断位(↑)上呈脑脊液信号，并累及邻近颅骨

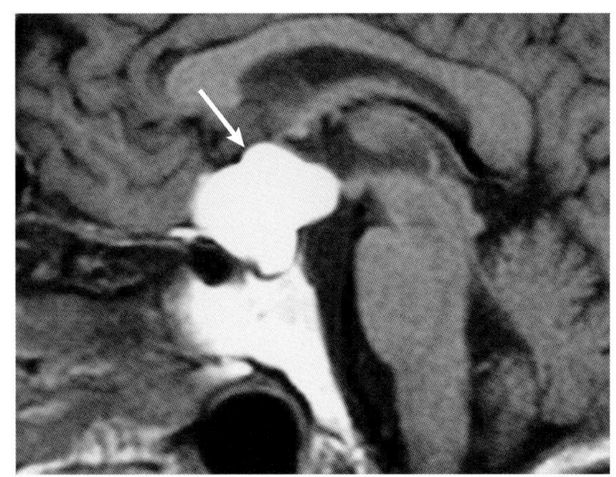

图 3.38 60 岁女性，鞍区 Rathke 裂囊肿（↑）。在矢状位 T1WI 上为高信号

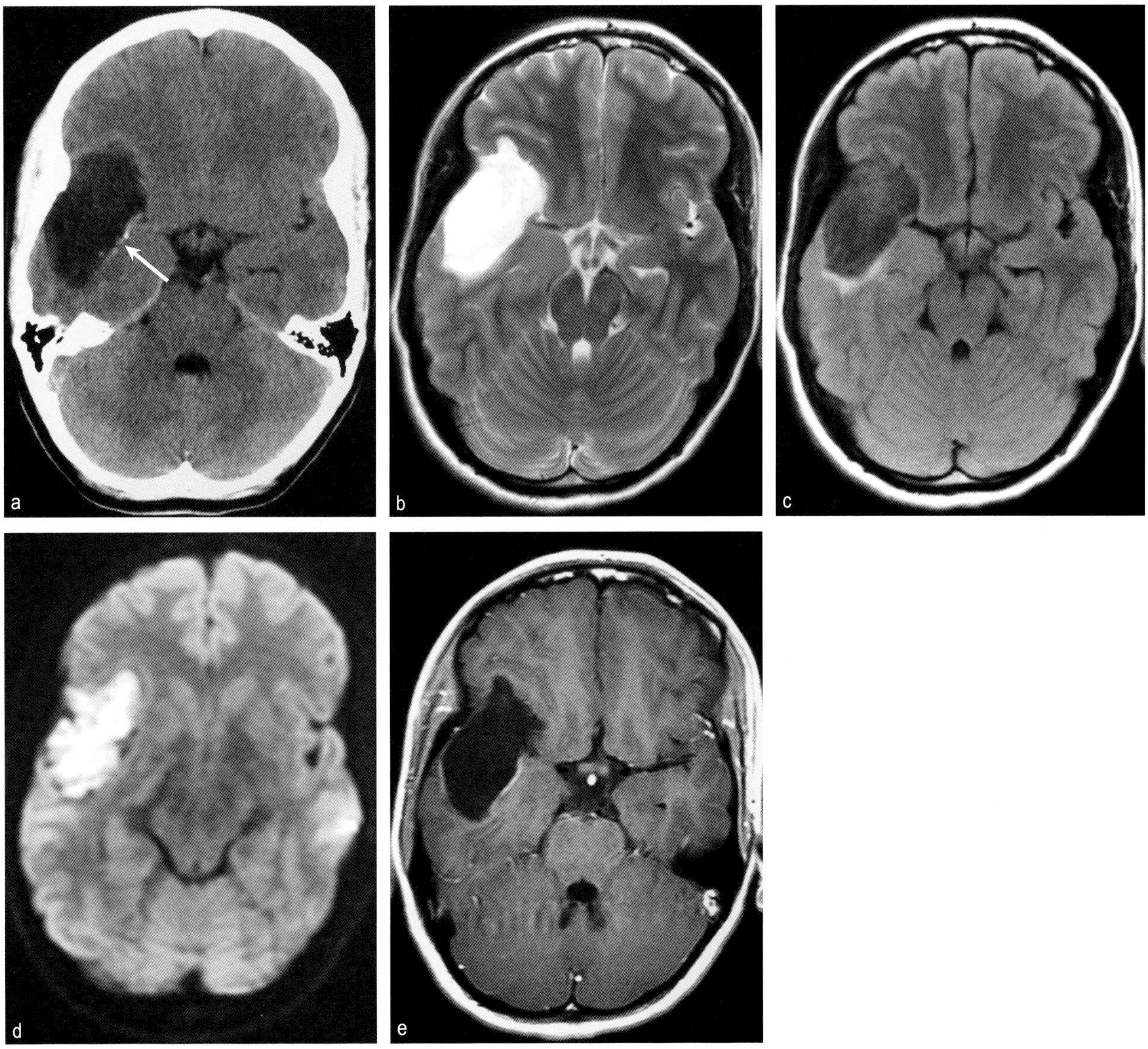

图 3.39 18 岁女性，右颞部表皮样囊肿。横断位 CT(**a**)呈低密度（↑）；横断位 T2WI(**b**)为高信号；横断位 FLAIR(**c**)呈混杂等、低信号；DWI(**d**)显示弥散受限；增强后横断位 T1WI(**e**)显示病灶无明显强化

表 3.1(续) 脑外单发病变

疾病	影像学表现	点评
皮样囊肿 (**图 3.40**)	**MRI:** 边界清楚的球状或多叶状脑外病变,通常在 T1WI 上呈高信号,T2WI 可为低、等和/或高信号,无增强,伴或不伴脂肪/液体或液体/碎片平面 **CT:** 边界良好的球体或多叶状脑外病灶,通常为低密度、伴或不伴脂肪/液体或液体/碎片平面	非肿瘤性、先天性或后天性外胚层包涵体囊性病变,充满脂类物质、胆固醇、脱落细胞和角质碎屑,通常对邻近脑有轻微的占位效应。好发于成人,男性略多于女性,伴或不伴相关临床症状。若皮样囊肿破裂进入蛛网膜下腔,会引起化学性脑膜炎。通常发生于或近中线位置,幕上>幕下
神经肠源性囊肿 (**图 3.41**)	**MRI:** 边界清楚、球状、硬膜外脑外病变,T1WI 和 T2WI 呈低、等或高信号,通常无增强 **CT:** 局限性硬膜外脑外结构,等低密度,通常无强化	神经肠源性囊肿是指位于内胚层腹侧与外胚层背层之间持续交通性畸形,继发于脊索和前肠发育过程中的分离失败 背部肠窦部分的闭塞可导致由内皮,纤维索或窦道排列的囊肿 好发于 40 岁以下患者,位置:胸椎>颈椎>颅后窝>颅颈交界处>腰椎。通常位于中线位置,通常位于脊髓或脑干的腹侧。与相邻椎骨和斜坡的异常相关
脂肪瘤 (**图 3.42**)	**MRI:** 脂肪瘤在 T1WI 和 T2WI 上呈高信号,与皮下脂肪相似。压脂后,病灶的信号减低,典型表现为无增强、无周围水肿 **CT:** 脂肪瘤的 CT 密度与皮下脂肪相似,典型表现无强化、无周围水肿	由先天性畸形引起的良性脂肪病变,常位于中线或中线附近,可含有钙化和/或穿通血管
硬脑膜钙化和骨化 (**图 3.43**)	**MRI:** 钙化区在 T1WI、GRE 和 T2WI 上通常表现为低信号。骨化区在 T1WI 和 T2WI 上可以有一个低信号的边界,中心为脂肪骨髓信号 **CT:** 颅内硬脑膜可见一个或多个部位的钙化和骨化带	钙化和骨化可发生在颅内硬脑膜单个或多个部位,由上皮化生而成,通常是偶然发现的

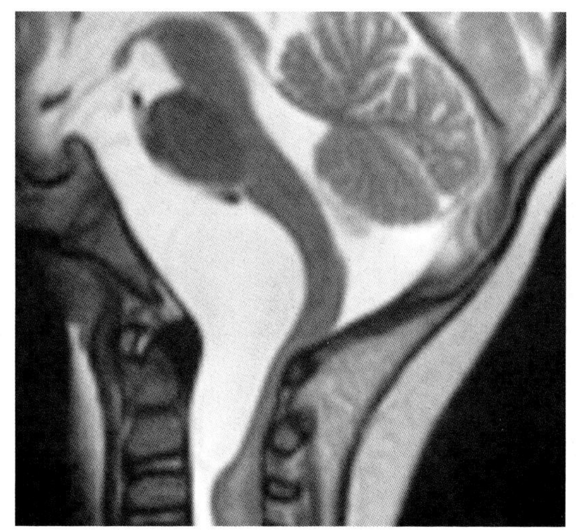

图 3.40 2 岁女性伴有神经肠源性囊肿。矢状位 T2WI 为高信号,脑干向后移位

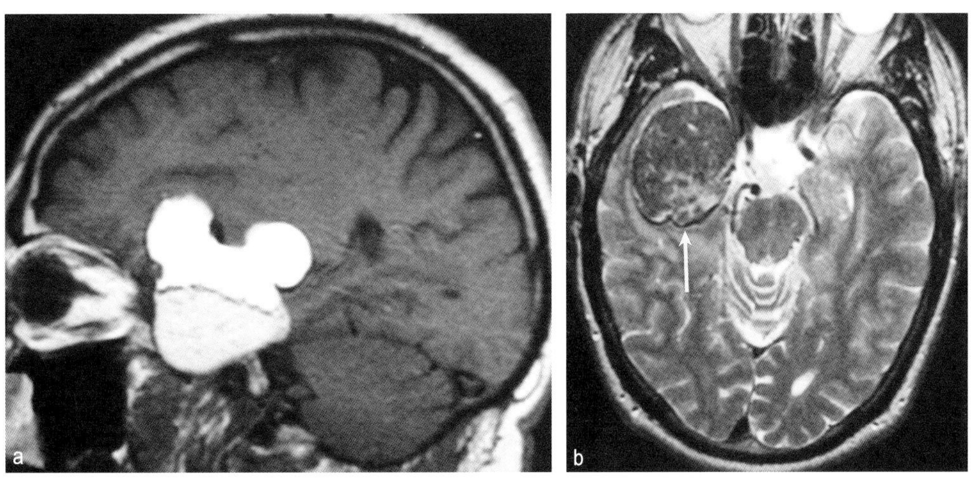

图 3.41 55 岁男性，右颅中窝皮样囊肿。矢状位 T1WI(**a**)显示病灶信号不均匀；横断位 T2WI(**b**)(↑)呈高、低混杂信号

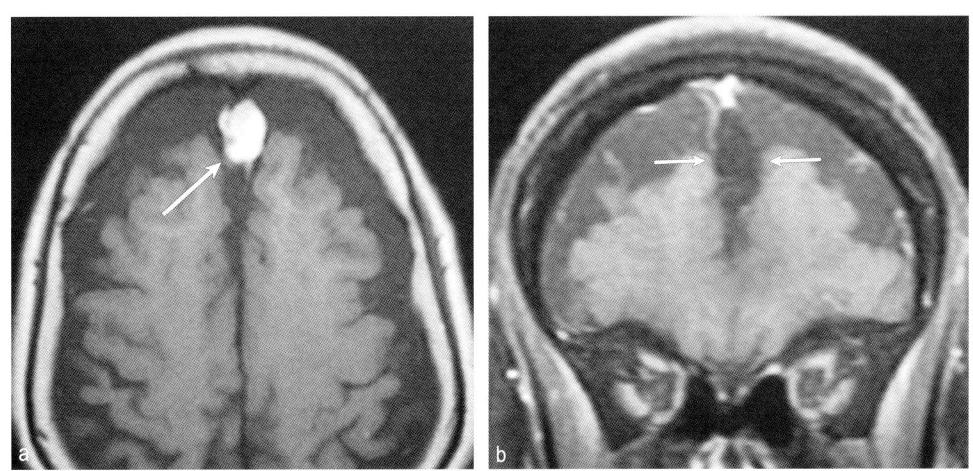

图 3.42 71 岁的妇女，额部镰旁脂肪瘤。在横断位 T1WI(**a**)(↑)上为高信号；脂肪瘤信号在冠状位 T1WI(**b**)压脂(↑)上减低

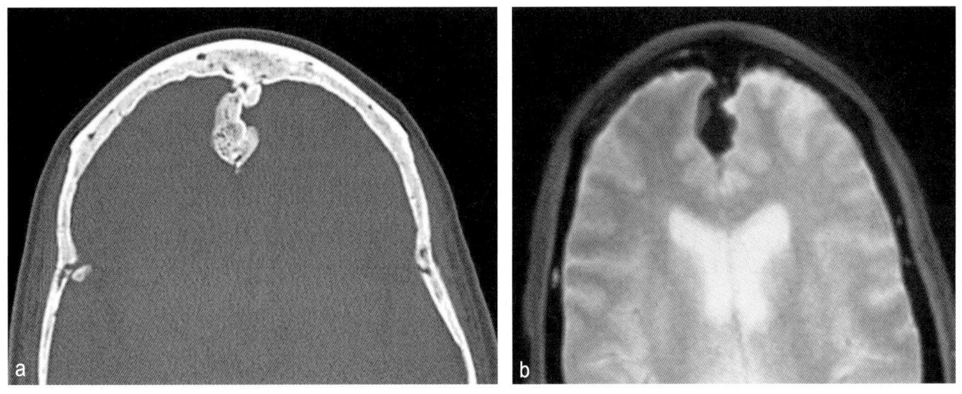

图 3.43 64 岁女性，前额硬膜骨化。如横断位 CT(**a**)所示；硬膜骨化在横断位 GRE(**b**)上呈低信号

表 3.1(续) 脑外单发病变

疾病	影像学表现	点评
外被脊索鞘软骨瘤 (图 3.44)	**MRI**: 病灶大小 1～3 cm, T1WI 低信号,FLAIR 低-等信号,T2WI 高信号,一般无强化 **CT**: 病变典型表现为低密度,伴或不伴重塑/侵蚀邻近骨,伴或不伴小钙化骨柄	脊索退化不全由凝胶状组织组成,来源于异位残留脊索的生理性细胞巢。尸检发生率为 0.5%～5%。通常位于桥前池,硬脊膜背侧斜坡和鞍背,很少发生在颈椎或骶骨上缘背侧。发生于硬膜外罕见病变。由来自异位脊索残余物或来自斜坡背侧的硬膜外脊索通过邻近硬脑膜延伸进入蛛网膜下腔引起 通常无症状,多在 20～60 岁的患者中偶然发现

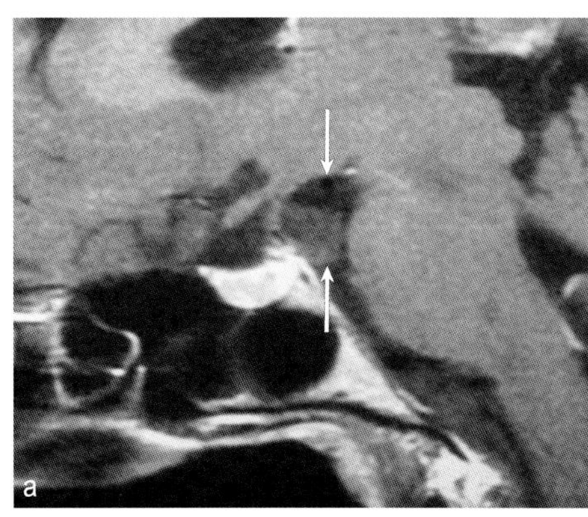

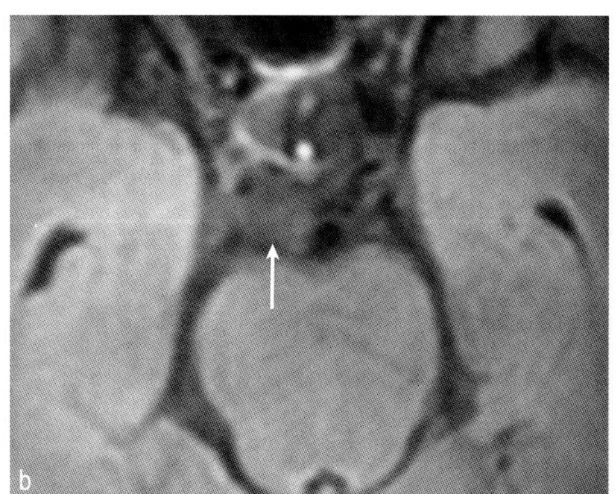

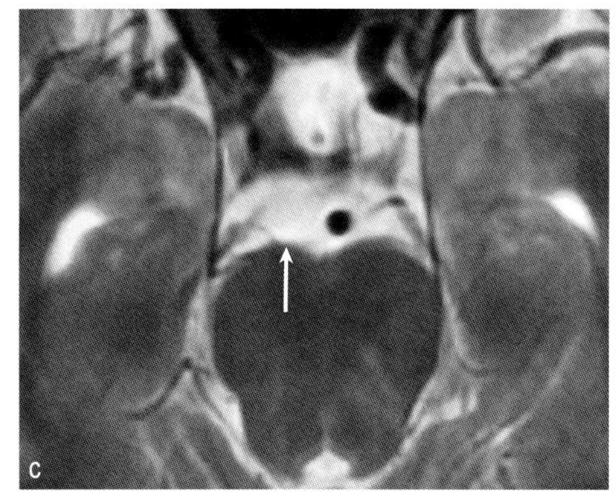

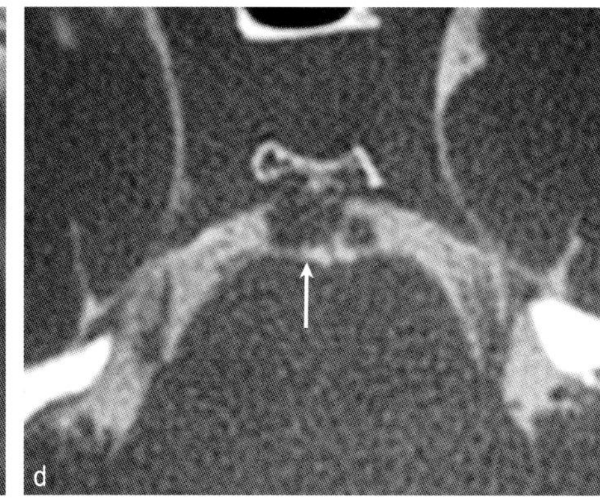

图 3.44 31 岁女,外被脊索鞘软骨瘤,病变边界清晰。T1WI (**a**)(↑)呈低信号;横断位 FLAIR(**b**)呈低、等信号(↑);横断位 T2WI(**c**)(↑)为高信号;横断位 CT(**d**)显示鞍背后侧小的钙化骨柄(↑)与低密度病灶相连

3.2 脑外多发病变

- 良性肿瘤
  - -脑膜瘤
  - -神经纤维瘤
- 恶性肿瘤
  - -转移瘤
  - -淋巴瘤
  - -骨髓瘤
- 出血
  - -硬膜外血肿
  - -硬膜下血肿
  - -骨化血肿
- 感染/炎症
  - -硬膜下/硬膜外脓肿
  - -嗜酸性肉芽肿/朗格汉斯细胞组织细胞增生症
  - -神经结节病
- 血管病变
  - -动脉瘤(囊状动脉瘤)
- 瘤样病变
  - -破裂的皮样囊肿
  - -硬膜钙化和骨化

表 3.2 脑外多发病变

疾病	影像学表现	点评
良性肿瘤		
脑膜瘤 (**图 3.45** 和**图 3.46**)	脑外边界清晰的硬脑膜病变。位置：幕上>幕下，矢状旁>大脑凸面>蝶骨嵴>鞍旁>颅后窝>视神经鞘>脑室内 **MRI**：硬脑膜相关肿瘤，T1WI 上呈等信号，T2WI 上呈等、稍高信号，常伴有明显增强，通常伴有脑膜尾征，伴或不伴钙化。肿瘤内出血和囊变或坏死比例可达 15% **DWI/DTI**：不同亚型脑膜瘤的 ADC 值各不相同 良性和非典型或恶性肿瘤弥散都可受限 **MRS** 显示丙氨酸（1.5 ppm）、乳酸、胆碱、谷氨酰胺/谷氨酸水平升高，NAA 降低 **CT**：肿瘤呈等密度，可有钙化，通常明显强化	脑膜瘤是最常见的脑外肿瘤，占原发性颅内肿瘤的 26%。年发病率为 6/100 000 人，通常发生在成人(>40 岁)，女性多于男性。由肿瘤性脑膜上皮(蛛网膜或蛛网膜帽)细胞组成。脑膜瘤通常是孤立性和散发的，但也可发生于神经纤维瘤 2 型(NF2)病患者的多发性病变。80%的脑膜瘤是良性的(WHO Ⅰ级)，尽管 15%具有非典型特征(WHO Ⅱ级)和 5%具有间变性组织学特征(WHO Ⅲ级)。可以继发于放射治疗后，潜伏期约为 19～35 年。分为不同的亚型，如上皮型、纤维型(成纤维细胞)、过渡性(混合性)、沙砾型、血管瘤型、非典型和间变性。最常见的颅内类型是上皮型脑膜瘤、纤维型和过渡性的脑膜瘤 通常显示对上皮膜抗原(EMA)和波形蛋白的免疫反应性阳性。分泌性脑膜瘤通常对 CEA 具有免疫反应性。相关细胞遗传学发现，在 60%的散发性脑膜瘤中发现了 22 号染色体上 NF2 肿瘤抑制基因的突变
神经鞘瘤 (**图 3.47** 和**图 3.48**)	**MRI**：边界清晰、分叶状病灶，T1WI 上呈低信号，T2WI 及 T2WI 压脂上呈高信号。增强后通常明显强化。病灶较大时，其内的囊变、坏死、纤维化和/或出血致使 T2WI 上呈高信号和增强后强化信号不均匀。累及颞骨的神经鞘瘤包括来自第Ⅴ(三叉神经池)、第Ⅵ(Dorello 管)、第Ⅶ和第Ⅷ(IAC 和 CPA 池)、第Ⅸ、第Ⅹ和第Ⅺ(颈静脉孔)对脑神经的神经鞘瘤 **CT**：边界清晰的分叶状等密度病灶，增强后明显强化。病灶较大时可伴发囊变、出血	神经鞘瘤是一种包膜完整的良性肿瘤，含有不同程度分化的肿瘤性施万细胞。孤立性、散发性病变最常见。多发性神经鞘瘤常与神经纤维瘤病 2 型(NF2)有关，NF2 是一种常染色体显性疾病，涉及 22q12 染色体上的基因突变。除了神经鞘瘤，NF2 患者还可以有多个脑膜瘤和室管膜瘤。神经鞘瘤占原发性颅内肿瘤的 8%，占原发性脊柱肿瘤的 29%。NF2 新生儿的发病率为 1/37 000～1/50 000。始发年龄为 22～72 岁(平均年龄 46 岁)。发病高峰在第 40～60 岁。在 NF2 中，许多患者在第 30 岁后出现双侧前庭神经鞘瘤 另一种患有多发神经鞘瘤的综合征是神经鞘瘤病，但病灶均不累及第Ⅷ对脑神经。神经鞘瘤病的发病率为 1/40 000～1/170 万。发病高峰年龄在 30～60 岁。神经鞘瘤病与 22 号染色体上 SMARCB1 基因(也称为 IN/肿瘤抑制基因)的种系突变有关

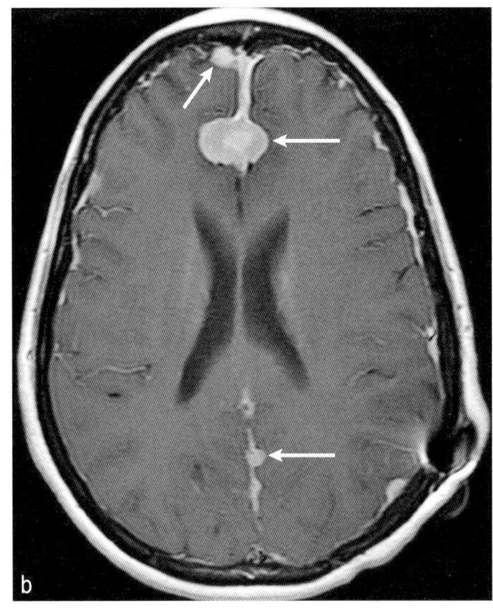

图 3.45 神经纤维瘤病 2 型(NF2)患者。横断位 T1WI 增强(**a, b**)可见多发强化的脑膜瘤(↑)和施万细胞瘤

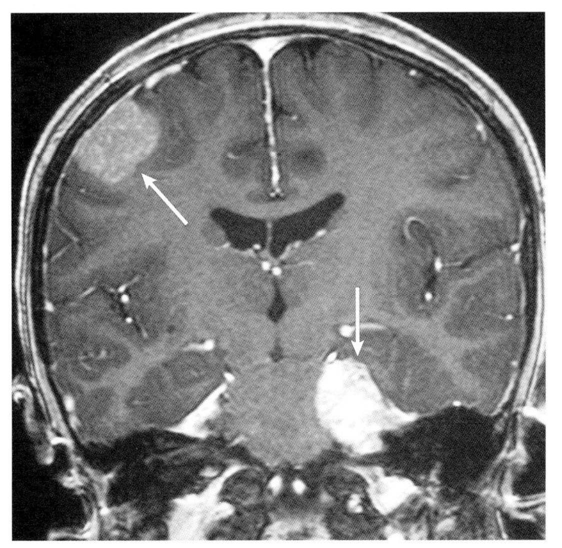

图 3.46 25 岁女性,神经纤维瘤病 2 型(NF2)。冠状位 T1WI 可见脑膜瘤明显强化(↑)

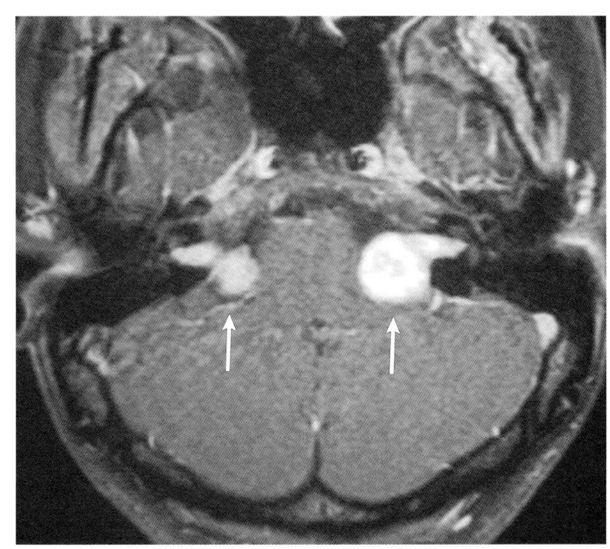

图 3.47 神经纤维瘤 2 型(NF2)病患者。横断位 T1WI 压脂后增强可见双侧前庭神经鞘瘤/听神经瘤(↑)强化

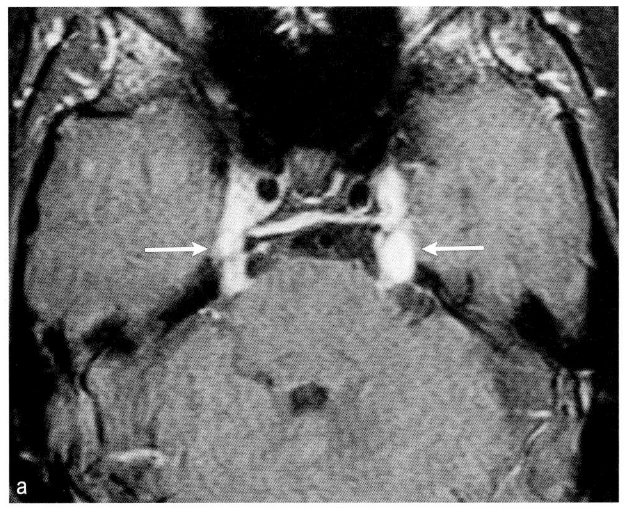

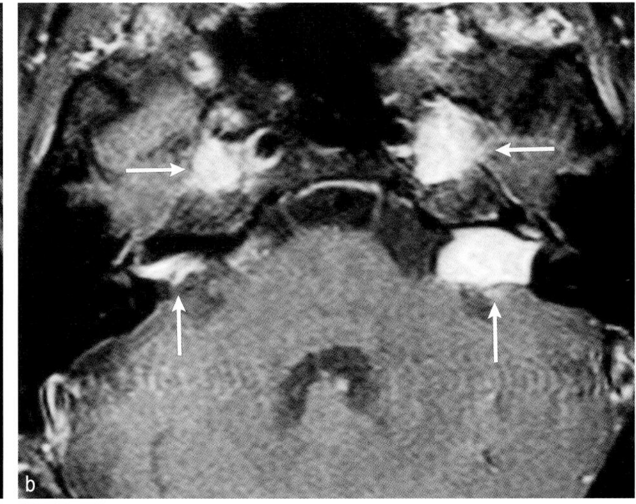

图 3.48 神经纤维瘤 2 型(NF2)病患者。横断位 T1WI 压脂增强(**a, b**)可见双侧前庭神经鞘瘤/听神经瘤(↑)强化

表 3.2(续) 脑外多发病变

疾病	影像学表现	点评
神经纤维瘤	**MRI:** 脑外边缘或分叶状病变,T1WI 上呈等低信号,T2WI 上呈等高信号,增强后明显强化。病灶较大时,T2WI 和 T1WI 增强高信号多不均匀 **CT:** 卵圆形或梭形病灶,等、低密度。病灶多明显强化。常侵犯邻近颅骨	良性神经鞘肿瘤,由施万细胞、神经周样细胞和与大量胶原相关的成纤维细胞交织成束而成。与神经鞘瘤不同,神经纤维瘤缺乏 Antoni A 区和 B 区,不能从病理上与神经干分离。最常见的是散发性、局限性和孤立性病变,其次是弥漫性或丛状病变。多发性神经纤维瘤是典型的 Ⅰ 型神经纤维瘤病,由染色体 17q11.2 上神经纤维素酶基因突变引起的常染色体显性遗传病(1/2 500 新生儿)。最常表现为神经皮肤综合征,并与中枢神经和周围神经系统肿瘤(视神经胶质瘤、星形细胞瘤、丛状和孤立性神经纤维瘤)和皮肤(咖啡斑、腋窝和腹股沟雀斑)有关。还伴有脑膜和颅骨不典型增生,以及与虹膜错构瘤(Lisch 结节)相关
转移瘤 **(图 3.49 和图 3.50)**	**MRI:** 硬脑膜、软脑膜和/或脉络丛局限性球状病变。在 T1WI 上常为低、等信号,T2WI 上常有等、高信号,伴或不伴出血、钙化和囊变。增强后强化多样 **CT:** 病变常表现为中低密度,伴或不伴出血、钙化和囊变。增强后强化多样,伴或不伴骨质破坏,伴或不伴压迫神经组织或血管。转移至软脑膜的病灶在增强后显示最佳	约占颅内肿瘤 33%,多见于 40 岁以上成人,来源于颅外原发肿瘤。原发肿瘤来源:肺>乳腺>胃肠道肿瘤>泌尿系统肿瘤>黑色素瘤。可表现为单发或多发的边界不清的病变,可累及颅骨、硬脑膜、软脑膜和/或脉络丛。转移性肿瘤可在单个或多个部位引起不同程度的破坏性或浸润性改变

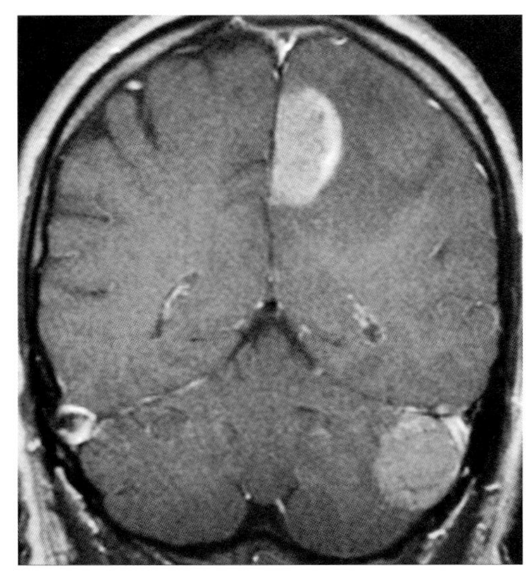

图 3.49 56 岁男性,颅外恶性纤维组织细胞瘤硬膜转移。增强后明显强化

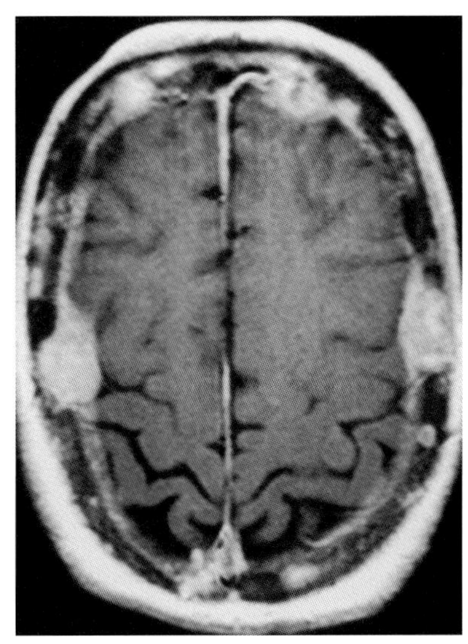

图 3.50 在横断位增强 T1WI 上,乳腺癌颅内转移,可见颅骨多个转移灶伴骨破坏和硬膜侵犯,增强后明显强化

表 3.2(续) 脑外多发病变

疾病	影像学表现	点评
淋巴瘤	**MRI:** 累及颅骨、硬脑膜和/或软脑膜的单个或多个边界清或不清的病灶;T1WI 为等、低信号;T2WI 的等、高信号,增强后可强化,伴或不伴骨质破坏。累及软脑膜的病灶最常见于增强后 **CT:** 中枢神经系统淋巴瘤可呈等、低密度,也可以高密度,与较高的核/质比有关。免疫低下患者,PET/CT 可显示原发性中枢神经系统淋巴瘤 FDG 摄取量增加,可用于鉴别淋巴瘤和脑弓形虫病,后者的 FDG 摄取减低	原发性中枢神经系统淋巴瘤比继发性中枢神经系统淋巴瘤多见,好发于 40 岁以上的成人。占原发性脑肿瘤的 5%。目前发病率在 0.8%～1.5%的原发性颅内肿瘤。有效的抗病毒治疗降低了艾滋病患者约 6%的发病率 B 细胞淋巴瘤比 T 细胞淋巴瘤更常见。脑原发性和继发性淋巴瘤的 MRI 表现相仿 继发性淋巴瘤比原发性淋巴瘤更易累及软脑膜
骨髓瘤	多发性(骨髓瘤)或单发(浆细胞瘤)边界清或不清的病变,累及颅骨和硬脑膜 **MRI:** 累及颅骨和硬脑膜,界限清或不清的病变,T1WI 为等信号,T2WI 为等、高信号。通常表现为增强,骨质破坏 **CT:** 病灶有等、低密度,增强后常强化,骨质破坏	在多发性骨髓瘤中,恶性肿瘤由来自单个克隆的增殖抗体分泌的浆细胞组成。多发性骨髓瘤主要位于骨髓。孤立性骨髓瘤或浆细胞瘤是一种罕见的变异型,浆细胞瘤发生在骨或软组织的单个部位。在美国,每年有 14 600 例新发的多发性骨髓瘤患者。多发性骨髓瘤是成人最常见的原发性骨肿瘤。发病年龄中位数约 60 岁。大多数患者年龄在 40 岁以上。肿瘤好发部位:椎骨＞肋骨＞股骨＞髂骨＞肱骨＞颅面骨＞骶骨＞锁骨＞胸骨＞耻骨＞胫骨
硬膜外血肿	**MRI:** 位于颅骨与硬脑膜之间的梭形血肿(移位的硬脑膜在 T2WI 上为低信号)、伴或不伴水肿(T2WI 为高信号)、伴或不伴大脑镰下疝/颞叶钩回疝。血肿的信号取决于其时期、大小、血细胞比容和氧分压 **超急性期:** T1WI 等信号,T2WI 等、高信号 **急性期:** T1WI 低、等信号,T2WI 高信号 **亚急性早期:** T1WI 高信号和 T2WI 低信号 **亚急性晚期:** T1 和 T2WI 高信号 **CT:** 位于颅骨与硬脑膜之间的梭形血肿(移位硬脑膜为高密度)、脑组织水肿为低密度、伴或不伴大脑镰下疝/颞叶钩回疝。CT 对血肿的密度减低取决于其时期、大小、血细胞比容和氧分压	硬膜外血肿通常由硬膜外动脉(通常为脑膜中动脉)或静脉窦(伴或不伴颅骨骨折)损伤引起。硬膜外血肿不跨越颅缝

表 3.2(续) 脑外多发病变

疾病	影像学表现	点评
硬膜下血肿 **(图 3.51)** 超急性血肿 亚急性血肿 慢性血肿	脑外新月形血肿,位于硬脑膜内缘与蛛网膜外缘之间的间隙,伴或不伴水肿(CT低密度,T2WI 高信号),累及移位的脑实质,伴或不伴大脑镰下疝/颞叶钩回疝。血肿的 CT 密度和 MRI 信号强度取决于其时期、大小、血细胞比容和氧分压 **超急性血肿** **CT:** 可为高密度,或高、中和/或低密度混杂密度 **MRI:** T1WI 等信号,T2WI 为等、高信号 **急性期血肿** **CT:** 高密度,或高、等和/或低混杂密度 **MRI:** T1WI 低信号,T2WI 低信号 **亚急性血肿** **CT:** 可有等密度(同脑)和/或等、低密度 **MRI:** T1WI 和 T2WI 高信号 **慢性血肿** **CT:** 常表现为低密度(低于脑密度) **MRI:** T1WI 常为等、低信号,T2WI 高信号。可积聚在血肿内。慢性期血肿发生再出血时,可导致混杂 MRI 信号	硬膜下血肿通常是由于皮质静脉的损伤、拉伸或撕裂,进入硬膜下间隙,流入静脉窦,伴或不伴颅骨骨折。硬膜下血肿可跨越颅缝
骨化血肿 **(图 3.52)**	**MRI:** 周围带薄或不规则,伴有低信号钙化;周边和/或中央的骨化致病灶在 Tl 和 T2 上信号变化多样,可表现为低、等、高信号。再出血积聚在慢性期血肿时,导致混杂信号 **CT:** 通常有致密、薄或不规则的周边钙化和/或周围和中央骨化致病灶可呈低、等、高密度	慢性硬膜下血肿或硬膜外血肿很少发生钙化或骨化,称为"装甲脑"。手术切除困难较大,因为血肿紧密粘附于脑表面和/或硬脑膜
炎症/感染		
硬膜外/下脓肿、积脓	**MRI:** 硬膜外或硬膜下聚积,T1WI 为低信号,T2WI 为高信号,增强后病灶边缘可见纤细或不规则强化 **CT:** 硬膜外或硬膜下聚积,呈低密度,增强后病灶边缘纤细或不规则的强化	常为鼻窦炎(通常为额部)、脑膜炎、中耳炎、脑室分流或手术的并发症。可继发静脉窦血栓形成、静脉脑或小脑梗死、脑炎或脑脓肿。死亡率为 30%
嗜酸性肉芽肿、朗格汉斯细胞组织细胞增生症	**CT:** 颅骨骨髓中单个或多个边界清晰的软组织病变,可同时伴有颅骨内外局灶性骨质破坏、侵蚀。病变常表现为等低密度,增强后强化,伴或不伴邻近硬脑膜强化 **MRI:** 颅骨骨髓中单个或多个边界清晰的软组织病变,可同时向颅骨内、外局灶性骨质破坏、侵蚀。病灶通常在 T1WI 上为等、低信号,T2WI 上有混合等、稍高信号,相邻硬脑膜强化	良性肿瘤样病变,由朗格汉斯细胞(组织细胞)和不同数量的淋巴细胞、多形核细胞和嗜酸性粒细胞组成。占原发骨病变的 1%,肿瘤样病变的 8%。患者中位年龄为 10 岁(平均年龄 13.5 岁),发病高峰在 5~10 岁。80%~85%发生在 30 岁以下的患者。单发病变:多见于男性,年龄小于 20 岁,髓腔内组织细胞增生,局灶性骨质破坏并向邻近软组织进展 多发病变:常与 2 岁以下儿童的 Letterer-Siwe 病(淋巴结肿大和肝脾肿大)、5~10 岁儿童的韩-薛-柯病(淋巴结病、突眼症、尿崩症)相关

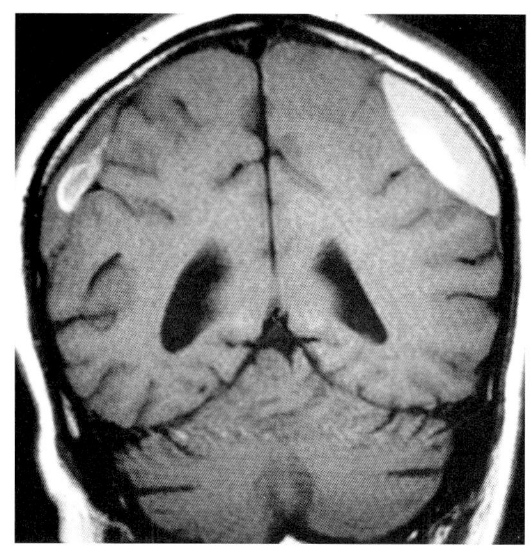

图 3.51　63 岁男性,双侧硬膜外血肿。冠状位 T1WI 呈高信号

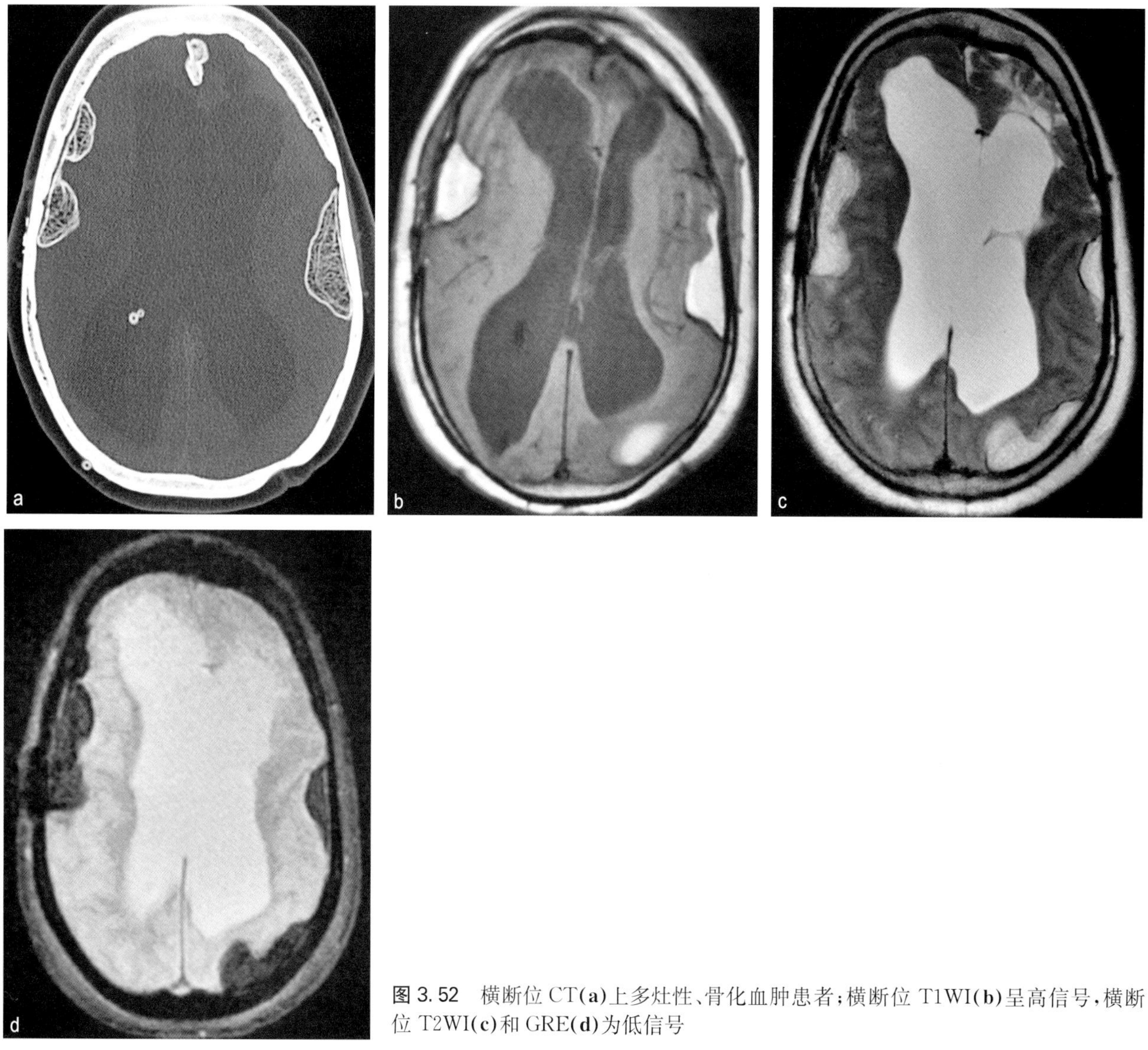

图 3.52　横断位 CT(**a**)上多灶性、骨化血肿患者;横断位 T1WI(**b**)呈高信号,横断位 T2WI(**c**)和 GRE(**d**)为低信号

表 3.2(续) 脑外多发病变

疾病	影像学表现	点评
神经结节病 (图 3.53)	**MRI:** 脑内区域病灶边界不清,在 T1WI 上呈低、等信号,T2WI 和 FLAIR 上呈稍高-高信号,通常表现为明显强化,局部伴有占位效应和瘤周水肿,增强后可见硬脑膜和软脑膜强化 **CT:** 脑内区域病灶边界不清,表现为等、低密度,常表现为增强,局部占位效应及周围水肿,常伴有软脑膜强化	结节病是一种多系统、非干酪性肉芽肿性疾病,病因不明,约 5%～15%病灶累及中枢神经系统,伴有严重的神经功能缺陷,如脑病、脑神经病和脊髓病等。当神经系统并发症先于肺部、淋巴结、皮肤、骨骼和/或眼睛的其他全身表现时,对神经结节病的诊断可能很困难
血管病		
动脉瘤(囊状动脉瘤)	**MRI:** T1WI 和 T2WI 上边界清晰局灶性、边界清晰的流空信号,血栓形成时信号混杂 **CT:** 局灶性边界清晰的等、高密度病灶,CTA 可清楚地显示动脉瘤内无血栓的部分强化	动脉局灶性扩张,继发于获得性/退行性病因,多囊病、结缔组织病、动脉粥样硬化、创伤、感染(霉菌)、肿瘤受累、动静脉畸形、血管炎和药物等。局灶性动脉瘤也称为囊状动脉瘤,通常发生在动脉分叉处,约 20%为多发病灶。直径大于 2.5 cm 的囊状动脉瘤称为巨大动脉瘤
肿瘤样病灶		
皮样囊肿破裂 (图 3.54)	**MRI:** 边界清晰的球状或分叶状脑外病变,通常在 T1WI 图像上为高信号,T2WI 上信号多变,可呈低、等和/或高信号,无增强,伴或不伴脂肪/液体或液体/碎片分层 **CT:** 边界良好的球状或分叶状脑外病变,常伴有低密度减低,伴或不伴脂肪/液体或液体/碎片分层	非肿瘤性、先天性或后天性外胚层包裹体囊性病灶,发生于成人,男性稍多于女性,伴或不伴相关临床症状。如果皮样囊肿破裂进入蛛网膜下腔,会引起化学性脑膜炎。通常好发于中线附近,幕上>幕下

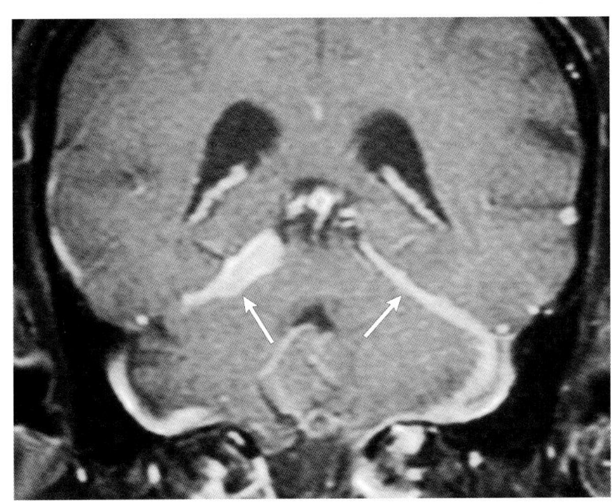

图 3.53 53 岁的女性神经结节病患者。冠状位 T1WI 压脂增强,可见硬脑膜病灶累及天幕(↑)

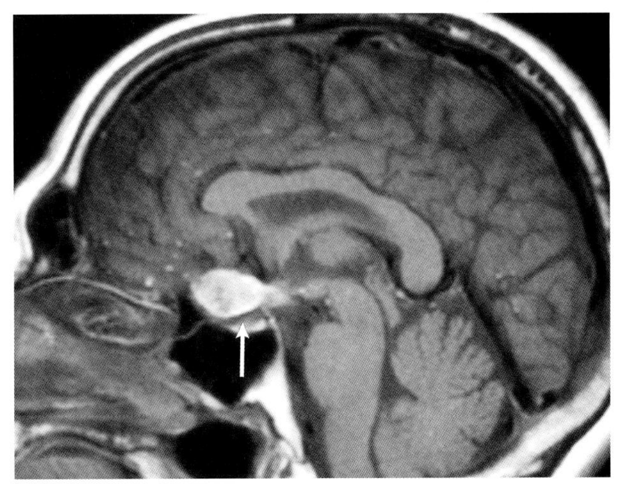

图 3.54 53 岁的女性,鞍上皮样囊肿破裂。矢状位 T1WI 显示鞍上池内高信号的脑外病变(↑)。蛛网膜下腔内可见多个点状高信号,提示皮样囊肿破裂

表 3.2(续) 脑外多发病变

疾病	影像学表现	点评
硬脑膜钙化和骨化 (**图 3.55**)	**MRI:** 钙化区在 T1WI、GRE 和 T2WI 上通常呈低信号。骨化区在 T1WI 和 T2WI 上可以有一个低信号的边界,中心为脂肪骨髓信号 **CT:** 硬脑膜可见一个或多个部位的钙化和骨化带	钙化和骨化可发生在单个或多个部位的颅内硬脑膜,由上皮化生而成。通常是偶然发现的

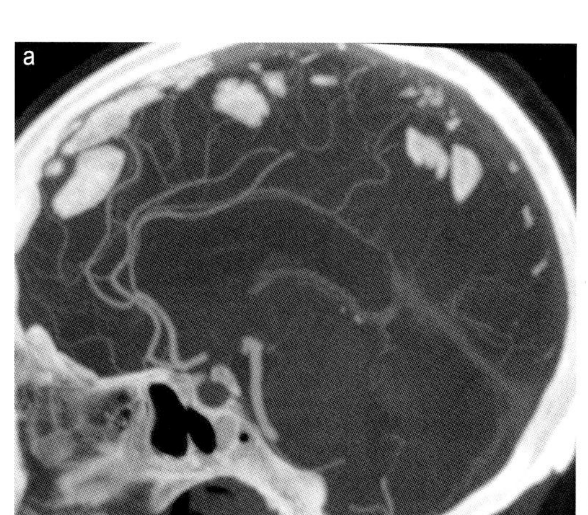

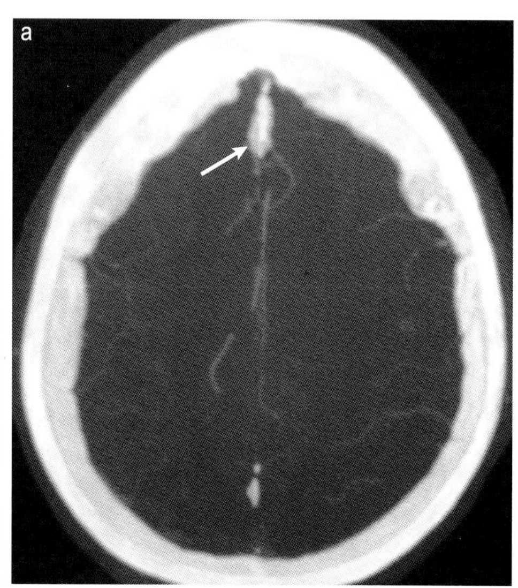

图 3.55 矢状位(**a**)和横断位 CT(**b**)示大脑镰多发的硬脑膜骨化(↑)

4. 脑　　膜

概述

脑膜类病变(硬/软脑膜)

脑膜和脊膜是包围中枢神经系统的三个连续性同心膜(硬脑膜,蛛网膜和软脑膜)(**图 4.1**)。脑膜的最外层是硬脑膜(pachymeninx)。硬脑膜的最外层富含血管,具有细长的成纤维细胞和包含动、静脉代表颅骨内板骨膜的大细胞间隙。该层中的动脉和静脉在颅骨内板上形成压迹。硬脑膜的外层终止于枕骨大孔。硬脑膜的内层起自脑膜,由上皮细胞组成,与硬脊膜相邻。硬脑膜层在有大静脉窦的部位分开。硬脑膜的反折形成大脑镰和小脑幕,支撑脑和小脑的正常位置。

蛛网膜和软脑膜组成软脑膜。蛛网膜膜紧邻硬脑膜的内表面。硬脑膜和蛛网膜之间存在潜在间隙,称为硬膜下腔。蛛网膜在大脑凸面比颅底部更薄。蛛网膜深面是蛛网膜下腔,其中含有脑脊液。蛛网膜下腔的内边界是软脑膜。软脑膜是邻近脑表面并沿着脑沟延伸的薄层。软脑膜内部包含弹性纤维,外周包含胶原纤维。薄的结缔组织链和细胞间隔穿过蛛网膜延伸到软脑膜,除了在颅底,蛛网膜和软脑膜被广泛分离。这些区域被称为基底蛛网膜下池。脊髓软脑膜比颅脑软脑膜更厚并且更邻近神经组织。

脑膜(硬脑膜,蛛网膜和软脑膜)组成了中枢神经系统的脑外划分间隔。当硬脑膜从内板脱离时形成硬膜外间隙,通常是由于创伤/骨折和脑膜动脉/硬膜外血肿的损伤,或偶尔累及颅骨的肿瘤也可引起。当存在例如创伤/颅骨骨折的硬膜下血肿和大静脉损伤,炎症/传染病或肿瘤这种病理过程时形成硬膜下血肿。与硬膜外腔和硬膜下腔不同,蛛网膜下腔的形成不存在病理过程。蛛网膜下腔内血管外血液的存在通常是由于颅内动脉瘤破裂、血管畸形或创伤所致。

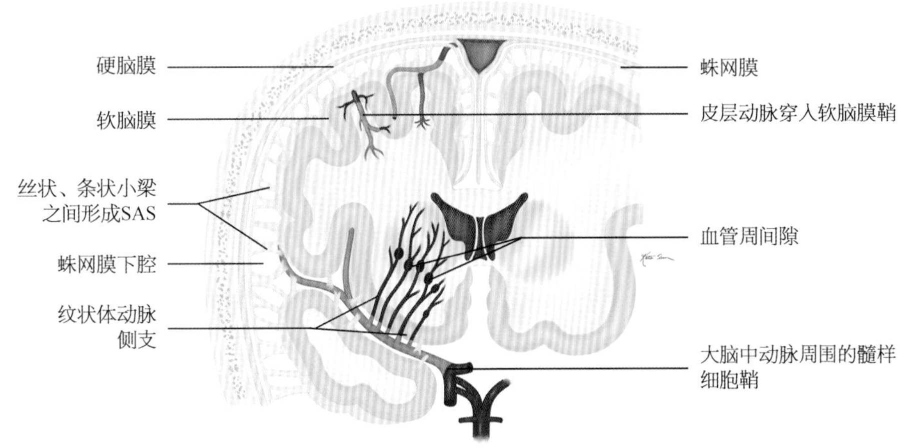

图 4.1　冠状面脑膜层

硬脑膜内的血管没有血脑屏障。静脉注射对比剂后，正常的硬脑膜呈薄的、线性、不连续性强化。硬脑膜厚或不规则强化可能由多种原因引起，包括肿瘤（原发性和转移性），炎症/感染或继发于颅内手术的良性硬脑膜纤维化，一过性低血压（继发于腰椎穿刺或手术）或出现脑外出血。硬脑膜强化沿着颅骨内部轮廓而不延伸到脑沟中。

颅脑蛛网膜下腔强化几乎都与重要的病理学（炎症和/或感染或肿瘤）相关。软脑膜的炎症和感染主要可由化脓性、真菌性或寄生性疾病以及结核病引起。传染性脑膜炎的并发症包括脑炎、脑内脓肿、脑室炎、脑积水和静脉窦血栓形成/脑静脉梗死。神经黏液导致软脑膜中发生肉芽肿性疾病，产生与蛛网膜下腔类似的强化方式。累及软脑膜的播散或转移性疾病可由中枢神经系统肿瘤或中枢神经系统外的原发性肿瘤引起。淋巴瘤和白血病也可以导致软脑膜类似的强化方式。罕见情况下，软脑膜一过性强化可能由蛛网膜下腔出血导致的化学刺激引起。

4.1 硬脑膜病变

- 先天性的/发育性的
  -脑膨出（脑膜膨出或脑膜脑膨出）
  -神经纤维瘤病 1 型-脑膜发育不全/扩张
- 肿瘤
  -脑膜瘤
  -血管外皮细胞瘤/孤立性纤维瘤
  -EB 病毒相关性平滑肌肿瘤
  -恶性脑膜瘤
  -间变性血管外皮细胞瘤/孤立性纤维瘤
  -转移性肿瘤
  -淋巴瘤
  -白血病
  -黑色素瘤
  -恶性间质非脑膜内皮瘤
  -颅底肿瘤
  -自鼻窦和鼻咽浸润周围神经的肿瘤
- 血管病变
  -硬脑膜动静脉畸形（AVM）
- 创伤/术后异常
  -硬膜外血肿
- 出血性病变
  -硬膜下血肿
  -骨化血肿
  -术后硬脑膜纤维化
  -颅内低血压
  -术后脑膜膨出
- 炎症
  -感染性硬脑膜炎
  -硬膜外/硬膜下脓肿/积脓
  -朗格汉斯细胞组织细胞增生症
  -Erdheim-Chester 病
  -Rosai-Dorfman 病
  -结节病
  -肉芽肿性血管炎
  -炎性假瘤
  -特发性肥厚性硬脑膜炎

表 4.1 硬脑膜病变

疾病	影像学表现	点评
先天性/发育性		
脑膨出（脑膜膨出或脑膜脑膨出） （**图 4.2**）	脑膜和脑脊液（脑膜膨出）或脑膜、脑脊液/脑室和脑组织（脑膜膨出）通过缺损颅骨膨出形成疝	先天性畸形包括神经外胚层从表面外胚层未分离缺如，导致局部骨生成障碍。枕部最常见于西半球人群，额筛骨最常见于东南亚地区。其他部位包括顶骨和蝶骨。脑膨出也可能由创伤或手术引起

表 4.1(续)　硬脑膜病变

疾病	影像学表现	点评
神经纤维瘤病 1 型——脑膜发育不全/扩张 (图 4.3)	神经纤维瘤病 1 型(NF1)与颅内硬脑膜局限性扩张、硬脑膜扩张引起的内听道扩大、硬脑膜和颞叶通过骨缺损(蝶窦大翼骨发育不良)突入眼眶有关	常染色体显性遗传疾病(1/2 500 新生儿)是最常见的神经皮肤综合征,与中枢和外周神经系统及皮肤肿瘤有关。同时与脑膜和颅骨发育不良有关
肿瘤		
脑膜瘤 (图 4.4 和图 4.5)	脑外硬膜病变,边界清楚。位置:幕上>幕下,矢旁>大脑凸>蝶骨嵴>鞍旁>颅后窝>视神经鞘>脑室内 **MRI:** 脑膜瘤在 T1WI 呈等信号,在 T2WI 呈等-稍高信号,通常呈明显强化的硬膜尾征,常有继发于血管充血和间质硬脑膜水肿,伴或不伴钙化。15%的病例可发生肿瘤内出血、囊变或坏死灶。可导致邻近脑实质受压、动脉包裹、硬膜静脉窦受压,很少有侵犯/恶性类型 **DWI:** ADC 值因脑膜瘤的不同亚型而异。尽管这些表现发生于在良性和非典型脑膜瘤中,一些肿瘤弥散受限 **MRS:** 可显示丙氨酸(1.5 ppm)、乳酸、胆碱和谷氨酰胺/谷氨酸水平升高,以及 NAA 降低 **CT:** 肿瘤呈等密度,伴或不伴钙化、伴或不伴骨质增生,常呈明显强化	最常见的脑外肿瘤,脑膜瘤占原发性颅内肿瘤的 26%。年发病率为 6/100 000,成人多见(>40 岁),女性高于男性。脑膜瘤起源于脑膜上皮(蛛网膜或蛛网膜帽)细胞,通常是单发,但在神经纤维瘤病 2 型患者中也可为多发。80% 的脑膜瘤是良性的(WHO Ⅰ级),尽管 15%具有非典型特征(WHO Ⅱ级),5%具有间变性组织学特征(WHO Ⅲ级)。可继发于放射治疗,潜伏期为 19～35 年 分为不同的亚型,如脑膜上皮、纤维性(成纤维细胞)、过渡性(混合)、膜瘤性、血管瘤性、非典型和间变性。脑膜上皮瘤、纤维性脑膜瘤和过渡性脑膜瘤是最常见的颅内类型。通常对上皮膜抗原(EMA)和波形蛋白(Vimentin)的免疫反应表达阳性。分泌型脑膜瘤通常对 CEA 免疫反应阳性。细胞遗传学研究发现脑膜瘤与 22 号染色体缺失相关,60%散发脑膜瘤患者 22 号染色体 NF2 抑癌基因突变

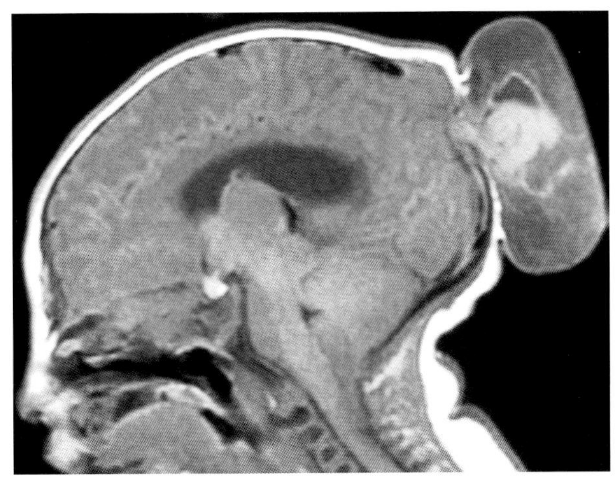

图 4.2　新生儿伴有顶叶脑膜脑膨出。矢状位 T1WI 显示脑和脑膜在颅骨缺损处膨出

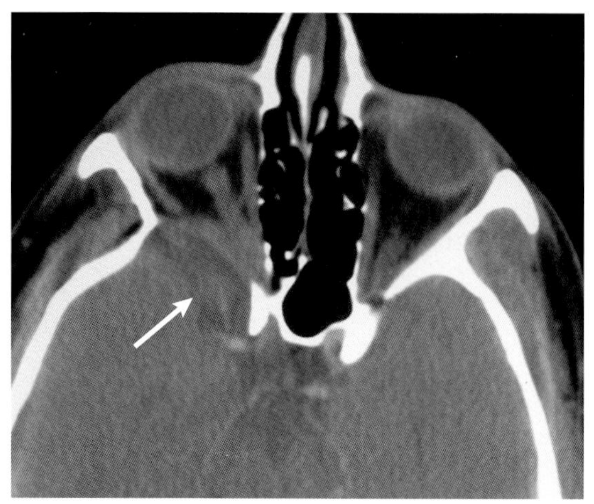

图 4.3　32 岁患有神经纤维瘤病 1 型的女性。右侧蝶骨大翼再生不全(↑),横断位 CT 示硬膜突入右侧眼眶

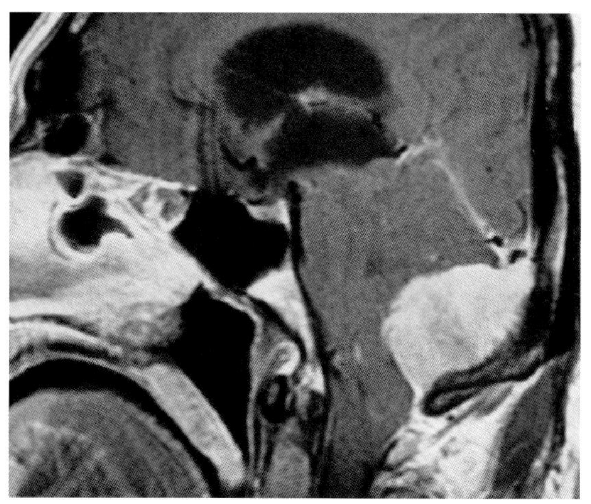

图 4.5　46 岁男性,颅后窝背侧脑膜瘤强化,向前压迫小脑和第四脑室,使小脑扁桃体经枕骨大孔向下移位

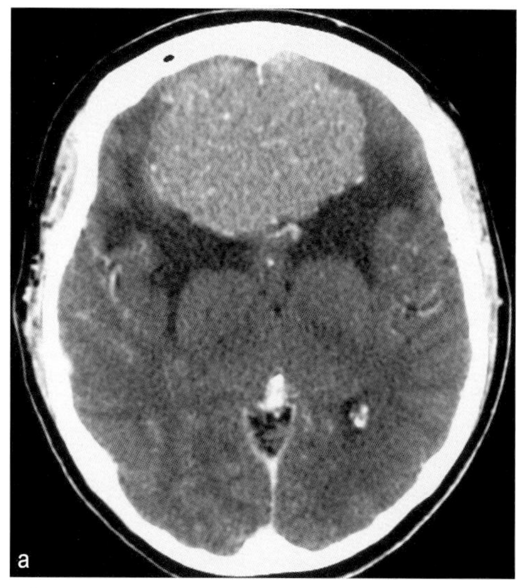

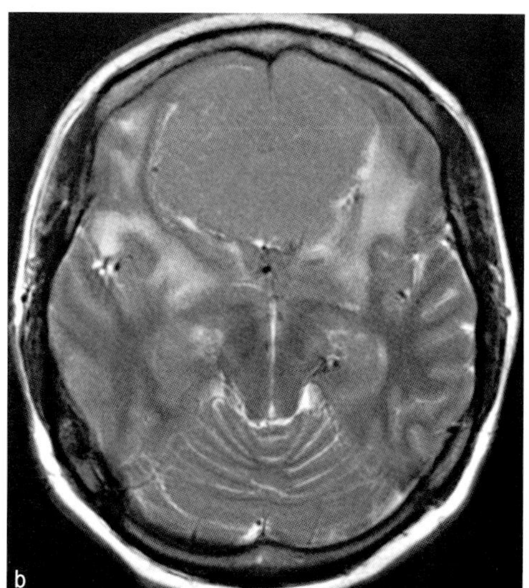

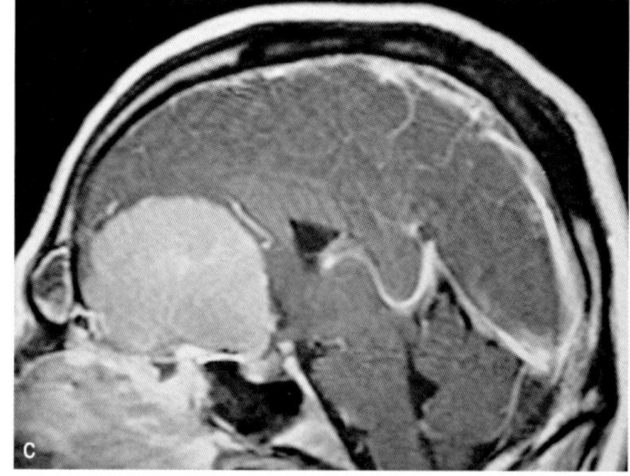

图 4.4　44 岁女性。横断位 CT(**a**)示沿前颅窝底部硬脑膜生长的脑膜瘤强化,肿瘤压迫双侧额叶向后移位;脑膜瘤在横断位 T2WI(**b**)呈等信号;矢状位 T1WI(**c**)显示强化。移位额叶可见明显水肿

表 4.1(续)　硬脑膜病变

疾病	影像学表现	点评
血管外皮细胞瘤(图 4.6)	**MRI**：硬脑膜起源的单发肿瘤，直径 2～7 cm，T1WI 上呈等、低信号，T2WI 为等或稍高信号，增强后明显强化，可伴有脑膜尾征，伴或不伴钙化，伴或不伴邻近骨质浸润 30%的病例可发生肿瘤内出血和囊性或坏死病灶。血管外皮细胞瘤的平均 ADC 值通常高于大多数脑膜瘤（血管外皮细胞瘤为 1.1×10^{-3}，脑膜瘤为 0.88×10^{-3}） **MRS**：血管外皮细胞瘤与脑膜瘤相比，肌醇(3.56 ppm)，葡萄糖和谷胱甘肽相对于谷氨酸的比例更高。与脑膜瘤相比，血管外皮细胞瘤缺乏或丙氨酸峰较低 **CT**：肿瘤是脑外肿块，通常边界清，呈等密度，伴或不伴钙化，通常明显强化	罕见(WHO Ⅱ级)肿瘤，占颅内原发性肿瘤 0.4%，比脑膜瘤低 50 倍。肿瘤由密集的细胞组成，细胞质稀少，细胞核呈圆形、卵圆形或伸长，染色质中等稠密。肿瘤内可见大量的裂谷状血管通道，其内衬有扁平的内皮细胞，可有坏死区。对波形蛋白(85%)、Ⅷa 因子(80%～100%)、Leu-7 和 CD 34 有不同程度的免疫表达 血管外皮瘤与 12 号染色体异常有关，通常发生在年轻人(平均年龄 43 岁)，男性高于女性。有时称为血管母细胞脑膜瘤或脑膜血管外皮细胞瘤，这些肿瘤起源于血管周细胞，复发率和转移率均高于脑膜瘤
孤立性纤维瘤	**MRI**：肿瘤在 T1WI、FLAIR 和 DWI 上通常呈低-等信号；在 T2WI 上呈低、等和/或稍高信号，T2 压脂序列呈不均匀稍高-高信号，伴或不伴流空效应。增强后，孤立性纤维瘤可呈明显、稍不均匀强化 **MRS**：可显示脂质、乳酸和肌醇水平升高 **CT**：等-稍高密度，伴或不伴钙化，伴或不伴相邻骨的侵蚀	罕见的良性梭形细胞间质肿瘤，发生部位广泛，如胸膜、肝脏、皮肤、眼眶、副鼻窦、硬脑膜和脑室。孤立性纤维性肿瘤通常显示血管外皮细胞瘤样分支血管模式。有丝分裂活动通常很低，在高倍视野下很少超过 3/10。患者年龄范围为 20～77 岁(中位年龄为 50～60 岁)
EB 病毒相关性平滑肌肿瘤	**MRI**：肿瘤通常在 T1WI 和 DWI 上呈低-中等信号；T2WI 上呈低、中和/或稍高信号；在 T2 压脂序列呈不均匀略高-高信号。增强后，SFTs 呈显著稍不均匀强化 **CT**：肿瘤呈等密度，伴或不伴钙化。伴或不伴相邻骨侵蚀	在免疫功能低下的患者中，EBV 病毒导致的平滑肌肿瘤(如平滑肌瘤和平滑肌肉瘤)从硬脑膜或颅内血管的间质细胞演变。肿瘤包含梭形肿瘤细胞，平滑肌肉瘤具有较高有丝分裂活性，对肌细胞生成素，肌动蛋白和结蛋白有免疫反应性

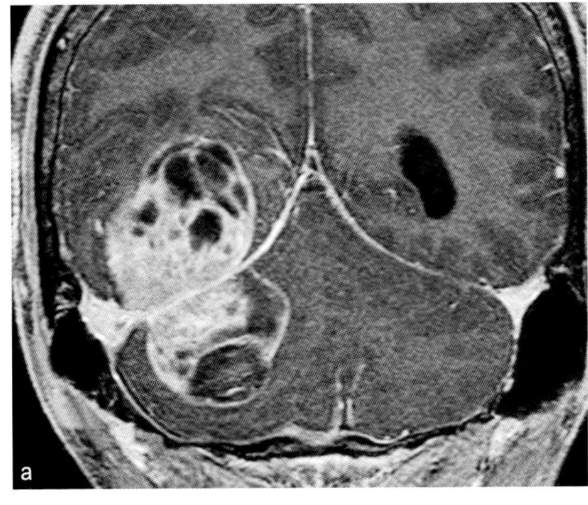
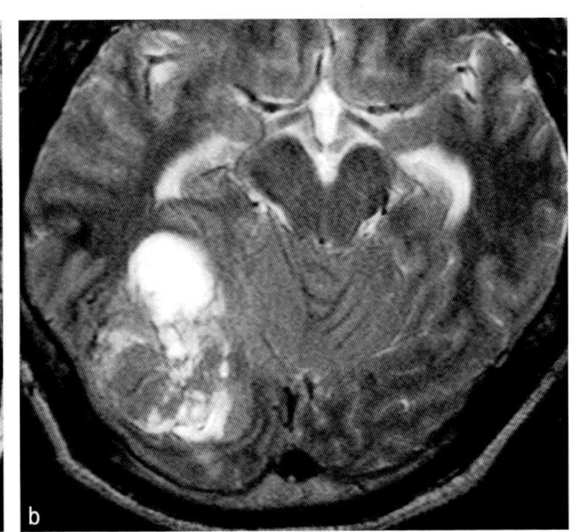

图 4.6　33 岁男性，冠状位 T1WI(**a**)显示幕上和幕下均有强化的血管外皮细胞瘤；肿瘤在横断位 T2WI(**b**)呈中、高混杂信号

表 4.1(续) 硬脑膜病变

疾病	影像学表现	点评
恶性脑膜瘤 **(图 4.7)**	**MRI:** 发生于硬脑膜的肿瘤,在 T1WI 呈中等信号,在 T2WI 具有中等-稍高信号,通常增强后呈明显强化,伴或不伴钙化。恶性脑膜瘤通常很大,可能边缘不规则、浸润脑实质脑部和瘤周水肿 **DWI/DTI:** 不同亚型脑膜瘤的 ADC 值存在差异。在良性、非典型肿瘤和恶性肿瘤中也可以表现出弥散受限 **MRS:** 可显示丙氨酸(1.5 ppm)、乳酸、胆碱、谷氨酰胺/谷氨酸峰升高,NAA 峰降低。MRS 无法可靠区分良性脑膜瘤和恶性脑膜瘤 **CT:** 肿瘤呈中等密度,伴或不伴钙化,伴或不伴邻近骨质增生,通常呈明显强化	80%的脑膜瘤为良性(WHO Ⅰ级),尽管 15%具有非典型特征(WHO Ⅱ级),5%具有间变性/恶性组织学特征(WHO Ⅲ级)。非典型和间变性/恶性脑膜瘤 5 年复发率分别为 40%和 50%~80%
间变性血管外皮细胞瘤/孤立性纤维瘤	**MRI:** 单发、分叶状,来源于硬脑膜的肿瘤,T1WI 呈等、低信号,T2WI 呈稍高、高、中等混杂信号,增强检查常呈明显不均匀强化。肿瘤内常见出血、囊变或坏死灶,伴或不伴硬膜尾征、钙化、骨质破坏和瘤周水肿 **CT:** 肿瘤内有或无钙化,呈等密度,增强常表现为明显的强化	间变性血管瘤(WHO Ⅲ级)具有高度核异型性,高倍视野下有丝分裂活性每 10 个高倍场中超过 5 个。Ki-67>15%,复发和转移较 WHO Ⅱ级的血管外皮细胞瘤更常见
转移瘤 **(图 4.8)**	**MRI:** 硬脑膜、软脑膜和/或脉络膜丛的局限性球形病变。常在 T1WI 上表现为等、低信号,T2WI 上表现为中高信号,伴或不伴出血、钙化、囊变。增强示强化方式多种多样 **CT:** 病变通常呈等、低密度,伴或不伴出血、钙化、囊变,强化方式多样,伴或不伴骨破坏,伴或不伴神经组织或血管受压。软脑膜转移瘤一般在增强后的图像上显示最佳	占颅内肿瘤的 33%,通常来自于 40 岁以上成年人的颅内外原发肿瘤。原发肿瘤来源:肺>乳腺>胃肠道>泌尿生殖系统>黑色素瘤。可表现为单个或多个界限清楚或界定不清的病变,可累及颅骨、硬脑膜、软脑膜和/或脉络膜丛。转移性肿瘤可在单个或多个受累部位引起不同程度的破坏性或浸润性改变
淋巴瘤 **(图 4.9)**	**MRI:** 单个或多个边界清楚或边界不清的病变,累及颅骨、硬脑膜和/或软脑膜,T1WI 呈等、低信号,T2WI 呈等、高信号,增强检查通常有强化,伴或不伴骨质破坏。发生在软脑膜的淋巴瘤通常在增强后的图像上显示最佳 **CT:** 中枢神经系统淋巴瘤可呈等密度,也可因核浆比高而呈稍高密度。FDG PET/CT 可显示淋巴瘤的摄取增高,在免疫缺陷患者中可用于区分淋巴瘤和弓形虫病脑损害,后者使 FDG 摄取减少。增强有所强化,伴或不伴骨质破坏。硬脑膜和/或软脑膜淋巴瘤通常在增强后的图像上显示最佳	原发性中枢神经系统淋巴瘤较继发性更为常见,通常发生于 40 岁以上的成年人。占原发性脑肿瘤的 5%。目前原发性颅内肿瘤的发生率为 0.8%~1.5%。艾滋病患者通过有效的抗逆转录病毒治疗,先前 6%的高发病率已经降低。B 细胞淋巴瘤比 T 细胞淋巴瘤更常见。原发性和继发性淋巴瘤的 MRI 表现有重叠。颅内继发性淋巴瘤比原发性淋巴瘤更易累及硬脑膜和/或软脑膜。脑外淋巴瘤可在单个或多个受累部位引起不同程度的破坏性或浸润性改变

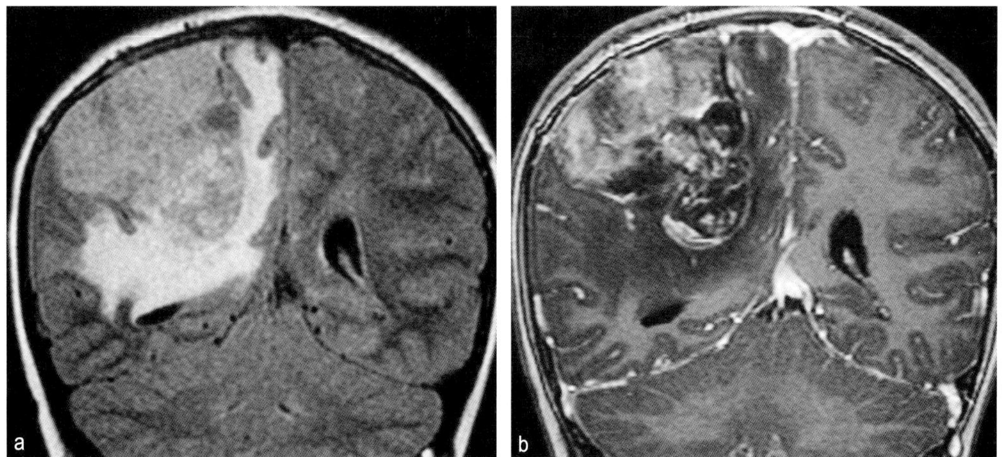

图 4.7　一名 11 岁男性，右上顶叶区恶性脑膜瘤。冠状位 FLAIR(**a**)呈不均匀稍高信号和高信号，邻近脑实质可见高信号；冠状位 T1WI(**b**)肿瘤呈不均匀强化，边界不清，邻近脑组织受侵犯

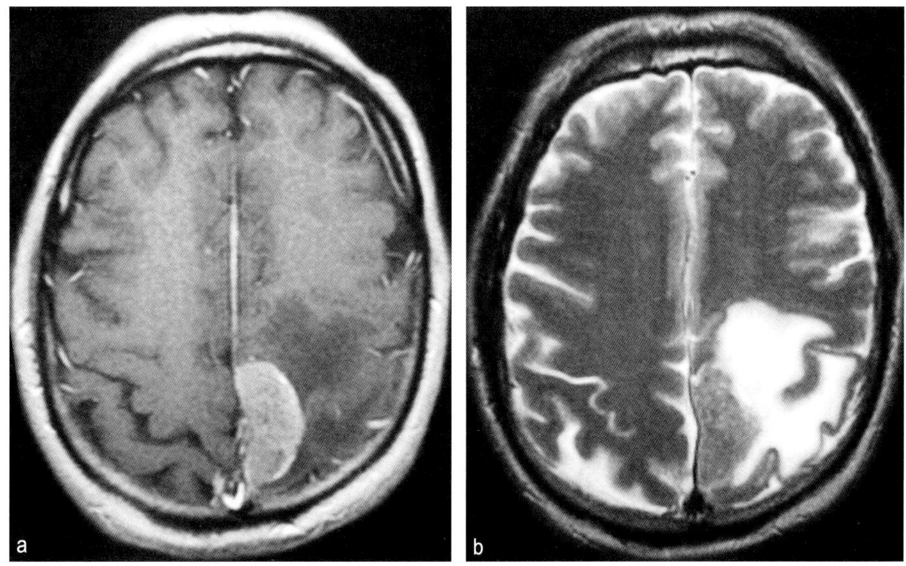

图 4.8　一名 56 岁男性。T1WI 增强(**a**)显示在大脑镰左后方的肺癌转移瘤；横断位 T2WI(**b**)示病灶呈等信号，邻近脑组织水肿、受压移位

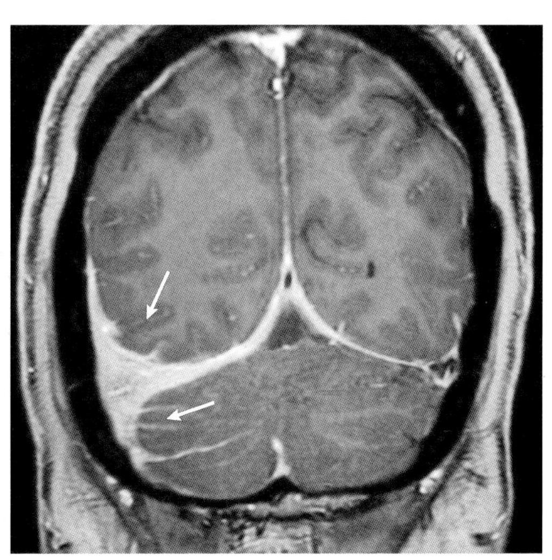

图 4.9　一名 51 岁非霍奇金淋巴瘤女性患者。在冠状位 T1WI 增强上可见病灶累及右侧小脑幕的硬脑膜(↑)和相邻的软脑膜(↓)

表 4.1(续) 硬脑膜病变

疾病	影像学表现	点评
白血病	**MRI**:单发或多发边界清楚或边界不清的病变,累及颅骨、硬脑膜和/或软脑膜,T1WI 呈等、低信号,T2WI 呈等、高信号,增强后有所强化,伴或不伴骨破坏。软脑膜病变通常在增强后的图像上显示最佳 **CT**:硬脑膜和/或软脑膜病变通常在增强后图像上显示最佳	白血病是造血细胞的肿瘤样增殖。髓样肉瘤(也称为绿色瘤或粒细胞性肉瘤)是由成髓细胞和肿瘤性粒细胞前体细胞组成的局灶性肿瘤,发生在 2%的急性髓性白血病患者中。这些病变可能累及硬脑膜、软脑膜和脑实质。颅内病变可以是单发的,也可以是多发的
黑色素细胞瘤	**MRI**:病灶在 T1WI 上呈等低或高信号(继发于黑色素的增加),T2WI 及 FLAIR 中呈稍高或低信号,增强有强化 **CT**:可能是由于黑色素的增加使其在 CT 上表现为稍高密度	黑色素细胞瘤是一种罕见的良性肿瘤,起源于软脑膜中黑色素细胞。肿瘤的细胞质中含有黑色素的细胞聚集物,对 HMB-45、melan-A 和 S-100 呈免疫反应阳性。治疗手段是外科手术,可以进行或不进行放射治疗。局部复发率为 20%。局灶性原发性硬膜黑色素瘤有丝分裂活性高、出血和/或坏死,其影像学特征可与黑色素瘤重叠
恶性间质性非脑膜上皮来源的肿瘤 (**图 4.10**)	**MRI** 和 **CT** 表现取决于其组织学特征。恶性肿瘤可能与累及邻近的脑、骨和/或软脑膜有关	恶性间质性肿瘤(WHO 分级为Ⅲ和Ⅳ级)很少作为累及脑膜和颅骨的单独病变发生。病变包括恶性纤维组织细胞瘤、纤维肉瘤、横纹肌肉瘤、平滑肌肉瘤、脂肪肉瘤、软骨肉瘤、骨肉瘤、尤因肉瘤和血管肉瘤
颅底肿瘤 (**图 4.11、图 4.12 和图 4.13**)	**MRI**:破坏性骨肿瘤向颅内扩展可导致局灶性和/或弥漫性硬脑膜增厚,并伴有强化	骨髓瘤、原发性骨肿瘤(脊索瘤、软骨肉瘤、成骨肉瘤、尤因肉瘤)、鼻窦和鼻咽部肿瘤(鳞状细胞癌、鼻咽癌、腺样囊性癌和嗅神经母细胞瘤)可侵犯硬脑膜

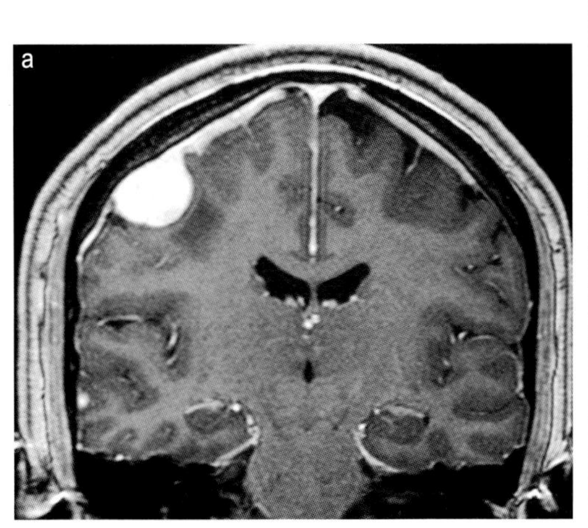

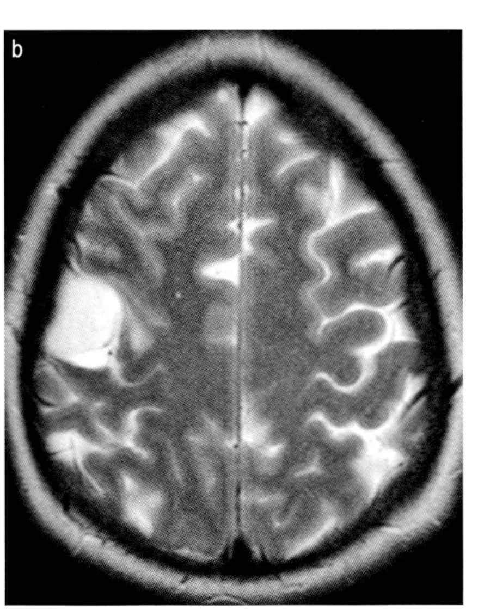

图 4.10 一名 35 岁女性,硬脑膜恶性纤维组织细胞瘤。在冠状位 T1WI 增强图像显示明显强化,横断位 T2WI 上呈高信号

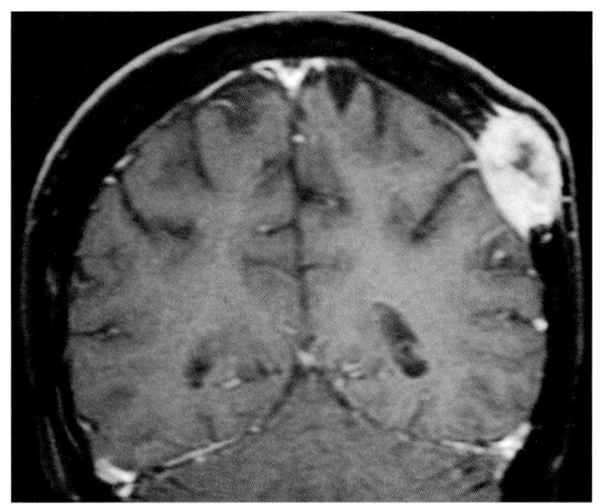

图 4. 11　冠状位 T1WI 脂肪抑制序列显示左侧颅顶明显强化的骨髓瘤，伴有内外板的破坏，伴有其他骨质的侵犯

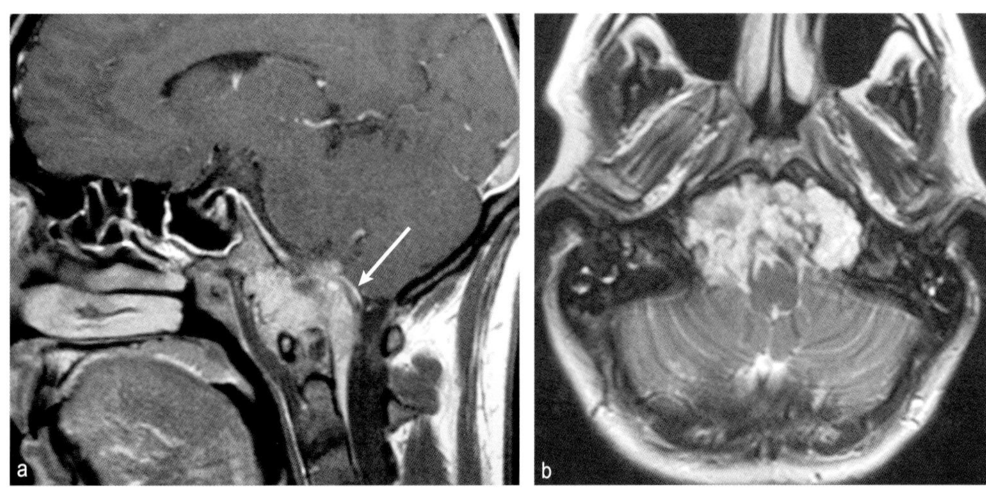

图 4. 12　一名 44 岁女性，枕部脊索瘤。矢状位 T1WI 增强（**a**）显示肿瘤较明显强化（↑）；横断位 T2WI（**b**）显示病灶呈不均匀高信号，这与骨破坏及侵犯邻近组织有关

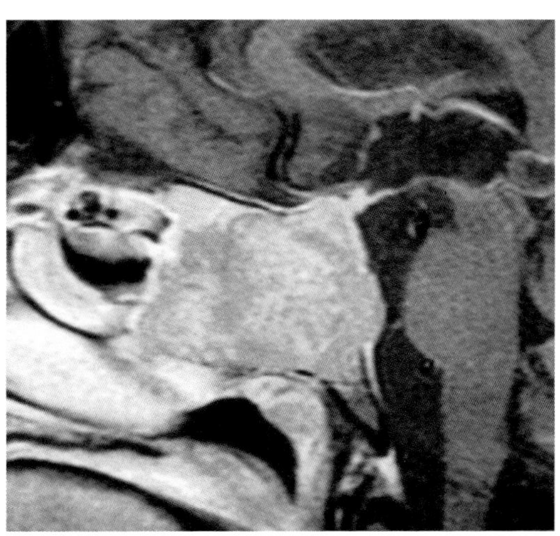

图 4. 13　一名 48 岁男性，矢状位 T1WI 增强压脂序列示嗅神经母细胞瘤累及筛窦、蝶窦、斜坡及颅底硬脑膜，并明显强化

表 4.1(续) 硬脑膜病变

疾病	影像学表现	点评
自鼻窦和鼻咽浸润周围神经的肿瘤 (**图 4.14**)	**MRI**：肿瘤可从颅底下方通过孔隙延伸颅内，累及硬脑膜、软脑膜、脑干和/或大脑。通常明显强化	恶性肿瘤如鼻窦鳞状细胞癌、鼻咽癌、腺样囊性癌和嗅神经母细胞瘤可沿脑神经向内延伸，累及硬脑膜和/或软脑膜
血管病变		
硬脑膜动静脉畸形(AVM) (**图 4.15**)	硬脑膜 AVM 包含多个扭曲的管状血管。静脉部分常明显强化。MRA 和 CTA 可以显示血管畸形的通畅部位和静脉窦闭塞或再通的区域。除非近期有出血或静脉阻塞，通常无占位效应	硬脑膜 AVM 通常是由于颅内静脉窦血栓形成或闭塞而形成的病变，随后再通导致动脉与静脉窦直接交通。发生概率：横窦和乙状窦>海绵窦>直窦和上矢状窦

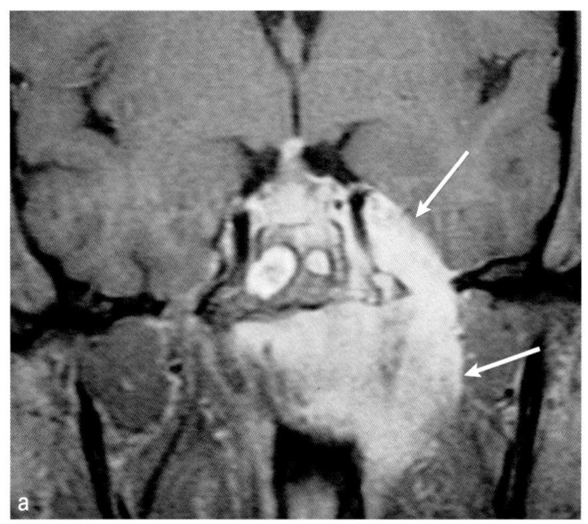
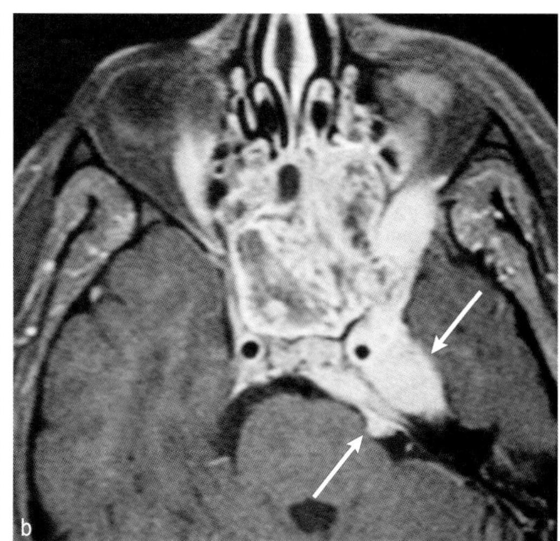

图 4.14 46 岁女性患者。冠状位(**a**)和横断位(**b**)的 T1WI 压脂增强图像示鼻咽部腺样囊性癌强化，经扩大的卵圆孔向颅内延伸，累及左侧三叉神经池/Meckel 腔、左侧海绵窦、左侧圆孔和颅内硬脑膜

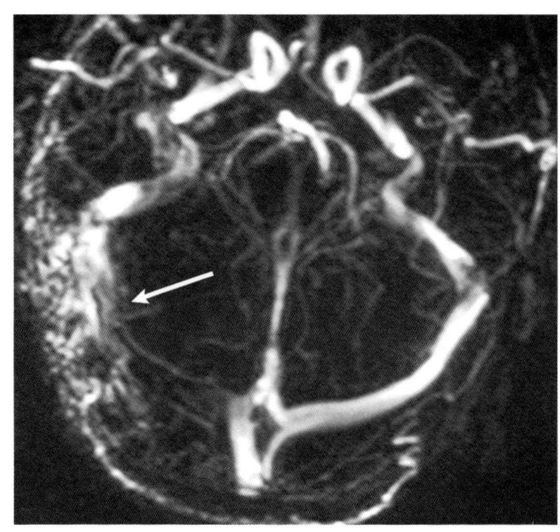

图 4.15 66 岁女性，右侧横窦硬脑膜动静脉畸形。2D 相位对比图像显示，在部分再通的右侧横窦处有多个扭曲的管状血管(↑)

表 4.1(续) 硬脑膜病变

疾病	影像学表现	点评
创伤性/术后异常		
硬膜外血肿 (**图 4.16**)	血肿的 CT 值和 MRI 信号与其发生阶段、大小、血细胞比容和氧张力有关 **MRI:** 位于颅骨和硬脑膜之间的脑外血肿呈凸透镜样。T2WI 示受压移位的硬脑膜呈低信号,伴或不伴水肿(T2WI 示受压移位的脑实质内呈高信号),伴或不伴大脑镰下疝或颞叶沟回疝 **超急性期:** T1WI 呈等信号,T2WI 呈等高信号。 **急性期:** T1WI 呈等低信号,T2WI 呈高信号 **早期亚急性期:** T1WI 呈高信号,T2WI 呈低信号。 **CT:** 位于颅骨和硬脑膜之间的凸透镜样脑外血肿。受压移位的硬脑膜呈高密度,伴或不伴受压移位的脑实质内片状低密度水肿带,伴或不伴大脑镰下疝或颞叶沟回疝	硬膜外血肿通常是硬膜外动脉(通常是脑膜中动脉)或硬膜静脉窦损伤/撕裂所致,伴或不伴颅骨骨折。硬膜外血肿不跨越颅缝

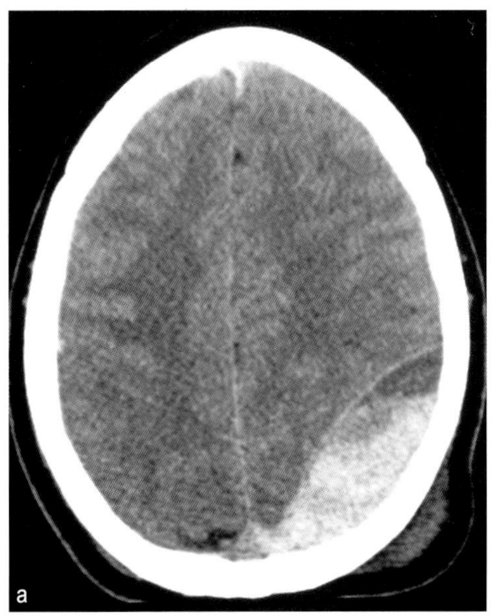

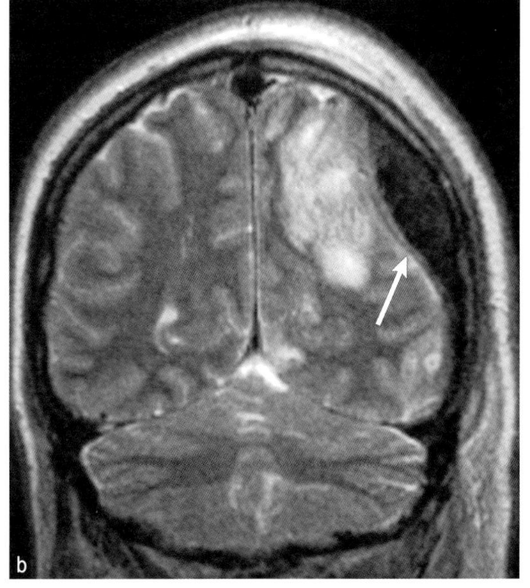

图 4.16 左侧早期亚急性硬膜外血肿。在横断位 CT(**a**)上呈不均匀高密度影;冠状位 T2WI(**b**)上呈低信号(↑)

表 4.1(续) 硬脑膜病变

疾病	影像学表现	点评
出血性病变		
硬膜下血肿 **(图 4.17)** 超急性期 急性期 亚急性期 慢性期	位于硬脑膜内缘和蛛网膜外缘之间潜在腔隙的新月形脑外血肿。伴或不伴水肿(CT 低密度,T2WI 高信号)脑实质受压移位、伴或不伴大脑镰下疝或颞叶沟回疝。血肿的 CT 值和 MRI 信号与发生阶段、大小、血细胞比容和氧张力有关 **超急性期血肿** **MRI**: T1WI 为等信号,T2WI 为等、高信号 **CT**: 可呈高密度或高等低混杂密度 **急性期血肿** **MRI**: T1WI 呈等、低信号,T2WI 呈低信号 **CT**: 可呈高密度或高等低混杂密度 **亚急性期血肿** **MRI**: T1WI 和 T2WI 均呈高信号 **CT**: 可呈低密度(与脑实质密度相仿)和/或等、低密度 **慢性期血肿** **MRI**: T1WI 常表现为等低或低信号,T2WI 表现为高信号。机化的假包膜强化。如果在慢性收缩期发生再出血,则可产生混合的 MRI 信号 **CT**: 通常呈低密度(相对于脑实质呈低密度)	硬膜下血肿通常是由于皮质静脉的损伤/拉伸/撕裂,进入硬膜下间隙,流入硬膜静脉窦,伴或不伴颅骨骨折。硬膜下血肿可跨越颅缝
血肿骨化 **(图 4.18)**	**MRI**: 周围出现薄的或不规则的低信号钙化区;T1WI 和 T2WI 示周围和/或中心局灶性骨化区呈低信号、等信号和/或高信号的混杂信号影。伴或不伴强化的机化假包膜。如果在慢性收缩期出现再出血,则可产生混合的 MRI 信号。 **CT**: 通常在周围出现致密、薄或不规则的钙化和/或周围、中心的骨化呈混杂等、低和/或高密度	慢性硬膜下或硬膜外血肿很少发生钙化或骨化,称为盔甲样脑。由于病灶与脑表面和/或硬脑膜紧密粘连,手术切除有症状的病变可能很困难
术后硬脑膜纤维化 **(图 4.19 和图 4.20)**	**MRI**: 硬脑膜弥漫性均匀性增厚、强化。增厚的硬脑膜在 T1WI 呈-中等信号,T2WI 及 FLAIR 呈稍高-高信号	均匀增厚的硬脑膜强化可以出现在颅内表面和/或术后的硬膜反应,并可持续数年。通常与临床表现无关

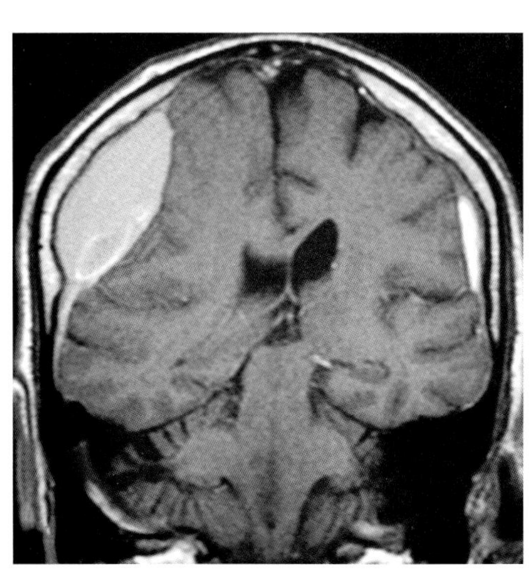

图 4.17 一名 71 岁男性,双侧硬膜下血肿,冠状位 T1WI 呈高信号

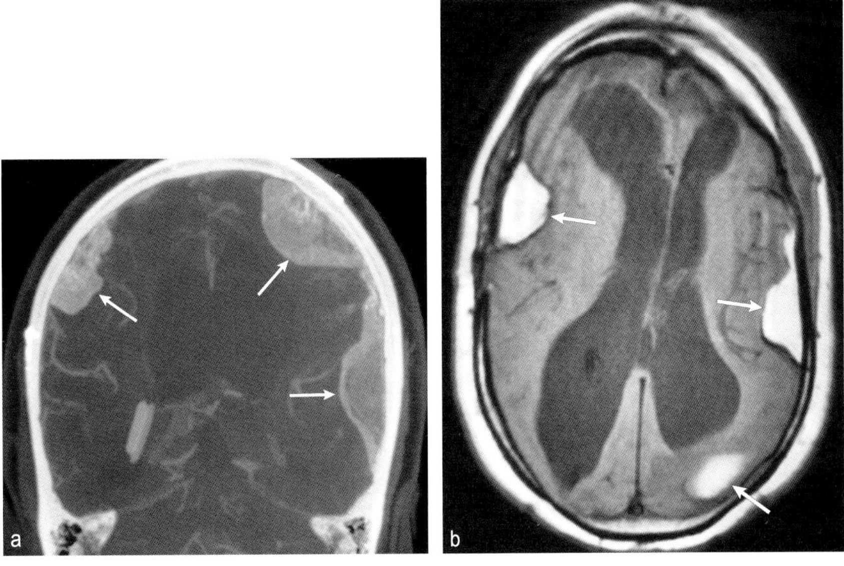

图 4.18　冠状位 CT(**a**)(↑)上示多发的脑外血肿骨化；横断位 T1WI(**b**)呈高信号(↑)

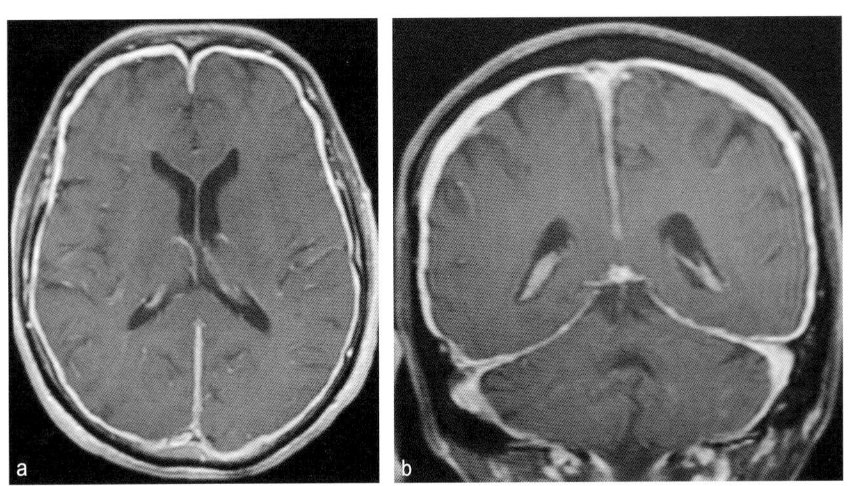

图 4.19　一位 89 岁的男性硬脑膜纤维化患者。在横断位(**a**)和冠状位 T1WI(**b**)显示颅内硬脑膜弥漫性均匀性增厚、强化

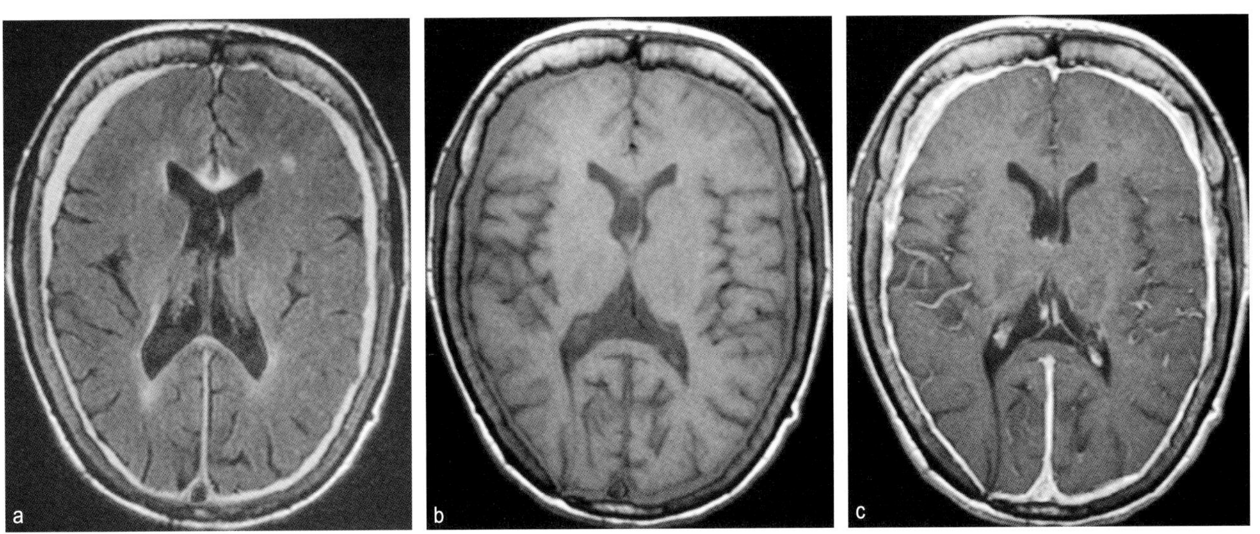

图 4.20　一名 89 岁男性分流术后。硬脑膜纤维化表现为硬脑膜增厚在横断位 FLAIR(**a**)呈高信号；横断位 T1WI(**b**)呈中等信号；横断位 T1WI(**c**)弥漫性强化

表 4.1(续) 硬脑膜病变

疾病	影像学表现	点评
低颅压 (**图 4.21**)	**MRI**:硬脑膜弥漫性均匀增厚、强化;硬膜下积液/水瘤;垂体充血;颅内静脉和静脉窦充血;脑干"下垂",小脑扁桃体下降至枕骨大孔下方;脑桥腹侧表面压扁;脚间池和环池脑脊液减少;视交叉和乳头体下移的位置,减小了乳头体-脑桥的距离,通常测量大约 4.5 mm(正常距离 6~7 mm);第三脑室导水管下降的位置低于切线;平均脑桥中脑角下降,通常约 41°(正常为 65°)。脑桥中脑角是由中脑和脑桥交界处向前画一条线,与沿着中脑前缘的一条线之间的夹角。轻度的术后颅内压下降与自发性颅内压下降相似。在术中和术后脑脊液快速丢失的病例中,双侧丘脑和基底节区在 T2WI 异常的高信号可能与反应性/术后的神经病学损伤有关	脑脊液漏可自行发生,通常由椎管漏出,与硬脑膜或神经根鞘撕裂有关。与直立性头痛有关,患者仰卧可减轻头痛。腰椎穿刺、脊髓造影、介入或手术后也可发生颅内低压
术后脑脊膜膨出 (**图 4.22**)	邻近脑脊液聚集,导致蛛网膜下腔通过手术骨缺损突出	除非变大或感染,通常没有典型临床意义
炎症		
感染性脑膜炎 (**图 4.23**)	**MRI**:通常表现为增厚的硬脑膜强化,伴或不伴邻近软脑膜强化,伴或不伴脑脓肿和脑室炎,伴或不伴颅骨骨髓炎,伴或不伴窦性脓腔。增厚的硬脑膜可以在 T1WI 呈中等信号,在 FLAIR 和 T2WI 呈稍高-高信号 **CT**:异常密度区,局灶性骨质破坏,伴或不伴并发症,包括帽状腱膜下积脓、硬膜外脓肿、脑炎、脑内脓肿和静脉窦血栓形成	硬脑膜的感染可由手术、创伤、来自其他感染源的血源性播散或来自邻近部位的直接感染播散引起,如大脑、软脑膜、颅骨、副鼻窦和鼻咽部。颅底感染的颅内扩散通常首先累及硬脑膜,其次是软脑膜和大脑
硬膜外/硬膜下脓肿/积脓症 (**图 4.24 和图 4.25**)	**MRI**:硬膜外或硬膜下的聚集物,T1WI 呈低信号,T2WI 呈高信号,边缘呈薄的或不规则强化 **CT**:硬膜外或硬膜下的聚集物,呈低密度,边缘强化	通常由鼻窦炎(通常额窦炎)、脑膜炎、中耳炎、脑室分流或手术引起的并发症引起。可伴有静脉窦血栓形成和静脉性脑或小脑出血、脑炎、脑脓肿。死亡率 30%

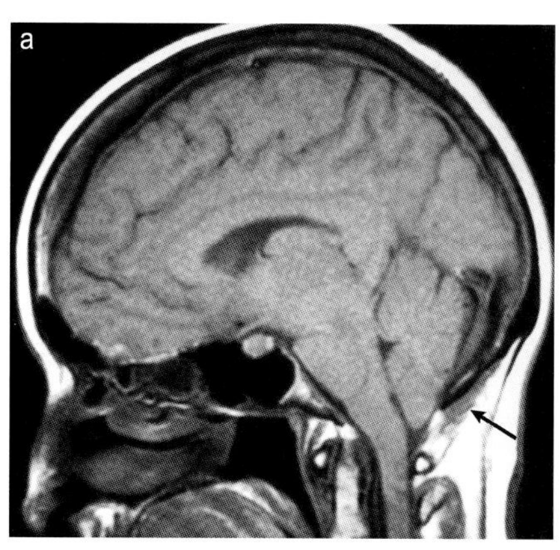

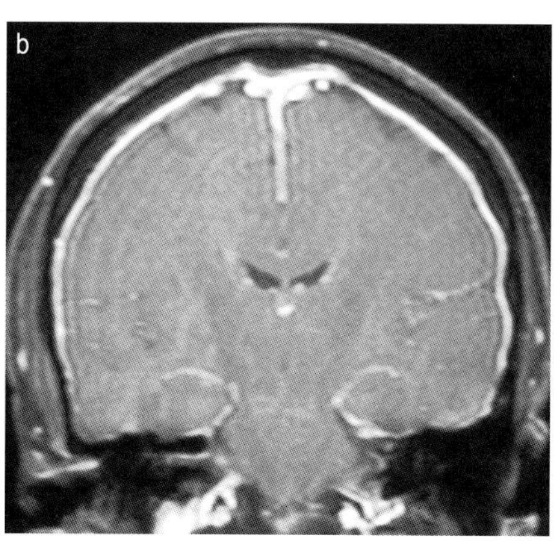

图 4.21 颅内低压病史的患者。矢状位 T1WI(**a**)显示脑干下垂,小脑扁桃体向下移位(↑),脑桥腹侧变形变扁,乳头体-脑桥距离缩短;脂肪抑制 T1WI(**b**)显示颅内硬脑膜弥漫性增厚、均匀强化

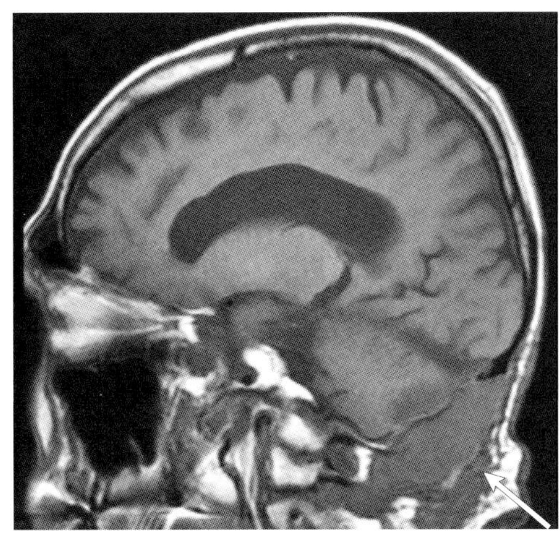

图 4.22　枕叶切除术后。矢状位 T1WI 显示左侧枕叶区(↑)脑膜膨出

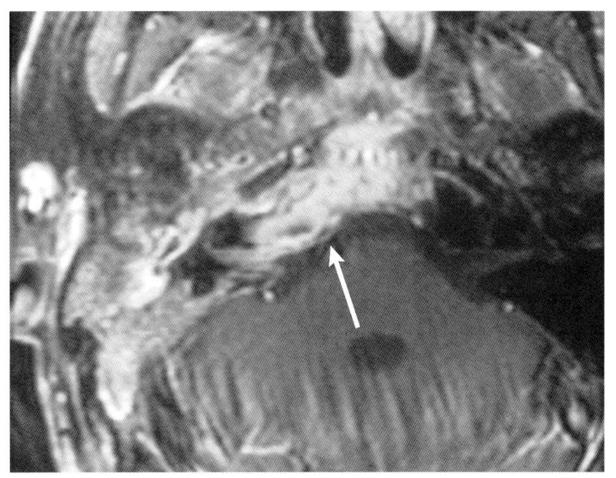

图 4.23　横断位 T1WI 脂肪抑制显示岩尖由于颅底感染累及邻近硬脑膜(↑)呈异常强化

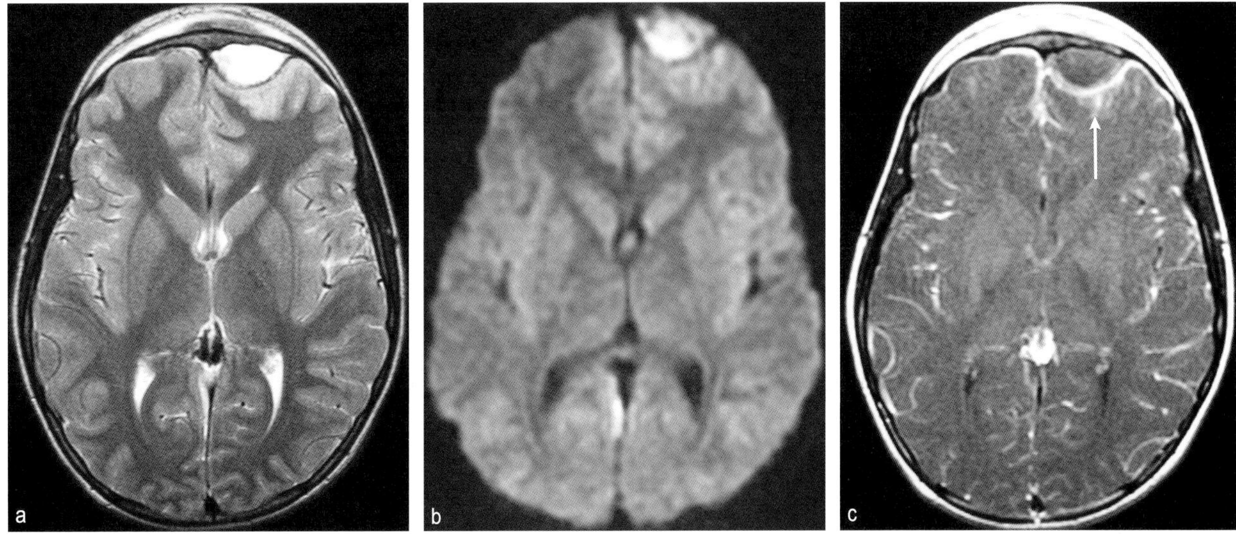

图 4.24　一名 9 岁儿童因筛窦感染并发左额硬膜外脓肿。硬膜外脓肿中央呈不均匀高信号，由薄的低信号包围，代表取代的硬脑膜，横断位 FLAIR(**a**)示邻近脑组织水肿；在 DWI(**b**)上示硬膜外内容物弥散受限；感染和后移的硬脑膜在 T1WI 上(**c**)强化(↑)

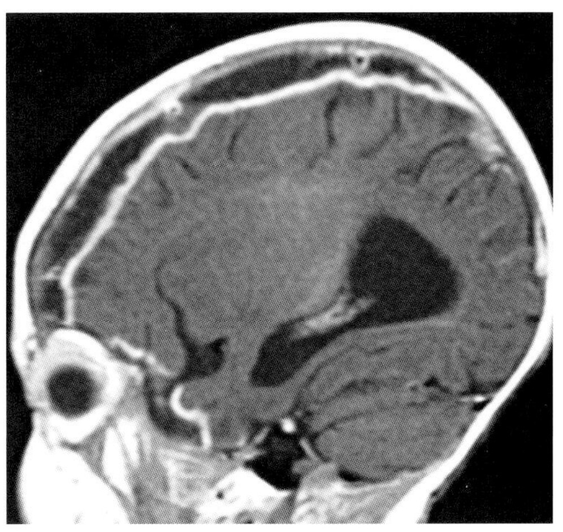

图 4.25　一个 3 月大的女孩，因鼻窦感染导致硬膜下脓肿。矢状位 T1WI 显示硬膜下脓肿内边缘增厚并强化，深部为未强化的脓性物质

表 4.1(续) 硬脑膜病变

疾病	影像学表现	点评
朗格汉斯细胞组织细胞增生症(LCH) (**图 4.26**)	**MRI**：梭形或分叶状病变，在 T1WI 和 T2WI 呈中等信号，累及下丘脑/垂体柄、颅骨、硬脑膜，很少累及软脑膜。颅骨、硬脑膜、下垂体柄和软脑膜病变，通常表现为增强 **CT**：骨内病变通常呈低-中等密度，通常伴有骨破坏，邻近硬脑膜的强化，罕见软脑膜强化。可显示增厚的垂体柄	网状内皮系统紊乱，骨髓来源的树突状朗格汉斯细胞作为局灶性病变或弥漫性特征浸润各种器官。朗格汉斯细胞在淡色至酸性的胞浆内呈卵圆形或曲核的偏心位置。病变通常由朗格汉斯细胞、巨噬细胞、浆细胞和嗜酸性粒细胞组成。病变对 S－100、CD1a、CD－207、HLA－DR、β2－微球蛋白有免疫反应。LCH 与 BRAF 或 MAP2K1 突变有关。15 岁以下儿童中每 10 万人有 2 人患病；只有 1/3 的病变发生在成人。局部病变(嗜酸性肉芽肿)可为单发或多发，邻近硬脑膜受累的颅骨，通常位于颅骨基底部。也可累及硬脑膜，无颅骨病变。硬脑膜内病变发生在垂体柄/下丘脑，可出现尿崩症。脑组织很少有病变(＜4％的朗格汉斯细胞组织细胞增生症患者)。患者中位年龄为 10 岁，平均年龄为 13.5 岁。患者高峰年龄为 5～10 岁；80％～85％发生在 30 岁以下的患者中
Erdheim-Chester 病	**MRI**：中枢神经系统病变，可发生在大脑、下丘脑、小脑和脉络丛，也可以发生在硬脊膜或硬脑膜。单发或多发性硬膜病变，在 T1WI 和 PDWI 呈低-中等信号，T2WI 上呈低、中等和/或稍高信号。增强后，病变通常增强。由于组织细胞存留对比剂可使强化时间延长。 **CT**：中等密度，伴或不伴颅面骨骨化	罕见的多系统非朗格汉斯细胞组织细胞增生症，病因不明，通常感染成年人。集合物是由细胞核小而淡的泡沫脂质组织细胞、Touton 样巨细胞、多核巨细胞、纤维化/致密的胶原、慢性炎症细胞(淋巴细胞和组织细胞)和偶尔散在的嗜酸性粒细胞组成。对组织细胞抗原 CD68 有免疫反应，对 S－100 有不同程度或无反应。与朗格汉斯细胞组织细胞增生症不同，Erdheim-Chester 病的病变对 CD1a 缺乏免疫反应性。可累及肌肉、骨骼、肺、心脏、胃肠和中枢神经系统。年龄范围为 7～84 岁。最常见于 40～70 岁。预后取决于疾病的程度和部位。治疗包括外科减瘤、泼尼松、环孢菌素、长春新碱、长春碱、环磷酰胺和/或阿霉素。放射治疗对脑实质和其他部位的颅内病变可能有用。用干扰素－α 等药物进行免疫治疗也得到应用。多系统疾病可因呼吸衰竭、肺纤维化、肾和/或心力衰竭而进展死亡。37％的患者在平均随访 32 个月后死亡

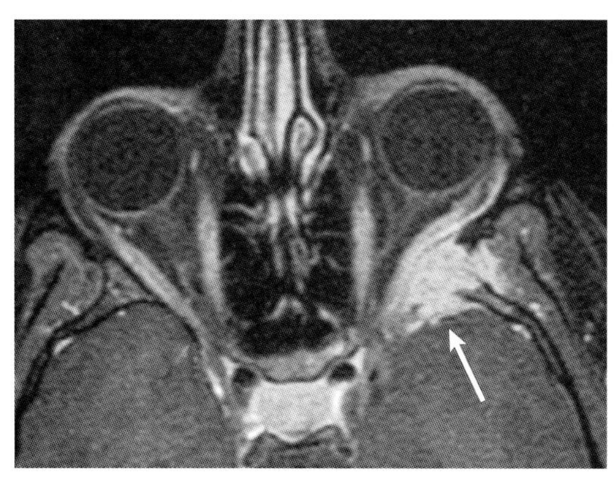

图 4.26 一名 13 岁女性，朗格汉斯细胞组织细胞增生症。横断位 T1WI 脂肪抑制图像(↑)示，左侧颞骨及邻近颅骨可见强化的嗜酸性肉芽肿，以及颅内增厚的硬脑膜强化

表 4.1(续) 硬脑膜病变

疾病	影像学表现	点评
Rosai-Dorfman 病	**MRI**：单发或多发硬膜病变，T1WI 呈中等信号，T2WI 呈低-中等信号。在 T2WI 中央低信号可能继发于组织细胞释放的自由基。增强后，病变通常强化 **CT**：硬脑膜病变呈中等密度，伴或不伴邻近骨质破坏	罕见的良性组织增生，淋巴浆细胞和组织细胞聚集在各种组织的纤维间质中，如淋巴结、骨、眼眶、鼻腔和颅内硬脑膜。对 S－100 蛋白和 CD68(巨噬细胞)有免疫反应，对 CD1a(朗格汉斯细胞标记物)缺乏免疫反应。发生于儿童和青年(高峰年龄 30～40 岁)
结节病 (**图 4.27**)	**MRI**：软脑膜及硬脑膜中可见平滑和/或结节样增强。脑内病变可表现为轴内边缘不清，T1WI 呈低-中等信号，T2WI 及 FLAIR 呈稍高信号，常伴有增强、局灶性占位效应及周围水肿 **CT**：软脑膜及硬脑膜中可见平滑和/或结节样增强。颅内病变通常边界不清，低-中密度，常伴强化、局灶性占位效应及周围水肿	结节病是一种病因不明的多系统非干酪样肉芽肿疾病，5%～15%的病例可累及中枢神经系统。如果未经治疗，与严重的神经功能缺陷有关，如脑病、脑神经病和脊髓病。当神经并发症先于肺部、淋巴结、皮肤、骨头和/或眼睛等其他全身表现时，神经结节病的诊断可能较为困难
嗜酸性肉芽肿性血管炎	**MRI**：边界不清的软组织增厚，在 T1WI 呈低-中等信号，T2WI 呈轻度高-明显高信号，鼻腔、副鼻窦、颞下窝、外耳道增强，伴或不伴骨质浸润及破坏，伴或不伴向颅底延伸。在颅内，硬脑膜、软脑膜、大脑、静脉窦可能受累及 **CT**：软组织密度，伴或不伴骨质破坏	多系统疾病伴有呼吸道坏死肉芽肿，各组织小动脉、静脉局灶性坏死性血管炎，肾小球肾炎。通常累及上呼吸道、肺、肾脏，并可累及副鼻窦、眼眶和颞骨。发病高峰在 50 多岁，年发病率为 8%。在 80%～90%的患者中中性粒细胞胞浆抗原抗体(ANCA)阳性，在发病机制中起着重要作用

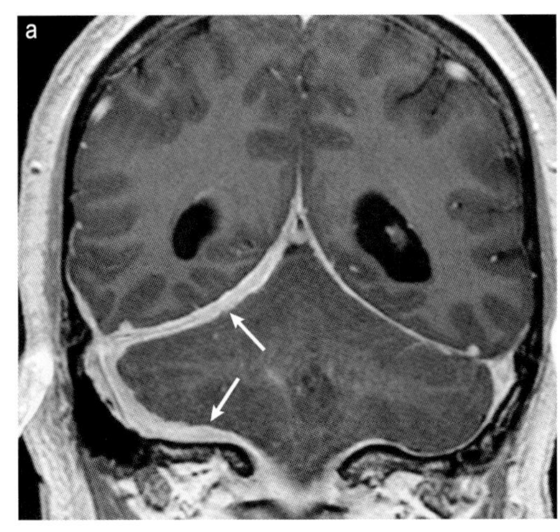

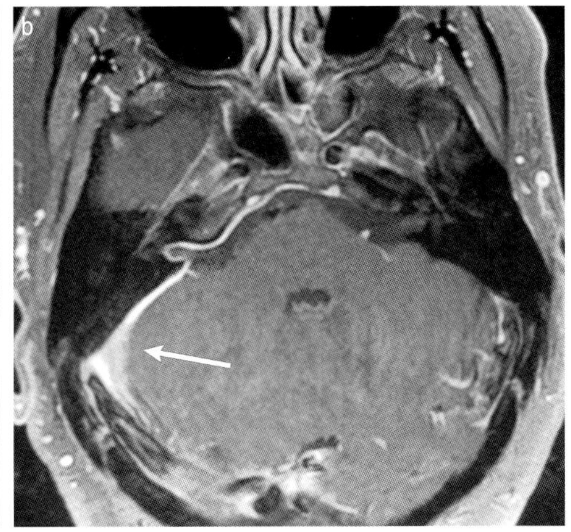

图 4.27　结节病合并颅内硬脑膜侵犯。冠状 T1WI(**a**)和横断位 T1WI 增强(**b**)脂肪抑制序列显示小脑幕和颅后窝处异常增厚的硬脑膜强化(↑)

表 4.1(续) 硬脑膜病变

疾病	影像学表现	点评
炎性假瘤 (**图 4.28**)	**MRI**：硬脑膜和/或软脑膜平滑和/或结节状增强，伴或不伴从颅底、颞下软组织、和/或眼眶延伸。大脑病变可以表现为颅内边界不清的区域，T1WI 呈低-中等信号，T2WI 和 FLAIR 呈稍高-明显高信号，通常强化，伴局灶性占位效应和外周水肿 **CT**：硬脑膜和/或软脑膜平滑和/或结节状增强。颅内病变边界不清，呈低-中等密度，通常表现为增强、局灶性占位效应和周围水肿	病因不明的慢性炎症性疾病，病变由梭形细胞、淋巴细胞和浆细胞组成。病变可发生在许多部位，最常见的是眼眶和肺部，很少发生在颅底、硬脑膜和大脑。通常发生在儿童和青年人。可无症状或与局部占位效应以及全身症状有关，如体重减轻和发热。眼眶炎性假瘤的治疗通常采用类固醇药物。手术常用于其他部位病变
特发性肥厚性脑硬膜炎	**MRI**：硬脑膜增厚呈线样增强。伴或不伴脑内病变，表现为边缘不清的颅内病变，T1WI 呈低-中等信号，T2WI 和 FLAIR 呈稍高-明显高信号，通常伴有强化，伴有局灶性占位效应和周围水肿 **CT**：颅内硬脑膜增厚呈线样强化。颅内病变呈低密度，边界模糊	临床表现为硬脑膜弥漫性和/或局灶性增厚、增强，无相关外伤、肿瘤、感染或炎性疾病史，如类风湿关节炎、多发性肉芽肿、IgG4 病等。男性比女性更常见，年龄在 39～88 岁(平均年龄 55 岁)。临床表现为头痛、视力丧失和复视。硬脑膜活检显示小而成熟的淋巴细胞、上皮样组织细胞和浆细胞，缺乏微生物、血管炎和肿瘤细胞。头痛和视力下降等临床表现症状会加重。对于这些患者，治疗包括类固醇和其他免疫抑制药物

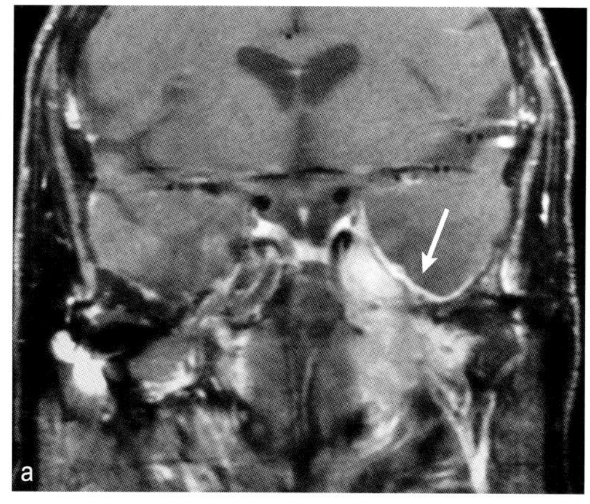

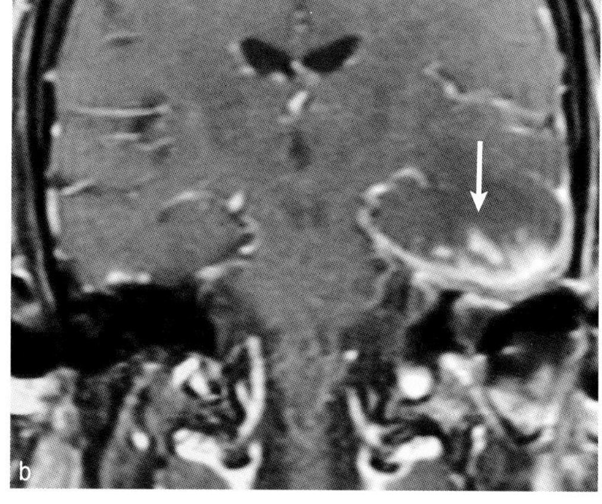

图 4.28 一名 53 岁炎性假瘤的女性患者。冠状位 T1WI 脂肪抑制显示，**(a)**左颞硬脑膜(↑)和**(b)**邻近软脑膜(↑)，左侧颞下窝异常强化，侵犯颅底、左侧卵圆孔、左侧三叉神经池/Mecekel 腔

4.2 多灶性和/或弥漫性软脑膜病变

- 肿瘤
  - -转移性肿瘤
  - -淋巴瘤
  - -白血病
  - -中枢神经系统原发性黑色素细胞瘤
  - -骨髓瘤
- 非肿瘤性病变
  - -皮样囊肿破裂
- 感染
  - -软脑膜感染
- 非感染性炎症

- 结节病
- 朗格汉斯细胞组织细胞增多症
- 肉芽肿伴多发血管炎(以前称为韦格纳肉芽肿)
- 炎性假瘤

● 出血和血管异常

- 蛛网膜下腔出血
- 表面铁沉积症
- Sturge-Weber 综合征(脑颜面血管瘤综合征)
- 烟雾病

● 发育异常

- 良性婴儿期蛛网膜下腔扩大

表 4.2　多灶性和/或弥漫性软脑膜病变

疾病	影像学表现	点评
肿瘤		
转移瘤 (**图 4.29、图 4.30 和图 4.31**)	**MRI**: 增强扫描脑沟、脑池和/或脑室内见不规则局灶性或弥漫性强化灶;伴或不伴结节性和/或弥漫性硬脑膜强化,伴或不伴脑内病变 蛛网膜下腔肿瘤的 T2 信号较高。可能与阻塞性或交通性脑积水有关 **CT**: 增强后软脑膜肿瘤显示最佳。骨内病灶与骨质破坏有关	转移瘤占颅内肿瘤 33%。通常来自颅外原发性肿瘤,多见于 40 岁以上成人 原发肿瘤来源:肺>乳腺>胃肠道>泌尿生殖系统>黑色素瘤 也可从恶性脑瘤(包括胶质母细胞瘤、原始神经外胚层肿瘤、松果体母细胞瘤和脉络膜乳头状癌)的肿瘤播散到脑脊液中 蛛网膜下腔肿瘤可为单个或多个局限性良好或边界不清的病变,累及颅骨、硬脑膜、软脑膜和/或脉络丛 转移性肿瘤可引起单个或多个部位的破坏性或浸润性改变
淋巴瘤 (**图 4.32**)	**MRI**: 增强扫描脑沟、脑池和/或脑室内见不规则局灶性或弥漫性强化灶;伴或不伴结节性和/或弥漫性硬脑膜强化,伴或不伴脑内病变 蛛网膜下腔肿瘤 T2WI 信号较高。可能与阻塞性或交通性脑积水有关 **CT**: 软脑膜肿瘤于增强后显示最佳。骨内病灶与骨质破坏有关	原发性中枢神经系统淋巴瘤较继发性常见,多见于 40 岁以上的成年人。占原发性脑肿瘤的 5%。发病率目前占原发颅内肿瘤的 0.8%～1.5%。通过有效的抗逆转录病毒治疗,目前艾滋病患者 6%的发病率有所降低。B 细胞淋巴瘤比 T 细胞淋巴瘤更常见。脑原发性和继发性淋巴瘤的 MRI 特征:继发性淋巴瘤比原发性淋巴瘤更易侵犯硬脑膜和/或软脑膜。脑外淋巴瘤可在单个或多个区域引起多种破坏性或浸润性改变
白血病	**MRI**: 增强扫描脑沟、脑池和/或脑室内见不规则局灶性或弥漫性强化灶;伴或不伴结节性和/或弥漫性硬脑膜强化,伴或不伴脑内病变 蛛网膜下腔肿瘤 T2WI 信号较高。可能与阻塞性或交通性脑积水有关 **CT**: 软脑膜肿瘤于增强后显示最佳。骨内病变与骨质破坏有关	白血病是造血细胞的肿瘤性增生。髓样肉瘤(也称为绿瘤或粒细胞肉瘤)是由骨髓母细胞和肿瘤性粒细胞前体细胞组成的局灶性肿瘤在急性髓性白血病患者中约占 2%。病变可累及硬脑膜、软脑膜和大脑 颅内病变可以是孤立的或多发的

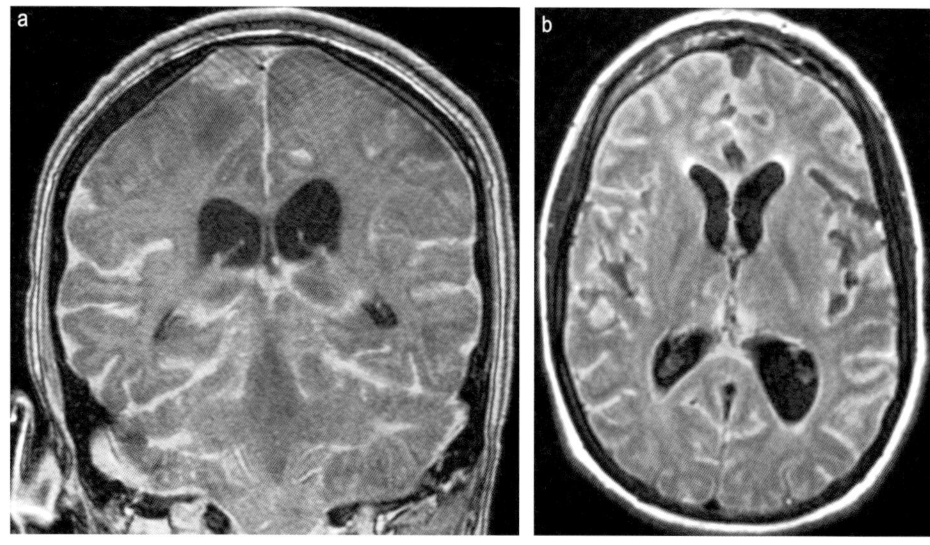

图 4.29　冠状位(a)和横断位 T1WI 增强(b)扫描显示,转移性黑色素瘤软脑膜弥漫性明显强化

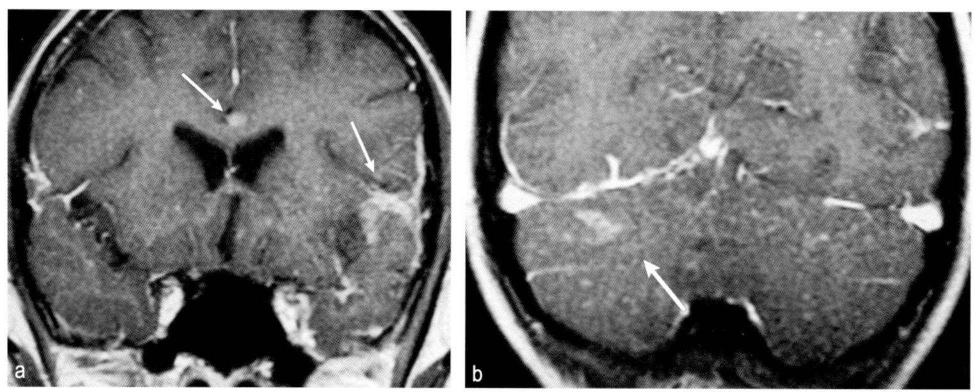

图 4.30　41 岁女性,乳腺癌颅内转移。冠状位 T1WI 增强(a, b)扫描示软脑膜明显强化(↑)

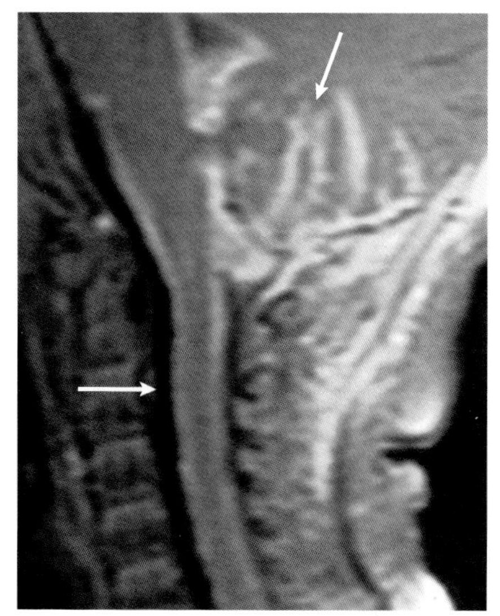

图 4.31　矢状位 T1WI 增强扫描显示弥漫性髓母细胞瘤患者,其脑干和脊髓表面软脑膜及沟明显强化(↑)。第四脑室也出现明显强化

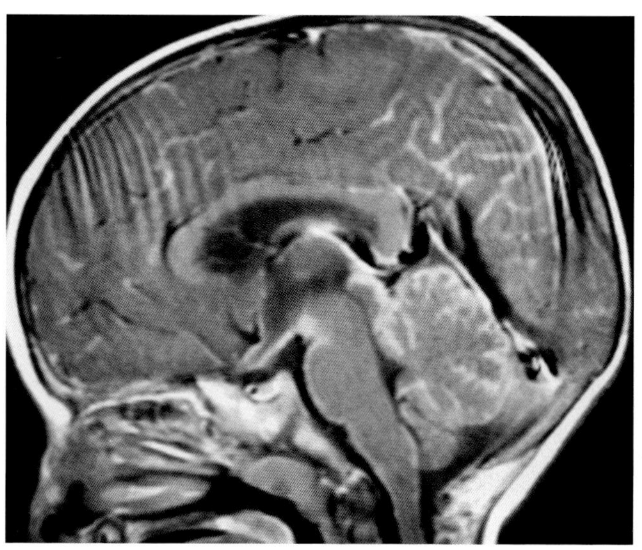

图 4.32　1 岁男童,矢状位 T1WI 增强扫描显示,非霍奇金淋巴瘤软脑膜弥漫性结节状明显强化

表 4.2(续)　多灶性和/或弥漫性软脑膜病变

疾病	影像学表现	点评
中枢神经系统原发性黑色素细胞瘤（图 4.33）	**MRI**：神经皮肤黑变病，软脑膜病变，边缘不规则，T1WI 脑沟有中等或高信号（继发于黑色素增多），T2WI 中等或高信号，FLAIR 高信号，并且增强扫描软脑膜明显强化；伴或不伴脑积水、寄生虫病、蛛网膜囊肿、Dandy-Walker 畸形 脑干（颞叶前部、小脑、丘脑、下额叶）的病变通常小于 3 cm。脑内病变在 T1WI 上呈中等程度高信号，其次是黑色素增多，伴或不伴 T2WI 信号降低，伴或不伴强化 脑膜黑色素细胞瘤：T1WI 脑沟病变具有低、中、高信号（继发于黑色素增加），T2WI 呈中等略高信号，在 FLAIR 上呈高信号，软脑膜明显强化 **CT**：可能会出现轻稍高密度，原因是由于黑色素增多；伴或不伴寄生虫感染、蛛网膜囊肿	在成人和儿童，中枢神经系统的原发性黑色素细胞瘤代表了良性到恶性色素瘤的一个过程 在儿童，神经皮肤黑色素病是一种罕见的非家族性疾病，是软脑膜中黑色素细胞局灶性和/或弥漫性增殖，与皮肤痣体积较大或数量较多有关。多见于婴幼儿。对 HMB-45、MART-1 和 S-100 有免疫反应。也可发生在成人，称为弥漫性脑膜黑色素细胞增多症或黑色素病 皮肤痣通常是良性的 在神经皮肤黑色素病患者中，软脑膜中的黑色素细胞转化为中枢神经系统黑色素瘤的比例为 40%～50%。脑膜黑色素细胞瘤是一种罕见的、良性的色素瘤，由软脑膜黑色素细胞组成，通常发生于颅后窝或椎管内，平均年龄 42 岁
骨髓瘤	多发性（骨髓瘤）或单发性（浆细胞瘤）局限性边界清或边界不清，累及颅骨和硬脑膜，偶尔累及软脑膜 **MRI**：颅骨和硬脑膜的边界清或不清的病变，T1WI 中低信号，T2WI 中高信号，通常明显强化，伴骨质破坏。蛛网膜下腔肿瘤偶尔可强化 **CT**：等低密度，增强扫描可有强化，伴骨质破坏	多发性骨髓瘤是一种恶性肿瘤，由单克隆增殖抗体分泌浆细胞组成 多发性骨髓瘤主要位于骨髓中。孤立性骨髓瘤或浆细胞瘤是一种罕见的变异，其中浆细胞瘤性肿块可发生于骨或软组织的单个部位 骨髓瘤可引起中轴骨和/或四肢骨的破坏性或浸润性改变

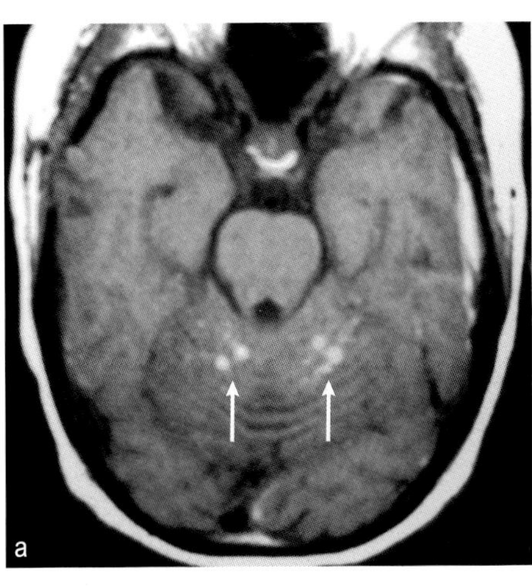

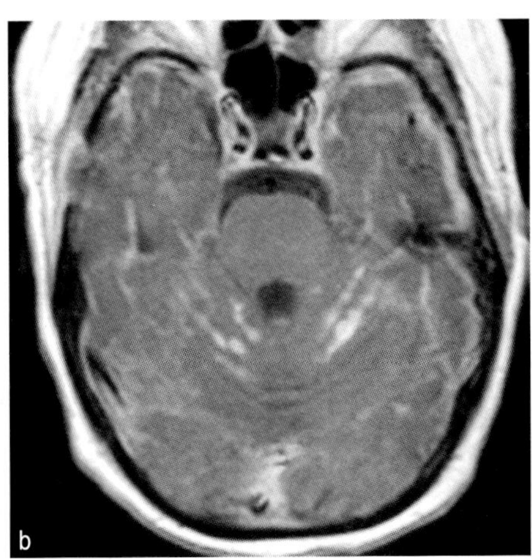

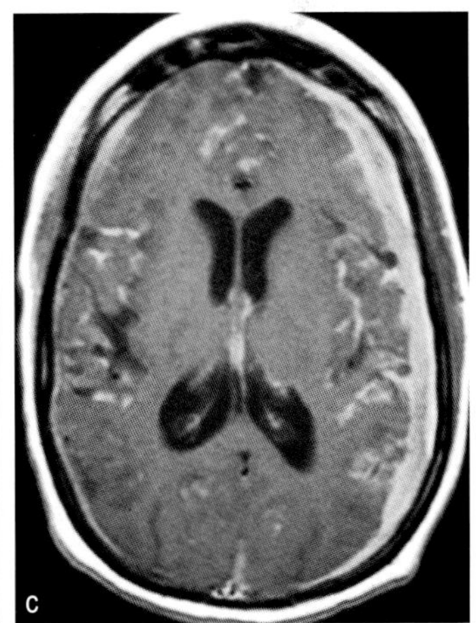

图 4.33　27 岁女性，患有软脑膜黑色素细胞增多症。T1WI(**a**)见位于小脑上沟的高信号病灶(↑)；T1WI 增强(**b, c**)示软脑膜和硬脑膜明显强化

表 4.2(续) 多灶性和/或弥漫性软脑膜病变

疾病	影像学表现	点评
非肿瘤性病变		
皮样囊肿破裂 (图 4.34)	**MRI:** 边界清楚的圆形或分叶状的脑外病变,T1WI 上呈高信号,T2WI 上呈低、中和/或高信号,增强扫描无强化,伴或不伴液-液平或脂-液平 T1WI 上破裂的皮样囊肿与位于脑沟、脑池和/或脑室内多个高信号病灶相关 **CT:** 边界清楚的圆形或分叶状的脑外病变,通常呈低密度,伴或不伴脂-液平或液-液平 如果皮样囊肿破裂进入蛛网膜下腔,可导致脑膜炎。病变通常位于或接近中线,幕上多于幕下	非肿瘤性、先天性或后天性外胚层发育异常病变,充满脂质物质、胆固醇、脱皮细胞和角化碎屑,通常对邻近大脑有轻微的影响。多见于成人,男性略多于女性,可伴有相关的临床症状 如果皮样囊肿破裂进入蛛网膜下腔,可导致脑膜炎。通常位于或接近中线,幕上多于幕下
感染		
软脑膜感染 (图 4.35、图 4.36、图 4.37、图 4.38、图 4.39 和图 4.40)	**MRI:** 脑沟、脑池和/或脑室等蛛网膜下腔不规则局限性或弥漫性明显强化,伴或不伴结节性和/或弥漫性硬脑膜强化,伴或不伴脑内病变。细菌性或病毒性感染时,强化的软脑膜呈细线状,真菌感染时则厚而不规则 软脑膜感染在 T2WI 呈很高的信号。可能与阻塞性或交通性脑积水有关 **CT:** 软脑膜感染在增强扫描时显示最佳	细菌、真菌、病毒和寄生虫引起的蛛网膜下腔感染,增强扫描可见局灶性或弥漫性软脑膜强化,伴或不伴硬膜受累 脑膜炎可由直接延伸引起(如外伤、手术、鼻窦旁感染或脊髓灰质炎)或血液来源。可发生在免疫功能不全和免疫功能低下的患者中。增强扫描强化是由于血脑屏障破坏所致,而不是由于血管生成

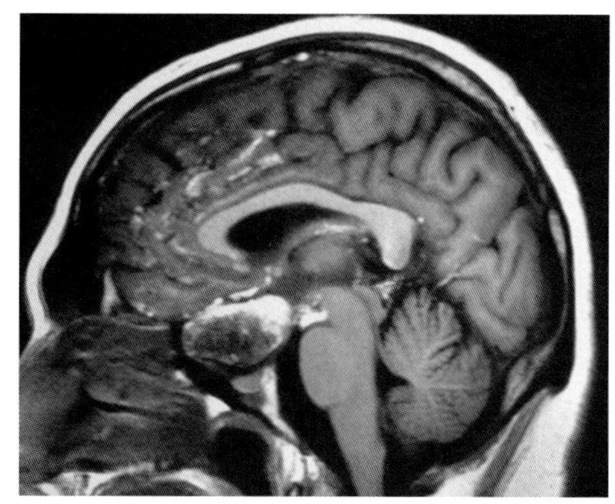

图 4.34 23 岁女性,鞍上皮样囊肿破裂。矢状位 T1WI 显示鞍上池一个高信号的脑外皮样囊肿。蛛网膜下腔和第三脑室也可见多个高信号病灶,代表皮样内容物破裂

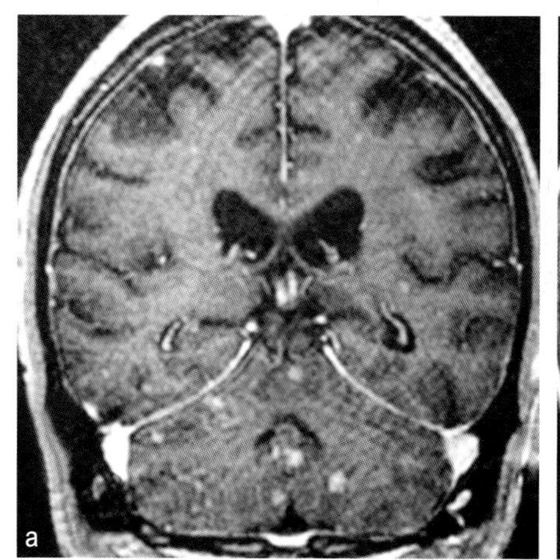

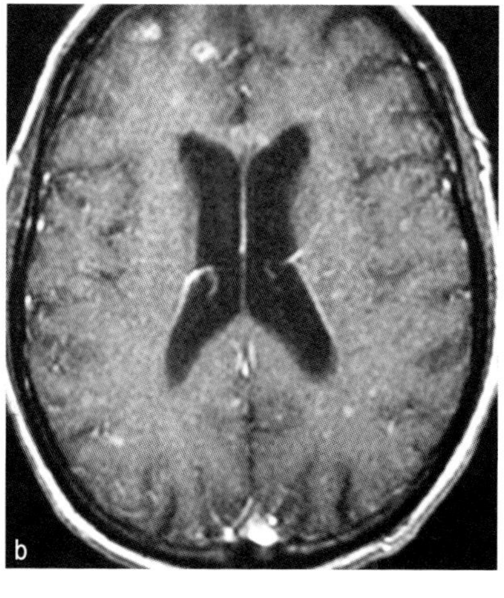

图 4.35 57 岁患有诺卡菌感染继发的细菌性脑膜炎男性。冠状位(**a**)和横断位 T1WI(**b**)上软脑膜有多个增强病灶

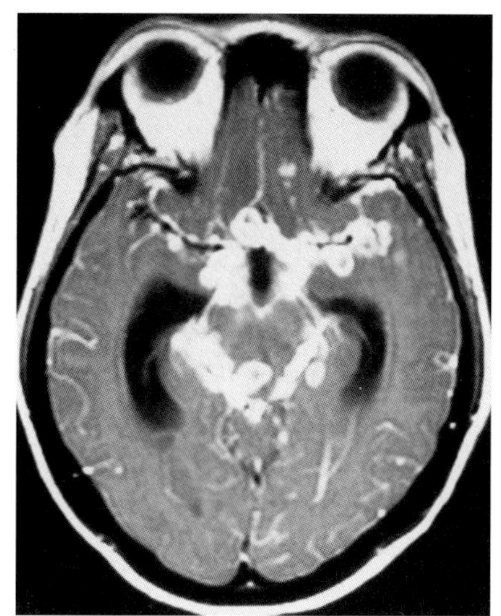

图 4.36　结核性脑膜炎患者。横断位 T1WI 增强扫描，颅底和双侧外侧裂池脑膜见线性和环形强化

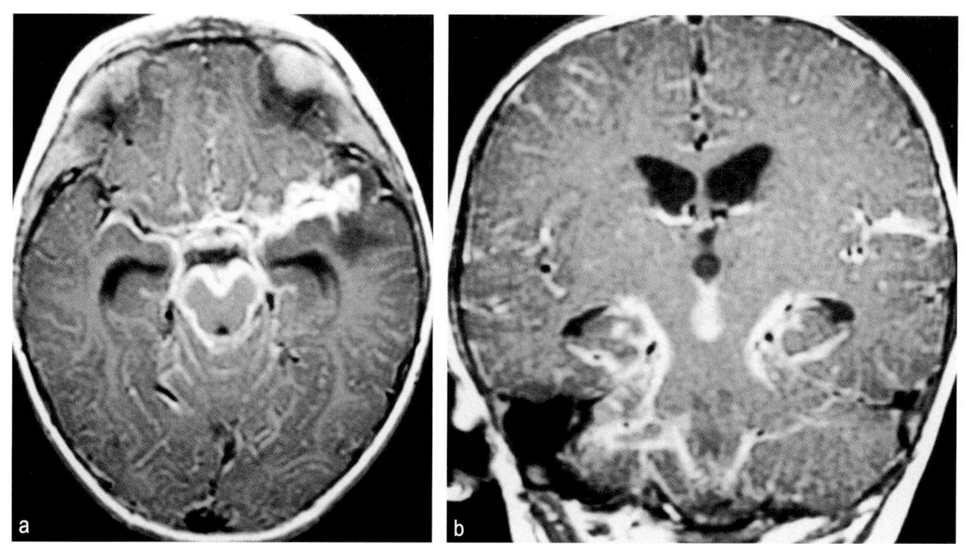

图 4.37　14 个月大男婴，结核性脑膜炎。在横断位(a)和冠状位 T1WI(b)上，可见颅底、双侧外侧裂池、幕上和幕下脑沟呈弥散性异常强化

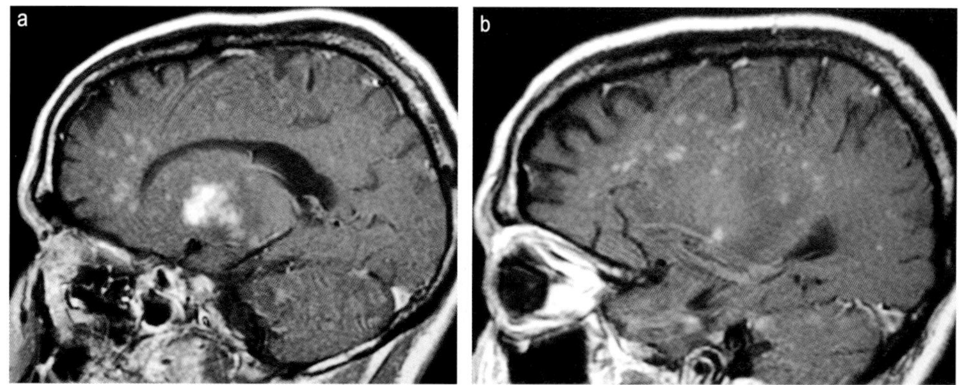

图 4.38　颅内隐球菌感染患者。矢状位 T1WI 增强(a，b)扫描示脑实质和脑沟异常强化

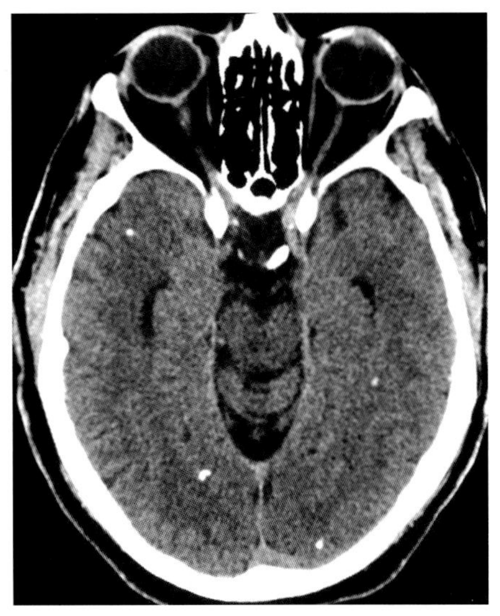

图 4.39　76 岁的囊虫病患者,横断位 CT 示脑沟和脑内有多个钙化的小肉芽肿

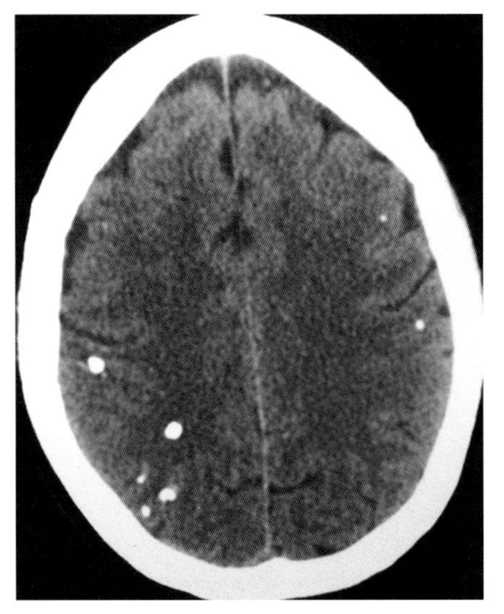

图 4.40　弓形虫病患者。横断位 CT 示脑沟和脑内有多处钙化肉芽肿

表 4.2(续)　多灶性和/或弥漫性软脑膜病变

疾病	影像学表现	点评
非感染性炎性疾病		
结节病 (**图 4.41**)	**MRI**: 增强后,软脑膜和/或硬脑膜表面常可见线样和/或结节样强化;脑内病变多边缘模糊,T1WI 常呈低/等信号,T2WI 和 FLAIR 呈稍高/高信号,伴局部占位效应和脑水肿 **CT**: 增强示软脑膜和/或硬脑膜表面常可见线样和/或结节样强化。边缘模糊的脑内病变常呈低/中度强化,伴局部占位效应和脑水肿	结节病是一种多系统的无菌性肉芽肿性疾病,病因不明,5%~15%的病例可累及中枢神经系统。如果不治疗,会导致严重的神经缺陷,如脑病、脑神经病和脊髓病。当合并其他系统疾病(如累及肺部、淋巴结、皮肤、骨骼和/或眼睛)时,结节病的诊断较为困难

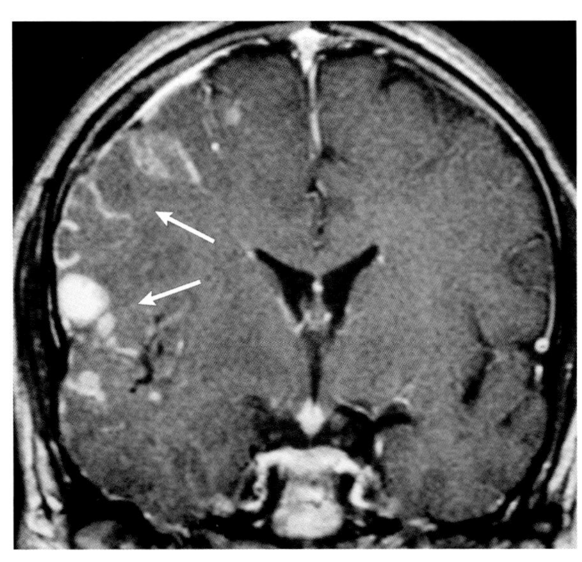

图 4.41　一名 33 岁结节病患者,冠状位 T1WI 上软脑膜包括鞍上池呈不规则异常强化(↑)

表 4.2(续)　多灶性和/或弥漫性软脑膜病变

疾病	影像学表现	点评
朗格汉斯细胞组织细胞增多症(LCH)	**MRI:** 纺锤状或分叶状病变在 T1WI 及 T2WI 上呈等信号,常累及下丘脑/垂体柄、颅骨及硬脑膜,很少累及软脑膜。受累颅骨、硬脑膜、垂体柄和软脑膜显示强化 **CT:** 脑内病变常呈低/中度强化,常有局部骨质破坏,邻近硬脑膜强化,很少累及软脑膜,可见垂体柄增厚	以骨髓源性树突状朗格汉斯细胞为主的网状内皮系统疾病可以局灶性或弥漫性浸润各个器官。在嗜酸性细胞质内,朗格汉斯细胞有卵圆形或卷曲的偏心性细胞核。病变通常由朗格汉斯细胞组成,包括巨噬细胞、浆细胞和嗜酸性细胞。免疫组化包括 S-100、CDIa、CD-207、HLA-DR 和 β2-微球蛋白。LCH 被认为与 BRAF 或 MAP2KL 突变有关。15 岁以下的儿童中每 10 万人中会有 2 人患病,而仅有 1/3 的比例发生在成人。局部骨质破坏(嗜酸性肉芽肿)可以单发或多发,以颅底部多见。硬膜内病变发生在垂体柄/下丘脑,可伴有尿崩症,很少累及脑组织(<4%患朗格汉斯细胞组织细胞增多症)。发病中位年龄 10 岁,平均年龄 13.5 岁,高峰发病年龄为 5～10 岁,30 岁以下患者发病率为 80%～85%
肉芽肿性血管炎(以前称为韦格纳肉芽肿)	**MRI:** 鼻腔、鼻窦旁、颞下窝和外耳道内的软组织增厚区,边界模糊,T1WI 上呈低/等信号,T2WI 上呈高信号,并有强化,可有骨质侵袭和破坏,可延伸累及颅底。颅内可累及硬脑膜、软脑膜、脑或静脉窦 **CT:** 软组织增厚并可见强化,伴或不伴骨质破坏	是多系统疾病,包括呼吸道坏死性肉芽肿、多种组织内小动脉和静脉的局灶性坏死性血管炎和肾小球肾炎。可累及副鼻窦旁、鼻咽、眼眶、颅底、硬脑膜,很少累及软脑膜。发病率高峰在 50 岁,年发病率为 8/100 万。80%～90%的患者会产生中性粒细胞胞质抗原(ANCA)抗体并在疾病过程中发挥作用
炎性假瘤 (**图 4.42**)	**MRI:** 增强示硬脑膜和/或软脑膜呈光滑和/或结节样强化,可延伸至颅底、颞下软组织和/或眼眶。颅内病变边界模糊,T1WI 上呈等低信号,T2WI 及 FLAIR 上呈稍高-高信号,常有强化;伴局部占位效应和脑水肿 **CT:** 硬脑膜和/或软脑膜呈光滑和/或结节样强化。颅内病变边缘模糊,增强呈低-中度强化,伴局部占位效应和脑水肿	是一种病因不明的慢性炎症性疾病,由梭形细胞、淋巴细胞和浆细胞组成。这种病变可发生于许多部位,最常见于眼眶和肺部。很少发生在颅底、硬脑膜和大脑。儿童和青年人多见。可以没有症状,也可表现为局灶性占位效应或者全身症状,如体重减轻和发热 治疗眼眶炎性假瘤通常采用类固醇药物,而其他部位常采用手术治疗

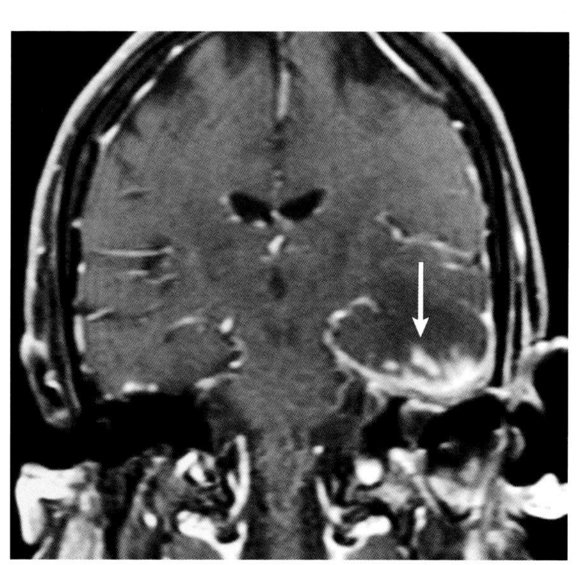

图 4.42　一位 53 岁患炎性假瘤的女性。冠状位 T1WI 增强示左颞下区硬脑膜和软脑膜呈不规则异常强化(↑),同时冠状位 T1WI 左颞下叶可见异常强化

表 4.2(续) 多灶性和/或弥漫性软脑膜病变

疾病	影像学表现	点评
出血和血管畸形		
蛛网膜下腔出血 (**图 4.43** 和**图 4.44**)	**MRI**：T1 或 T2 加权成像通常不显示，FLAIR 成像可见中等-稍高信号，T1WI 偶尔可见高信号 **CT**：在脑沟和基底池的软脑膜内，急性蛛网膜下腔常呈边界不清的高密度区。除非再次出血，通常在 1 周后变为等或低密度	蛛网膜下腔出血可由动脉瘤或硬脑膜窦破裂、血管畸形、高血压出血、外伤、脑梗死、凝血功能障碍等引起

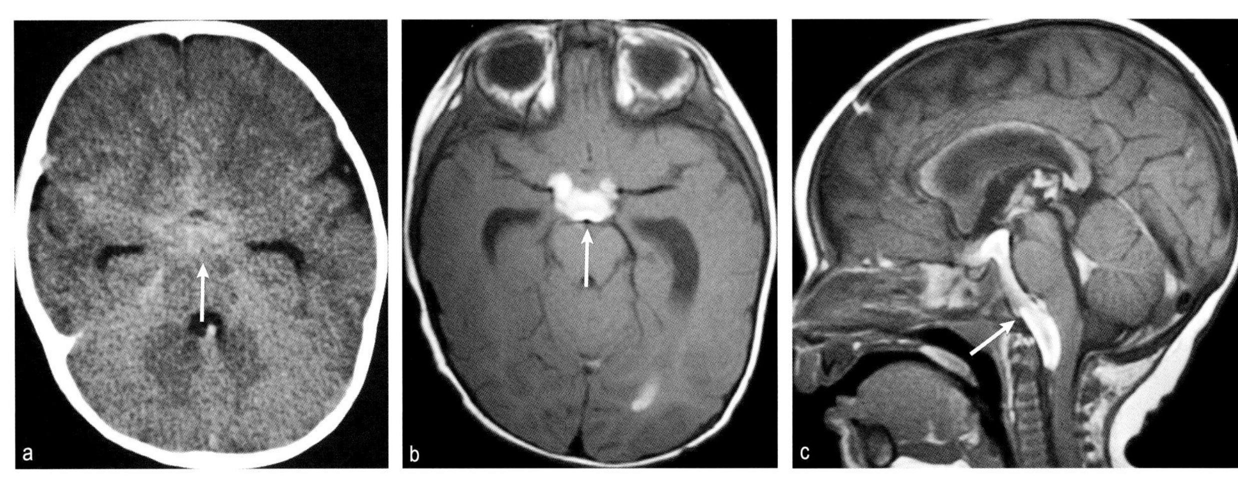

图 4.43 横断位 CT(**a**)，鞍上池和基底池的蛛网膜下腔出血呈边界模糊的高密度影(↑)；横断位(**b**)和矢状位 T1WI(**c**)，蛛网膜下腔出血呈高信号(↑)。左侧侧脑室、第三脑室和第四脑室亦可见脑室内高信号(**b, c**)

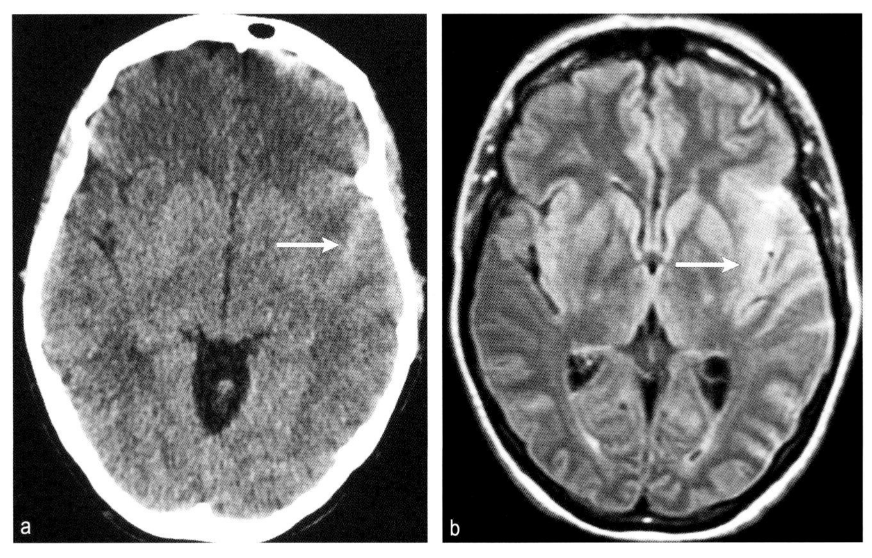

图 4.44 横断位 CT(**a**)示左侧外侧裂的蛛网膜下腔出血呈边界模糊的高密度影(↑)；横断位 FLAIR(**b**)呈相应高信号(↑)

表 4.2(续) 多灶性和/或弥漫性软脑膜病变

疾病	影像学表现	点评
表面铁沉积症 (**图 4.45**)	**MRI：** 在 T2WI、GRE 和 SWI 上，沿大脑表层、脑干、脑神经和/或室管膜内侧分布的低信号。可能与脑萎缩有关，通常累及小脑。	沿脑和脑干表层的含铁血黄素沉积，是蛛网膜下腔出血的结果。可继发于血管畸形、淀粉样脑血管病、创伤、出血性血管病、出血性肿瘤和动脉瘤破裂。对脑和前庭蜗神经的毒性作用，可能与脑神经病变有关，包括听力丧失、步态共济失调和构音障碍
Sturge-Weber 综合征 (**图 4.46** 和**图 4.47**)	**MRI：** 常发生于儿童的顶部和/或枕部，局限于一侧的软脑膜强化，伴或不伴脑回强化，相应软脑膜血管瘤区 T2WI 呈低信号的轻度局灶性脑萎缩，伴或不伴延髓和/或室管膜下静脉扩张，伴或不伴同侧脉络丛增大 **CT：** 伴粗大钙化的局灶性脑软化大于 2 年，相应区域进行性脑萎缩	也称为脑三叉神经血管瘤病，Sturge-Weber 综合征是一种神经皮肤综合征，与同侧紫色皮肤病变和癫痫发作有关，是由于原始软脑膜静脉(软脑膜血管瘤)持续存在和正常皮质静脉发育不全，引起慢性静脉充血和缺血所致。患者常出现进行性脑神经损伤
烟雾病 (**图 4.48**)	**MRI：** 基底节和丘脑可见多发、迂曲、小而强化的血管影，常继发扩张的侧支动脉；与正常大小的动脉相比，这种有强化的侧支动脉血管内血流较缓慢。与侧支血管相关的软脑膜可强化 **MRA：** 能显示颈内动脉上段的狭窄或闭塞。MRA 增强能显示强化的软脑膜和其他小的侧支血管 **CTA：** 能显示颈内动脉远段的狭窄和闭塞，增强后侧支小血管能更好显影，如豆纹动脉、丘脑穿支动脉和软脑膜动脉，还可以检测到缓慢的血流	颈内动脉颅内段的进行性闭塞性疾病，伴有大量扩张的侧支动脉，这些侧支动脉来自于豆纹动脉、丘脑穿支动脉以及其他实质动脉、软脑膜动脉和经皮动脉吻合 Moyamoya 病的意思是"一缕烟"，指侧支动脉(豆纹动脉、丘脑穿支动脉)的血管造影表现。病因不明，可能与神经纤维瘤病、放射性血管病、动脉粥样硬化或镰状细胞病有关，通常发生在亚洲人身上，儿童比成人更常见

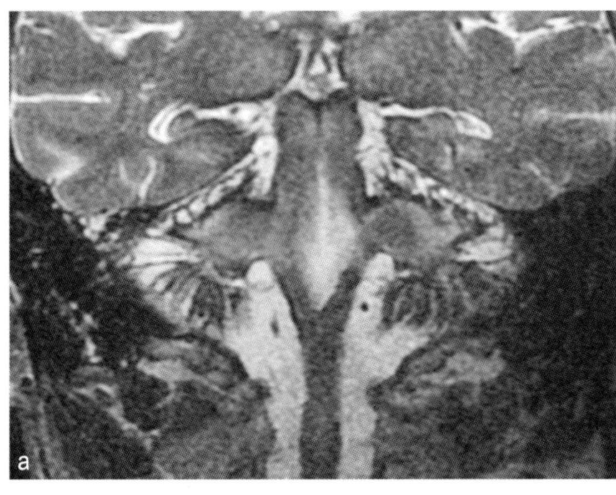

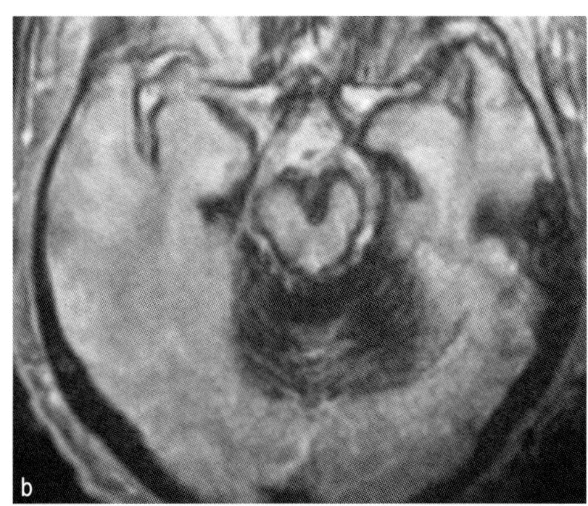

图 4.45 冠状位 T2WI(**a**)上铁质沉积呈低信号；横断位 GRE(**b**)可见铁质沉积沿脑干、小脑和脑的软脑膜表面分布及小脑继发性萎缩

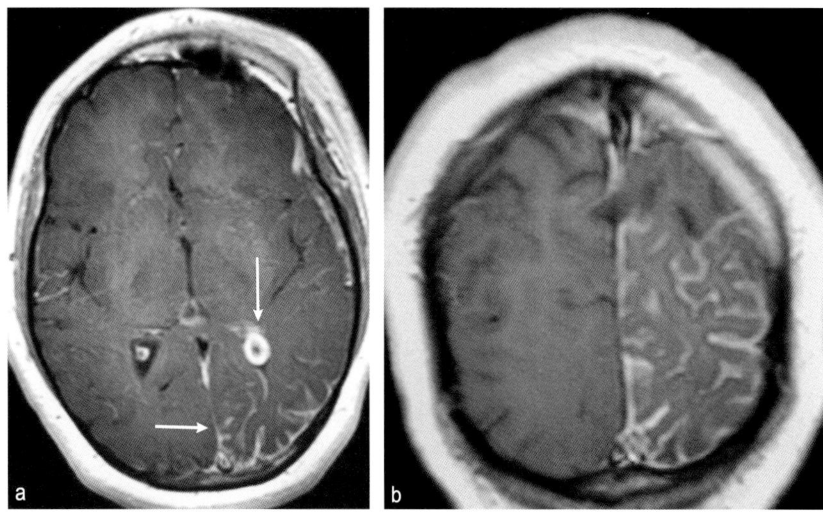

图 4.46 Sturge-Weber 综合征伴软脑膜血管瘤患者。横断位(a)(↑)和冠状位 T1WI(b)示大脑半球左后部软脑膜明显强化,左侧侧脑室后角脉络丛增粗(a)

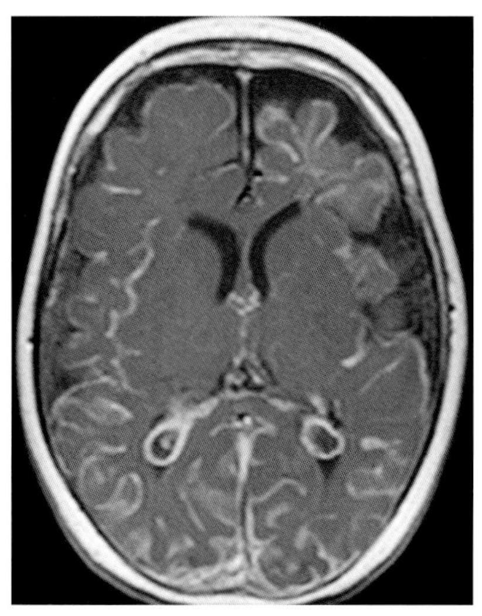

图 4.47 9 个月大患 Sturge-Weber 综合征的女婴。横断位 T1WI 示双侧软脑膜弥漫性明显强化,双侧侧脑室后角内脉络丛增粗

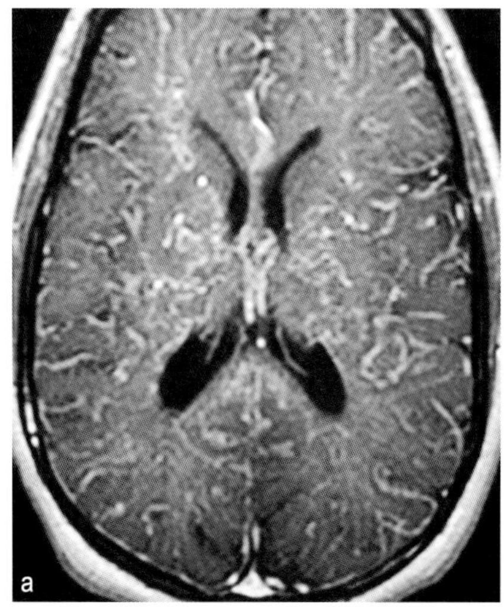

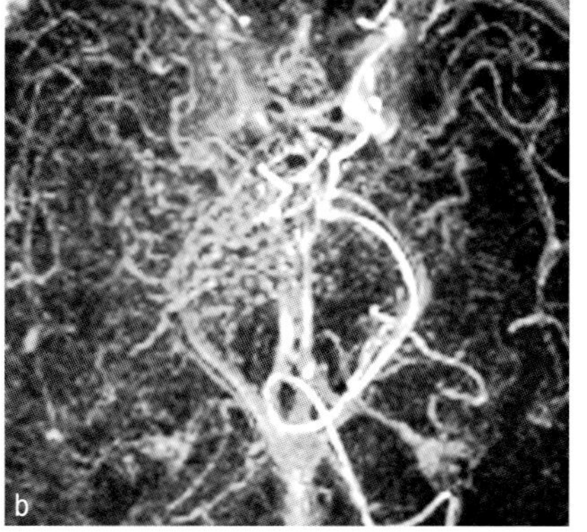

图 4.48 31 岁患有烟雾病的男性。T1WI(a)示基底节区和软脑膜多发强化的豆纹动脉侧支血管;横断位 MRA 增强(b)可见多发、纤细且强化的软脑膜和豆纹动脉侧支血管

表 4.2(续) 多灶性和/或弥漫性软脑膜病变

疾病	影像学表现	点评
发育异常		
良性婴儿期蛛网膜下腔扩大 **(图 4.49)**	**MRI 和 CT:** 出生后第 1 年,蛛网膜下腔内脑脊液流动减慢,MRI 可见额叶区、外侧裂和前部大脑半球纵裂池呈对称性扩大,侧脑室和第三脑室常轻度扩大	神经发育正常的婴儿会有一个自身发育受限的阶段,包括蛛网膜下腔一过性扩大、正常或轻微增大的脑室,常伴有轻微的大头畸形(高于正常范围,前 7 个月>95%)。头围和蛛网膜下腔 2 年后恢复正常大小。可以是自发性或家族性。3 年以上持续扩大的蛛网膜下腔可见于如黏多糖类疾病,软骨发育不全、Sotos 综合征和戊二醛酸尿症 1 型

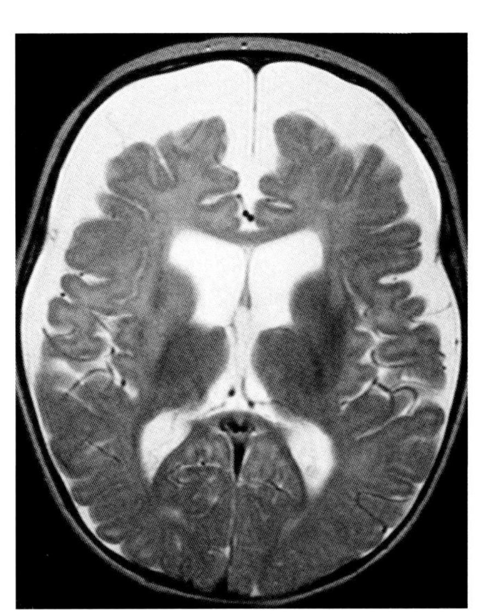

图 4.49 9 个月大的蛛网膜下腔良性扩大的女婴。横断位 T2WI 可见双侧额叶区蛛网膜下腔对称性扩大

5. 脑血管异常

概述

脑动脉解剖

脑内动脉循环分为前后两部分。前循环包括颈内动脉及其分支、大脑前动脉、大脑中动脉和前、后交通动脉，后循环包括椎动脉、基底动脉和大脑后动脉(**图 5.1**)。

对应胚胎起源，颈内动脉可分为 7 段(**图 5.2** 和 **图 5.3**)。第 1 段起自颈总动脉分叉处，上至颅底水平。第 2 段位于颞骨岩部颈动脉管内，且发出 2 个小分支：一为翼管动脉，与颈外动脉对应分支相吻

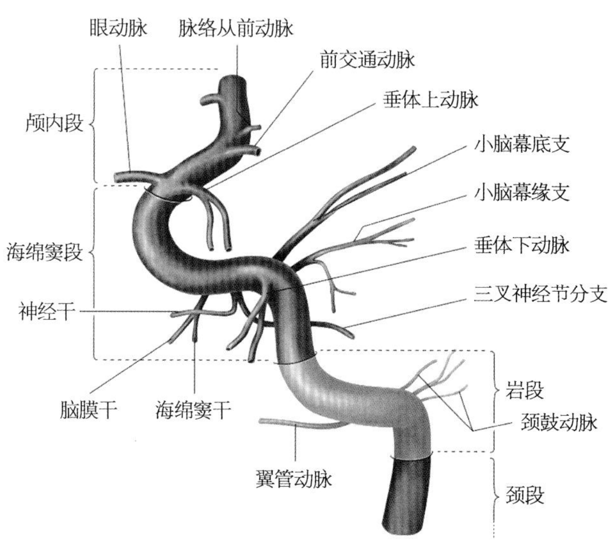

图 5.2 颈内动脉及其分支的矢状位图。(From THIEME Atlas of Anatomy, Neck and Internal Organs, © Thieme 2006, Illustration by Karl Wesker.)

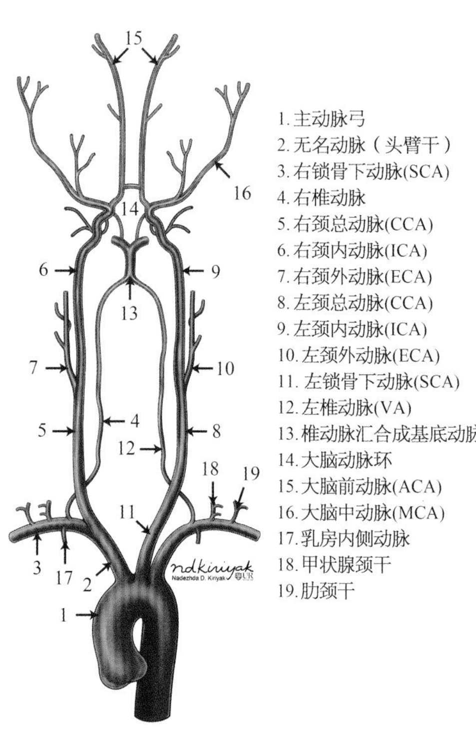

图 5.1 主动脉弓冠状位图，负责大脑血供

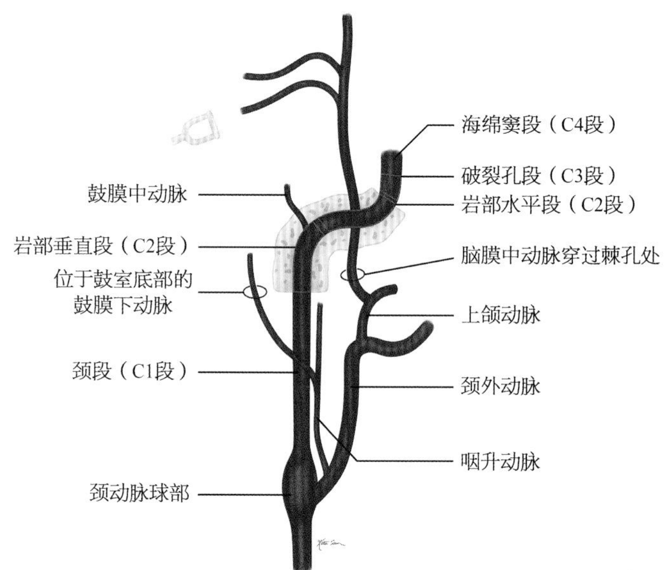

图 5.3 颈内动脉分段及其分支的冠状位图

合；一为颈鼓动脉，通向中耳。第3段行径较短，起自岩尖，至海绵窦旁的破裂孔为止。第4段位于海绵窦内，有两根与颈外动脉相吻合的主要分支(一为脑膜垂体干分支，通过基底和边缘小脑幕动脉、垂体下动脉和三叉神经节动脉供应垂体、斜坡硬膜和小脑幕；另一为下外侧动脉分支，通过海绵窦和脑膜分支动脉供应海绵窦内的相关神经和硬脑膜)。第5段位于海绵窦前部，向上延伸入脑。有时眼动脉由此段发出。第6段是颈内动脉进入蛛网膜下腔内的第一段，且发出2个分支(眼动脉及垂体上动脉，供应腺垂体、垂体柄和视交叉)。第7段向上延伸至颈内动脉远端分叉处，后续分出大脑前动脉、大脑中动脉及后交通动脉。

大脑前动脉分为3个部分(**图5.4和图5.5**)。A1段自颈内动脉向内侧延伸至脑中线，发出前交通动脉，该动脉连接双侧大脑前动脉。A1段的动脉分支如内侧豆纹动脉，为基底节区供应血液。A2段自前交通动脉起至胼胝体嘴水平，在大脑半球隙内走行。A2段分支有眶额动脉和额极动脉，供应额叶底内侧血液。Heubner回返动脉也可以起源于A2近端，除A1段豆纹动脉外，也可为基底节区供应血液。有时，Heubner回返动脉还可起源于A1或前交通动脉。A3段沿胼胝体走形，分为胼胝体缘动脉和胼胝体周围动脉，分别位于胼胝体和扣带回后方。A2与A3段为内侧额顶叶、胼胝体和内囊前肢供应血液。

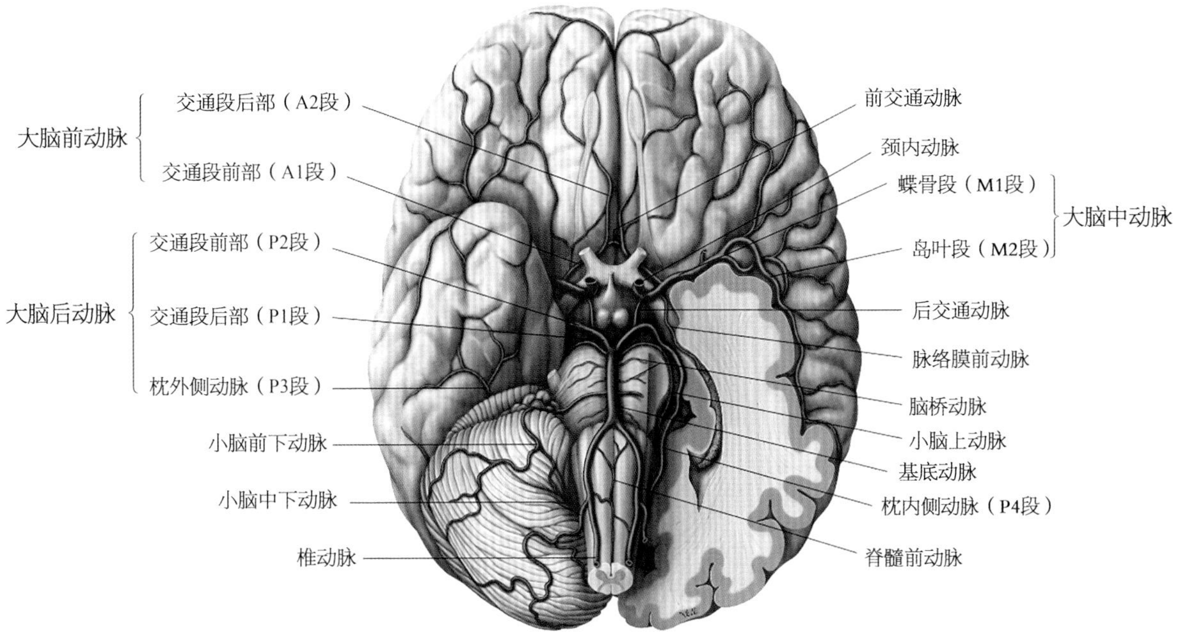

图5.4 大脑前、中、后动脉和基底动脉及其分支颅底面观

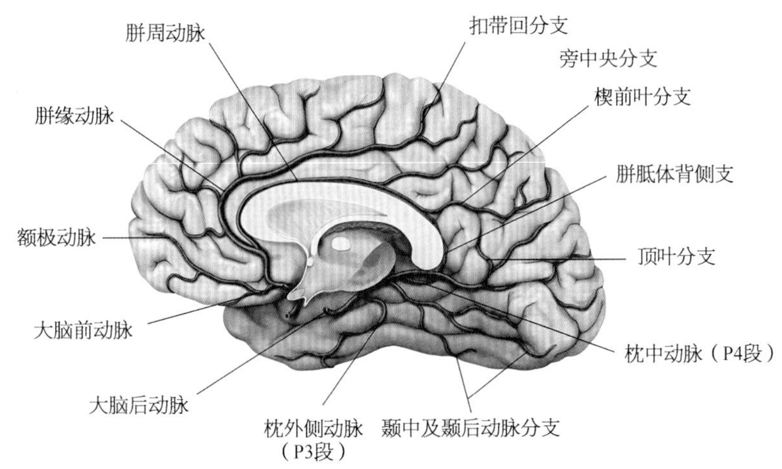

图5.5 大脑前动脉及其分支的矢状位图。(From THIEME Atlas of Anatomy, Neck and Internal Organs, © Thieme 2006, Illustration by Karl Wesker.)

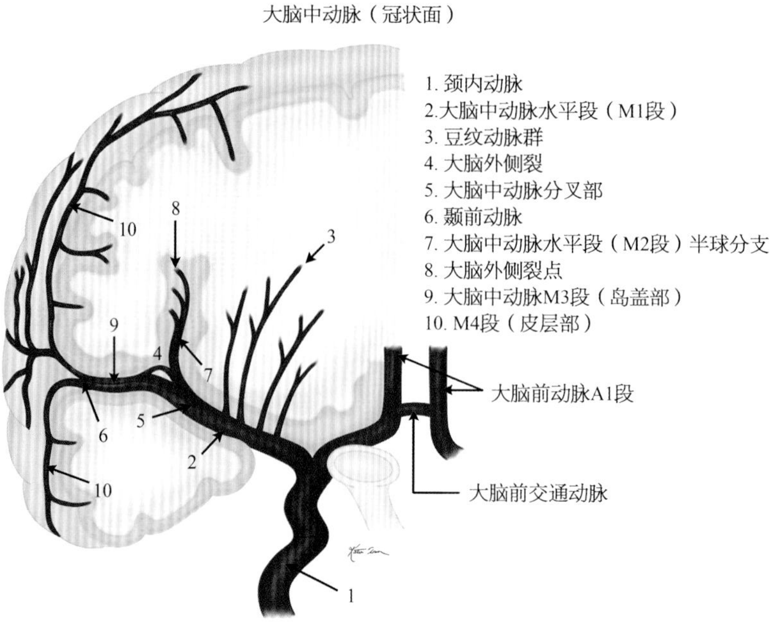

大脑中动脉（冠状面）

1. 颈内动脉
2. 大脑中动脉水平段（M1段）
3. 豆纹动脉群
4. 大脑外侧裂
5. 大脑中动脉分叉部
6. 颞前动脉
7. 大脑中动脉水平段（M2段）半球分支
8. 大脑外侧裂点
9. 大脑中动脉M3段（岛盖部）
10. M4段（皮层部）

大脑前动脉A1段

大脑前交通动脉

图 5.6 大脑中动脉及其分支冠状位图

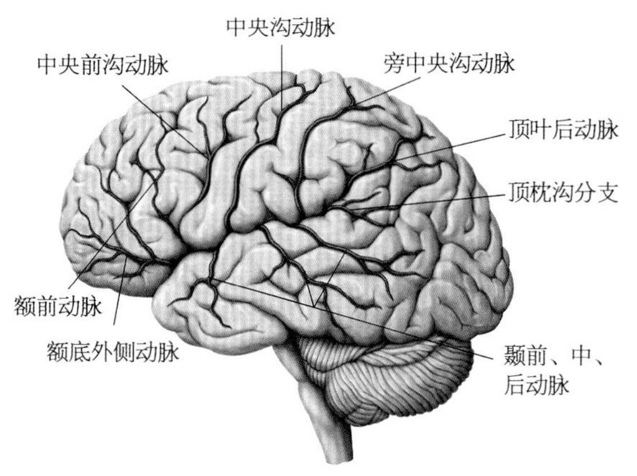

图 5.7 大脑中动脉及其分支外侧面观。（From THIEME Atlas of Anatomy，Neck and Internal Organs，© Thieme 2006，Illustration by Karl Wesker.）

外侧裂中央前、中央、中央后动脉

顶叶后动脉，角旋支

大脑中动脉

顶枕沟分支

额底外侧动脉

颞叶前、中、后分支

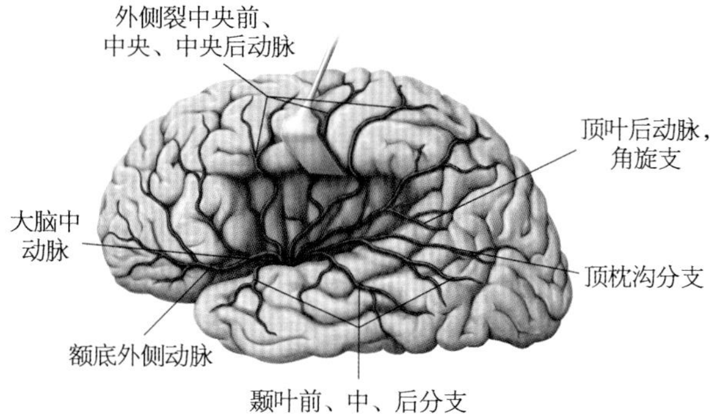

图 5.8 从大脑外侧裂观大脑中动脉及其近端分支。（From THIEME Atlas of Anatomy，Neck and Internal Organs，© Thieme 2006，Illustration by Karl Wesker.）

大脑中动脉分为四部分（**图 5.6**、**图 5.7** 和**图 5.8**）。M1 段（水平段）从颈内动脉向外侧延伸至外侧裂，其分支包括外侧豆纹动脉，供应外囊、尾状核和壳核，并发出颞前动脉，供应颞叶前部。在外侧裂水平 M1 分支出 M2 段进入岛叶，沿岛叶向上和向后延伸。M2 段继续沿大脑半球的岛盖部分向外延伸段即 M3 段，提供对应部位的血供。M3 段离开外侧裂后即延续为 M4 段，供应大脑半球外侧区域。

基底动脉远端终末分支即为大脑后动脉，负责脑后半部的顶叶、枕叶和丘脑供血（**图 5.9** 和**图 5.10**）。大脑后动脉分为 4 个部分。P1 段从基底动脉向两侧延伸至后交通动脉水平，其分支包括丘脑后动脉，供应丘脑中部及后部的血液。P2 段自中脑旁后交通动脉至小脑幕水平，其分支包括颞前动脉和颞后动脉，负责下部颞叶供血，该部分脑组织不由 MCA 的 M1 段分支颞前动脉供血；其他 P2 的分支还包括脉络膜后内侧动脉和脉络膜后外侧动脉，分别供应第三脑室和侧脑室内的脉络膜丛结构；丘脑支，供应丘脑后部以及大脑脚穿支动脉，负责中脑血供。P3 段是大脑后动脉位于中脑后四叠体池内进

大脑后动脉（颅底面观）

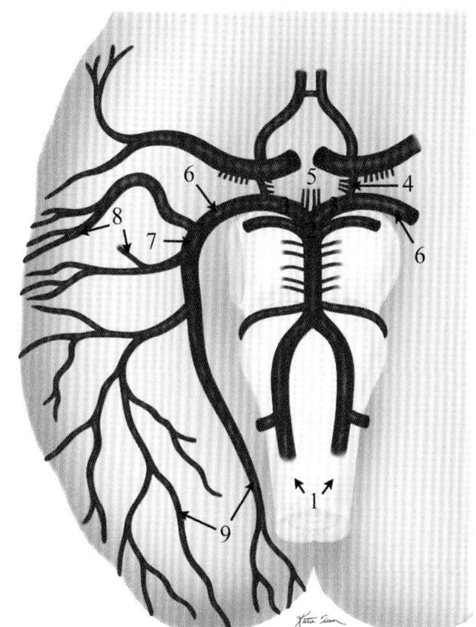

图 5.9 大脑后动脉及其分支颅底面观

大脑后动脉（侧面观）

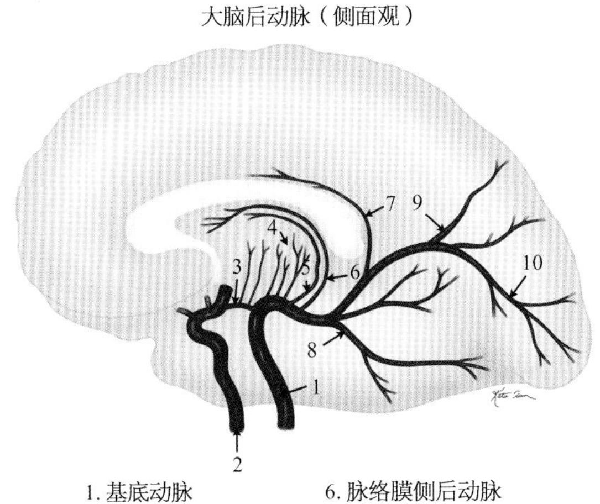

图 5.10 大脑后动脉及其分支侧面观

入距状裂之前的部分。P4 段位于距状裂内，其分支包括顶枕动脉、距动脉、枕外侧动脉、胼胝体压部后动脉，供应枕叶、后内侧颞叶和后部胼胝体。

单侧椎动脉起源于锁骨下动脉，向上延伸至颈部，最终两侧椎动脉在颅内脑桥-延髓交界处融合形成位于脑干前方的基底动脉(**图 5.1**)。每侧椎动脉分为 4 段。V1 段为自锁骨下动脉至进入 C6 横突孔水平的部分，V1 段负责下部颈髓及椎旁肌肉的血供；V2 段起自 C6，上至 C1 横突孔水平，脑膜前动脉是 V2 段的分支；V3 段自 C1 横突孔至枕骨大孔硬脑膜外侧缘水平，脑膜后动脉是 V3 段的分支；V4 段是椎动脉的硬膜内走行部分，小脑后下动脉起源于此。V4 的其他分支包括髓内穿支动脉和脊髓前、后动脉，双侧椎动脉 V4 段融合形成基底动脉，基底动脉分支包括小脑前下动脉、小脑上动脉、基底动脉穿支(**图 5.11** 和**图 5.12**)。基底动脉顶端分叉为左右大脑后动脉。椎动脉上部和基底动脉负责上颈髓、脑干和小脑的供血。

Willis 环是重要的颅内吻合动脉环，位于脑底部，连接了前后循环系统，包含两侧颈内动脉末段、两侧大脑前动脉 A1 段、前交通动脉、基底动脉、后交通动脉及两侧大脑后动脉 P1 段。

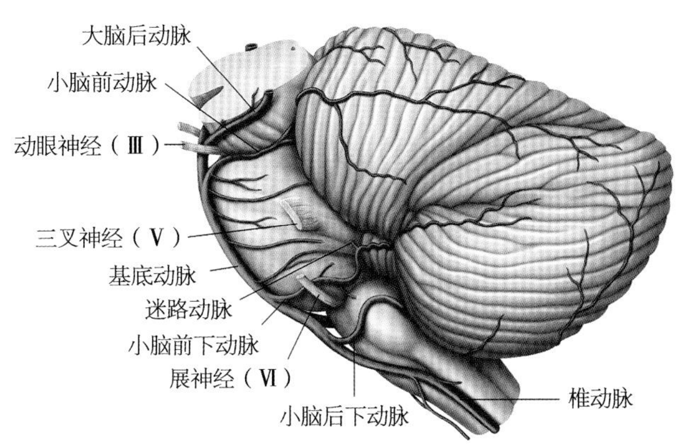

图 5.11 基底动脉和椎动脉及其分支侧面观。(From THIEME Atlas of Anatomy, Neck and Internal Organs, © Thieme 2006, Illustration by Karl Wesker.)

基底动脉侧面观

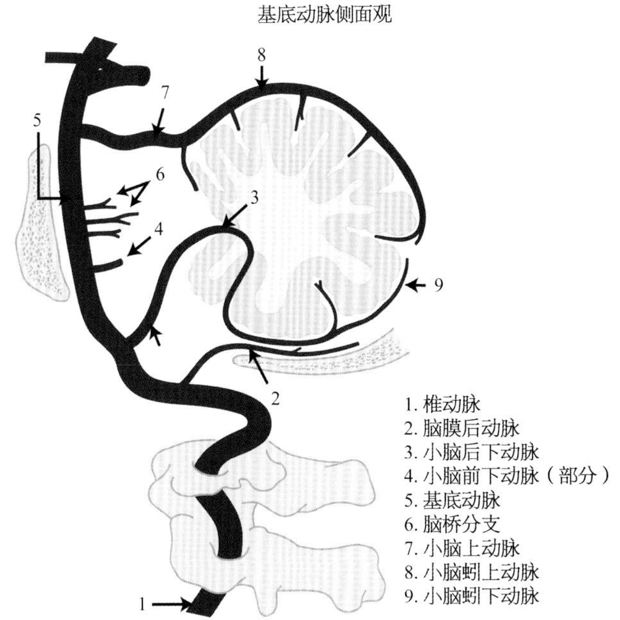

图 5.12 椎动脉和基底动脉及其分支侧面观

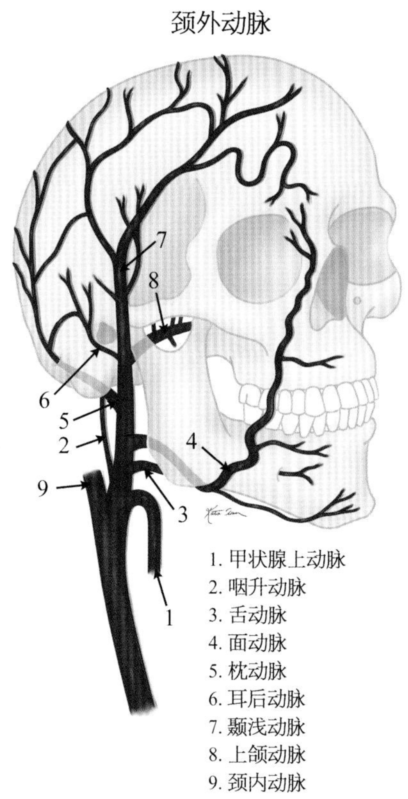

图 5.13 颈外动脉及其分支斜冠状位观

颈外动脉起源于颈总动脉分叉,通常有 8 个主要分支。甲状腺上动脉向前下延伸,供应甲状腺与喉部。咽升动脉向上延伸,供应鼻咽、口咽、硬脑膜、中耳及第Ⅸ、Ⅹ和Ⅺ对脑神经;舌动脉供应口腔、舌及下颌腺;面动脉供应面部、颊、唇及上腭;枕动脉供应颅后窝脑膜及上颈部脊柱旁肌肉与头皮;耳后动脉供应头皮及外耳;颞浅动脉供应头皮;上颌动脉供应鼻面部深层软组织;上颌动脉分支向上延伸穿过棘孔,成为脑膜中动脉,供应颅内脑膜;颈外动脉(除甲状腺上动脉和舌动脉外)均可发出分支与颈内动脉或椎动脉吻合。

脑静脉解剖

颅内静脉系统包括浅、深 2 组。浅静脉通过皮质静脉收集大脑皮质和浅层白质的静脉血,最终汇入硬脑膜静脉窦;深静脉负责收集脑白质深部及基底节区的静脉血(**图 5.14**、**图 5.15**、**图 5.16**)。深静脉系统包括第三脑室顶部成对的大脑内静脉、Rosenthal 基底静脉、Galen 静脉和直窦,以及经脑血管。大脑内静脉由室间隔静脉、室管膜下静脉、脑室

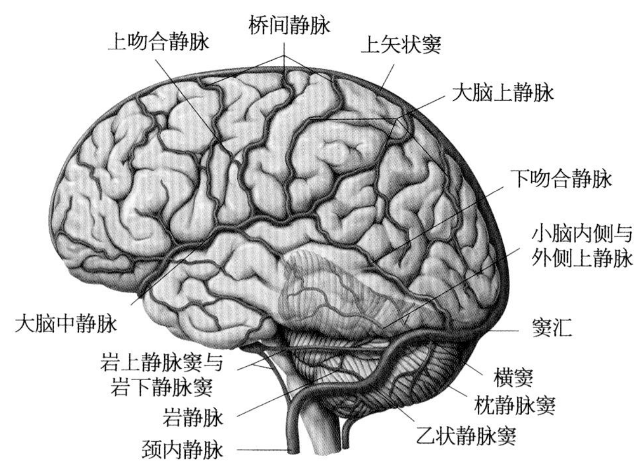

图 5.14 浅静脉与深静脉系统外侧面观。(From THIEME Atlas of Anatomy, Neck and Internal Organs, © Thieme 2006, Illustration by Karl Wesker.)

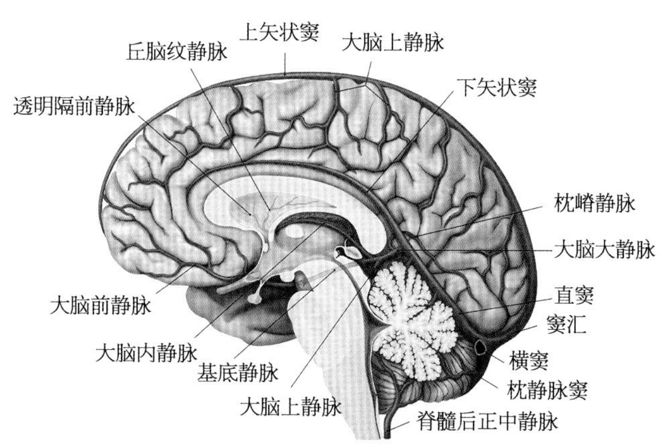

图 5.15 浅静脉与深静脉系统半球内侧面观。(From THIEME Atlas of Anatomy, Neck and Internal Organs, © Thieme 2006, Illustration by Karl Wesker.)

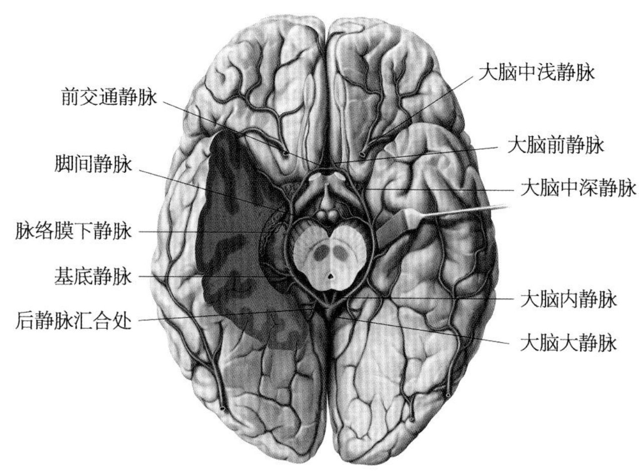

图 5.16 浅静脉与深静脉系统后底面观。(From THIEME Atlas of Anatomy, Neck and Internal Organs, © Thieme 2006, Illustration by Karl Wesker.)

静脉、尾状核静脉、丘脑纹静脉和脉络膜静脉汇合而成。Rosenthal 基底静脉位于颞叶内侧，引流附近颞叶、岛叶及大脑脚处的血液，与大脑中静脉和岩静脉吻合。基底静脉在大脑脚后方与脑内静脉汇聚，在中线处形成一根位于胼胝体压部下方的 Galen 静脉，Galen 静脉与下矢状窦汇合共同引流血液至直窦。经脑静脉是一种穿行于脑白质的静脉，在普通 CT 与 MRI 上往往不显示。

浅静脉系统包括沿大脑表面分布的静脉，引流邻近大脑皮质和皮质下白质的血液。浅静脉结构多样，大约 12 条浅静脉引流入上矢状窦。上吻合静脉 Trolard 静脉注入上矢状窦，下吻合静脉 Labbe 静脉注入横窦，大脑中浅静脉沿大脑外侧裂方向收集邻近外侧脑组织血液注入海绵窦或翼状静脉丛。

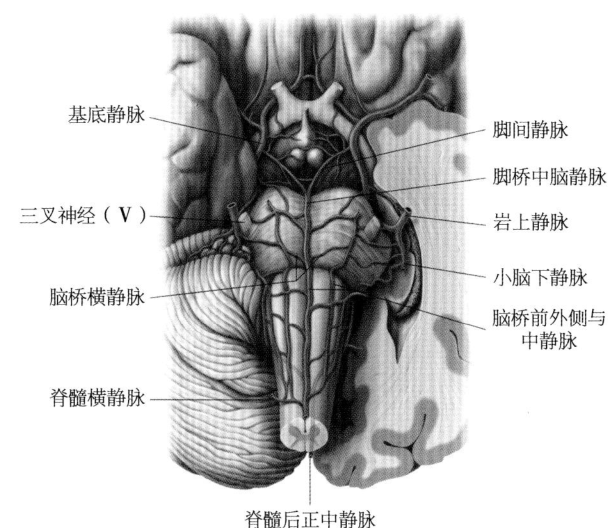

图 5.18 脑干静脉后底面观（From THIEME Atlas of Anatomy, Neck and Internal Organs, © Thieme 2006, Illustration by Karl Wesker.）

静脉窦

浅静脉与深静脉系统的静脉血均汇入硬脑膜静脉窦（**图 5.17**）。静脉窦是位于外层骨膜与内层硬脑膜之间的通道。其可分为后上、前下两组。后上组包括上矢状窦、直窦、窦汇、横窦、乙状窦及颈静脉球。各个静脉窦内均含可见蛛网膜颗粒，最常见于上矢状窦和横窦。

前下组静脉窦包括海绵窦、岩上窦、岩下窦，斜坡静脉窦及蝶顶窦。来自海绵窦的血液通过卵圆孔汇入翼状静脉丛或汇入岩上/岩下窦，来自岩上窦的血液汇入乙状窦，来自岩下窦的血液流入颈静脉球。斜坡静脉窦通过岩窦与海绵窦相通。蝶顶窦位于颅中窝前部，连通了颞叶旁的表浅静脉与岩下窦（**图 5.17**）。

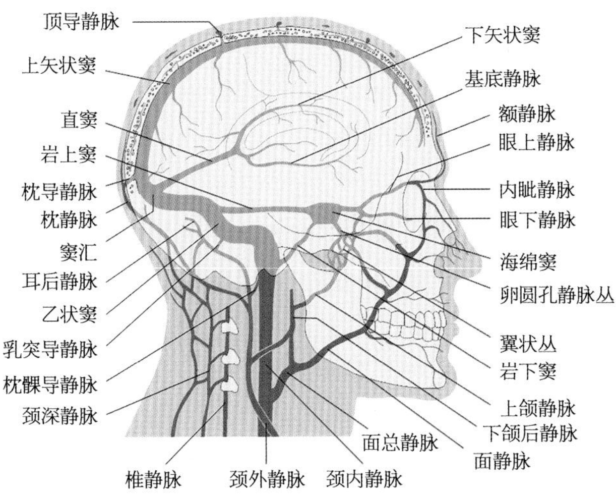

图 5.17 颅内静脉引流及静脉窦矢状图（From THIEME Atlas of Anatomy, Neck and Internal Organs, © Thieme 2006, Illustration by Markus Voll.）

颅后窝的静脉血可以向上引流入 Galen 静脉（经上蚓静脉、小脑中央前静脉和脑桥中脑前静脉）；向前注入岩窦（经岩静脉）或向后外侧引流入横窦或乙状窦（经下蚓静脉）。

脑动脉发育

胚胎发育过程中有 6 对动脉弓。第三对动脉弓衍生发育形成颈内动脉，左侧第四动脉弓形成大部分主动脉弓，右侧第四动脉弓形成右锁骨下动脉近端。第一动脉弓形成翼管动脉，第二动脉弓形成咽动脉、颈外动脉、镫骨动脉和中耳动脉。

妊娠 4 周时，原始、成对的颈内动脉连接背侧主动脉与第三主动脉弓为前脑、中脑和后脑发育的脑泡提供血液。妊娠 8 周时成熟的脑动脉系统形成。

妊娠 4 周时，发育中的后脑由与颈内动脉吻合的、成对的纵行动脉供血。这些成对的纵行动脉在妊娠 5 周时逐渐在中线融合，形成基底动脉。纵行动脉融合异常可导致动脉开窗畸形。颈内动脉与纵行动脉间吻合异常可导致颈内动脉与基底动脉连接异常，如永存三叉动脉（**图 5.19**）。

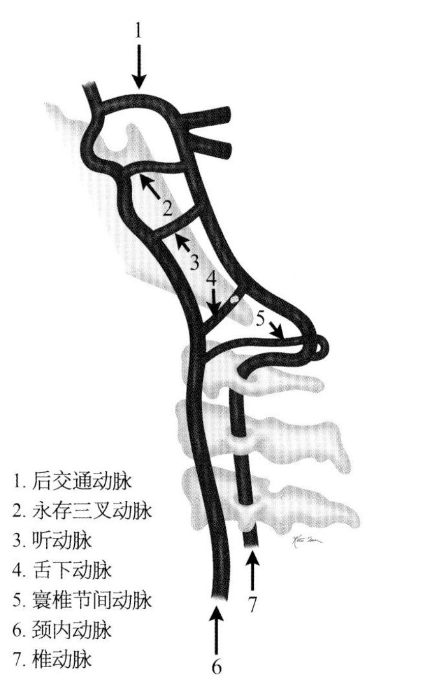

图 5.19 侧位图示颈内动脉与椎动脉之间潜在的发育异常连通支

脑静脉发育

妊娠第 5 周，围绕大脑后外侧形成 3 个静脉丛。在后 6 个月的发育中，这些静脉丛逐渐生长连接，最终形成硬脑膜静脉窦。

胎儿早期脑静脉正常发育后脑皮质静脉开始发育，原始的软脑膜静脉从在妊娠 11 周开始发育。

CT 血管造影与灌注

CT 血管造影（CTA）是一种有效评价血管正常与异常的成像方法。CTA 评估颅内动脉、静脉及静脉窦的临床应用价值已被充分证实。颅内血管的病理性改变譬如动脉瘤、动静脉畸形、动脉栓塞和硬脑膜静脉窦血栓形成均可以在 CTA 上显示。

CT 灌注是一种相对新兴的技术，通过静脉注射对比剂来动态显示并测量脑血流量（CBF）、脑血容量（CBV）以及计算感兴趣区内脑血流中对比剂的平均通过时间（MTT）。CT 灌注在评价脑梗死及其可进展为梗死的邻近灌注减低区（半暗带及低血供区域）方面具有重要的临床价值。维持 CBF 对神经功能至关重要。当动脉栓塞时，正常的神经电活动几秒后就会中断。细胞死亡取决于缺血的持续时间与程度、特定解剖区域的代谢能力以及血氧含量。正常 CBF 范围为 50～60 ml/(100 g・min)。当 CBF 降低为 15～20 ml/(100 g・min)（轻、中毒缺氧）持续数小时后，自发及诱发的神经元电活动就会因缺血而显著降低，当 CBF 恢复至 50 ml/(100 g・min) 以上时可通过再灌注逆转。而当 CBF 低于 10 ml/(100 g・min) 导致严重缺氧时，可在数分钟内即发生细胞膜去极化及脑缺血导致梗死。

当血栓或栓塞发生时，脑组织各部分的 CBF 通常是不均分布的，中央区内 CBF 降低最显著，引起脑细胞不可逆损伤及死亡，而周围区（又称半暗带）CBF 呈中等减少，该处的缺血损伤可通过再灌注逆转。半暗带通常仅表现神经元电活动和自我调节能力的消失，而不发生细胞去极化。如果迟迟没有再灌注，半暗带将进展为梗死区。半暗带周围还可见轻度 CBF 减少的低血供区域，该区比半暗带更不易发生梗死。当及时应用溶栓药物时，低血供区域和半暗带可恢复再灌注。

动态 CT 增强可在急性期评估低血供区及半暗带大小。CT 灌注利用碘对比剂作为静脉对比剂，其利用对比剂浓度与密度减低的线性关系在溶栓治疗前直接计算并量化脑缺血和脑梗死部位的 CBF、CBV 和 MTT 值。

MR 血管造影

磁共振成像（MRI）也是一种有效评价血管正常与异常的成像方法。血管在 MRI 上的成像取决于多种因素，如 MRI 脉冲序列、感兴趣血管的搏动性和血液流速以及相对于成像平面的血管大小、形状及走向。可以通过自旋回波脉冲序列获得血管的解剖信息，此时血管管腔显示为流空信号（黑血）；也可以使用梯度回波脉冲序列（GRE），随血液移动的氢质子在血管腔内呈高信号（亮血）。

基于 GRE 技术生成了 MR 血管造影成像（MRA）。在 GRE 图像上血液显示高信号反映的是氢质子的运动方式和速度，而非血管直接的解剖结构。MRI 技术员可以选择参数来优化各种动静脉图像。MRA 主要运用 2 种 GRE 技术：一种是基于氢质子的幅值，称为时间飞跃法（TOF MRA）；另一种根据血液中运动的氢质子与静止组织的相位差，称为相位对比法（PC MRA）。

TOF MRA 优化了 GRE 序列，相对于静止组织中质子的低信号，更擅于显示血液中运动的氢质子的流入增强效应(高信号)。相位对比(PC MRA)是一种通过双向编码梯度来区分运动于静止质子的技术。如果已知血液流速,则可以选择序列的流动敏感性来强化感兴趣区的血管。优化 PR MRA 可用于显示满流速静脉和动脉高度狭窄区域。

GRE 序列获取的图像,可转化为二维(2D)TOF 或 PC MRA,或包含所有组织的三维(3D)TOF 或 PC MRA。这两种方法的图像均需经过计算机算法后处理获得,生成的图像显示与传统动脉造影相似。两种商用的后处理技术分别是最大密度投影(MIP)和表面绘制(SR)。前者较常见,MIP MRA 图像可以以任何角度显示,也可以像胶片或循环动态显示。表面绘制是 MRA 的另一种后处理技术,通过绘制阴影和透视来显示血管间三维关系。MRA 图像成像方式类似于 MIP。表面绘制在冠状面图像上可用于显示血管的空间关系,可用于区分相邻血管及重叠血管。

MRA 在评估颈动脉、颅内动脉、颅内静脉和硬脑膜静脉窦方面的临床价值已被肯定。动脉瘤、动静脉畸形、动脉栓塞和硬脑膜静脉窦血栓形成等疾病均可通 MRA 显示。

5.1 先天性与发育性血管畸形/变异

- 永存胚胎型大脑后动脉
- 大脑前动脉 A1 段发育不全
- 永存三叉动脉(PTA)
- 永存耳动脉
- 永存舌下动脉
- 寰椎前动脉
- 双干颅内动脉、颈内动脉、椎动脉及基底动脉
- 奇大脑前动脉
- 半奇大脑前动脉
- 前交通动脉开窗
- 颈内动脉异位
- 永存镫骨动脉(PSA)
- 单侧颈内动脉发育不全
- Galen 静脉动脉瘤
- Sturge-Weber 综合征
- 烟雾病
- ACTA2 突变伴颈内动脉近端扩张伸长及颈内动脉上段狭窄
- Menkes 综合征
- PHACES 综合征(颅后窝畸形、面部血管瘤、动脉发育异常、心脏发育异常及主动脉缩窄、眼发育异常、胸骨裂或脐上裂)
- 胸廓出口综合征
- 静脉血管瘤(发育性静脉异常)
- 颈静脉球囊裂
- 颈静脉球高位
- 颅骨膜血窦

表 5.1 先天性与发育性血管畸形/变异

疾病	影像学表现	点评
永存胚胎型大脑后动脉 **(图 5.20)**	增粗的大脑后交通动脉供血于大脑后动脉,伴同侧基底动脉与大脑后动脉交通支发育不全或未发育	胚胎性结构持续存在,在血管变异中常见,约占 20%

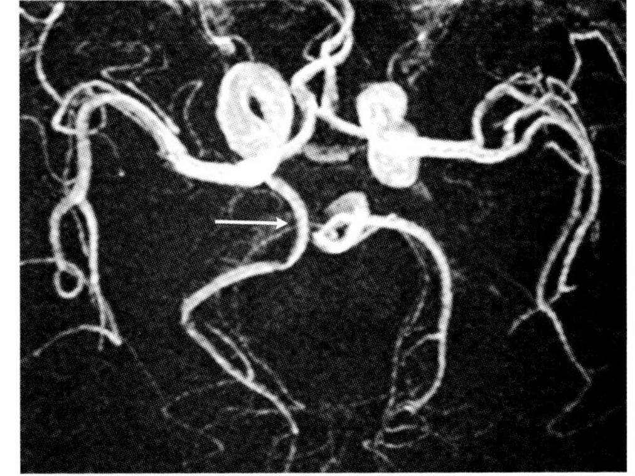

图 5.20 永存胚胎型大脑后动脉。横断位 MRA 显示右侧大脑后动脉(↑)通过右侧大脑后动脉 P1 段缺如的右侧后交通动脉直接接受右颈内动脉供血

表 5.1(续) 先天性与发育性血管畸形/变异

疾病	影像学表现	点评
大脑前动脉 A1 段发育不全	A1 段发育不全或缺如,与特发的交通支供血于同侧 A2 段相关	解剖结构变异,约占 10%
永存三叉动脉(PTA)(**图 5.22 和图 5.23**)	颈内动脉海绵窦段与基底动脉三叉神经水平段异常吻合。可通过蝶鞍后外侧或内侧。内侧 PTA 可进入垂体,如手术需阐明。吻合口下方基底动脉和椎动脉细小	最常见的颈-基底动脉吻合畸形(占 0.5%),由永存胚胎循环结构复位失败引起,增加了动脉瘤和血管畸形的发生率。其他少见的颈-基底动脉吻合畸形类型还包括:永存舌下动脉(毗邻Ⅻ神经)、永存耳动脉及寰椎前动脉
永存耳动脉	颈内动脉颞骨岩部经内听道与基底动脉下段的异常吻合	颈-基底动脉吻合畸形中最罕见,由永存性胚胎循环结构复位失败引起,增加了动脉瘤和血管畸形的发生率
永存舌下动脉	颈内动脉颈后上部 C1～C2 水平与舌下神经基底动脉在扩张的舌下管内异常吻合。通常为基底动脉供血,椎动脉细小	颈-基底动脉吻合异常(占 0.1%),由永存胚胎循环结构复位失败引起,增加了动脉瘤和血管畸形的发生率
寰椎前动脉	颈内动脉颈后段在 C2～C3 水平先经枕骨大孔入颅,后与枕下椎动脉异常吻合	永存胚胎循环结构复位失败,增加了动脉瘤和血管畸形的发生率
双干颅内动脉、颈内动脉、椎动脉及基底动脉(**图 5.25 和图 5.26**)	在 CTA、MRA 或传统血管造影中显示,动脉结构的重复通常发生于同一水平 2 支来源不同的平行动脉	双干的两支动脉有不同的起源与变异通路,最终相融合或不融合。颅内及颈动脉重复的发病率低于其他颅内血管异常,其他少见变异包括开窗畸形和副动脉
奇大脑前动脉	大脑前动脉 A1 段远端的孤立 A2 支	为 A2 段出现在 A1 段远端的发育变异,与前脑无裂畸形相关

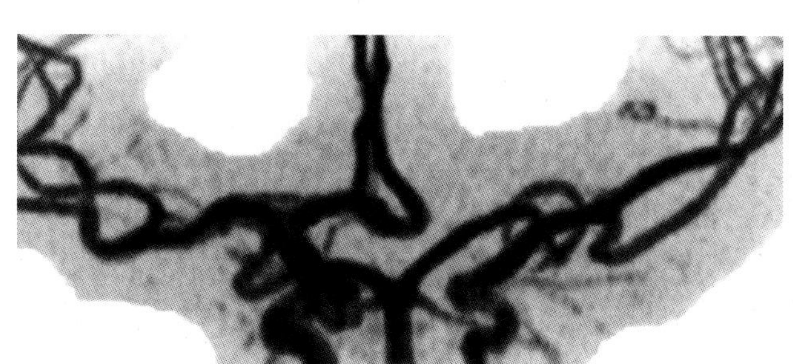

图 5.21 大脑前动脉 A1 段发育不全。冠状位 MRA 示左侧大脑前动脉 A1 段缺失,左大脑前动脉 A2 段通过前交通动脉供血

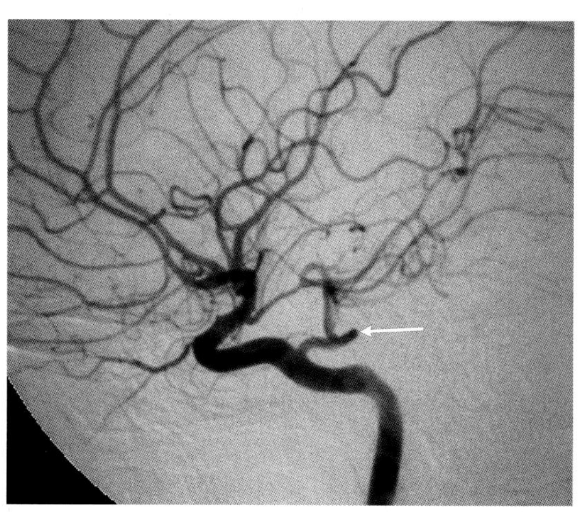

图 5.22 永存三叉动脉,血管造影显示外侧有一支永存三叉动脉(↑),是颈内动脉在海绵窦段与基底动脉后下部动脉异常吻合

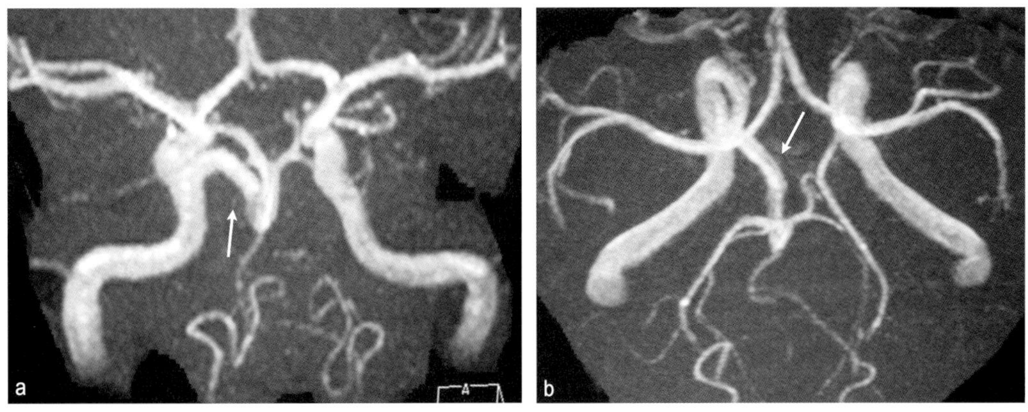

图 5.23 永存三叉动脉。冠状位(**a**)和横断位 MRA(**b**)显示永存性的右侧三叉动脉(↑)为基底动脉提供大部分血供。三叉动脉下方的基底动脉及双侧椎动脉直径小

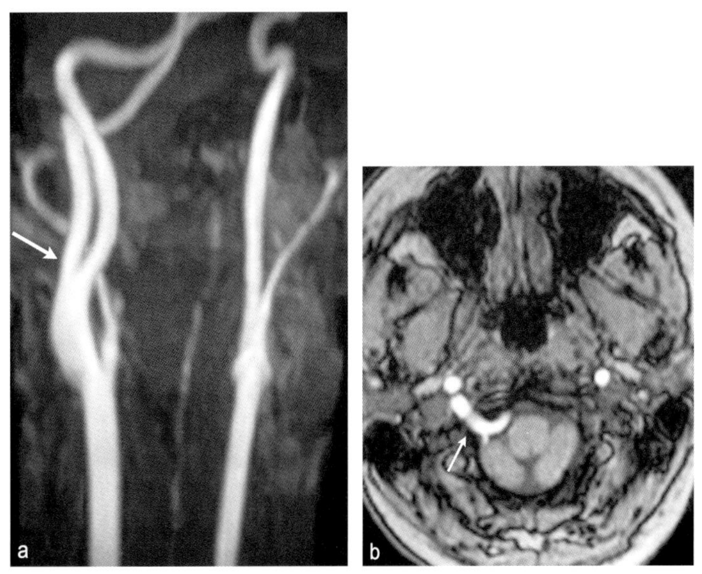

图 5.24 永存舌下动脉。冠状位 MRA(**a**)显示起自颈内动脉 C1～C2 水平后上颈部,通过扩张的舌下神经管横断位 GRE(**b**)(↑)连接基底动脉。椎动脉细小

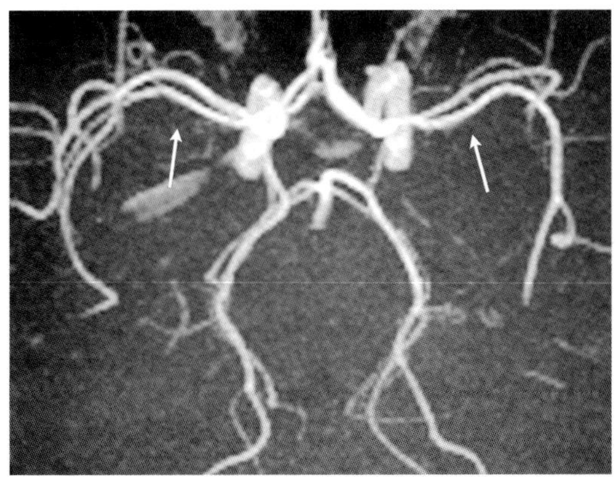

图 5.25 大脑中动脉双干。横断位 MRA 显示两支大脑中动脉存在(↑)

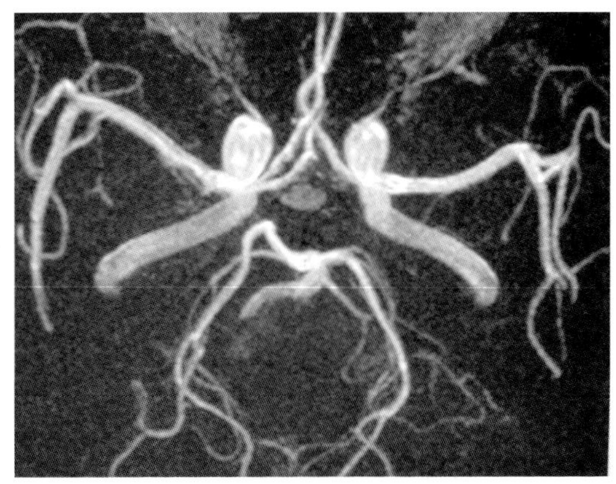

图 5.26 右侧大脑前动脉双干。横断位 MRA 显示右侧大脑前动脉 A1 段重复

表 5.1(续) 先天性与发育性血管畸形/变异

疾病	影像学表现	点评
半奇大脑前动脉 (图 5.27)	大脑前动脉 A2 段均起源于孤立动脉近端,远端至 A1 段	大脑前动脉 A2 段发育变异,起源于孤立分支的近端
前交通动脉开窗 (图 5.28)	在 CTA、MRA 及传统血管造影上显示血管通路起源于同一主干,部分呈双干	双干变异可见于椎动脉、基底动脉或颈动脉。在动脉开窗中,同一起源的双干血管沿其原有行径形成两个平行支,最终再吻合
颈内动脉异位 (图 5.29)	颈内动脉(ICA)位置异常。通过扩张的鼓膜小管下口从后方进入中耳,位于原本颈动脉管颞骨岩部区域的侧方。异常走行的动脉在耳蜗隆起前方通过颈动脉骨板裂与 ICA 岩部水平相通。中耳内异位 ICA 的管径通常小于对侧正常 ICA	颅外走行 ICA 及其相关先天性变异改变形成源于 ICA 胚胎第一次分支发育异常。改变发育的侧支通路发生于起自咽升动脉与鼓室下动脉相连的 ICA 近端畸形,通过鼓室下管向上延伸至中耳,在中耳与连接 ICA 岩部侧方形成吻合。最终导致 ICA 位于中耳腔岩部侧。同时,鼓膜下动脉在穿行颅底鼓室下孔时会形成一段特征性狭窄,通常于术中意外发现
永存镫骨动脉(PSA) (图 5.30)	通常表现为与畸形颈内动脉(ICA)相连的异常小动脉支或孤立的异常小动脉支,表现为同侧棘孔缺如。小管状 PSA 通路从 ICA 沿耳蜗经镫骨延伸至第Ⅶ对脑神经鼓膜段附近,致鼓室面神经管扩张,进入颅中窝形成脑膜中动脉	ICA 畸形相关的罕见血管畸形。归因于胚胎性舌动脉(发自第二胚前主动脉弓)至镫骨动脉未正常发育,而形成颈外动脉(ECA)分支,为眼眶、脑膜、下面部、小颈鼓及鼓室上动脉供血。镫骨动脉未正常退化,导致镫骨动脉持续存在从 ICA 延伸至中耳,穿越位于第Ⅶ对脑神经鼓室部临近通路的镫骨,向颅内延伸为脑膜中动脉供血。因此脑膜中动脉不受 ECA 和上颌内动脉供血,且没有同侧棘孔存在
单侧颈内动脉发育不全 (图 5.31)	颈内动脉(ICA)和颞骨岩部颈动脉管缺如或近乎缺如	在先天性变异中发生率低于 0.1%。由于颈内动脉起源于第三动脉弓和主动脉背侧的胚胎性结构发育异常,双侧颅内通过特有的前和/或后交通动脉供血

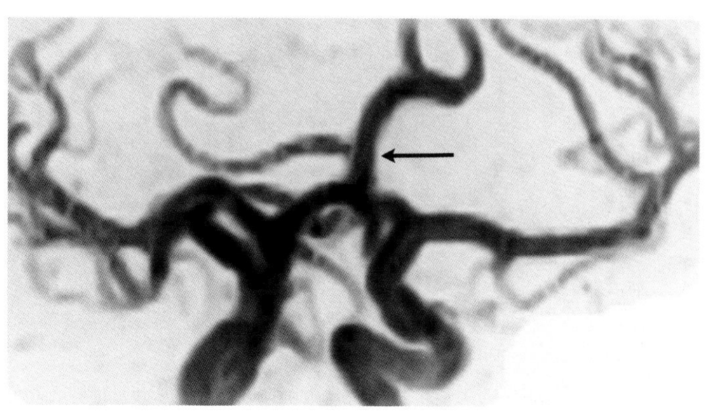

图 5.27 半奇大脑前动脉。冠状位 MRA 显示大脑前动脉 A2 段起源于孤立动脉近端(↑),远端至 A1 段

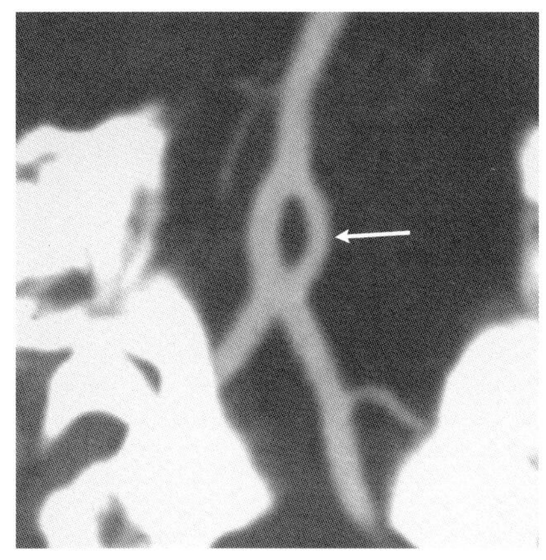

图 5.28 动脉开窗。冠状位 CTA 显示基底动脉局部双干及再吻合形成动脉开窗畸形（↑）

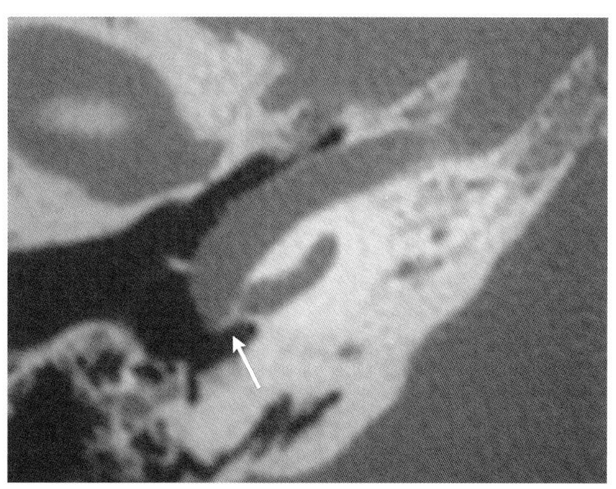

图 5.29 颈内动脉异位。CT 横断位示右侧颈内动脉穿过中耳，位于耳蜗基底部侧面（↑）

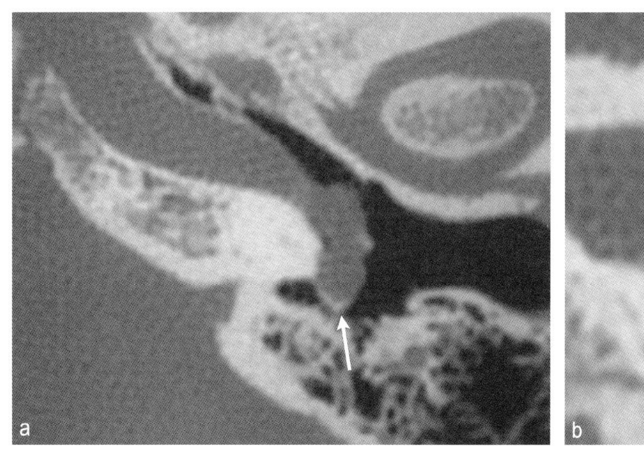

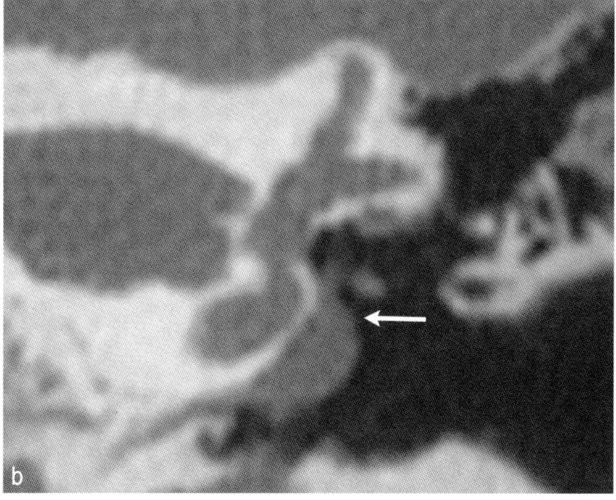

图 5.30 永存镫骨动脉（PSA）及左侧颈内动脉异位。横断位（**a**）显示左侧颈内动脉在中耳内的侧方位置异常；动脉进入中耳的后部；冠状位 CT（**b**）示 PSA 表现为发自变异颈内动脉上部的一小分支（↑）

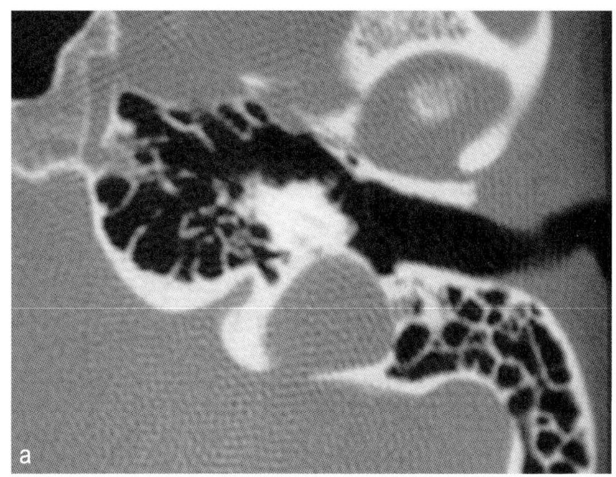

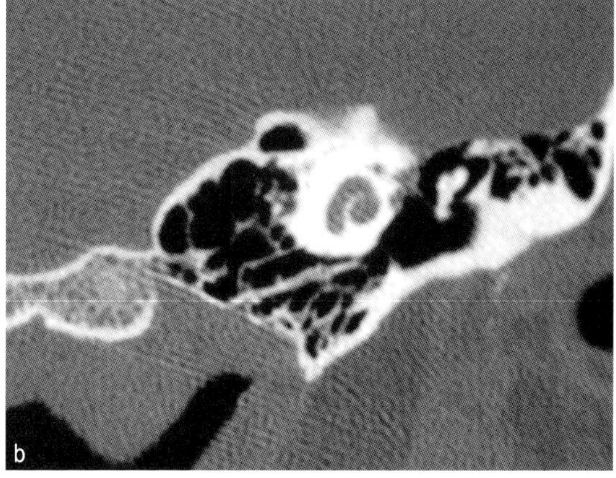

图 5.31 单侧发育不全：左侧颈内动脉发育不全。左侧颈内动脉完全缺失横断位 CT（**a**）显示颈静脉孔水平；冠状位 CT（**b**）显示了耳蜗水平

表 5.1(续) 先天性与发育性血管畸形/变异

疾病	影像学表现	点评
Galen 静脉动脉瘤	包括脉络膜和丘脑穿通静脉、大脑内静脉、Galen 静脉(动脉瘤形成)、直窦、横窦以及其他邻近静脉和动脉的多支扭曲血管。表现为静脉强化,CTA 显示血管畸形特有部分强化	由动静脉分流及扩张 Galen 静脉的粗大引流静脉组成的血管畸形,伴或不伴脑积水、血肿、巨头畸形、实质性血管畸形部分、癫痫及新生儿高输出型充血性心力衰竭
Sturge-Weber 综合征 (**图 5.33** 及 **5.34**)	在儿童中常位于顶和/或枕叶,表现为显著、局限性、单侧软脑膜强化病灶,伴或不伴脑回强化,在软脑膜血管瘤临近脑组织呈中度局限性萎缩改变,伴或不伴显著髓和/或室管膜下静脉,伴或不伴同侧脉络丛。脑回钙化大于 2 年,伴软脑膜血管瘤区域进行性脑萎缩	Sturge-Weber 综合征又称脑三叉神经血管瘤病,是一种神经-皮肤综合征,主要表现为同侧面部葡萄酒样皮肤病变及癫痫发作。病因为原发性软脑膜静脉引流(软脑膜血管瘤)和皮质静脉的发育不良,产生慢性静脉淤血和缺血
烟雾病 (**图 5.35**)	在基底节区和丘脑可见多发、迂曲、小而强化的血管,继发于扩张的侧支动脉,伴其内与正常大小的动脉相比血流速度减低而强化。与侧支血管相关的软脑膜发生强化。颈内动脉床突上段及大脑前、中动脉近端的造影减弱或消失 **MRA** 和 **CTA** 显示颈内动脉远端伴随侧支动脉(豆纹动脉、丘脑穿支动脉和软脑膜动脉)的狭窄和闭塞,在增强后最易观察慢速血流	颈内动脉颅内段的进行性闭塞性疾病。其导致大量侧支动脉扩张,这些侧支来自纹状动脉、丘脑动脉以及其他实质动脉、软脑膜和硬脑膜外动脉的吻合。Moyamoya 意为"烟雾",是指侧支动脉(豆纹动脉和丘脑穿支动脉)血管造影时的表现。该病病因通常为非特异性,但可能与神经纤维瘤病、放射性血管病、动脉粥样硬化、镰状细胞病以及 BRCC3/MTCP1 和 GUCY1A3 基因突变有关。通常儿童较成人多见,亚洲较其他地区多见

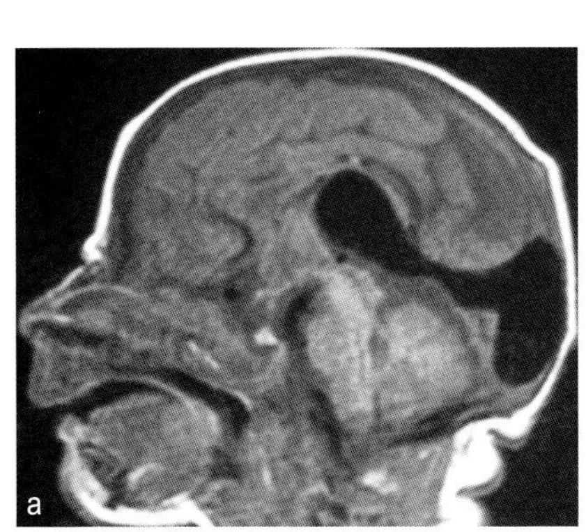

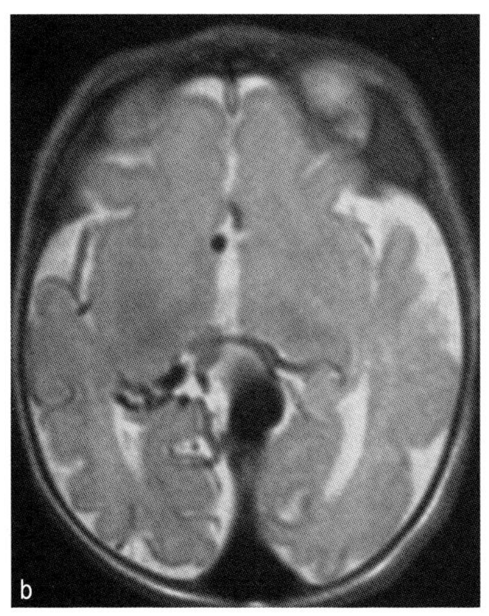

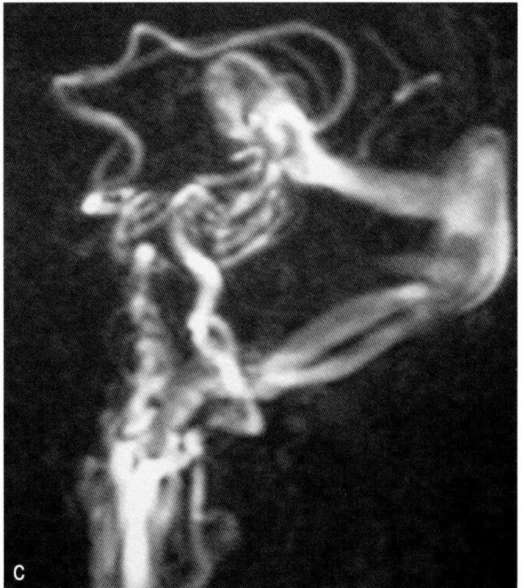

图 5.32 一位 2 岁含有 Galen 静脉动脉瘤/畸形的女童,可见基底动脉、Galen 静脉、直窦及窦汇流空信号异常扩大。矢状位 T1WI(**a**)和横断位 T2WI(**b**)显示相应层面的静脉高血流信号;矢状位 MRA(**c**)2D 相位对比

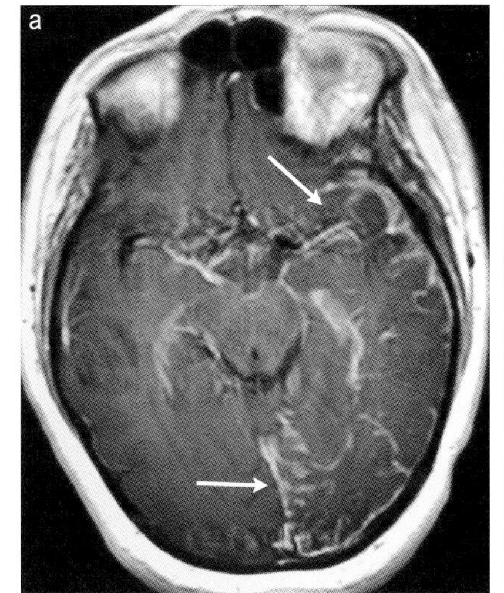

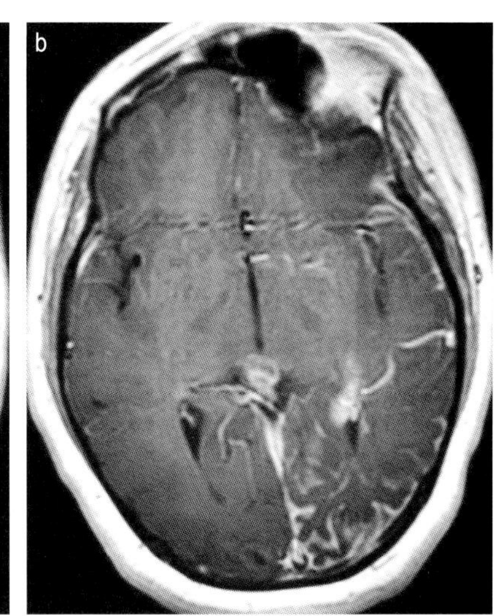

图 5.33 15 岁患有 Sturge-Weber 综合征的男性患者。横断位 T1WI 增强(**a**)显示永存胚胎型软脑膜血管瘤(↑)左侧软脑膜强化以及横断位 T1WI 增强(**b**)显示髓静脉连接扩张的左侧侧脑室脉络丛

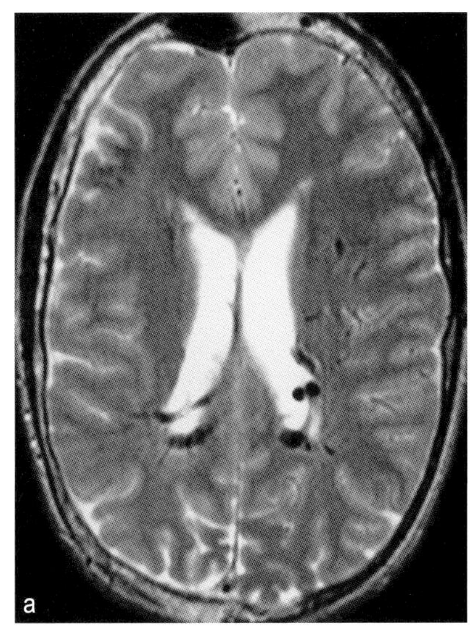

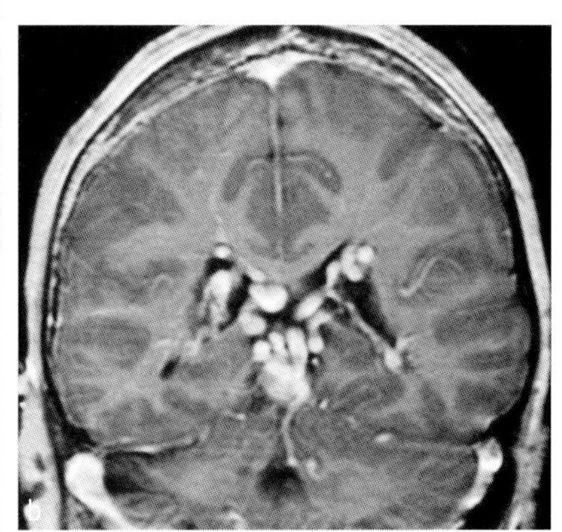

图 5.34 17 岁患有 Sturge-Weber 综合征罕见型的男性。在横断位 T2WI(**a**)上表现为沿侧脑室室管膜内壁和脑白质内的血管流空信号;冠状位 T1WI 上(**b**)表现为相应层面强化

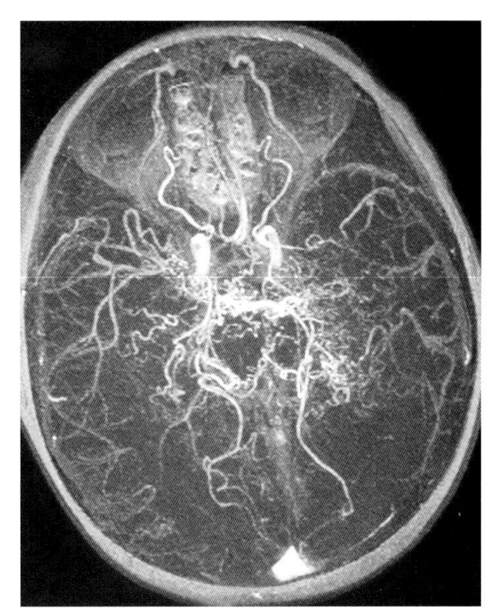

图 5.35 3 岁患有烟雾病的女性。横断位 MRA 增强显示颈内动脉远端狭窄和闭塞,许多小侧支纹状动脉、丘脑穿支动脉和软脑膜动脉强化

表 5.1(续) 先天性与发育性血管畸形/变异

疾病	影像学表现	点评
ACTA2 突变伴颈内动脉近端扩张伸长及颈内动脉上段狭窄 (**图 5.36**)	**传统血管造影、MRA、CTA** 显示：颈内动脉近端(ICAs)扩张，ICAs 上段严重狭窄，ICAs 近端直线排列特征，无侧支豆纹动脉、大脑中动脉 M1 段狭窄或闭塞，伴或不伴大脑前、中、后脑动脉远端扭曲、螺旋的表现 **MRI**：大脑皮质和/或白质的多发小梗死灶	与平滑肌功能障碍相关的 ACTA2 基因 Arg179 错义突变，进而导致 ICAs 近端扩张，ICAs 上段严重狭窄、ICAs 近段的直线排列特征、"烟雾型"侧支血管、大动脉闭塞、远端小动脉瘤、扩张的硬膜外动脉以及动脉导管未闭、瞳孔扩大、肺动脉高压和胃肠功能障碍，常见于儿童。ACTA2 突变导致动脉内膜、中层肌纤维和/或平滑肌增殖异常
Menkes 综合征 (**图 5.37**)	**MRI**：T2WI 可见脑白质、双侧壳核、尾状核高信号，伴或不伴弥散受限。迟发性脱髓鞘累及内囊后肢，大脑、小脑及脑干进行性萎缩。脑皮质内见 T1WI 高信号小区域。双侧硬膜下大血肿在 T1WI、T2WI 上呈混杂信号 **MRI/CTA**：显示迂曲的"螺旋状"动脉 **CT**：快速、进行性脑萎缩伴双侧硬膜下血肿	Xp13.3 上 ATP7A 基因突变引起的 X 染色体相关性隐性障碍，编码小肠吸收铜所需的铜转运蛋白 ATP 酶缺乏。缺少足够的铜导致线粒体细胞色素 C 氧化酶活性减低。患者常表现为癫痫发作、肌张力下降、体温过低、发育不全、关节活动度增大、色素减退、毛发干枯、强直、毛发细碎即"毛发扭结病"等症状
PHACES 综合征(颅后窝畸形、面部血管瘤、动脉发育异常、心脏发育异常及主动脉缩窄、眼发育异常、胸骨裂或脐上裂) (**图 5.38**)	30%患者出现血管异常。动脉异常包括：颈动脉、椎动脉和/或颅内动脉缺如或发育不全、畸形、狭窄和闭塞、烟雾病、动脉瘤和动静脉畸形。海绵状血管畸形也可能发生。后颅后窝畸形包括 Dandy-Walker 畸形和小脑、胼胝体或透明隔发育不全/未发育	病因不明，罕见。先天性病变，包括出生时沿着三叉神经分布区域的面部血管瘤伴一个或更多症状包括：动脉畸形、主动脉缩窄、颅后窝畸形、眼异常(小眼、白内障、虹膜发育不全和视神经发育不全)、心脏缺陷和/或胸骨疾病。90%病例发生于女性
胸廓出口综合征 (**图 5.39**)	位于锁骨下动脉、锁骨下静脉和/或臂丛附近的颈肋或纤维带	胸廓出口综合征(TOS)的症状和体征表现为臂丛神经(神经源型 TOS)、锁骨下动脉(动脉型 TOS)和/或锁骨下静脉(静脉型 TOS)受压。神经源型 TOS 占 90%。胸廓出口结构压迫可以是静止或位置性存在。造成压迫的原因包括颈肋、纤维带、斜角肌肥大或异常

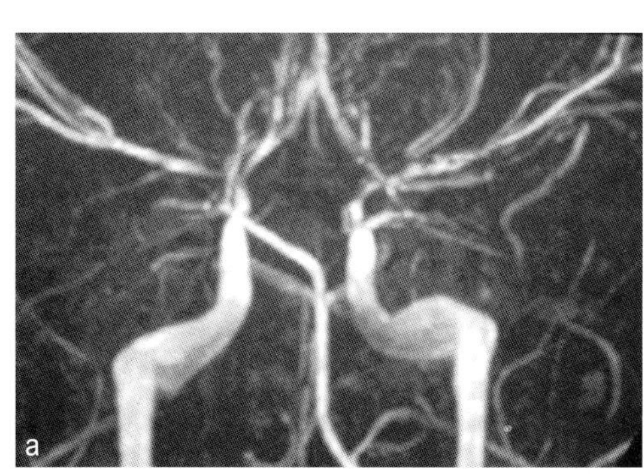

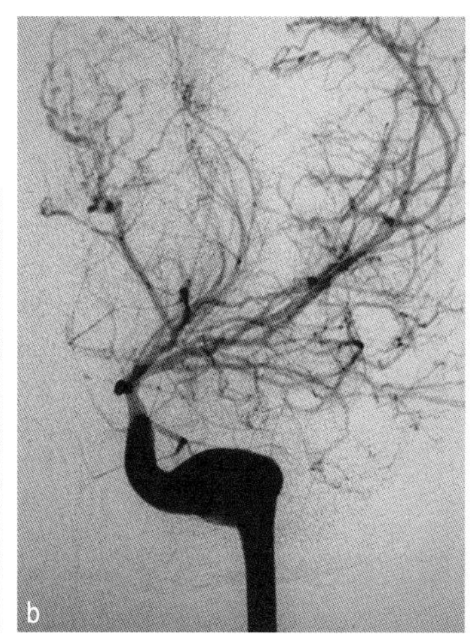

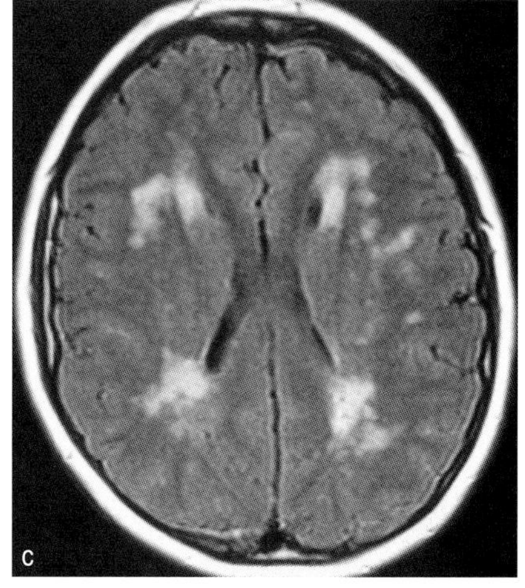

图 5.36 一名 14 岁男性患者 ACTA2 突变，颈内动脉近端扩张伸长，颈内动脉上段和大脑中动脉 M1 段的严重狭窄，颅内近端动脉呈直线排列特征。见于冠状位 MRA(**a**)和传统血管造影(**b**)，大脑前中动脉远支扭曲螺旋样改变；横断位 FLAIR(**c**)显示大脑白质与小血管缺血相关的脑内区域多发高信号

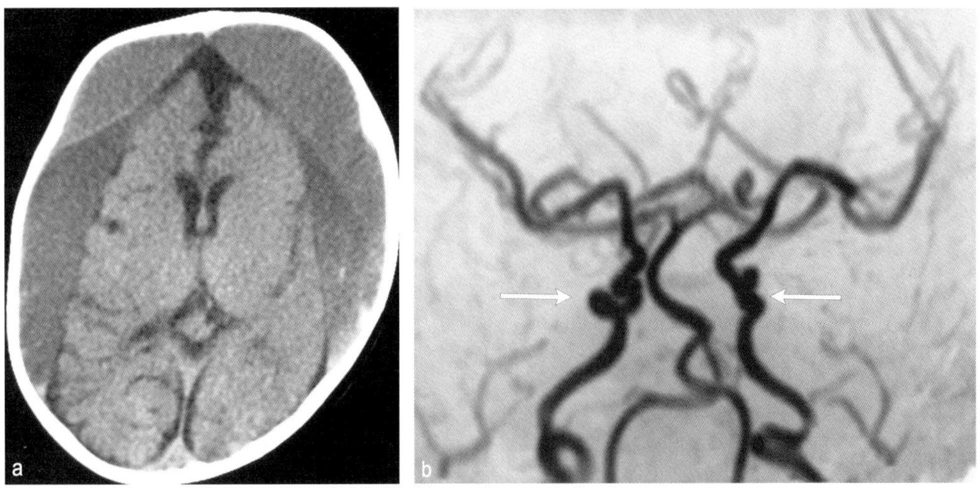

图 5.37 一名 8 月大患有 Menkes 综合征的女性。横断位 CT(**a**)显示双侧硬膜下复杂血肿；冠状位 MRA(**b**)示颈内动脉(↑)迂曲，呈螺旋状

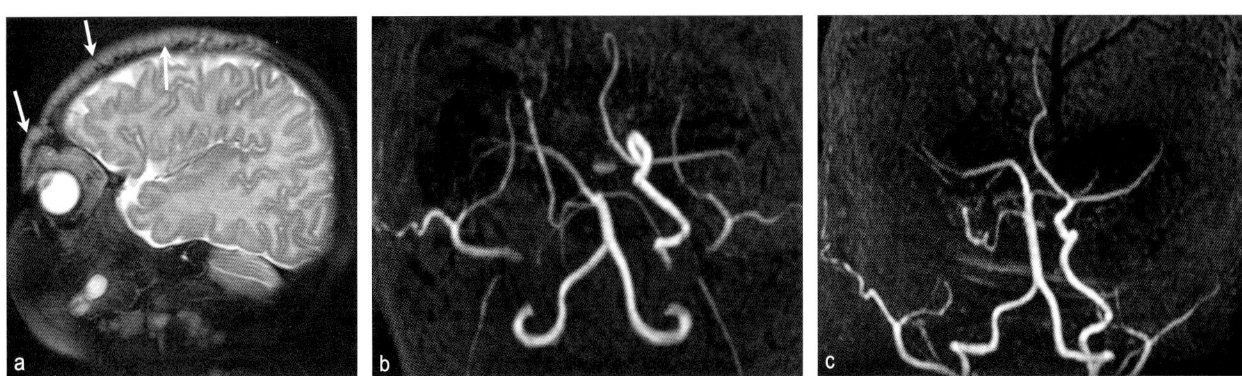

图 5.38 PHACES 综合征患者。矢状位 T2WI(**a**)脂肪抑制成像显示(↑)浅表血管瘤累及头皮；冠状位 MRA(**b, c**)显示右侧颈内动脉颈段闭塞，基底动脉至右侧大脑中动脉分支动脉异常连接

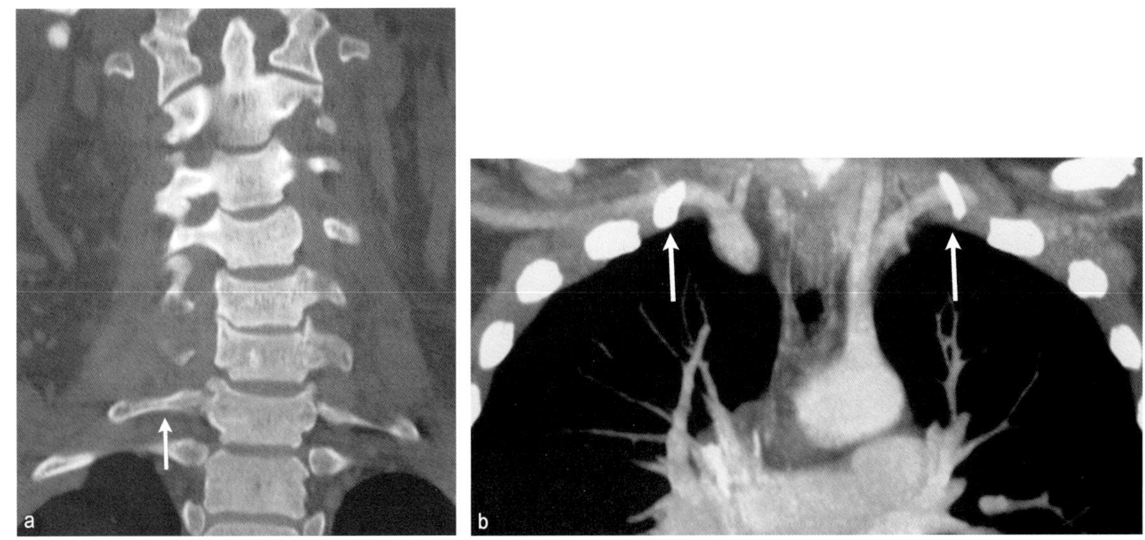

图 5.39 胸廓出口综合征。冠状位 CT(**a**)显示 C7 双侧颈肋存在；冠状位 CTA(**b**)显示双侧锁骨下动脉(↑)

表 5.1(续) 先天性与发育性血管畸形/变异

疾病	影像学表现	点评
静脉血管瘤 (**图 5.40** 和**图 5.41**)	**MRI:** 表现为一或两支脑内静脉显著强化,连接多支引流小静脉。通常在 T1WI 即 T2WI 上难以发现,除非静脉隆起。部分发育性静脉畸形在 T2WI 上呈稍高信号。SWI 可见这些异常静脉呈低信号 **CT:** 未增强前不见异常小、致密影。增强后 CT 和 CTA 显示,一组引流小静脉明显强化	为异常静脉形成,少伴出血。通常偶然发现,除非伴发海绵状血管畸形(占约 25%)
颈静脉球囊裂 (**图 5.42**)	颈静脉球突入中耳后下部,与颈静脉管骨板缺损或缺如有关	静脉解剖变异。颈静脉球通过颈静脉骨板的局限性骨裂或骨缺损,向上、向外侧延伸至中耳。可能与搏动性耳鸣、梅尼埃病和听力丧失有关。如有手术计划报告极其重要
颈静脉球囊高位	颈静脉球上半部分位于内听道/耳蜗基底部以上,并非突出至中耳	发育性静脉解剖变异。颈静脉球位于内耳耳蜗基底部以上。通常为偶然发现
颅骨膜血窦 (**图 5.43**)	扩张的颅外静脉与颅内静脉或硬脑膜静脉窦之间通过颅骨缺损形成静脉交通	病灶为邻近中颅缝、非搏动性、无症状性的软组织肿块,大小通常为 15 mm,可随 Valsalva 动作增大。病变与颅内异常病变相关,如孤立性 DVAs(8/13 例)、Galen 静脉发育不全(2/13 例)、Galen 动静脉畸形(1/13 例)、硬脑膜窦畸形(1/13 例)和骨内动静脉畸形(1/13 例)。可能为皮下静脉异常的皮肤征象

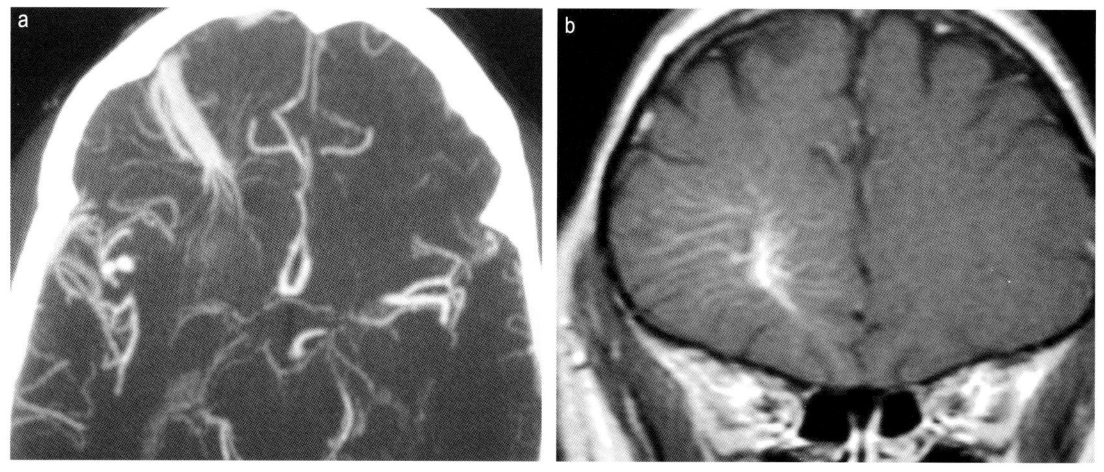

图 5.40 右前额叶横断位 CTA(**a**)和冠状位 T1WI(**b**)可见一强化的静脉血管瘤(发育型静脉异常)

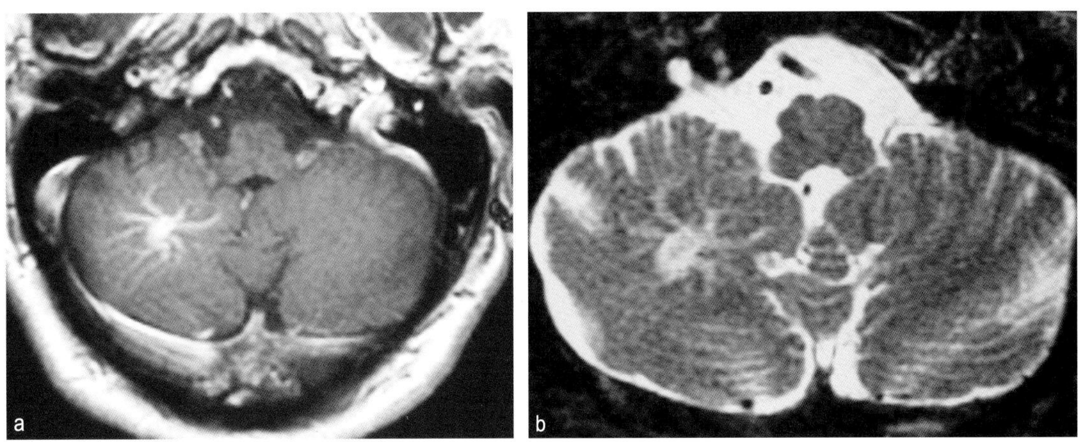

图 5.41 右侧小脑半球横断位 T1WI(**a**)可见强化的静脉血管瘤(发育性静脉异常);横断位 T2WI(**b**)呈高信号

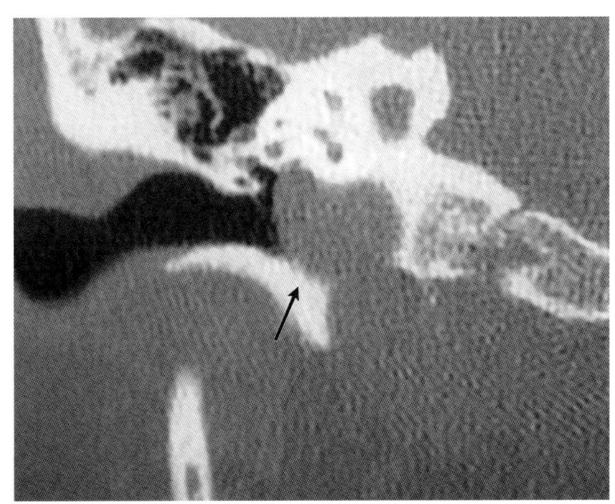

图 5.42 冠状位 CT 显示右侧颈静脉球裂(↑)凸入右中耳

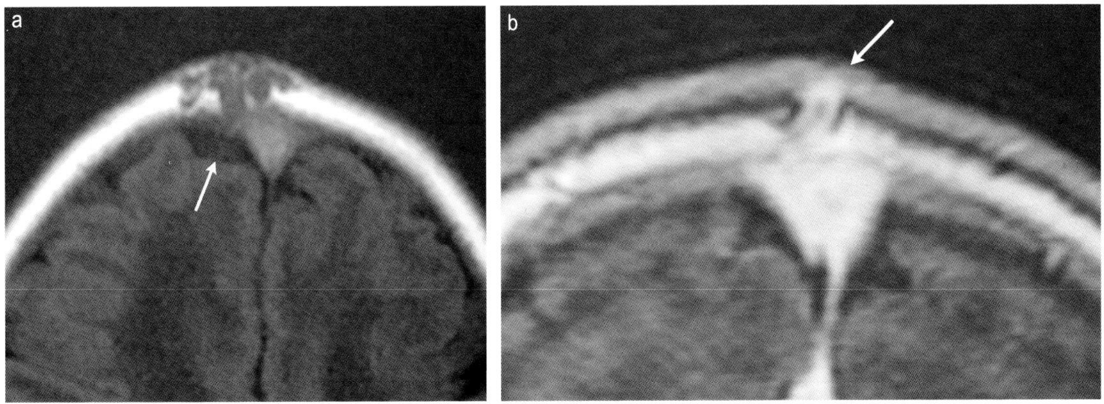

图 5.43 4 周龄患有颅骨膜血窦的女性。横断位 T1WI(**a**)(↑)和 T1WI 增强(**b**)(↑)显示颅外静脉通过颅骨缺损处与上矢状窦前段相通

5.2 获得性血管疾病

- 获得性动脉狭窄/闭塞
- 锁骨下动脉盗血综合征
- 肌纤维发育不良
- 颈动脉夹层
- 血管炎
- 颅内静脉窦
- 血栓形成
- 动脉畸形
- 动静脉畸形
- Galen 静脉瘤/畸形
- 颈动脉海绵窦瘘
- 海绵状血管畸形
- 发育性静脉异常(静脉血管瘤)
- 毛细血管扩张

表 5.2 获得性血管疾病

疾病	影像学表现	点评
动脉狭窄/闭塞(**图 5.44、图 5.45、图 5.46、图 5.47、图 5.48、图 5.49 和图 5.50**)	**CTA、MRA** 或**传统血管造影**显示动脉狭窄或闭塞，伴或不伴远端狭窄	动脉狭窄或闭塞可归因于由动脉粥样硬化、栓塞、肌纤维疾病/发育不良、血管胶原病、凝血功能障碍、肿瘤、手术或放射性损伤
锁骨下动脉盗血综合征(**图 5.51**)	**MRA、CTA** 和**常规动脉造影**显示锁骨下动脉近端闭塞，通过同侧椎动脉进行反向血流供血	锁骨下动脉近端狭窄或闭塞可导致同侧椎动脉反向血流，从而供应锁骨下动脉远端至闭塞或狭窄处。血流反向可致椎-基底动脉供血不足(晕厥、恶心、共济失调、旋引、复视、头痛等)，与锁骨下动脉狭窄/闭塞导致同侧的上肢运动相关

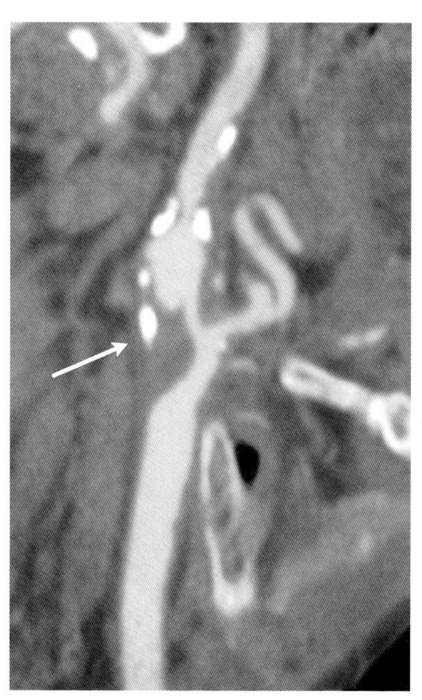

图 5.44 动脉狭窄。矢状位 CTA 显示颈总动脉上段脂肪性粥样硬化斑块(↑)，导致颈总动脉近端严重狭窄

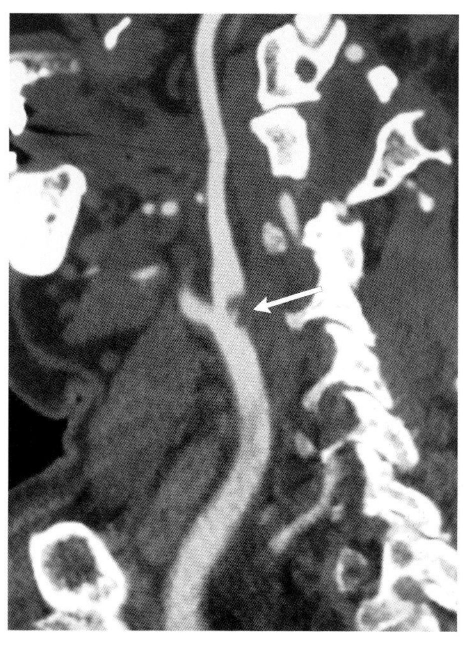

图 5.45 动脉狭窄。矢状位 CTA 显著溃疡性脂肪斑块(↑)，引起颈内动脉近端中度狭窄

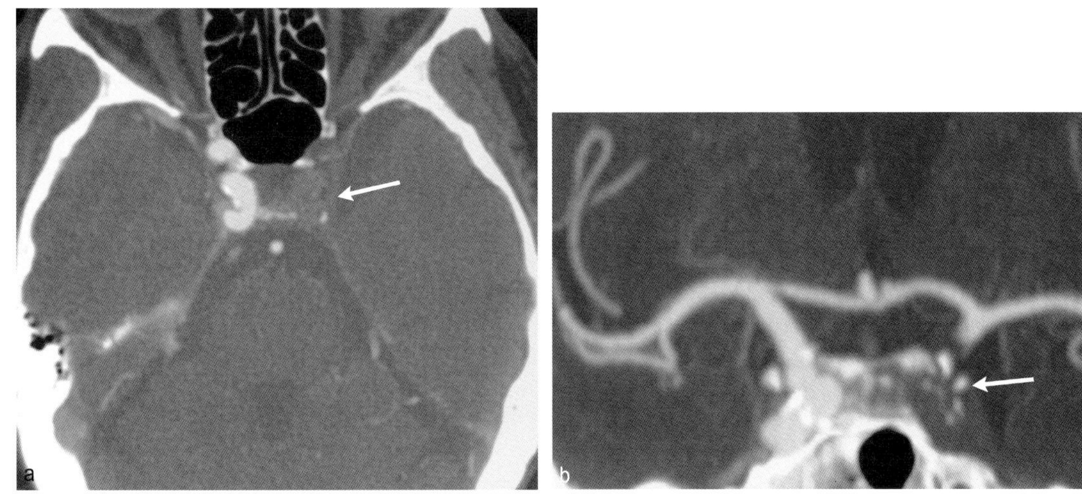

图 5.46　横断位(**a**)和冠状位 CTA(**b**)显示左侧颈内动脉闭塞,动脉内对比剂充盈缺损

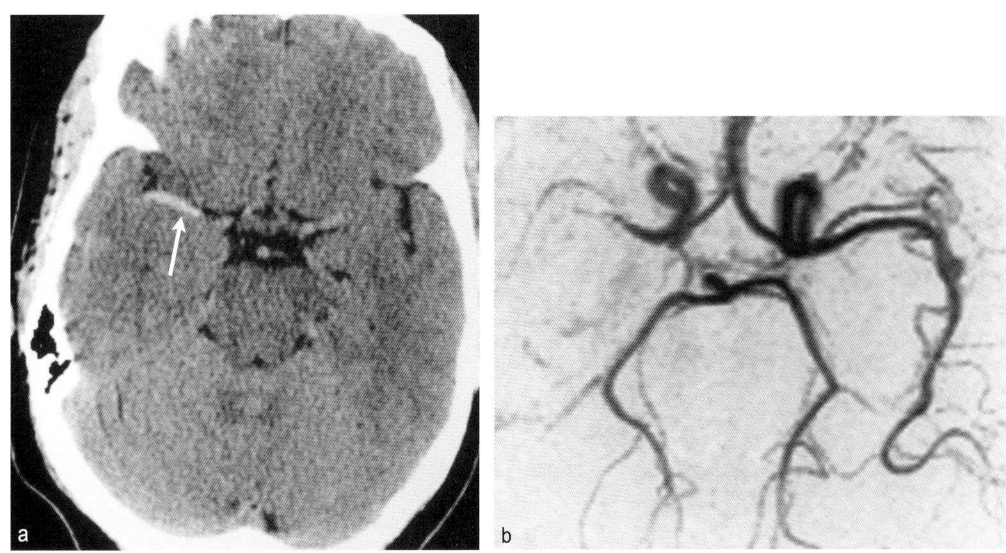

图 5.47　横断位 CT(**a**)显示右侧大脑中动脉 M1 段(↑)腔内血栓呈高密度;横断位 MRA(**b**)显示管腔内血栓导致右侧大脑中动脉血流信号缺失

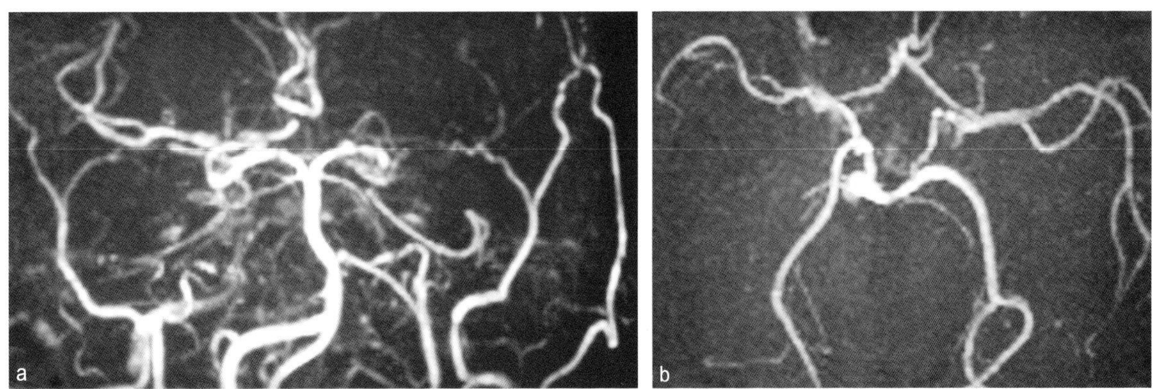

图 5.48　冠状位(**a**)和横断位 MRA(**b**)显示由于动脉栓塞导致的颅内动脉血流信号缺失。通过通畅的前、后交通动脉侧支血流可见大脑前、中动脉内的血流信号(**b**)

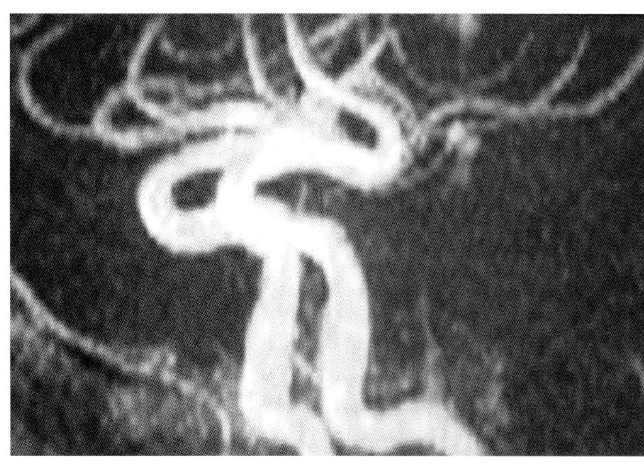

图 5.49 MRA 显示颈内动脉通畅，基底动脉几乎完全闭塞

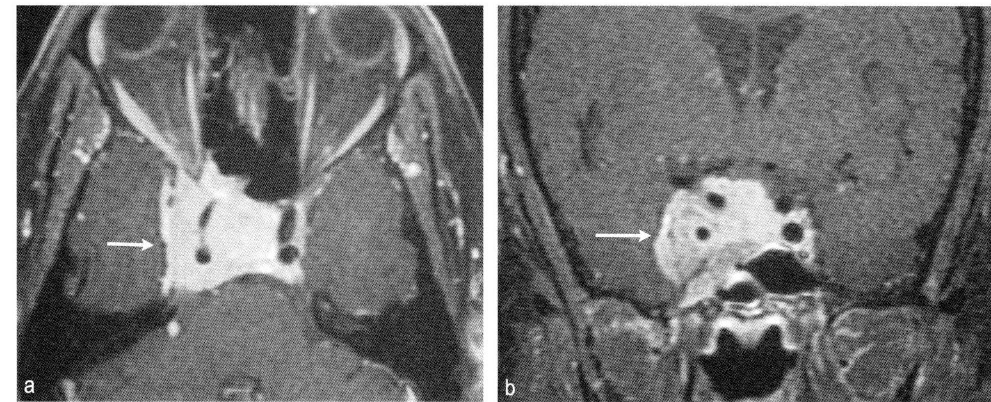

图 5.50 横断位(**a**)和冠状位 T1WI(**b**)脂肪抑制显示右侧颅中窝内侧(↑)增强的脑膜瘤，病向侵犯右侧海绵窦，包裹并挤压狭窄的右侧颈内动脉，血管呈流空信号

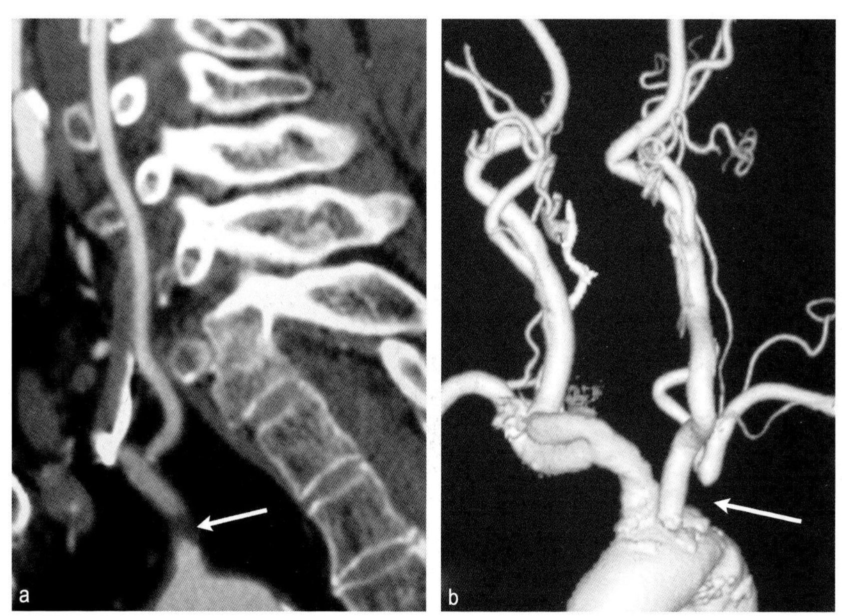

图 5.51 锁骨下盗血综合征。CTA(**a**)和 CTA VR(**b**)显示左锁骨下动脉近端(↑)闭塞，血液从左侧椎动脉反流入锁骨下动脉

表 5.2(续) 获得性血管疾病

疾病	影像学表现	点评
肌纤维发育不良	**CTA、MRA、传统血管造影**显示：内膜纤维增生型常累及颈内动脉中、远端，可累及双侧椎动脉。所累及的血管呈"串珠状"表现，有多个狭窄及邻近扩张的区域。内膜型则表现为局限性带状狭窄，伴同心狭窄或管状狭窄带	为非炎症性、非动脉粥样硬化性节段性动脉病变，病因不明，常累及体内中动脉，最常见为颈动脉、颅内动脉和/或肾动脉。最常见于20～60岁的妇女，但也可见于男性和儿童。与颅内动脉瘤、动脉夹层、短暂性脑缺血发作或脑卒中风险增加相关。内侧纤维增生型占病例的90%，由动脉壁内变薄的中膜和增厚的胶原交织形成。内膜型在内膜内有胶原沉积。治疗包括对无症状患者进行抗血小板治疗和对有症状患者进行球囊血管成形术

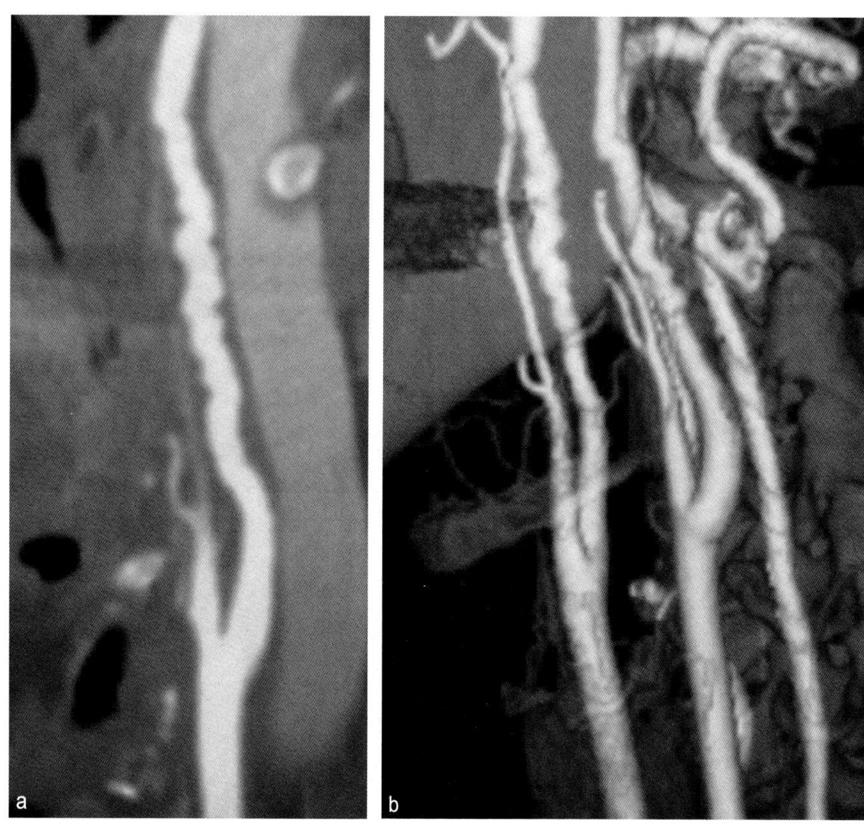

图 5.52 肌纤维发育不良。CTA(**a**)和 CTA VR(**b**)显示由肌纤维发育不良引起的颈内动脉多灶性不规则管壁增厚

表 5.2(续) 获得性血管疾病

疾病	影像学表现	点评
动脉夹层 （图 5.53、图 5.54 和图 5.55）	**MRI**：表现为在 DWI 和 T2WI 脂肪抑制上颈动脉或椎动脉壁内的半月形高信号区，导致管腔变窄。壁内血肿可进行性变大，堵塞动脉管腔 **MRA** 和 **CTA** 显示动脉管腔狭窄或闭塞 **CT**：受累动脉壁呈环周形或半月形增厚，中度密度减低。管腔可能变窄或闭塞	动脉夹层是与创伤、胶原性血管疾病（马凡综合征、Ehlers-Danlos 综合征等）肌纤维发育不良相关的壁内血肿，也可能是自发性的。动脉管壁斑块出血可导致狭窄、闭塞和脑卒中
血管炎 （图 5.56 和图 5.57）	**MRI/MRA**：可见颅内及颅外累及中小动脉闭塞区和/或狭窄灶及狭窄后扩张。脑和/或小脑梗死中可见皮质和皮质下白质和/或基底节 T2WI 和 FLAIR 高信号，伴或不伴 $T2^*$ GRE 出血区域较低信号。病灶可见线性或灶性增强区。急性病变通常弥散受限 **CT**：多个病灶和/或密度减低融合区，范围包括皮质下和脑室周围白质、基底节和脑干。无占位效应，轻度强化或无强化 **MRA**、**CTA** 和**常规动脉造影**显示动脉闭塞区和/或狭窄后扩张，可能累及大、中、小颅内和颅外动脉	罕见累及脑血管壁的炎性疾病/混合性疾病。可累及小动脉（CNS 血管炎）、中小动脉（结节性多动脉炎、川崎病）或直径 7～35 mm 的大动脉，如主动脉及其主要分支（Takayasu 动脉炎、巨细胞动脉炎）。血管炎是一种原发性疾病，脑膜和脑组织活检显示脑膜和脑实质透壁性血管炎症。血管炎常作为与其他疾病伴发疾病，如系统性疾病（结节性多动脉炎、肉芽肿病伴多血管炎、巨细胞动脉炎、Takayasu 动脉炎、结节病、Behcet 病、系统性红斑狼疮、干皮病、皮肌炎、混合型结缔组织病）、药物（安非他命、苯基丙烷、可卡因）或感染（病毒、细菌、真菌或寄生虫）

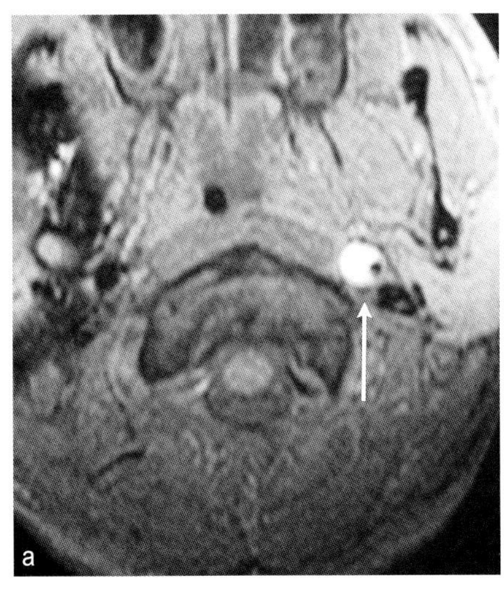

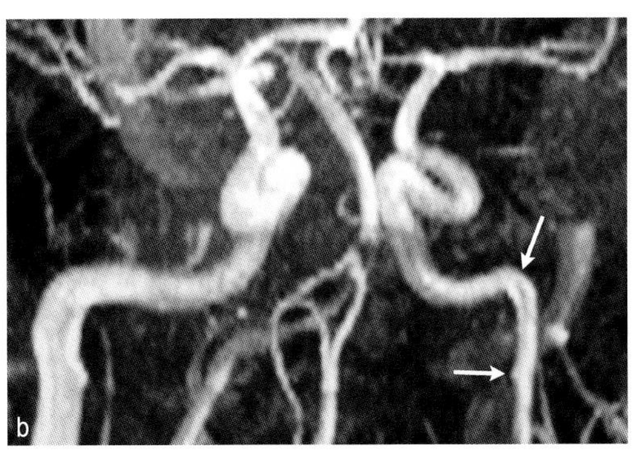

图 5.53 36 岁患有动脉夹层的男性。横断位 T1WI(**a**)脂肪抑制显示累及左侧颈内动脉管壁内有一厚半月形高信号区（↑），代表内部血肿，其使左颈内动脉管腔流空区域减少；冠状位 MRA(**b**)显示动脉夹层，左侧颈内动脉管腔狭窄

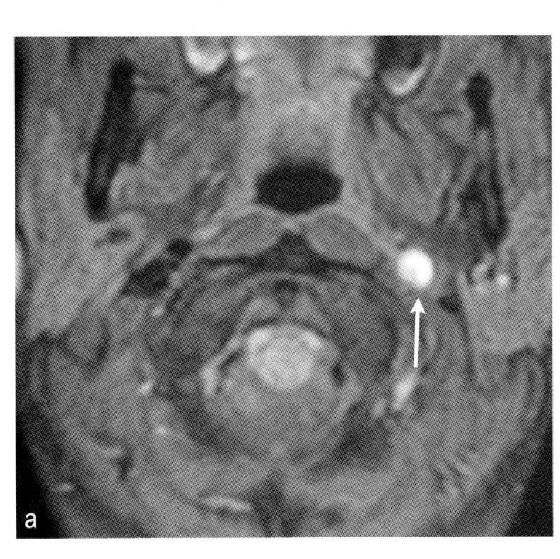

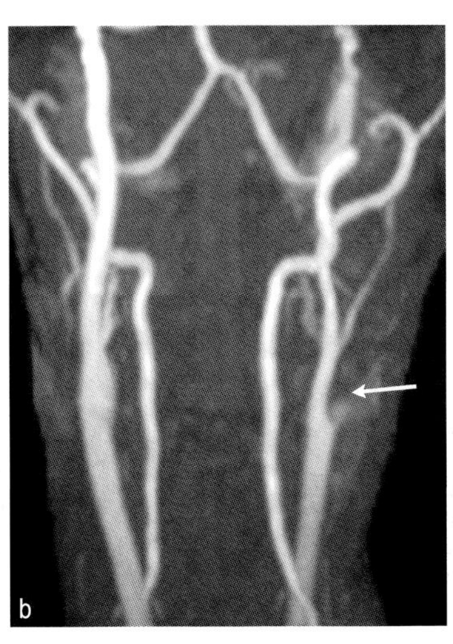

图 5.54 37 岁患有动脉夹层的女性。横断位 T1WI(**a**)脂肪抑制显示左侧颈内动脉管腔内充满高信号（↑），表明一个巨大的壁内血肿阻塞了左侧颈内动脉；冠状位 MRA(**b**)显示动脉夹层，左侧颈内动脉近端（↑）突然变细、闭塞

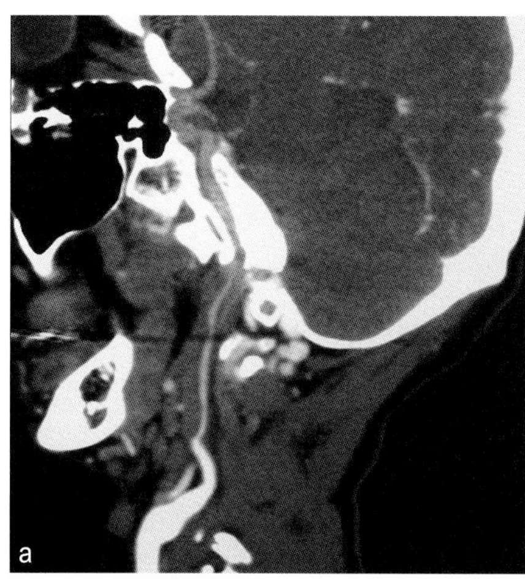
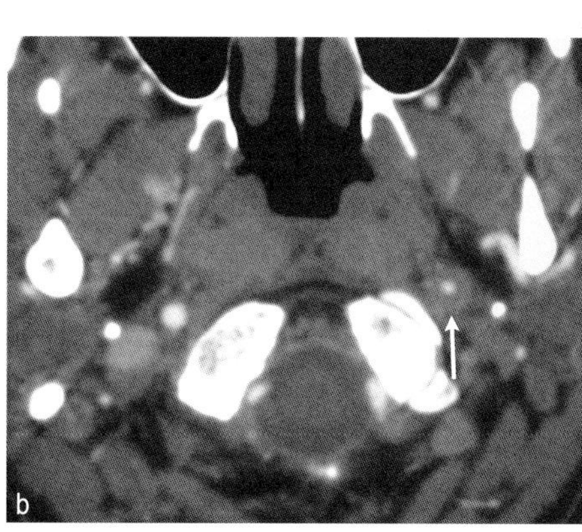
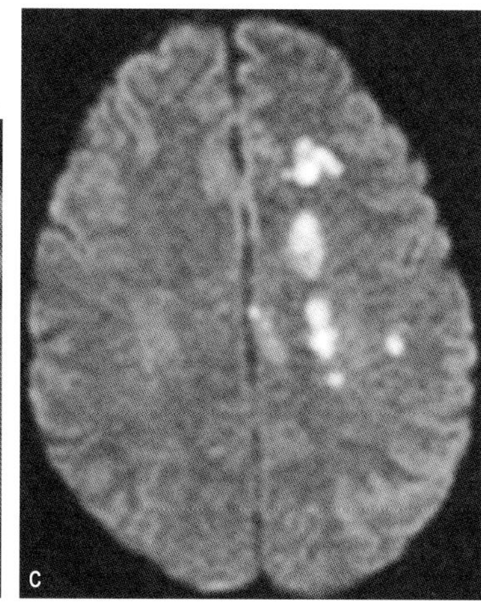

图 5.55 42 岁患有肌纤维发育不良并伴有动脉夹层的女性。矢状位(**a**)和横断位 CTA(**b**)(↑)可见左颈内动脉一长节段严重狭窄；横断位 DWI(**c**)显示，严重的动脉狭窄导致左侧大脑前中动脉分水岭分布区域远端血管脑组织发生急性梗死

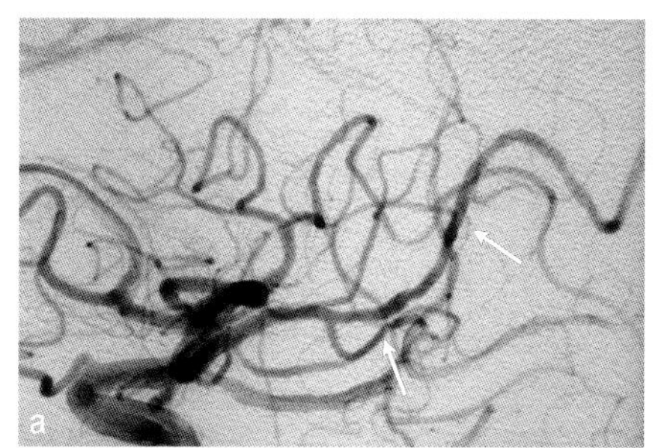
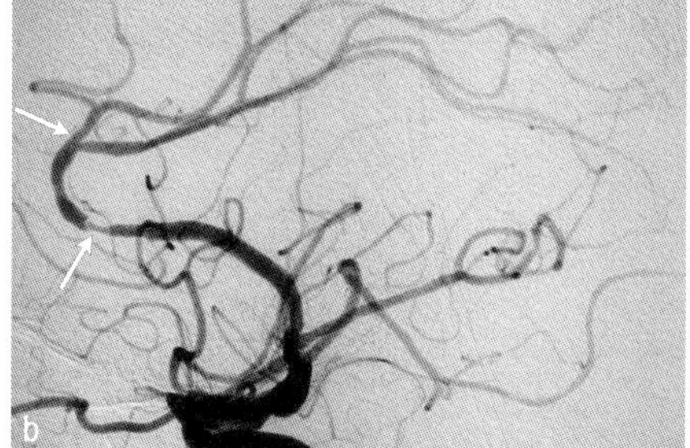
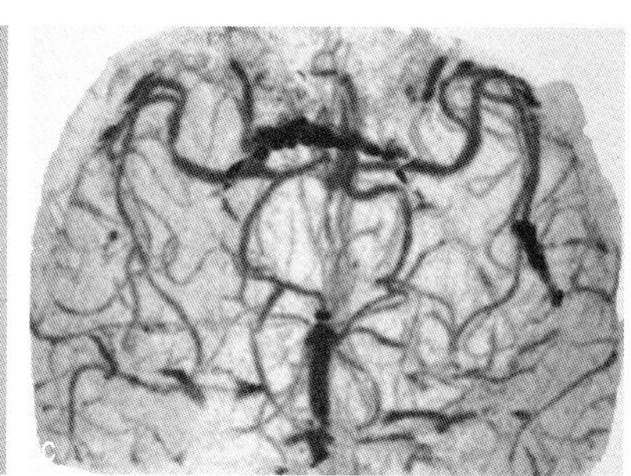
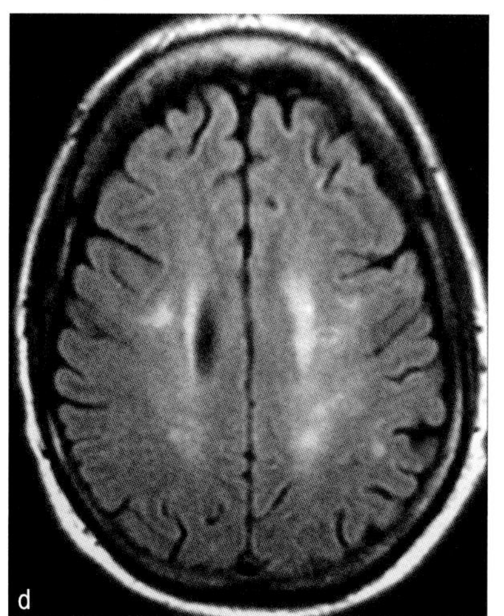

图 5.56 50 岁患有颅内血管炎的男性。常规动脉造影(**a, b**)(↑)和 CTA(**c**)显示大脑前、中动脉局灶性狭窄和扩张区域；血管炎导致横断位 FLAIR(**d**)可见多处脑内脑白质缺血信号改变区

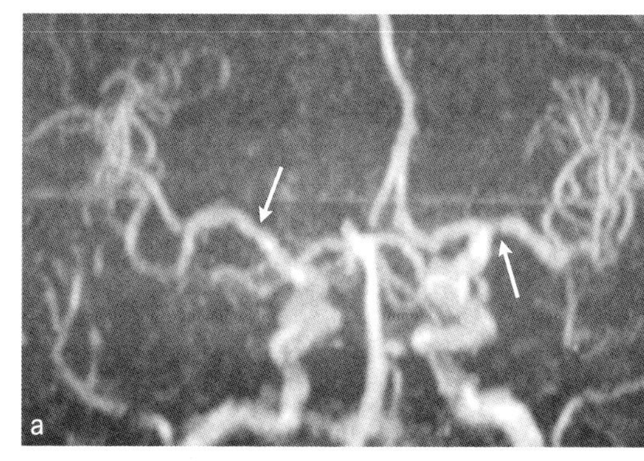
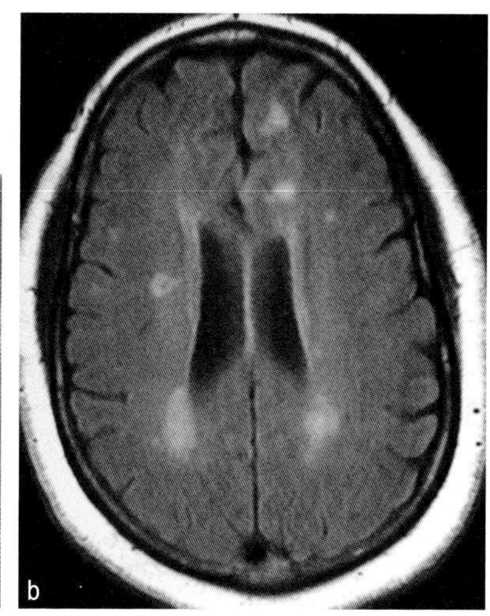

图 5.57 59 岁患有颅内血管炎的女性。冠状位 MRA(**a**)显示大脑中动脉局灶性狭窄和扩张；横断位 FLAIR(**b**)显示血管炎导致双侧大脑半球呈多灶性缺血信号改变

表 5.2(续) 获得性血管疾病

疾病	影像学表现	点评
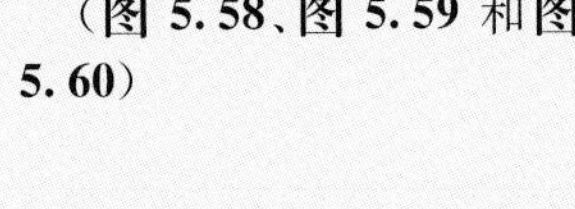颅内静脉窦血栓 **(图 5.58、图 5.59 和图 5.60)**	**MRI:** 硬脑膜静脉窦血栓发生的前 3 天,在 T1WI 上可见中等信号,FLAIR 上见低信号。急性期后期(3～5 天)脱氧血红蛋白在 T2WI 上呈低信号;亚急性期(6～30 天)高铁血红蛋白在 T1WI 和 T2WI 呈高信号;慢性期(>30 天),血栓可在 T1WI 上呈等信号,在 T2WI 上呈等或高信号;在前 7 天,继发于脱氧血红蛋白顺磁性效果,在 T2* GRE 和 T2* SWI 静脉血栓呈低信号。在急性静脉梗死相关区域伴随细胞毒性水肿、血肿和间质性或血管源性水肿引发的弥散受限,DWI 和 ADC 参数图可显示不均匀混杂信号。硬脑膜静脉血栓形成可导致蛛网膜颗粒对脑脊液再吸收障碍。静脉梗死程度可能与静脉血栓形成导致异常硬脑膜静脉压的程度有关。MRA 使用 TOF 或相位对比技术来显示静脉闭塞导致的血流信号缺失 CTA 与栓塞导致密度减低和缺少强化相比,静脉和静脉窦通畅,增强后显示高密度,有助于判断静脉性脑梗死是否伴有脑内和/或蛛网膜下腔出血	静脉窦闭塞可能是由凝血功能障碍、肿瘤包裹或侵袭、脱水、邻近感染炎症过程以及化疗药物(L-天冬酰胺酶使抗凝血酶Ⅲ失去活性)引起。最常见的硬脑膜静脉窦血栓形成部位是上矢状窦,其次为横窦、直窦和海绵窦。随着静脉阻塞,受影响的静脉引流区静脉和毛细血管内压力增高,导致间质脑脊液再吸收减少,脑间质水肿、充血,最终导致静脉性脑梗死。海绵窦血栓形成可由窦道感染蔓延引起,可能导致颈内动脉海绵窦段部分狭窄或闭塞。脑神经病变累及三叉神经的 V1 和 V2 段,第Ⅷ、Ⅳ、Ⅵ对脑神经也可能伴有海绵窦血栓形成

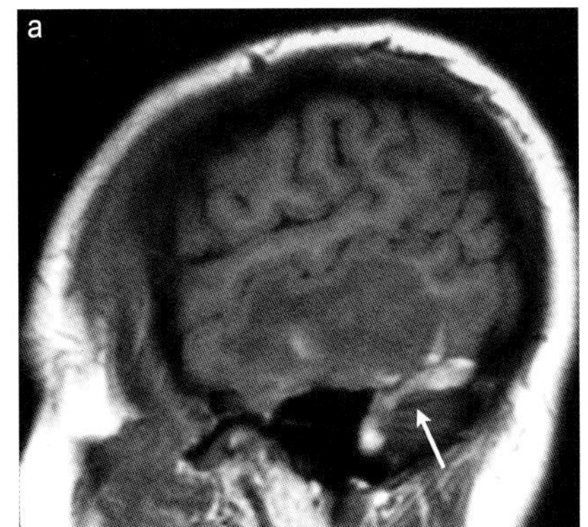

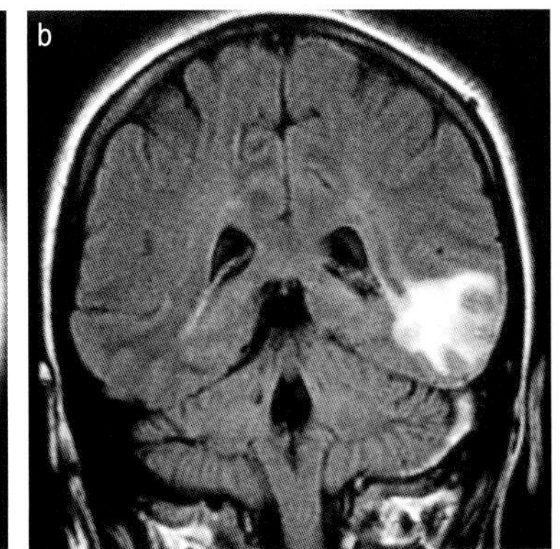

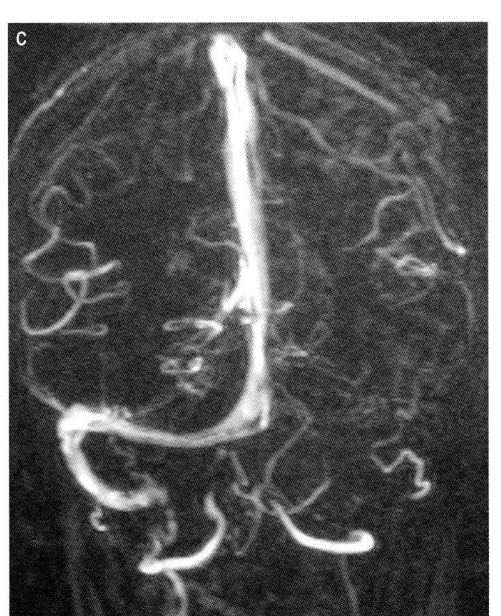

图 5.58 33 岁患有左侧横窦广泛性血栓的女性。矢状位 T1WI(**a**)(↑)和冠状位 FLAIR(**b**)呈高信号。左侧横窦闭塞导致左侧颞叶邻近区域静脉性梗死,呈高信号;冠状位 MRA(**c**)示左侧横窦内无静脉血流信号

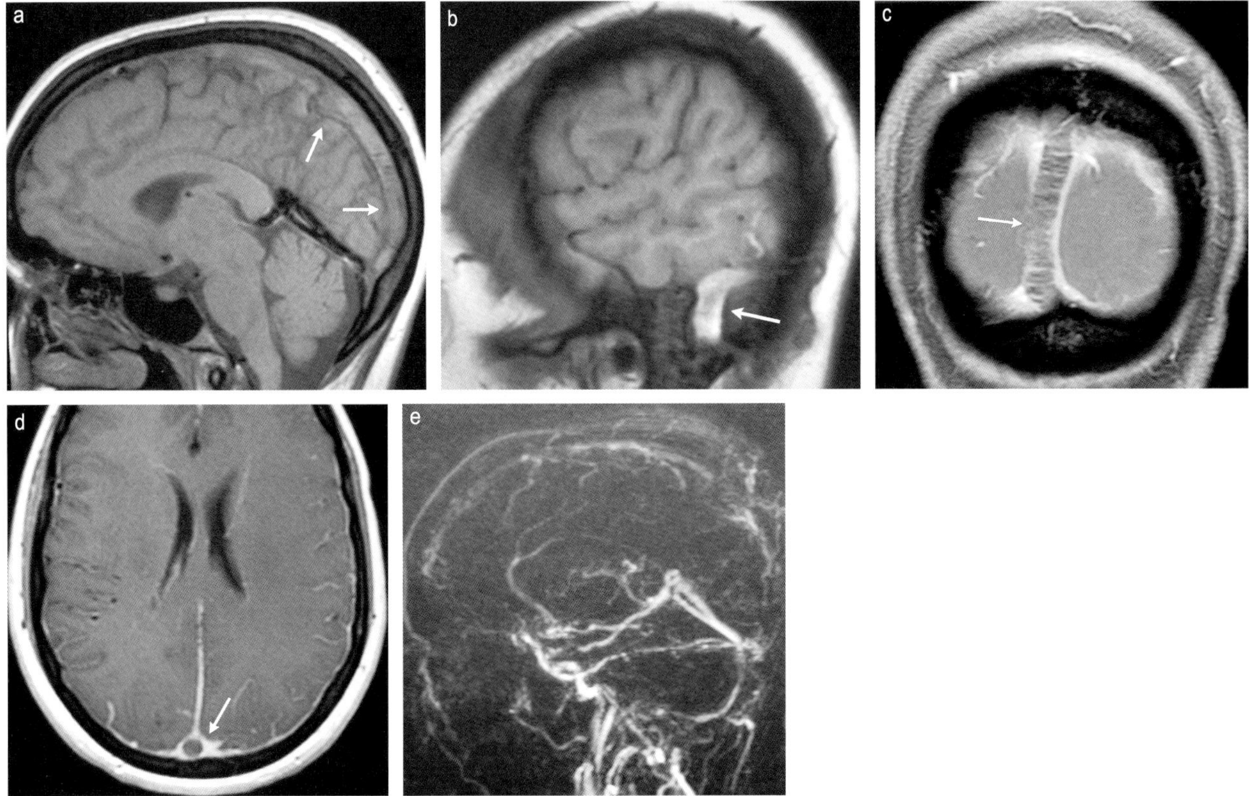

图 5.59　35 岁女性，上矢状窦和左侧横窦内充满血栓。矢状位 T1WI(**a, b**)显示高信号(↑)；腔内血栓在冠状位(**c**)(↑)和横断位 T1WI(**d**)(↑)上不强化，后者图像显示空三角征；矢状 MRA(**e**)显示上矢状窦及左侧横窦内无静脉血流信号

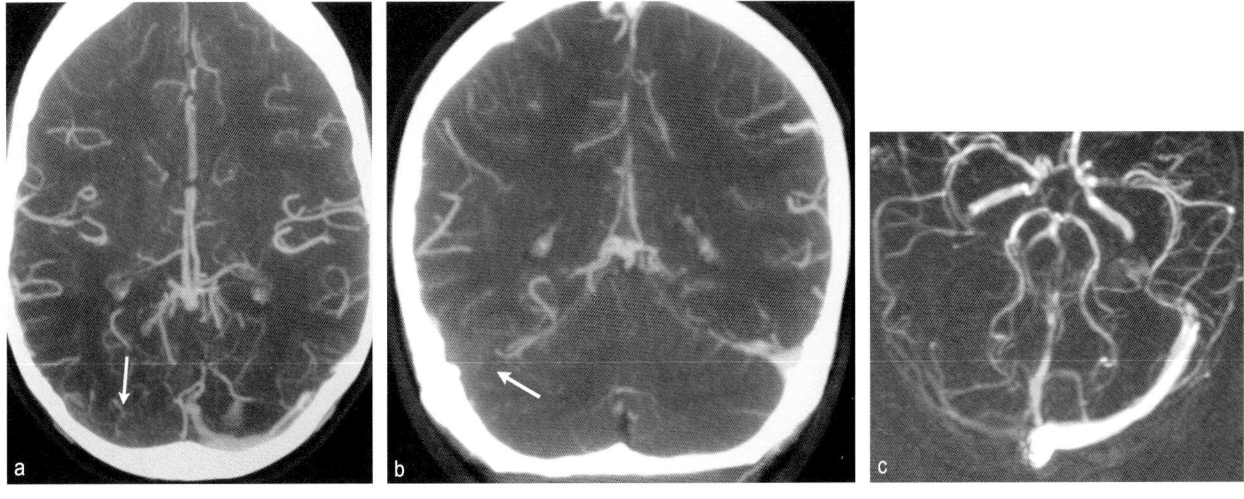

图 5.60　横断位(**a**)和冠状位 CTA(**b**)由于腔内血栓闭塞，右侧横窦(↑)不强化；横断位 MRA(**c**)显示右侧横窦内无血流信号

表 5.2(续) 获得性血管疾病

疾病	影像学表现	点评
动脉瘤 **(图 5.61、图 5.62、图 5.63、图 5.64、图 5.65 和图 5.66)**	**囊状动脉瘤**:在常规动脉造影、**CTA** 和 **MRA** 上可见病灶边界清晰的强化区。在 **MRI** 上也可见圆形或卵圆形的流空信号病灶 **梭状动脉瘤**:累及动脉的管状扩张 **夹层动脉瘤(壁内血肿)**: **CT** 和 **CTA**:最初累及动脉壁呈环周形或半月形增厚,中间密度减低,管腔狭窄 **MRI**:起初 DWI 和 T1WI 脂肪抑制成像可见一高信号的半月形区,累及颈动脉或椎动脉壁,导致腔内流空信号变窄。壁内血肿的演变可导致动脉壁血肿局限性增大 **巨大动脉瘤**:为囊状动脉瘤,直径超过 2.5 cm。常伴有壁血栓,在 CT 平扫上呈中-高密度减低区,在 T1WI 和 T2WI 上呈中高信号。动脉瘤通畅部分可在 **CT**、**CTA**、**MRI** 和 **MRA** 增强显示	常继发于获得性/退行性病变、多囊性疾病、结缔组织疾病、动脉粥样硬化、创伤、感染(霉菌)、肿瘤浸润、动静脉畸形、血管炎和药物。局限性动脉瘤又称囊状动脉瘤,常发生于动脉分支处,20%的病例为多发。囊状动脉瘤破裂导致蛛网膜下腔出血的概率与动脉瘤大小相关。梭状动脉瘤常与动脉粥样硬化或胶原血管病(马凡综合征、Ehlers-Danlos 综合征等)有关。夹层动脉瘤是由于意外或重大创伤导致动脉壁出血而形成

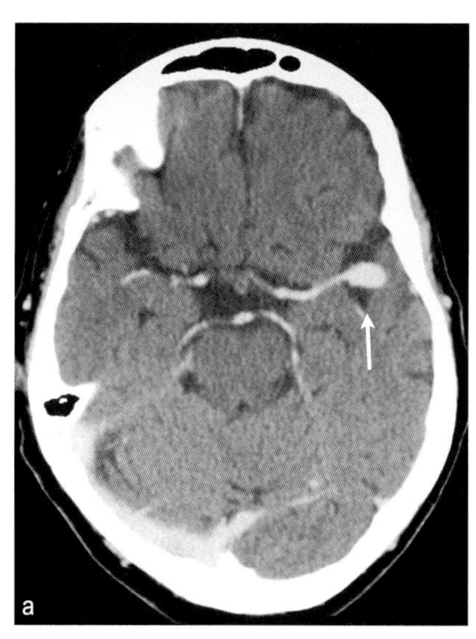

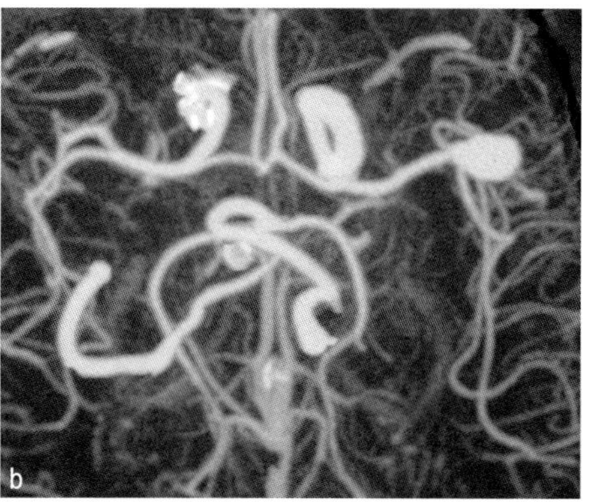

图 5.61 囊状动脉瘤。横断位 CT(**a**)和横断位 CTA(**b**)显示左侧大脑中动脉 M1 段侧面动脉瘤(↑)强化

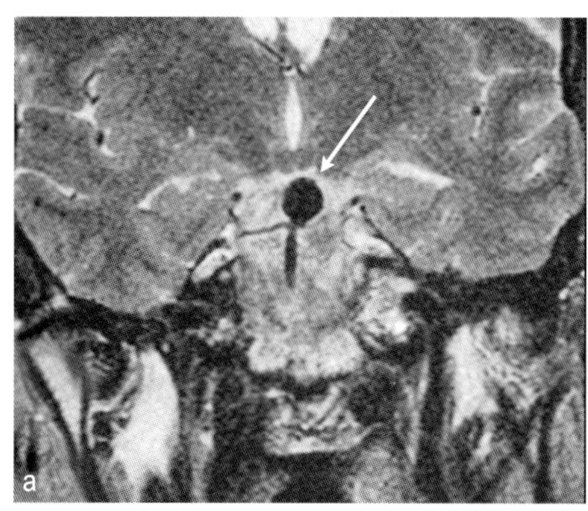

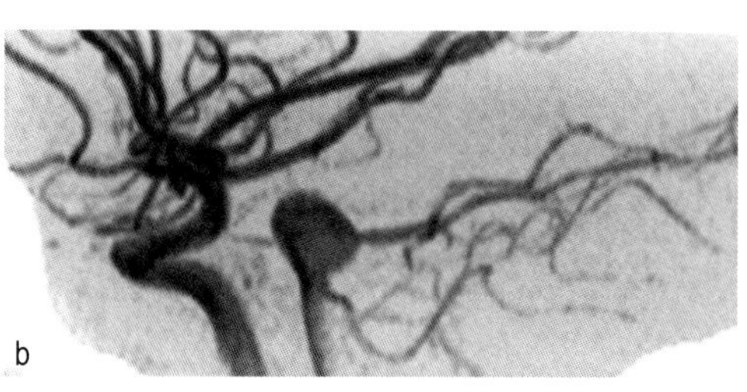

图 5.62 一名 44 岁患有基底动脉末端囊状动脉瘤的男性。冠状位 T2WI(**a**)有血流流空(↑);矢状位 MRA(**b**)上显示有血流信号

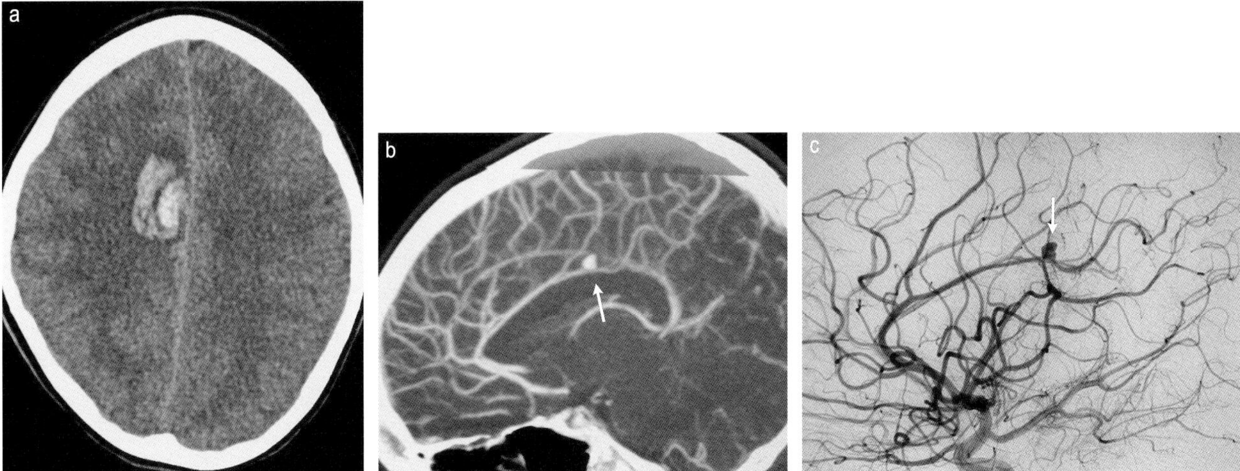

图 5.63 12 岁右侧额叶脑内出血的男性。横断位 CT(**a**)、矢状位 CTA(**b**)(↑)和常规血管造影(**c**)(↑)显示为霉菌性动脉瘤破裂累及大脑前动脉远段

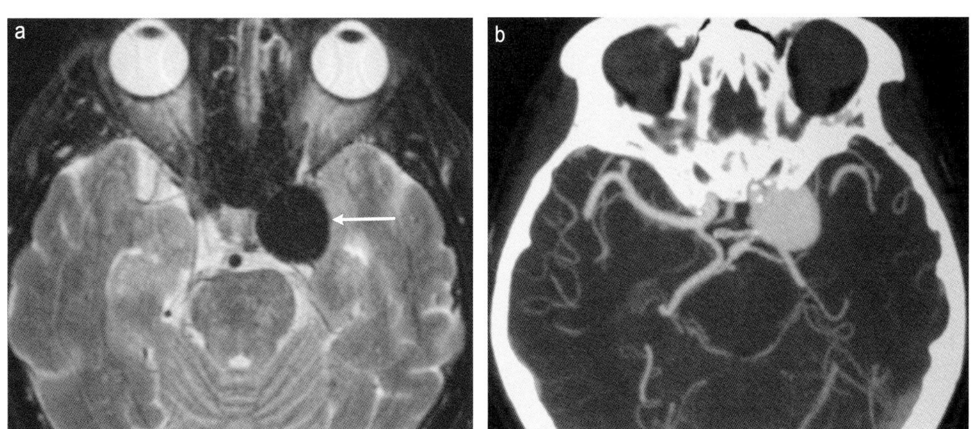

图 5.64 左侧颈内动脉海绵窦段见巨大动脉瘤。横断位 T2WI(**a**)脂肪抑制上表现为流空信号(↑);在(**b**)横断位 CTA 可见相应层面强化

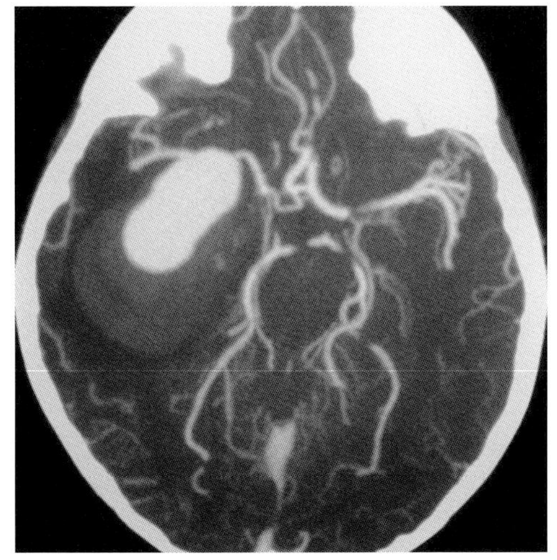

图 5.65 2 岁女性,右侧大脑中动脉 M1 段见巨大动脉瘤,管腔强化,横断位 CTA 显示血栓有中等偏高密度

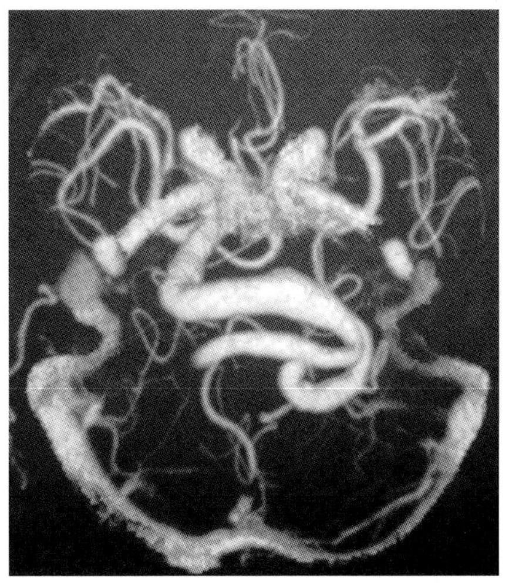

图 5.66 横断位 CTA VR 显示一个巨大梭状动脉瘤,累及迂曲的基底动脉、椎动脉上段呈梭状肿大

表 5.2(续)　获得性血管疾病

疾病	影像学表现	点评
动静脉畸形(AVMs) (**图 5.67 和图 5.68**)	**MRI**：位于脑实质、软脑膜、硬脑膜和/或脑室边缘的不规则病变。AVMs 包括继发于高血流动脉通畅在 T1WI 和 T2WI 显示为多发、曲折的管状流空信号，以及栓塞血管的多种信号和多个阶段血肿区域。MRI GRE 显示 AVM 动脉和静脉通畅血流强化(高信号) **MRA**：使用 TOF 或相位对比技术可以提供更多关于交通支、供血动脉和引流静脉，以及动脉瘤相关的额外具体信息。除非近期有出血或静脉阻塞，通常无占位效应 **CT**：边缘不规则的病灶，可位于脑实质、软脑膜、硬脑膜和/或脑室。AVM 包含多个扭曲的血管团，伴或不伴钙化。静脉部分常强化 除非近期有出血或静脉阻塞，通常无占位效应。CTA 可以显示 AVMs 的病灶和其动、静脉部分	血管性病变，血液从动脉向静脉分流而不影响神经组织中的毛细血管。幕上 AVMs 每年出血风险发生率(80%～90%)高于幕下 AVMs(10%～20%)。AVMs 可以是散发性的、先天性的或与创伤史有关。多发性 AVMs 可见于 Rendu-Osler-Weber 综合征(发生于大脑和肺的 AVMs 和黏膜毛细血管扩张)和 Wyburn-Mason 综合征(发生于大脑和视网膜的 AVMs 伴皮肤痣)
Galen 静脉动脉瘤 (**图 5.69**)	**MRI**：T1WI 和 T2WI 显示多个、扭曲的管状流空信号，累及脉络膜及丘脑穿支动脉、大脑内静脉、Galen 静脉(动脉瘤形成)、直窦、横窦及其他邻近动静脉。静脉部分常强化。MRI GRE 和 MRA 使用 TOF 或相位对比技术显示血管畸形通畅部分显示血流信号 **CT**：累及脉络膜、丘脑穿支动脉、大脑内静脉、Galen 静脉(动脉瘤形成)、直窦、横窦及其他邻近动静脉。静脉部分常强化显示为多发、扭曲、强化的血管。静脉部分常强化	由动静脉分流及扩张 Galen 静脉的粗大引流静脉组成的血管畸形，伴或不伴脑积水、出血、巨头畸形、实质性血管畸形成分、癫痫和新生儿的高输出充血性心力衰竭

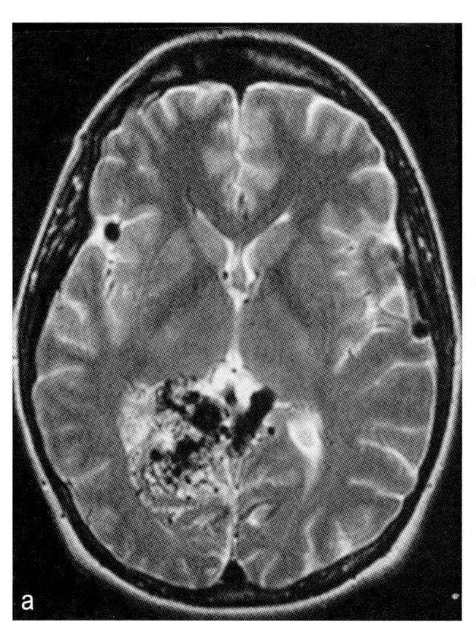

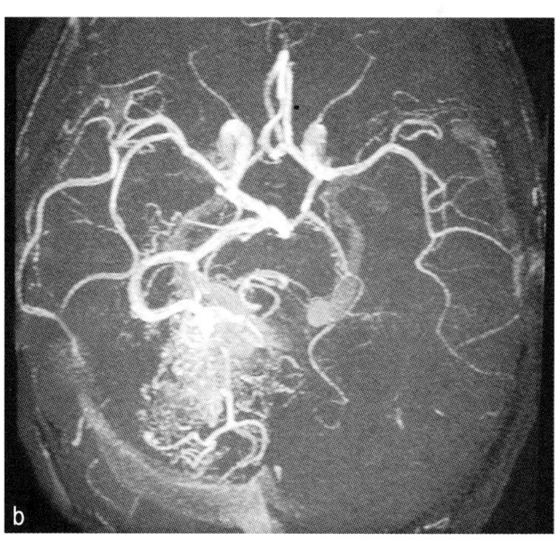

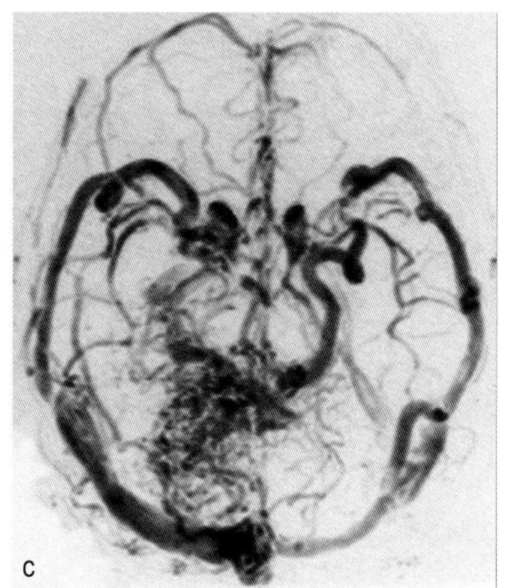

图 5.67　36 岁患有动静脉畸形的女性患者。横断位 T2WI(**a**)中可见后脑存在多个流空血管；横断位 MRA 3D-TOF(**b**)显示右侧后交通动脉和右侧大脑后动脉增粗，为 AVM 病灶供应大部分血供；横断位 MRV 相位对比(**c**)显示 AVM 的右侧横窦和双侧大脑静脉增粗，右前颞叶前部区域也可见静脉瘤扩张

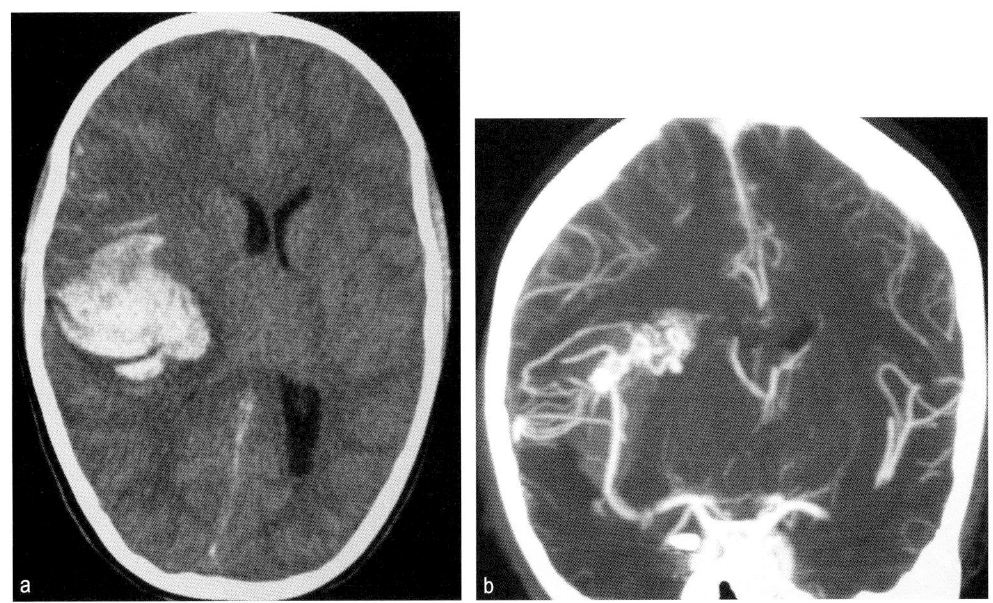

图 5.68 一名 11 岁右侧脑内血肿和同侧蛛网膜下腔出血的女性。横断位 CT(**a**)示蛛网膜下腔出血为动静脉畸形所致;冠状位 CTA(**b**)相应区域显示

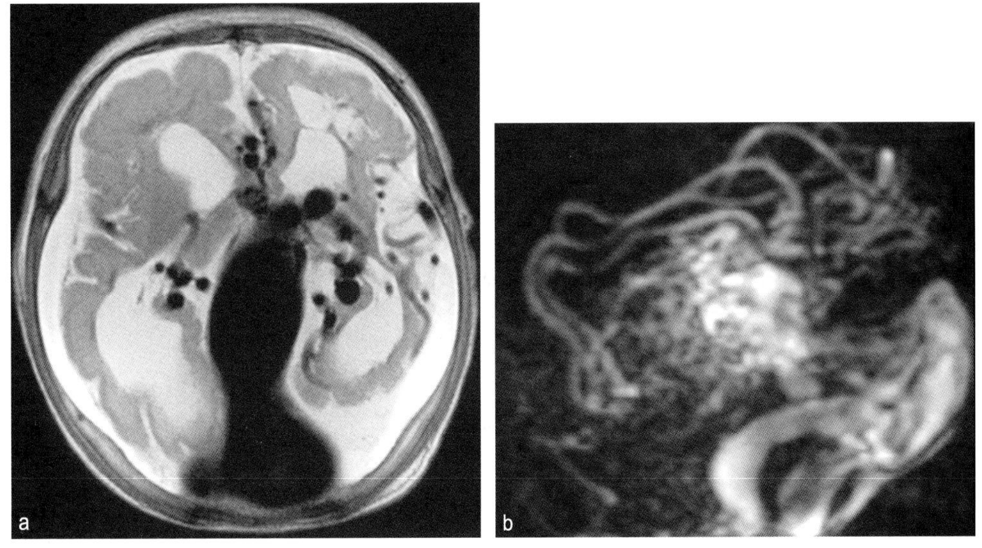

图 5.69 一名患有 Galen 静脉动脉瘤/畸形的 1 天龄男性。横断位 T2WI(**a**)显示巨大的 Galen 静脉流空信号、直窦、窦汇及邻近多发小流空信号,有明显脑萎缩改变;矢状位 MRA(**b**)显示 Galen 静脉动脉瘤/畸形静脉内见明显血流

表 5.2（续） 获得性血管疾病

疾病	影像学表现	点评
硬脑膜动静脉血管畸形（AVMs） **（图 5.70 和图 5.71）**	**MRI：** 在 T1WI 和 T2WI 上，硬脑膜 AVMs 包含多发、扭曲的管状流空信号。静脉部分常强化。MRI GRE 和 MRA 使用 TOF 或相位对比技术的显示血管畸形通畅部分和静脉窦闭塞或再通区域的血流信号。除非近期有出血或静脉阻塞，通常与占位效应无关 **CT：** 硬脑膜 AVMs 在 CTA 显示多条扭曲的强化血管位于硬脑膜静脉窦栓塞再通区域，通常无占位效应 **MRA 和 CTA：** 可以显示血管畸形通畅部分和静脉窦或再通区域，伴或不伴静脉性脑梗死。除非近期有出血或静脉阻塞，通常无占位效应	硬脑膜 AVMs 通常是由颅内静脉窦血栓形成或闭塞引起的后天性病变，随后再通入血管导致动脉与静脉窦直接相通。横窦，乙状静脉窦>海绵窦>直窦，上矢状窦
颈动脉海绵窦瘘 **（图 5.72 和图 5.73）**	**MRI：** T2WI 显示扩张的海绵窦内可见多个流空信号，以及脑挫伤区域 **MRA 和 CTA：** 显示海绵窦明显扩张，眼上静脉、眼下静脉、面静脉明显扩张 常规血管造影显示动脉期海绵窦早期充盈，眼上静脉扩张，由动脉向静脉回流	颈动脉至海绵窦瘘通常是由于钝性外伤引起的颈内动脉海绵窦段的剥离或撕裂。患者可表现为搏动性眼球突出

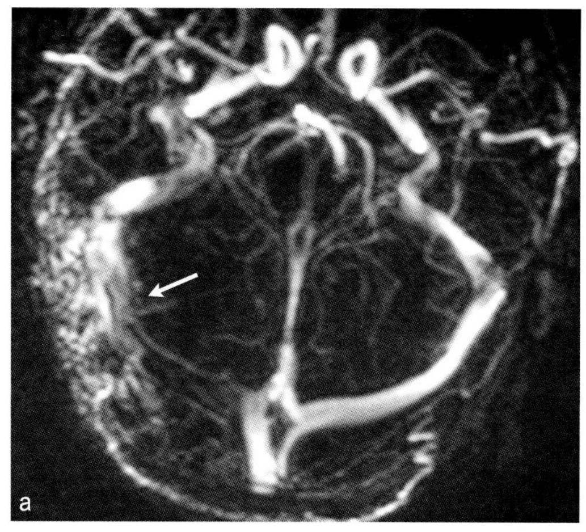

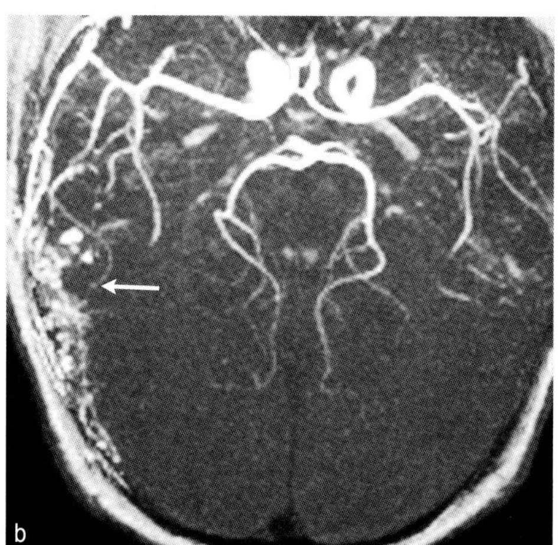

图 5.70 66 岁患有硬脑膜动静脉畸形（AVM）的女性，包括先前血栓形成和右侧横窦部分再通。横断位 MRV**(a)**（↑）和横断位 MRA**(b)**（↑）显示在硬膜 AVM 处有多发高血流量的小动脉信号

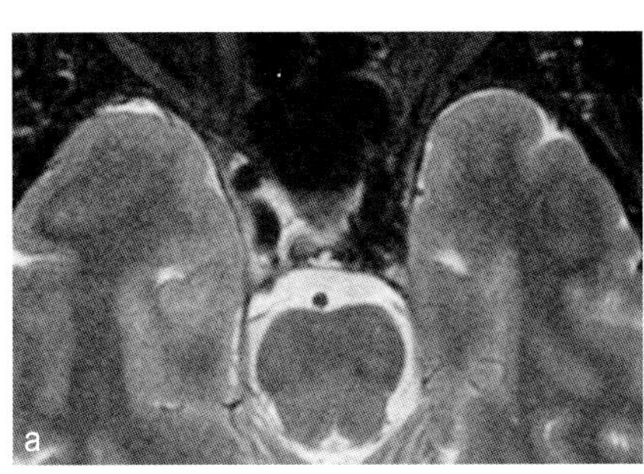
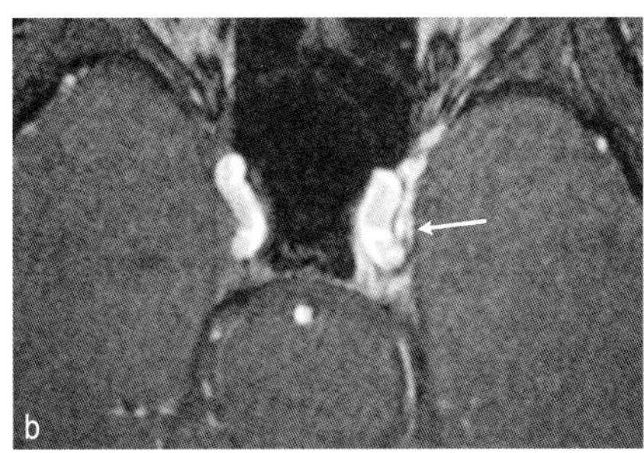
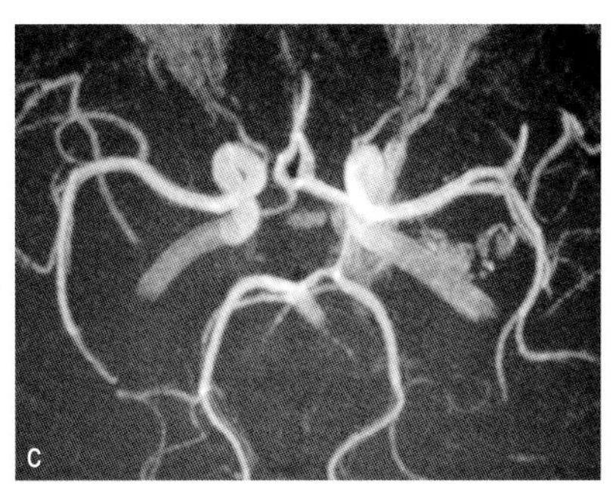

图 5.71 43 岁硬脑膜动静脉畸形的男性患者，累及左侧海绵窦。横断位 T2WI 脂肪抑制(**a**)可见多个小血管流空信号影；横断位 MRA(**b**)原始图像(↑)和横断位 MRA(**c**)见血流信号增强

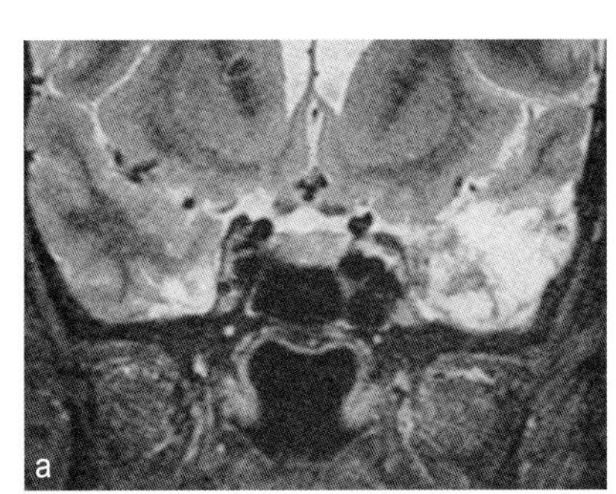
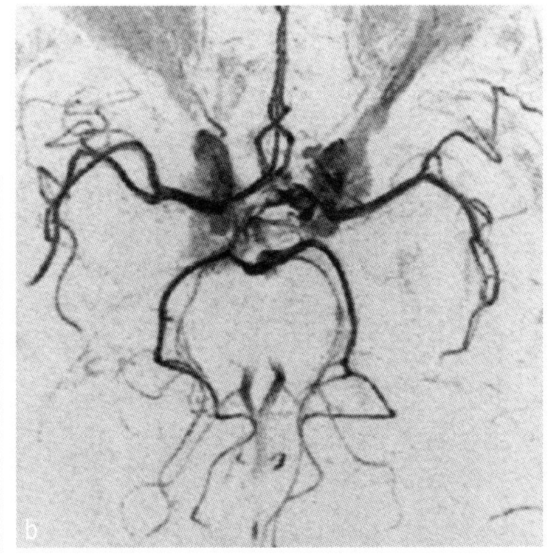
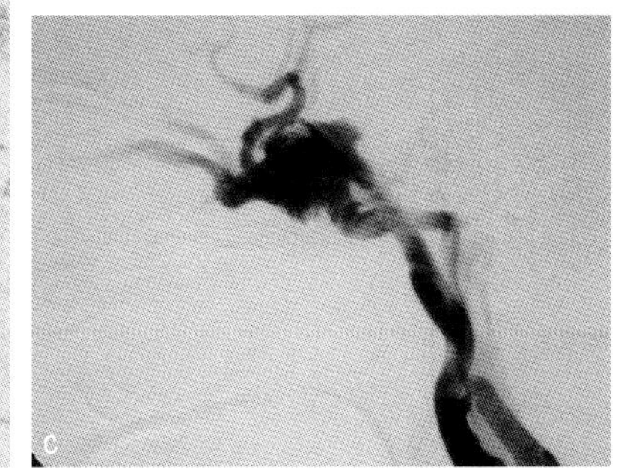

图 5.72 50 岁创伤后颈动脉海绵窦瘘的女性。冠状位 STIR(**a**)见双侧扩张的海绵窦内多个流空信号影，双侧颞叶前部异常高信号，边界不清，提示脑挫伤；横断位 MRA(**b**)显示颅内动脉通畅，海绵窦、眶静脉血流信号较低；常规动脉造影侧面观(**c**)显示动脉期海绵窦及眶上静脉早期静脉即强化，提示颈动脉海绵窦瘘

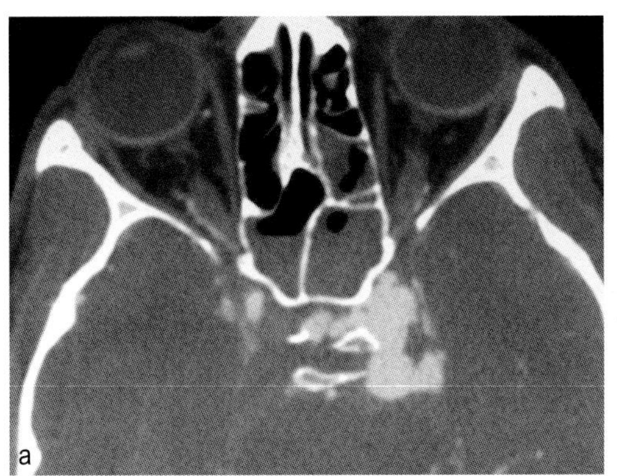
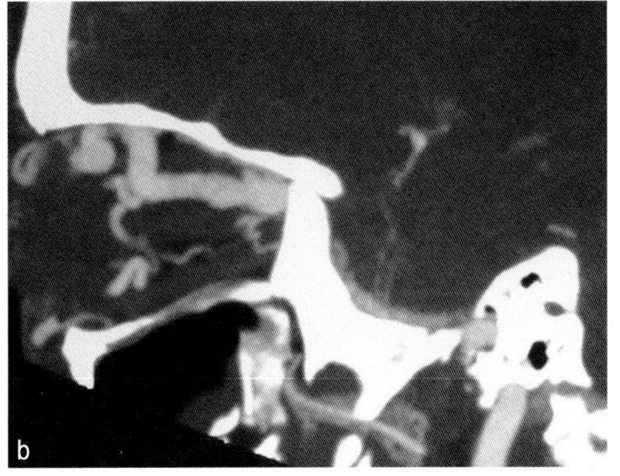

图 5.73 20 岁创伤后颈动脉海绵窦瘘的男性患者。横断位 CT 增强(**a**)显示左侧颈内动脉海绵窦段撕裂，致左侧海绵窦异常增粗并强化；矢状位 CTA(**b**)显示眼上静脉因海绵窦回流至颈动脉海绵窦瘘而增粗

表 5.2(续) 获得性血管疾病

疾病	影像学表现	点评
海绵状血管畸形 (**图 5.74** 和**图 5.75**)	**MRI**：单个或多个分叶状病灶，在 T2WI 上呈边缘规则或不规则环状低信号，继发于含铁血黄素包围中央 T1WI 和 T2WI 上多变(低、中、高或混杂)信号，信号与出血部分所处时期有关。GRE 和 SWI 技术有助于检测 T2* 低信号病灶，尽管一些病灶可能轻度不均匀强化，但通常不强化 **CT**：单个或多个分叶状病变，呈中等或稍高密度。极少或无强化，伴或不伴钙化	海绵状血管畸形是由薄壁血窦和血管组成的错构瘤，不影响神经组织功能。分布位置广泛。幕上海绵状畸形比幕下海绵状畸形多见。病变包含胶原基质内上皮细胞排列的血管通道。常见血栓区和远端出血伴含铁血黄素环。可能存在营养不良性钙化。25％的病例发生发育性静脉畸形。多发海绵状血管畸形的遗传性综合征与 CCM1/KRIT1、CCM2/MGC4608 和 CCM3PDCD10 基因突变有关，出血风险(每年高达 5％)高于散发性海绵状血管畸形
发育性静脉异常(静脉血管瘤) (**图 5.76**)	**MRI**：T1WI 增强显示一组“海蛇头”形状的小静脉，连接并流入稍突出的强化静脉。在 GRE 和 SWI 上可能呈低信号 **CT**：对比剂给药前未见异常或小、微致密带。增强后可见略显突出的静脉，引流一组小静脉	考虑为异常的静脉形成病变，通常与出血无关，一般在海绵状血管畸形中意外发现。病变包括正常神经组织内的薄壁静脉通道。可能与海绵状血管畸形有关。发育性静脉畸形占脑血管畸形的 50％以上
毛细血管扩张 (**图 5.77** 和**图 5.78**)	**MRI**：MRI 增强示小范围强化，无异常占位效应。尽管 T1WI 平扫和 T2WI 病灶通常不明显，在 T2WI 和 FLAIR 上可现实稍高信号。一些毛细血管扩张在 T2WI 上信号稍高。在 SWI 上，病变通常呈低信号 **CT**：增强前或后均不常见	通常意外发现于 MRI 增强，表现为位于大脑或脑干的正常神经组织内一组强化的薄壁血管和毛细血管。大多数直径小于 1 cm。可发生于放疗后 10 年。常见部位包括脑桥和小脑。毛细血管扩张占大脑血管畸形的 20％。通常不会随时间增大

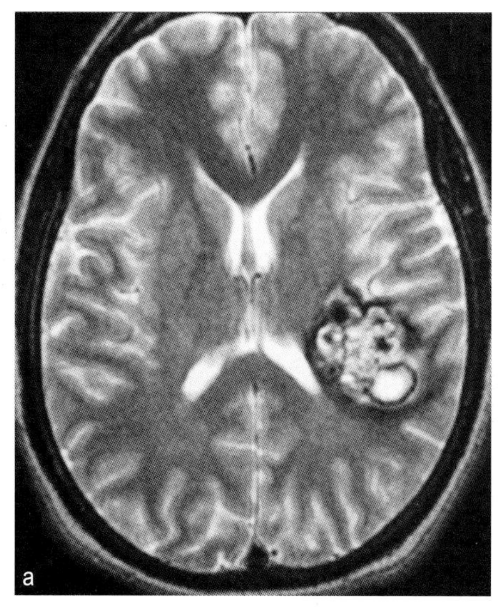

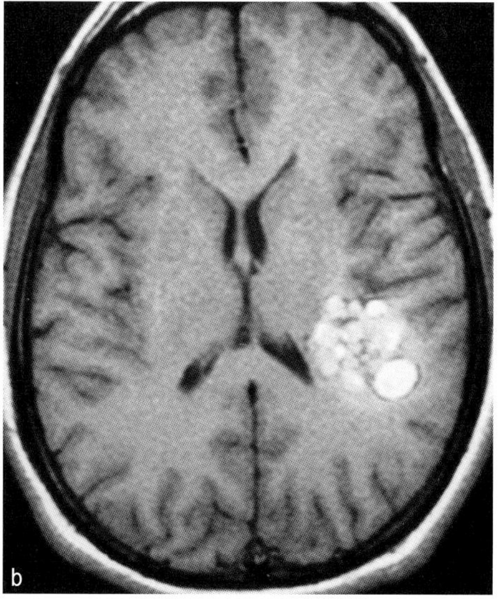

图 5.74 24 岁左脑半球海绵状血管畸形的男性患者，边缘呈分叶状。横断位 T2WI(**a**)可见不规则低信号区，继发于含铁血黄素包围中心混杂低、稍高和高信号区域；病灶在 T1WI(**b**)上多为高信号，周围呈环状低信号

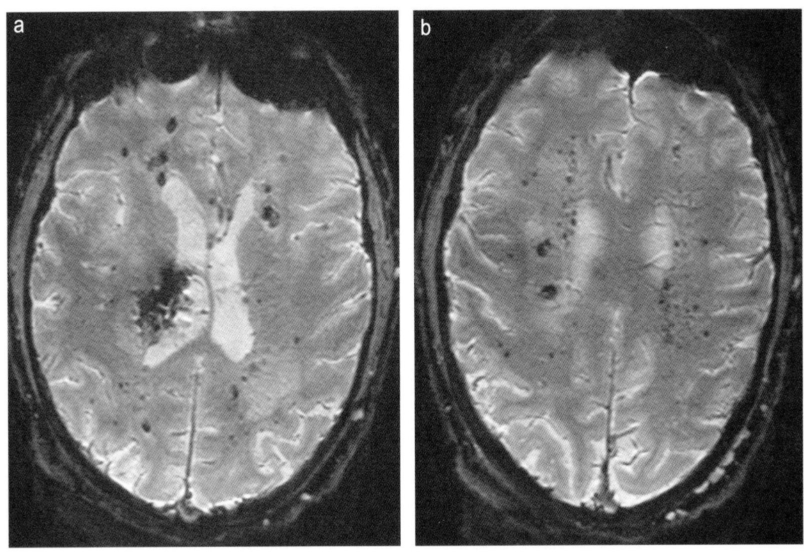

图 5.75　60 岁脑内见多发海绵状血管畸形的女性患者。横断位 SWI(**a**, **b**)显示呈局灶性低信号

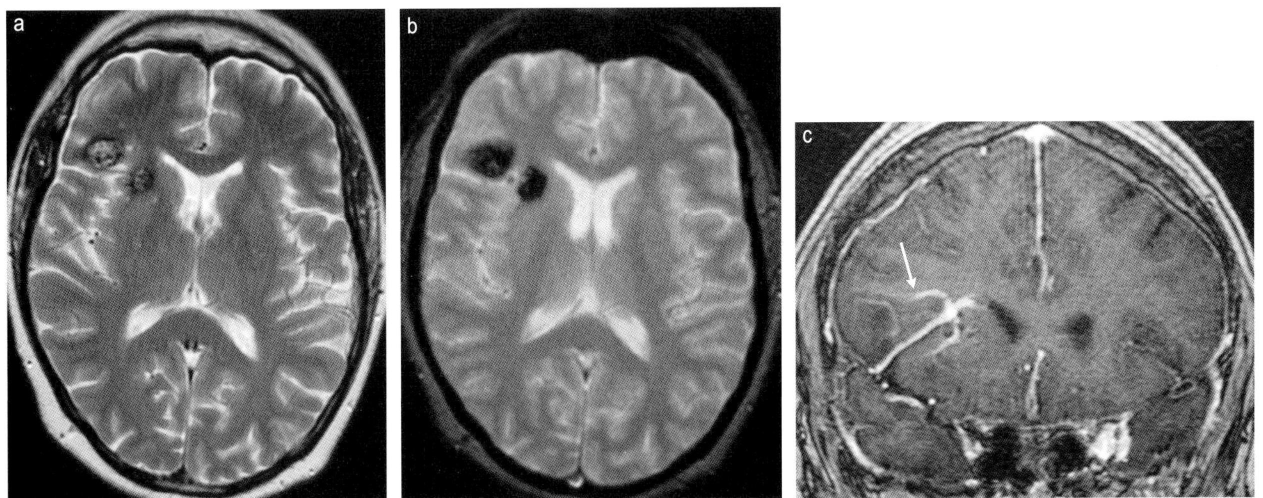

图 5.76　50 岁右侧额叶两处海绵状畸形的女性患者。见横断位 T2WI(**a**)和横断位 GRE(**b**)；冠状位 T1WI 增强(**c**)显示海绵状畸形之一发育性静脉畸形强化(↑)

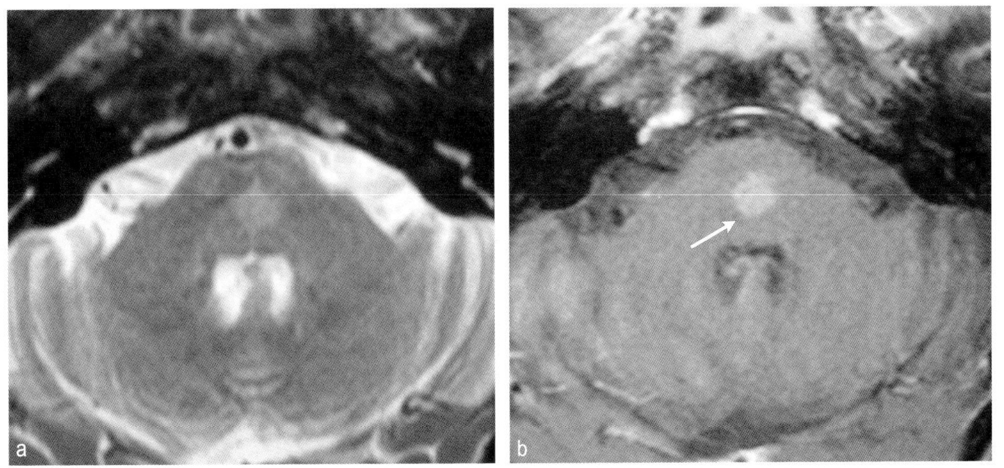

图 5.77　79 岁脑桥处毛细血管扩张的老年女性。横断位 T2WI 脂肪抑制(**a**)显示稍高信号；T1WI 脂肪抑制增强(**b**)显示轻度强化(↑)

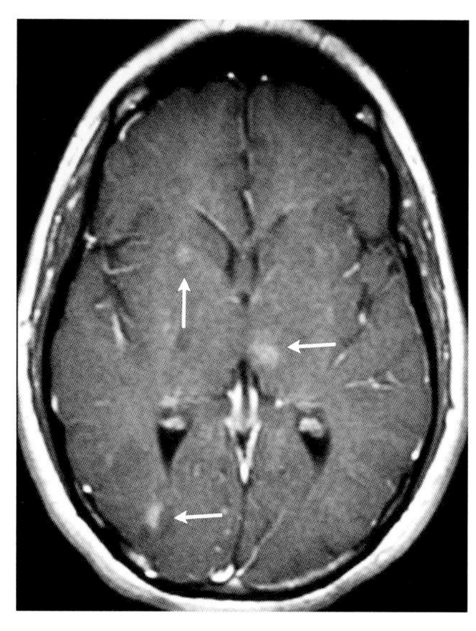

图 5.78 40 岁脑部多发毛细血管扩张的男性，可见脑内小病灶。横断位 T1WI 显示轻度强化，无占位效应（↑）

参考文献

见上海科学技术出版社官网。